手功能康复系列丛书

手功能康复理论与实践
Hand Function Rehabilitation: Principles and Practice

丛书主编　贾　杰
主　　编　贾　杰
副主编　刘　刚　董安琴　陈少贞　吴　文　王鹤玮

电子工业出版社
Publishing House of Electronics Industry
北京·BEIJING

未经许可,不得以任何方式复制或抄袭本书之部分或全部内容。
版权所有,侵权必究。

图书在版编目(CIP)数据

手功能康复理论与实践 / 贾杰主编. -- 北京:电子工业出版社,2022.6
(手功能康复系列丛书)
ISBN 978-7-121-38901-6

Ⅰ. ①手… Ⅱ. ①贾… Ⅲ. ①手-功能性疾病-康复 Ⅳ. ①R658.209

中国版本图书馆CIP数据核字(2020)第051915号

责任编辑:崔宝莹
印　　刷:北京盛通印刷股份有限公司
装　　订:北京盛通印刷股份有限公司
出版发行:电子工业出版社
　　　　　北京市海淀区万寿路173信箱　　邮编:100036
开　　本:889×1194　1/16　　印张:47　　字数:1116千字
版　　次:2022年6月第1版
印　　次:2022年6月第1次印刷
定　　价:498.00元

凡所购买电子工业出版社图书有缺损问题,请向购买书店调换。若书店售缺,请
与本社发行部联系,联系及邮购电话:(010)88254888,88258888。
质量投诉请发邮件至zlts@phei.com.cn,盗版侵权举报请发邮件到dbqq@phei.com.cn。
本书咨询联系方式:QQ 250115680。

作者名单

丛书主编 贾 杰
主 编 贾 杰
副 主 编 刘 刚 董安琴 陈少贞 吴 文 王鹤玮
编 委 （按姓氏笔画排序）

丁 力（复旦大学附属华山医院）
王金宇（柳州市中医医院）
王宝兰（新疆医科大学第一附属医院）
王建晖（河南大学附属南石医院）
王家勤（新乡医学院第三附属医院）
王景信（郑州大学附属郑州中心医院）
王鹤玮（复旦大学附属华山医院）
仇爱珍（徐州市儿童医院）
尹 波（复旦大学附属华山医院）
邓建林（广东省工伤康复医院）
邓盼墨（上海市静安区中心医院）
邓景元（西安交通大学第一附属医院）
卢 哲（南阳医学高等专科学校第一附属医院）
曲庆明（复旦大学附属华山医院）
朱 宁（宁夏医科大学总医院）
朱俞岚（复旦大学附属华山医院）
乔 晋（西安交通大学第一附属医院）
庄卫生（河南省人民医院）
刘 刚（南方医科大学南方医院）
刘骞豪（郑州大学第五附属医院）
孙克兴（上海交通大学医学院附属上海儿童医学中心）
杨 青（复旦大学附属华山医院）
杨延辉（陕西省康复医院）
李 响（山东济宁医学院附属医院）
李 鑫（中山大学附属第三医院）
李琴英（上海市静安区中心医院）
李新剑（徐州市儿童医院）
吴 文（南方医科大学珠江医院）
吴建贤（安徽医科大学第二附属医院）

III

何志杰（复旦大学附属华山医院）
余　茜（四川省人民医院）
沈云东（复旦大学附属华山医院）
宋振华（中南大学湘雅医学院附属海口医院）
张洪蕊（济宁医学院附属医院）
陆小锋（上海大学）
陈　炜（复旦大学）
陈　瑶（上海市第三康复医院）
陈少贞（中山大学附属第一医院）
陈树耿（复旦大学附属华山医院）
陈祥贵（上海市静安区中心医院）
苗　鹏（上海交通大学）
金海鹏（厦门市中医院）
孟巧玲（上海理工大学）
胡　军（上海中医药大学附属岳阳中西医结合医院）
胥方元（西南医科大学附属医院）
姚黎清（昆明医科大学第二附属医院）
贾　杰（复旦大学附属华山医院）
顾　捷（上海傅利叶智能科技有限公司）
梁　英（山西白求恩医院）
葛俊胜（深圳市南澳人民医院）
董安琴（郑州大学第五附属医院康复医院）
董新春（江苏医药职业学院）
蒋柳雅（上海市静安区中心医院）
槐雅萍（深圳市龙华区中心医院）
虞乐华（重庆医科大学附属第二医院）
解　益（郑州大学第五附属医院）
窦祖林（中山大学附属第三医院）

编　　者（按姓氏笔画排序）

于　洋（青岛市市立医院）
王云龙（河南大学附属南石医院）
王传凯（深圳大学附属华南医院）
王国琴（江苏省中医院）
王晓玲（新乡医学院第三附属医院）
从洋洋（复旦大学附属华山医院）
付江红（复旦大学附属华山医院）
曲　红（黑龙江省海员总医院）
吕墨白（望京医院）
朱瑶瑶（铜陵市中医医院）
任晶晶（新乡市中心医院）
庄金阳（复旦大学附属华山医院）
刘　迟（上海市静安区中心医院）

刘承弘（上海市静安区中心医院）
刘美茜（复旦大学附属华山医院）
刘婉君（福建省立医院）
刘智岚（上海市第四康复医院）
闫志杰（新乡医学院第三附属医院）
阮祥梅（安徽省第二人民医院）
阮璎璐（上海市静安区中心医院）
孙增鑫（河北省人民医院）
杨　凤（兴义市人民医院）
李　冲（上海体育学院）
李　阳（上海市交通大学附属仁济医院）
李　丽（上海市静安区中心医院）
李亚楠（巩义市人民医院）
李智林（广东省江门市新会区残疾人综合服务中心）
束贝贝（上海市静安区中心医院）
何洁莹（福建中医药大学）
邹　飞（复旦大学附属华山医院）
汪志平（西安交通大学附属第一医院）
张　淇（上海体育学院）
张永丽（福建中医药大学）
张林玲（上海市嘉定区安亭医院）
陆宇帆（苏州大学附属第二医院）
陈　旦（上海市静安区中心医院）
陈　创（湖北医药学院附属随州医院）
邵　苊（郑州市中心医院）
林佳丽（复旦大学附属妇产科医院）
林奕芳（福建中医药大学）
林赢男（复旦大学附属华山医院）
罗　青（昆明市第二人民医院）
罗应坤（百色市人民医院）
金　豪（上海市静安区中心医院）
胡晓慧（山东省济宁市兖州区人民医院）
钱佳煜（复旦大学护理学院）
徐　硕（复旦大学附属华山医院）
徐明蓝（新乡医学院第三附属医院）
高　聪（上海市静安区中心医院）
黄小蓓（广西壮族自治区人民医院）
曹　湾（广西壮族自治区人民医院）
葛　腾（台州市中医院）
程冰苑（上海市静安区中心医院）
谢　娜（北京大学国际医院）
潘涌泉（复旦大学附属华山医院）

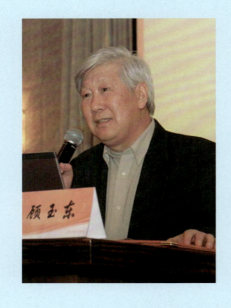

顾玉东，男，满族，1937年10月19日出生，山东章邱人。1961年毕业于上海第一医学院医疗系，复旦大学上海医学院、华山医院外科学教授、博士生导师，1994年入选为中国工程院院士。现任国务院学位委员会委员，中华医学会副会长，国家卫健委手功能重点实验室主任，上海市手外科研究所所长，复旦大学附属华山医院手外科主任，《中华手外科杂志》总编辑。

顾玉东教授从事手外科与显微外科工作已50余年，在国内外学术期刊上发表论文250余篇，出版《臂丛神经损伤与疾病的诊治》《手的修复与再造》《四肢创伤显微外科修复》等专著。主编《手外科学》《手外科手术学》《临床显微外科学》《临床技术操作规范—手外科分册》《残缺肢体的修复重建》等专著。

主要成果：

"静脉蒂动脉化腓肠神经移植"获国家发明三等奖（1985年）；

"足趾移植术中血管变异及处理"获国家科技进步二等奖（1987年）；

"臂丛神经损伤诊治"获国家科技进步二等奖（1990年）；

"健侧颈7神经移位治疗臂丛根性撕脱"获国家发明二等奖（1993年）；

"肢体创面的皮瓣修复"获国家科技进步二等奖（1996年）；

"组织移植的基础研究"获国家科技进步二等奖（1998年）；

"长段膈神经及颈7神经移位治疗臂丛根性撕脱伤"获国家科技进步二等奖（2005年）；

"臂丛损伤后手功能重建的临床和基础研究"上海医学科技一等奖（2012年）；

"臂丛损伤后手功能重建的新方法研究及其应用"上海市科技进步二等奖（2013年）；

"臂丛损伤后手功能重建的新方法研究及其应用"教育部科技进步二等奖（2013年）。

1986年获"国家级有突出贡献的中青年科学技术专家"称号；1989年和1995年两次被授予"全国先进工作者"称号；1989年被评为"上海市科技精英"；1992年被评为"上海市先进标兵"；1994年被评为"上海市科技精英"；1995年被评为"全国教育系统劳动模范"；1996年获"白求恩奖章"；1997年被授予"全国优秀科技工作者"称号；1999年获"全国五一劳动奖章"；2009年获"上海市教委系统道德标兵"及"全国卫生系统医德标兵提名"；2011年获"全国卫生系统职业道德建设标兵"称号；2015年获上海市医师协会"仁心医者"特别荣誉奖。

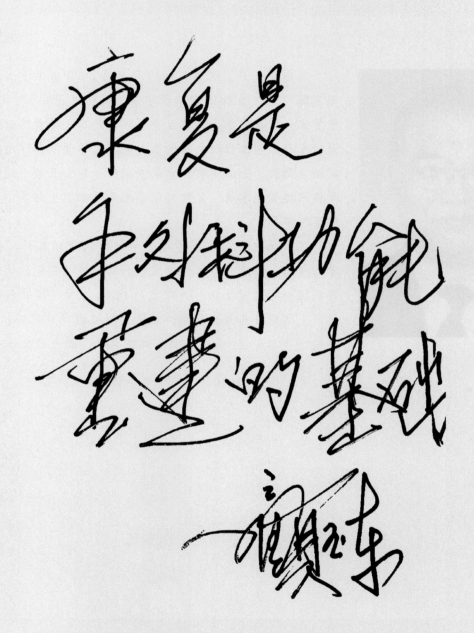

康复是
手对未功能
重建的基础

顾玉东

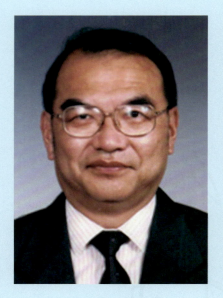

王威琪，男，汉族，1939年5月30日出生于上海，祖籍江苏省海门市。生物医学工程学家（医学电子学）。1961年毕业于复旦大学物理系，留校至今。现为复旦大学首席教授，任复旦大学生物医学工程研究所所长、复旦大学电子科学与技术博士后流动站站长、上海市突出贡献专家协会副会长等。曾任教育部科学技术委员会委员、复旦大学学术委员会副主任、中国声学学会常务理事等。

王威琪长期从事医学电子学领域的研究工作。在医学电子学的理论、方法、技术和应用方面取得多项首创或优秀的成果。曾获得世界医学生物超声联盟的Pioneer奖，国家科技发明二等奖，光华科技基金二等奖，教育部科技进步二等奖，5次上海市科技进步二等奖和10多项省部级奖项，发表论文350余篇，著作（合编）7本，有2项发明专利。

1999年当选为中国工程院院士。

融合产学研医管

发展手功能康复

王威琪

二〇一七年四月

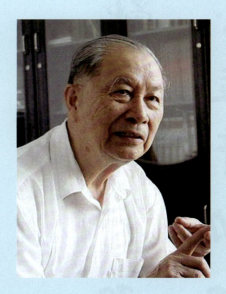

钟世镇，中国工程院院士。1925年9月出生，广东五华人，1952年毕业于中山大学医学院。现任南方医科大学临床解剖学研究所所长，全军和广东省医学生物力学重点实验室主任，教授，博士生和博士后导师。临床解剖学专家，中国现代临床解剖学奠基人，中国数字人和数字医学研究倡导者，主要学术工作是建立了以解决临床外科发展需要的应用解剖学研究体系。主编学术专著11部，以第一作者发表论文120多篇，在显微外科应用解剖学领域，有系列的研究成果，为我国显微外科长期跻身于国际先进学术行列做出了突出贡献。获国家科技进步二等奖6项、全国优秀科普一等奖、广东省科技突出贡献奖、"何梁何利基金"科技进步奖、"柯麟医学奖"、省部级科技一等奖3项、全军优秀教材一等奖。

灵巧双手

功能至要

大医康复

吉林春暖

钟世镇

2018.3.17

前 言
Foreword

《手功能康复理论与实践》一书紧扣手功能康复领域前沿知识，归纳手功能康复临床要点，整合手功能康复临床思维体系，具有专业性强、深入浅出、内容详实、结构体系完整等特点，堪称手功能康复的"百科全书"。以往的手功能康复专著往往只注重手部本身的疾病，例如骨折、外伤等，而大多忽略了引起手功能障碍的另一个重要的原因——中枢神经系统损伤，例如脑卒中、脊髓损伤等。随着国内手功能康复的飞速发展，临床上亟需一本体系完整、内容全面、可操作性强、专注于手功能康复的专业书籍供广大康复人士参考学习。在国内康复医学发展日新月异的大背景之下，手功能康复领域的知名专家团队融合手功能康复"产学研医"的核心理念，合力撰写了这本集理论与实践为一体的手功能康复专著。

本书分为上下两篇，共十四章。前四章为上篇，分别讨论了手与上肢的功能解剖、检查与评估、治疗技术以及康复工程和辅具技术。各章又以多个小节的形式展开阐述，从不同层面完整地构建了手功能康复相关的基础理论体系。下篇为第五到十四章，按疾病分类，以功能为导向，各个章节均有其着重论述的特定病症或手功能障碍，例如中枢神经系统损伤后的手功能障碍，手与上肢的骨折、外伤康复，手部烧伤康复等。由于是按具体的临床疾病分类，因此下篇更有利于读者在实践中应用。上下两篇虽然框架不同，但却构成了有机的整体，二者相辅相成，缺一不可。上篇在不涉及疾病情况的前提下，针对手功能的康复评定和治疗技术进行详尽的论述，下篇各类病症所应用的评估和治疗技术都是由上篇萃集而来，并从临床手功能障碍康复的角度将孤立的基础知识进行串讲和融合。这样的体系框架，使得全书内容丰富多样，脉络清晰、井然有序。

一本好的专业参考书应该具备较强的实用性和可操作性，而不应该只是简单地陈述理论，否则读者阅读之后只能束之高阁。为了提高本书在手功能康复临床、科研和学习中的实用价值，本书以大量原创图片还原经典案例实况，讲解深入浅出，简洁易懂。为了保证图片的质量和真实性，全书1000多张图片均来自临床一线的真实拍摄，图片风格统一，动作规范，力求清晰和直观。全书的大多数章节都提供了临床实际案例和分析，读者在阅读过程中便会不自觉地置身于真实的临床情境中，每个案例的处理思路和方法对于读者来说都是一次历练。一个刚刚参加工作的康复从业人员如何赶超一个有着数十年经验的"资深专家"？广泛涉猎专业参考书籍，深入研习临床经典案例，无疑是最简单而高效的途径。

本书的姊妹篇《手功能康复概论》和本书可谓相得益彰、珠联璧合。《手功能康复概论》一书给出了关于手功能康复方面的基本概念、临床思维和工作模式，阐述了手功能康复的核心理念和思想，可以视为"手功能康复系列丛书"的"内功"。而本书则囊括了手功能康复基本理论与临床实践，相比于《手功能康复概论》，本书更侧重于对临床实际问题的思考和解决，可谓"招式"。读者在阅读本套丛书时，不妨将两本书呼应起来看，方可内外兼修、理解通透、应用从容。需要补充说明的是，本书中"手功能"这一概念不局限于解剖学所讲的"手"这个器官，它在结构上包括了"上肢与手"这个整体，广义的定义为"基于手与上肢的各项功能性结构，在中枢调控和周围神经支配下，以感觉、运动功能以及人体平衡和协调功能为主的一系列表现，是人类最基本和最重要的功能之一"。这一理念在《手功能康复概论》一书中也已经明确指出。

手功能康复理念的重要性应该高于技术的累积，理念的突破往往可以给手功能的临床康复带来质的飞跃。近年来，手功能康复团队在引领国内手功能"产学研医"快速发展的同时，创新提出了"中枢－外周－中枢""上下肢一体化""左右协同与制衡""手脑感知""体能基石"等手功能康复新理念，这些理念贯穿于本书的各个章节，读者在阅读的同时也会潜移默化地将这些新理念运用在临床思维当中，从而对以后的临床工作产生深远的影响。

本书的编写历经两年多的时间，经过了多轮整理和修改，除了最初启动会上的作者以外，后期更有越来越多的专家和学者加入其中，在整个编写过程中，作者们始终对手功能康复充满热情，以创新和原创为基本要求，坚持质量第一为根本原则，为保证书籍的质量打下了坚实的基础！在此向所有的作者表示衷心的感谢。

在本书的编写过程中，限于作者团队对手功能康复的认知仍然存在一定的局限，书中难免有不足和疏漏之处，敬请广大读者批评指正。希望能够在得到广大读者的反馈后，于未来的修订版本中臻于完善。我们真诚地希望本书可以成为所有热爱手功能康复的同道们的知心朋友，期待本书可以为手功能康复事业的发展添砖加瓦。

2022 年 3 月

目录

上 篇

第一章　手与上肢功能解剖概述　/3
第一节　肩关节功能解剖　/4
第二节　肘、前臂与腕关节功能解剖　/15
第三节　手部功能解剖　/22
第四节　上肢的筋膜　/36
第五节　上下肢功能比较　/39

第二章　手与上肢的检查与评估　/42
第一节　体格检查　/43
第二节　感觉检查　/60
第三节　功能性活动检查　/72
第四节　痉挛评定　/77
第五节　创伤评定　/83
第六节　动态血流评估　/92
第七节　影像学检查　/100
第八节　视频评估技术　/104
第九节　电生理评估　/108
第十节　水肿评定　/119

第三章　手与上肢的治疗技术　/125
第一节　手功能康复创新理念　/127
第二节　经典物理治疗　/134
第三节　经典作业治疗　/148
第四节　物理因子治疗　/157
第五节　神经松动技术　/167
第六节　肌内效贴技术　/171
第七节　关节松动术　/179
第八节　肌肉能量技术　/186
第九节　肌筋膜松解技术　/190
第十节　徒手淋巴回流技术　/199
第十一节　四大治疗技术　/207
第十二节　治疗性运动　/217
第十三节　感觉功能康复　/224
第十四节　压力治疗　/229
第十五节　中国传统康复疗法　/243
第十六节　经颅直流电刺激　/251
第十七节　镜像疗法　/253
第十八节　运动想象疗法　/257
第十九节　上下肢一体化治疗　/264
第二十节　颈7神经交叉移位术　/268

第四章　手与上肢康复工程和辅具技术　/274
第一节　康复工程学的生物力学基础　/275
第二节　上肢矫形器　/280
第三节　上肢康复机器人　/313
第四节　虚拟现实上肢康复系统　/318
第五节　上肢截肢后的残肢处理及义肢适配　/324
第六节　手功能支具手套　/337

第七节 运动想象脑机接口技术 /342
第八节 经皮穴位电刺激 /349
第九节 功能性电刺激 /351

下 篇

第五章 中枢神经系统损伤后的手功能康复 /359
第一节 脑损伤后的手功能康复 /359
第二节 脊髓损伤后的手功能康复 /410

第六章 周围神经损伤后的手功能康复 /423
第一节 臂丛神经损伤后的手与上肢康复 /423
第二节 神经卡压综合征 /447

第七章 骨骼、肌肉、软组织病损的康复 /458
第一节 手与上肢关节炎的康复 /459
第二节 手与上肢肌腱损伤康复 /469
第三节 腱鞘炎的康复 /477
第四节 肱骨内上髁炎的康复 /482
第五节 肱骨外上髁炎的康复 /483
第六节 掌腱膜挛缩的康复 /485

第八章 骨折、外伤的康复 /492
第一节 手部损伤 /492
第二节 腕部损伤 /517
第三节 前臂损伤 /527
第四节 肘部损伤 /543

第九章 手部烧伤康复 /572
第一节 概述 /572
第二节 手部烧伤的康复治疗 /573
第三节 手部烧伤康复的循证依据 /592

第十章 系统性疾病的手功能康复 /593
第一节 系统性硬化病的手功能康复 /593
第二节 类风湿关节炎手功能障碍的康复 /598
第三节 痛风引起的手与上肢功能障碍的康复 /603
第四节 糖尿病手综合征的康复 /605

第十一章 儿童常见手功能障碍的康复 /608
第一节 分娩性臂丛神经损伤康复 /608
第二节 脑性瘫痪儿童手与上肢功能障碍的康复 /630
第三节 儿童书写障碍的评估与治疗 /639
第四节 发育迟缓患儿的手功能康复 /647
第五节 手部先天畸形的功能康复 /653

第十二章 乳腺癌术后手与上肢功能障碍的康复 /659
第一节 乳腺癌术后手与上肢感觉障碍的诊断与评估 /659
第二节 乳腺癌术后上肢感觉障碍的康复治疗 /663
第三节 乳腺癌术后手与上肢运动功能康复 /665
第四节 乳腺癌术后上肢淋巴水肿的评估与治疗 /670

第十三章　手与上肢各类疼痛的评估与治疗 /680
第一节　概述 /681
第二节　手与上肢疼痛的发生及病理生理学基础 /681
第三节　手与上肢疼痛的临床表现及康复评估 /682
第四节　手与上肢疼痛的康复治疗 /685
第五节　复杂性区域疼痛综合征 /689
第六节　肩手综合征 /692
第七节　颈椎病 /695
第八节　颈肩肌筋膜疼痛综合征 /698
第九节　前斜角肌综合征 /700
第十节　腕管综合征 /701
第十一节　肩关节周围炎 /703
第十二节　肱骨外上髁炎 /705

第十四章　手与上肢其他疾病的评估与治疗 /707
第一节　手局部肌张力障碍性疾病 /707
第二节　帕金森病的手功能康复 /715

参考文献 /721
中英文对照 /729

上 篇

第一章　手与上肢功能解剖概述

第一节　肩关节功能解剖
　一、够取的运动分析
　二、肩胛骨的稳定性
　三、肩关节运动的调和剂——肩胛胸壁关节
　四、胸锁关节的稳定性和运动
　五、盂肱关节——日常生活中的"明星"

第二节　肘、前臂与腕关节功能解剖
　一、肘关节伸直——最大够取范围的保障
　二、提取重物的运动分析
　三、拧毛巾的运动分析

第三节　手部功能解剖
　一、抓握的运动分析
　二、拇指的"反对掌"——抓握时适应物体大小的必要要素
　三、蚓状肌对增强握力的作用
　四、握拳时手部关节稳定性的解剖基础
　五、手指伸展运动
　六、小结

第四节　上肢的筋膜
　一、上肢的深筋膜
　二、上肢的肌肉链

第五节　上下肢功能比较
　一、肩胛骨和骨盆
　二、肩关节和髋关节
　三、上下肢近端肌肉对比
　四、肘关节和膝关节
　五、前臂和小腿
　六、腕关节和踝关节
　七、手掌和足底
　八、小结

　　在《手功能康复概论》的相关章节中，我们已经对手与上肢的解剖结构进行了简要介绍。本书《手功能康复理论与实践》的第一章不同于传统的解剖著作，将会以"功能解剖"为核心，详细阐述手与上肢的结构与功能之间的相互作用。解剖学本身是一门博大精深的学科，手与上肢的功能解剖更是康复评估与治疗的基础。由于手和肩关节在结构功能上的复杂性，本章将着重对这两部分进行描述；对于肘关节、前臂和腕关节，本章则会通过几个比较有代表性的功能运动进行综合描述。

第一节 肩关节功能解剖

上肢运动的复杂性是人类对周围环境进行各种操作的基础。大脑中的运动意图往往需要通过手功能来实现。如果将上肢比喻为一架时刻准备瞄准发射的大炮，则肩关节就是这架大炮的"炮台"，控制上肢运动的方向和范围，保证运动精确且灵活。肩关节活动范围大且长期承受较大的应力，是上肢最容易损伤的关节，所以对于肩关节运动的控制是十分重要的。

一、够取的运动分析

够取动作常见于日常生活中各种功能性运动。根据动作与肩关节的水平关系，够取动作分为肩关节水平面以上的功能性动作、平肩关节水平面的功能性动作和肩关节水平面以下的功能性动作。够取动作依赖于躯干和肩胛骨的稳定性，但在分析日常上肢活动任务时这一点常常被忽略。无论何种体位下的够取，都需要稳定的躯干提供来自近端的支持，而躯干的主动活动也有助于延伸整个上肢的活动范围。研究数据表明，胸椎的屈曲或侧屈运动可以扩大上肢的有效够取范围。与躯干的功能类似，肩胛骨的前伸也可以有效地扩大上肢前伸的范围，而肩胛骨较高的稳定性也为肩关节的运动提供了良好的根基。

肩关节前屈合并外展的运动是最具功能性的日常上肢活动。上肢常见的作业活动分析显示很少有单纯的前屈或外展动作，大多数活动都是这两个方向动作的结合。肱骨头相对于肱骨内、外上髁连线的内外侧轴后倾约30°以及肩胛骨前旋约30°正是为了适应日常生活中的各种活动（图1-1-1，图1-1-2）。

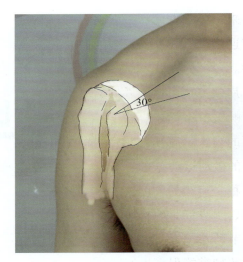

图1-1-1　肱骨头后倾约30°

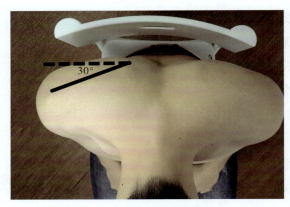

图1-1-2　肩胛骨前旋约30°

对于远距离的够取动作，肘关节需要伸展到最大角度。各种原因引起的肘关节屈曲挛缩将导致伸直受限，从而影响够取功能。若肘关节伸直受限小于30°，则够取范围减少约6%；若伸直受限达到90°，则够取范围会减少50%以上。尽管该数据较为粗略，但现有大部分证据都把"够取功能位"所允许的肘关节挛缩临界值定在30°左右。所以在肘关节康复过程中，要尽可能地把挛缩范围控制在30°以下，否则对于上肢的功能性动作将会有较大限制。

二、肩胛骨的稳定性

前文已经提及肩胛骨的稳定性在上肢够取运动中的重要性。肩胛骨主要参与形成肩锁关节、盂肱关节和肩胛胸壁关节。其稳定性支持主要来自两个方面：一是肩胛骨与其他结构的韧带连接，二是肩胛骨周围肌肉提供的动态稳定性。

肩锁关节由锁骨外侧肩峰端关节面和肩胛骨肩峰关节面构成。关节囊较松弛，附着于关节面的周缘。肩锁关节属于平面关节，可做各方向的微动运动。

稳定肩锁关节的韧带包括肩锁韧带、喙肩韧带、斜方韧带和锥状韧带（图1-1-3）。肩锁关节的稳定性很大程度来自韧带，斜方韧带和锥状韧带能保证肩胛骨稳定地"悬挂"在锁骨上。锁骨下沟位于锁骨内侧第三轴的锁骨下肌附着处，其内侧为肋锁韧带，较粗糙，这一椭圆形的区域与第1肋之间有韧带相连，限制肩的上抬。同时，肩锁韧带及锁骨间韧带也是维持锁骨稳定性的结构。而锁骨下肌作为锁骨上唯一附着的肌肉做上提运动时，也给锁骨提供了一定的稳定性。肩锁关节关节面较小，其稳定性需要借助关节周围的韧带、肌肉和筋膜来维持，例如胸大肌、三角肌以及三角肌斜方肌筋膜等。这些组织为肩锁关节提供了很好的保护。只有在周围关节囊和韧带等组织均断裂的情况下，肩锁关节才会发生脱位。

肩胛骨的稳定性由其周围控制肩胛胸壁关节运动的肌肉提供。胸小肌就像"锚"一样紧紧地把肩胛骨的喙突与第3~5肋连接起来（图1-1-4）。长期姿势不良会导致胸小肌紧缩，肩胛骨呈现前伸位，出现"圆肩"姿势（图1-1-5）。这种情况常见于长期面对电脑工作的上班族和伏案学习的学生。

这种不正确的姿势会导致肩关节的生物力学模式发生变化，从而增加肩关节损伤的概率。另一方面，长期"含胸"姿势会导致胸廓活动受限，进而影响人体的呼吸功能。而呼吸功能有问题的患者由于胸廓长时间呈塌陷内缩的状态，也会导致胸小肌的继发性短缩。二者彼此作用，形成恶性循环。

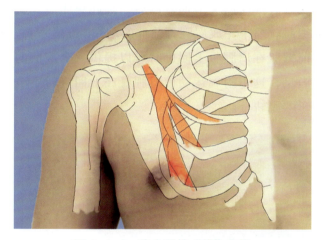

图1-1-4　胸小肌的"锚"作用

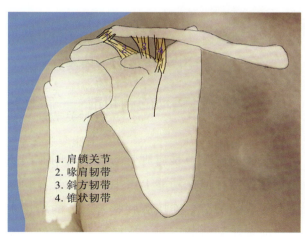

1. 肩锁关节
2. 喙肩韧带
3. 斜方韧带
4. 锥状韧带

图1-1-3　稳定肩锁关节的韧带组织

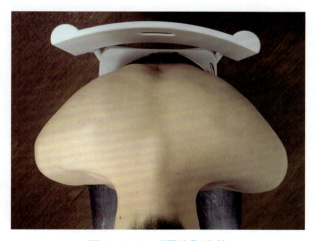

图1-1-5　"圆肩"姿势

胸廓后方有很多肌肉协助肩胛骨进行运动且增加其稳定性，其中最重要的就是前锯肌和菱形肌。前锯肌位于胸廓的外侧，形成腋窝的内侧壁。其起自第 1~8 肋的外侧面，肌纤维向后内侧行止于肩胛骨内侧缘和下角的前面（图 1-1-6）。前锯肌的无力往往导致非常典型的"翼状肩"畸形，前锯肌的功能和运动可以分为两部分，上半部分帮助肩胛骨紧贴胸廓，下半部分则协助肩胛骨的上回旋。前锯肌可以协助肩胛骨前伸，因此对于提高够取的范围也有帮助。我们在拳击运动员和经常做俯卧撑的人身上可以很明显地观察到前锯肌的线条，因为对于拳击运动员来说，快速有力的向前方出拳需要前锯肌进行强有力的收缩，而在做俯卧撑时肘关节伸直以后，抬起身体需要前锯肌收缩来完成肩胛骨前伸的动作。分解来看，前锯肌在肩胛骨上回旋时可以提供一个旋前的力量，这个附属运动使肩胛骨在上回旋时不至于"脱轨"。

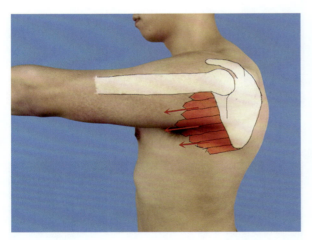

图 1-1-6　前锯肌的位置分布

菱形肌位于斜方肌深部，起自第 6~7 颈椎和第 1~4 胸椎棘突，止于肩胛骨内侧缘。菱形肌收缩可使肩胛骨上提、下回旋和后缩，防止肩胛骨过度外旋。在这个运动轴上，菱形肌和胸小肌是一对拮抗肌。在某些需要菱形肌强力收缩来维持肩胛骨稳定的动作中（如做俯卧撑），为了维持肩胛骨的位置，大圆肌会收缩以中和掉菱形肌内收肩胛骨的力矩（图 1-1-7），二者形成合力把肩胛骨压向胸廓，从而稳定肩胛骨。由此可见，肩胛骨的稳定是由多组肌肉协同收缩来实现的动态稳定。除了上述肌肉，斜方肌、肩胛提肌等浅层肌群在肩关节的稳定中也发挥了积极的作用。

肌肉在进行收缩并牵拉关节活动时，往往需要一个定点和一个动点。如果定点不稳定，肌肉会失去"锚点"的支持，如同锚没有扎稳的船很难靠岸停泊一样。当定点不稳定时，肌肉收缩的效率往往是比较低的。而上肢的运动几乎都要依赖肩关节这一个"锚点"来提供近端的稳定性。这就解释了为什么当肩胛骨稳定性较差时，在仰卧位时（肩关节得到支撑）可以完成的动作，在坐位或者站立位时却无法完成。

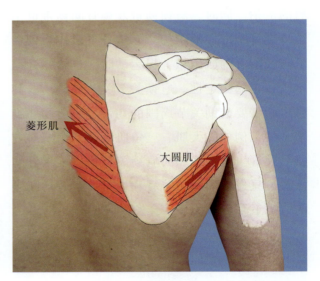

图 1-1-7　大圆肌中和菱形肌的收缩力矩

三、肩关节运动的调和剂——肩胛胸壁关节

肩胛胸壁关节是肩胛骨与胸壁之间非实质的骨性连接，但在功能上可视为肩胛骨与胸廓结合形成的关节。连接肩胛胸壁关节的结构主要是前锯肌和肩胛下肌，这两块肌肉就像牛肉汉堡包中间的牛肉一样，夹在两块"面包"中间，从而连接关节并提供了一个可供关节移动的平面。肩胛胸壁关节的活动是肩关节具备较大活

动范围的基础。凭借肩胛骨周围强壮的肌肉，肩胛胸壁关节可以作为肱骨运动的一个可移动的"地基"，并承担一定强度的负荷。截瘫患者在用拐杖步行或从座位上站起时，肩胛胸壁关节可以通过下斜方肌等使肩胛骨下沉的肌肉来撑起身体。肩胛胸壁关节的运动方向包括：肩胛骨上抬和下沉、肩胛骨前伸和后缩、肩胛骨上回旋和下回旋，以及作为附属运动的肩胛骨的内旋和外旋。

肩胛骨上回旋时，肩胛骨的关节盂向上，肩胛下角在胸壁上向外上运动，如两手侧平举做身体侧屈动作。当肩关节高举过头时，肩胛骨活动至最大的上旋范围。肩胛骨下回旋时，肩胛骨的关节盂向下运动，如举高的手臂放下回到两侧。肩胛胸壁关节上回旋对于上肢的运动来说是十分重要的，简单总结可以体现在以下三个方面。

（1）向上旋转的肩胛骨可使关节盂面向上及外侧，提供上臂外展至最大角度的结构根基。

（2）向上旋转的肩胛骨可使盂肱关节的外展肌群保持良好的长度－张力关系，在外展运动时三角肌、冈上肌的起止点之间保持了一定的距离，不会因为肱骨的移动而缩短。

（3）向上旋转的肩胛骨可辅助维持肩峰下的空间，避免关节在肩峰下的挤压和撞击。

肩胛骨上回旋的肌肉主要是斜方肌的上束、下束和前锯肌（图1-1-8）。斜方肌连接肩胛带和躯干，一侧呈三角形，双侧相合成斜方形。斜方肌根据其肌纤维走向分成上、中、下三部分，起自枕外隆凸、上项线、颈韧带、C_7至T_{12}的棘突，上束纤维止于锁骨外侧1/3及肩峰突，中束纤维止于肩峰和肩胛冈上缘，下束纤维止于肩胛冈下缘内侧，受C_3、C_4脊神经支配。斜方肌收缩时，上束纤维主要使肩胛骨上提、上回旋，下束纤维则可以使肩胛骨下降和上回旋。斜方肌下束纤维相比上部纤维往往较弱，由于姿势不正确或锻炼时的忽视，易造成斜方肌下束劳损紧张等问题，因此需要关注斜方肌上束纤维和下束纤维的平衡。那么如何锻炼斜方肌下束呢？

上斜方肌与肩胛提肌协同收缩时可以帮助肩胛骨维持上回旋和上提的位置。一般情况下肩胛骨有5°左右的上回旋，这对盂肱关节的力学维持有重要意义。如果上回旋的肌肉尤其是上斜方肌无力，就会导致肩胛骨的塌陷，盂肱关节向上倾斜的角度会因此丧失。失去该倾斜的角度后，关节盂对于肱骨头"承托"作用的力学优势将不复存在，从而导致肩关节的半脱位。

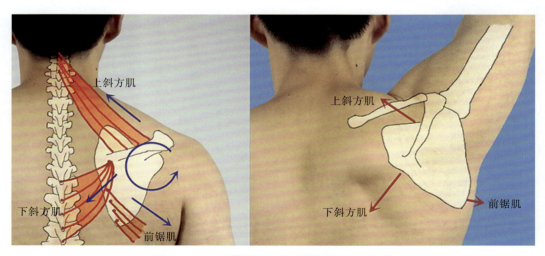

图1-1-8　肩胛骨上回旋的肌肉及作用方向

如图 1-1-9 所示，左边的肩胛骨处于正常上回旋的位置，此时肩关节关节囊和肱骨自身重力的合力比右图中的合力大得多，从而将肱骨头牢牢地"按"在了关节盂上。因上斜方肌无力导致肩胛骨"塌陷"的问题在偏瘫患者中很常见。在解决此类患者肩关节半脱位的问题时，仅仅关注三角肌、冈上肌等外展肌肉还不够，还需要修复肩胛骨的上回旋和上提。在治疗时可采用激活和促通肩胛骨上回旋肌肉的技术，并同步对支配肩胛骨下回旋和肩胛骨下降的肌肉进行放松（偏瘫患者的背阔肌尤其重要）。肩胛骨下回旋是与上回旋相对应的一组动作，主要是由菱形肌、胸小肌和肩胛提肌完成的（图 1-1-10）。

肩胛骨上抬，即耸肩这一动作主要由斜方肌上束和肩胛提肌共同完成，这两块肌肉像一根绳子一样悬挂住肩胛骨，让肩胛骨处于更适宜提供盂肱关节稳定性的位置上（图 1-1-11）。

肩胛提肌位于颈项两侧，肌肉上部位于胸锁乳突肌深层，下部位于斜方肌的深层，为一对带状长肌，起自上位 C_3、C_4 横突的后结节，肌纤维斜向后下方及外方走行，止于肩胛骨上角和肩胛骨内侧缘的上部，受臂丛神经的肩胛背神经和颈丛的 C_3、C_4 脊神经支配。肩胛提肌收缩的主要目的是使肩胛骨上提和向下回旋。肩胛提肌由于附着在颈椎横突上，所以既是使肩胛骨运动的肌肉也是一块非常重要的颈部稳定肌，在非必要的情况下不建议做过多的牵拉放松，因为过于放松的肩胛提肌或者双侧肩胛提肌张力的失衡会导致颈椎的稳定性降低。

使肩胛胸壁关节下沉的肌肉有下斜方肌、背阔肌、胸小肌和锁骨下肌。有下沉作用的肌肉所产生的力直接作用于肩胛骨和上肢，其中背阔肌和下斜方肌由于其肌肉横截面较大，因

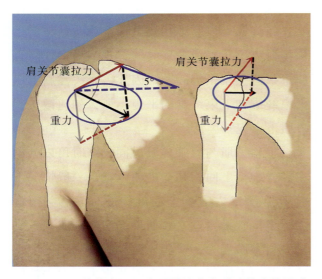

图 1-1-9　关节囊以及肩胛骨的合力对肱骨头的影响
左边部分是正常情况下的力线；右边部分显示的是肩关节"塌陷"状态下的力线

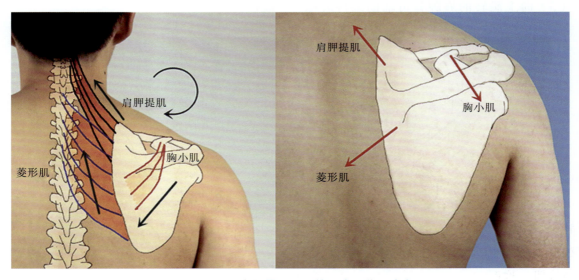

图 1-1-10　肩胛骨下回旋的肌肉及作用方向

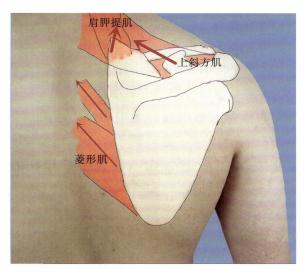

图 1-1-11 肩胛骨上抬的肌肉和作用方向

而提供了使得肩胛胸壁关节下沉的最强力矩。因为下斜方肌在之前的内容中已提及，此处简要介绍另一块肌肉——背阔肌。背阔肌是位于胸背区下部和腰区浅层较宽大的扁肌，起自下位 6 个胸椎棘突、全部腰椎棘突、骶中嵴、髂嵴外唇 1/3、下位 3 对肋骨的后外侧，肌纤维向前外上方斜行，经肱骨内侧向前止于肱骨小结节嵴，受臂丛神经的胸背神经支配。背阔肌是腋窝后部的重要组成部分，由于其肌腹较大，起止点比较广泛，因而是一块很有力的肌肉。背阔肌通过向下牵拉肱骨间接促使肩胛胸壁关节下沉（图 1-1-12）。背阔肌对于脊髓损伤导致双下肢瘫痪的患者来说意义很大，当背阔肌的近端点固定时，其能够协助患者抬起躯干。而在做一些诸如引体向上或者攀爬等动作时，背阔肌有助于把躯干拉向手臂。而对于肩关节，背阔肌的主要作用是协助其内旋、内收和后伸，例如用手触摸背部，该动作非常形象地总结了背阔肌对于肩关节的三个最主要的作用。

中斜方肌是使肩胛胸壁关节后缩最有力的肌肉（图 1-1-13）。菱形肌和斜方肌的下束是使肩胛骨后缩的辅助肌肉。菱形肌和斜方肌下束在肩胛骨的上回旋和下回旋运动方向上是一对拮抗肌，这两块肌肉同时发力可以使肩胛骨后缩。

此外，肩胛胸壁关节在肩关节的运动过程中还伴有很多附属运动。所谓附属运动，指正常关节活动范围内具有的关节内或关节周围组织的动作，但是患者无法主动完成，只能被动完成，例如在肩关节进行外展时，肩胛骨会后倾（类似于骨盆后倾的动作）和外旋（是指肩胛骨沿着垂直于地面的轴向脊柱方向旋转的动作）。这些附属运动使得肩胛骨在运动时可以更好地紧贴胸廓，保证肩关节的稳定性。

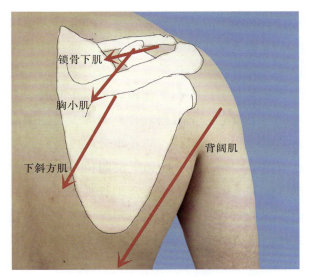

图 1-1-12 肩胛骨下沉的肌肉和作用方向

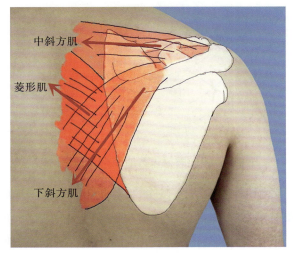

图 1-1-13 肩胛骨后缩的肌肉和作用方向

四、胸锁关节的稳定性和运动

胸骨作为中轴骨的一部分与肋骨相连，并且提供了肋骨在前侧的稳定性，是一个非常稳定的结构。而锁骨作为上肢与躯干连接的"桥梁"，提供了上肢与躯干唯一的骨性连接，因此胸锁关节的稳定性很重要。胸锁关节内有关节盘，由锁骨的胸骨关节面和胸骨柄的锁切迹构成，通过关节囊及韧带围绕固定从而提供良好的稳定性。其中韧带组织包括胸锁前、后韧带以及与对侧锁骨相连的锁骨间韧带（图1-1-14），因此锁骨稳定而不易脱位。胸锁关节的后部为大血管、气管、食管、胸膜顶部丰富的静脉网，并有胸骨甲状肌、胸骨舌状肌附着于关节囊的后部。胸骨与锁骨之间有软骨盘将关节腔分为上下两部，盘的上部附着于锁骨，下部附着于第1肋软骨，周围与关节囊、韧带相融合，能减少肩肱关节活动时对胸骨的震荡，防止锁骨向内滑脱，并调节关节旋转活动。胸锁乳突肌位于关节囊前部内侧，胸大肌的胸骨头及锁骨头在关节囊的前下部，两块肌肉的相互协调保证了关节的稳定性。胸锁关节参与肩部的各项活动。

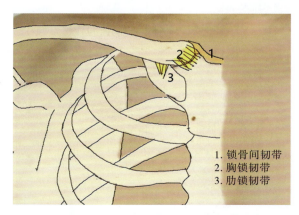

图1-1-14 胸锁关节的结构及韧带分布

锁骨的运动可以分为上抬和下沉、前伸和后缩以及锁骨的轴向旋转。锁骨上抬和下沉发生在几乎平行于冠状面的平面上，并与肩胛骨的运动有关。对于胸锁关节来说，肋锁关节是限制胸锁关节运动的主要结构，而肋锁关节随着手臂上举而松弛，随着手臂放下而拉紧。锁骨在水平面的运动与肩胛骨的前伸和后缩有关，很少有专门使胸锁关节活动的肌肉，胸锁关节的活动大多由肩胛骨带动锁骨运动时发生。值得一提的是，在肩胛骨上回旋的过程中，锁骨有一个向后旋转的动作，这是被喙锁韧带牵拉所致。喙锁韧带的起点锥状结节位于锁骨的纵轴之后，肩胛骨上回旋会使喙突远离锁骨，从而形成拉力把锁骨往向后旋转的方向牵动，如图1-1-15所示。该图从侧面显示了锥状结节的位置，在肩胛骨上回旋时，喙突向前上方向远离锁骨，带着锁骨向后旋转。

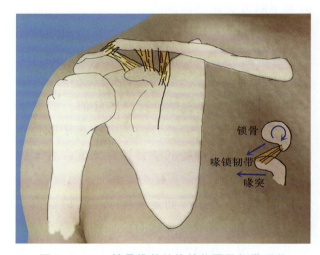

图1-1-15 锁骨锥状结构的位置及韧带附着

五、盂肱关节——日常生活中的"明星"

盂肱关节即为广泛使用的"肩关节"的学术称谓，尽管该关节只是肩部关节的一部分，但是在很多情况下代表了肩关节，这足以见得该关节的重要性。除了其在功能上的重要作用之外，盂肱关节在上肢损伤中的"出镜率"之高，无疑让它成为上肢中的"明星"关节。盂肱关节是一个典型的为了取得更大的功能性活动而牺牲了自身稳定性的例子，人体在受益于灵活的肩关节带来的各种便利的同时，也承担着其极易受伤的风险。

（一）盂肱关节的构成

盂肱关节是由肩胛骨的关节盂与肱骨头连接而成的球窝关节，因为肱骨头的面积远大于关节盂的面积，并且韧带薄弱、关节囊松弛，故盂肱关节是人体中活动范围最大且最为灵活的关节。肱骨头和关节盂的关系就像一个高尔夫球放在一枚一元钱的硬币之上，这足以见得二者在体积上的巨大差距。

盂肱关节的关节盂为一上窄下宽的长圆形凹面并向前下外倾斜，关节盂面上被覆一层中心薄、边缘厚的关节软骨。关节盂缘被纤维软骨环即关节盂唇所围绕，关节盂唇可以加深关节盂凹，起到增加关节稳定性的功能。肱骨头的关节面是沿内侧上方延伸的，由于其自然后倾，也向后延伸。这一定位直接将肱骨头置于肩胛骨平面中，但仅部分关节面与关节盂接触，故极不稳定。

肱骨大结节朝向外侧，小结节朝向内侧，在大小结节之间的是结节间沟（见图1-1-1），肱二头肌的长头腱经过结节间沟并随着关节活动而上下滑行。肱二头肌长头对于肩关节有外展的力矩，在肩关节外展或者前屈时，肱二头肌长头的收缩可以帮助维持肱骨头在关节盂中的位置。肱二头肌还与关节盂唇相连，所以肱二头肌长头在过度用力时常会引发关节盂唇撕裂（图1-1-16）。

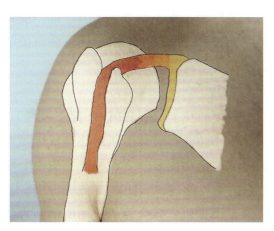

图1-1-16　肱二头肌长头腱

盂肱关节周围还有很多韧带协助维持关节的稳定性（图1-1-17）。其中最典型的就是盂肱韧带和喙肱韧带。盂肱韧带分成上中下三束，在手臂处于放松或者内收姿势时，上盂肱韧带能限制肩部往下的位移。有研究表明，只有50%的人上盂肱韧带发育较完全，此时就需要喙肱韧带作为"替补"，代偿发育不完全的上盂肱韧带的功能。

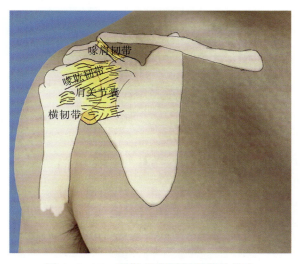

图1-1-17　盂肱关节周围韧带的分布

中盂肱韧带在手部外展和外旋时限制盂肱关节的下移和前移，且在手臂外展45°时起到最大作用。下盂肱韧带的功能是三条韧带中最为强大的，当手臂外展90°时，提供肩部前方的稳定性。当手臂呈外展外旋位时，下盂肱韧带的前束拉紧，限制肩部向前位移。手臂呈外展内旋位时，后束拉紧以限制肩部向后位移。

除此之外，关节囊内的滑液起了内聚力和粘连的作用，滑液就像黏稠的"浆糊"一样附在关节盂和关节软骨上，使它们难以分离。关节囊内的负压也为盂肱关节提供了一定的稳定性，当关节囊被破坏、囊内负压下降时，肩关节的稳定性减弱。

（二）肩袖——盂肱关节的"保护伞"

肩袖由冈上肌、冈下肌、小圆肌、肩胛下肌4块肌肉的肌腱构成。托马斯先生在《解剖列车》中有一个形象的比喻：肩袖就像眼周肌肉控制眼球运动一样控制着盂肱关节（图1-1-18）。仔细剖析该比喻，眼外肌中的上直肌对应着冈上肌，眼内、外直肌分别对应肩胛下肌及冈下肌，下直肌对应小圆肌。除了下直肌和小圆肌在功能上可能有些许出入，其余三对眼周肌肉完美地呈现了肩袖肌群对于肱骨头精准的调控作用。

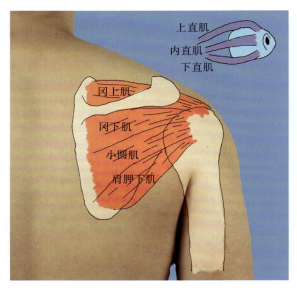

图1-1-18　肩袖的位置及结构

1. 冈上肌

冈上肌位于肩胛骨冈上窝，肌腱从喙突肩峰韧带及肩峰下滑囊下面、肩关节囊上面的狭小间隙通过，止于肱骨大结节上部，受臂丛神经的肩胛上神经支配。冈上肌是一块非常脆弱而又十分重要的肌肉，在诸多肩关节问题中（例如肩峰下撞击综合征），冈上肌肌腱的损伤很常见。肩关节中有一个称为冈上肌环的结构，喙突、喙肩韧带、肩胛冈和肩峰这四个结构环绕着冈上肌，这四个结构相对于冈上肌要坚硬许多，这对于冈上肌来说可谓"四面楚歌"，冈上肌很容易受到挤压并损伤（图1-1-19）。冈上肌除了可以外展肩关节，还可以把肱骨头压向关节盂从而确保关节面的对合，并牵拉关节囊上方肌束使其保持紧张度。在肩关节外展时，冈上肌和三角肌收缩并挤压三角肌下的滑囊产生滑液，从而使肩关节的运动更为流畅。

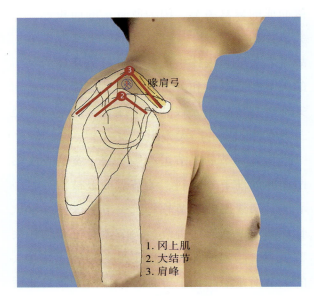

图1-1-19　被坚硬结构包绕的冈上肌

2. 冈下肌

冈下肌起自冈下窝，肌束向外经肩关节后面，止于肱骨大结节的中部，受臂丛神经的肩胛上神经支配。其一部分被三角肌和斜方肌覆盖。冈下肌的主要作用是和小圆肌一起外旋肩关节。肩关节在外展至180°的过程中，必须结合肱骨的外旋才能避免肱骨大结节撞击肩峰，此时就需要冈下肌和小圆肌的参与。

3. 小圆肌

小圆肌位于冈下肌下方，冈下窝内，肩关节的后面。起于肩胛骨腋窝缘上2/3的背面，经肩关节后面，止于肱骨大结节下部。受臂丛神经的腋神经支配。小圆肌收缩可使肩关节外旋，功能上与冈下肌十分相似。

4. 肩胛下肌

肩胛下肌位于肩胛骨前面，起于肩胛下窝，止于肱骨小结节。肩胛下肌的疼痛或者短缩引起的肩关节活动受限非常常见，是肩袖中唯一位于肩关节前侧的稳定肌。

除了冈上肌，其余三块肩袖肌肉的力线都是斜向内下的，这三块肌肉的复合作用使得肩关节在外展时可以抵消三角肌对于肱骨头向外上的拉力，使得肱骨头在外展时出现向下的滑动（图1-1-20）。这是一个附属运动。这对于肩关节的外展来说意义是很重大的，有文献指出成人的肱骨头在外展22°之后向上滚动，如果没有同时的向下滑动，这个运动将通过约10mm的喙肩间隙，从而导致肱骨头撞击冈上肌的肌腱和滑囊或喙肩弓。除了肌肉收缩时的稳定作用，肩袖肌群从解剖结构上也覆盖了肱骨头的绝大部分。但肩胛下肌的肌腱无法覆盖到前下方，这也是肱骨头容易向前、向下半脱位的最常见原因之一（图1-1-21）。

除了肩袖肌群之外，大圆肌也是肩关节活动的重要肌肉。大圆肌位于小圆肌的下方，其下缘被背阔肌上缘遮盖，整个肌肉呈柱状，起于肩胛骨下角背面，肌束向外上方集中，止于肱骨小结节。受臂丛神经的肩胛下神经支配。由于其功能和背阔肌极为相似，所以又称为"背阔肌的小助手"。除了背阔肌对于躯干的控制这一点之外，在功能上这两块肌肉十分相近。肩胛下肌和大圆肌是最重要的两块肩关节内旋肌。

（三）盂肱关节的外展运动

外展运动是盂肱关节的"明星动作"。在临床中，肩关节外展是最容易受限也是最容易引起损伤的动作，因此在描述肩关节的稳定性时必须要对其外展动作展开讨论。参与肩关节外展的肌肉主要包括肱二头肌长头、冈上肌和三角肌，这三块肌肉对于肩关节的稳定性起到了重要作用。其中三角肌可以通过三角肌斜方肌筋膜对肩关节提供稳定和保护，其余两块肌肉的稳定作用可以翻阅前文的描述。

肌电图研究显示冈上肌主要在肩关节外展的启动阶段发挥作用，力学分析也表明冈上肌的力线可以直接把肱骨大结节往身体近端方向牵拉，从而启动肩关节外展动作。三角肌的力线在外展的起始位时（肩关节外展0°）是垂直于地面向上的，在该位置下三角肌难以起到外展肩关节的作用（图1-1-22）。随着手臂逐渐从体侧上举，三角肌的力臂逐渐增加，并超过冈上肌，成为外展的主要动力。肱二头肌长头对肩关节外展也贡献了一定的力臂，研究表明在肱二头肌长头受伤时，外展的力量会下降20%。

在肩关节外展的过程中，有一个重要的概念——肩肱节律（图1-1-23）。肩肱节律指的是在肩关节外展过程中，盂肱关节与肩胛胸壁关节贡献的角度比为2∶1。

1. 外展前运动期（肩关节外展0°~90°）

盂肱关节外展60°，肩胛胸壁关节上旋30°，胸锁关节上抬20°~25°，肩锁关节上旋5°~10°，其他精细的旋转发生在肩锁关节。

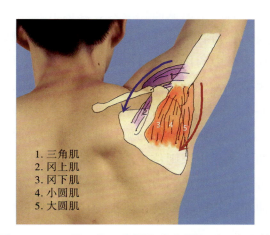

1. 三角肌
2. 冈上肌
3. 冈下肌
4. 小圆肌
5. 大圆肌

图1-1-20　冈下肌、小圆肌和大圆肌对三角肌拉力的中和作用

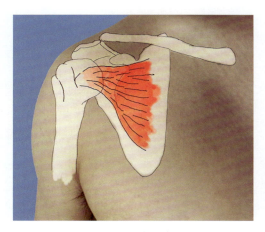

图1-1-21　肱骨头前下方无肌肉覆盖

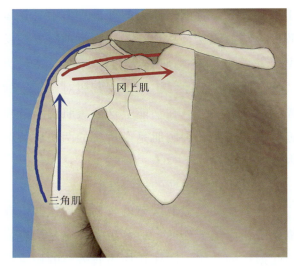

图 1-1-22　三角肌和冈上肌在肩关节外展中的作用

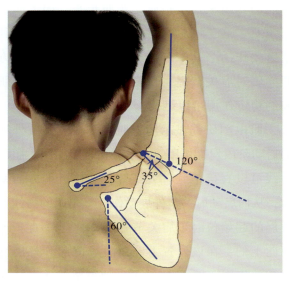

图 1-1-23　肩肱节律

2. 外展后运动期（肩关节外展 90°~180°）

盂肱关节外展 60°，肩胛胸壁关节上旋 30°，胸锁关节上抬 5°，肩锁关节上旋 20°~25°。

简单而言，肩关节外展 30° 后，肩肱节律维持在相对稳定的数值上，即每 3° 的肩外展，2° 是盂肱关节的外展，1° 是肩胛骨的上旋。

在外展过程中，肩胛胸壁关节的上旋是必不可少的，但肩胛骨的运动却是由胸锁关节和肩锁关节的合并运动所贡献的，包含胸锁关节的上提和肩锁关节的上旋。当然，上述运动学的数据存在个体间的差异，有文献表明肩肱节律从 1:（1.25~2.9）不等。因此，肩肱节律在临床工作中最主要的意义是强调肩胛胸壁关节以及胸锁关节对肩关节外展的重要作用，在治疗时需要根据评估结果进行针对性处理。

（四）盂肱关节的前屈运动

让我们回到对够取运动的分析，够取动作的核心就是盂肱关节前屈。盂肱关节前屈的主要肌肉是三角肌前束、喙肱肌、胸大肌和肱二头肌（图 1-1-24）。肱二头肌中长头跨肩关节，短头起自喙突，肱二头肌的两个头均有前屈盂肱关节的作用。肱二头肌短头与喙突之间相连接，喙肱肌也起自喙突，二者都参与了盂肱关节的前屈，而喙肱肌因此又被称为肱二头肌的"第三个头"。值得注意的是，喙肱肌除了前屈还有内收盂肱关节的作用。三角肌前束是前屈肌肉中横截面积最大、提供最大力矩的肌肉，三角肌前部还参与肩关节的内旋。胸大肌在前屈中的作用常被忽略，事实上胸大肌的前束在 0°~70° 的屈曲中是有一定贡献的，图 1-1-25 标出了胸大肌在肱骨大结节嵴上的止点，其位于肱骨前屈的旋转轴的下方，而胸大肌的上束和中束则位于前屈旋转轴的上方，所以可以形成前屈的力臂。有趣的是，当肩关节屈曲超过 70° 时，胸大肌又变成一块后伸的肌肉（图 1-1-26）。

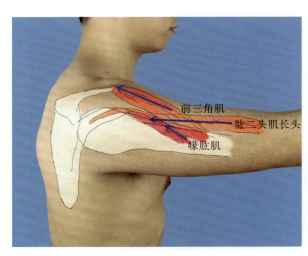

图 1-1-24　盂肱关节的前屈肌肉和作用方向

第一章 手与上肢功能解剖概述

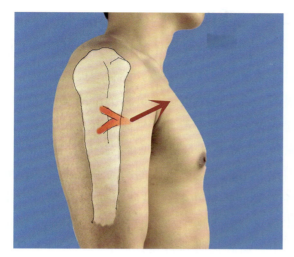

图 1-1-25 胸大肌前束收缩引起盂肱关节屈曲

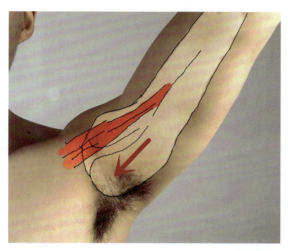

图 1-1-26 胸大肌在盂肱关节屈曲位的后伸作用

肩关节常见的功能性活动往往都是前屈和外展的结合，且该运动接近于肩胛平面（图 1-1-27）。肩胛平面指静息位下，肩胛骨相对躯干的冠状面向前旋转 30°。在肩胛骨平面外展上臂时，通常不需要外旋肩关节就可以到达全范围。肩关节在外展时会受到喙肩弓的限制，喙肩弓和肩胛骨后侧的骨性结构形成了类似屋顶状的结构。肩关节在冠状面上外展时，必须通过外旋肱骨头让大结节避开"屋顶"前方较低的结构。而在肩胛平面进行运动时，肱骨的外展就是在"屋顶"内进行的，所以即使没有肱骨的外旋使大结节避开，也不会出现挤压的问题。因此，尽管外展的过程看上去"险象环生"，但是在上肢活动时却能巧妙地避免肱骨和肩胛骨的结构撞击，这正是肩胛平面在肩关节运动学中的价值。

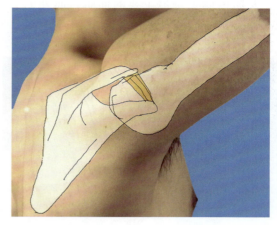

图 1-1-27 肩胛平面

（贾 杰 李 阳 王鹤玮）

第二节 肘、前臂与腕关节功能解剖

一、肘关节伸直——最大够取范围的保障

远距离够取需要肘关节有足够大的伸展角度来发挥上肢长度的效应，前文已经提及肘关节屈曲挛缩对上肢功能造成的严重影响。为了保证肘关节的伸展，肘屈肌、肘关节内侧副韧带前束、前关节囊甚至是前侧的皮肤都必须保证有足够的长度和延展性。肘关节的伸展动作看似简单，但却需要满足软组织的延展性和足够的伸肌肌力这两个条件才能实现肘关节最大的伸展角度和功能。

参与肘关节伸直的主要肌肉是肱三头肌和肘肌（图 1-2-1）。肱三头肌长头起自肩胛骨盂下结节，外侧头起自肱骨体后方桡神经沟外上方，内侧头起自桡神经沟内下方，共同止于尺骨鹰嘴，受臂丛神经的桡神经支配。类似肱二头肌，分析肱三头肌的功能需要把各个头分开来看。肱三头肌的外侧头和内侧头是单关节肌，仅有伸肘的作用。而肱三头肌长头则是一个跨关节的肌肉，所以还能协助肩关节的后伸。肱三头肌内侧头是最主要的伸肌，而外侧头和长头在肘关节伸展动作中作为备用存在。

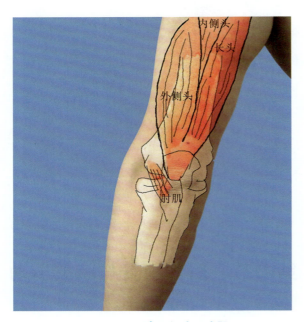

图 1-2-1　肘肌和肱三头肌

另一块参与肘关节伸直的肌肉是肘肌，肘肌起于肱骨外上髁，向后下走行止于尺骨鹰嘴的外侧面。其主要作用是协助肱三头肌使肘关节完全伸直，避免伸肘时肘关节囊被挤压于鹰嘴窝，另外还有使尺骨外展和增强关节囊的作用。

在够取动作中，肩关节作为近端的重要关节，控制着够取的高度和范围，同时肩关节依靠关节周围的肌肉和软组织等提供够取动作的稳定性。而肘关节的最大伸展角度对于够取动作也十分关键，没有足够的肘关节伸展角度，人体就无法利用全部的上肢长度去够取远离身体的目标物。拇指在够取动作中也有一定作用，其既能辅助定位够取的方向又可以为下一个阶段的抓握动作做准备。总的来说，够取这一动作是上肢灵活性和功能性完美结合的体现，对人类的生产和日常生活活动有重要的作用。

二、提取重物的运动分析

"提取重物"这个动作是对上肢肌肉力量以及关节稳定性的考验。说起"提取重物"，很多人会想起举重运动员将沉重的杠铃猛然举起的画面，但对于日常生活而言，长时间"拎东西"的动作才是最常见的"提取重物"活动。因此，相较于提取重物的瞬时肌肉发力，上肢各个关节抵抗重物的纵向牵拉力并保持稳定才是我们分析这个动作的关键。在肩部的稳定性中，肩胛提肌和斜方肌是帮助肩胛骨上提对抗重物纵向牵拉的"第一道防线"。胸锁关节的锁骨间韧带、提拉喙突的喙锁韧带、肩关节上的肱二头肌长头、冈上肌、三角肌和斜方肌腱膜等结构都对肩部的稳定性起到了很大的作用。因为前文已经对肩部的稳定性做了详细的描述，在这里不再赘述。此部分主要阐述腕关节、前臂和肘关节在纵向拉力下如何保持稳定性。至于"提取重物"时手部的角色，其主要是依靠强有力的屈肌进行钩状抓握，这在后文会专门讨论。

（一）骨间膜——前臂稳定性和活动性结合的产物（图 1-2-2）

前臂的尺桡骨与下肢的胫腓骨之间的关系有些类似，但前臂的尺桡骨多了一个旋前旋后

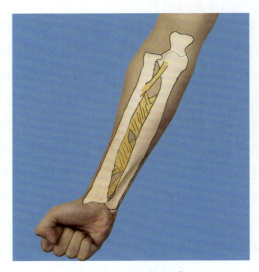

图 1-2-2　骨间膜

的功能，因此稳定性比不上胫腓骨但其更加灵活。前臂骨间膜是一个从桡骨斜向至尺骨的腱性纤维组织，由中间1/3的腱性部分和两端的膜性部分构成，其作用就像拉紧桡骨和尺骨的绳索群。当前臂尺桡骨处于旋前或旋后位时，骨间膜松弛；而处于中立位时，骨间膜紧张。由于其斜向下的走形以及在中立位时的紧张度，在前臂受到纵轴方向的拉力时，骨间膜主要负责抵抗牵拉力和纵向稳定性。同理，当受到从远端向上的挤压力时（例如做俯卧撑），骨间膜也要负责牢牢"攥住"被"撑开"的尺骨和桡骨，而桡腕关节上的压力也借骨间膜传递到了尺骨上（由于尺腕关节并不直接相连，所以挤压的力都在桡腕关节上），再通过尺骨传递到肱尺关节，并且进一步往上传递。从图1-2-3中可以看出，骨间膜除了维持前臂的稳定之外，对于肘关节的稳定性也颇为重要。倘若没有骨间膜把挤压的力从桡骨传递到尺骨，那么桡骨和肱骨在肘关节较小的接触面上会产生很大的压强，长时间压力作用下会造成关节面的严重损伤。

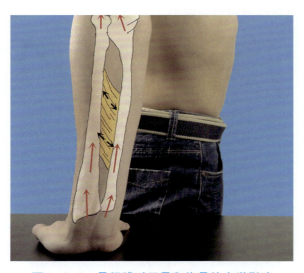

图1-2-3　骨间膜对尺骨和桡骨的力学影响

如图1-2-4所示，在提拉过程中，骨间膜的主要作用是收紧远端。此时前臂的稳定性主要由肱桡肌来提供，这不同于前文描述其受到从远端向上挤压时的受力情况，经常提拉重物的人也因此肱桡肌常常特别发达。肱桡肌起于肱骨外上髁，止于桡骨茎突，受发自臂丛的桡神经支配。其作用主要是屈肘和前臂的旋前、旋后。由于肱桡肌的起点更加靠近肘关节，在牺牲了力臂的同时形成了一个速度更快的杠杆，因此可以支持肘关节快速收缩。当前臂在旋前、旋后位时，肱桡肌可以帮助把前臂拉回到中立位，这种双向调节机制类似于前文中胸大肌对于肩关节前屈-后伸的双向牵制。由于肱桡肌没有附着在桡骨近端的起止点，所以肱桡关节的稳定性需要斜索和环状韧带来提供。在快速或较大力量的牵拉下，骨间膜仍然是防止桡骨小头半脱位的主要结构。

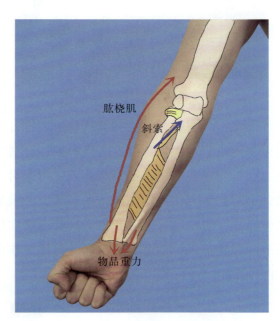

图1-2-4　提拉重物时肱桡肌和骨间膜力的方向

三角纤维软骨复合体也是负责前臂远端纵向稳定的重要结构（图1-2-5）。它由尺侧副韧带、掌侧尺腕韧带和关节盘构成。关节盘除了桡侧的附着点之外，在尺侧主要附着于三个结构：尺骨茎突和尺骨远端关节面的小窝、尺骨茎突的外侧面和腕关节内侧副韧带的深面。这个组织对桡腕关节（桡腕关节由桡骨远端的凹面和舟状骨、月状骨及三角骨形成的关节凸面组成）和远端桡尺关节非常重要，其主要作用是稳定远端桡尺关节，填充腕关节尺侧空虚的部分，为腕关节形成一个较为稳定的凹面。三角纤维软骨作为一个软骨，与膝关节的半月板作用相同，因为富有弹性所以可以发挥缓冲作用。旋前方肌以及尺侧腕伸肌也加强了前臂远端结构的稳定性。

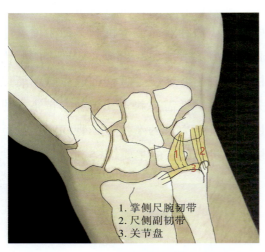

图 1-2-5　三角纤维软骨复合体

1. 掌侧尺腕韧带
2. 尺侧副韧带
3. 关节盘

对于肘关节而言，尺骨冠状突对前臂近端也可起到了稳定作用，但这个结构往往会被忽视。在手肘屈曲大于等于 60° 并承受重力时，尺骨会有向后方移位的倾向，而冠状突会限制尺骨后移，防止尺骨向后脱位。尺骨鹰嘴在肘关节的伸直位则可以起到限制尺骨前移的作用（图 1-2-6）。

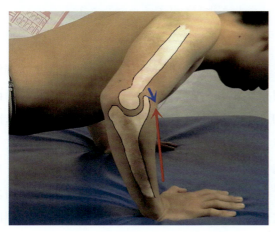

图 1-2-6　冠状突和鹰嘴的力学作用

（二）"提携角"

上臂轴与前臂轴的延长线相交形成一向外开放的角度，为 165°~170°，其补角为 10°~15°，即提携角。其形成原因是肱骨内侧滑车相比于外侧滑车位置较低，整个肘关节的屈曲轴由内向外斜向上，进而形成了在肘关节伸直位时，肱骨与尺骨呈现一个外翻的角度（图 1-2-7）。这是因为在提重物时一般肘关节呈伸直位，如果肱骨和尺骨呈一条直线而无提携角，手里的物品就无法远离身体从而与下半身产生碰撞进而影响正常步行；如果用肩关节的外展来代偿使物体远离身体，就会消耗更多能量以及需要更强的肌肉力量来维持此姿势。提携角的存在可以通过骨性结构而不是依赖肌肉的收缩来让物品远离身体，使得人们在提东西时步行不受影响。提携角在 0°~10° 为直肘，小于 0° 为肘内翻，大于 20° 为肘外翻。这三种情况均属于肘畸形。当外翻角度超过 20° 时为肘外翻畸形，肘外翻畸形的患者有很大的概率会导致尺神经的过度牵拉从而造成尺神经损伤，有时候需要手术处理。肘关节偏向中线失去外翻甚至出现内翻称为肘内翻畸形。

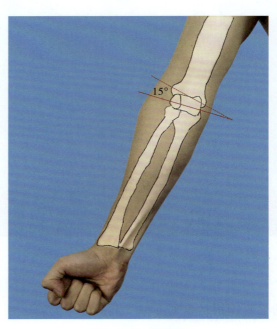

图 1-2-7　提携角

肘关节的横向稳定性与提携角相关。在撑地时，内侧往往比外侧受到更多的外翻应力，所以肘关节的内侧副韧带比外侧副韧带更为强大，内侧副韧带对于肘关节稳定性的贡献比外侧副韧带更大。在此着重介绍内侧副韧带（图1-2-8）。在肘关节伸直时，抵抗外翻应力的结构主要是内侧副韧带、关节囊和关节的骨性结构。首先是内侧副韧带，内侧副韧带主要分为前束、后束和横韧带，其中以前束的作用最为明显。前束还可以作为一个较为强壮的纤维结构加固关节囊，前束起自肱骨内上髁下表面，止于鹰嘴突的内缘。横向纤维走形于尺骨鹰嘴和冠状突这两个突起的结构之间，后束起自内上髁的后部并走形到鹰嘴的内侧。在伸直位时，肘关节的前关节囊由于受到牵拉而紧张，所以前束对于肘关节的外翻应力也起到了一定的对抗作用。而骨性结构则主要是桡骨小头，桡骨小头顶在肱骨上，在受到外翻应力时，"顶住"的肱骨可以抵抗受到的外翻应力。冠状突在肘关节伸直时也提供了一定的稳定性，再加上前文所述冠状突防止尺骨向后脱位的作用，说明冠状突这个容易被忽略的结构在肘关节稳定性上的重要作用。肘关节"恐怖三联征"是指在副韧带复合体、桡骨头和冠状突损伤时肘关节因为失去抵抗外翻应力的能力从而产生半脱位的症状。

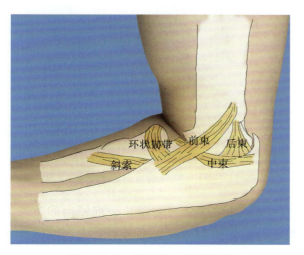

图1-2-8　肘关节内侧副韧带

在屈曲位时，由于关节囊紧张度的消失以及骨性关节面之间的贴合减少，关节的稳定性主要由内侧副韧带前束提供。

外侧副韧带和内侧副韧带在形态结构上有所不同，外侧副韧带起自外上髁并且分为两束，分别为桡侧副韧带和尺侧副韧带（图1-2-9）。外侧副韧带与环状韧带相连，并且

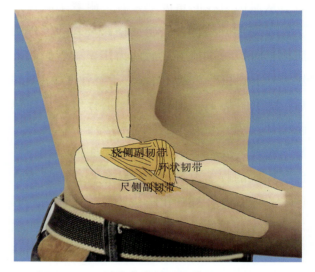

图1-2-9　肘关节桡侧副韧带和尺侧副韧带

互相加强。外侧副韧带主要是加强肘关节外侧的稳定性以及抵抗内翻的应力。除了这些静态的稳定结构，肌肉作为动态的稳定结构也可以加强肘关节的稳定性。外上髁以及肘关节外侧的肌肉（如肱桡肌）增强了肘关节外侧的稳定性，起自肱骨上髁的肌肉则加强了肘关节内侧的稳定性。

三、拧毛巾的运动分析

拧毛巾动作是双手腕关节的一个反向屈伸，同时伴随着前臂反向的旋前、旋后。在这一部分，我们对前臂的旋前、旋后以及腕关节的屈伸这两组运动进行分析描述。

（一）前臂的旋前、旋后

前臂的旋前、旋后即手心朝上和朝下的翻转动作，实质上是指桡骨绕着尺骨的旋转。这个运动在近端指的是桡骨小头在环状韧带内沿

着尺骨切迹进行旋转，在远端指的是桡骨的尺骨头切迹绕着尺骨头进行旋转。旋前旋后的轴是从桡骨小头凹中心到尺骨头的一条连线，旋前、旋后轴是固定的，在运动中并不会因为动作的进行而变化。

前臂的旋后主要依靠旋后肌和肱二头肌完成，而肱桡肌可以在前臂旋前位时使得前臂旋后。从肌肉力线的角度上来看，附着于肱骨外上髁以及前臂桡侧并且走形横跨桡骨和尺骨的肌肉都可以提供前臂旋后的力矩。旋后肌起自肱骨外上髁和尺骨旋后嵴，止于桡骨近端1/3的后、前和外侧面。旋后肌像一层保鲜膜一样包绕桡骨，所以不管肘关节和前臂处于什么位置，旋后肌都可以提供旋后的力矩（图1-2-10）。肱二头肌的收缩力量则非常依赖桡骨的位置，肱二头肌只有在桡骨粗隆位于肱二头肌内侧时才会产生旋后的力矩。这些肌肉除了旋后肌以外，在伸直时都不具有适于发力的力线，而在肘关节屈曲位时，随着屈曲角度的增加，肌肉也逐渐变得更加适于发力旋后。所以在肘关节屈曲位时，肘关节旋后的力量往往会更大。

块肌肉，其他横跨于尺骨和桡骨的肌肉都可以提供前臂旋前的力矩。旋前圆肌起于肱骨内上髁和尺骨冠突，止于桡骨外侧面中部（图1-2-11）。旋前方肌起自尺骨远端1/4的前面和侧面，止于桡骨远端1/4的前面和侧面。旋前圆肌与肱二头肌和肱桡肌相似，作为一个跨关节的肌肉，旋前圆肌只有在肘关节屈曲时才能很好地发挥其力学优势。而在肘关节伸展时，由于旋前圆肌的作用减少，旋前方肌提供了更多旋前的力量。

肘关节屈曲位下旋前旋后肌肉有力学优势，这在日常生活中很有意义。在设计"门把手"的位置或者"钥匙口"时，常常是设计在适宜肘关节屈曲位的位置而不是肘关节伸直位的位置，这样可以最大限度地发挥出旋前、旋后的功能。在偏瘫患者的Brunnstrom评定中，前臂肘伸直位的旋前、旋后比肘屈曲位的旋前、旋后高一个等级，这也可能与肘关节旋前、旋后在肘关节不同位置的力学因素有关。

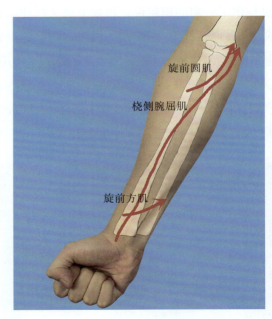

图1-2-11　前臂旋前肌群及力的方向

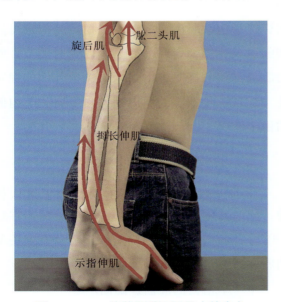

图1-2-10　前臂旋后肌群及力的方向

旋前的肌肉主要是旋前圆肌和旋前方肌，其附着于肱骨内上髁以及前臂尺侧。除了这两

在临床上需要注意防止旋前肌肉的挛缩，尤其是偏瘫患者。因为偏瘫患者常常习惯性地把前臂置于旋前位，而前臂的骨间膜在旋前位

又是最为松弛的，长期处于松弛的位置会导致骨间膜失去紧张弹性进而短缩，且旋前圆肌和旋前方肌也会因为前臂长期处于旋前位而导致挛缩。所以不论是骨折固定的患者还是偏瘫患者，早期保证骨间膜的弹性以及防止旋前肌肉的挛缩是十分重要的。

（二）腕关节的屈伸

在前臂中，腕关节的伸肌起自肱骨外上髁，而腕关节的屈肌起自肱骨内上髁。其中腕关节的伸肌主要可以分为作用于腕部的伸肌和作用于手指的伸肌（图1-2-12）。作用于腕部的伸肌主要有：桡侧腕长伸肌、桡侧腕短伸肌以及尺侧腕伸肌。作用于手指的伸肌主要有：指伸肌、示指伸肌、小指伸肌以及拇长伸肌。桡侧腕长伸肌起于肱骨外上髁，止于第2掌骨底，收缩可使腕关节伸直，和桡侧腕屈肌共同作用可以使手腕桡偏。桡侧腕长伸肌是前臂伸肌群中最靠外侧的腕伸肌。桡侧腕短伸肌起于肱骨外上髁，止于第3掌骨底，位于桡侧腕长伸肌内侧，收缩可使腕关节伸直，与桡侧腕屈肌共同作用可以使手部桡偏。桡侧腕短伸肌相比于桡侧腕长伸肌，可以做一些更为精细的动作。示指伸肌起于桡尺骨和前臂骨间膜的背面，止于示指的指背腱膜，收缩则伸示指。指伸肌起于肱骨外上髁，肌腹移行成4条肌腱，止于第2~5指中节和远节指骨底，收缩则伸指并协助伸腕，是前臂伸肌群中最靠中心的一块肌肉，位于桡侧腕短伸肌和尺侧腕伸肌之间。手指在休息位时，其伸肌相比于屈肌是处于弱势的，所以在需要指伸肌长时间运动诸如打字等活动时需要注意对于伸肌的保护以防止不必要的损伤。小指伸肌起于指伸肌内侧，止于小指中节和远节指骨底背面，收缩则伸小指。尺侧腕伸肌起于肱骨外上髁尺骨背面上半，止于第5掌骨底，收缩可使腕关节伸直，并和尺侧腕屈肌共同作用使腕关节尺偏。尺侧腕伸肌位于前臂伸肌群最内侧，长期使用这些肌肉所导致的伸肌腱的劳损常常会引起肱骨外上髁炎症，简称"网球肘"。

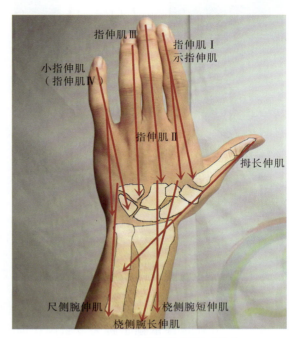

图 1-2-12　腕关节伸肌肌群分布

而在前臂的腹侧主要是屈曲腕关节的肌肉，与伸肌一样屈曲腕关节的肌肉也可以分为作用于腕部的屈肌和作用于手指的屈肌（图1-2-13）。作用于腕部的屈肌主要有桡侧腕屈肌、尺侧腕屈肌和掌长肌。作用于指关节的屈肌主要有：指深、指浅屈肌，拇长屈肌，拇外展肌和拇短伸肌。桡侧腕屈肌起于肱骨内上髁，止于第2掌骨底。桡侧腕屈肌在三块浅表的腕屈肌中最靠外，对腕部有双重作用，可以屈曲和桡偏腕关节。掌长肌起于肱骨内上髁及前臂筋膜，止于掌腱膜，收缩可使腕关节屈曲，拉紧掌腱膜，手部在抓握和握拳时有更大的力量。由于掌长肌位于较为中心的位置，所以不具有桡偏或者尺偏的功能。尺侧腕屈肌起于肱骨内上髁及前臂筋膜，止于第5腕骨（豌豆骨），收缩则使腕尺偏屈曲，是三块较为表浅的屈肌中最为内侧的一块。指深、指浅屈肌以及支配拇指的那几块肌肉在前文中已经做过介绍，这里不再赘述。

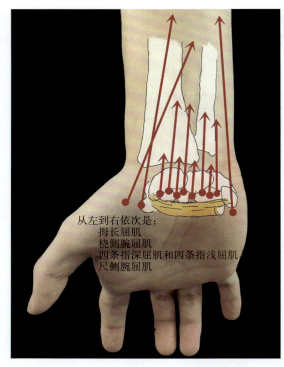

图 1-2-13 腕关节屈肌肌群分布

从左到右依次是：
拇长屈肌
桡侧腕屈肌
四条指深屈肌和四条指浅屈肌
尺侧腕屈肌

腕关节的稳定性依赖于腕关节肌肉在前臂屈伸轴以及尺偏、桡偏两条轴上的平衡。例如在拧毛巾时，桡侧和尺侧的肌肉必须达到一个平衡从而使腕关节稳定。手腕的屈曲角度往往很有限，主要是靠对侧腕关节伸展以及前臂旋前旋后的力来提供挤压毛巾的力量。

（三）腕管——办公室人员的"阿喀琉斯之踵"

腕管的主要结构包括腕横韧带和腕骨。腕横韧带由掌侧四块掌骨的凸起处相连接，分别为尺侧的豆状骨、钩状骨，桡侧的舟状骨和大多角骨。腕管类似一个束带膜把四条指深屈肌、四条指浅屈肌、正中神经捆在一起，从而保证八条肌腱在正确位置上共同发力。腕管综合征又称"鼠标手"，是由于正中神经损伤产生炎症或者受到卡压，进而导致大鱼际肌无力、手指发麻等一系列症状。正中神经在腕管中的位置较为表浅且缺乏保护，因此佩戴护腕或者在手腕下垫软物，可以相对缓解正中神经受到的压力从而预防腕管综合征的发生。

（四）拧毛巾运动小结

对于拧毛巾这个动作，这一部分主要讨论了前臂的旋前、旋后和腕关节的屈伸动作，而对于近端的稳定性和手指的抓握能力在前文中已经做出了描述，在此不再赘述。前臂的旋前旋后是上肢功能很重要的一部分，它扩大了手部的活动范围。腕关节的屈伸动作看似非常简单，但却要前臂大部分肌肉去协同收缩和保持稳定。另一个运动轴上的腕关节尺偏和桡偏也很重要，大量手部日常活动都需要不同程度的尺偏、桡偏的加入。在进行运动分析时，需要跳出单关节单个轴向运动的限制，而需要在功能层面上进行整体分析。

（贾 杰 李 阳 王鹤玮）

第三节 手部功能解剖

一、抓握的运动分析

抓握是手部最基础和最重要的功能。抓握动作可以分解成拇指的运动（如对掌）和其余四指的运动。对于较小物体的抓握，只需拇指配合示指或中指来完成，一般很少进行四指以上的对指抓握。而对于较大的物体，除了手指以外，还需要手掌的参与来适应物体的形状，例如远端横弓的改变等。在接下来的内容中，我们将会从各种不同抓握方式的角度来对手部功能解剖进行描述。

对于抓握这一动作来说，拇指对掌功能和骨间肌的作用是最主要的部分，对这些部分的掌握可以帮助更好地理解抓握是如何产生的及其包含的运动部分。

（一）拇指对掌功能

拇指对掌功能——作为抓握的基础，对掌动作既重要又复杂，是人类得以操控高级工具的主要因素。正中神经损伤导致大鱼际萎缩的现象又称为"猿手"，因为猿猴的"手"缺少拇指对掌肌，猿猴等灵长类动物的"手"大鱼际肌比人手的大鱼际肌明显要小，因此萎缩后的人手大鱼际肌外观类似猿猴的"手"，故称为"猿手"。

拇指对掌依据其所对的手指不同，其相关关节运动的角度也不同。运动的基本单位是"拇指柱"（图1-3-1），拇指柱主要由手舟骨、大多角骨、第1掌骨和近节、远节指骨这五块骨头构成。与其余四指相比，拇指只有两节指骨。但是拇指的腕掌关节（大多角-掌骨关节）以及掌指关节却让拇指相比于其余四指有更多维度的活动度。与拇指相连的大多角骨有较大的活动度，从某种角度上来说也可以把大多角骨视为拇指的"掌骨"，把第1掌骨、近节指骨和远节指骨这三块骨头看作拇指的三块"指骨"。

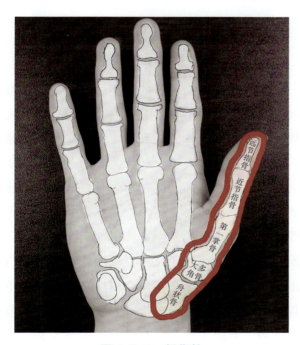

图1-3-1 拇指柱

在描述抓握动作之前，有必要对拇指的运动做一个定义。拇指的指骨相对于手掌向内旋转了90°，所以在解剖位时拇指的屈伸与内收外展的运动轴相比其余四指都向内旋转了90°。内收外展运动的运动轴是与手的掌面相垂直的，即远离手掌的运动被定义为外展（图1-3-2），反之，靠近手掌的运动则被定义为内收（图1-3-3）。拇指的屈曲伸展轴是与内收外展轴相垂直的，与掌面相垂直，屈曲是拇指屈向尺侧的运动（图1-3-4），而伸展则是拇指伸向桡侧的运动（图1-3-5）。对掌的动作可以分成三个部分。

（1）第1掌骨的外展，主要的原动肌是拇长展肌和拇短展肌，让拇指可以远离掌面，形成抓握或者对指的空间（图1-3-6）。

（2）拇指的屈曲，让拇指可以向其余四指靠近。

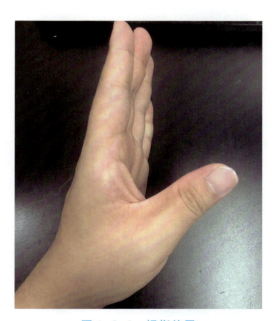

图1-3-2 拇指外展

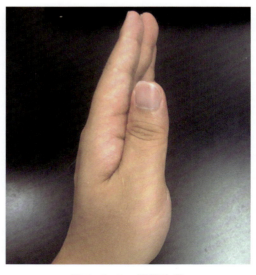

图1-3-3 拇指内收

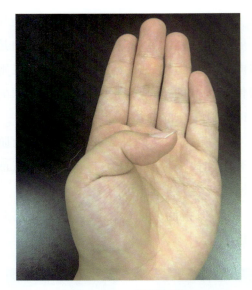

图 1-3-4 拇指屈曲

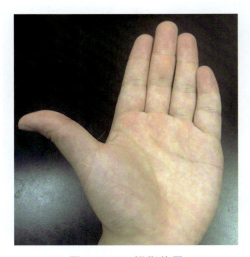

图 1-3-5 拇指伸展

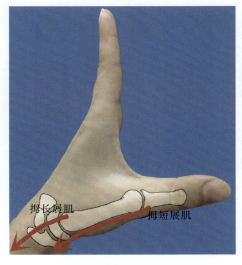

图 1-3-6 第 1 掌骨外展（拇外展）肌肉

（3）拇指的旋前，这个动作最为复杂，从完全旋后位到完全旋前位的角度一般为 90°~120°（图 1-3-7）。拇指的旋前使得拇指的指腹可以与其余四指的指腹相接触。这一复杂的旋前运动是由拇指的腕掌关节、掌指关节以及指间关节共同完成的。

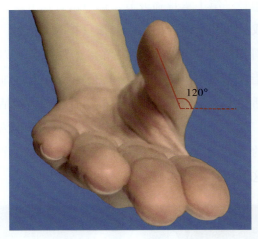

图 1-3-7 拇指的旋前

从对拇指内旋动作的描述过程中，我们可以清楚地知晓拇指柱各关节的结构与功能。腕掌关节由大多角骨的头和第 1 掌骨底组成，是一个典型的鞍状关节，鞍状关节的关节面在某一个方向上是凹面，而在与之垂直的另一个运动轴上则是凸面。大多角骨在纵向的平面上，即垂直穿过手掌的掌 - 背侧平面上是凹陷的，而在平行于掌面，即尺 - 桡侧的运动轴上是凸出的。拇指的指骨底则与之相反来吻合大多角骨的关节面。这使得拇指成为一个如同肩关节一样的"万向关节"。与肩关节关节盂和肱骨头构成的球窝关节的机制不同，鞍状关节尽管灵活度不如球窝关节，但是仍然可以满足拇指所需要的复杂精细运动的需求。如图 1-3-8 所示，为了更清楚地展示鞍状关节在拇指柱中的作用，用硬纸壳模型模拟拇指柱，图 1-3-9 和图 1-3-10 是拇指的腕掌关节在做屈伸方向上的运动，图 1-3-11 则是拇指的腕掌关节做与屈伸轴垂直的内收外展运动。

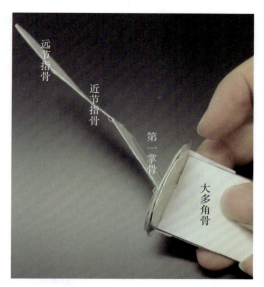

图 1-3-8　鞍状关节在拇指柱中的作用

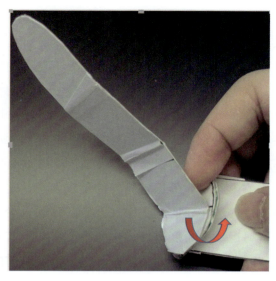

图 1-3-11　拇指的腕掌关节做与屈伸轴垂直的内收外展运动

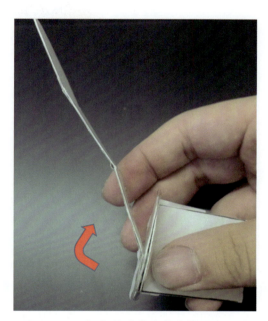

图 1-3-9　拇指的腕掌关节在做屈曲运动

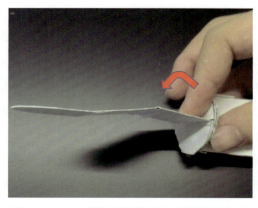

图 1-3-10　拇指的腕掌关节在做伸展运动

拇指腕掌关节的关节囊比较松，而对指形成抓握时需要较高的稳定性，这个稳定性除了来自本身肌肉的收缩之外，关节周围的韧带也起到了很大的作用。腕掌关节的韧带可以分为掌骨间韧带、后内侧韧带、前内侧韧带、桡侧副韧带以及尺侧副韧带（图 1-3-12）。在掌指关节的旋前过程中，除了前外侧韧带以外，其他韧带都是趋于紧张的，这可以确保在对掌运动时掌指关节的关节面具有很高的贴合性，从而保证关节的稳定性。

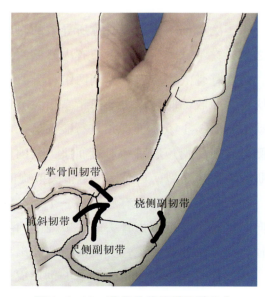

图 1-3-12　腕掌关节韧带位置分布

拇指掌指关节的运动也较为复杂。首先从关节的角度来讲，掌指关节的关节面是不对称的，第 1 掌骨头向前方有两个不对称的突起，内侧突起较外侧突起更大，较大的内侧突起使得掌指关节在屈曲时更容易偏向外侧（图 1-3-13），这与肘关节中肱骨滑车内外侧大小不对称导致出现的提携角有异曲同工之妙。掌指关节内侧副韧带比外侧副韧带短而紧，这使得掌指关节在屈曲过程中在内侧的移动较少。从附属运动的角度出发，这两个要素使得掌指关节屈曲时，掌指关节会合并桡偏以及旋前的复合运动。

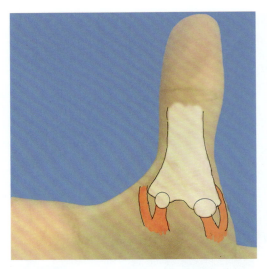

图 1-3-14　籽骨内、外侧籽骨肌

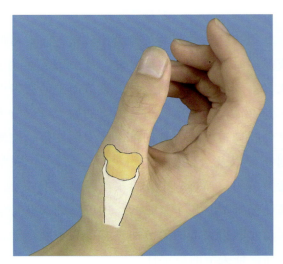

图 1-3-13　第 1 掌骨头前方内、外侧突起

除了关节面本身的不对称所导致的附属运动之外，在掌骨掌侧远端还长有内外侧两块籽骨。两块籽骨上附有内、外侧两组籽骨肌，这两块籽骨肌收缩时可以协助拇指掌指关节进行运动（图 1-3-14）。在拇指进行旋前运动时，外侧籽骨肌（拇短展肌和拇短屈肌）较内侧籽骨肌收缩更为强烈，从而使得掌指关节旋前。

拇指的指间关节只有屈伸这一个运动轴的方向。但是由于近节指骨头的关节面上内侧髁半径要大于外侧髁半径，更向前内侧凸出和更长，从而使得在拇指的指间关节上也形成了大约 10°左右的旋前（图 1-3-15）。

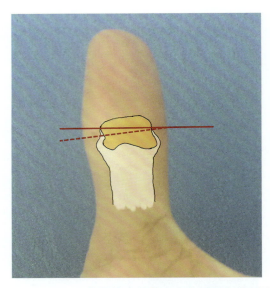

图 1-3-15　近节指骨头关节面上内侧髁和外侧髁

关于拇指对掌的主动肌，前文描述拇指的对掌运动可以分为外展、屈曲和旋前三部分。这些运动主要由大鱼际的三块肌肉协同完成，其余作用于拇指的肌肉也起到了一定的作用，在此主要分析大鱼际三块肌肉的作用（图 1-3-16，黄色的韧带是腕横韧带，绿色的是拇对掌肌，蓝色的是拇短展肌，红色的是拇短屈肌）。拇短展肌的主要作用是使拇指外展，由于其主要走形在拇指正前侧而非桡侧，所以拇短展肌并没有伸展拇指掌指关节的作用；拇短屈肌负责屈曲拇指掌指关节。拇短展肌和拇短屈

肌的止点位于第 1 指骨底的外侧籽骨上，所以这两块肌肉即上文中提到的掌指关节的外侧籽骨肌，它们的收缩可以协助掌指关节进行旋前运动。而内侧籽骨肌为第 1 掌侧骨间肌和拇内收肌，与外侧籽骨肌相拮抗。拇对掌肌的止点位于第 1 掌骨干上，所以拇对掌肌是作用于拇指的腕掌关节（大多角度 - 第 1 掌骨）最主要的肌肉，负责第 1 掌骨在大多角骨上的旋前运动。

骨基部的侧缘。不同的是，骨间背侧肌一般是位于对应掌指关节的外侧，收缩时手指相对于中指所在的中心柱外展；而骨间掌侧肌则是位于对应掌指关节的内侧，收缩时手指相对于中指所在的中心柱内收。两组肌肉都由尺神经来控制，尺神经损伤的患者因为骨间肌的萎缩而导致掌骨间出现非常明显的凹陷。掌侧骨间肌收缩产生的内收几乎可以覆盖 5 个手指，当拇

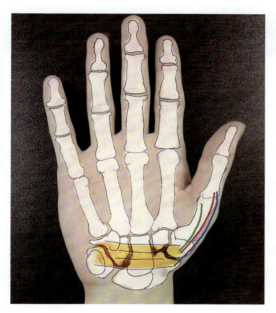

图 1-3-16 腕横韧带和大鱼际的三块肌肉

综上所述，拇指的旋前运动离不开整个拇指柱的共同参与，这和肩关节外展这一简单运动需要肩周几乎所有关节共同协调有着相同的道理。所以治疗师在对患者进行对指运动训练时，就需要考虑到各要素并制订全方位的康复方案。在手部的功能性运动中，只要涉及拇指的活动，或多或少会有拇指旋前运动的参与，所以下文中对于拇指旋前的运动不再一一赘述。

（二）四指的调和剂——骨间肌

与拇指的旋前运动一样，骨间肌的功能解剖也是必备的基础知识。骨间背侧肌和骨间掌侧肌各有四块，前者通常有两个头（图 1-3-17），而后者则只有一个头（图 1-3-18）。两者都是起自指背腱膜的斜纤维，止于近节指

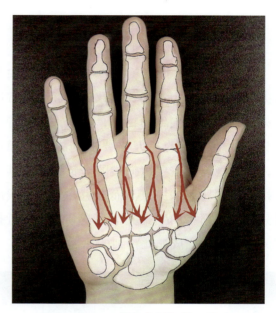

图 1-3-17 骨间背侧肌的两个头

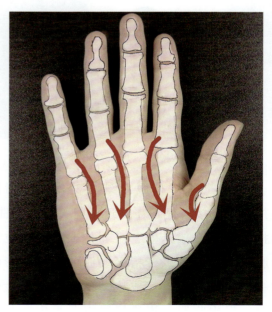

图 1-3-18 掌侧肌的一个头

指掌指关节向内产生 90° 左右的偏转时，掌侧骨间肌对于拇指起到的主要是屈曲拇指掌指关节的作用。相比之下，骨间背侧肌收缩产生的外展作用只能覆盖中间 3 个手指，小指和拇指的外展则需要依赖两者各自的外展肌肉。骨间肌在手部犹如掌指关节的侧副韧带一般协助稳定掌指关节。骨间肌也有类似蚓状肌屈曲掌指关节的作用，但蚓状肌横截面较大，可以提供更强的力量和更精细的调节。

（三）不同的抓握类型

1. 拇指与示指之间的对指

（1）指尖对指尖（图 1-3-19）：指尖与指尖的抓握是最为精确和细致的抓握，常常用来夹持某些较为尖细的物品，例如大头针等。指尖与指尖之间的抓握需要远端指尖的稳定性，这一稳定性主要由拇指的拇长屈肌和其余四指的指深屈肌来完成。而拇短屈肌和指浅屈肌只能屈曲拇指的掌指关节和其余四指的近指间关节，无法完成如此精细的抓握。

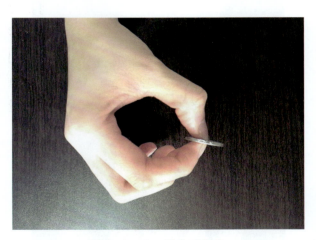

图 1-3-19　指尖对指尖

（2）指腹对指腹（图 1-3-20）：指腹与指腹的直接对捏不需要远指间关节的屈曲，远指间关节一般是处于半屈位或者伸直位让指腹相对。偏瘫患者指深屈肌的痉挛会影响这一运动的质量。完成该动作主要依靠大鱼际肌、拇内收肌、指浅屈肌以及手内在肌的协同收缩。

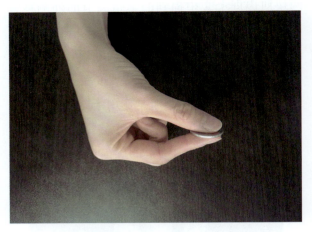

图 1-3-20　指腹对指腹

（3）指腹对指侧（图 1-3-21）：这一动作又称为"侧捏"，主要肌肉是第 1 骨间背侧肌、拇内收肌以及拇短屈肌。第 1 骨间背侧肌把示指从尺侧向桡侧外展并且提供了示指侧方的稳定性；而拇内收肌收缩时把拇指从桡侧向尺侧内收。拇内收肌有两个头，分别为斜向头和横向头（图 1-3-22），前者起自头状骨和屈肌支持带，后者起自头状骨和第 3 掌骨掌面，两个头一起止于拇指近节指骨底内侧。两个头可以提供较大的拇指屈曲和内收力矩，对于侧捏和拇指强力屈曲内收动作起到了很大作用。值得一提的是，拇内收肌尽管是作用于拇指的肌肉，但并不是由桡神经或正中神经支配，而是由尺神经支配。

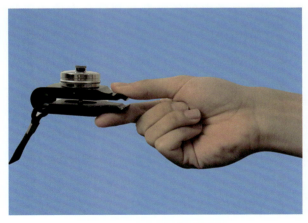

图 1-3-21　指腹对指侧

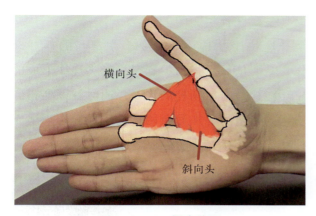

图 1-3-22　拇内收肌

2. 手指间的夹持运动（图 1-3-23）

手指间的夹持运动不需要拇指参与，涉及这一运动的主要是手指的骨间肌尤其是掌侧骨间肌。掌侧骨间肌提供了夹持的力，而指间关节的侧方韧带保证了指间关节的稳定性。

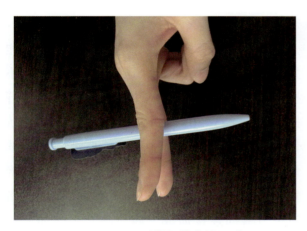

图 1-3-23　手指间的夹持运动

3. 三指抓握（图 1-3-24）

三指抓握通常是由拇指和示指的指腹以及中指的指侧来完成。与拇指、示指抓握相比，三指抓握中拇指提供更多侧向和旋前的力，参与拇指旋前的主要肌肉是外侧籽骨肌（拇短屈肌和拇短展肌），而中指更多是以远端侧面部分参与该动作。中指指浅屈肌以及第 2 骨间背侧肌帮助中指从侧方夹持物品，这正是三指抓握相比二指抓握的优势。当抓握需要更高的稳定性或者需要对物品进行操作时（例如握笔写字，转动手指上的珠子或者拧瓶盖），往往需要侧方的稳定来给予示指和拇指操作的空间。在三指抓握中，示指指浅屈肌和手内肌负责协助手指夹持，这一功能和指腹对捏相近。拇长屈肌和指深屈肌在其余肌肉的协同作用下可以提供手指操作的灵活性和精确性。

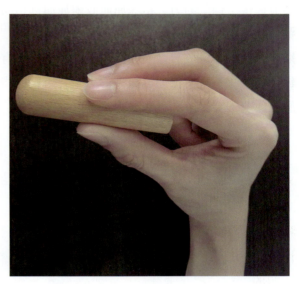

图 1-3-24　三指抓握

4. 四指抓握（图 1-3-25）

（1）有拇指参与的四指抓握：有拇指参与的四指抓握是三指抓握的"进阶版"，在需要更高的稳定性或者夹持某些更大的物品时用到。例如拧开一个更大的瓶盖、夹持一个更重的物品。环指的参与使得操作的范围以及力量更大。

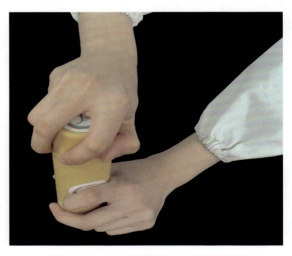

图 1-3-25　有拇指参与的四指抓握

（2）不需要拇指参与的四指抓握（图1-3-26）：在提购物袋或手提包时最为常见，也称为"钩状抓握"，特指近端和远指间关节屈曲形成的抓握。形成钩状抓握的最主要的肌肉是指浅屈肌和指深屈肌，指浅屈肌强力收缩近指间关节提供"钩"的力，指深屈肌收缩屈曲远指间关节形成钩子的形状。掌指关节在"钩状抓握"期间保持中立位或者微屈曲位，保证了指屈肌有较好的收缩长度，保证了抓握的力量，否则四指屈曲的范围会受限并且屈曲力量下降。

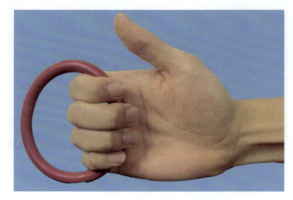

图1-3-26　钩状抓握

5. 五指抓握（图1-3-27）

对于五指抓握，需要注意其与手掌抓握的不同。五指抓握中没有手掌的参与，通常用来抓握更大的物品，由于五指抓握需要较大的手部抓握范围，因此对于拇指外展活动度有一定的要求。虎口挛缩或者拇指外展受限往往会导致五指抓握的质量降低。

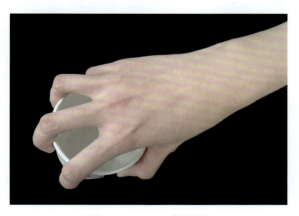

图1-3-27　五指抓握

6. 柱状抓握（图1-3-28）

柱状抓握是一个需要手掌参与的抓握动作。主要依靠示指指尖到拇指指尖连线形成的"功能弧"对应圆柱的形状，同时辅以拇指和中指的力量，外加其余两指的协助固定来适应柱状物的形状，从而稳稳地控制柱状物体。

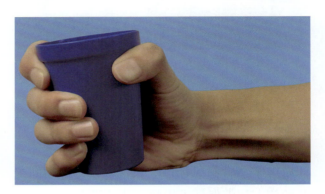

图1-3-28　柱状抓握

7. 球状抓握（图1-3-29）

球状抓握体现了手部适应物体形状的能力。为了适应物体的形状，拇指、环指以及小指的指骨都可以围绕中心柱（即掌纵弓）进行折叠（图1-3-30）。中心柱由舟状骨、月状骨、小多角骨、头状骨、第2掌骨、第3掌骨以及示指和中指的指骨构成，并由四块腕骨之间的接合、腕掌关节、掌指关节以及指间关节共同连接而成。四块腕骨之间如嵌顿的方块一样结合在一起并加上腕骨周围强壮的韧带，使得这四块腕骨之间的结合十分紧密，保证了中心柱的底座。围绕着中心柱，第4掌骨可以有约27°的内旋，第5掌骨可以有约22°的内旋，第4掌骨和第5掌骨的内旋表现为手部远端横弓形成的弧度，紧紧握拳时该运动趋势尤为明显。通过远端横弓和纵弓的变化就可以适应球部横向和纵向的形状。手部远端横弓由四指的掌指关节形成；近端横弓则由远端的腕骨组成，即大多角骨、小多角骨、头状骨、钩状骨，形成了腕管底部坚固的保护性结构（图1-3-31）。

第一章 手与上肢功能解剖概述

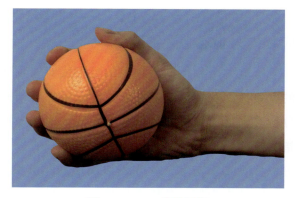

图 1-3-29　球状抓握

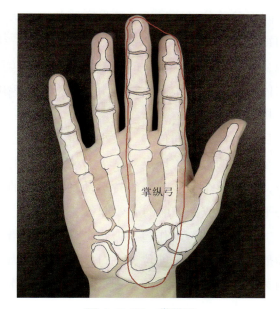

图 1-3-30　掌纵弓

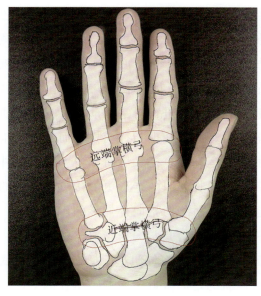

图 1-3-31　手部近、远端掌横弓

（四）指深屈肌和指浅屈肌的运动学

指浅屈肌和指深屈肌各有 4 条。指浅屈肌起自肱骨内上髁、尺骨和桡骨前面，每一条肌腱在中节指骨处分为 2 条，止于中节指骨体的两侧，并为指深屈肌提供了一个"通道"供其穿过。指深屈肌起自尺骨的前面和骨间膜，通过指浅屈肌的深面止于远节指骨底，指深屈肌穿过指浅屈肌之前提供的"通道"进入远节指骨（图 1-3-32）。值得一提的是，指深屈肌并不是起自肱骨内上髁，而是起自尺骨远端，是一组单关节的肌肉。这一点对于临床中指深屈肌的牵拉手法处理以及电刺激等治疗尤为重要。

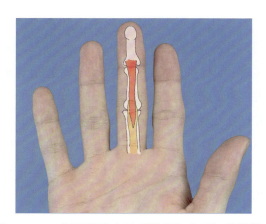

图 1-3-32　指深屈肌穿过"通道"止于远节指骨底

为了让指屈肌处于一个适合收缩的位置，手指的屈肌腱特有了滑车结构（图 1-3-33）。滑车结构将指屈肌限制在合适的位置上，防止指屈肌产生左右偏移，这样指屈肌就能在正确的位置上发挥最佳的力学效用。而一旦滑车结构受损，指屈肌就会偏离原来的位置，滑脱部分会产生一个弓弦力。弓弦力使得指屈肌收缩的效率大大下降，甚至会导致指间关节的脱位。其中起到最主要作用的是位于近节和中节指骨上的 A2 和 A4 滑车，A1、A3 和 A5 滑车附着在掌指关节、近指间关节和远指间关节的掌板上。对于滑车结构损伤的患者来说，手术修补是十分必要的。

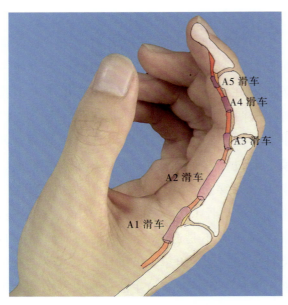

图 1-3-33　指屈肌的滑车结构

对于从事手外伤康复的治疗师来说，需要特别关注屈肌腱中的"无人区"（图 1-3-34）。在接近于近节指骨骨干区域以及中节指骨远端指尖之间的指屈肌腱缺乏血管的分布（即图中的Ⅱ区），导致其缺乏血液养分的供给。该区域内肌腱的损伤，往往需要更长的愈合时间，并容易继发关节粘连挛缩等一系列问题，在处理这类患者时需要格外留心。

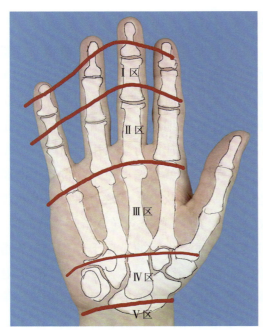

图 1-3-34　缺乏血供的区域——Ⅱ区

二、拇指的"反对掌"——抓握时适应物体大小的必要要素

够取一个物体的最终目的是形成对该物体的有效抓握和控制，但在此之前，手部必须充分打开来适应目标物体的形状轮廓，由于与拇指对掌这一动作的运动方向正好相反，所以又可以称为"反对掌"。我们以简单的"够取-抓握"动作为例，分析中枢神经系统是如何发出相应指令的。首先，视野内有关目标物体的空间形状等信息通过视觉传导通路传递至大脑的视觉皮层，在进行必要的分析处理以后，大脑会提取以往够取物品的相关记忆和经验（如物体的质地、大小以及重量），并把该经验的分析反馈整合到运动系统的调控中，拇指会根据目标物体的空间位置、大小、重量等信息打开至合适的范围（即反对掌）并确定运动的方位，同时整个上肢都会维持运动和稳定性的动态平衡，形成抓握前的有效准备工作。

"反对掌"动作包括拇指的外展和拇指的伸展，拇内收肌（即位于虎口处的相关肌肉）的柔韧性是这一活动的基础。拇指复位动作的原动肌为拇长展肌、拇长伸肌和拇短伸肌，这三块肌肉都是由桡神经支配（图 1-3-35，其中红色为拇长伸肌、蓝色为拇短伸肌、绿色为拇长展肌）。三块肌肉均起自骨间膜的背侧。拇长展肌止于第 1 掌骨底，主要作用是使腕掌关节外旋和前推（即外展）。尽管是"反对掌"的肌肉，但是在进行对掌运动时，拇长展肌和拇短展肌却共同使拇指往前推。而在做拇指对指的复位运动时，拇长展肌则协助拇指向外伸展。由于拇长展肌的走形更加接近于拇指的屈伸运动轴，对于拇指向外伸展的作用更大，所以一般情况下将其归为拇指对掌的复位肌，即"反对掌肌"。拇短伸肌止于拇指近节指骨底，拇短伸肌的走形接近于屈伸轴所在的平面，所以拇短伸肌的功能相对单一，主要是伸展拇指。拇长伸肌通过桡骨背侧的Lister结节走行到拇指远节指骨，收缩时可以使拇指伸展和旋后，与拇指对掌时所需要的拇指屈曲和旋前运动方向相反，因此从功能角度上来讲该肌是一块典型的对掌复位肌。此外，鼻烟窝就是由这三块肌肉组成。

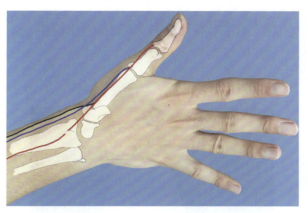

图1-3-35　"反对掌"的三块肌肉

对于拇指的各向运动，上肢三条主要的神经起到了不同作用。正中神经主要负责拇指的对掌和屈曲，主要支配拇长屈肌、大鱼际肌群和第1、2蚓状肌等。尺神经主要支配背侧骨间肌和拇收肌，负责控制拇指与示指侧捏的动作。桡神经则支配拇指的复位运动，使拇指向旋后和伸展的方向运动。

三、蚓状肌对增强握力的作用

蚓状肌起自屈肌腱，止于伸肌装置。强力抓握时发力的肌肉主要是指深屈肌、指浅屈肌和内收指骨的骨间掌侧肌，但蚓状肌也"被动"地参与这个过程。在对抗阻力、较快地屈曲指间关节时，蚓状肌凭借其自身张力提供了类似"橡皮筋"的作用：从解剖位置上看，蚓状肌位于手指屈肌和伸肌之间，在屈曲时，蚓状肌由于指深屈肌的收缩而"被动"地向近端方向延展，与此同时由于指伸肌向远端移位，

蚓状肌的另一个头则向远端方向延展。因此指间屈肌收缩可以把蚓状肌整体往后牵引，同时因为蚓状肌的弹性回缩力，指间关节被进一步往屈曲的方向拉，蚓状肌的这一"被动"运动增强了指屈肌在强力抓握时对手指的作用（图1-3-36）。

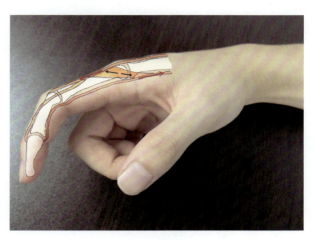

图1-3-36　蚓状肌

四、握拳时手部关节稳定性的解剖基础

在实现手部功能性运动时，手指显得灵活又柔软，而在握拳时，整个握紧的拳头又变得"坚如磐石"，这是由各个掌指关节和指间关节的解剖特性导致的。首先，掌指关节、近指间关节以及远指间关节都属于滑车关节，但指骨远端的"凸面"不是单纯的球形结构，其半径呈逐渐增大趋势，这个不规则的球形凸面使附着在关节两个面上的侧副韧带的距离增大，侧副韧带拉长带来的张力提供了各个掌指关节和指间关节在屈曲位上的稳定性（图1-3-37）。前文中提到的第4和第5指骨的内旋使得四指聚拢，第4和第5腕掌关节大约有50°的内旋，提高了握拳时手指之间的稳定性（图1-3-38）。而拇指则协助固定中指和示指，使五个手指聚拢，形成了握拳时的稳定性。

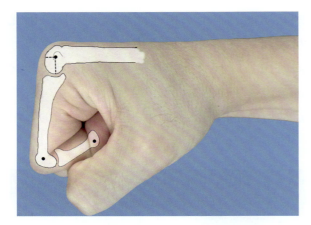

图 1-3-37 掌指关节和指间关节的完美嵌合

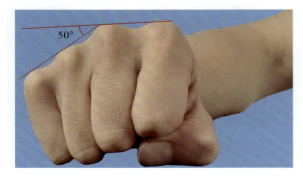

图 1-3-38 第 4、5 腕掌关节和第 2、3 腕掌关节 50° 差异

五、手指伸展运动

在功能性活动中，若手指没有伸展功能去适应物体的形状，那么抓握动作往往就无从谈起。而如果抓握后缺乏松开物品的能力，这样的抓握也同样是不具有功能性的。手指的伸肌主要由拇指伸肌、示指伸肌、指伸肌和小指伸肌组成，在休息位时，手指处于微屈状态，伸肌相比于屈肌处于弱势（图 1-3-39）。正因为手指的伸、屈肌力量是不平衡的，所以在需要指伸肌长时间运动，诸如打字等活动时需要注意劳逸结合，防止指伸肌的积累性劳损。

除了依靠伸肌的力量之外，手指的伸展还需要手内在肌的协助。手内在肌对于手指屈曲来说是较为"被动"的协同帮助，而对于手指伸展运动来说，手内在肌则是重要的结构。手指的伸肌在伸展时不仅会伸直指间关节，也会伸直掌指关节，而蚓状肌的主要作用是屈曲掌指关节的同时伸展指间关节（如同"蚓状肌阳性"动作）。蚓状肌屈曲掌指关节可以抵消掉伸肌对于掌指关节伸展的部分作用，否则掌指关节将会过伸，导致伸肌的力臂变短，从而使手指伸肌的"主动不足"，无法完成手指全范围的伸展（图 1-3-40）。此现象在尺神经损伤的"爪形手"畸形中尤为常见，因为尺神经损伤会使蚓状肌失去支配，从而导致患者的掌指关节过伸，指间关节呈屈曲位，手指无法伸展。

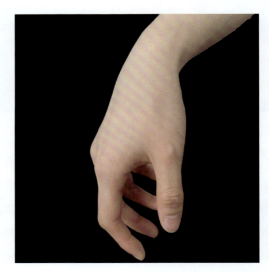

图 1-3-39 手指的伸肌相比于屈肌处于弱势状态

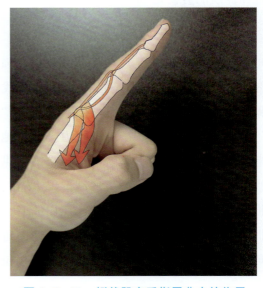

图 1-3-40 蚓状肌在手指屈曲中的作用

手指的指伸肌远远比一条肌腱简单地附着在指骨背侧上复杂得多。在掌指关节处，指背腱膜协助固定伸指肌的掌指关节部分。指背腱膜分为斜向纤维和横向纤维（又称矢状带），横向纤维与掌板相连，与掌板一起包绕着手指的指骨。手指在伸直时，它像"吊床"一样把指骨"吊"了起来。斜向韧带向远端发出与中央带相连，再加上肌肉本身的附着，掌指关节部分的伸肌得以固定。因此，指背腱膜是掌指关节背侧面最为重要的稳定结构（图 1-3-41）。与中指深屈肌从指浅屈肌之间"穿出"一样，指伸肌也有类似的结构。掌指关节处的伸肌发出三束——中央带以及两条侧带，中央带附着在中节指骨基底部，两条侧带从两边附着到远节指骨底，使手指的伸肌在掌指关节、近端和远端指尖关节上均附着，再加上其他辅助结构的稳定作用，能够防止发生类似屈肌滑车损伤时产生的弓弦力等问题。

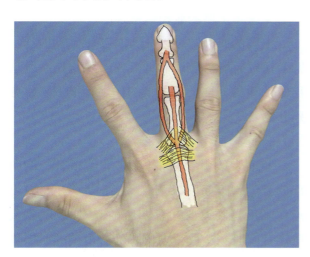

图 1-3-41　斜向纤维和横向纤维组成的指背腱膜以及指伸肌三束

在中节指骨骨干的位置走形处，附着有斜支持韧带，斜支持韧带发自外侧带斜向下连接至手指屈肌的结构，这样斜向的走形使得在牵拉该韧带近端时可以协助近和远指间关节的伸展（图 1-3-42）。蚓状肌透过指背腱膜，起自背侧纤维的斜向纤维上，并广泛附着在指伸肌的外侧（外侧带和中央带均附着），止于指深屈肌。蚓状肌与手指伸肌结构广泛的连接使肌肉收缩，形成"蚓状肌阳性"姿势的解剖基础。背侧骨间肌起自相邻的两块掌骨，止于相应指骨的基底部，并且与指背腱膜相连接。

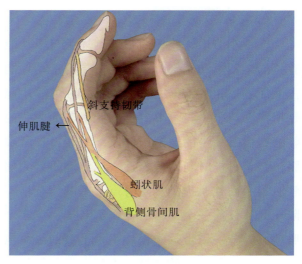

图 1-3-42　斜支持韧带的分布位置

由于伸肌的位置较表浅，因此是常见的容易受伤的部位。在手部的掌侧，掌板主要负责关节的稳定性，这些较厚的结构有效地限制了指间关节过伸。指间关节与远指间关节在闭合紧密位置几乎处于完全伸展状态，通常是由于掌板的伸展所导致的。

大部分手指的伸直是由两条伸肌来支配的，但不包括中指和环指的伸肌。如果想要记住这一有趣的分布，只需要做一个十分简单的实验：在西方人的观念中，中指代表自我，拇指代表父母，示指代表兄弟姐妹，小指代表孩子，而环指则代表着我们的伴侣。接下来我们来摆出如下文所示的姿势：中指的近指间关节相靠，中节指骨互相贴合，表示自我的一个结合，另外四指的指腹相贴。这个时候，试着把四指的指腹相分离，神奇的一幕来了，四指中的拇指、小指和示指都可以很轻松地分开，而环指的指腹却很难分开。其中的原理很简单，中指被固定在屈曲位，而限制了适宜"共同战斗"的四条指伸肌的收缩。除了环指，其余三指都有各自除了指伸肌以外的另一条指伸肌的支配，使得它们可以单独地进行伸展，而只有指伸肌一条伸肌的环指，无奈受到"中指"的拖累，只得对中指"不离不弃"了。

六、小结

在本小节中，我们简单地阐述了与手功能有关的运动学和解剖学基础。拇指的运动功能占到了手部功能60%以上，拇指的对掌功能是拇指功能中最为重要的；屈肌滑车为屈肌的收缩提供了稳定的通道；伸肌结构通过指背腱膜包绕指骨同时与掌板相连，广泛地附着为蚓状肌等手内在肌提供了附着点。手的复杂性不限于此，任何一个简单的操作都需要协调多个肌肉、关节、韧带等结构。手是上肢的最终执行器官，亦称人类的"第二大脑"，如果想要成为手功能康复的"高手"，我们需要不断深入地进行观察、思考和探究。

（贾 杰　李 阳　王鹤玮）

第四节　上肢的筋膜

一、上肢的深筋膜

上肢的深筋膜主要包括包绕胸肌的胸肌筋膜、包绕胸小肌的锁胸筋膜，以及与胸肌筋膜和锁胸筋膜相连的腋筋膜等。

在上臂中，腋筋膜和锁胸筋膜向下移行成为臂筋膜，臂筋膜发出内外侧肌间隔将上臂分为前肌筋膜间隔和后肌筋膜间隔。随后臂筋膜移行到前臂形成前臂筋膜，前臂筋膜包绕前臂。骨间膜将前臂分为前筋膜肌间隔和后筋膜肌间隔。远侧肌间膜增厚形成腕掌侧韧带，并与屈肌支持带以及伸肌腱的延续部分相连，走行到手部在掌面增厚形成掌腱膜（图1-4-1）。此外，屈肌支持带（腕横韧带）也是一个非常典型的筋膜结构。

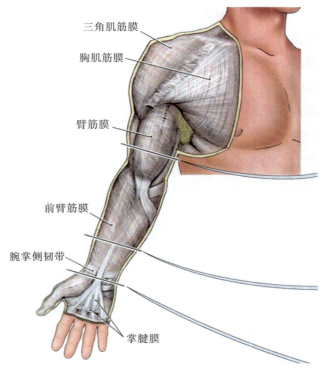

图1-4-1　上肢主要的筋膜组织

二、上肢的肌肉链

（一）上肢的肌肉链概述

上肢的肌肉链可以分为四部分：臂前表线、臂前深线、臂后表线和臂后深线。这四条线从稳定性和活动性上有各自的作用，接下来将分别介绍。

1. 臂前表线（图1-4-2）

臂前表线由锁骨内侧1/3、肋软骨、胸肋部软骨、胸腰筋膜以及髂嵴发出（这几个发出点实际上是胸大肌和背阔肌的起点），随胸大肌和背阔肌到达肱骨内侧，沿着内侧的肌间隔（内侧分隔肱二头肌和肱三头肌的肌间隔）再到肱骨内上髁后到达屈肌群、腕管，一直到手指的掌面。臂前表线控制着手臂在身体前面与侧面的大部分动作，特别是胸大肌和背阔肌这两块肌肉提供了内收、前屈和后伸的力量，而从内侧髁出发的肌肉群则控制了前臂和手部屈曲的肌群，最终决定了手部的抓握力量。一般来说，处于较为表浅位置的肌肉链偏向于提供一些功能性的活动，所以活动性更大、更具有爆发力，同时也更易受到一些因强力收缩导致的拉伤等伤害。在处理需要进行屈肌强力收缩的患者时，需要从整体的角度去强化整个臂前表线上的各个肌肉。

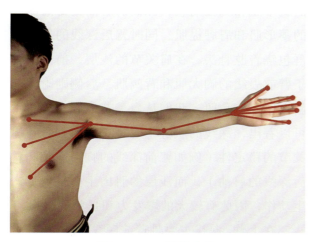

图 1-4-2　臂前表线

2. 臂前深线（图 1-4-3）

臂前深线起自第 3~5 肋（胸小肌的起点），随后途经胸小肌和胸锁筋膜，并通过喙突和肱二头肌相连到达肱二头肌的止点桡骨粗隆，接着通过桡骨桡侧骨膜到达桡骨茎突，最后沿着大鱼际、舟状骨和大多角骨到达拇指外侧。与臂前表线的功能性不同，臂前深线更多是提供上肢的稳定性。胸小肌对于肩胛骨稳定性的意义在前文已经进行过描述，而肱二头肌对上肢及肘关节的稳定性有很大的作用。在大鱼际所及的臂前深线上可以看到喙突上胸小肌和肱二头肌以及喙肱肌的筋膜连接。此连接在手臂外展到水平位或者更高的位置，特别是在悬吊的位置时会因牵拉而紧张。在羽毛球的正手击球或者徒手攀爬中，这一筋膜的连接有助于更好地发力。旋前圆肌和旋后肌远端以下的筋膜纤维紧附于桡骨膜上，协助控制前臂在旋前、旋后这一运动方向上的稳定性。治疗师在做手法时经常需要用到拇指的发力，但需要注意臂前深线在拇指发力时需要保持放松，因为如果拇

指发力的同时前臂深线持续处于紧张状态，则有可能导致臂前深线的积累性"崩溃"，进而导致整条线上的组织都出现问题。

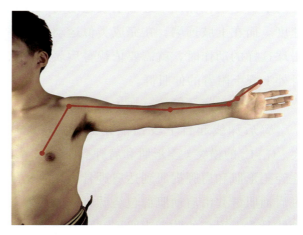

图 1-4-3　臂前深线

3. 臂后表线（图 1-4-4）

臂后表线起自枕骨嵴、项韧带、胸椎棘突（斜方肌的起点），然后从斜方肌通过肩胛冈、肩峰、锁骨外侧 1/3 到达三角肌，再通过三角肌的止点三角肌粗隆延伸至上臂的外侧肌间隔（分隔肱二头肌和肱三头肌的肌间隔的外侧），并到达肱骨外上髁，接着通过肱骨外上髁发出前臂和手部的伸肌群到达手指的背侧面。需要注意的是，斜后表线的初始肌肉是斜方肌，而斜方肌的胸段纤维大致与三角肌后部纤维连接，颈部纤维大致与三角肌中部纤维连接，斜

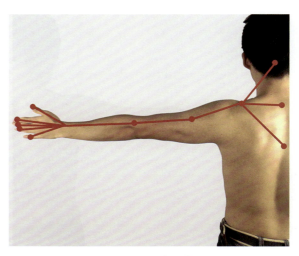

图 1-4-4　臂后表线

方肌的枕部纤维与三角肌前部纤维连接。斜方肌和三角肌作为肩部两块最大的肌肉形成了肌肉复合体，控制着肩关节和肩胛骨在多个重要方向上的运动，保证了近端上肢运动的力量和速度。而在上肢远端，在完成类似运动员反手击球这样的动作时，就需要依赖臂后表线中肱骨外上髁上附着的伸肌群。

4. 臂后深线（图 1-4-5）

臂后深线起自下段颈椎和上段胸椎的棘突、C_1~C_4 的横突（菱形肌和肩胛提肌起点），途经菱形肌和肩胛提肌到达肩胛骨内侧缘，经过肩袖肌群并由肩袖肌群包绕肱骨头，接着通过肱骨头上附着的肱三头肌到达尺骨鹰嘴，随后沿着尺侧骨膜到达尺骨茎突，并经过尺侧副韧带、三角骨、钩状骨到达小鱼际肌群。因为肩胛提肌和菱形肌的筋膜与冈上肌相连，所以在治疗冈上肌受损导致的肩袖损伤患者时，酌情训练和处理肩胛提肌、菱形肌可能会对治疗有所帮助。需要注意后深线包含了肩袖这一结构，而肩袖是提供肩关节稳定性的最为重要的结构，这在前文已经详细讨论过，此处不再赘述。此外，臂后深线末端的小指在抓握时也提供了来自侧向的稳定性。臂后深线的意义在于和前深线一起控制肘关节的角度，并且提供从手外侧到肩后方的稳定性。

（二）上肢肌肉链的功能解剖

1. 上肢肌肉链的局部分布

在简单介绍了上肢四条肌肉链之后，我们接着讨论这四条线在上肢局部的分布情况。

首先在肩关节上，深面的前面是臂前深线的胸小肌和胸腰筋膜，深面的后面是臂后深线的菱形肌和肩胛提肌，同时臂后深线的肩袖肌群包绕着肱骨头。在肩关节的浅层，前侧附着于臂前表线的胸大肌和背阔肌，后侧则附着于斜方肌和三角肌。我们从肩关节的肌肉分布中可以看出，深线的肌群主要是负责肩胛骨和肩关节的稳定性（例如臂前深线的胸腰筋膜和臂后深线的肩袖），而浅层的肌肉主要是负责产生动作，因此有较大的爆发力和强壮的肌腹。

在上臂，深线主要是臂前深线的肱二头肌、其他屈肌以及臂后深线的肱三头肌，而表线主要是臂前表线的内侧肌间隔和臂后表线的外侧肌间隔。

在前臂，臂前表线主要是发自肱骨内上髁的屈肌肌群，臂后表线则是发自肱骨外上髁的伸肌肌群，而深线主要是臂前深线的桡侧骨膜和臂后深线的尺侧骨膜。

在手腕部，臂前表线主要是腕管，臂后表线主要由伸肌肌群构成，而臂前深线为拇指和大鱼际肌群，后深线为小指和小鱼际肌群。

2. 上肢四条线的"交叉"

上肢线有一个比较特殊的现象——"交叉"。由于上肢需要极大的活动性和稳定性，因此四条线之间需要通过交叉来更好地完成上肢的功能性活动。首先是肱二头肌，它的长头与冈上肌肌腱有连接，肱二头肌是前深线的部分，而冈上肌是后深线的部分，臂前深线和臂后深线通过该连接进行交叉。

在提重物时，手腕和手部的屈肌通过腱膜与肱二头肌相连，把手部的重量传递到肱二头肌，经肱二头肌向上进一步传递到喙锁韧带、

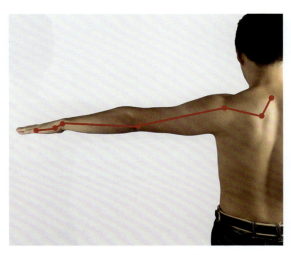

图 1-4-5　臂后深线

锁骨，最后到达枕骨，这也是在长时间提重物以后会出现头痛的原因。这个例子表明通过前深线可以把前表线的部分应力进行分担，从而减轻前表线的负荷。类似的例子还有很多，大家可以尝试对日常上肢功能性活动进行分析，并重点关注上肢四条线之间的"交叉"。

肌肉链是近年来较为热门的一个领域，其发展的时间并不长，某些理论缺乏循证支持，体系内的很多内容和现象的解释还停留在理论假设阶段。但从临床实际运用的角度来看，肌肉链的很多思路和处理问题的方法都值得借鉴和讨论。其最大的意义就是帮助我们跳出传统解剖的思维局限，从整体的角度去理解并处理问题，帮助治疗师构建更为宽广的视野。

（贾 杰 李 阳 王鹤玮）

第五节 上下肢功能比较

相比于四肢行走的动物，人的上肢和下肢在功能和结构上都具有更显著的差异。通过上肢和下肢在结构和功能上的对比，可以帮助我们更深入地理解和把握手与上肢在功能解剖的特点。本节会对下肢的结构进行必要补充描述，并和上肢进行对比分析。

一、肩胛骨和骨盆

上肢近端的根基是肩胛骨，而在下肢中与肩胛骨对应的结构就是骨盆。与躯干上部胸骨对应的是躯干末端的尾椎骨和骶骨。从上述结构的基本功能中我们可以看出，上肢追求活动性而下肢追求稳定性。两块肩胛骨在前侧通过锁骨与胸骨相连，在后侧没有相连的结构，而骨盆却是一个极为稳定的结构，髂骨与骶骨紧密相连，这比肩锁关节以及胸锁关节依靠韧带和肌肉等软组织维持的连接要稳定得多。同时，耻骨联合在前侧连接了两块髂骨，而上肢为了保证肩胛骨的活动性在后侧并没有连接。

二、肩关节和髋关节

肩关节肱骨头远远大于关节盂，髋关节与之相比，其髋臼和关节唇很深，再加上强壮的髂股韧带、坐股韧带以及耻股韧带使得股骨与髋关节的连接十分紧密。而股骨颈的存在使得股骨干可以远离髋关节，在进行髋外展等活动时避免了像肩关节那样容易产生肩峰下挤压的情况。

三、上下肢近端肌肉对比

上肢的功能性动作大多都在身体的前侧，因此上肢肩关节屈曲的肌肉相比于后伸的肌肉会更为强势。下肢的主要作用是稳定支撑和步行，髋关节前方的稳定性主要是由髂股韧带提供，而后方的稳定性则主要是由臀大肌来负责，可以保证髋关节在步行中产生足够的后伸的力量对抗下肢的重力，从而辅助步行时下肢蹬离地面。因此相比于下肢的其余肌肉，臀大肌不管是从力量上还是肌肉的横截面积上都有一定优势。

在冠状轴上，上肢主要负责内收的胸大肌以及背阔肌不论在肌肉的横截面积上还是在力量上都比负责肩关节外展的三角肌和冈上肌大。但是与下肢相比，上肢内收外展的力量相对来说还是比较平衡的。在下肢中，髋关节在冠状轴上的稳定性主要是由负责外展的臀中肌和阔筋膜张肌来提供（阔筋膜张肌是臀大肌的筋膜的延伸），所以相比于大腿内侧的内收肌群，髋关节的外展肌群是占优势的。对于下肢损伤导致长期卧床或者偏瘫患者来说，加强髋关节外展肌的力量对于患者的站立和步行的稳定性是十分必要的。

四、肘关节和膝关节

肘关节和膝关节的对比是上下肢比较的一个特例。上肢肘关节的稳定性与冠状突和冠状窝以及鹰嘴和鹰嘴窝这两对骨性结构紧密相关，相比于下肢股骨和胫骨平台，由于鹰嘴窝和冠状窝的存在，肘关节的骨性接触面积远远大于膝关节。同时，膝关节在同样的运动轴上仅仅有前后交叉韧带来维持关节的稳定性，而肘关节的内外侧副韧带相比于膝关节的内外侧副韧带包裹的范围更大。综上，相比于膝关节，肘关节的稳定性反而会有一定的优势。

肘关节和膝关节另一组值得探究的骨性结构是上肢的尺骨鹰嘴和下肢的髌骨，这两个结构可以增加肱三头肌和股四头肌的初始长度，使它们可以产生更为有力的收缩。不同的是，髌骨是有一定的活动性，而尺骨鹰嘴只是尺骨上的一个骨性结构，这也进一步增加了膝关节的不稳定性。

肘关节和膝关节的屈伸肌肉力量平衡也有很大的区别。由于很多功能性活动都是在肘关节的屈曲位完成，所以在肘部，屈曲肌是占优势的。相比之下，对于膝关节，站立位的后侧稳定性由关节囊来提供，前侧的稳定性则是由股四头肌来提供，同时步行中不管是蹬离动作还是承重反应都是依靠股四头肌分别进行离心和向心的收缩来提供主要动力，因此下肢的伸肌力量更强。

因为肘关节和膝关节的主要运动方向是屈伸，所以在冠状轴上，主要考虑这两个关节的稳定性（附属运动暂时不在考虑的范围内）。肘关节是依靠尺侧和桡侧的韧带，以及桡骨小头的骨性特征（前文已述）来维持稳定，与此类似的是下肢的膝关节是依靠内外侧副韧带以及前后交叉韧带来维持稳定。为了保证膝关节屈伸的活动性，膝关节无法像髋关节以及踝关节那样有很多骨性的连接来维持稳定。类似的结构在上肢受到的影响并不大，因为上肢不是主要的承重关节，所以尽管结构类似，肘关节却不会因此而变得容易受伤。而主要依靠软组织维持稳定的膝关节，因此十分容易受伤，尤其是半月板的磨损、骨关节炎等问题，这在中老年人群中十分常见。

五、前臂和小腿

前臂的重要功能是旋前、旋后，而小腿中胫腓骨的位置是相对固定的，没有前臂的主动旋前旋后动作（附属运动涉及胫骨的解剖结构，比较复杂，这里不做介绍）。上肢前臂尺桡骨之间存在骨间膜结构，骨间膜大大增加了前臂的稳定性。而在下肢中胫骨是主要的承重结构，腓骨却像是胫骨的附属品一样附着在胫骨上，相比于前臂桡骨"上小下大"的结构，腓骨承担的作用相对较小，主要参与形成外踝。腓骨的损伤常见于外伤以及踝关节扭伤时的牵拉伤，而胫骨的损伤则多见于承重时的受力或者膝关节扭伤导致的韧带牵拉伤等。

六、腕关节和踝关节

腕关节和踝关节一样，都有屈曲伸展和桡偏、尺偏（踝关节为内外翻）这两个轴向的运动。在上肢中，腕关节主要是依靠桡骨远端，尺骨远端则借三角纤维软骨与手骨相连。而踝关节主要由胫腓骨共同组成的内、外踝与距骨相连组成，内、外踝不同的高度（内踝高于外踝）导致踝关节易于产生内翻扭伤。腕关节因为尺骨的位置较高，也会产生向尺侧的偏移进而造成腕关节的扭伤，但因为生活中腕部较少负重，所以偏移导致的损伤不那么常见。

腕关节和踝关节的骨骼有一定的相似和对应关系。手骨主要是"舟月三豆大小头钩"，而与之相对应的，踝关节的主要骨骼是距骨、跟骨、舟状骨以及骰骨。首先，距骨和跟骨是踝关节的主要承重骨头，而在腕关节，月状骨和头状骨则组成了"中心柱"。骰骨的近端和舟状骨就相当于足部的舟状骨、月状骨和三角骨的结合。三块楔形骨则与大多角骨、小多角骨和头状骨相对应，与第1~3趾骨相连。而骰骨的远端更接近钩状骨，与第4~5趾骨相连。腕关节的手骨提供了腕关节的灵活性，而踝关节的骨骼结构不如腕关节那么复杂，因为踝关节的主要作用是承重而不是产生运动。

腕关节的肌肉主要是控制腕关节的屈伸和尺偏、桡偏，在日常生活中，手腕需要灵活地向各个方向活动，通过协调这些互相拮抗的肌群，既能保证较高的腕部稳定性又能发挥腕部的灵巧性，从而实现手的各种功能，因此腕关节四个方向的肌力相对均衡。而在下肢，由于负重和步行中的蹬离需要承受整个身体的重量，因此小腿三头肌等负责跖屈的肌肉比只需要对抗足部本身的重力的背屈肌肉就要强壮得多。而内外翻肌肉的主要作用则是在平衡受到破坏时启用踝策略来防止摔倒，强化踝关节内外翻的肌肉可以改善踝关节的平衡调节能力。因此，踝关节周围肌肉的力量对比和腕关节有显著差异。

七、手掌和足底

掌骨与跖骨、指骨与趾骨在形态结构上十分相似，差别主要体现在功能上。对于普通人来说，足趾的灵活性远远不如手指，手部的大鱼际使得手的功能性大大增加，而足部大足趾的球部则主要负责承担人体大部分的重量，增强了下肢的承重能力。

八、小结

通过上肢和下肢各关节的对比分析，我们不得不感叹大自然进化的神奇，从远古时期人类直立逐渐解放了手与上肢之后，上肢在结构和功能上就与下肢渐行渐远。而正是由于解放了双手，人类才得以利用这对灵巧无比的"工具"去改造环境，从事各种生产和娱乐活动，创造和构建璀璨的人类文明！

（贾 杰 李 阳 王鹤玮）

本章审稿作者： 刘　刚　槐雅萍　林佳丽
　　　　　　　张　淇　陈祥贵　李　冲
　　　　　　　邵　芃

第二章 手与上肢的检查与评估

第一节 体格检查
 一、外形观察
 二、问诊检查
 三、触诊检查
 四、动诊检查
 五、量诊检查
 六、运动功能检查
 七、特殊体格检查
 八、形态检查
 九、典型病例

第二节 感觉检查
 一、感觉损伤分类
 二、感觉评估的主要内容和操作
 三、感觉评估应用

第三节 功能性活动检查
 一、整体评估
 二、定量及标准化工具评估
 三、定量及组合任务导向的评估
 四、定性及基于作业表现的评估
 五、疾病的手与上肢功能性活动检测评估
 六、如何选择评估方式

第四节 痉挛评定
 一、痉挛状态概述
 二、痉挛状态的评定

第五节 创伤评定
 一、皮肤损伤程度检查
 二、创面愈合程度检查
 三、瘢痕评定
 四、残损程度评定

第六节 动态血流评估
 一、引言
 二、系统设计
 三、压力实验
 四、临床实验
 五、总结

第七节 影像学检查
 一、概述
 二、手与上肢骨关节与软组织常见疾病的影像学表现

第八节 视频评估技术
 一、原研背景
 二、定义与概念
 三、硬件架构
 四、软件设计
 五、产品原理
 六、临床应用
 七、科研与拓展

第九节 电生理评估
 一、神经电生理诊断
 二、表面肌电图

第十节 水肿评定
 一、概述
 二、手与上肢水肿的原因
 三、手与上肢水肿的分期
 四、手与上肢水肿的检查与评定
 五、总结和展望

第一节　体格检查

手与上肢全面的、系统的体格检查是发现手功能障碍的必要前提，亦是制订手功能康复治疗方案的基础。体格检查亦将贯穿整个康复治疗过程，临床医生与康复治疗师需在初诊、治疗期间、治疗结束后和随访时对患者进行手功能评定。连续的评定不仅可以让医务工作者及时掌握患者手功能的变化，判定治疗方案的效果，还可以作为治疗师调整手康复方案的参考。手与上肢体格检查包括望诊、问诊、触诊、动诊及特殊检查。其中望诊与问诊是体格检查中最基本的评定手段，亦是所有详尽手功能评定的前提和基础，后续的手功能评定均将依据望诊与问诊的结果进行。

一、外形观察

外形观察即望诊。在进行手与上肢的体格检查前，首先要观察整个上肢的外观，并对外观异常的上肢局部再进行有目的、有重点的检查，检查要细致、全面，更要有针对性。外形观察的内容包括肢体完整性、体位、指甲状况、畸形、水肿、瘢痕、萎缩、毛发生长情况、皮肤颜色等。

（一）肩部外形观察

1. 观察内容

观察患者在不同体位下两侧肩部的形态，包括坐位和站立位时双肩是否对称，高度是否一致，肩部有无下沉。正常肩胛骨的位置（图 2-1-1）；有无肩胛骨下沉、后撤（图 2-1-2）；有无方肩畸形（图 2-1-3）；有无斜肩、翼状肩胛畸形（图 2-1-4）；肩关节有无半脱位（图 2-1-5），以及肩部肌肉是否存在萎缩等情况（图 2-1-6）。

2. 常见的异常肩部外形

表 2-1-1 中展示了临床上一些常见的肩部异常外形，临床表现及原因。

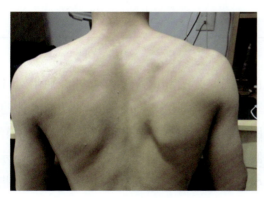

图 2-1-1　正常肩胛骨的位置

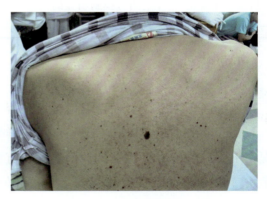

图 2-1-2　肩胛骨下沉、后撤

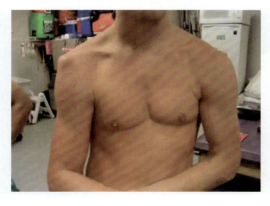

图 2-1-3　方肩畸形

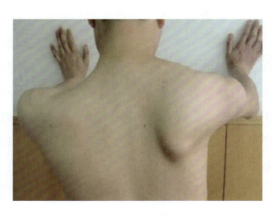

图 2-1-4　翼状肩胛畸形

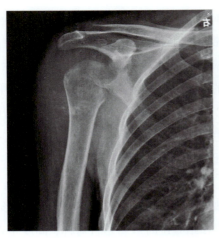
图 2-1-5　肩关节半脱位

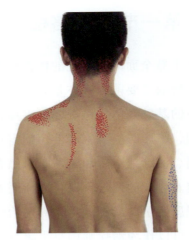
图 2-1-6　肩部肌肉萎缩

表 2-1-1　常见的肩部异常外形、临床表现及原因

异常外形	临床表现	异常原因	常见病因
翼状肩胛畸形	肩胛骨不能贴附胸壁而向外翘起，形成似蟋蟀翅膀样畸形	前锯肌和斜方肌瘫痪	胸长神经损伤
方肩畸形	肩部因三角肌萎缩而塌陷	三角肌瘫痪	腋神经损伤
偏瘫肩胛骨	肩胛骨后缩、下沉	胸大肌、肩胛下肌痉挛	脑卒中痉挛期
肩关节半脱位	关节盂处空虚，肩峰与肱骨头之间可摸到明显的凹陷，凹陷处可容纳1~2横指	肩周围肌肉瘫痪无力，以冈上肌、三角肌后部肌肉为主	脑卒中早期或臂丛损伤

（二）上臂、肘部、前臂外形观察

观察肘关节的形态，对比双侧上肢是否对称；有无屈曲或伸展挛缩；有无长度不一样等情况；上臂与前臂有无明显的肌肉萎缩；有无手术伤口；有无瘢痕；皮肤色泽与营养状况如何。

（三）腕、手部外形观察

1. 观察内容

观察腕关节的形态。有无屈曲挛缩或畸形；桡骨茎突和尺骨茎突正常解剖关系有无改变；有无局限性隆起；生理凹陷是否消失；掌弓是否正常；腕及手部是否存在肿胀，皮肤的质地、色泽及毛发是否正常；手指有无缺失；肌肉有无萎缩；大小鱼际肌形态、轮廓是否正常。

（1）手部姿势观察：观察休息位时手部的姿势，正常手"休息位"是指在手处于自然静止状态时，手部内在肌群与外在肌群处于相对平衡状态下所形成的手的姿势。手休息位（图2-1-7）时，腕关节背伸10°~15°，轻度尺偏；掌指关节及指间关节半屈曲位；从示指到小指的各手指，越向尺侧屈曲越多；拇指轻度外展，指腹接近或触及示指中节的桡侧。

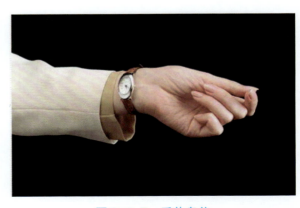
图 2-1-7　手休息位

（2）手部畸形观察：包括先天性手部畸形和后天性手部畸形（外伤后引起的手部畸形）。先天性手部畸形包括手指缺失、多指畸形（常见于多出一个拇指或小指）、短指、巨指、并指以及手指屈曲畸形。后天性手部畸形包括爪形手畸形（图2-1-8）、猿手畸形（图2-1-9）、垂腕畸形（图2-1-10）、鹅颈指畸形（图2-1-11）、纽孔状畸形（图2-1-12）、锤状指畸形（图2-1-13）、尺偏畸形（图2-1-14）、杵状指畸形、掌腱膜挛缩畸形、前臂缺血性肌挛缩畸形、银叉样畸形等。

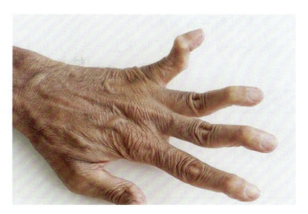

图 2-1-11　鹅颈指畸形

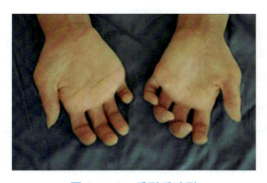

图 2-1-8　爪形手畸形

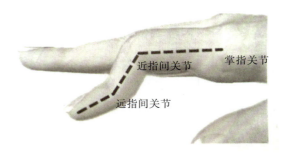

图 2-1-12　纽孔状畸形

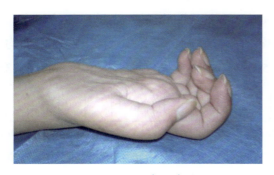

图 2-1-9　猿手畸形

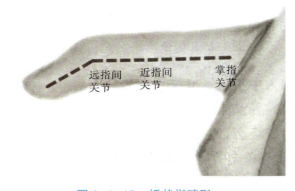

图 2-1-13　锤状指畸形

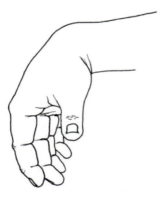

图 2-1-10　垂腕畸形

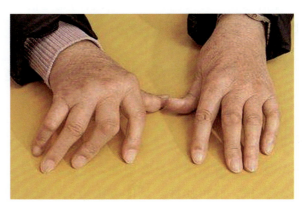

图 2-1-14　尺偏畸形

2. 常见的异常手部外形

表 2-1-2 中展示了临床上一些常见的手部异常外形临床表现及原因。

表 2-1-2 常见的手部异常外形、临床表现及原因

异常外形	临床表现	异常原因	常见病因
爪形手畸形	拇收肌瘫痪时拇指不能内收，小鱼际萎缩变平坦，骨间肌萎缩塌陷使各指不能互相靠拢，各掌指关节过伸，环指与小指指间关节屈曲	拇收肌、骨间肌、小鱼际瘫痪	尺神经与正中神经损伤
猿手畸形	大鱼际萎缩塌陷	拇短展肌、拇短屈肌浅头和拇对掌肌瘫痪	正中神经受损
垂腕畸形	伸腕、伸指及拇外展动作无法完成	腕背伸、指伸肌群瘫痪	桡神经损伤
鹅颈指畸形	掌指关节屈曲，近指间关节过伸，远指间关节屈曲	伸肌腱外侧束松弛、中央束紧张，侧腱束滑向近指间关节旋转轴的背侧	外伤或类风湿关节炎
纽孔状畸形	近指间关节屈曲，远指间关节代偿性过伸	伸肌中央束在近指间关节水平发生断裂，侧腱束向掌侧滑移	外伤导致伸肌腱断裂
锤状指畸形	远指间关节屈曲	指深屈肌腱牵拉远节手指使其屈曲	I 区指伸肌腱断裂
尺偏畸形	除拇指外其余 4 指的掌指关节均向尺侧偏斜，导致手呈"之"字形	软组织松弛无力	类风湿关节炎

二、问诊检查

临床实践中，问诊通常与望诊同时进行，通过观察肢体的外形，进而询问患者，了解其受伤的原因、部位，疼痛或麻痹的部位与程度，有无活动受限，僵硬程度，肌肉力量有无减退，灵活性是否下降等。

（一）疼痛的问诊

疼痛是由伤害性刺激引起的一种复杂的主观感觉，常伴有自主神经反应、躯体防御运动、心理情感和行为反应，是许多疾病的先兆信号，也是患者就医的主要原因之一。

1. 疼痛的分类

疼痛分为钝痛还是刀割痛，是间断性还是连续性，夜间有无疼痛等。

2. 疼痛的强度

视觉模拟量表（visual analogue scale, VAS）是目前临床上最常用的评定方法。该法比较灵敏，有可比性。具体方法是：在纸上面画一条 10cm 的横线，横线的一端为 0cm，表示无痛；另一端为 10cm，表示剧痛；中间部分表示不同程度的疼痛。接着让患者根据自我感觉在横线上划一记号，表示疼痛的程度。轻度疼痛平均值为 2.57±1.04；中度疼痛平均值为 5.18±1.41；重度疼痛平均值为 8.41±1.35。

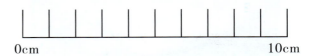

0cm：0 分表示无痛，无任何疼痛感觉；1~3cm：1~3 分表示轻度疼痛，不影响工作和生活；4~6cm：4~6 分表示中度疼痛，影响工作但不影响生活；7~10cm：7~10 分表示重度疼痛或疼痛剧烈，影响工作及生活。

3. 疼痛的部位

让患者自己指出疼痛部位，检查者对该部位进行疼痛性质和强度的判定，并且询问患者有无外伤史。

（二）上肢活动情况

能否使用患侧手吃饭、梳头、洗澡、戴胸罩、

穿脱上衣、扣纽扣等；能否拿取放置在高处的物品等；能否提起一定重量的物品；进行日常生活活动时有无活动受限；能否完成家务活动；是否影响工作等。

（三）疾病史

既往有无外伤史；外伤后是否出现疼痛、肿胀、麻痹、活动受限、肌无力等变化；有无类似病史及家族史；有无慢性劳损；有无颈椎病；工作类型（是否长期以同一种姿势工作）、家庭角色等。

三、触诊检查

（一）触诊技巧

（1）检查室温度要适中，避免患者着凉。

（2）选择患者舒适的体位进行触诊检查，通常选择坐位或卧位。

（3）充分暴露被检查部位，先检查皮肤局部渗出、伤口、颜色异常部位。

（4）触诊时要根据不同组织、不同部位或深浅，采用不一样的方法和力度。

（5）取得患者的同意后方可进行，如检查者与被检查者性别不同，则需要有第三方在场。

（二）触诊内容

手部皮肤温度、湿度、光滑度、弹性；有无软组织粘连；有无关节挛缩；有无肢体肿胀；有无压痛及叩击痛；有无囊肿、结节、条索状改变；瘢痕的硬度与厚度如何；感觉情况如何；有无感觉减退或过敏。对神经表浅和容易出现卡压的部位进行触诊和叩诊，检查有无异常的感觉。测量肌肉围度以判断有无肌肉萎缩或肿胀。触诊肩峰下间隙判断有无肩关节半脱位。触诊肩胛骨的位置与对称性。

四、动诊检查

肩、肘、腕、手部的主动活动是否自如。各个关节在不同平面上的主动和被动活动范围是否受限；手是否能够维持于需要的位置或姿势；主动活动上肢时躯干的姿势有无异常。运动时疼痛是否加重；有无疼痛活动弧。主动活动时是否引起肌张力增高或肌束震颤等异常现象。通过关节活动情况可以判断是否存在关节僵硬、关节囊挛缩、肌腱粘连等问题。

五、量诊检查

手与上肢量诊检查包括关节活动度、肢体周径、肢体长度、肢体体积的测量，其中关节活动度测量将放在手与上肢运动功能检查中进行阐述，此处只讲其他三种。

（一）肢体周径测量

肢体周径测量主要用于判断肌肉萎缩和肿胀的程度，通常测量和比较两侧肢体在同一体位下、同一水平处的周径。周径测量首先应选择骨突点明显处为标志，双侧均以此骨突点向上或向下若干厘米处测量其周径，左右两侧做对比。上肢周径测量包括上臂、前臂和手指周径测量。上臂周径可在肩峰下15cm平面测量，前臂周径可在尺骨鹰嘴下10cm平面测量，手指周径测量通常选择指间关节或指骨中段的位置。

手指围度的测量应取周径变化最明显的部位，用皮尺测量（图2-1-15）。测量时，双手放在同一平面上，先找到明显的体表解剖标志，如腕横纹、掌横纹、"虎口"和指尖等，再以此为起点测量它到手指围度变化最明显部位的距离，然后测量在同一水平的两侧手的手指围度，对比后可了解围度变化的情况，从而反映手部肿胀或萎缩的情况。

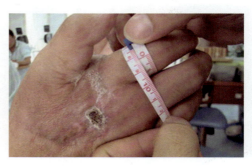

图2-1-15　手指围度的测量

(二)肢体长度测量

上肢全长度测量是从肩峰至桡骨茎突或中指指尖的距离,手指的长度测量是从掌指关节至指尖部位的距离。

测量肢体周径和长度时应注意:①患肢与健肢放在对称的位置,再将测得的两侧肢体长度相比较;②选择同一骨性标志进行测量;③选择骨突出点,用圆珠笔画出;④测量时避免皮肤移动。

(三)肢体体积测量

手部体积测量可以用于评定手部肿胀或水肿的程度,临床上通常采用排水法测量,该方法比较准确、简便,可及时观察病情的发展与恢复情况。可应用 Brand 和 Wood 设计的体积测量器来测定,方法为将手放置装满水的筒内横档处以保证每次放置在同一位置,用量筒收集排出来的水并测量其体积,测量所得的数即为手的体积(图 2-1-16),与健侧对比或治疗前后对比来反映手部体积的变化情况。

测量时,首先在需测量部位的最上缘(近心端)用笔做好记号,用皮尺测量从中指指尖到需测量部位上缘的距离,如患者有皮肤破损,须戴上一次性消毒塑料手套,将手浸入杯子中,直到达到记号处。溢出的水从杯子流出进入托盘。用量杯测出托盘中积水的体积,此即为需测定部位肢体的体积。用同样的方法测出与此相对应的对侧肢体的体积,将两者进行比较。

六、运动功能检查

手与上肢的运动功能检查包括关节活动度测量、握力与捏力测量,以及上肢肌力与耐力检查。临床上常用的检查方法为徒手检查,测试者必须规范并熟练掌握检查步骤,此种方法简便、快捷,但是不同测试者测量出的结果误差较大,因此,在临床研究中,研究者通常选择更为客观的、准确的数字化评估方法,亦符合现代手康复所提倡的精准康复。常见的标准化评估包括 E-LINK 公司的智能手与上肢运动评估系统、VICON 三维运动分析、Force Gauge 肌力测试系列、数字化握力器与捏力器等。

(一)关节活动度测量

1. 手部关节活动度测量

手部关节活动度(range of motion,ROM)的评定根据关节活动的不同可选用不同的测量工具和方法,手部关节活动度测量见表 2-1-3。

(1)拇指 ROM 测量

①掌指关节屈曲:测量方法见图 2-1-17。正常可屈曲到 60°,功能活动范围为屈曲 20°,伸展 0°。

②内收和外展:测量方法见图 2-1-18。拇指内收是拇指在矢状面(与手掌面一致)内向示指的方向运动(图 2-1-18A),拇指外展是拇指在矢状面内向离开示指的方向运动(图 2-1-18B)。正常内收 0°,外展 0°~60°。

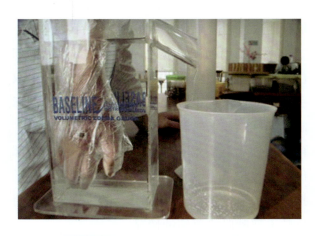

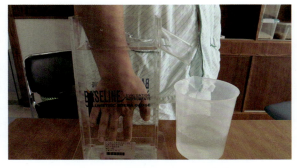

图 2-1-16 用排水法测量手部体积

表 2-1-3 手部关节活动度测量表

姓名			性别		年龄		病案号		
科室			病房/床			临床诊断			

左手			部位		运动名称	参考范围	右手		
月 日	月 日	月 日					月 日	月 日	月 日
			腕关节		背伸	0°~70°			
					掌屈	0°~90°			
					桡偏	0°~25°			
					尺偏	0°~55°			
			拇指	腕掌关节	桡侧外展	0°~60°			
					尺侧内收	0°			
					掌侧外展	0°~90°			
					掌侧内收	0°			
				掌指关节	屈曲	0°~60°			
					伸展	0°~10°			
				指间关节	屈曲	0°~80°			
					伸展	0°~10°			
					对掌	0°			
			示指	掌指关节	屈曲	0°~90°			
					伸展	0°~45°			
				近指间关节	屈曲	0°~100°			
					伸展	0°			
				远指间关节	屈曲	0°~80°			
					伸展	0°			
					外展	20°			
			中指	掌指关节	屈曲	0°~90°			
					伸展	0°~45°			
				近指间关节	屈曲	0°~100°			
					伸展	0°			
				远指间关节	屈曲	0°~80°			
					伸展	0°			
			环指	掌指关节	屈曲	0°~90°			
					伸展	0°~45°			
				近指间关节	屈曲	0°~100°			
					伸展	0°			
				远指间关节	屈曲	0°~80°			
					伸展	0°			
					外展	20°			
			小指	掌指关节	屈曲	0°~90°			
					伸展	0°~45°			
				近指间关节	屈曲	0°~100°			
					伸展	0°			
				远指间关节	屈曲	0°~80°			
					伸展	0°			
					外展	20°			
			四指一起		屈曲	0°			

备注：

检查者：

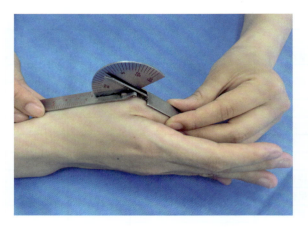

图 2-1-17　掌指关节屈曲测量

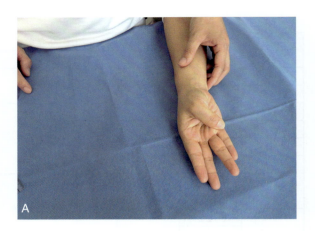

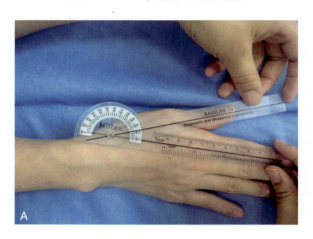

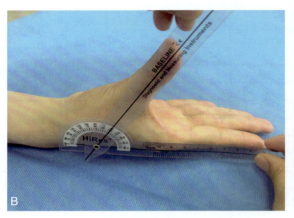

图 2-1-19　拇指掌侧内收与外展测量
A. 拇指掌侧内收；B. 拇指掌侧外展

④指间关节屈曲和伸展：测量方法见图 2-1-20。正常屈曲为 70°~80°，功能位为屈曲 20°，伸展 0°。

⑤对掌：测量方法见图 2-1-21。拇指对掌是由中立位开始依次做外展、旋转和屈曲三种运动的组合形成的。因无轴心，故不能用量角器测量，而是用拇指尖端到小指掌指关节的距离来表示。

（2）示指、中指、环指和小指各关节的 ROM 测量：其测量方法一样，此处仅以示指为例介绍各关节的 ROM 测量方法。

①掌指关节：测量方法见图 2-1-22。正常可屈曲至 90°，功能位为屈曲 30°。

②近指间关节：测量方法见图 2-1-23。正常可屈曲达 100°，功能位为屈曲 30°。

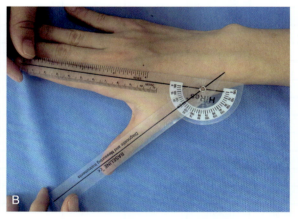

图 2-1-18　拇指内收与外展测量
A. 拇指内收；B. 拇指外展

③掌侧内收和外展：测量方法见图 2-1-19，掌侧内收是拇指在额状面（与手掌面垂直）做向靠近示指的方向运动（图 2-1-19A），掌侧外展是拇指在额状面做向离开示指的方向运动（图 2-1-19B）。正常值：掌侧内收 0°，掌侧外展 0°~90°。

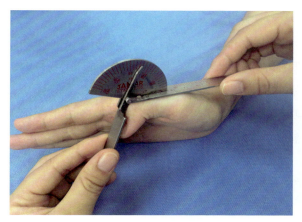

图 2-1-20　拇指指间关节屈曲测量

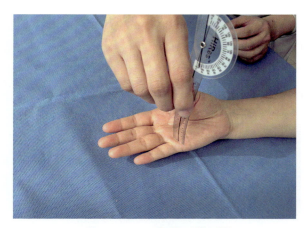

图 2-1-21　拇指对掌测量

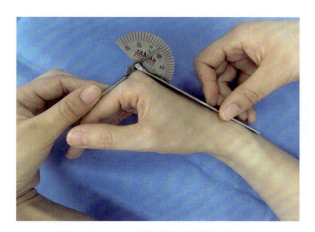

图 2-1-22　示指掌指关节屈曲测量

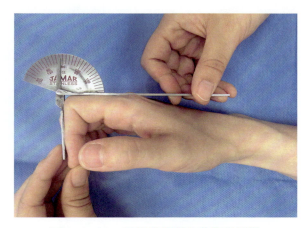

图 2-1-23　示指近指间关节屈曲测量

③远指间关节：测量方法见图 2-1-24。正常可屈曲至 70°，功能位为屈曲 20°。

①掌屈：测量方法见图 2-1-25。正常可屈曲至 90°。

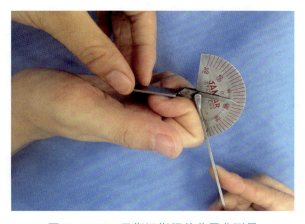

图 2-1-24　示指远指间关节屈曲测量

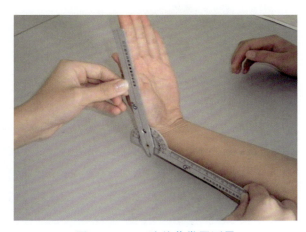

图 2-1-25　腕关节掌屈测量

（3）腕关节 ROM 测量：腕关节 ROM 测量内容包括腕关节掌屈、背伸、桡偏、尺偏。

②背伸：测量方法见图 2-1-26。正常为 0°~70°，功能位为背伸 25°。

③桡偏：测量方法见图2-1-27。正常为0°~25°。

④尺偏：测量方法见图2-1-28。正常为0°~55°。

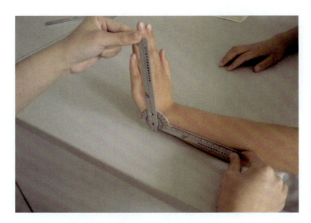

图2-1-26　腕关节背伸测量

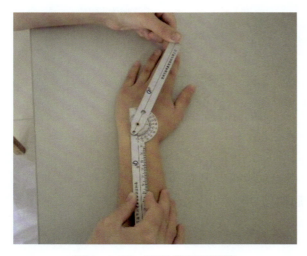

图2-1-27　腕关节桡偏测量

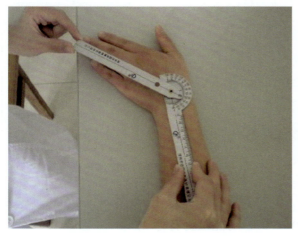

图2-1-28　腕关节尺偏测量

2. 手指总主动活动度测量

手指总主动活动度（total active motion，TAM）测量是1975年美国手外科学会和国际手外科学会推荐的，专门用于检查手部屈肌腱功能的测试方法。此方法现也被应用于手部的整体抓握功能的检查。

总主动活动度＝各关节屈曲度之和－各关节伸直受限度之和。

即：TAM=（MP+PIP+DIP）-（MP+PIP+DIP）。

MP：掌指关节屈曲度数；PIP：近指间关节屈曲度数；DIP：远指间关节屈曲度数；-MP：掌指关节伸直受限度数；-PIP：近指间关节伸直受限度数；-DIP：远指间关节伸直受限度数，正常TAM=（80°+110°+70°）-（0°+0°+0°）=260°。各关节伸直以0°为准，过伸部分不计，进行分级（表2-1-4）。

表2-1-4　TAM分级标准

分级	评分	内容
优	4	活动范围正常
良	3	TAM＞健侧的75%
可	2	TAM＞健侧的50%
差	1	TAM＜健侧的50%

手指总主动活动度用于评定单个手指总体活动范围，应与对侧手的相同手指进行比较。它不能用于计算患指功能丧失百分比或残损。测量指关节角度时，腕关节应在功能位，因为腕关节屈曲可以增加指伸肌腱的张力，使屈指受限；腕关节过伸则使屈肌腱张力增加，指伸则受影响。

3. 上肢关节活动度测量

上肢关节活动度测量包括肩、肘、前臂各关节ROM测量，上肢各关节活动度测量表及正常活动度的参考值详见表2-1-5。

（1）肩关节ROM测量

①前屈与后伸：测量方法分别见图2-1-29与图2-1-30。前屈正常为0°~180°，后伸正常为0°~50°。

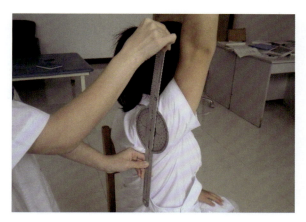

图 2-1-29　肩关节前屈 ROM 测量

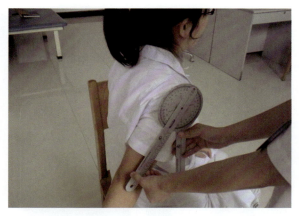

图 2-1-30　肩关节后伸 ROM 测量

表 2-1-5　上肢各关节活动度测量表及正常活动度的参考值

姓名		性别		年龄		病案号			检查者		
科室		病房/床				临床诊断					

右侧						评估时间			左侧					
月 日		月 日		月 日		部位	检查项目	正常参考值	月 日		月 日		月 日	
主动	被动	主动	被动	主动	被动				主动	被动	主动	被动	主动	被动
						肩	前屈	0°~180°						
							后伸	0°~50°						
							外展	0°~180°						
							内旋	0°~90°						
							外旋	0°~90°						
						肘	屈曲	0°~150°						
							伸展	0°						
						前臂	旋前	0°~90°						
							旋后	0°~90°						

备注：
1. 因痉挛而活动受限者在角度后加 S；
2. 因疼痛而活动受限者在角度后加 P；
3. N 为活动范围正常；
4. NT 为无法测量

②外展与内收：外展测量方法见图 2-1-31。外展正常为 0°~180°，内收 0°。

③内旋与外旋：测量方法分别见图 2-1-32 与图 2-1-33。内旋与外旋正常值均为 0°~90°。

（2）肘关节 ROM 测量：包括肘关节屈曲与伸展，肘关节屈曲正常值为 0°~150°（图 2-1-34），伸展为 0°。

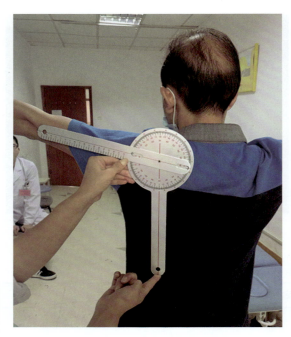

图 2-1-31　肩关节外展测量

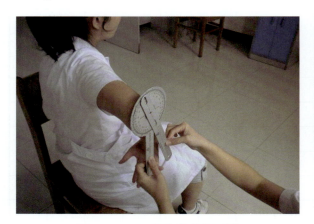

图 2-1-32　肩关节内旋测量

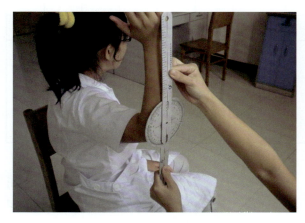

图 2-1-33　肩关节外旋测量

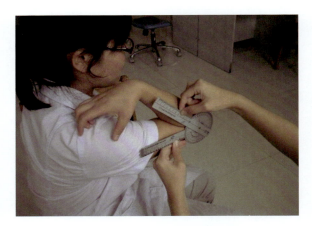

图 2-1-34　肘关节屈曲测量

（3）前臂旋转 ROM 测量：包括前臂旋前（图 2-1-35）和旋后（图 2-1-36），旋前与旋后的正常值均为 0°~90°。

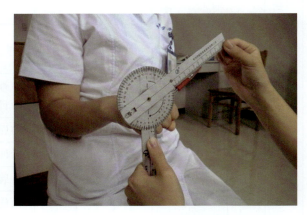

图 2-1-35　前臂旋前测量

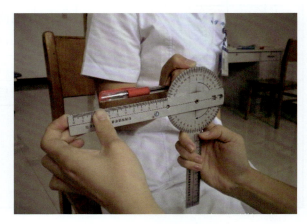

图 2-1-36　前臂旋后测量

（二）手部肌力测量

手部握力与捏力通常采用手功能评估箱中的仪器进行测量。

1. 握力

握力主要反映手部屈肌肌力，正常值约为体重的一半。使用标准可调的手测力计，常用 Jamar 测力计评定双手握力（图 2-1-37）。握力测量的是手部等长收缩的肌力，而不是等张收缩的肌力。尽管有些因素如年龄能影响肌力测定，但一般在第一或第二次抓握时即可获得最大读数。测试时受试者坐位、肩中立位、肘屈曲 90°、前臂中立位，连续三次用力握测力计，三次平均值即为握力值（图 2-1-38）。若条件允许，则应双手交替进行测量，以比较两侧握力值。

握力正常值一般用握力指数来表示。

握力指数 = 健手握力（N）/ 体重（kg）× 100

比如女性握力 28kg 体重 50kg 那么，握力指数等于 28/50×100=56 是大于 50 的。据 Swanson 观察，利手握力常比非利手大 5%~10%；女性握力常只有男性的 1/3~1/2；男性在 50 岁以后、女性在 40 岁以后常比年轻时的握力减少 10%~20%。不同工种人群握力可参见表 2-1-6，握力与年龄和性别的关系可参见表 2-1-7。

表 2-1-6 不同工种人群握力参考值

性别	一般	手精细工作者	坐位工作者	一般手工作者
男	45.0~47.6	45.4~47	44.1~47.2	44.6~48.5
女	22.4~24.6	24.4~26.8	21.1~23.1	22.0~24.2

表 2-1-7 握力与年龄和性别的关系

性别	<20 岁	20~30 岁	30~40 岁	40~50 岁	50~60 岁
男	42.6~45.2	46.2~48.5	44.5~49.2	47.3~49	43.5~45.9
女	22.8~23.8	22.7~24.6	28.0~30.8	21.5~23.4	18.2~22.3

2. 捏力

捏力通常使用捏力计进行测量（图 2-1-39）。手部捏力测定分为三种，分别为侧捏（图 2-1-40）、三指捏（图 2-1-41）、指尖捏（图 2-1-42）。

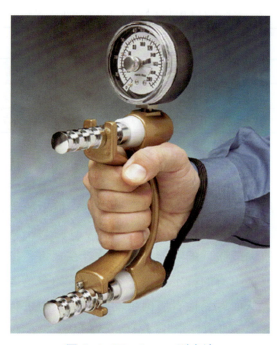

图 2-1-37 Jamar 测力计

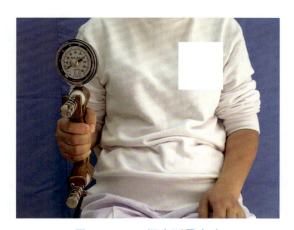

图 2-1-38 握力测量方法

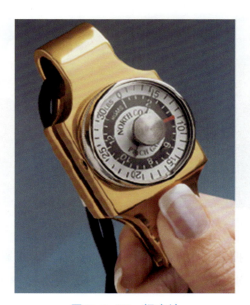

图 2-1-39 捏力计

侧捏捏力参考值，表 2-1-10 展示了指尖捏捏力参考值。

表 2-1-8　不同工种人群三指捏捏力参考值

性别	一般	手精细工作者	坐位工作者	一般手工作者
男	7.5~7.9	7.2~7.3	7.3~8.4	7.6~8.5
女	5.2~4.9	4.6~5.4	4.0~4.2	5.6~6.1

表 2-1-9　不同工种人群侧捏捏力参考值

性别	一般	手精细工作者	坐位工作者	一般手工作者
男	7.1~7.5	6.4~6.5	6.1~6.3	7.7~8.5
女	4.7~4.9	4.3~4.4	3.9~4.1	5.5~6.0

表 2-1-10　指尖捏捏力参考值

性别	示指	中指	环指	小指
男	4.8~5.3	5.6~5.7	3.6~3.8	2.2~2.3
女	3.3~3.6	3.4~3.8	2.4~2.5	1.6~1.7

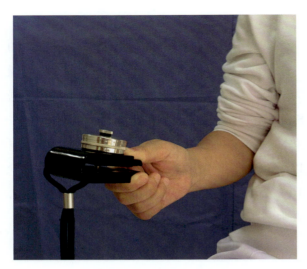

图 2-1-40　侧捏捏力测量

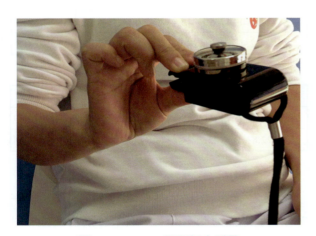

图 2-1-41　三指捏捏力测量

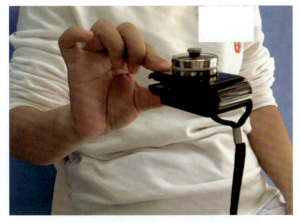

图 2-1-42　指尖捏捏力测量

捏力的大小同握力一样，受多种因素影响，如性别、年龄、职业、体质等，表 2-1-8 与表 2-1-9 分别显示了不同工种人群三指捏捏力与

（三）上肢肌力测量

上肢各大关节肌群的肌力测量通常使用徒手肌力评定和仪器测量两种方法。徒手肌力评定（manual muscle test，MMT）是根据受检者肌肉或肌群的功能，让受检者在减重、抗重力或抗阻力的特定体位下完成关节的全范围活动，从而对受检者肌肉主动收缩的能力进行评定。徒手肌力评定 6 级分级标准见表 2-1-11，该标准由 Robert Lovett 创立。

1. 徒手肌力评定

上肢主要肌肉徒手肌力评定方法如表 2-1-12 所示。

2. 仪器测量

低于 3 级的肌力一般很难用仪器检测，主要依靠徒手肌力评定。当肌力超过 3 级时可采用专用的器械和设备进行定量测试，例如等速肌力评定与电子测力计（digital force gauge）。目前，由于仪器测量肌力更为客观和科学化，故其越来越受到治疗师和研究者的

表 2-1-11　Lovett 徒手肌力评定 6 级分级标准

级别	名称	标准	相当于正常肌力的百分比 (%)
0	零（zero，Z）	无法测知肌肉收缩	0
1	微弱（trace，T）	有轻微收缩，但不能引起关节运动	10
2	差（poor，P）	在减重状态下能做关节全范围运动	25
3	尚可（fair，F）	能抗重力做关节全范围运动，但不能抗阻力	50
4	良好（good，G）	能抗重力以及抗部分或中等阻力做关节全范围运动	75
5	正常（normal，N）	能抗重力及抗充分阻力做关节全范围运动	100

表 2-1-12　上肢主要肌肉徒手肌力评定方法

关节	运动	主动肌	评定方法
肩肱关节	前屈	三角肌前部 喙肱肌	5、4 级：坐位，上肢做前屈，阻力加于上臂远端向下压； 3 级：坐位，上肢能抗重力前屈； 2、1 级：侧卧，上肢减重下能主动前屈或触及肌肉收缩
	后伸	背阔肌 大圆肌 三角肌后部	5、4 级：俯卧，上肢做后伸，阻力加于上臂远端向下压； 3 级：俯卧，上肢能抗重力后伸； 2、1 级：侧卧，上肢减重下能主动后伸或触及肌肉收缩
	外展	三角肌中部 冈上肌	5、4 级：坐位，肘屈、上臂外展，阻力加于上臂远端向下压； 3 级：坐位，上肢能抗重力外展； 2、1 级：仰卧，上肢减重下能主动外展或触及肌肉收缩
	后平伸 （水平外展）	三角肌后部	5、4 级：俯卧，肩外展、肘屈、上臂做后平伸，阻力加于上臂远端向下压； 3 级：俯卧，上臂能抗重力后平伸； 2、1 级：坐位，上肢减重下能主动后平伸或触及肌肉收缩
	前平屈 （水平内收）	胸大肌	5、4 级：仰卧，上肢做前平屈，阻力加于上臂远端向外拉； 3 级：仰卧，上臂能抗重力前平屈； 2、1 级：坐位，上肢减重下能主动前平屈或触及肌肉收缩
	外旋	冈下肌 小圆肌	5、4 级：俯卧，肩外展，前臂桌外下垂，做肩内、外旋动作，阻力加于前臂远端； 3 级：俯卧，无阻力时肩可做全关节的内、外旋动作； 2、1 级：俯卧，肩可做部分范围的内、外旋动作或触及肩胛外缘肌收缩
	内旋	肩胛下肌 胸大肌 背阔肌 大圆肌	5、4 级：俯卧，肩外展，前臂桌外下垂，做肩内、外旋动作，阻力加于前臂远端； 3 级：俯卧，无阻力时肩可做全关节的内、外旋动作； 2、1 级：俯卧，肩可做部分范围的内、外旋动作或触及肩胛外缘肌收缩
肘关节	屈曲	肱二头肌 肱肌 肱桡肌	5、4 级：坐位，测肱二头肌时前臂旋后，测肱桡肌时前臂旋前，做屈肘动作，阻力加于前臂远端； 3 级：坐位，上臂下垂，前臂可抗重力屈肘； 2、1 级：坐位，肩外展，前臂减重下可屈肘或触及肌肉收缩
	伸展	肱三头肌 肘肌	5、4 级：俯卧，肩外展，前臂桌外下垂，做伸肘动作，阻力加于前臂远端； 3 级：俯卧，可抗重力伸直肘关节； 2、1 级：侧卧，坐位，肩外展，前臂减重下可伸肘或触及肌肉收缩

续表 2-1-12

关节	运动	主动肌	评定方法
前臂	旋后	肱二头肌 旋后肌	5、4级：坐位，屈肘90°，做前臂旋前、旋后动作，握住腕部施加反方向阻力； 3级：坐位，无阻力时前臂可做全范围旋前、旋后动作； 2、1级：坐位，可做部分范围的旋转动作或触及肌肉收缩
	旋前	旋前圆肌 旋前方肌	5、4级：坐位，屈肘90°，做前臂旋前、旋后动作，握住腕部施加反方向阻力； 3级：坐位，无阻力时前臂可做全范围旋前、旋后动作； 2、1级：坐位，可做部分范围的旋转动作或触及肌肉收缩
腕关节	掌屈	尺侧屈腕肌 桡侧屈腕肌	5、4级：坐位，前臂旋后，手放松，固定前臂做屈腕动作，阻力加于手掌侧； 3级：坐位，无阻力时能做全范围的屈腕动作； 2、1级：坐位，前臂中立位，固定前臂，能做部分范围的屈腕动作或触及肌肉收缩
	背伸	尺侧伸腕肌 桡侧伸腕肌	5、4级：坐位，前臂旋前，手放松，固定前臂做伸腕动作，阻力加于手背侧； 3级：坐位，无阻力时能做全范围的伸腕动作； 2、1级：坐位，前臂中立位，固定前臂，能做部分范围的伸腕动作或触及肌肉收缩

青睐，其测量结果较徒手肌力评定更加准确，敏感度更高，可信度更强。

七、特殊体格检查

特殊体格检查亦是有针对性的一种临床检查，康复工作者可根据患者的临床诊断和一般体格检查的结果来选择适合患者的特殊体格检查，常见的特殊体格检查见表2-1-13。

八、形态检查

上肢形态检查是指测量上肢肢体的长度、周径、肌肉的容积，以及关节、残肢与手部形态等的评定方法。上肢形态检查的目的是对上肢各部位的形态、大小进行科学的、客观的测量和记录，以协助诊断疾病，为制订康复治疗方案、判断康复效果提供依据。在进行上肢形态检查时，检查者需注意以下几点：①选择项目要有针对性；②检查时身体应充分暴露；③检查时应进行双侧对照；④注意检查的体位；⑤测量应按规定方法操作；⑥评价记录方法应科学统一。

九、典型病例

林某，女，37岁，与丈夫一起在北京打工。

外伤史：2016年5月18日工作中右前臂被机器卷入，导致右手肌腱、神经损伤。

入院诊断：右手指深和指浅屈肌腱断裂；尺侧腕屈肌断裂；掌长肌断裂；大鱼际肌损伤；正中神经、尺神经和桡神经损伤；大多角骨和钩骨骨折。

临床治疗史：行肌腱和神经修补术，术后石膏固定4周，出院后回家休息1个月，现入院进行康复治疗（即术后8周）。

患者入院后，作业治疗师对林某进行手与上肢功能的系统检查，具体如下。

（一）形态检查

（1）无开放性伤口，手术瘢痕在右上臂、前臂和大鱼际肌，右手手背轻度肿胀，右手毛发和汗液增加，血运差（图2-1-43）。

（2）右上臂伤口可见增生性瘢痕形成（图2-1-44）。

表 2-1-13 手与上肢常见的特殊体格检查

特殊检查	检查方法	阳性体征表现	临床意义
Tinel 征	从远端逐渐向近端沿神经走形叩击，记录每次叩击引起刺痛的点与损伤部位间的距离	叩击引起刺痛的点或沿神经走形的放电感觉	判断感觉神经是否损伤、损伤程度及修复后能否再生和再生程度等
中指试验	患者坐位，用力伸肘、伸腕及手指，检查者抓住中指突然使之屈曲	引起肘部疼痛	提示骨间背侧神经卡压征或桡管综合征
屈肘试验	将双侧肘关节主动屈曲到最大限度，使尺神经受到严重牵拉	手部尺侧发麻、疼痛或感觉异常	提示肘部尺神经卡压
Froment 试验	拇指、示指用力相捏时，不能做成圆圈，而是方形	拇指 IP 屈曲、MP 过伸，示指 DIP 过伸畸形	提示前骨间神经或尺神经卡压
Wartenber 试验	小指收肌麻痹及小指伸肌无对抗的外展活动，故小指在掌指关节处稍呈外展位	小指不能完成内收动作	提示尺神经损伤
Phalen 征（腕掌屈试验）	双肘部放在桌面，前臂垂直，腕部掌屈	如在 1min 内桡侧 3 个半手指麻痛为强阳性，3min 内麻痛为阳性	提示腕部正中神经卡压及腕管综合征
反 Phalen 征（腕背伸试验）	双肘部放在桌面，前臂垂直，腕部背伸	如在 1min 内桡侧 3 个半手指麻痛为强阳性，3min 内麻痛为阳性	提示腕管综合征
前臂抗阻力旋后试验	患者坐位，屈肘，前臂旋前，检查者用手固定被检上肢，让患者用力旋后	出现肘外侧酸痛为阳性	提示骨间背侧神经卡压征或桡管综合征

（二）运动功能检查

1. 动作测试

右手能完成侧捏（图 2-1-45），不能完成圆柱状抓握、对指捏和三指捏；但拇指不能与 2~5 指的指腹完成对指（图 2-1-46）。

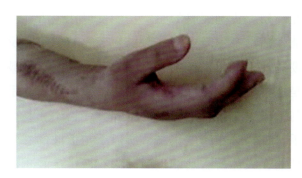

图 2-1-43　右手形态

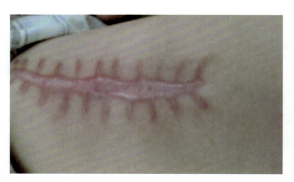

图 2-1-44　右上臂伤口

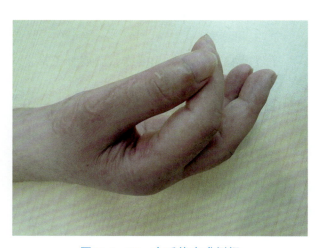

图 2-1-45　右手能完成侧捏

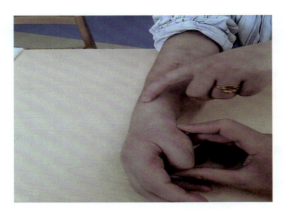

图 2-1-46　右手拇指不能完成对指

2. 关节活动度测量

（1）右侧肩关节、肘关节 ROM 正常。

（2）腕关节（A/P）：掌屈 25°/35°、背伸 10°/20°、尺偏 15°/25°、桡偏 5°/10°，前臂旋后 75°/90°、旋前 80°/90°。

（3）右手 TAM 检查：1~5 指的 TAM 均差，拇指 6%、示指 30%、中指 19%、环指 28%、小指 46%。

3. 肌力检查

（1）右侧肩、肘部各肌群徒手肌力评定结果正常。

（2）前臂旋前和旋后肌群肌力 4+ 级，腕关节掌屈和背伸肌群肌力 4 级，指总伸肌肌力 4 级，拇长伸肌 3+ 级，指屈曲肌群肌力 4- 级。

（3）右手握力与捏力无法评估；左手握力 26kg，侧捏 7kg，三指捏 5kg，指尖捏 2kg。

（三）感觉功能检查

1. 主观感觉

右手虎口处麻木，无疼痛，温度觉正常。

2. 客观感觉

单丝触压觉检查结果显示右手指指腹处轻触觉均正常（2.81），虎口处轻触觉减退（3.61）；右手指指腹处两点辨别觉均正常（<6mm）。

（四）特殊体格检查

1. Tinel 征测试

正中神经腕管处检查结果阳性，提示正中神经损伤。

2. Phalen 征测试

因患者腕骨骨折而无法评估。

3. Forment 征测试

结果阳性，提示拇指无内收功能，拇长屈肌代偿。

4. 右上肢表面肌电检查结果

右侧正中神经、尺神经和桡神经损伤。

（董安琴）

第二节　感觉检查

感觉是人脑对作用于感受器的事物个别属性的反映。人体的感觉系统庞大且复杂，涉及的组织、器官、神经繁多，其中任何部分出现损坏都会影响感觉功能，在生活中有各种各样的意外会对感觉系统造成伤害，有直接导致器质性损伤的病因（烧伤、截肢、骨折等），肌骨退行性变异造成外周感受器异常的病因（风湿性关节炎、帕金森病、肌萎缩等），神经损伤造成的感觉功能障碍（正中神经撕裂、脊髓损伤、脑卒中等），这些因素都会造成感觉功能障碍。正确完整的感觉功能可以让患者在功能性活动中保障安全，提供正确完整的感觉反馈并让人与环境产生有意义的互动。手与上肢是执行人体功能性活动和参与的重要媒介，手与上肢又有丰富的神经纤维和感受器，尤其是手，神经分布密度很高，所以手与上肢的感觉功能在人体所有功能性活动中有着举足轻重的作用。手部的感觉包括浅感觉（痛觉、温度觉、触觉）、深感觉（运动觉、震动觉、位置觉）和复合感觉（两点辨别觉、形状觉等）。

临床上手与上肢感觉障碍的诊断有感觉缺失、感觉异常、感觉减退、感觉过敏、痛觉丧失、幻肢痛等。不同的感觉障碍的治疗方案不同，明确诊断至关重要，所以感觉功能评估是在临床实施手与上肢功能诊疗的第一步，针对性的评估可以评价感觉缺失的类型和程度、辅助临床诊断、确定损害的部位及功能障碍的程度、有助于制订感觉治疗的康复方案。

一、感觉损伤分类

任何感觉传导通路或者大脑感觉皮质区域的中断或障碍都会导致感觉障碍。只要以中枢和外周的神经解剖结构为依据，感觉障碍的范围和严重程度在一定程度上是可预测的，因为它往往与损伤机制和位置有关，根据这一点，可以将导致感觉障碍的神经损伤分为三类：大脑皮质损伤、脊髓损伤和周围神经损伤。

1. 大脑皮质损伤

脑卒中患者会出现感觉障碍的情况，是因为控制感觉功能的中枢神经损伤所致。临床统计显示，约有60%颈内动脉系统发生卒中的患者会有感觉障碍发生，脑血管意外导致的感觉障碍具有一定的预判性，可根据卒中发生的位置来判断肢体出现感觉障碍的位置，如大脑前动脉是对大脑中部皮质的前2/3供血，所以此处发生卒中时对侧下肢的感觉障碍会比上肢的明显；由于大脑中动脉对大脑皮质的供血范围较大，涉及的有额叶、顶叶、颞叶前部，所以此处发生卒中后患者对侧肢体（头面、上肢、下肢）所有感觉功能都会产生异常（图2-2-1）。

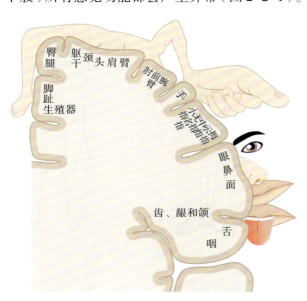

图2-2-1 大脑皮质感觉图

根据临床统计显示，脑卒中患者发生感觉障碍时，轻触觉和本体感觉受影响最多，温度觉受影响较少，痛觉受影响最少。对比左、右脑脑卒中患者后发现，右脑脑卒中患者的本体感觉缺失和痛觉减退较左脑脑卒中患者来说影响更明显，所以在临床中我们发现，有很多左侧忽略的患者会不知道自己的左手在哪里，不知道左手放在什么物体上，左手中有什么，即使在主动活动中有触觉反馈的情况下也依然会忽略外部事物的感觉反馈。皮质损伤后感觉功能的恢复与脑水肿的降低、脑血管供血增加、皮质可塑性等因素相关，所以在康复之前，有效且有针对性的评估非常必要，皮质损伤后感觉功能评估的指导原则有以下几个方面。

（1）全身快速筛查，确定哪些肢体部位的感觉是完整的，哪些是存在感觉障碍的，然后再针对发现的感觉障碍做更加彻底的评估。

（2）根据诊断，针对有可能出现感觉障碍的肢体部位做全面的评估，如脑卒中损伤部位的对侧肢体。

（3）如果轻触觉和本体感觉正常的话，就不需要继续评估温度觉和痛觉，因为这些保护性感觉会先于轻触觉和本体感觉恢复。如果患者只是轻度的大脑损伤，在感觉评估中先评估轻触觉和本体感觉，再根据结果判断后续评估是否需要执行，节约临床评估时间，提高效率。

（4）如果温度觉和痛觉已经缺失了，那也不需要评估轻触觉和本体感觉了，因为结果肯定也是这些感觉缺失。所以在临床评估中，为了提高效率，面对严重的脑卒中患者，感觉评估要以温度觉和痛觉开始，再根据结果判断后续评估是否需要执行，节约临床评估时间，提高效率。

（5）在后续诊疗工作中，如需再次评估患者，可以根据感觉恢复的顺序："先温痛再触本"来指导复评工作并做好书面记录。

2. 脊髓损伤

完全性脊髓损伤患者在损伤平面以下的感觉功能完全丧失。脊髓损伤的高度决定感觉损伤的面积大小，颈髓损伤患者感觉损伤的面积较胸腰段脊髓损伤患者的大（图2-2-2）。

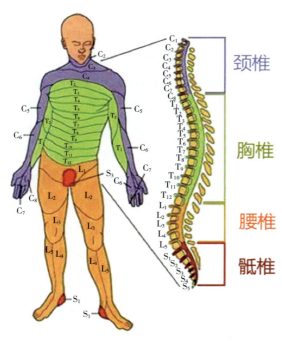

图2-2-2 脊髓投射感觉平面

不完全性脊髓损伤患者的感觉障碍的表现与脊髓损伤某一平面内的具体位置直接相关。

脊髓前综合征，表现为损伤平面以下的温度觉和痛觉缺失，由于脊髓后都无损伤，患者的轻触觉、本体感觉（震动觉、运动觉、位置觉）和深压觉仍然完整存在；而当脊髓后部损伤时，患者不能感受损伤平面以下的轻触觉和本体感觉，同时对温度觉和痛觉感受正常。

当患者有脊髓半切综合征时，损伤平面以下同侧轻触觉、本体感觉和两点辨别觉缺失而对侧的温度觉和痛觉缺失。这是由于感觉神经传导通路的不同所致，支配温度觉和痛觉的感觉神经传入后直接到所在平面的脊髓交叉后上行，而支配轻触觉和本体感觉的感觉神经会直接上行至延髓交叉。

如果损伤发生在脊髓中央，则损伤平面以下双侧的温度觉和痛觉都缺失，因为支配这些感觉的神经是在所在损伤平面的脊髓中央交叉的，交叉后的结果仍然一样。

轻中度的脊髓压迫也同样会造成脊髓平面所在区域或者包括脊髓平面以下躯体区域的感觉减退或缺失。

创伤导致的脊髓损伤在伤后一年内可以达到不错的康复效果，前半年的康复速度较快，在整个康复进程中，脊髓损伤后感觉功能评估的指导原则有：用一个较强的感觉刺激（痛觉刺激–别针）去确定损伤平面；根据ASIA量表用感觉关键点来确定损伤平面（图2-2-3）；在脊髓损伤中双侧同一部位的感觉会有不同，所以在双侧分别进行感觉评估是必要的；已经明确诊断的完全性脊髓损伤，无须进行多种感觉评估。

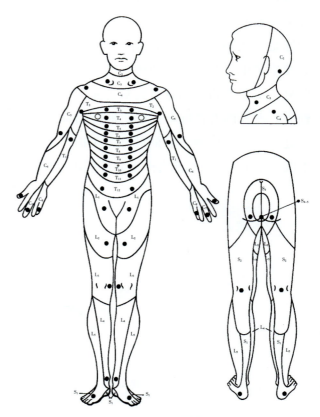

图2-2-3 感觉评估关键点

3. 周围神经损伤

周围神经损伤后感觉障碍的表现随受损

神经位置的不同而不同。脊髓出口处神经根受损可导致其所在神经肢体以下部位的感觉功能障碍。周围神经从远端神经到臂丛神经段都有明确的神经分布位置走形，可以根据损伤的位置确定受损的神经和肢体感觉障碍表现的位置（图2-2-4），比如腕管综合征患者，由于正中神经在腕部受到压迫，所以会在拇指、示指、中指以及无名指外侧有感觉障碍的症状。周围神经损伤后，感觉障碍的病理表现会有很大的不同，严重的如外周神经完全切断，则所在区域的感觉功能完全缺失；轻度的神经压迫如腕管综合征早期，只会表现为轻触觉和震动觉的阈值有轻度增加。无论是神经压迫的症状缓解后，还是神经切断手术修复术后，在神经恢复的过程中，往往温度觉和痛觉的感觉功能先恢复，随后恢复的是轻触觉，因为前两者的感觉纤维的再生速度是每天1.08mm，而触觉感觉纤维的再生速度是每天0.78mm，触觉功能恢复的顺序：移动触觉→轻触觉→触觉定位能力。

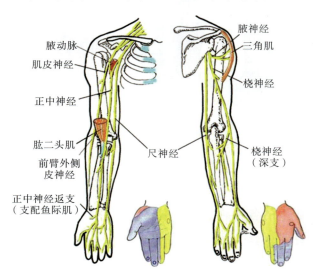

图2-2-4　上肢神经感觉支配区域

在周围神经损伤后及恢复过程中，感觉功能评估的指导原则是：了解疾病诊断对保护性感觉（温度觉、痛觉）的影响，需对保护性感觉做评估；理想的周围神经感觉评估是可以对受损神经影响的肢体区域及感觉障碍严重程度做评估。

在神经压迫的感觉功能恢复过程中有细微的感觉功能变化，则需要选择灵敏度较高的评估方式。

在功能性感觉测试中，需要用到拇指、示指和中指去凭感觉识别不同材质或物体，这种方式与C_6、C_7、C_8神经根和正中神经的感觉功能有关。

二、感觉评估的主要内容和操作

（一）接触压力阈值测试（touch/pressure threshold test）

1. S-W单丝检查（Semmes-Weinstein monofilament test）

（1）简介：本试验用于测定轻触-深压觉的阈值，它能够有效发现神经挤压伤的病理现象。感觉障碍分为五级：正常→轻触觉减退→保护觉减退→保护觉消失→感觉丧失。此评估的历史最早可以追溯到18世纪，当时Max和Frey用不同粗细的马毛来进行感觉测定。到了1950年代，Josephine Semmes等人用不同粗细的尼龙丝来进行感觉测定，并将此方法标准化。评估的位置是手部三大神经的固有感觉支配区。

（2）工具：使用的工具是S-W单丝（图2-2-5）。

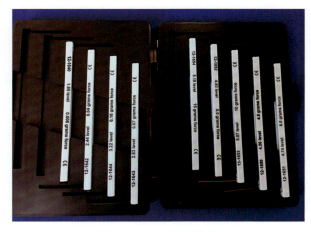

图2-2-5　S-W单丝

(3)操作步骤

①向患者展示测量工具,说明评估目的,解释评估过程。

②开始正式评估之前,选择体位,固定评估位置,防止因肢体位移造成的评估误差。

③让患者闭上眼睛。

④选择触压指数2.83的单丝笔作为起始评估工具,握住笔端,将单丝垂直于测试皮肤上,施以正好造成单丝轻度弯曲的力,用时1~1.5s,见图2-2-6,并保持1.5s后慢慢撤离,每次测试后都要询问患者是否有感觉,在同一皮肤测试区重复测试3次。

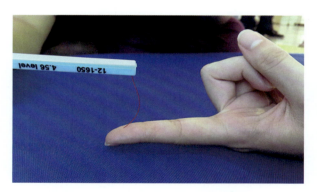

图2-2-6 单丝正中神经感觉测试

⑤如果患者表示没有感觉到,选择触压指数更大更粗的单丝笔来测试,测试方法同上。当单丝的触压指数大小处于1.65~4.08时,则每个测试需要重复3遍,只要患者答对一次,就表示通过;当指数>4.08时,则同一皮肤测试区只需测试一次即可。

⑥测试从远端开始逐渐向近端过渡。

⑦评估后需要在手部评估图上标注测试结果(图2-2-7)。

(4)色号分类、定义、参考值:在S-W单丝评估工具中,一共有20支单丝评估笔,触压指数为1.65~6.65;笔杆颜色分为4色:绿色(4支,1.65~2.83)、蓝色(2支,3.22~3.61)、紫色(4支,4.08~4.31)和红色(10支,4.56~6.65)。根据患者能感受到不同色块内对应的单丝大小所提供的触压感觉刺激,显示患者现存的轻触觉-深压觉的感觉功能状态:绿色——正常、蓝色——轻触觉减退、紫色——保护觉减退、红色——保护觉消失。此评估的优点是有较高的信度和效度并在全球范围内广泛使用,缺点是评估的结果需要依赖患者的主观反馈。

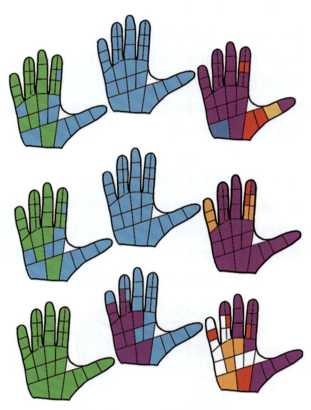

图2-2-7 单丝感觉测试评估结果记录图

(二)浅感觉评估

浅感觉是指人体对于外界直接加于机体组织上的各种刺激的主观反应。感受器在皮肤和黏膜上。

1. 轻触觉

轻触觉的感受器在毛囊周围神经末梢、触觉小体和触盘,评估时可用棉棒、指尖或者铅笔头来轻触手上皮肤某处,被评估者在无视觉反馈提示下(闭眼),可用言语或者点头等肢体语言在每一次测试后给予评估者一个关于是否感觉到施予皮肤上的刺激的主观反馈。计算被评估者正确反馈的次数,理想的正确率应该是100%。

2. 痛觉

痛觉的感受器在游离神经末梢,评估时可用叩诊锤中自带的检测针(图2-2-8),或者大头针、弄直的别针(一头是尖的,另一头是钝的)。评估者将针的两头中任意一头随机垂直于被评估者的皮肤上,并给予适当压力(很轻,使皮肤轻微凹陷)来引起感觉刺激,让被评估者在无视觉反馈提示下凭自己的主观感受回答接触自己皮肤的一头是"尖的"还是"钝的",并计算正确回答的数量。此评估的目的是通过测试患者对"尖"和"钝"的区别能力来判断保护性感觉是否存在。理想的正确数值是100%,如果被评估者能够全部判断出"尖的"刺激,说明其存在完整的保护性感觉;如果被评估者能够感觉到施加于其皮肤上的刺激,但不能正确说出是"尖的"还是"钝的",说明他/她存在压觉,但保护性感觉缺失。

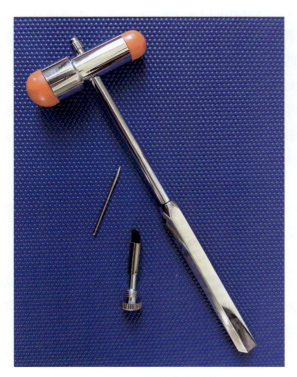

图2-2-8　尖钝觉检测针

3. 温度觉

温度觉的感受器包括冷觉Krause球状小体和热觉Ruffini小体。温度觉的评估旨在测试人体对冷和热感觉信号的区分能力,评估的工具可以选择"冷热区分工具组件"(图2-2-9)或者分别装有温水和凉水的玻璃试管。评估时,随机选择将装有4℃凉水或46℃~48℃温水的试管贴于测试者皮肤上2~3s,移走后让被评估者说出刚刚贴于皮肤上的试管是"热/温的"还是"冷的",并计算其正确回答的数量,理想的正确数值是100%。此评估的优点是可以有效判断保护性感觉的缺失与否,缺点是需要依赖患者的主观反馈作为评估依据,同时没有针对温度的变化做一定的分级评估。

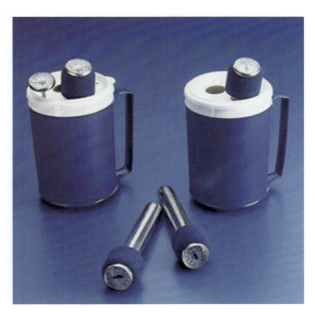

图2-2-9　冷热区分工具组件

(三)本体感觉/深感觉评估

本体感觉是指肢体在不同状态(运动或静止)时产生的感觉,因位置较深,又称深感觉,感受器在肌肉、肌腱、骨膜、关节处。

1. 位置觉

测试被评估者是否具有感受肢体位置的能力,需要采集来自关节、肌肉和肌腱感受器的组合信息后来判断。评估时无须评估工具,评估者可将患者（无论是中枢神经损伤患者还是周围神经损伤患者）的患侧肢体放置到一定的位置，在无视觉信息辅助的情况下，让患者主动将健侧肢体摆放到同样的位置，以此来检测分布在患侧肢体的肌肉、肌腱、骨膜和关节中的深感觉感受器是否仍具有正常的位置信息的采集功能以及大脑是否对采集到的深感觉信号做出了正确的处理。在对结果评分的时候可以根据患者的表现将位置觉分为位置觉完整、位置觉减退和位置觉缺失3个等级。根据Kaplan在1985年的统计可知，在位置觉实验中，在30岁以下健康的被评估人员中，位置觉误差的范围在4°以内，在60岁以上的被评估人员中，位置觉误差的范围可达到7°。

2. 运动觉

运动觉旨在测试被评估者对于肢体运动的感觉，同样需要采集来自关节、肌肉和肌腱感受器的组合信息后来判断。评估时无须评估工具，评估者将患者的患侧或受伤的肢体向上、下或左、右移动一定角度，在无视觉信息辅助的情况下，让患者判断并回答移动的方向是"上""下""左"还是"右"。在对结果评分的时候可以根据患者的表现将运动觉分为运动觉完整、运动觉减退和运动觉缺失3个等级。理想的评估结果是患者能够达到接近100%的正确率。

3. 震动觉

震动觉的测试是为了评估快速适应A-β纤维的信息输入感知能力。评估的工具选用每秒30周波和每秒256周波的音叉（图2-2-10）。评估时，击打音叉使它震动，先将叉柄一端直接贴于患侧指尖，再贴于健侧指尖，并询问患者双侧感觉一样还是有所区别？患者回答"一样"或"不同"，不同的话让患者根据自己的主观感受来描述区别（大小、轻重、麻木等），并做好评估结果记录。此评估的优点是评估神经再生过程中的灵敏性较高，缺点是评估的反馈要依赖患者的主观感受，同时也缺少标准化的操作流程和大样本的信度、效度调查。

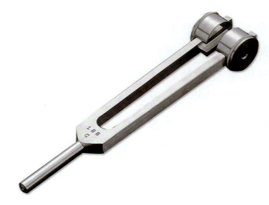

图2-2-10　音叉

（四）复合感觉评估

复合感觉又称皮质感觉，是大脑顶叶皮质对深浅感觉的分析、比较、整合而形成的实体辨别觉、两点辨别觉、定位觉、压觉等。

1. 两点辨别觉（two-point discrimination）

（1）静态两点辨别觉（static two-point discrimination）：两点辨别觉旨在测试被评估者能否正确处理并区分皮肤上一处或同时两处的能力，他们不仅能够感应到物体，还能感应到数量。其中静态两点辨别觉可测试慢适应神经纤维的分布密度（即测试区域的神经末梢数量）。测试区域为第Ⅰ和Ⅱ屈肌区域（远端掌横纹到指尖）。

①测试工具：测试的工具是Disk-Criminator（图2-2-11）或者是Boley量规（触觉针）（图2-2-12）。

②方法、步骤：

a. 向患者展示测量工具，在健侧试测，边测试边告知"一点"或"两点"，并让患者闭眼感受。

b. 开始正式评估之前，可用橡皮泥等垫于患者被测试手的手背下，固定患者手部，手心

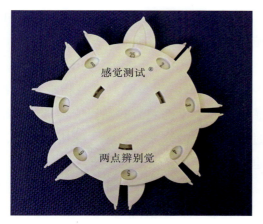

图 2-2-11　Disk-Criminator

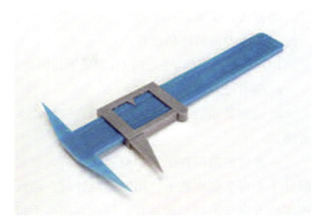

图 2-2-12　Boley 量规

向上，避免手指活动。

c. 嘱咐患者闭眼，从 5mm 的距离隔度开始评估，无规律地分别用一点触针和两点触针来轻触患者指尖（图 2-2-13）。

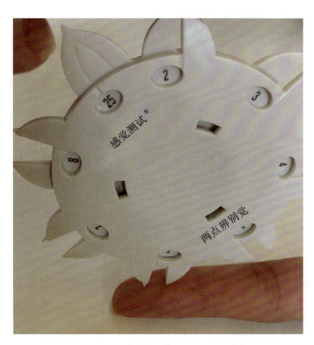

图 2-2-13　静态两点辨别觉评估操作

d. 轻触的力度以触丝刚好让皮肤微微变白为宜，施力沿手指长轴方向，垂直于皮肤表面。

e. 根据评估情况，来减少或增大触针的距离隔度。如果患者不能分辨 5mm 的两点距离，则增加测试两点的距离隔度。如果患者可以分辨 5mm 的两点距离，则可以减少测试两点的距离隔度，以此类推，直到得出患者所能辨别的最小距离。

f. 从远端指尖开始向远端掌横纹逐渐过渡。

③讨论：同一测试区域，10 次中至少有 7 次正确才算此皮肤区域两点辨别觉正常。评分标准如下。

静态两点辨别觉评分标准：

1~5mm：正常；

6~10mm：一般；

11~15：较差；

只能分辨一点：保护觉存在；

无法感受：感觉缺失。

此评估的优点是信度极高、评估成本低、工具简单、在全球范围内广泛使用，在神经再生过程中有很高的评估灵敏性；缺点是评估者在操作过程中施力的大小在一定程度上会影响评估结果。

（2）动态两点辨别觉（dynamic two-point discrimination）：根据 Dellon 实验所得，在神经损伤后的恢复过程中，动态两点辨别觉比静态两点辨别觉早恢复 2~6 个月。它旨在测试神经损伤后感觉恢复的进程及快适应神经纤维的分布密度。

①测试工具：测试工具是 Disk-Criminator 或者是 Boley 量规。

②方法、步骤：

a. 向患者讲解评估过程。

b. 固定患者手部，手心向上，避免手指活动。

c. 嘱咐患者闭眼。

d. 边测试边告知"一点""两点"，让患者感知。

e. 评估的范围在手指掌侧远端指节，放置触针于手指掌侧皮肤上，用两点触针时，两点连线的方向与手指长轴垂直，移动方向与手指长轴平行，从近端到远端指尖纵向移动，评估者施力方向与皮肤垂直（图2-2-14），速度没有明确要求。

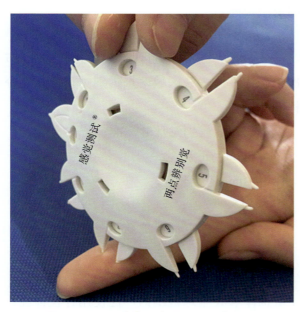

图2-2-14 动态两点辨别觉评估操作

f. 随机选择一点和两点触针交替测试，两点触针的起始距离隔度在5~8mm，再根据评估情况来加大或减少测试距离。

g. 触针离开皮肤的时候同时要向上撤离，不要倾斜或两点分开撤离，否则会让患者感知到是两点。

③讨论：同一测试区域，10次中至少有7次正确才算此皮肤区域两点辨别觉正常。能感受到2mm的距离隔度在动态两点辨别觉中视为正常。

在评估过程中常见的错误还有：测试中用力施压过重，用力施压不均。

2. 定位觉（touch localization）

（1）简介：定位觉测试是指被评估者能否感觉到施于手部刺激的确切位置。在神经修复过程中，它的恢复在轻触-深压觉之后，同时也具有指导神经恢复的重要意义。

（2）工具：以下工具都可以作为评估工具。①轻触-深压觉评估中大于4.17的单丝笔；②棉棒；③笔或带橡皮的铅笔。

（3）操作步骤：

①向被评估者展示测量工具，说明评估目的，简述评估过程。

②在被评估者闭眼状态下，用评估工具碰触对方手上某处提供一定的感觉刺激，随后让对方在睁眼状态下指出刚才碰触的位置。

③在评估时，当评估人员在选择要评估的皮肤位置时，需要在手部评估图上用小圆点标注出来。

④如果被评估者不能正确说出皮肤的测试位置，则需要从原定测试的小圆点处画一个箭头指向患者主观认为受到感觉测试的皮肤的位置；若患者感觉正确，则无须在已经标号的小圆点处做任何标记。

3. 实体辨别觉

（1）简介：实体辨别觉（stereognosis）是复合感觉中的一种，旨在测试患者能否通过对手部被动或主动输入的感觉信号的整合处理后正确判断出手上的物体是什么。运动功能存在是测试实体辨别觉的前提。

（2）工具：测试的工具并不做过多限制，只需要准备一些患者日常生活中熟悉的小物件即可，例如：钥匙、纽扣、硬币、回形针、玻璃珠等，或者是实体辨别觉评估组件（图2-2-15）。

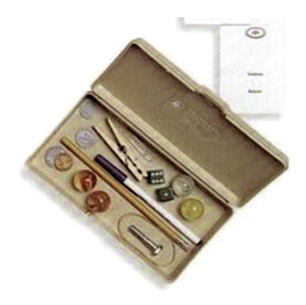

图 2-2-15　实体辨别觉评估组件

（3）操作步骤：

向患者展示测量工具，说明评估目的，简述评估过程。

不用评估组件：

①让患者闭上眼睛，评估者随机选取一个小物件放到患者手中。

②患者可在闭眼状态下触摸把玩小物件，通过手部的感觉判断并说明手中拿的是什么。

用评估组件：

①治疗师为患者指定要找出的物件的卡片，放于眼前的木架上。

②患者可在无视觉辅助的情况下通过手中的触感找出卡片上的物件。

（4）分值计算：

①评估者在测试过程中需要记录测试的总次数和正确说出小物件名称的次数，同时还要记录患者正确判断每个小物件所用的时间。

②患者正确判断的次数百分比的变化，每一个判断时间的改变，通过对这些记录数值变化的判断，可知患者实体辨别觉功能提升与否。

③理想的评估结果是：患者能够100%正确地说出手中小物件的名称，并且每个的判断时间在2~3s。

第二章　手与上肢的检查与评估

（五）其他感觉功能测试

1. Moberg 拾物试验（Moberg's pick-up test）

（1）简介：Moberg 拾物试验旨在测试正中神经损伤后的慢适应 A-β 纤维的触觉灵敏性及其表现在精细运动功能上的三点抓握能力（三点握：拇指、示指、中指）。

（2）工具：测试需要用到的工具有：Moberg 拾物试验标准物件盒（1个小盒子内含12个小物件，如钥匙，不同大小、厚度的硬币，不同大小、形状的螺帽、别针，不同大小、粗细的钉子，另外还需要秒表、纸、笔等，小物件可以有所不同，但数量必须是12件）（图2-2-16）。

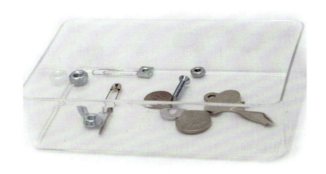

图 2-2-16　Moberg 拾物试验标准物件盒

（3）操作步骤：

①向患者展示测量工具，说明评估目的，解释评估过程。

②患者坐于桌前，确定健患侧肢体，评估者将盒子中的12件小物件随机铺放于患侧上肢所对的一侧桌面，确保物件没有叠加，之间有空隙，将空盒子放于健侧上肢所对的一侧桌面。

③第一轮测试，患者做好准备，评估者说开始并按下秒表计时，患者以最快的速度用患者肢体以三点握的方式将12个小物件拾起并置于盒子中，动作完成时，评估者按下秒表，并记录用时。

④第二轮测试，此时评估的是健侧上肢的

拾物能力，评估者将物件和盒子的位置对调，和上一轮测试一样，患者用健侧上肢以最快的速度用三点握的方式将12个小物件拾起并置于盒子中，评估者用秒表记录用时。

⑤在第三轮测试中评估的是闭眼时患侧上肢的拾物能力，评估者将物件和盒子放到第一轮测试时同样的位置：12件小物件分开铺于患侧上肢那一侧的桌面，盒子位于健侧上肢那一侧的桌面，让患者做好准备并闭上眼睛，评估者按下秒表并说"开始"，患者听到口令后用患侧上肢以最快的速度用三点握的方式将12个小物件拾起并置于盒子中，评估者用秒表记录用时。

（4）分值、注意事项：

①此评估用于正中神经损伤后的抓握能力评估，所以测试中的抓握方式必须是三点握的方式。

②患者在抓握过程中动作应标准，用三点握的抓握方式直接将物件从桌面上拾起，而不能用无名指或小指辅助，也不能将物件滑向桌沿再拾起等代偿的方式拾物。

③根据NgHO. H. D.和Chow等在1999年的统计试验所得，在Moberg拾物试验中，普通人的平均用时为10~12s（有视觉反馈下）和20~23s（无视觉反馈下），在临床评估中可以此作为参考数据。

④此评估的优点是简单、高效、易重复，可以有效测试正中神经的功能；缺点是可适用的诊断范围太小。

2. 起皱试验

（1）简介：起皱试验（O'riain wrinkle test）旨在通过测试手上皮肤对温度和湿度的感知和反应能力来反映神经完全损伤后交感神经功能的恢复情况。

（2）工具：脸盆、温水、计时器。

（3）操作步骤：

①向患者展示测量工具，说明评估目的，简述评估过程。

②在脸盆中注入一定量的温水，水温在42℃左右。

③将手掌浸没于水中，计时，20~30min后擦干，观察皮肤起皱情况。

（4）结果：正常的手部皮肤会起皱，而神经完全损伤后失去交感神经功能控制的手部皮肤则没有皮肤起皱的情况（图2-2-17）。

在起皱试验中，神经功能正常的皮肤在不同的浸泡时间下，也会表现出不同程度的起皱情况。

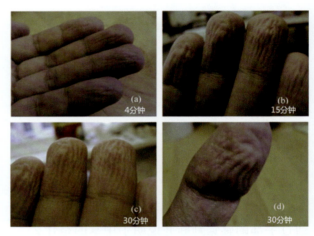

图2-2-17　起皱试验

3. 茚三酮出汗试验（Ninhydrin test）

（1）简介：茚三酮出汗试验旨在测试手部交感神经及泌汗功能是否正常。无色的茚三酮液体可以和汗液产生化学反应并转为紫色，由此可观察到手部出汗的区域。此试验的过程和结果皆基于客观操作和观察，不需要被评估对象主观控制的动作活动的配合，所以此试验可用于儿童或者认知功能受限的患者。

（2）工具：水合茚三酮喷雾剂。

（3）操作步骤：

①向患者展示测量工具，说明评估目的，解释评估过程。

②将患者的手固定于桌上，可用橡皮泥或

软垫固定，掌面朝上。

③在手上均匀喷上水合茚三酮喷雾，静置观察颜色变化。

④可将手掌印于白纸上记录试验结果和试验日期，方便下次对比（图2-2-18）。

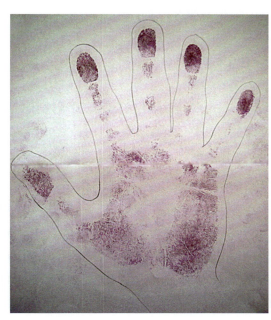

图2-2-18　茚三酮出汗试验

（4）试验结果：低浓度少量的汗液就可以使茚三酮变色，评估者通过对出汗后变色皮肤区域的观察可知交感神经系统功能活动的情况，若患者的某条神经完全断裂，则失去交感神经功能而无法分泌汗液，在此试验中手掌将不出现紫色。

三、感觉评估应用

【案例】

李先生，35岁，在工厂工作时被机器割伤手掌，造成右侧正中神经和指浅屈肌肌腱完全断裂。紧急送医并进行修复手术，术后用手部支具予以保护并制动促进肌腱修复。中枢神经所在的掌面和手指感觉缺失，以及拇指肌肉控制能力缺失。在掌侧腕部和掌内有一条6cm的手术缝合伤口。李先生需要进行8周的制动，在制动期间李先生用左手代偿完成日常生活活动。第8周，制动期结束后，李先生移除手部矫形器并被允许用右手完成一定低负荷的日常活动。现在治疗师需要选择一些评估项目来了解李先生目前的恢复情况，包括正中神经运动和感觉功能恢复情况、瘢痕周围的感觉障碍情况。

（一）评估过程

1. 选择的评估方法

S-W单丝触觉压力阈值测试、静态和动态两点辨别觉、定位觉、Moberg拾物试验。

2. 选择评估方法的思路

目前李先生处于神经再生恢复期内，需确定哪些区域开始逐渐恢复保护觉，哪些区域仍然缺少保护觉，S-W单丝触觉压力阈值测试可以在保护觉测定中提供很好的信度。在触觉恢复的顺序中，移动触觉最先恢复，所以静态和动态两点辨别觉可以确定神经恢复进展。定位觉是复合感觉，可以确定大脑皮质是否对输入的感觉信号进行整合。Moberg拾物试验可以了解感觉功能在手部功能性使用中发挥的作用。这四种评估方法可以在整个手功能康复中起到很好的信息收集作用。

（二）评估结果

S-W单丝触觉压力阈值测试结果显示：拇指、示指、中指掌侧感觉完全缺失，自大鱼际外侧1/2上行至第一掌指关节所在的区域保护觉减退，自大鱼际内侧1/2上行至第二掌骨所在的区域轻触觉减退。

两点辨别觉：无论是静态还是动态两点辨别觉，李先生都没有任何感觉。

定位觉：在掌部做测试时，感觉定位会向桡侧偏离1.9~2.6cm。

Moberg拾物试验：第一轮右手38s，第二轮左手13s，第三轮闭眼右手68s拿6个物件后放弃，无法完成。

（胡　军）

第三节　功能性活动检查

功能性活动是个体在某一环境下进行的一组有目的的、持续的、有规律的以及可涉及物品工具使用的活动，功能性活动所组成的有意义的作业活动得以影响人作业表现能力，最终决定人的社会属性及生活质量。功能性活动的评估需要将运动功能层面涉及的技能元素、功能结构（肌力、肌张力、耐力、粗大协调、精细协调-灵活性、神经肌肉因素等）融合到一个复杂或多个有意义的活动或任务中，同时还可将设备或工具作为操作媒介。针对这些活动的评估项目繁多、极其复杂，将所有评估分类讨论，是手与上肢功能性活动评估的有效方法。

将功能性活动的评估方式分为五类，分类参考了"国际功能、残疾和健康分类（ICF）、作业治疗实践框架（Occupational Therapy Practice Framework Domain & Process）"以及《作业治疗评估工具》（Occupational Therapy Assessment Tools），具体分类思路的解释请参考电子工业出版社出版的《手功能康复概论》一书第四章第四节中"功能性活动评估分类"的相关内容。

一、整体评估

在整体评估（generic reported outcome measure）中侧重的是对人的整体功能状态及活动能力信息的获取，手与上肢是影响因素之一，故在这些评估内容中，包括了手与上肢功能性活动信息。此类评估往往依赖患者的自我描述，通过访谈问答及问卷的形式开展评估，并不强制要求患者真正展示操作，但以患者有正常的认知功能并且能够提供真实有效信息为前提。最具代表性的是加拿大作业表现量表。

1. 简介

加拿大作业表现量表（the Canadian occupational performance measure，COPM）是典型的以患者为中心的评估量表，可以作为评估流程的第一步。该量表以开放式的问答的形式使患者从个人的角度出发来认识自我照顾、生产和损伤，认定活动中的困难，并设定对其有意义的活动和康复目标。

2. 工具

评估量表、笔。

3. 方法步骤

（1）向患者展示评估量表，说明评估目的，解释评估过程。

（2）根据评估指南步骤与患者交流、获取有效信息。

（3）让患者对量表中三个方面，包括自我照顾（self-care）、生产（productivity）及娱乐（leisure）中的自我活动表现和满意度主观描述并打分，并说出在这三个方面面临的问题。

（4）在所有问题中选出患者满意度低、最迫切需要解决的5个问题，并进行10分制的打分。

4. 分值意义

每个项目的评分是1~10分（1分表示对他/她来说一点也不重要，10分表示对他/她来说极其重要）。分值反映患者主观的倾向，量表中的分值可作为前后评估的比较，如果取得2分及以上的分值变化，那就表示功能已经取得了较大进步，作业表现也有很大提升。罗列的5个问题可以作为制订治疗计划时的依据，量表整体得分也可作为评估依据之一。

二、定量及标准化工具评估

在定量及标准化工具评估（quantitative and standard tools evaluation）这一类型的评估中，评估者可以得到定量的评估结果：个数或所用时间，这些都是非常客观的数据，不存在争议或主观改变。这些评估涉及的行为和活动比较单一或者呈系列相关性，并且都需要使用标准化的评估工具来执行，而这些评估工具几乎都是有版权的，需要购买才能获得，但是这在一定程度上也保证了此评估的信度，此类型的评估量表数量也比较多，在手与上肢功能性活动中较为常见。

（一）普渡钉板测验

1. 简介

普渡钉板测验（Purdue pegboard test）是以一种简单化的执行任务活动的形式开展关于手指灵活性（精细协调）以及手指、手及手臂之间粗大协调能力的评估。不光可以在临床手与上肢功能性活动评估中使用，同样也可以用于工伤康复评估，看患者是否重新具备原来工作岗位所需的能力或者从事上肢作业的工作能力。

2. 所需材料或工具

普渡钉板评估组件（钉板、钉、项圈、圆环）（图2-3-1）、评估操作指南、秒表。

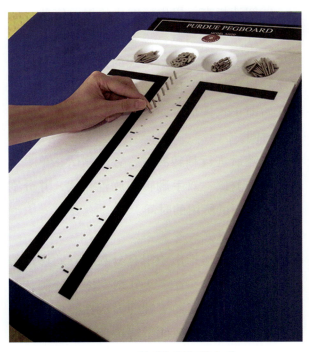

图 2-3-1　普渡钉板评估组件

3. 方法、步骤

①向患者展示评估量表，说明评估目的，解释评估过程。

②让患者用左手尝试一次性将钉子放入钉板上纵向排列的孔中，计时后正式开始评估，让患者在30s内将钉子尽可能快地放入钉板上纵向排列的孔中。

③右手重复第②步中的动作。

④让患者用双手尝试一次性将钉子放入钉板上两条纵向排列的孔中，计时后正式开始评估，让患者在30s内将钉子尽可能快地放入钉板上纵向排列的孔中。

⑤让患者用双手尝试一次，用左手放钉子于孔中，再用右手放圆环，再用左手放项圈，最后用右手放圆环，开始计时后双手在60s内以上述协作运动的形式将钉子、项圈和2个圆环组合好放置到钉板上纵向排列的孔中。

4. 分值意义

普渡钉板评估的分值需要治疗师根据规定时间内患者放置的钉子和组合件数量来换算得到，在评估操作指南中附有数据表格可供参考。

（二）木盒与积木测试

1. 简介

木盒与积木测试（box and block test）用于测试单侧上肢的粗大活动能力，评估的数值可以和没有上肢功能障碍的人做横向对比，也可作为工伤回归工作岗位前的评估依据之一。

2. 所需材料或工具

木盒与积木评估组件（图2-3-2）：中间有格挡的木盒、150个正方体积木（边长为2.5cm）、评估操作指南、秒表。

3. 方法、步骤

①向患者展示评估量表，说明评估目的，解释评估过程。

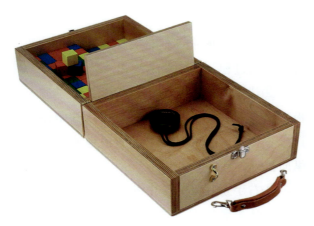

图 2-3-2　木盒与积木评估组件

②评估时以利手先开始，积木全部放于木盒的一边，当木盒放到患者面前时有积木一侧靠近要评估的手。

③告知患者以最快的速度将积木从木盒的一边移到另一边，并有15s尝试评估的机会。

④计时开始后，正式进入1min的评估，1min后统计有效放入另一侧木盒中的积木的数量。

⑤非利手以同样的流程完成评估。

4. 分值意义

在评估操作指南中附有标准数据表格，表格中包含了不同年龄、不同性别、利手、非利手的评估标准分数，治疗师可根据患者成功搬运的积木数量找到所对应的分数，分数越高表示上肢的粗大活动能力越好。

（三）明尼苏达灵活性测试（complete Minnesota dexterity test，CMDT）

1. 简介

明尼苏达灵活性测试的最早雏形在1993年诞生于明尼苏达大学就业稳定研究中心。该方法通过简单却快速的操作任务评定手眼协调、手部精细协调和粗大协调的能力。其使用范围较广，既可用于作业治疗评估、物理治疗评估、工伤评估，又因为此法能够预判手部操作能力，故也同样适用于就职前评估。

2. 所需材料或工具

评估组件（图 2-3-3）：评估操作指南、评估板、60个－底为红色－底为黑色的短圆柱形塑料块、分值表、71~81cm高的桌子、秒表。

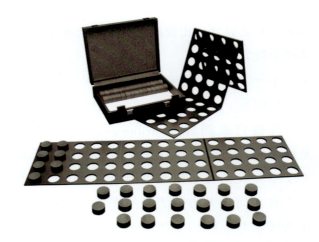

图 2-3-3　明尼苏达灵活性测试部分评估组件

3. 方法、步骤

①向患者展示评估量表，说明评估目的，解释评估过程。

②在桌上摆好评估组件，患者站于桌前，面对评估组件。

③阅读指南，提供标准化的提示信息。

④开始放置测试，患者根据指南指示的方法先做一次尝试再开始正式的评估，将短圆柱形塑料块从桌面上移到评估板上的圆孔中，计时开始即正式评估，完成后以秒为单位记录所用的时间。

⑤随后进行翻转测试、置换测试、单手翻转和放置测试、双手翻转和放置测试，并分别记录各个测试所用的时间。

4. 分值意义

在评估操作指南中附有分数表，此评估的得分有多个参考分值：9分制、标准分制，百分比制，也有不同的工种的灵活性要求指数可供指导职业回归，以此了解患者手与上肢灵活性的能力。

三、定量及组合任务导向的评估

在定量及组合任务导向的评估（quantitative and task-oriented evaluation）这一类型的评估中，评估者依然可以得到定量的评估结果、个数或所用时间等，这些都是非常客观的数据，不存在争议或主观改变。同时这些评估会由几个不同类型的任务或行为组成，需要使用标准化的评估工具或者同类物品来执行，同样具有较高的信度。

Jebsen 手功能测试

1. 简介

Jebsen-Taylor 手功能测试（Jebsen-Taylor hand function test）主要由 Jebsen 和 Taylor 制订，所以该测试是以他们的名字命名的。该方法用一些和日常生活有关的功能性活动任务作为评估项目，旨在了解在生活中手是否能够有效被使用的情况。在手功能的恢复过程中，评估的结果也可以作为鉴别治疗效果的客观依据。

2. 所需材料或工具

桌子、椅子、笔、秒表、一组评估物件（纸、写字板、指示卡、开口广口瓶、5 个重 454g 的罐子、5 个闭合的空罐、硬币、回形针、瓶盖、豆子、汤匙、木板、C 形夹、小圆片、胶带）（图 2-3-4）。

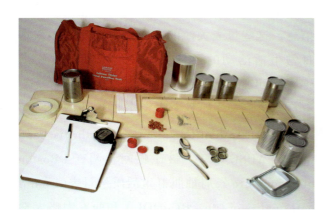

图 2-3-4　Jebsen-Taylor 手功能测试部分工具

3. 方法、步骤

①向患者展示评估量表，说明评估目的，解释评估过程，先测非利手再测利手。

②写一句短句子。

③翻转 5 张桌面上的卡片。

④将回形针、瓶盖、硬币等小物件转移到空罐中。

⑤被评估的手用汤匙舀起小物件放到空罐中模拟进食动作。

⑥将塑料小圆片一片片叠在一起叠高。

⑦拾起 5 个轻的大罐子。

⑧拾起 5 个重的大罐子。

⑨利手重复上述任务。

4. 分值意义

所有任务评估时都需要计时，正常成人完成每一项任务的用时在 10s 左右。在评估流程指导指南中附有标准数据表格，表格中包含了不同年龄、不同性别、利手、非利手的评估标准数据，患者不光可以参考这些数据，还可以针对自身不同时间的记录进行纵向对比。

四、定性及基于作业表现的评估

在定性及基于作业表现的评估（qualitative and occupational performance based evaluation）这一类型的评估中，评估者可以得到定性的评估结果，如患者自我描述的症状、能力、参与表现等主观的信息，或者由评估人员根据患者活动表现和评分指南，再依照过往临床经验而做的主观判断得分。因为评估结果需要依据患者的活动表现能力，评估项目往往都是与日常生活相关的作业活动，此时手与上肢功能可能并不会作为单独的评估对象，而是人的整体能力的一部分，从实际出发获得贴近现实生活的功能评估结果。

Chedoke 手与上肢活动目录 1~7 项条目

1. 简介

Chedoke 手与上肢活动目录 1~7 项条目（Chedoke arm and hand activity inventory-7 version，CAHAI1-7 version）量表通过执行与日常生活相关的任务活动来评估中枢神经损伤后上肢轻瘫患者的功能性活动能力。在执行任务活动过程中，患者并不被限制只能用患手，健手也可以参与到任务活动中来，以双手配合的方式来完成评估内容，而评估者可以观察患者完成任务的情况及作业表现来打分获得评估结果。此评估共有 4 个版本，分别为：CAHAI 1~7 项条目版、CAHAI 1~8 项条目版、CAHAI 1~9 项条目版以及含有全部评估条目的 CAHAI 1~13 项条目版，比较常用的是 CAHAI 1~7 项条目版。

2. 所需材料或工具

可调节高度的桌子、没有扶手的椅子、带盖广口玻璃瓶、手机、尺、纸、铅笔、装了水的量杯、杯子、衣物、脸盆、带 5 个纽扣的衣服、浴巾。

3. 方法、步骤

①向患者展示评估量表，说明评估目的，解释评估过程，强调双手参与。
②打开带盖子的广口玻璃瓶。
③用手机打 3 位数字的紧急报警电话。
④在纸上用铅笔和尺画一条直线。
⑤一手握住装有水的量杯，一手固定杯子，用量杯往杯子里倒水。
⑥从装有水的脸盆中捞出湿衣物并拧干。
⑦让患者穿上有 5 个扣子的衣服。
⑧患者拿起桌上的浴巾模拟沐浴后擦干背部的动作。

4. 评分方式及分值意义

每一项任务活动都可以用 1~7 分来打分，每个等级间隔 1 分，不同的分值代表完成此任务活动的状态（表 2-3-1）。

表 2-3-1 完成任务的功能等级描述

分值	功能等级
7	完全独立——在合理时间内安全地完成所有任务，不需对任务做调整、不需辅具或帮助
6	一定条件下的独立——完成任务需要更多时间，或者需要使用辅具，或者存在安全隐患
5	他人监护下——需要他人事先准备好物件或辅具，或者在身边提供监护、口令、提醒等，但无须身体接触
4	少量帮助——需要身体接触的帮助，触碰的时间不长，患者自身可以完成 75% 的部分
3	中度帮助——在任务过程中，肢体的操作能力和稳定性较差，需要更多肢体接触式的帮助，或者患者利用桌面作为肢体支撑
2	较大帮助——肢体虚弱稳定性差，在任务中自己完成的部分不到 50%，但大于 25%
1	完全依赖——患者自己完成的部分不到 25%

五、疾病的手与上肢功能性活动检测评估

在评估工作中，某一些评估量表仅适用于某一类人群或进行某一类疾病的诊断，甚至以此命名。这些评估量表在研发之始就是为了获得某一类特定人群或者某一病种的功能信息而设定的，为了获得更多相关的功能性活动的信息，这些量表关注的方面较为广泛，从基本日常生活活动的评估到生产性活动和文娱情感方面可能都会有所涉及，比较著名的量表有：澳大利亚/加拿大骨关节炎手功能指数评定表（Australian/Canadian osteoarthritis hand index，AUSCAN）、波士顿问卷调查（Boston questionnaire）、肩袖肌群生活质量量表（rotator cuff quality of life，RC-QOL）和西安大略大学肩关节不稳定指数（Western Ontario shoulder instability index，WOSI）等。详细介绍见《手功能康复概论》一书第四章第四节相关内容。

这些量表一般无法在临床环境中实际应用，更多的是通过患者过去一段时间生活的描述来获取评估信息，所以这类量表是以简单操作和问卷调查的形式展开的，需要患者具有正常认知及交流能力，同时还需要患者如实作答。

六、如何选择评估方式

在量表的选择上其核心就是"最适用于患者"。最适用意味着可以获得越多的正确信息，这便为后续治疗方案的制订和评估提供了有效的初始依据。说起来容易但实施起来却有困难，上述论述只是根据不同类型选择了一些典型的使用率较高的量表进行介绍，但其实手与上肢的功能性活动评估量表数量巨大，在选取量表时也需要注意考虑一些因素。

（一）适应诊断/人群

1. 指向性量表

有些量表的研发基于某类诊断或人群的数据，甚至专门是为了这一类人群而设，此类量表的指向性就非常明确，适用的人群也较为狭窄，如腕管综合征、骨关节炎、肩袖损伤、神经卡压患者等。

2. 广泛使用型量表

也有很多手与上肢功能的评定量表并没有特别狭窄的诊断和人群指向，只是会有一定的偏向范围：年龄、职业等。在选择时可以参考 *Occupational Therapy Assessment Tools* 一书量表中有关诊断和人群的描述。

（二）评估时间

时间在选择评估量表时是一个重要的因素。可以从三个方面去看待时间。

1. 评估用时

对患者执行评估活动所用的时间，考虑到患者的体力或者活动能力，如果需要患者实际演示的，整个量表用到的评估时间就不宜太长，评估人员对量表的熟悉度和掌握度越好，评估的效率就会提高、时间就会减少。

2. 分析结果用时

有关评估结果分析，把评估分值换算成标准分、百分比等参数时的评分系统越简单所用的时间越短，则使用者间的信度就越高。

3. 量表信息涵盖时长

量表信息涵盖时长是指量表采集信息需要涉及的时间跨度。有些问卷会让患者回忆过去几天、2周或者1个月时间内的有关身体症状、疼痛、功能、操作等的信息，时间设定的长短，以患者能否提供正确信息为准。

（三）类式

在手与上肢功能性活动的评估中，量表的类式有：①访谈；②问卷调查；③主观自评；④活动观察等。

（四）尊重版权

在科研工作中，若要用某个量表作为科研的数据，必须取得量表版权所有者的同意方可使用，否则会涉及科研数据造假的问题，如果版权所有者起诉，发表的论文可能被撤同时面临知识产权纠纷。

（五）操作指南

操作指南可以为评估的过程提供标准化的流程，并明确信息：①工具；②场地；③开场白；④指导操作台词；⑤分值换算表。

（胡　军）

第四节　痉挛评定

一、痉挛状态概述

（一）定义

痉挛状态（spasticity）源于希腊文，意思是"牵拉或拖拽"。较早的痉挛状态定义由Lance在1980年提出，是指因牵张反射弧进导致的、速度依赖性的、张力性牵张反射增强的一种运动疾病，伴随腱反射亢进，是上运动神经元综合征的一部分。此定义不恰当之处在于其不强调运动过程中的肌肉过度活动,因而偏离了功能和残疾的本质。2005年欧洲专家共识将痉挛状态定义为:由上运动神经元损害之后的运动感觉控制障碍导致的,各种间歇或持续的非自主的肌肉活动。目前的定义扩大了痉挛状态的内涵,即除了Lance所说的牵张反射亢进外,痉挛状态还要包括其他上运动神经元综合征、阳性征(positive sign)在内的异常肌肉活动。

上运动神经元综合征(upper motor neuron syndrome,UMNS)是指α运动神经元以上(脊髓、脑)损害导致下行传导障碍,从而引起的各种综合性运动障碍。它包括阳性征(postive sign)和阴性征(negative sign)。阴性征包括:肌肉无力、瘫痪、运动灵活性损失、易疲劳等。阳性征包括各种不同类型的肌肉过度活动,即紧张性和位相性牵张反射亢进、共同收缩(co-contraction)、联合反应(associated reactions)、屈肌反射传入释放(released flexor reflex afferents)和痉挛性肌张力障碍(spastic dystonia)。

(二)病因

痉挛状态通常是由于控制自主运动的脑或脊髓部分受损所致。痉挛状态的常见原因包括:脑卒中、多发性硬化、脊髓损伤、创伤性颅脑损伤、脑瘫、脑膜炎或脑炎,其中脑卒中是成人UMNS的最常见病因,20%~30%的脑卒中存活者存在痉挛状态。

(三)影响因素

痉挛状态是可变的,表2-4-1列出了可能加重痉挛状态的因素。判断和消除那些可能加重痉挛状态的因素,对于痉挛状态的评定及管理非常重要。此外,痉挛状态也受运动、体位、情绪等因素的影响。

表2-4-1 加重痉挛状态的因素

器官或系统	诱发痉挛状态的因素
皮肤病变	压疮
	局部皮肤感染或激惹
	嵌甲或甲沟炎
泌尿系统功能障碍	尿路感染
	尿路结石
	尿潴留或尿失禁
胃肠道功能障碍	便秘
	腹泻
中枢神经系统	再发脑卒中/TIA
	脑积水
	脊髓空洞症
全身性疾病	全身性感染
	深静脉血栓

二、痉挛状态的评定

痉挛状态是一种与一系列临床表现有关的复杂现象。它常常伴随UMNS的其他问题。因此,不能单纯使用一种工具来评估痉挛状态的所有方面,而需要用不同的方法来评估不同的问题。评定方式的选择,依赖于痉挛状态管理的目标。可以通过多种方法来反映痉挛状态,例如临床检查、实验室测量及功能评定。

(一)临床检查

1. 照片或视频评估

照片评估可直观地观察患者在卧位、坐位或站立位时上肢痉挛的异常模式,视频评估可直观地观察患者上肢痉挛模式对于功能的影响。

上肢痉挛状态有一些常见模式,熟悉这些模式有助于进行痉挛状态评定及管理。上肢痉挛状态的常见模式见表2-4-2。

上肢痉挛状态常常以5种组合形式出现,表2-4-3显示了这5种形式,其中以Ⅰ、Ⅲ、Ⅳ型较为常见。

表 2-4-2　上肢痉挛状态的常见模式

常见模式	痉挛状态特征和可能过度活动的肌肉
肩内收内旋	可累及胸大肌（锁骨头和胸骨头）、背阔肌、大圆肌和肩胛下肌。肩胛下肌可能是造成内旋痉挛状态的主要原因
肩后伸	可累及背阔肌、三角肌后束、肱三头肌长头和大圆肌
屈肘	可累及肱二头肌、肱桡肌、肱肌和旋前圆肌
前臂旋前	可累及旋前圆肌和旋前方肌，或两者之一
屈腕	可累及桡侧腕屈肌、尺侧腕屈肌和掌长肌。屈腕伴桡偏，则说明累及桡侧腕屈肌。屈腕伴尺偏，则说明累及尺侧腕屈肌
握拳	患者手指屈曲紧握，形如握拳。该畸形累及指浅屈肌和指深屈肌各肌束。伴伸腕畸形时，可累及桡侧腕长伸肌、桡侧腕短伸肌和尺侧腕伸肌。如果患者的近指间关节屈曲，而远指间关节保持伸展，则要怀疑是指浅屈肌有痉挛状态，而非指深屈肌。患者可能仅有指浅屈肌或指深屈肌的一束或两束肌肉出现痉挛状态（图 2-4-1）
手内肌阳性	即掌指关节屈曲合并近指间关节伸直。累及肌肉为骨间肌和蚓状肌。当合并握拳状态时，手内肌阳性状态不易表现出来。这是由于过度活动的手外屈肌力量比较强，可通过弯曲近指间关节，主导手的姿势（图 2-4-2）
拇指陷入手掌	即拇指贴在手掌内。累及的肌肉可能包括拇收肌、拇短屈肌、拇长屈肌、拇对掌肌和第一骨间背侧肌。有些患者在屈腕时，能够伸开拇指，提示在伸腕角度较大和拇长屈肌比较紧张时，痉挛的拇长屈肌可能阻碍了拇指的主动伸展动作

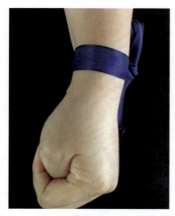

图 2-4-1　握拳拇指陷入手掌畸形

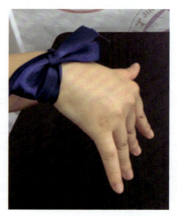

图 2-4-2　手内肌阳性

表 2-4-3　上肢痉挛状态的组合形式

	I	II	III	IV	V
肩	内收内旋	内收内旋	内收内旋	内收内旋	内收内旋
肘	屈肘	屈肘	屈肘	屈肘	伸肘
前臂	旋后	旋后	中立	旋前	旋前
腕	屈腕	伸腕	中立	屈腕	屈腕

2. 痉挛状态量表评定

痉挛状态可以通过经验证的评分系统来定量评估。改良 Ashworth 量表（modified Ashworth scale，MAS）和改良 Tardieu 量表（modified Tardieu scale，MTS）是较常用的评分系统。这两个量表有助于评估肌肉牵张收缩的程度和相应关节角度。

（1）MAS：MAS 是最常用的痉挛状态临床评定量表，该量表评估被测关节对于牵张运动的阻力水平，因此属于肌张力评定量表，见表 2-4-4。测试时患者通常取卧位（测试上肢时也可以取坐位），手臂放在体侧，头取中立位。测试者快速牵张被测者的关节以牵张靶肌肉（通常在 1s 内做全 ROM 的被动活动），然后评价阻力程度。

表 2-4-4 MAS 评定方法

级别	表现形式
0	无肌肉张力增加
1	肌张力轻度增加，表现为受累部分以屈曲或伸展方式移动时，ROM 末端出现卡住现象或轻微抗力
1+	肌张力轻度增加，发生卡住现象后，ROM 其余部分（<1/2ROM）有轻微阻力
2	大部分 ROM 都有肌张力显著增加的表现，但受累部分仍容易被移动
3	肌张力有大幅度的增加，被动运动困难
4	受累部分呈屈曲或伸展僵硬状态

由于 MAS 使用便捷，该量表被广泛地用于临床实践中。虽然 MAS 使用广泛，但 MAS 存在较多质疑。因为 MAS 只使用一种牵张速度，因而不能体现 Lance 关于"速度依赖性牵张反射亢进"的痉挛状态定义。MAS 是否如实反映痉挛状态程度（量表效度）也曾被质疑，因为被动活动的阻力可以是由不表现出速度依赖性的非神经性因素所造成的。支持 MAS 学说的人则认为，MAS 可以反映痉挛性肌张力障碍，这种病理生理状态不一定有牵张速度敏感性。量表重复性研究（量表信度）显示 MAS 的信度多为"中度至良好"。

（2）MTS：MTS 的应用日益广泛，评估对象包括脑瘫、脑卒中及颅脑创伤等造成的肢体痉挛状态。此量表用 2 个指标评定牵张反射：肌肉反应的强度（可以用 X 值表示，表 2-4-5）和发生肌肉反应的相应关节角度差（可以用 Y 值，或 R1-R2 表示）。测试时患者的体位和测试 MAS 时相同。测试者先用尽可能缓慢的速度（V1）进行被测关节的全 ROM 被动活动，将最大的 ROM 记录为 R2。然后用尽可能快的速度（V3）进行同一运动弧的被测关节的牵张运动，并记录肌肉发生反应的相应角度，记录为 R1。R1 和 R2 之间的角度差即为 Y 值，记录为 R1-R2，也称为动态肌肉长度（dynamic muscle length）。有的测试者倾向使用较慢一些的速度来记录 R1，如肢体自身重力下坠的速度（V2），这样做的优点是能避免牵拉损伤，缺点是不能诱导出尽可能强的牵张反射。R1-R2 是 MTS 的主要评测目的，但只有 X 值为 2、3、4 时，才能进行测定。应用 MTS 时，一般需两人配合进行。其中一人进行牵张活动，一人用关节角度计观察发生肌肉反应时的关节角度。

表 2-4-5 MTS 的肌肉反应强度（X 值）

级别	描述
0	在整个被动活动过程中都没有阻力
1	在整个被动活动过程中都略有阻力，但没有在某一个角度上明显"卡住"的情况
2	在某一个角度有明显"卡住"的感觉，被动活动肢体停顿，然后松开
3	在某一个角度出现阵挛，在牵拉压力不变的情况下持续时间不到 10s
4	在某一个角度出现阵挛，在保持牵拉压力不变的情况下持续时间超过 10s
5	关节强直不能活动

MTS强调了牵张反射速度依赖性，较符合Lance的痉挛状态定义。但它的X值和Y值不在同一个测试序列，因此可能会出现结果描述和相互比较时的矛盾，即R1-R2的数值大小不一定和X值大小一致。MTS的效度可能优于MAS，但MTS的信度不一定充分。

（3）其他临床量表评定方法：

① 综合性痉挛状态指数（composite spasticity index，CSI）：此量表为合成型量表，同时评价位相性牵张反射（腱反射，阵挛）和张力性牵张反射（牵张阻力）。其中，腱反射评分分为0分（无反射）至4分（最亢进的反射）5个等级，阵挛评分分为1分（无阵挛）至4分（持续阵挛）4个等级，牵张阻力评分分为0分（无阻力，肌张力减低）、2分（正常阻力）、4分（轻微增加的阻力）、6分（中等增加的阻力）、8分（最大增加的阻力）。牵张速度一般要求大于100°/s。此量表的主要优点在于它多方面反映了牵张反射的特点，主要缺点在于仍没有强调牵张反射的速度依赖性。此外，相当一部分肌肉没有对应的腱反射，仅少部分肌肉可以诱发阵挛，因此也限制了此量表的使用。

② 三倍痉挛状态量表（triple spasticity scale，TSS）：此量表是最新设计的合成型量表，同时评价牵张阻力（0~4分）、动态肌肉长度（0~4分）和阵挛（0~2分），总分10分。此量表的评定特色在于它使用和MTS一致的两种牵张速度，所比较的牵张阻力为阻力增加值（记录为r1-r2），属于神经成分。动态肌肉长度（R1-R2）进行了数据转换。三倍痉挛状态量表强调速度依赖性，符合Lance定义。但由于此量表较新，还需要进行更多的信度和效度验证。

③ King的高张力性量表：该量表评估4个方面：肌张力增加状况、主动ROM、交替运动以及对被动运动的阻力，该量表可作为评价包括痉挛状态在内的UMNS的工具。该量表还需要接受更多的验证。

（二）实验室测量

1. 电生理评定方法

（1）H-反射和F-波：1918年，Hoffmann首次描述了H-反射，H-反射还可在股四头肌和桡侧腕屈肌等处引出。F-波是运动反应后的一种应答，它的出现是α-纤维刺激的结果（M反应）。α-运动神经元的兴奋性可通过测定H-反射和F-波进行评估，通过记录H-反射、F-反应和H/M或F/M比值，可获得关于痉挛状态的定量信息。例如，牵张反射过度兴奋可表现出"H_{max}/M_{max}"比值增加。

（2）表面肌电图（surface electromyography，SEMG）：使用表面肌电图，可记录各种神经肌肉反应。通过表面肌电图，可以判断是否诱发牵张反射。表面肌电图可记录牵张反射的波幅和间期，但其数据受牵张速度影响，也受皮下脂肪分布、肌肉解剖、电极摆放位置、皮肤阻抗等其他因素影响。

2. 运动学和力学评价

（1）张力性牵张反射阈值（tonic stretch reflex threshold，TSRT）和动态性牵张反射阈值（dynamic stretch reflex threshold，DSRT）：牵张反射阈值（stretch reflex threshold，SRT）指运动神经元募集开始时，关节所处的位置。如使用肌电图测定，SRT可标记为当肢体用某个速度移动时，首次出现肌电反应时的关节角度。这种测定依赖于牵张速度，因此被称为动态性牵张反射阈值（DSRT）。DSRT和MTS中记录的R1是一致的。

在随机多次测试不同速度的牵张活动后，可以建立牵张速度-DSRT的直线回归方程式，并得到理论上牵张速度为0时的DSRT，即TSRT。TSRT又称为关节位置阈值（λ），有学者认为它是由中枢神经系统预先确定的，由运动神经元的膜电位来调控。TSRT的测定属于痉挛状态阈值测定。

（2）牵张反射阻力：牵张反射阻力即肌张力，可以用力或力矩来表示。此力或力矩由神经成分和非神经成分组成。其力的大小取决于神经反射的强度，以及肌肉的长度和肌肉长度变化的速度。一般的力学测量难以区分神经成分、弹性和黏性。近期，Linderberg 等提出了一种痉挛状态的生物力学测定模型，在基于力学测量和模型计算后，可将屈腕肌牵张总阻力分解出弹性、黏性、惰性和神经成分。

（3）其他运动学分析：上肢痉挛状态可影响抓握、释放、触摸物体的运动轨迹，可评价完成这些功能性动作的时间和速度。

3. 超声评定

超声成像技术的出现为痉挛的测定提供了一种快速的、非侵入的方法。肌肉的超声回声强度提供了肌肉组成成分的信息，随着肌肉内纤维结缔组织增多，超声回声强度增强。肌肉的超声回声强度反映了肌肉的挛缩程度。Picelli 等使用半定量的方法对不同回声强度的痉挛肌肉对肉毒毒素作用的疗效进行了观察。肌肉的回声强度目前使用一个半定量的 Heckmatt 分级的方法进行测量，把肌肉的回声强度与其相邻的骨的回声强度做对比，具体分级标准见表 2-4-6。

表 2-4-6 超声 Heckmatt 分级标准

等级	分级标准
Ⅰ	正常超声图像
Ⅱ	肌回声强度增加，骨回声强度仍清晰
Ⅲ	肌回声强度显著增高，骨回声强度降低
Ⅳ	肌回声强度非常高，骨回声强度消失

（三）功能评定

在进行痉挛状态评定及管理时，医务人员需要考虑痉挛状态是否为致病（残）性。因此，单一评价痉挛状态本身，难以做出合理的临床决策。下述的功能评定量表的设计目的，是评价痉挛状态的影响，以帮助进行痉挛状态管理。

1. Rekand 残疾和痉挛状态评分

该量表包括 10 个亚组，总分为 100 分。得分越高，提示痉挛状态影响越大。其中，如果第 9、10 两个亚组得分均超过 5 分，从经验上判断，要考虑进行治疗干预（表 2-4-7）。

表 2-4-7 Rekand 残疾和痉挛状态评分

	0	5	10
日常生活独立	日常生活完全独立	某些日常活动需要更多的时间或辅助，但至少有 1 项日常活动是独立的	日常活动完全依赖
个人清洁和生理功能 / 导管留置	没有任何问题	某些活动需要更多的时间或辅助，但至少有 1 项活动是独立的	个人清洁和生理功能 / 导管留置完全依赖
行走	没有任何问题	需要更多时间和人员辅助行走	不能行走
椅-椅转移或床-椅转移	完全独立	需要更多时间或辅助，辅助不包括提抱，也不需要额外人员辅助	完全依赖，或需要提抱
穿衣	没有任何实际困难	需要更多时间和辅助，但至少有一件衣服是独立穿的	不能独立穿衣，必须旁人辅助
行走辅具	不需要	需要辅具，但不是轮椅	使用辅具，包括轮椅
疼痛	患者用数字评分描述疼痛程度，从 0 分（不痛）到 10 分（最极端的疼痛）		
肌张力障碍	痉挛状态之外没有肌张力障碍	痉挛状态之外，有中等程度肌张力障碍	痉挛状态之外，有严重的肌张力障碍
痉挛状态评定	使用 MAS 评定最严重的两个身体部位的痉挛状态程度（最高分 10 分）		
痉挛状态自我感觉	按数字评分描述痉挛状态自我感觉程度，从 0 分（没有痉挛状态）到 10 分（最严重的痉挛状态）		

2. 功能残疾评定量表

功能残疾评定量表是评价上肢痉挛状态相关性功能残疾的一种方法，研究显示这种评分方法信度良好。评价分4个等级：0分，不存在功能残疾；1分，轻度功能残疾：功能障碍存在，但对正常活动没有明显的影响；2分，中度功能残疾：受试者正常活动需要的辅助和帮助增加；3分，严重残疾：正常活动无法完成（表2-4-8）。

表2-4-8 功能残疾评定量表

	描述
个人卫生	浸渍/溃疡的程度和/或手掌感染程度，清洁的难易度、修剪指甲的难易度及个人卫生相关的功能残疾对受试者日常生活的影响
疼痛	疼痛/不适的程度及其所带来的功能残疾对受试者日常生活造成的影响
穿衣	穿衣困难（如穿衬衫、夹克和戴手套等）和由上肢引起的穿衣功能残疾对受试者日常生活的影响
修饰	上肢残疾导致外观改变对受试者日常生活造成的生理和/或社交功能的影响

3. Leeds手臂痉挛影响量表

此量表评估痉挛状态对偏瘫患者手臂功能及其护理的影响，主要评估患者过去7d的日常活动。通过询问患者或护理人员能否做某项工作，按0~4分对做该项工作的困难程度进行评分[0分为没有困难，1分为稍微有点困难（影响），2分为中等程度的困难（影响），3分为困难（影响）很大，4分为不能做这项工作]。所询问的问题包括：清洗患侧手掌，剪患侧手指甲，清洗患侧肘关节周围，清洗患臂腋窝，清洗健臂腋窝，给患臂套上衣袖，给患手戴手套，患臂活动影响床上翻身、影响训练的程度，患臂姿势对独自站立平衡的影响，患臂姿势对行走时平衡的影响，健手工作时是否可用患手稳定持物。

4. 其他

在进行痉挛状态评定及管理，或进行疗效研究的情况下，可使用全方位的、依照ICF模式展开的评定项目，表2-4-9从ICF层面分述了致病（残）性痉挛状态产生的后果。其他评定内容还可包括疼痛、皮肤完整性、情绪、ROM、主动运动功能（如使用手臂动作测试量表）、护理人员负担、Barthel指数或功能独立性评定（functional independence measure, FIM）、生活质量，等等。

表2-4-9 致病（残）性痉挛状态产生的后果

ICF层面	问题	影响
结构和功能	痉挛状态	疼痛 难以保持姿势 疲乏
	躯干和肢体姿势异常	挛缩 压疮 畸形
	疼痛	痛苦，情绪低落 睡眠障碍
活动	主动功能丧失	活动能力下降 不能用受损肢体完成动作 难以进行性交
	被动功能丧失	生活难以自理，难以保持个人卫生 护理人员的负担加重
参与	以上任何一方面影响或以上全部影响	影响自尊自信 社交减少 对家庭关系的影响

（孙克兴　李琴英）

第五节　创伤评定

一、皮肤损伤程度检查

（一）外伤

1. 擦伤

伤处若有出血、擦痕、液体渗出及表皮脱落，属开放性伤口。

2. 挫伤

轻度挫伤一般为毛细血管溢血，毛细淋巴管流出的淋巴液积聚于肌肉和结缔组织之间，造成肿胀，疼痛明显。

3. 撕裂伤

（1）轻度：仅伤及浅表层。

（2）重度：手部伤口长 > 10cm 或整个上肢伤口长 > 20cm 并深入皮下，失血量 > 20%。

4. 撕脱伤

（1）浅表：手部伤口 < 25cm^2 或整个上肢伤口 < 100cm^2。

（2）重度：手部伤口 > 25cm^2 或整个上肢伤口 ≥ 100cm^2，失血量 > 20%。

（二）烧伤

1. Ⅰ度烧伤

仅伤及表皮浅层，临床上主要表现为红斑。

2. 浅Ⅱ度烧伤

伤及全层表皮及真皮乳头层，真皮网状层未受损，临床上主要表现为较大的和大小不等的水疱。

3. 深Ⅱ度烧伤

伤及全层表皮、全层真皮乳头层、部分真皮网状层及大部分皮肤附件，临床上主要表现为较小的水疱，去除腐皮后创基干涩、红白相间，并可见细小的血管栓塞。

4. Ⅲ度烧伤

伤及皮肤全层及所有皮肤附件，甚至伤及皮肤深部组织与结构，创面主要表现为焦痂，未成痂创面苍白、蜡黄，并可见较多粗大栓塞血管支。

二、创面愈合程度检查

（一）创面愈合率

创面愈合率是评价创面愈合的直接指标之一。采用计算机计算创伤面积，根据各种分析软件进行测定，计算公式：愈合率 =（原始创面面积 – 未愈合创面面积）÷ 原始创面面积。

（二）创面愈合时间

创面愈合时间是评价创面愈合的传统指标之一，并一直沿用至今。即定义为创面完全上皮化所需的时间，依靠肉眼观察得出。

（三）创面愈合过程

创面愈合的基础是炎症细胞如巨噬细胞、中性粒细胞以及修复细胞如成纤维细胞、表皮细胞等进行的一系列生物学活动，同时，细胞基质也参与其中。创面愈合过程主要分为四个时期。

1. 凝血期

创面周围的小血管、毛细血管等反应性收缩使局部血流量减少，暴露的胶原纤维吸引血小板聚集形成血凝块，血管进一步收缩，血流减慢，同时释放的磷脂和 ADP 吸引更多的血小板聚集，内源性及外源性凝血过程被启动。凝血过程结束后，机体即开始进行创面的愈合。

2. 炎症期

创面被黑色的坏死组织所覆盖，临床上将这一时期称为黑色期，当这一层坏死组织被清除后，创面会被一层薄薄的腐烂失活组织所覆盖，创面外观呈黄色，临床上将此时的创面称为黄色期。

3. 修复期

修复期也称增生期，包括上皮细胞再生和肉芽组织形成。①上皮细胞再生：创面外观呈粉红色，创面修复首先是创面周缘健存的基底细胞开始增生，并向中心部位移行；与此同时，基底细胞的增殖刺激创面基底部毛细血管和结缔组织的反应性增生，创面被新生的上皮细胞覆盖。②肉芽组织形成：创面外观呈鲜红色，基底细胞的增生刺激肉芽组织生长，随着肉芽组织的不断形成，创面组织的缺失被填充，上皮细胞便从创面周缘向中心移行，最终使得创面得以完全被再生的上皮细胞覆盖。

4. 成熟期

创面接近正常色，新形成的上皮细胞不断分裂，使表皮层增厚，肉芽组织内部转型，形成的胶原纤维排列发生改变，使新生的结缔组织力量增加，毛细血管数目减少，使创面局部颜色减退。

三、瘢痕评定

瘢痕的形成是由于皮肤受损后愈合过程中胶原合成代谢功能失衡，合成功能呈持续亢奋状态，致使胶原纤维过度增生所致。皮肤受损后瘢痕主要表现为凸出正常皮肤表面，形状不一，色红质硬。临床上对瘢痕进行的评定包括颜色、形态、柔软度、伸展性等方面。

（一）温哥华瘢痕评分

温哥华瘢痕评分（Vancouver scar scale，VSS）量表是临床上最常用的评定烧伤后增生性瘢痕的综合性量表。不需要借助任何特殊的设备，临床工作者仅通过肉眼观察和徒手触诊的方式，从色泽（melanin，M）、血管分布（vascularity，V）、柔软度（pliability，P）和厚度（height，H）四个方面对瘢痕进行描述性评估（表2-5-1），并获得半定量的数据。VSS量表具有操作简单、内容全面的特点，且具有良好的内部一致性和重测信度，可广泛用于烧伤后增生性瘢痕的临床评定。此外，临床工作者亦可选择拍照的方式，记录和比较瘢痕在不同时间段、不同部位、不同治疗方案下的差异与变化。

（二）仪器评定

1. 瘢痕色泽

主要应用光学色谱仪进行测试，采用该技术客观地评定瘢痕的颜色，按照光学色谱仪的三基色原理，通过红、绿、蓝三种颜色导出任何其他颜色，并使用L-a-b三轴模型将颜色数字化。

表2-5-1 温哥华瘢痕评分量表

项目	评分标准
色泽（M）	0：正常——与身体其他部位颜色相似 1：色泽减退 2：混合色泽 3：色素沉着
血管分布（V）	0：正常——与身体其他部位颜色相似 1：粉红色 2：红色 3：紫色
柔软度（P）	0：正常 1：柔软——很小外力作用即变形 2：较软——压力作用下即变形 3：坚硬——外力作用下不变形，不易被推动或呈块状移动 4：带状——索样，伸展瘢痕时，组织变白 5：挛缩——瘢痕永久性缩短，导致畸形
厚度（H）	0：正常——平坦 1：0 < H ≤ 1mm 2：1mm < H ≤ 2mm 3：2mm < H ≤ 4mm 4：H > 4mm

注：量表总分15分，评分越高表示瘢痕越严重，必须采用专用玻片按压瘢痕2s后观察

2. 瘢痕形态

主要包括瘢痕面积、表面轮廓和厚度三个方面。

（1）瘢痕面积：通常通过计算机成像分析技术来记录和比较瘢痕面积的变化，最常用的方法是胶片瘢痕边缘示踪法和瘢痕面积数码摄影测量法。

（2）表面轮廓：通常高低不平、形态不一，可以通过仪器直接或间接地重建皮肤的外形轮廓，再采用光学和/或力学面形测量仪进行分析，另外一种较为简单的方法是利用数码成像技术进行比较。

（3）厚度：通常运用超声波技术进行测量，通过超声反射，在电脑上生成瘢痕的二维影像，能清楚地区分瘢痕皮肤和正常皮肤，并能够通过计算机计算出瘢痕的厚度，比较准确且重复性好。

3. 瘢痕质地

应用硬度计测定瘢痕的硬度，测量时将硬度计垂直放置于瘢痕表面，向下压即可计算出瘢痕的硬度数值。

4. 瘢痕伸展性

利用"格栅原理"，在瘢痕上均匀划分很多小的格栅，通过计算机记录分析格栅在牵拉、吸引、施压等外力作用下变形的程度，并和周围正常皮肤组织相比较，可以较为量化地反映出瘢痕的伸展性。

四、残损程度评定

（一）截肢（指）

截肢（指）平面及其失能程度通常用百分比来表示。一个完全丧失感觉与运动功能的肢体或手指，其失能程度与同平面的截肢（指）相等，因此，其失能程度也用百分比表示。

1. 上臂与前臂截肢

图 2-5-1 所示为上肢不同平面截肢功能损失百分比图。

（1）单侧截肢：上肢功能 60% 的缺失。

（2）双侧截肢：上肢功能 100% 的缺失。

2. 全手截肢

上肢功能 90% 的缺失，整个人体功能 54% 的缺失，图 2-5-2 为全手截肢功能损失百分比图。

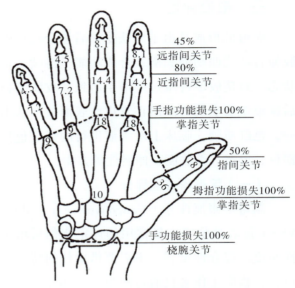

图 2-5-2 全手截肢功能损失百分比图

3. 手指截肢

（1）掌指关节平面截肢：手功能 100% 的丧失，上肢功能 90% 的丧失。

（2）拇指截肢：手功能 36% 的缺失（图 2-5-3）。

（3）示指/中指截肢：各为手功能 18% 的缺失（图 2-5-4）。

（4）环指/小指截肢：各为手功能 9% 的缺失。

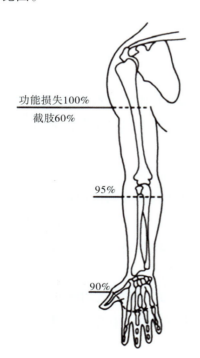

图 2-5-1 上肢不同平面截肢功能损失百分比图

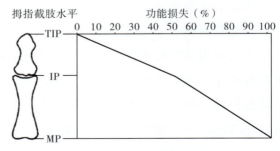

图 2-5-3 拇指截肢功能损失百分比曲线

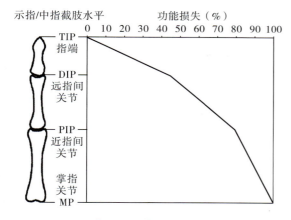

图 2-5-4 示指/中指截肢功能损失百分比曲线

(二) 感觉与运动

1. 感觉失能

任何原因引起的持续的、范围明确的感觉障碍统称为感觉失能。手部背侧感觉丧失多为部分性的,对功能影响不大,因此,其失能指数也不必加以评定;手部掌侧感觉丧失,对功能影响极为严重,必须对其失能指数进行准确评定。

(1) 感觉完全丧失:掌侧感觉功能是整个手功能的一半,因此,掌侧感觉完全丧失即等于丧失 50% 的功能。计算各个手指感觉失能指数时,均以其整个功能的 50% 计算,即拇指为 20%,示指、中指各为 10%,环指与小指各为 5%。

(2) 横向型感觉丧失:各个手指不同平面的感觉丧失相当于同一平面截肢指数的 50%,如拇指末节指间关节平面的感觉丧失,其失能指数为整个手功能指数的 10%,因为拇指功能为整个手功能的 40%,而其末节功能又是整个拇指功能的 50%,即手功能的 20%;感觉丧失又是相同截肢平面指数的 50%,即等于 10% 的手功能丧失。

(3) 纵向型感觉丧失:对功能来说,每个手指尺、桡两侧的感觉丧失对其功能的影响并不完全一致,所以其失能指数也不能两侧均等,拇指的失能指数在尺桡两侧分别为 60% 与 40%,示指、中指、环指尺桡两侧的失能指数正好与拇指相反,分别为 40% 与 60%,小指尺、桡两侧的失能指数与拇指相同,分别为 60% 与 40%,如小指尺侧感觉完全丧失,其失能指数应为 3%,因为小指的全部功能占手功能的 10%,而其感觉功能正好是它自己的 50%,即为 5%,其尺侧感觉完全丧失后,失能指数应为其全部功能的 60%,即 3%。

2. 运动失能

手的运动功能丧失是各种手部疾患的最终临床表现,其原因可以是关节、肌腱、肌肉神经、血管各种疾患所致,所以临床上采用 A 与 B 的复合值 = A+[B×(100−A)]÷100 的评定方法,分别对手指、拇指、腕关节进行评定。

(1) 手指:当关节强直在功能位时,功能损失值最小。示、中指运动功能各占手部功能的 9%,掌指关节 (MP)、近指间关节 (PIP) 及远指间关节 (DIP) 的损伤对手功能的损失系数并不相等。已知自 MP 水平截肢时手指功能损失 100%;自 PIP 水平截肢时手指功能损失 80%,自 DIP 截肢时手指功能损失 45%。即 PIP 比 DIP 多 35% 功能;因为 MP、PIP、DIP 运动功能之和占全手功能值的 9%,因此可以计算出示、中指各关节运动占全手的功能系数分别为 MP 4%、PIP 3.2%、DIP 1.8%。同理,可计算出环、小指各关节运动功能占全手的功能系数分别为 MP 2%、PIP 1.6%、DIP 0.9%。根据各指不同关节的功能损失图表以及各关节占手功能的权值即功能系数可以计算出该指运动功能损失情况,并可换算成对全手功能的损失值 (图 2-5-5)。

(2) 拇指:拇指运动功能占手功能的 18%,拇指的运动包括掌指关节 (MP) 和指间关节 (IP) 的屈伸运动,发生在腕掌关节的内收、外展运动和发生在腕掌关节的对掌运动,其中对掌功能占拇指运动功能的 60%,其余两个方向的运动分别占拇指运动功能的 20%，由此可以得出，拇指屈、伸运动占全手功能的 3.6%，收、展运动占全手功能的 3.6%，对掌运动占全手功能的 10.8%。

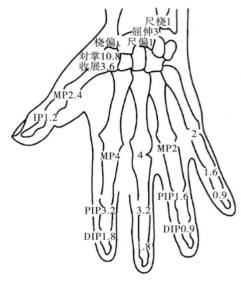

图 2-5-5　手部各关节运动功能损失权值（%）

①拇指屈、伸运动功能损失评定：拇指屈、伸运动占全手功能的 3.6%，在屈伸运动中，掌指关节与指间关节所起的作用不完全相等，在功能权值分配上，MP 应大于 IP。从图 2-5-6 显示拇指自 MP 水平截肢被认为拇指 100% 的功能损害，自 IP 水平截肢被认为拇指 50% 的功能损害，说明 MP 水平的截肢比 IP 水平截肢多 50% 的功能损失，可得出权值 MP∶IP=1.0∶0.5 或 2∶1 的关系，由于拇指屈、伸运动占全手功能的 3.6%，可进一步计算出拇指 MP 屈伸运动占全手功能值 2.4%，IP 屈、伸运动占全手功能值 1.2%。参照拇指各关节的功能损失百分率（图 2-5-6，图 2-5-7），可计算出拇指 MP 与 IP 屈、伸运动功能的损失。

②拇指内收、外展运动功能损失评定：拇指内收功能主要发生在拇指腕掌关节，其测量方法通常是测量拇指 IP 关节掌侧横纹到第五掌骨远侧掌横纹的距离，以厘米计算，见图 2-5-8。

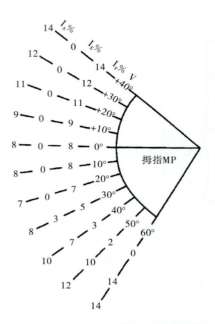

图 2-5-6　拇指掌指关节运动功能损失图

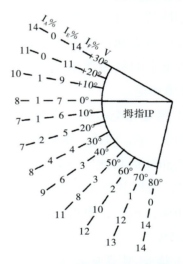

图 2-5-7　拇指指间关节运动功能损失图

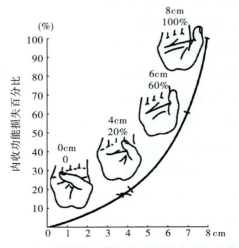

图 2-5-8　拇指收、展运动功能损失百分比曲线

手部运动功能损失评定时测量结果会受到个体差异的影响,将该测量方法所得值用拇指长度(T)做均值,可解决个体差异造成的误差。拇指长度(T)的测量方法是在拇指MP与IP伸直0°位时,测量拇指指尖到第一掌骨桡背侧基底(A)点的长度,以厘米为单位(图2-5-9)。按该方法进行拇指内收、外展检查,手指及手掌在0°伸直位,拇指紧贴掌平面做平行的内收(adduction,Ad)与外展(abduction,Ab)运动。经拇指指尖做一条与手长轴平行的直线,测量A点到直线的垂直距离,也可以测量拇指指尖到经第一掌骨基底A点平行于手纵轴延长线的垂直距离(图2-5-10)。内收时该距离称为Ad,外展时该距离称Ab。

内收功能占拇指运动功能的20%,拇指运动占全手功能的18%,两者相乘可以计算出拇指内收占全手功能的3.6%。根据拇指收展功能损失评定标准(图2-5-11),即可算出因拇指内收障碍所带来的整个拇指功能损失值及其对全手的功能损失值。

Ad 或 Ab	强直	拇尺侧内收(Ad)	拇桡侧外展(Ab)
−0.50T	100	100	0
−0.40T	90	90	0
−0.20T	85	85	0
0T	80	80	0
0.10T	50	30	20
0.20T	60	20	40
0.30T	70	10	60
0.40T	80	0	80
0.50T	90	0	90
0.60T	100	0	100

注:T表示拇指长度

图2-5-11 拇指收展功能损失评定标准(%)

③拇指对掌功能损失评定:对掌功能是拇指运动功能中的一个最重要的功能,主要发生在腕掌关节,占拇指运动功能的60%,占全手功能的10.8%(运动50%×拇指36%×对掌60%)。

拇指对掌运动功能的检测方法见图2-5-12。

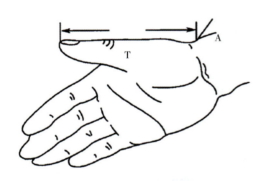

图2-5-9 拇指长度测量方法

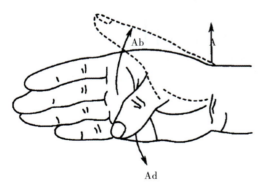

图2-5-10 拇指内收、外展距离测量方法

当拇指指尖处于A点桡侧时Ad或Ab均为负值。在评定内收、外展功能损失时用来计算Ad/T或Ab/T即Ad或Ab用多少个T值(拇指长度)来表示,以排除个体差异。由于拇指

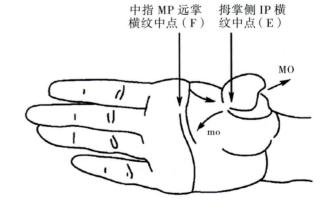

图2-5-12 拇指对掌运动测量方法

手指及手掌在完全水平位伸直,拇指与示指在同一个矢状面内,腕掌关节旋前位,做最

大的离掌心运动，测量 MO，即测量拇指指间关节（IP）掌侧横纹到第三掌骨远侧掌横纹的最大距离，然后做向掌心运动，测量 mo，即拇指指间关节（IP）掌侧横纹到第三掌骨远侧掌横纹间的最小距离。评定拇指对掌功能时不单考虑 MO 和 mo，而是用拇指长度（T）作为均值，计算 MO/T 与 mo/T 的值。拇指对掌活动范围在 MO 与 mo，拇指对掌运动功能损失值是通过拇指的每一个对掌运动功能损失值来计算的（图2-5-13，图2-5-14）。由于拇指对掌运动功能占全手功能的10.8%，根据以上图片可以计算出因拇指对掌功能障碍所带来整个拇指功能的损失值及其对全手功能的损失值。

的运动，其运动幅度通常是从背伸60°到掌屈60°，桡偏、尺偏的运动幅度通常为桡偏20°到尺偏30°。一旦桡腕关节发生运动障碍，就会对手的运动功能产生影响（图2-5-15，图2-5-16）。根据腕关节屈伸运动占全手功能的3%，桡偏、尺偏运动占全手功能的1%，由腕关节运动功能损失百分率可以计算出腕关节在某一运动角度时所带来的对全手功能的损失值。

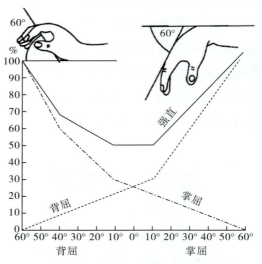

图 2-5-15　腕关节屈伸运动功能损失百分率

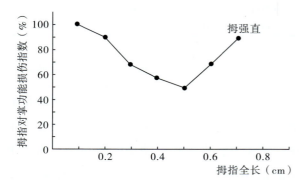

图 2-5-13　拇指对掌功能损失百分比曲线

MO 或 mo	强直	向掌心移动（mo）	离掌心移动（MO）
0.10T	100	0	100
0.20T	90	0	90
0.30T	70	10	60
0.40T	60	50	10
0.50T	50	50	0
0.60T	70	70	0
0.70T	90	90	0

注：T 表示拇指长度，将 MO 和 mo 值用多少个 T 来表达

图 2-5-14　拇指对掌功能损失评定标准

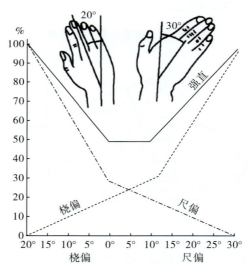

图 2-5-16　腕关节桡偏、尺偏运动功能损失百分率

（3）腕关节：

①桡腕关节运动功能损失评定：桡腕关节的运动包括掌屈、背伸和桡偏、尺偏两个方向

②尺桡关节运动功能损失评定：尺桡关节的运动主要是旋转功能，检查时患者须肩关节内收肘关节屈曲90°，前臂中立位做旋前、旋

后运动，测量其最大旋前或旋后位轴线与中立位 0°轴线间的角度。其正常活动范围通常旋前可从 0°到 80°~90°，旋后可从 0°到 80°~90°。尺桡关节的旋转功能对手功能的发挥有着重要的影响，旋后或旋前的运动障碍都会对手部运动功能的发挥产生不利影响。尺桡关节旋前、旋后运动功能占全手功能的 1%，根据尺桡关节旋前、旋后运动功能减损百分率（图 2-5-17），可以计算出尺桡关节活动度受限在某一运动角度或范围内带来的对全手功能的损失值。

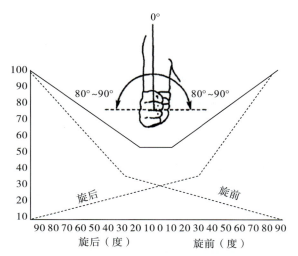

图 2-5-17　尺桡关节旋前、旋后运动功能减损百分率

（三）上肢周围神经损伤

上肢周围神经损伤后导致上肢功能残损程度的评定如下所述。

1. 腋神经损伤

（1）评定方法：①检查肩外展活动度；②检查腋神经支配的三角肌、小圆肌肌力。

（2）评定标准：详见表 2-5-2。

表 2-5-2　腋神经损伤后上肢功能评分标准

项目＼分数	4	3	2	1	得分
肩外展	>90°	60°~90°	30°~60°	<30°	
肌力	≥M4	≥M3	≥M2	<M2	

注：合计总分分级：优—7~8 分，良—5~6 分，可—3~4 分，差—2 分以下

2. 肌皮神经损伤

（1）评定方法：①检查肘关节屈曲活动度；②检查肌皮神经主要支配的喙肱肌、肱二头肌、肱肌的肌力。

（2）评定标准：详见表 2-5-3。

表 2-5-3　肌皮神经损伤后上肢功能评分标准

项目＼分数	4	3	2	1	得分
肘关节屈曲	>90°	60°~90°	30°~60°	<30°	
肌力	≥M4	≥M3	≥M2	<M2	

注：合计总分分级：优—7~8 分，良—5~6 分，可—3~4 分，差—2 分以下

3. 桡神经损伤

（1）评定方法：①检查肘、腕、掌指关节活动度；②检查肱桡肌、桡侧腕长伸肌、尺侧腕伸肌、指总伸肌、小指伸肌、拇长伸肌、拇短伸肌及示指伸肌的肌力。

（2）评定标准：详见表 2-5-4。

表 2-5-4　桡神经损伤后上肢功能评分标准

项目＼分数	4	3	2	1	得分
伸腕活动度	>45°	≥30°	<30°	不能	
肌力	>M3	M3	M2	<M2	
伸拇	TAM 优	TAM 良	TAM 可	TAM 差	
伸指	TAM 优	TAM 良	TAM 可	TAM 差	

注：伸指功能取 4 指 TAM 的平均值。分级：优—13~16 分，良—9~12 分，可—5~8 分，差—4 分以下

4. 正中神经损伤

（1）评定方法：①检查拇指对掌功能（测量拇指的外展能力），即测量拇指指间关节（IP）横纹中点至第 3 掌骨远端与掌横纹交点的距离；②检查拇指外展短肌的肌力；③检查拇、示、中三指桡侧的感觉功能。

（2）评定标准：详见表 2-5-5。

表 2-5-5 正中神经损伤后上肢功能评分标准

项目\分数	4	3	2	1	得分
屈腕肌力	> M3	M3	M2	< M2	
屈指	TAM 优	TAM 良	TAM 可	TAM 差	
拇对掌	正常	能对环指	能对示中指	不能	
感觉	S4	S3	S2	S0~1	

注：屈指功能取示、中指 TAM 的平均值。分级：优—13~16 分，良—9~12 分，可—5~8 分，差—4 分以下

表 2-5-6 尺神经损伤后上肢功能评分标准

项目\分数	4	3	2	1	得分
项目	无爪形畸形	轻度爪形畸形（不伴肌萎缩）	中度爪形畸形（伴肌萎缩）	重度爪形畸形（肌萎缩明显）	
屈指	TAM 优	TAM 良	TAM 可	TAM 差	
感觉	S4	S3	S2	S0~1	

注：屈指功能取环、小指 TAM 的平均值。分级：优—10~12 分，良—7~9 分，可—4~6 分，差—3 分以下

5. 尺神经损伤

（1）评定方法：①检查手掌爪型畸形程度；②检查拇、示指分指与并指的范围和肌力；③检查 Froment 征是否阳性；④检查拇、示指尺侧的感觉功能。

（2）评定标准：详见表 2-5-6。

6. 臂丛神经损伤

（1）评定方法：①检查肩关节外展、外旋活动度及肌力；②检查肘关节屈曲、伸展、前臂旋前活动度及肌力；③检查腕关节背伸、屈腕活动度及肌力；④检查拇对掌功能及手指活动度；⑤检查肩、肘、腕、手的感觉功能。

（2）评定标准：详见表 2-5-7。

表 2-5-7 臂丛神经损伤后上肢功能评定标准

项目		分数 4	3	2	1	得分
肩关节	肩外展	> 90°	60°~90°	30°~60°	< 30°	
	肌力	≥ M4	≥ M3	≥ M2	< M2	
	肩外旋	> 30°	10°~90°	0°~10°	< 0°	
肘关节	屈曲	> 90°	60°~90°	30°~60°	< 30°	
	肌力	≥ M4	≥ M3	≥ M2	< M2	
	伸直	0°	< −30°	−30°~50°	> 50°	
	前臂旋转	正常	轻度受限	重度受限	不能	
腕关节	背伸	> 45°	≥ 30°	< 30°	不能	
	背伸肌力	> M3	M3	M2	< M2	
	屈腕	> 45°	≥ 30°	< 30°	不能	
	屈腕肌力	> M3	M3	M2	< M2	
手功能	拇对掌	正常	能对环指	能对示中指	不能	
	手指活动度	TAM 优	TAM 良	TAM 可	TAM 差	
	感觉	S4	S3	S2	S0~1	

注：合计总分分级：优—13~16 分，良—9~12 分，可—5~8 分，差—1~4 分

（董安琴）

第六节 动态血流评估

一、引言

在临床体表微循环血流的监测评估中，需要对治疗前后微循环血流的变化进行成像对比。本节设计了一种实用的、便捷的临床手功能成像仪，可直接对被试者手部微循环血流进行成像。临床手功能成像仪受限于激光散斑衬

比成像的成像深度，无法拍摄到清晰的血管，但是它能够整体评估手部表层组织内毛细血管微循环的血流灌注情况，并通过图片或视频实时地呈现出来。

本节所设计的临床手功能成像仪具备整套完整的系统，包括硬件设备和配套的软件平台，所有的硬件和软件都是基于用户需求开发的。硬件设备体积较小，移动方便，专门用于手部血流灌注的测量，成像焦距固定，无须调焦，用户只需把手伸进去就可以进行拍摄。软件的功能包括实时显示图片、实时勾勒感兴趣区域的波动曲线、数据保存、后期自动处理数据。该成像仪已被应用于脑卒中患者手功能的康复评估，用户反馈效果良好。

二、系统设计

下面详细介绍临床手功能成像仪的硬件设计和软件设计。

图2-6-1为临床手功能成像仪的实物图，包括一个箱体（1）和两根外延线（2）（3）。箱体（1）是由乳白色不透明的亚克力板定制而成的，亚克力板激光切割技术十分成熟，计算机自动化定制比较方便，并且亚克力板成型后很美观，所以选择它作为箱体材料。箱体的厚度为7mm，可以保证其坚固耐用，又能够确保它在操作以及携带的过程中不易被损坏。220V转5V电源适配器是用来给激光灯提供电源的。USB接口的另一端连接在相机上，使用的时候即接到计算机上进行拍照。箱体侧面门洞形状的开口（4）是供被试者伸手进去的。因为一些患者移动不方便，他们的病床也可能不在一间病房里，便携的设备能够有效解决位置移动的问题。临床手功能成像仪总重量为4.9kg，长32cm，宽22cm，高35cm，单人可以轻松地移动它。不仅如此，我们还设计了提手以增加其便携性。

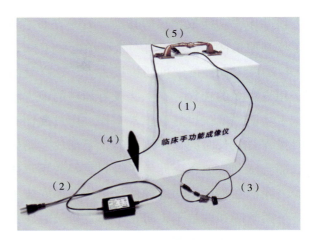

图2-6-1 临床手功能成像仪实物图

注：（1）—箱体；（2）（3）—外延线；（4）—开口；（5）—电源适配器

图2-6-2为临床手功能成像仪内部结构图，图中罗列了临床手功能成像仪中使用到的各个部件。激光灯（1）（波长780nm）是激光散斑衬比成像的关键器件，用来提供相干光以生成散斑；激光灯的使用对距离有很高要求，距离过近则无法均匀照射，但距离过远则设备所需高度也会随之增加，对其美观性、便携性将产生影响，因此我们使用了一个散光片（2），散光片可以把激光均匀地照射到手上而无须太大的距离；CMOS传感器（3）（像素1080p；位深8bit；帧速率30fps）用来拍摄图像，由于购买的CMOS传感器中有滤光片，滤光片会把780nm的激光滤除掉，设备中的CMOS传感器需要把滤光片去除才能使用；CMOS传感器使用USB2.0接口传输数据，设备上外延一个USB插头（4），使用设备的时候把USB插头接到电脑上，不仅可传输数据，还可给CMOS传感器供电；使用电源适配器（5）（AC/DC ADAPTER；INPUT：100-240AC，50/60Hz；OUTPUT：DC+5V，2A）激光灯供电，电源适配器用来把家用或工业用交流电转换为5V直流电，电源插头可以直接插在220V的交流电插线板上，激光灯和电源适配器用一个可插拔接头相连接，不使用的时候可以拔掉，

方便临床手功能成像仪的移动。另一方面，为了增强便携性，也可以将一个移动电源（5V，0.4~2.0A）直接接到可插拔接头上，这样就给了用户更多的选择，在一些没有插座的地方临床手功能成像仪也能够正常工作。用户反馈有时候需要较长时间地使用仪器，手部放在箱体底部会感到冰凉，因此为了得到更好的用户体验，我们在临床手功能成像仪箱体底部安放了一个柔软暖和的垫子，防止手部直接接触底部的亚克力板造成手部冰凉麻木的症状；为了防止外部光线进入箱体，临床手功能成像仪下面有一个很小的开口，被试者刚好可以通过这个开口把手伸进去进行拍摄，并且箱体的内壁上覆盖了黑色不透明的壁纸，使得外部光线无法通过箱体的四周进入箱体内部。

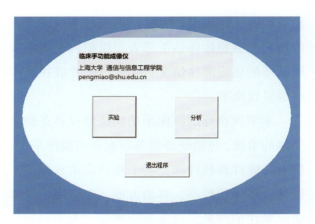

图 2-6-3　临床手功能成像仪软件主界面

点击主界面的"实验"按钮，进入实验界面，软件会弹出一个窗口，在窗口中找到需要存储数据的文件夹，输入要保存数据的文件名，然后按回车键，进入如图 2-6-4 所示的实验界面。打开实验界面的同时，软件显示一个预览窗口，窗口内显示的是动态的散斑原始图像，在该窗口区域点击鼠标左键或右键或滚轮键可以关闭窗口，同时程序会在所建文件夹中存储散斑预览图像"RawIM.tif"。窗口关闭后，可反复点击"直接预览"按钮来查看原始散斑图像。

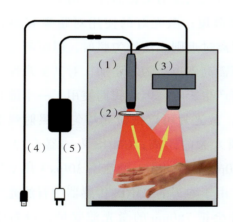

图 2-6-2　临床手功能成像仪内部结构图

注：（1）—激光灯；（2）—散光片；（3）—CMOS 传感器；（4）—USB 插头；（5）—电源适配器

临床手功能成像仪的硬件设备需要配合软件一起使用，软件部分从用户的实用角度出发进行设计。这里我们详细介绍软件的几个界面和实际操作流程。

图 2-6-3 为临床手功能成像仪软件的主界面，软件主要包含实验和分析两大部分内容。实验部分用来采集数据，分析部分用来对采集的数据做再次处理。

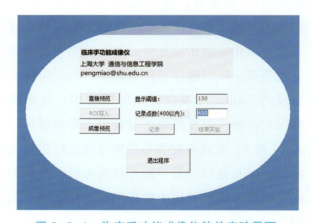

图 2-6-4　临床手功能成像仪软件实验界面

退出直接预览后，点击"成像预览"按钮，进入成像预览模式。在成像预览模式下会出现两个窗口：伪彩图像和实时数据（图 2-6-5）。伪彩图像是由激光散斑衬比成像算法对原始图像进行计算得到的图像映射结果。伪彩图像实时更新，根据计算机的处理速度每秒更新 3~8

张图片，可直观地实时查看手部表层的血流灌注情况。在伪彩图像窗口中可用鼠标左键手动画出 ROI 选区（感兴趣区域，最多可选取 20 个 ROI）。如果需要导入前次实验保存的 ROI 选区，可在手动选区之前，点击实验界面上的"ROI 导入"按钮，打开需要导入的实验文件夹，选取"POSITIONdata.xml"文件即可，如若对选取的 ROI 区域不满意，可在图像上点鼠标右键以取消（右键单击一次，取消一个选区）。ROI 区域选择完毕后，点击鼠标滚轮键，进入数据记录状态。同时，在数据处理窗口上会实时勾勒出所选 ROI 区域内的数据点，数据点为所选区域衬比值的平均值。在选定 ROI 区域之后，可以通过按键 A 和 D 分别增大和减小伪彩图像的显示阈值（一次加减 50，数值显示在主界面窗口），更改阈值会整体改变伪彩图像的显示色彩范围，而对数据的存储以及数据显示不会有影响。

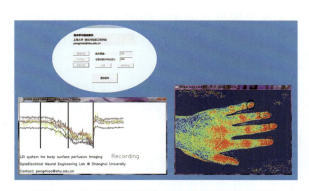

图 2-6-5 临床手功能成像仪软件运行界面

在上一步选择好 ROI 区域后，在"记录点数"文本框内更改需成像的次数（需≤400，400 个点的记录时间约为 1400s）。点击实验界面"记录"按钮开始记录数据，数据记录过程中可利用键盘 P 键记录实验相关的事件（如给予干预、刺激等），按 P 键会在"实时数据"窗口上标记竖线，该事件发生的时间也会记录在最终的"data.xls"中。

数据记录结束后会在当前文件夹中生成 data 文件夹及"data.xls""POSITIONdata.xml""ROIdata.tif""ROISelection.tif"等文件。data 文件夹中记录原始数据；"data.xls"文件记录了实验对象名称、实验时间、相关事件和感兴趣区平均血流速度值的数据（图 2-6-6）；"POSITIONdata.xml"记录了所有 ROI 选区的信息，可用于数据分析和其他实验 ROI 选区的导入；"ROIdata.tif"为伪彩图像；"ROISelection.tif"为不同 ROI 选区平均血流速度值的变化曲线。

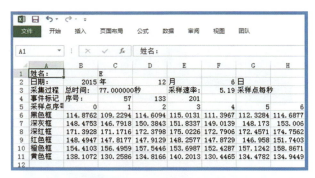

图 2-6-6 表格记录内容

实验操作完成之后，我们可以利用已记录的数据进行再次处理。在临床手功能成像仪软件主界面点击"分析"按钮，在弹出的窗口中选择所需分析的实验数据所属的文件夹，进入图 2-6-7 所示的软件分析界面。

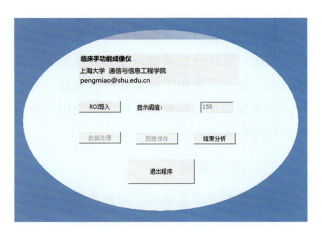

图 2-6-7 临床手功能成像仪软件分析界面

在打开软件分析界面的同时，软件会显示伪彩图像窗口。与实验界面一样，可以通过用鼠标左键手动画出 ROI 选区，也可以点击"ROI

导入"把之前实验保存的 ROI 选区信息导入窗口。点击"数据处理"按钮后,软件按照选择的选区对已保存的数据进行二次处理,重新绘制实时数据窗口中的折线图,并保存处理的结果。

数据处理结束后,点击窗口的"图像保存"按钮,出现"伪彩图像存储"窗口(图 2-6-8),可以拖动上方的滚动条显示对应实验记录中的各个伪彩图像,在所需存储的图像上点击鼠标左键,可以保存该图像。

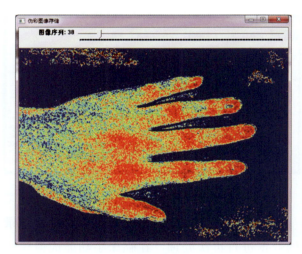

图 2-6-8 "伪彩图像存储"窗口

本软件的实验部分具有很强的可操作性,操作流程简便,功能丰富,能够满足大部分实验要求。

软件的数据分析功能很实用,使用人员可以直接通过软件分析其感兴趣的区域的血流灌注情况,省去了使用中数据处理的麻烦,并且软件记录保存了原始数据,可以供使用人员进行其他操作。

三、压力实验

上文详细介绍了临床手功能成像仪的软硬件构成和操作,这里介绍我们设计的一个手部血流灌注的压力实验,验证临床手功能成像仪的实际使用效果。

(一)实验准备

设计实验,通过对人的手臂进行加压降压,从而影响人手部的血液循环,观察成像结果,从而验证临床手功能成像仪的可靠性。在人的手部表层组织内,指尖是触觉神经最敏感的部位,分布有最旺盛的毛细血管,实验中我们选取 5 个手指指尖作为 ROI 区域,并且我们还选取了手背的一大块区域作为参照。

实验中使用一个电子血压计作为压力源,通过挤压电子血压计上的橡皮球对被试者手臂进行加压,电子血压计上有压力读数,既方便我们记录,又能够保证测试多组实验的时候给被试者手臂施加相同的压力,从而使得实验具有可比性。我们选择了 5 个健康的成年人作为实验对象,在实验前会测试他们的血压是否在正常范围内,并选择血压良好的人员作为被试者。

(二)实验过程

(1)给临床手功能成像仪硬件设备通电,连接 USB 接口到计算机上。

(2)在被试者手臂上缠上压力带,被试者手掌平伸放入临床手功能成像仪内部中央。实验过程中被试者应保持手部和身体稳定不动,以免影响实验结果。

(3)打开临床手功能成像仪软件,点击"实验"按钮进入实验界面,在直接预览窗口内调整用户手部的位置,使手部位于视野中央。

(4)关闭直接预览窗口,点击"成像预览",在伪彩图像窗口上选取 ROI 区域,即 5 个手指指尖区域和 1 个手背区域,选好后点击鼠标滚轮。

(5)点击实验界面下的"记录"按钮,待实时数据窗口上的信号稳定后,按 P 键做标记 1,同时开始用手挤压橡胶球给被试者手臂平稳快速加压。

(6)加压到 25kPa 时停止,停止的同时按 P 键做时间标记 2。

(7)待信号稳定后,按 P 键做时间标记 3,同时开始给被试者手臂迅速降压,等待实验结束。

（8）去除被试者手臂加压带，关闭设备和软件。

实验的实际操作过程如图2-6-9所示，使用的笔记本为64位windows 7操作系统，处理器为Intel Core i7-2630QM（3.10GHz），4GB运行内存。每个被试者进行一次实验操作。

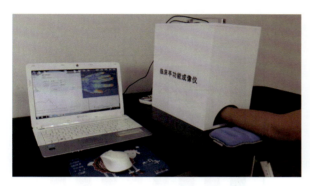

图2-6-9　实际操作过程

（三）实验结果

通过上述实验得到5名被试者测试的数据，从中抽取出1名被试者的数据来观察实验结果。

实验结束后，存储数据。每个实验对象存储的数据包括data文件夹及"data.xls""POSITIONdata.xml""ROIdata.tif""ROISelection.tif"等文件，文件"ROISelection.tif"即为伪彩图像（图2-6-10）。在伪彩图像中标记有6个ROI区域的圈，5个分布在手指指尖上。图中蓝色区域表示无血流，红色区域表示血流很丰富，黄色区域的血流居于两者之间。图中可以很明显地看出，手部表层区域的手指指尖和关节部位有较多的血流灌注量，而其他部位的血流灌注量则相对较少，因此我们主要选择了手指指尖的区域作为ROI区域进行数据分析，并且另加了手背的区域作为参照。

（四）数据分析

临床手功能成像仪软件具有自动分析数据的功能，这对于使用者来说是十分重要的，能够很大程度上提高用户的工作效率，本实验就能够清晰地佐证这点，使用临床手功能成像仪软件做完实验之后，数据的分析结果自动保存在文件夹中。在保存的实验结果数据中，"ROIdata.tif"是临床手功能成像仪软件对所选择区域的自动分析处理的结果，见图2-6-11。图中每条曲线代表相同颜色的ROI选区内所有像素点的激光散斑衬比度的平均值，表示所选区域内的血流灌注量的平均大小。

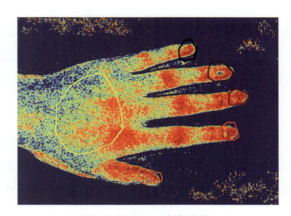

图2-6-10　伪彩图像

在图2-6-11临床手功能成像仪实时数据中，共有3条标记线，第1条表示加压开始，第2条表示加压到25kPa后停止加压，第3条表示开始迅速放气降压。第1条标记线之前的数值非常平稳，这是因为被试者在测试的过程中保持稳定不动，血液无明显波动；在第1条标记线的时候开始加压，这时候手臂上的压力造成血流流动不畅，从而造成血流灌注量越来越少，一直下降到第2条标记线；第2条标记线与第3条标记线之间由于压力还在，手臂上的血流仍然不畅，血流灌注量仍然很低，并且呈现持续下降的趋势，但下降的速度明显放缓；第3条标记线的时候迅速放气降压，这时阻塞在手臂上的血液迅速涌入手掌，使得手掌表层的微循环系统中血液迅速增多，甚至比正常情况下的血液灌注量还要多，之后血液灌注量恢复到正常情况。

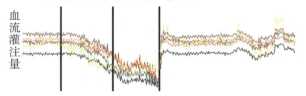

图 2-6-11　临床手功能成像仪实时数据

通过上述分析可知，临床手功能成像仪能够非常迅速准确地反映手部表层血液灌注量的变化情况，如我们给手臂加压后实时数据的曲线呈现下降的趋势，当我们迅速降压的时候，在临床手功能成像仪的实时数据上也能够迅速反映出来。

四、临床实验

临床手功能成像仪可应用于脑卒中患者的手功能康复评估、监测。我们通过与医院合作，选择了7位具有手功能障碍的脑卒中患者进行实验，验证了手功能成像仪的实际临床使用效果。

（一）实验过程

实验分为三个阶段：第一阶段使用临床手功能成像仪采集一组患者的手部表层血流灌注图像，具体的测量步骤参照前文；第二阶段为康复治疗阶段，选用G6805型电针治疗仪进行康复治疗，电针频率为2Hz或10Hz，针刺穴位为患侧上肢与手三里、外关两穴，连续2d，每次治疗20min；第三阶段再次使用临床手功能成像仪采集一组患者治疗后的手部表层血流灌注图像作为对比。

（二）实验分析

在7位患者治疗结束后，选择了静脉、静脉周围组织和指甲3个区域作为ROI选区。

图2-6-12显示了健康人和脑卒中患者6周康复治疗前后指甲区域的平均血流灌注量变化情况。相比治疗前的灌注量水平（134.6±17.2 APU，$P<0.05$），治疗第2天血流灌注量就开始回升（152.3±10.7 APU）。并且在1周的康复治疗后（178.4±15.5 APU），血流灌注量比第2天的有显著的升高（$P<0.01$）。直到治疗4周后灌注量才明显提升（193.9±19.5 APU，$P<0.05$）。治疗后期及完成治疗后的检测结果显示无统计差异。

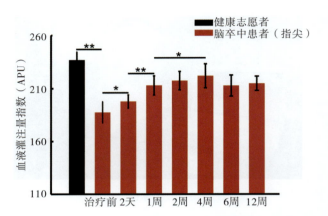

图 2-6-12　健康人和脑卒中患者在治疗前后指甲区域平均血流灌注量变化情况

*：$P<0.05$；**：$P<0.01$

与指甲区域不同，患者手背表层静脉区域血流信号在治疗1周内并没有明显变化（图2-6-13）。但是静脉血流信号在治疗2周后（171.7±12.7 APU）比治疗前显著升高（153.1±7.8 APU，$P<0.05$），并且在治疗四周后也有所改善（190.6±7.0 APU，$P<0.05$）。与指甲区域灌注量相似，静脉区域血流信号在治疗4周后趋于稳定。

图2-6-14显示了组织区域的灌注量水平。在治疗前4周，该区域的血液灌注量并未检测出统计差异。治疗第4周的灌注量（130.3±5.5 APU）比治疗前有了显著的改善（101.6±15.0 APU，$P<0.01$）。此外，治疗第6周的灌注量值（144.3±9.8 APU）比第4周有了大幅度提高（$P<0.05$）。治疗后期，组织区域的灌注量水平仍呈现逐渐升高的趋势。

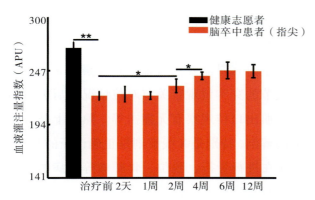

图 2-6-13　健康人和脑卒中患者在治疗前后静脉区域平均血流灌注量变化情况

*：$P<0.05$；**：$P<0.01$

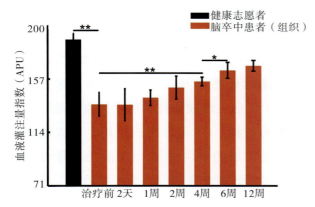

图 2-6-14　健康人和脑卒中患者在治疗前后组织区域平均血流灌注量变化情况

*：$P<0.05$；**：$P<0.01$

对于伴随手功能障碍的脑卒中患者而言，手部肌肉长期不活动导致了手部血供不足和较差的微循环。因此，患者的血流灌注水平远远低于正常人的水平，血流灌注量的变化证明了康复治疗可以有效改善血供不足的症状。

在临床实践中，常用 Fugl-Meyer 评分量表（Fugl-Meyer assessment scale，FMA）和 Wolf 运动功能测试量表（Wolf motor function test，WMFT）来评估手与上肢功能的康复情况。FMA 和 WMFT 提供行为学的定量分析，但是早期治疗的敏感度不够。

图 2-6-15 和图 2-6-16 为脑卒中患者治疗前后 FMA 和 WMFT 量表的评价结果。两者在治疗 1 周内的评分均没有统计差异，FMA 治疗前 10.7±3.1 APU，治疗第 1 周 14.7±4.0 APU，$P<0.05$；WMFT 治疗前 11.1±2.4 APU。治疗第 1 周 16.9±5.1 APU，$P<0.05$。FMA 和 WMFT 的分数在治疗 6 周内逐渐上升。FMA 是基于运动模式变化的评估方法，而 WMFT 是基于上肢功能变化的评估方法，所以两者在不同康复治疗阶段的统计结果显示出细微的差异。

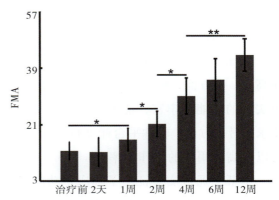

图 2-6-15　脑卒中患者治疗前后 FMA 评估结果

*：$P<0.05$；**：$P<0.01$

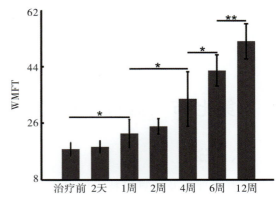

图 2-6-16　脑卒中患者治疗前后 WMFT 评估结果

*：$P<0.05$；**：$P<0.01$

实验表明脑卒中患者治疗后的效果能够很客观地反映在临床手功能成像仪上。通过临床手功能成像仪可对脑卒中患者不同阶段的治疗情况进行监测评估。

五、总结

本节介绍了一种临床手功能成像仪。临床手功能成像仪利用了激光散斑衬比成像技术，它是一种可以测量人的手部表层毛细血管微循环血液灌注量的工具。

临床手功能成像仪重 4.9kg，长 32cm，宽 22cm，高 35cm，单人可以轻松地提起并移动它，设备的便携性大大提高；此外，设计上采取了把手、可接移动电源的插拔接口、舒适底垫等人性化设计，很大限度地提高了临床手功能成像仪的实用性。

临床手功能成像仪的软件系统操作十分方便高效。一方面，软件平台操作流程简单易用，可实现的功能很丰富，能够满足多数使用者的要求；另一方面，软件平台能够自动分析数据，可以提高使用者的工作效率。

本节中通过实验证明了临床手功能成像仪软硬件系统的有效性，其软硬件系统能够准确并快速地反映人的手部表层的血液灌注变化情况，具有很好的应用前景。目前我们已经跟一些科研机构进行合作，使临床手功能成像仪在临床研究上有了一定的价值。

（贾　杰　苗　鹏）

第七节　影像学检查

一、概述

随着物理学及计算机技术的发展，影像学在骨骼、肌肉、神经等系统诊治中的作用日趋重要。目前临床常用于骨关节与软组织的影像学检查方法包括：X 线、CT、MRI、超声、核医学（SPECT、PET/CT）及 PET/MRI 等。

（一）X 线

由于简便、直观、设备成本相对较低，X 线是临床上骨肌系统疾病最常用的检查方法。进行上肢骨骼 X 线检查时必须同时拍摄正侧位片，摄片范围要包括临近的关节。一些特殊部位或解剖结构，需要加拍一些特殊的体位。如观察手舟状骨需要拍摄轴位来观察有无骨折，肩关节的穿胸位观察关节对位情况，肩关节的冈上肌出口位观察有无撞击等。熟悉上肢骨关节的解剖，特别是 X 线解剖是正确诊断的基础。X 线在进行骨折、脱位、骨肿瘤等疾病的筛查时是首选方法，但因其密度分辨率差，软组织显示不佳，对软组织疾病的诊断价值有限。

（二）CT

作为 X 线的升级设备，因其可 360° 断层成像，解决了 X 线的遮挡、密度分辨率差的问题，使骨关节、软组织疾病诊断迈出了一大步。目前临床广泛应用的多排螺旋 CT，可实现图像的任意平面重建（多平面重建技术，MPR），而三维成像技术可立体直观地观察骨关节的结构。CT 造影剂的使用，可以动态观察病变区域的血供情况，CT 灌注成像可进一步观察病灶的血流状况，为疾病诊断、治疗方案制订、疗效评估提供了重要的手段。CT 血管成像（CTA）可观察上肢血管的损伤、堵塞、变异等，为血管性病变导致上肢骨及软组织疾病的诊断提供了可靠的手段。在上肢疾病方面，目前 CT 主要用于上肢骨折、脱位、软组织感染及骨肌肿瘤等疾病的诊断，使骨折的诊断率，特别是不规则骨骨折的诊断正确率大大提高；也对血管性疾病有着重要诊断价值。但 CT 仍然存在软组织分辨率不高，软组织特别是神经显示欠佳。CT 作为基于 X 线的成像装置，不可避免地存在电离辐射的危害，但随着目前低剂量 CT 在临床广泛应用，辐射的剂量大大降低，但对一些高危人群如孕妇（特别是孕前 3 个月内）等仍然要尽量避免使用。

（三）MRI

MRI 因其无辐射、软组织分辨率高等特点，在临床骨肌疾病中，特别是软组织疾病诊断中具有里程碑式的意义。MRI利用人体内的氢质子成像，避免了电离辐射的危害。MRI不仅有极高的软组织分辨率，同时可多平面成像，对显示软组织病变，特别是肌肉、神经体积变化有重要意义。基于氢质子成像的原理让MRI在涉及骨肌系统水肿的显像中具有无以比拟的优点。隐匿性骨折可能在X线及CT上均看不出，但在MRI上可清晰显示骨质水肿甚至骨折线。MRI在显示关节软骨、韧带、关节盘、关节盂等方面解决了以往影像学检查的盲区。MRI关节造影技术明显提高了关节内的韧带、关节盘损伤诊断的特异度。MRI不仅可以进行造影检查，还可以不需要注射造影剂实现血管成像，对造影剂过敏的患者具有重要价值。MRI除了结构成像（显示解剖结构）外，还可通过功能成像显示组织或病变的代谢、血供等，对诊断、康复疗效的评估起到重要作用。MRI的血氧观测水平依赖MRI成像技术，可观察上肢损伤、中枢神经系统疾病后上肢功能损伤后的脑内变化，显示康复后脑功能区的变化，指导临床观察与评估疗效。但MRI存在很多检查禁忌证，如安装心脏起搏器、幽闭恐惧症等，随着新材料的使用，血管内支架、骨科金属内固定等多数植入性材料可进行MRI检查，但可能存在金属伪影导致图像不佳的情况。MRI对病变钙化、骨皮质等缺乏氢质子的器官或病变的显示仍然劣于CT，因此多种影像学技术的联合使用逐渐成为趋势。

（四）超声

过去骨肌系统一直是超声诊断的盲区，但随着高频探头、超高频探头、三维超声以及彩色多普勒等在临床中的广泛使用，超声图像分辨率有了很大的提高。其可清晰显示肌肉、肌腱、神经、关节囊解剖结构，因具有价格低廉、检查方便、实时动态的优势，被越来越多地应用于骨肌系统疾病的诊断中，包括肿瘤、骨关节炎、软组织损伤及神经病变等。超声对肌腱损伤（包括慢性炎症）、神经损伤、肌肉体积变化有较高诊断价值。软骨因具有良好的透声性，超声是软骨骨折的很好的检查手段。超高频探头作为"超声显微镜"，不仅可清晰显示神经主干的走形、卡压、水肿等，甚至能够显示指神经、尺神经背侧支、桡神经感觉支、上肢的正中神经及其掌侧分支等。超声弹力成像、超声造影、超声介入等新技术也在临床骨肌疾病的诊治中发挥重要作用。虽然超声检查相对无禁忌、无辐射，方便低廉，但操作者依赖性很强，临床医生对超声图像或报告可能多无直观感受。

核医学（SPECT、PET/CT）及PET/MRI等多在骨肌肿瘤或代谢疾病诊治中使用，虽然其在骨质疏松、骨肌非肿瘤疾病中的使用率逐渐提高，但鉴于篇幅有限，故不深入讨论。

二、手与上肢骨关节与软组织常见疾病的影像学表现

（一）骨折

1. X线

多为断端出现低密度透亮线或骨质分离（图2-7-1A），少数青枝骨折可没有明显的透亮线，而表现为局部骨皮质褶皱所致的高密度影；骨质形态不规则往往也是骨折的表现；撕脱性骨折多表现为游离小骨片；骨折周围的软组织可因肿胀而密度增高。同时，X线可观察骨折断端复位固定前后对位对线情况。在骨折愈合期，X线可观察骨痂生成及塑形情况。

2. CT

骨折在CT上表现较X线显著，对于一些不规则骨或者不典型的撕脱性骨折，CT检查具有重要价值。CT薄层断层扫描可以避免X线上因骨质遮挡所致的误诊，CT多需要通过多平面重建或三维重建来显示骨折处的对位对线情况。CT能够显示骨折周围的软组织水肿、

血肿及关节积液等。

3. MRI

MRI 对骨折的诊断敏感度更高，各种类型的骨折多可在 MRI 上显示。骨折在 MRI 上表现为：骨折线多为脂肪抑制 T2 加权成像（T2WI）高信号，T1 加权成像（T1WI）低信号的线样改变，周围往往伴有斑片状的 T2WI 高信号的水肿区（图 2-7-1B、C）；骨折周围软组织多因水肿而表现为 T2WI 高信号。MRI 对伴有或不伴有骨小梁骨折的骨挫伤的诊断具有重要价值，骨挫伤在 CT 或 X 线上均为阴性，而在 MRI 上为斑片或地图状脂肪抑制 T2WI 高信号。

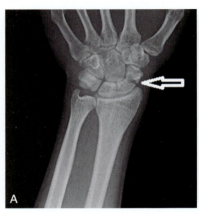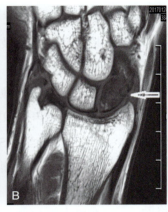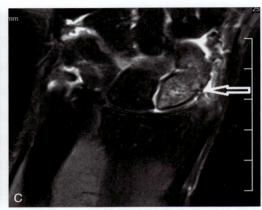

图 2-7-1 舟状骨骨折

A：舟状骨可见透亮线（箭头所示）；B：T1WI 显示舟状骨明显水肿及线样低信号的骨折线（箭头所示）；C：T2WI 显示高信号的舟状骨水肿及骨折线（箭头所示），周围高信号的软组织肿胀

（二）软组织损伤

1. 肩袖损伤

X 线可见肩峰形态变异，可成钩状，或肩峰出现骨质增生改变；冈上肌出口位显示肱骨头与肩峰距离缩短。CT 与 X 线相似，可以通过多平面重建或三维重建观察肩峰或肱骨头形态的改变，特别是骨质增生的改变。MRI 是目前诊断肩袖损伤首选且直观的影像学方法。MRI 可清晰显示组成肩袖的四条肌腱，其中压脂 T2WI 斜冠状位上可见典型的冈上肌肌腱损伤。根据损伤的程度，可表现为冈上肌肌腱高信号改变，甚至连续性中断（图 2-7-2）。

2. 臂丛损伤

臂丛损伤作为最常见的外周神经损伤，X 线及 CT 多无诊断价值。MRI 对臂丛神经的显示具有独特的优势。三维稳态进动快速成像序列轴位上，椎管内臂丛神经前后根显示为自脊髓腹、背侧沟发出的丝状结构，在周围高信号脑脊液衬托下边缘清晰、锐利。冠状面图像则可整体显示各节段椎管内神经前后根。三维快速扰相梯度回波序列轴位上，椎管外臂丛神经表现为周边稍低信号、中心高信号的条状结构，周围包绕高信号脂肪组织。压脂 T2WI 序列上因神经组织外的脂肪背景信号被抑制，臂丛神

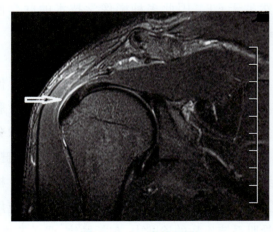

图 2-7-2 肩袖 MRI

经显示为由颈4至胸1椎间孔旁起始的条状高信号结构，于锁骨下及腋窝集中（图2-7-3A）。通过曲面重建及厚层最大密度投影，可于同层显示臂丛神经全貌。臂丛的节前损伤MRI征象包括：脊髓的T2WI高信号，脊膜囊肿形成，神经根消失；而节后损伤的MRI征象主要是：神经干增粗，T2WI信号增高；神经干连续但结构紊乱；神经干连续性中断或呈结节状增粗（图2-7-3B）。

3. 腕管综合征

腕管综合征主要是由于腕管内压力增高引起正中神经受压所致。因为软组织分辨率不高，X线与CT在诊断中的意义不大。MRI则可清晰显示正中神经形态及腕管内结构，在诊断腕管综合征中有着重要的价值。腕管综合征MRI表现主要有：①正中神经进入腕管处增粗，正中神经肿胀率（median nerve swelling rate，MNSR）即豌豆骨层面与桡骨远端层面正中神经横断面积的比值增大。②正中神经在腕管内受压变扁，远端腕管层面（钩骨沟层面）最明显，正中神经扁平率（median nerve flattening rate，MNFR）增加。③腕横韧带向掌侧膨隆，以钩状骨层面最为显著。④正中神经的T2WI信号增高。超声在腕管综合征的诊断中也有着重要的价值。正中神经受卡压的主要超声表现为：①豌豆骨水平和钩骨钩水平的正中神经横截面面积增大。②肿胀率即正中神经卡压部位与近端非卡压部位的正中神经横截面面积之比值较健康对照组的减少。③扁平率即正中神经卡压部位长径与短径之比值较正常增大。④超声纵向扫描能观察到正中神经受压改变。⑤钩骨钩截面腕横韧带厚度增加。

4. 三角纤维软骨复合体损伤

腕三角纤维软骨复合体（triangular fibrocartilage complex injuries，TFCC）是人类腕关节尺侧的重要的纤维软骨-韧带结构，主要由关节盘、关节盘同系物、尺三角韧带、尺月韧带、桡尺三角韧带、尺侧副韧带、尺侧腕伸肌腱鞘组成。虽然X线腕关节造影能够诊断TFCC损伤，但其作为有创的检查目前已很少在临床使用。CT在TFCC损伤中的诊断价值有限。MRI是诊断TFCC损伤的主要影像学方法。正常的TFCC在MRI中呈T1WI等低信号、T2WI低信号。在冠状位上大多数的TFCC为内窄外宽

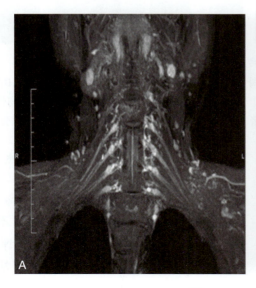
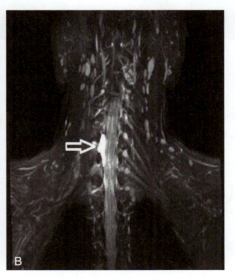

图2-7-3 臂丛MRI

A：正常臂丛颈4至胸1椎间孔旁起始的条状高信号结构，向锁骨下及腋窝集中；
B：右侧臂丛颈4至胸1损伤，神经干连续性中断并可见脊膜囊肿形成（箭头所示）

的四边形结构。短 TI 反转恢复序列（short TI inversion recovery，STIR）与抑脂的 T2WI 为最佳的观察损伤的 MRI 序列。TFCC 损伤多表现为正常组织内出现 STIR 或 T2WI 点状或条片状高信号。按照损伤的不同程度，影像学表现各异。关节盘轻度损伤时，关节盘形态尚好，关节盘内可见点片状 T2WI 高信号；中度损伤时关节盘形态尚好，盘内有条形信号增高影，可累及三角纤维软骨盘关节囊，但软骨盘关节面光整；而重度损伤时，关节盘形态不规则，不规则的高信号可延伸至关节盘的边缘（图 2-7-4）。

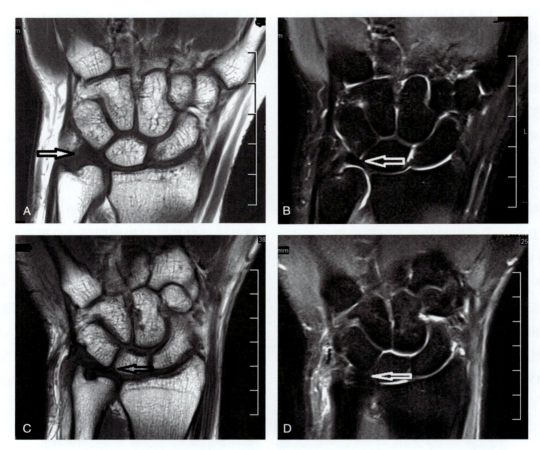

图 2-7-4　三角纤维软骨复合体（TFCC）正常及损伤 MRI

A：冠状位 T1WI 显示正常 TFCC 结构清晰，正常软骨盘呈内窄外宽的四边形结构（箭头所示）；B：同一患者，冠状位 T2WI 显示关节盘及韧带均为低信号（箭头所示）；C：TFCC 损伤患者，冠状位 T1WI 显示韧带及关节盘结构紊乱，软骨盘变形（箭头所示）；D：与 C 同一患者，冠状位 T2WI 显示尺侧韧带信号增高，软骨盘内可见高信号（箭头所示）

（贾　杰　尹　波）

第八节　视频评估技术

一、原研背景

据流行病学统计，脑卒中发患者群广、致残率高，其所带来的功能障碍往往给患者生活带来严重影响，特别是手功能障碍，其康复难度大、进展慢。然而纵观国内外，对于脑卒中后手功能的评估与治疗均显示出不精准、不完善的状况。目前，用于手功能评估的比较有代表性的量表有徒手肌力评定法（manual muscle test，MMT）、改良 Ashworth 痉挛量表、Brunnstrom 量表、Fugl-Meyer 评定量表（Fugl-Meyer assessment，FMA）、运动功能状态量表（motor status scale，MSS）、运动评估量表（motor assessment scale，MAS）、上肢运动研究量表（action research arm test，ARAT）、Wolf上肢功能测试（Wolf motor functional test，WMFT）等。其中，针对患者的评估例如对于肢体活动的最基本的评估，如关节活动度（range of motion，ROM），包括前臂旋前旋后、腕背伸、尺偏、桡偏、拇指内收和外展、拇指屈曲和伸展、四指（除拇指外）内收和外展等以及功能性动作如手球状抓握、手柱状抓握、手指对捏、手指侧捏等，未能达到定量评估的技术水平。另外医生或治疗师使用量角器等器械进行的人工定量评估往往也带有很大的主观性与随机性，所得评估结果并不符合新时代"精准医疗"的目标。

按照"精准医疗"的社会发展需求，针对脑卒中患者手功能康复训练期间的精准训练、精准评估要求，重点需要了解不同的康复训练手段应用于患者的效果。临床上主要依赖医生与患者之间的主观交流以及各类定性的量表测评，目前还没有一种在行业内或者临床上可以运用的定量手功能评估标准。

为了得到患者手指、手掌、手腕等部位的定量运动数据，常使用的有穿戴式传感器方案与不接触式视觉方案两大方案。基于各类穿戴式模块的传感器方案主要借助加速度传感器、电子陀螺仪等电子测量芯片，得到肢体的加速度、位移等运动参数，进一步借助各类算法模拟出肢体的运动过程和空间位置。其优点是计算相对简单、得到的加速度等信息精度较高，缺点是无法满足针对空间定位等手功能康复中比较高的评估精度要求，而且由于患者年龄、性别等的差异，无法做到穿戴设备的统一性，也就无法做到评估数据的一致可比性。基于摄像机采集视频数据的不接触式方案，虽然可以做到对患者的手部没有任何差异性要求，仅仅需要将手放置在指定位置即可，但是由于目前计算机视觉和模式识别算法与工程技术的发展还远没有达到可以识别任意人手动作的程度，即使有一些很复杂的算法对人手动作有较高的识别率，但是由于脑卒中患者的患手在运动、屈伸等方面功能均比较弱，无法比拟正常人手的运动特性，所以进一步增加了完全依靠视觉算法识别的难度，何况在实际测试中还存在手部关节遮挡、重叠、动作多义性等无法解决的难题。

二、定义与概念

1. 视频评估

所谓视频评估，即通过拍摄视频，然后第三方对视频内容进行查看，根据视频里评估动作等的表现情况来打分，最终得出患者的评估结果。该方法能做到多中心的评估一致性，同时能实现科研评估过程中的盲法，但其前期准备要求稍高，如需要进行视频拍摄的培训、场景的选择等，而且对拍摄设备也有统一的要求，为视频质量做基础保障。目前，视频评估属于较为新兴的一种评估方法，在临床与科研中都具有较高价值。

2. 多维视觉手功能康复定量评估

多维视觉手功能康复定量评估，即通过多角度、多种计算方式如视觉动作捕捉、处理技术，实现对手部主动关节活动度及手部动作的定量化评估。

三、硬件架构

多维视觉手功能康复定量评估平台主要由操作平台硬件与手功能评估计算软件组成。操作平台硬件为多维视觉手功能康复定量评估平台提供了硬件工作环境，符合人体工学与运动特点。本研究使用工业化设计流程，通过外形框架结构开模、视频与光学动作捕捉设备集成优化、触摸操控一体化配置等方式，进行完整的工业化产品级设计。

触控显示器负责交互信息的输入与输出；计算机负责数据处理、逻辑控制、智能分析算法的解算与信息储存等功能；左右两侧工作区为平台检测区域，患者可完成健手建模与患手评估等功能；双路视频采集设备完成视频信号采集；四路光学动作捕捉设备，完成患者手指、手掌、手腕各个关节点的三维空间数据与多项运动矢量信息的实时获取；外部结构框架为平台的整体支架；光源为工作区域提供良好的光照环境；减少噪声，提高检测精度。图 2-8-1 为多维视觉手功能康复定量评估平台软件架构框图。

四、软件设计

多维视觉手功能康复定量评估平台软件系统架构共分为五层，分别为硬件层、驱动层、计算算法层、数据库层及交互层。图 2-8-1 为多维视觉手功能康复定量评估平台软件架构框图。

五、产品原理

1. 软件流程设计

使用医师登陆多维视觉手功能康复定量评估平台后可对患者进行健手建模、患手评估、信息管理、数据分析四种功能操作，其软件流程框图见图 2-8-2。

2. 数据库设计

多维视觉手功能康复定量评估平台需要对医师、患者的信息进行存储，对于每一次评估过程进行实时数据存储与建档。数据库部分设计需满足平台需求，减少医生或治疗师的辅

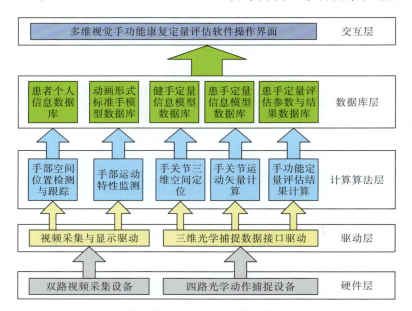

图 2-8-1　多维视觉手功能康复定量评估平台软件架构框图

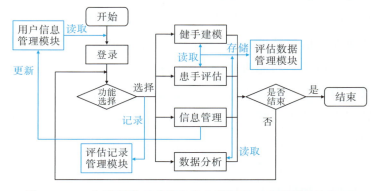

图 2-8-2　多维视觉手功能康复定量评估平台软件流程框图

导干预，同时存储数据为后续病例分析与进一步治疗方案的制订打下基础。多维视觉手功能康复定量评估平台数据库部分包括基本信息管理、评估记录管理、评估数据管理三大主要功能模块，每个主要功能模块又分为若干子模块。

3. 动作评估算法设计

本平台通过背景学习理论，在固定空间中获取检测手部，经粒子滤波跟踪算法，在手部运动范围内稳定手部运动轨迹和范围，并完成手部动态跟踪。通过双路数字视频信号实时采集与计算机视觉分析技术，完成患者在健手建模与患手评估过程中手部位置与实时动作的空间信息的动态监测。在手部位置的自动检测与动态跟踪过程中，通过显示画面与后台语音的双重提示，保证患者健手与患手处于最优检测位置内，保证后续运动参数提取的正确性和稳定性。如图2-8-3左侧两图为左手在做尺偏动作时的不同位置，右侧两图为其镜像，绿色框是手部跟踪结果。同时，为了确保患者手部在完成定量评估动作过程中能够始终在适当的检测位置，计算机视觉技术进一步针对手部运动的幅度、范围等信息进行智能计算与实时监测，确保健手在建模、患手在评估的过程中手部动作的可靠采集和完整记录。

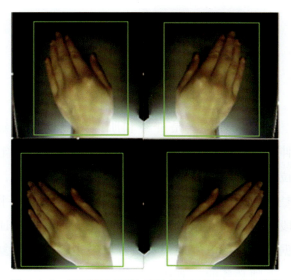

图2-8-3　健手镜像处理与定位视频用于患手评估辅导

多维视觉手功能康复定量评估平台采用健手和患手同步数据采集与智能评估的方式，针对患者左右两手，分别使用了两种共计四路光学智能动作捕捉设备。本次的光学智能动作捕捉设备采用红外与灰度相机结合的技术方案，通过内置智能算法，实现实时获取手指、手掌、手腕各个关节点的三维空间数据与多项运动矢量信息。基于上述三维空间信息数据，本系统开发了针对不同手功能评估动作的特定智能分析算法，通过对高维运动特征数据进行降维与特征点数据提取和智能计算，进而分析出手部关节的多种运动参数，作为手功能康复定量评估标准的系统评估参数。

将得到的患手的定量信息与该患者的健手进行对比，计算它与健手的数据偏差百分比，作为该患者当次尺偏动作的定量评估得分。

4. 手功能康复定量评估过程与实施方法

目前在临床上大量使用的是手功能康复训练定性评估Brunnstrom评定量表、Fugl-Meyer评定量表等，本系统结合量表使用一套脑卒中后手功能康复评估动作，如腕背伸、尺偏、桡偏、拇指内收和外展、拇指屈曲和伸展、四指（除拇指外）内收和外展若干动作，为了防止标准动作演示在指导过程中存在多义性与主观性，故将这些动作进行三维动画制作，实现标准手动作演示一致性。

本平台支持患者将健手与患手同时放置于评估装置中，分别为健手和患手配置同样的视觉采集与光学采集装置。评估第一步，患者健手在标准动画手的指导下，完成健手运动特性与关节点参数提取与健手模型建模，如图2-8-4所示为利用Maya软件设计的三维动画手部分截屏，标准手视频通过背景学习算法得到前景手，利用手部粒子滤波跟踪得到空间运动轨迹，其中绿色框内为手部跟踪定位结果。评估第二步，患手在患手工作区中完成动作运动特性与关节点参数提取。评估第三步，综合分析患者的患手的多维度手部运动参量，以得分的形式，给出本次患者患手的康复程度定量评估得分。结合康复训练前后多次的手功能参量，实时给出患者手功能的定量评估趋势，直观地给患者和医生提供手功能阶段性康复训练之后的改善情况资料，使其有针对性地制订下一阶段的动态训练任务。同时在系统接入、健手建模、患手评估、得分评定等过程中，工程样机专门增加了各类语音模拟播放机制，增加平台使用的便捷性，更重要的是对患者进行系统使用的提醒、评估过程的互动以及训练过程中的持续鼓励。

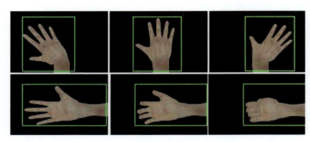

图 2-8-4　利用 Maya 软件设计的三维动画手部分

六、临床应用

本平台主要针对脑卒中患者在医生或治疗师指导或居家康复过程中针对性地定量评估其康复程度，以利于医生或治疗师有效、动态地调整康复方案，实现精准评估下的脑卒中后手功能康复，提高生活质量。该平台由于其先进性、准确性以及便捷性，适用于三级、二级以及各社区医院，其理论依据科学、客观，能在一定程度上解决临床康复评估过程中难以量化、主观影响结果、记录不便等问题。另外，由于其能较好地评估患者的功能变化情况，所记录的患者手功能进步信息能够给予医生、治疗师、患者及患者家属及时反馈，有利于治疗方案的跟进，同时对激励患者积极进行康复治疗起到很好的作用，值得应用于临床评估当中。

未来，平台将通过多点网络连接，设立远程管理服务器，将所得到的数据进行数据抽查与视频监测等方式实现评估过程定量化、规范化、一致化，另外还规划进一步建立与开发手功能大数据服务平台及自助型训练评估平台；以现有项目平台作为专业型定量评估平台，可供各类专业机构及医院进行基于本地的专业型定量评估，拓展自助型训练评估平台，供患者进行居家式基于云端的自助型定量评估；同时依托海量的平台数据进行手功能大数据服务平台搭建，大数据服务平台可进行行业性的数据共享与流通，反向服务于各类承载的平台。

七、科研与拓展

无论是从临床还是科研角度，该系统或者说是评估方法提高了脑卒中患者的手功能康复过程中评估的定量化、动态化与个性化，弥补了目前康复医学领域对手功能定量化评估的空白，具有很好的科研与临床价值。医学的发展，总是从模糊的"定性"到越来越精确的"定量"，手功能康复，恰逢时机，符合时代发展潮流，将手功能康复的评估推向精确化，弥补主观评定的不足与误差，减少人力消耗，在促进临床工作的同时，也推动了科学研究的进步。

（贾　杰　陈树耿　陆小锋）

第九节　电生理评估

一、神经电生理诊断

电生理检查是神经和肌肉系统检查的延伸，它依据神经系统解剖学和神经电生理学定位原则，对患者感觉运动功能障碍进行定位，是诊断和鉴别周围神经肌肉疾病的客观检测手段，从而为临床诊断和评估提供详细的客观证据。目前，电生理检查技术已被视为临床康复科医师必备的一项基本技能。

(一)肌电图仪器

肌电图机,又称为肌电图/诱发电位仪,主要包括主机、放大器、电极(皮肤电极和针电极)以及相关附件。

(二)肌电图(electromyography, EMG)

肌电图是研究肌肉静息和随意收缩及周围神经受刺激时各种电特性的一门科学,是应用电刺激检查神经、肌肉兴奋和传导功能的方法,即神经细胞或纤维兴奋时,其兴奋向远端传导,通过神经肌肉接头兴奋肌纤维,引起肌肉收缩运动,产生电位变化,并且应用电子学仪器记录肌肉静息或随意收缩时的电活动。

肌电图检查的范围为下运动神经元的病变,包括脊髓前角、神经根、神经丛、神经分支、神经肌肉接头和肌肉(图2-9-1)。

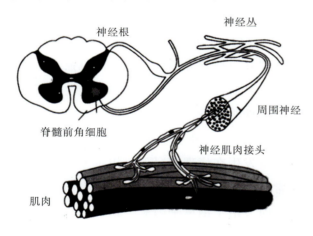

图 2-9-1 下运动神经元的结构

Seddon将神经损伤分为神经失用、轴突断伤和神经断裂,至今一直在临床和伤残鉴定中沿用(图2-9-2)。神经失用,也称功能性麻痹,指的是传导阻滞,仅影响髓鞘,轴突完整;轴突断伤是指损伤只影响神经轴突,间质(起支撑作用的结缔组织)没有受到影响,它会导致神经远端节段的连续性丧失和瓦勒变性,进而出现失神经支配所致的肌肉萎缩;神经断裂是神经完全损伤,包括髓鞘、轴突和所有支持结构损伤,常在术中发生,为神经损伤中最重的,也是预后最差的一种。

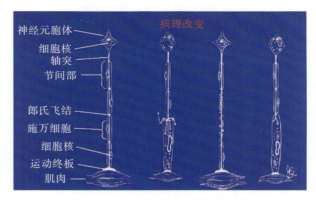

图 2-9-2 周围神经损伤的分类

(三)肌电图检查的内容

1. 神经传导速度的测定

神经传导速度的测定、神经电图(F波、H反射、重复电刺激、瞬目反射等)、针极肌电图及诱发电位,神经传导研究的是神经兴奋的传导功能,一般泛指有髓鞘的A纤维。神经传导速度的测定只局限在远端,而F波及H反射是评估周围神经近端的传导功能,特别是对神经根的诊断尤为重要。重复电刺激通过低频或高频的刺激,引起神经递质释放,并与其受体结合,反映运动终板的功能,对神经-肌肉接头病变的诊断提供客观的证据。针极肌电图是通过神经支配的肌肉功能是否完好以判断神经损伤的位置和损伤的程度,也可以发现肌肉本身的病变。而诱发电位主要是对听神经、视神经、本体感觉及锥体束功能进行诊断。

肌电图常用的参数有感觉神经传导速度(sensory nerve conduction velocity, SNCV)、运动神经传导速度(motor nerve conduction velocity, MNCV)、潜伏期、波幅、插入电位、自发电位(纤颤电位、正锐波、束颤电位等)、运动单位电位(motor unit potential, MUAP)、募集等。

(1)脱髓鞘病变:可引起神经传导速度减慢、远端潜伏期延长,严重的局灶性脱髓鞘会导致传导阻滞，但此时轴突是完整的，所以波幅不应有显著改变（图2-9-3）。

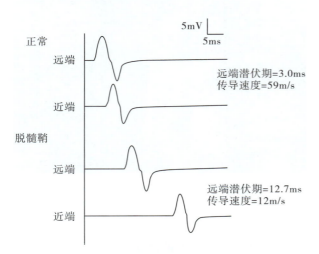

图2-9-3 正中神经感觉传导测定（逆向法）

（2）轴突损伤：远、近端刺激，波幅均下降，而潜伏期和传导速度不应有显著改变。有时由于传导最快的纤维受累，导致潜伏期延长和传导速度减慢，但不超过20%；如果出现神经断裂，在损伤的远、近端刺激，可能均引不出动作电位。

（3）F波：F波超强刺激神经干时，在M波后的一个晚成分，是运动神经回返放电引起的（图2-9-4）。相对于M波，F波是对长传导通路的评估，其优点是将所有节段性异常累积并显示出来，有助于提高弥漫和多发性神经病中的多节段损害的检测敏感性。但因为存在长度的稀释效应，对神经局部的脱髓鞘损害可能会被遗漏。

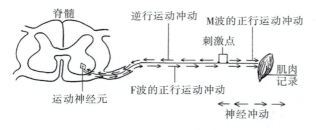

图2-9-4 正中神经运动传导速度

通常，F波是用以补充常规运动的神经传导的不足，评价近端运动神经的功能。要结合神经传导和针极肌电图，不能孤立地依据F波进行诊断。

2. 针极肌电图

针极肌电图的检查包括插入电位、肌肉静息状态的检查、运动单位电位和募集四个步骤，每一个步骤的数据分析如下。

（1）插入电位：指针插入肌肉时，由于针的机械性刺激，引起肌纤维活动，出现一连串电位波动，一般不超过300ms，常见于肌肉失神经支配或肌强直病。

肌强直电位：肌强直电位是插入电位延长中的一种特殊类型，指肌纤维激活后出现的动作电位发放延迟，在临床中被视为肌肉收缩后的放松延迟。用叩诊锤敲击肌腹，可以看到肌丘。肌电图上可以看到针插入时，这些电位以不同的频率发放，波幅及频率逐渐衰减，频率为20~150Hz，发出类似轰炸机俯冲的声音。见于肌强直性营养不良、先天性肌强直、副肌强直、高血钾性周期性麻痹、多发性肌炎、酸性麦芽糖酶缺乏、慢性神经根病和神经病中。

（2）肌肉静息状态的检查：自发性电活动通常发生在病理情况下。相对于细胞外液，正常肌肉静息膜电位为-80mV。损伤或失神经支配时，由于钠离子内流，膜电位负值变小，接近产生自发动作电位。当细胞静息膜电位达到-60mV时即产生自发电位。

终板区：正常肌肉应该没有自发电位活动，除非针电极处于肌纤维的终板区，可见到微终板电位，特点是低波幅、单相的负向电位，发放的频率为20~40Hz，目前认为微终板电位的机制是乙酰胆碱在突触前末梢自发释放，当乙酰胆碱与受体结合后，肌肉的钠、钾离子通道出现继发性改变，从而依次产生微小电流。还有终板棘波，典型的是中等波幅、初始负相偏转的双相波，一般认为是单个肌纤维去极化，是针电极刺激突触前神经末梢释放大量的乙酰胆碱，随后产生一个达到阈值的去极化反应，当针尖移动后，终板电位消失。

典型的异常自发电位的类型包括：

①纤颤电位：纤颤电位（fibrillation potentials，Fibs）是单个肌纤维自发放电产生的动作电位，特点是2~3相，始相为正，主相为负，时限1~5s，波幅20~500μV，频率0.5~30Hz，在扬声器中，纤颤电位的声音是一种清脆的声音，类似搓纸的声音。提示所检肌纤维的支配神经受损（图2-9-5）。

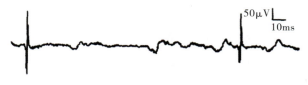

图2-9-5 纤颤电位

②正锐波：正锐波（positive sharp wave，PSW）也是代表单个肌纤维的兴奋，特点是起始部为正相，继之伴随出现一个时限较宽，波幅较低的负相波，频率0.5~30Hz，波幅变化范围较大，10μV~3mV。可发出比较钝的爆米花声，通常多与纤颤电位同时出现，但也可单独出现，尤其在肌肉失神经支配早期，也可以在一些肌源性损害疾病中出现。

③束颤电位：束颤电位是指一个运动单位里全部或部分肌纤维的不随意自发放电，通常伴有肉眼可见的肌肉抽动。频率为0.1~10Hz，它的形态与运动单位电位很像，正常人也会出现，所以只有同时发现纤颤电位及正锐波才有肯定的病理意义。

④复杂重复放电：复杂重复放电（complex repetitive discharge，CRD）是成群的肌纤维几乎同步性放电，特点是突发突止，频率为20~150Hz，波幅在50~500μV，规律出现，有持续类似机关枪样的声音。CRD可见于某些肌源性疾病及多种慢性失神经疾病。

对自发电位可采用半定量评价（图2-9-6）。

+1——只有仔细寻找后方可发现1~2处自发电位，一般很少有自发电位。包括在移动针电极后，有正波的放电（例如插入性正锐波）；

+2——有两个以上的不同部位的偶发自发电位；

+3——无论记录针电极的位置在何处，都有自发活动放电；

+4——整个荧屏示波器充满了大量的自发电位。

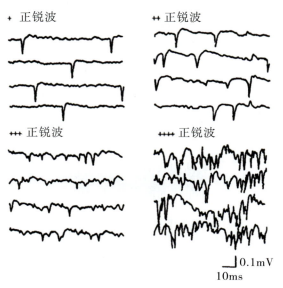

图2-9-6 自发电位半定量评价

（3）运动单位电位：轻收缩

一个运动单位是由一个运动神经元或者一个脊髓前角细胞及其发出的神经纤维、神经肌肉接头和肌纤维组成的。运动神经元单次发放冲动可以引起其轴突所支配的全部肌纤维同步收缩，产生运动单位电位，它是肌肉收缩时的最小功能单位。

在实际肌电图检查时，除了观察静息状态时异常自发电位存在与否外，很重要的一点是在轻收缩时观察运动单位电位变化的特征，并根据其特征来判断疾病性质、病程等。

当存在神经源性损害时，由于运动单位减少，导致放电的运动单位电位数量减少，但存活的运动单位经过芽生的方式形成了一个比正常的大得多的运动单位，就会出现一个时限增宽、波幅增高的高宽电位或巨大电位。而在肌源性损害时，由于肌纤维的数量减少，则导致运动单位电位的时程缩短，波幅减小。

（4）募集：大力收缩

募集（图2-9-7）正常需要具备两个条件：运动单位激活和募集。激活指的是提高运动神经元放电的能力，这是募集正常的核心条件。当由于中枢神经系统病变，或是由于疼痛、功能性疾病患者不能合作时，出现募集减少的情况，这是因为运动单位不能被激活所致。在神经源性病变中，一些运动单位不能放电，而可放电的运动单位被募集前，运动单位的放电频率将增加，募集时，高频放电的运动单位数量较少，这种情况称为募集减少。

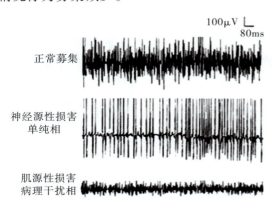

图2-9-7 不同病变的运动单位募集

在肌肉病变中，由于肌纤维的大量破坏，导致运动单位肌纤维数量明显减少，产生的力量也相应减小，那就需要其他运动单位代偿以增加收缩力量，这种用力程度和运动单位出现的多少不成比例的现象即为早募集现象。

大多数神经损伤后会发生两种病理变化：瓦勒变性和节段性脱髓鞘。大多数神经损伤后其远端损伤部分会发生瓦勒变性，导致神经传导障碍，而神经受压后的改变通常多为节段性脱髓鞘。

神经损伤后的电生理改变需要一定的时间。刚开始，进行神经传导检查时刺激损伤近端时没有反应，而刺激远端时，神经传导的功能可以保留一段时间。一般远端动作电位可以保留3~5d，然后逐渐减小，直到6~8d后完全消失，当轴索仍具有传导功能时，神经肌肉接头之间的传导功能已经丧失，所以感觉神经功能留存的时间要比运动神经功能长几天，2~3周后就会出现自发电位如正锐波，出现自发电位时间的早晚与远端残存神经的长短有关，如神经根损伤，椎旁肌大约1周可以出现自发电位，而远端肌肉可能需要3~4周才会出现异常。

（四）肌电图检查的时机

为了减少患者的痛苦，获得更多的信息，电诊断检查的时机非常重要。EMG异常自发电位活动往往在神经损伤数天或数周后出现。因为越远端的肌肉，其轴突的长度越长，膜不稳定性改变发生的时间就越晚。近端肌肉可以在1周内就出现失神经电位，侧支生芽首先使这些肌肉恢复神经再支配。较远端的肌肉可能在损伤后的3周左右出现失神经电位，因此，如果过早地进行肌电图检查，可能出现假阴性的结果，如果在损伤后很晚才进行检查，又可能已经出现神经再支配。

（五）病例分析

【病例分析1】

1. 病史摘要

男性，53岁，10d前患者双手手腕处被绳索紧勒悬吊4h后，感觉右上肢无力麻木，未给予特殊处理，后右上肢出现无力，到某医院就诊，行肌电图检查（发病第8天），结果见表2-9-1和表2-9-2。

结果提示右侧尺神经前臂周围段损伤。遂来我院就诊，查体：右上肢肌力4级，右手五指不能并拢，右小指展肌肌力3级，右上肢前臂、右手背及双手背虎口区感觉减退，无明显肌肉萎缩，腱反射全部正常。由于其左手虎口区也存在感觉异常，故再次行肌电图检查。结果见表2-9-3。

表 2-9-1　神经传导检查结果

神经传导	潜伏期（ms）		波幅（mV, μV）		传导速度（m/s）	
	左	右	左	右	左	右
运动传导						
正中神经（腕-拇短展肌）		3.5		10.6		
腕-肘		8.0		13.0		51
尺神经（腕-小指展肌）		2.6		11.9		
腕-肘下		7.2		0.6		39
腕-肘上		9.4		1.0		55
感觉传导						
正中神经（示指）		2.9		10		48
尺神经（小指）		3.1		2		39

注：感觉传导均采用逆向法记录，运动传导的波幅均采用负峰值记录

表 2-9-2　肌电图检查结果

肌肉	自发电位		运动单位电位			募集
	纤颤电位	正锐波	波幅	时限	多相电位	
右小指展肌	-	-				电静息

表 2-9-3　神经传导检查结果（由于患者发病仅10d，故未查针极肌电图）

神经传导	潜伏期（ms）		波幅（mV, μV）		传导速度（m/s）	
	左	右	左	右	左	右
运动传导						
正中神经（腕-拇短展肌）	3.5	3.6	6.9	5.8		
（腕-肘）	7.3	7.6	6.5	5.6	60.4	52.6
尺神经（腕-小指展肌）	2.5	2.3	11.5	6.3		
（腕-肘下）	7.6	8.3	10.3	0.4	53.5	45.5
（腕-肘上）	6.0	7.2	11.0	0.2	56.5	44.6
感觉传导						
正中神经（示指）	2.5	2.7	39.6	20.4	54.9	52.9
尺神经（小指）	2.1	—	21.4	—	56.1	—
手背尺侧皮神经	2.3	—	13.0	—	49.1	—
桡神经	2.5	—	12.4	—	40.0	—

肌电图可见双侧桡神经及右侧尺神经、手背尺侧皮神经感觉传导均未引出波形，提示双侧桡神经感觉传导异常；右侧尺神经传导异常，建议患者2周后复查。

第3次查肌电图为发病第23d，患者双侧虎口区的感觉麻木症状稍好转，但右侧手背第一骨间肌出现萎缩，小指外展及拇指内收无力。肌电图结果见表2-9-4和表2-9-5。

右侧尺神经、桡神经、手背尺侧皮神经、前臂内侧皮神经感觉传导均未引出波形，左侧桡神经感觉传导波幅减低、传导速度减慢。针极肌电图显示右侧拇短展肌、手背第一骨间肌、尺侧腕屈肌、指总伸肌及左侧指总伸肌和肱桡肌在静息状态下可见明显的异常自发电位活动。

表 2-9-4　神经传导检查结果

神经传导	潜伏期（ms）		波幅（mV, μV）		传导速度（m/s）	
	左	右	左	右	左	右
运动传导						
正中神经（腕-拇短展肌）	3.0	3.3	6.9	6.0		
（腕-肘）	6.8	7.1	6.0	5.9	58.7	56.0
尺神经（腕-小指展肌）	2.2	3.6	10.0	1.0		
（腕-肘下）	7.4	11.0	9.6	0.3	57.5	43.4
（腕-肘上）	5.8	8.9	9.9	0.3	55.6	45.9
桡神经（前臂-指总伸肌）	2.5		4.9			
（前臂-桡神经沟）	5.7		5.1		59.2	
感觉传导						
正中神经（示指）	2.5	2.8	31.8	20.3	54.4	52.9
尺神经（小指）	2.2	—	18.1	—	54.1	
手背尺侧皮神经	2.1	—	22.7	—	51.4	
桡神经	2.9		6.3		37.7	
前臂内侧皮神经						

表 2-9-5　肌电图检查结果

肌肉	自发电位		运动单位电位			募集
	纤颤电位	正锐波	波幅	时限	多相电位	
右尺侧腕屈肌	—	+1	正常	正常	—	正常
右指总伸肌	—	+1	正常	正常	—	正常
右拇短展肌	+1	+1	正常	正常	正常	正常
右肱桡肌	—	—	正常	正常	—	正常
左手背第一骨间肌	—	—	正常	正常	—	正常
左指总伸肌	+1	+1	正常	正常	—	正常
左肱桡肌	+1	+1	正常	正常	—	正常
左肱三头肌	—	—	正常	正常	—	正常

2. 问题

（1）为什么3次肌电图的数据不一致？

（2）怎么解释桡神经病变与桡神经支配肌受累的关系？

（3）臂丛神经与多数单神经病如何鉴别？

（4）根据电生理结果，该患者的诊断应该是什么？

3. 分析

（1）患者手腕被绳索悬吊4h，出现小指展肌无力及双侧虎口处麻木，神经损伤数天后，感觉神经动作电位（sensory nerve action potentia，SNAP）和CMAP波幅开始下降，需要超过1周的时间才不会引出SNAP和CMAP，而损伤部位远端的神经没有发生瓦勒变性，所以肌肉检查未见异常自发电位活动，但由于肌肉失去神经支配，因此大力收缩不能募集运动单位进而无法产生电位。而第3次的肌电图为发病第23天，轴索损伤导致远端瓦勒变性，可在肌电图上观察到明显的异常自发电位。随着病程进展，如果患者出现侧芽再生，则也会出现神经再支配的电生理表现，表现为高波幅、长时限的MUAP及多项波增多。所以从神经损伤的初期到后期，肌电图检查结果有着不同的电生理表现。

（2）桡神经损伤可能出现在4个部位：一是桡浅神经损伤，只有感觉支受累，不影响桡神经的运动，感觉障碍主要在虎口处，表现为虎口处麻木，运动方面不受影响；二是后骨间神经，此为桡神经纯运动分支，只影响运动，导致示指固有伸肌、指总伸肌无力，垂指明显，垂腕不明显，伸腕桡偏；三是桡神经沟处损伤，典型临床表现为垂指垂腕，受累肌肉为指总伸肌和肱桡肌，肱三头肌一般不受累；四是桡神经腋部损伤，大多数是拄拐或外伤所致，表现为垂指垂腕及伸肘障碍，受累肌肉为所有桡神经支配肌，而其他神经支配肌正常。

（3）臂丛神经损伤指的是非同一平面的切割伤，累及多个神经，具体又分为臂丛干的损伤及束支部损伤，而单神经病只是累及单一神经，很容易在肌电图中鉴别。

（4）肌电图的具体数据显示，患者右侧正中神经支配的拇短展肌、尺神经支配的第一骨间肌及尺侧腕屈肌和桡神经支配的指总伸肌均出现自发电位，而且感觉和运动传导异常，所以诊断为右侧臂丛神经下干损伤，可能是由于患者长时间牵拉造成的。又由于该患者右侧桡神经感觉传导异常，桡神经支配肌只有指总伸肌、肱桡肌有异常自发电位活动，而肱三头肌正常，正中神经、尺神经传导和支配肌正常，所以诊断为右侧桡神经损伤，损伤的部位在桡神经沟或沟下。

【病例分析2】

1. 病史摘要

女性，6岁，患者3个月前出现右侧尺骨鹰嘴处骨折，患者环指尺侧、小指掌侧和手背侧感觉减退，同时小指无力不能伸直和外展，无遗传病史。

查体：右手背第一骨间肌和小指展肌明显无力，存在轻度萎缩，小指和环指感觉减退，腱反射全部正常。发病后第3个月初次做肌电图，神经传导和肌电图检查结果见表2-9-6和2-9-7。

表2-9-6　神经传导检查结果

神经传导	潜伏期（ms）		波幅（mV, μV）		传导速度（m/s）	
	左	右	左	右	左	右
运动传导						
尺神经（腕-小指展肌）		—		—		
（腕-肘下）		—		—		
（腕-肘上）		—		—		
感觉传导						
正中神经	1.7		56.1		54.6	
尺神经		—				
手背尺侧皮神经	1.6		28.1		51.3	
桡神经	1.0		26.7		67.3	

表2-9-7　肌电图检查结果

肌肉	自发电位		运动单位电位			募集
	纤颤电位	正锐波	波幅	时限	多相电位	
右尺侧腕屈肌	+2	+2	正常	正常	—	减少
右小指展肌	+1	+1	正常	正常	—	减少

结果提示右侧尺神经、手背尺侧皮神经感觉传导、右侧尺神经运动传导均未引出波形，右侧手背第一骨间肌、尺侧腕屈肌及小指展肌静息状态可见明显的异常自发电位活动。考虑肘部的尺神经损伤。发病后第6个月复查肌电图，神经传导和肌电图结果见表2-9-8和表2-9-9。

右侧手背尺侧皮神经感觉传导未引出波形。

2. 问题

（1）如何区别尺神经在腕部和肘部的损伤？

表2-9-8　神经传导检查结果

神经传导	潜伏期（ms）		波幅（mV, μV）		传导速度（m/s）	
	左	右	左	右	左	右
运动传导						
尺神经（腕-小指展肌）		3.7		3.2		
（腕-肘下）		9.6		3.1		
（腕-肘上）		8.1		2.8		
感觉传导						
正中神经	1.7		71.5		53.6	
尺神经	3.0		6.8		26.3	
手背尺侧皮神经	1.6	—	29.2	—	53.8	
桡神经	1.4		27.7		51.5	

表2-9-9　肌电图检查结果

肌肉	自发电位		运动单位电位			募集
	纤颤电位	正锐波	波幅	时限	多相电位	
右尺侧腕屈肌	—	—	增高	增宽	—	正常
右小指展肌	—	—	正常	增宽	—	正常

（2）此患者是完全性损伤吗？

（3）为什么患者的超声结果显示患者恢复较好，但肌电图结果与临床不同步？

3. 分析

患儿玩耍时不慎摔倒，导致右肱骨髁上骨折，行"骨折切复内固定"术，并给予右肘关节石膏外固定，术后20d天出现：右肘关节活动受限，活动范围20°~80°，右手拇指不能内收，各指不能相互靠拢，右手第4、5指的指间关节弯曲呈爪状畸形，尺神经支配皮节感觉减退，四肢反射正常，病理征阴性。

患者术后1个月时在上海某医院行肌电图检查，右侧尺神经腕部刺激，小指展肌记录未引出CMAP，右侧尺神经感觉SNAP波幅减低，尺神经支配肌可见少量异常自发电位活动，右侧正中神经、桡神经未见异常，提示右肘部外伤处尺神经严重损伤之电生理表现。

（1）尺神经不同部位损伤，其电生理表现亦出现相应的改变。肘部损伤时，出现小指和手背尺侧皮神经感觉电位异常，而腕部损伤时，通常手背尺侧皮神经感觉电位正常。此患者小指及手背尺侧皮神经均异常，所以排除腕部损伤，用寸移的方法进行肘上下运动传导测试，发现肘上2cm处，尺神经波幅及潜伏期与其他部位的波形呈非线性关系，所以定位损伤的位置是肘上2cm。

（2）患者尺神经SNAP均未被引出，而运动神经M波波幅减低，说明神经结构的连续性存在，为不完全损伤。

（3）患者后来做肌肉骨骼超声，显示右侧尺神经结构完整，而第二次复查肌电图尺神经传导波形已经出现，与第一次相比神经再支配已经建立，肌电图出现高宽的动作电位，所以当周围神经损伤后，神经再生的速率平均每天只有1mm，当再生速度大于损伤速度时，疾病才能向好的方向发展。

【病例分析3】

1. 病史摘要

男，40岁，脑出血，出现右侧肢体感觉运动功能障碍2月余，右侧肩关节半脱位。

查体：右侧肢体肌张力增高，改良Ashworth分级：上肢屈肌1级，手屈肌2级，无坐位平衡。右上肢肌肉松软，远端肌及近端肌肌力为0级，感觉减退，反射稍亢进，病理征阳性。神经传导和肌电图结果见表2-9-10和表2-9-11。

2. 问题

（1）对于中枢神经损伤患者，我们发现了什么？

（2）在康复治疗中我们还应该注意什么？

表2-9-10 神经传导检查结果

神经传导	潜伏期（ms）		波幅（mV, μV）		传导速度（m/s）	
	左	右	左	右	左	右
运动传导						
尺神经（腕-小指展肌）	2.5	2.4	9.8	7.7		
（腕-肘上）	7.0	7.1	9.3	7.3	58.5	54.1
感觉传导						
正中神经	2.4	2.8	54.7	19.7	53.7	44.0
尺神经	1.9	2.0	37.8	16.4	57.9	50.5
桡神经	2.0	1.8	27.0	17.4	61.2	61.8

表2-9-11 肌电图检查结果

肌肉	自发电位		运动单位电位			募集
	纤颤电位	正锐波	波幅	时限	多相电位	
右肱二头肌	+1	—				电静息
右肱三头肌	+1	+1				电静息
右指总伸肌	—	+1				电静息
右手背第一骨间肌	+1	+1				电静息
右拇短展肌	+1	+1				电静息
左手背第一骨间肌	—	—				募集正常

3. 分析

（1）目前很多文献均有中枢神经损伤导致周围神经病变的报道，其可能的机制为：①脑卒中患者长时间的不恰当姿势，会造成神经损伤；②后期护理或康复治疗过程中，由于频繁牵拉手臂，或超过正常的活动范围，导致神经损伤；③可能是中枢神经的损伤，使轴浆运输对下行纤维的营养作用中断，出现周围神经的变性。对于此患者，无论是感觉神经还是运动神经，偏瘫侧上肢的神经传导均比非偏瘫侧的波幅减低，同时也出现明显的异常自发电位活动，这就说明中枢神经损伤患者，同时可能存在周围神经病变。

（2）正如上文提到的，中枢神经损伤患者，同时可能存在周围神经病变。如果治疗中仅仅重视中枢神经损伤所致的异常运动模式，而忽视了周围神经损伤的问题，即使异常运动模式得以纠正，但周围神经损伤所致的外周瘫痪，仍然会使患者的运动功能不能恢复，所以治疗中在改善患者的姿势和异常运动模式的同时，要关注周围神经对肢体功能恢复的影响。

二、表面肌电图

（一）定义

表面肌电图（surface electromyography，sEMG）是通过皮肤表面电极对肌肉运动时的生物电信号电位差进行采集、放大，再经过信号的数据处理和分析所得到的图形。作为一种客观反映神经肌肉系统生物电活动的检测手段，表面肌电图为运动评估和临床科研提供了客观的数据。其最大的特点在于无创、安全、多靶点记录以及多种数据分析、操作简单、受试者更易接受等，但其缺点是只能记录到浅层的肌肉运动，与体表接触面积较大，易受到外界的干扰，只能反映较大区域内的肌电总和。而针极肌电图可测量深层肌肉的肌电活动，且受组织的滤波作用影响较小，但其具有创伤性，同时由于针的介入而不宜在肌肉运动中进行测试。

（二）sEMG的应用现状

随着科技的进步和肌电图技术的不断完善，sEMG作为一种神经肌肉活动系统分析的手段和方法，主要应用于体育和医学（尤其是运动医学）领域。

在体育科学研究领域，sEMG能够反映局部肌肉的启动时序及局部肌肉对整体运动环节的影响；可以对步态相关肌群活动的信号进行协同分析；也可以通过监测局部肌肉的疲劳程度，分析运动过程的"薄弱环节"，减少运动损伤、提高肌肉的活动效率等。

在临床医学领域，sEMG主要应用于脑卒中、慢性腰痛、颈椎病、小儿脑瘫、脊髓损伤等患者的运动评估。对于脑卒中患者在相当长的一段时间内，个体所表现出来的异常运动模式，在康复治疗过程中，仅仅根据康复医师和治疗师的主观判断来对其进行评定，并没有完善的训练参数的客观数据，因此不能对患者的康复治疗进行合理最优的安排，同时也不能进行针对性治疗，这将直接影响患者的康复疗效。sEMG不仅可以做运动评估，还可以对治疗反馈的数据进行分析，对患者肌肉功能状态以及康复效果进行评价，是目前康复医学基础研究和临床应用的重要的工具。

（三）sEMG分析常用的参数

1. 时域分析

（1）平均肌电值（average EMG，AEMG）：反映肌肉电信号的强度，是一段时间内瞬间肌电图振幅的平均值，反映运动活动时运动单位激活的数量、参与活动的运动单位类型以及同步化程度，是反映表面肌电图信号振幅变化的特征性指标。

（2）积分肌电值（integrated EMG，IEMG）：是指所得肌电信号经整流滤波后单位时间内曲线下面积的总和，它可反映肌电信号随时间进行的强弱变化。在时间不变的前提下该值还可以反映运动单位的数量，主要用来分析肌肉在单位时间内收缩的特性。

（3）均方根值（root mean square，RMS）：是一定时间内瞬时肌电图振幅平方平均后的平方根，是有效的放电值，其数值取决于肌肉的负荷性因素和肌肉本身，它与骨骼肌Ⅱ型纤维所占的比例呈正相关。一般认为它与运动单位募集和兴奋节律的同步化有关，常常用于反映肌肉活动的功能状态，其数值的变化通常与肌肉收缩力的大小等有关。

2. 频域分析

（1）中位频率（median frequency, MF）：将频谱区域分成一半时的频率，是指骨骼肌在收缩过程中肌纤维放电的中间值，主要受肌肉组织中快肌纤维和慢肌纤维组成比例的影响，即快肌纤维兴奋主要表现为高频放电，慢肌纤维兴奋主要表现为低频放电。

（2）平均功率频率（mean power frequency, MPF）：是反映信号频率特征的生物物理指标，其高低与外周运动单位动作电位的传导速度、参与活动的运动单位类型以及同步化程度有关，也是反映局部疲劳的客观指标。

（四）sEMG 在康复中的临床应用

在神经康复中表面肌电图常用于脑卒中患者的异常运动模式的评定，为脑卒中患者做痉挛的定性和定量分析，为患者康复过程中功能恢复提供直观的数据分析，为患者的康复计划制订提供指导。

长期以来，康复医生和治疗师一直使用的肌力分级评价、肌肉力量检测和肌肉痉挛量表评定等方法，由于检测效度的主观性、检测结果难以精确定量等因素而普遍受到质疑和限制。表面肌电图作为无创的检测和评估方法，不仅可在静止状态下测定肌肉活动，而且可以在各种运动中直观地看到患者肌肉启动的时序性和肌肉运动时的协同性，对脑卒中患者肌肉功能做出精准、量化的分析和评价，进而弥补康复量表的不足，为患者的康复治疗及康复计划的制订提供客观的数据指导。

目前，表面肌电图最常用于疲劳的评定，从肌肉做功的频率分析肌肉的 MF 和 MPF，能更客观地评价其运动功能状态。由于关联因素较多，到目前为止，还没有建立对疲劳程度量化的标准，因此需要我们进一步去探寻和发现。

（五）病例分析

【病例分析 1】

男，30 岁，脑出血后遗症期，伴右侧肢体感觉运动功能障碍，查体配合，右侧鼻唇沟变浅，伸舌右偏，右侧肢体肌张力增高，右侧肢体腱反射活跃，右侧巴氏征阳性。

量表评定：改良 Ashworth 分级：右上肢 1+ 级，右手 2 级；肢体运动功能上田氏分级：右上肢 8 级，右手 3 级。表面肌电图结果如图 2-9-8 所示。

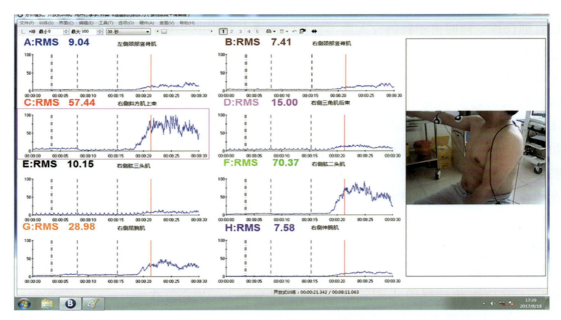

图 2-9-8　患者用偏瘫侧手去拿杯子喝水

脑卒中患者的运动功能损害可以表现为异常运动的激活以及运动控制的改变，如激活不足或者运动激活的时机异常。从肌电图和同步视频中可以看到患者用手拿桌上的水杯时，被检肌肉启动的时序性和异常的运动模式。患者的右侧斜方肌上束明显代偿，而由于脑卒中患者上肢的屈肌痉挛模式导致在伸展动作时，肱二头肌和屈腕肌兴奋性异常增高，作为主动肌的伸肌兴奋性明显降低，为此，治疗师可根据定量的数据去纠正患者的异常运动模式，以使患者的动作更加协调，减少耗能等。

【病例分析2】

女，52岁，脑梗死后遗症期，右侧肢体感觉运动功能障碍，查体配合，认知、听、理解正常，右侧肢体肌张力增高，右侧肢体腱反射活跃，右侧巴氏征阳性。量表评定：改良Ashworth分级：右上肢2级，右手2级；肢体运动功能上田氏分级：右上肢6级，右手2级。表面肌电图的初期评定和治疗两周后的评定结果对比如图2-9-9所示。

表面肌电图可以对肌肉的功能状态、肌力变化进行定量分析，目前已经应用到偏瘫患者的肌力、肌张力等诸多领域的评定。从此患者的评定量表中可见，患者的肌张力和肌力的变化不明显，但表面肌电图客观显示出明显的数据变化，极大地弥补了评定量表的不足。相对于只能粗略反映患者肢体临床痉挛水平的改良Ashworth分级法，表面肌电图具有较高的准确度和灵敏度。

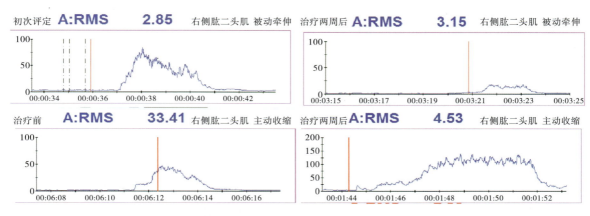

图2-9-9　肱二头肌被动牵伸及主动收缩时的初次评定和治疗两周后

（董安琴）

第十节　水肿评定

一、概述

水肿（edema）被定义为人体组织间隙有过多的液体积聚而使组织肿胀。水肿若在人体全身组织间隙呈弥漫性分布则为全身性水肿，若局限于局部组织间隙则称之为局部水肿。手与上肢的水肿往往可以归结为局部性水肿，常见于骨折、外伤、感染、淋巴系统受损等病症。临床上针对手与上肢各类型水肿的诊断与评估，主要依靠医生对于患者的主观询问和体格检查，而随着各类型的问卷、客观测量的设备、影像学工具等在水肿评定领域的不断研发与应用，我们对水肿的发生机制有了更深的了解；在临床治疗中，也可以更加精准地评估出患者水肿的情况和治疗过程中的反应。

二、手与上肢水肿的原因

正常人体中，血管内液体不断从毛细血管动脉端滤出到组织间隙中，再从毛细血管静脉端以及毛细淋巴管重新吸收，二者在正常情况下保持着动态平衡。当各种病理生理原因导致这一动态平衡被打破时，进入组织液的液体多于回流的液体，就会发生暂时性或者长期水肿。

（一）全身性水肿

全身性水肿往往是从足部或者眼睑、颜面开始，逐渐蔓延全身，最后累及手与上肢的水肿。具体的原因包括心源性水肿、肾源性水肿、肝源性水肿、营养不良性水肿等。

（二）局部性水肿

常由于局部静脉、淋巴回流受阻，或者毛细血管通透性增加所致，例如局部的炎症、创伤、过敏、乳腺癌术后上肢淋巴水肿、脑卒中患者手部肿胀、肢体血栓形成所致的血栓性静脉炎等。

三、手与上肢水肿的分期

了解水肿的分期可以对病情的进展有更好的认识，从而为制订治疗方案提供依据。临床上水肿评定的一部分重要内容就是对水肿的严重程度进行分期。最常见的水肿的分期方法是将水肿分成轻度、中度和重度。所谓轻度，就是仅限于眼睑、眶下软组织、胫骨前、踝部皮下组织，指压后可见组织轻度下陷，平复很快；而中度水肿指的是全身均见明显水肿，指压后可以出现明显或较深的组织下陷，平复缓慢；重度水肿时，全身组织均严重水肿，身体处于低位的皮肤紧张发亮，甚至会有液体渗出，胸腹腔内也可见积液，外阴部亦可见严重水肿。这种分期方法更多的是针对全身性水肿，对于局限于手与上肢的水肿的分期判断并没有明显参考价值。

针对手与上肢的水肿，由于水肿的原因不一，尚无统一的水肿分期标准。由于淋巴水肿是手与上肢水肿中最重要的类型之一，此处就以肢体的淋巴水肿分期标准为例进行陈述。该标准是由国际淋巴协会制订的，其将手与上肢的淋巴水肿分成如表 2-10-1 所示的四级。

表 2-10-1　手与上肢的淋巴水肿分级

分级		特点
0 级		潜伏期，亚临床阶段，淋巴系统功能可能已经受损但仍处于代偿阶段，无肉眼和体察可见的体征
Ⅰ级		淋巴液在组织间隙积聚，可以看到明显的手或上肢肿胀，但抬高手臂肿胀可以暂时性消退，同时往往伴有凹陷性水肿体征（pitting 征）
Ⅱ级	早期	上抬手臂水肿不消失，组织开始纤维化，但 pitting 征仍保留
	晚期	上抬手臂水肿不消失，组织明显纤维化、组织间隙中脂肪组织堆积，pitting 征消失
Ⅲ级		淋巴滞留性象皮肿，脂肪化和纤维化严重，皮肤异常色素沉着，皮肤上出现疣状增生，常伴反复发作的感染，为不可逆性淋巴水肿

四、手与上肢水肿的检查与评定

（一）主观评定

1. 问诊

在进行手与上肢水肿的评定之前，需要详细询问患者病史，这对水肿的评定有着至关重要的作用。首先，水肿的病因有很多，为了准确鉴别水肿的类型，除了需要进行细致的检查，详细地询问病史往往就可以捕捉重要的信息。

例如一位患者主诉自己佩戴的手镯越来越紧，但近期并没有发生特别的损伤和疾病，进一步询问得知患者在数年前由于上肢黑色素瘤进行过肿瘤切除和腋窝淋巴结清扫，从而可以得出推论，其水肿可能是由于上肢淋巴系统失代偿而导致的淋巴水肿。此外，患者的其他情况例如患者的年龄、体重、一般健康状况、基础疾病史、水肿的发生发展经过、对日常生活的影响、心理状态等信息都有特定的意义。有研究表明，肥胖和淋巴水肿的严重程度存在正相关性，而正确地对患者进行心理疏导也可以增加患者对于治疗的依从性。再者，有些患者对于自身肢体的感知非常敏感，在水肿肉眼可见之前，患者就会感觉到肢体皮肤的轻微紧绷感、活动不顺畅、穿紧身衣左右压力不一致等，这就提示有可能发生水肿，因此临床上不可忽视患者主诉的重要性。

2. 视诊

手与上肢肿胀的时候皮肤的外观性状会发生特异性改变。当体液充满组织间隙，皮肤往往会变得紧张甚至发亮，相应的褶皱会减少或消失。皮肤的颜色也需要进行记录，如果皮肤发红发烫可能是伴有感染，若皮肤苍白干燥可能是淋巴水肿导致的皮肤角质增生。

手与上肢水肿时，在骨突部位例如掌指关节骨突，前臂背侧的肌肉轮廓处会发生肉眼可见的改变，我们可以在特定姿势下突显出水肿导致的健患侧的外观差异。笔者建议在进行手和前臂的视诊时配合相机拍照功能，这样可以清晰地记录患者的肢体外观。在拍照时，需要充分暴露患者的肢体，注意拍摄背景要干净清楚，并注意健侧和患侧的对比（图2-10-1）。当手背有肿胀的时候，握拳后拳心朝下就可以看到肿胀侧的骨突痕迹明显变浅（图2-10-2）。让患者屈曲肘部，拳心朝后，充分暴露前臂背部肌肉，我们可以发现由于肿胀，患者前臂背侧的肌肉轮廓变得不清晰（图2-10-3）。

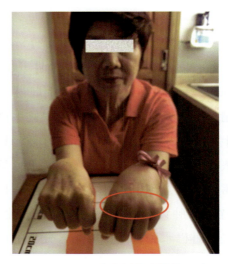

图2-10-2　肿胀侧骨突模糊不清

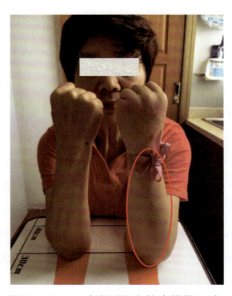

图2-10-3　肿胀侧肌肉轮廓模糊不清

3. 问卷评估

水肿评定问卷旨在收集患者水肿相关的各类信息而针对性地设计一系列的问题，让患者本人填写或者在他人帮助下（不影响患者的判断）填写完成。单个的问卷信息可以用来分析和评价患者的上肢与手的水肿情况，从而为设计治疗方案提供依据；而收集足量的问卷样本又可以形成群体的参考值；将二者结合就可以了解患者个体的水肿病情在病患群体中所处的水平，也可以了解患者和健康个体之间的差距。

目前手与上肢水肿的问卷主要是淋巴水肿

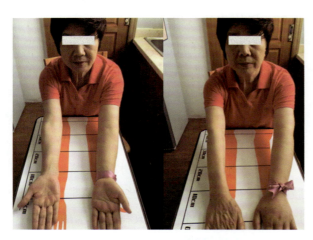

图2-10-1　拍照时充分暴露患者的肢体

问卷，其他类型的水肿问卷则很少见到。下面选取一些经典的淋巴水肿问卷进行分析。

（1）Norman电话调查问卷：2001年，Norman设计了电话问卷来调查上肢淋巴水肿的病情，内容是患者3个月以来双侧手部、前臂、上臂的差别情况。无差异计0分，只有患者本人可以注意到的差异计1分，患者身边的人日常也能注意到水肿计2分，陌生人日常也能注意到水肿计3分。总分0分为阴性，1~4分为轻度淋巴水肿，大于等于4分为中重度淋巴水肿。该问卷的信效度较好，临床应用广泛。

（2）淋巴水肿和乳腺癌问卷：Armer设计的淋巴水肿和乳腺癌问卷（lymphedema and breast cancer questionnaire，LBCQ）针对淋巴水肿的症状进行评定。该问卷共有58个项目，前30个项目收集淋巴水肿的主观症状，后28个项目记录患者的基本情况以及乳腺肿瘤治疗史、淋巴水肿的治疗情况等。

（3）肢体淋巴水肿生活质量问卷：由Keeley在2010年设计的肢体淋巴水肿生活质量问卷（a quality of life measure for limb lymphoedema，LYMQOL）是近年来针对肢体淋巴水肿对患者生活质量影响程度设计的质量较高的问卷。该问卷的上肢部分的问题包含淋巴水肿的症状、外观形象、肢体功能、心理状态四个部分，共25个问题。得分越低代表上肢淋巴水肿症状越轻，对患者的生活质量影响越小。

（二）客观检查

1. 特异性体征的检查

不同类型、不同严重程度的手与上肢水肿会在查体时表现出特异性体征，这对水肿的快速筛查和鉴别有重要意义。

（1）Stemmer征：是目前临床应用最广泛的淋巴水肿特异性体征，检查者用拇指和示指捏起被试者的手指根部皮肤，若可以提起皮肤（同健侧无异），则为阴性；如果难以捏起皮肤，则为阳性。Stemmer征的特异性较好，如果其为阳性，则淋巴水肿往往存在。广义的Stemmer征还可以用于上肢与手部任何区域的皮肤，只要健患侧同一位置存在明显的差异就为阳性，该体征和淋巴水肿导致的组织变性有着密切的关联。

（2）Pitting征：是另外一种常用的水肿筛查体征，检查时用手指指腹持续用力按压肿胀的部位10s左右，然后松开手指就会在肢体上留下一个暂时性的凹陷，回弹时间明显增长为阳性，表明组织间隙中有过多的体液积聚。常见于全身性水肿如心源性水肿，也见于淋巴水肿Ⅰ级或Ⅱ级早期。

2. 基于仪器或设备的定量水肿评估

（1）围度测量法：围度测量适合于肢体水肿的评估，通过测量上肢特定解剖位置的周长，就可以间接计算出肢体的体积。臂围的具体测量方法并不统一，主要在于测量的位点和间距不同。根据以往的研究，我们推荐从手臂远端尺骨茎突中点为测量起点，从该点开始往手臂近端每隔10cm测量一次手臂围度，一直测量到40cm处（图2-10-4）。接着根据公式 $V=\dfrac{h(C_1^2+C_2^2+C_1C_2)}{12\pi}$，就可以计算出肢体的体积。其中$C_1$和$C_2$为测量段上下两点的臂围，$h$为测量段的长度即10cm，整个肢体的体积则为每一段体积的总和。

通常而言，在排除其他肿胀的可能性后，水肿诊断标准阈值有如下方法可供参考：①肿胀侧比健侧在任意测量点的臂围多于2cm；②肿胀侧体积比健侧大200cm³；③患侧体积比健侧体积大10%~20%。

（2）水置换测量法：水置换测量法测量肢体体积被认为是测定淋巴水肿肿胀程度的金标准。测量原理是将肢体放在装满水的容器中，然后直接（量筒法）或间接（称重法）测出溢出水体积，该体积等于肢体的体积。为保证测量准确性，应采取措施，确保每次测量时肢体浸入的长度一致，并重复测量取平均值。

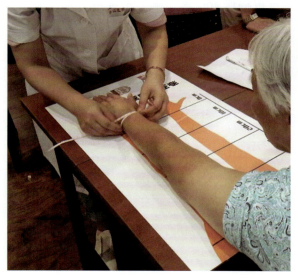

图 2-10-4　臂围测量

水置换测量法的优点是精确度相对较高，但是缺点在于设备笨重、测量步骤烦琐、测量耗时较长，因此并不适合临床快速测量的需求。但水置换测量法比较适合手部的体积测量，因为手的形状不规则，用几何公式法测量难度、误差均较大（图 2-10-5）。

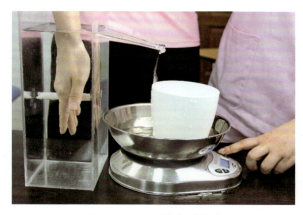

图 2-10-5　排水测量法

（3）Perometer：是利用红外识别技术来定量化测量肢体的体积，它主要由一个可移动的框架，缓慢、匀速水平移动穿过患者前伸的上肢，框架内部四周有平行的红外线发射装置和接收装置，可通过分析被肢体挡住的红外线来模拟出肢体的横截面形状，进而得到肢体的体积（图 2-10-6）。该设备精确度很高，但价格昂贵且尚未引进国内。

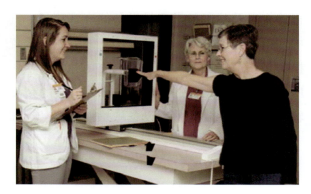

图 2-10-6　Perometer

（4）生物电阻抗分析：生物电阻抗分析设备（bioimpedance spectroscopy，BIS）是根据人体不同组织对于电流的阻抗作用不一致，进而利用对上肢电阻抗的测量来推测人体组织成分的设备。针对上肢水肿的评估和监测，该类设备可以利用穿过人体的微弱的电流来测量人体躯干或肢体的细胞外液的量，从而判断患者是否存在水肿以及水肿的严重程度。

对于肿胀的肢体而言，其生物电阻抗和肢体的长度成正比，和肢体细胞外液的含量成反比。因此患侧的电阻抗较健侧下降越多，表明水肿程度越严重。BIS 设备操作非常简单，只需要在肢体特定解剖位点贴上电极片，然后按设备提示接上导线即可快速测量，每次测量耗时只有数分钟（图 2-10-7）。

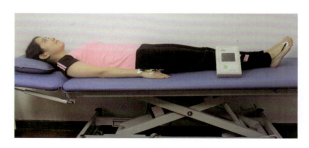

图 2-10-7　生物电阻抗分析

五、总结和展望

精准的评估是手与上肢肿胀治疗的前提和基础。水肿的评估由一个完整的评价体系构成，具体包括了详细询问病史、主观评定、体格检查以及基于各类测量设备的客观测量。其中臂围测量法是临床应用最广泛的方法；水置换测量法由于操作复杂，临床应用并不方便；Perometer 尚未引进国内，但是其本身的精度较高；生物电阻抗分析设备敏感性很高，逐渐成为早期水肿筛查的新"金标准"。

（贾　杰　王鹤玮）

本章审稿作者： 李　响　王宝兰　余　茜
　　　　　　　　阮璎璐　程冰苑　刘承弘
　　　　　　　　罗　青　孙增鑫　汪志平
　　　　　　　　陆宇帆　李智林　吕墨白
　　　　　　　　王国琴　张永丽　罗应坤

第三章 手与上肢的治疗技术

第一节 手功能康复创新理念
  一、"中枢－外周－中枢"闭环康复理论
  二、"上下肢一体化"理论
  三、"左右制衡"理论
  四、"手脑感知"理论
  五、"体能基石"理论

第二节 经典物理治疗
  一、手与上肢物理治疗概述
  二、手与上肢物理治疗的分类
  三、手与上肢物理治疗的临床应用

第三节 经典作业治疗
  一、手与上肢作业治疗概述
  二、手与上肢作业治疗的分类
  三、手与上肢作业治疗的临床应用

第四节 物理因子治疗
  一、概述
  二、手与上肢物理因子的分类
  三、手与上肢物理因子的临床应用

第五节 神经松动技术
  一、概述
  二、分类
  三、神经松动技术的分类

第六节 肌内效贴技术
  一、概述
  二、手与上肢常用的贴扎技术
  三、手与上肢常见临床疾患的贴扎方法

第七节 关节松动术
  一、概述
  二、专业术语
  三、关节活动的基本知识
  四、适应证及禁忌证
  五、技术步骤
  六、治疗方向
  七、治疗的起始和进阶
  八、关节松动手法操作
  九、动态关节松动术

第八节 肌肉能量技术
  一、定义
  二、MET 的起源
  三、MET 的原理
  四、MET 的基本操作原则
  五、MET 的临床应用
  六、MET 的基本技术
  七、MET 的禁忌证与注意事项

第九节 肌筋膜松解技术
  一、概述
  二、臂线
  三、姿态评估
  四、手法操作
  五、案例分析

第十节　徒手淋巴回流技术
　一、概述
　二、淋巴系统的解剖生理
　三、徒手淋巴回流的作用原理
　四、手与上肢的基本徒手淋巴回流手法
　五、手与上肢淋巴水肿的回流路径
　六、淋巴回流手法的适应证和禁忌证
　七、淋巴回流手法的循证医学进展

第十一节　四大治疗技术
　一、Brunnstrom
　二、Bobath
　三、PNF
　四、Rood

第十二节　治疗性运动
　一、概述
　二、运动疗法的概念和框架
　三、运动疗法的实际运用
　四、总结

第十三节　感觉功能康复
　一、补偿或代偿技术
　二、脱敏治疗
　三、感觉再教育

第十四节　压力治疗
　一、概述
　二、压力衣
　三、压力垫
　四、压力支具
　五、相关临床应用与研究

第十五节　中国传统康复疗法
　一、引言
　二、相关知识回顾
　三、中医对手与上肢功能损伤发病机制的认识
　四、中医临床表现
　五、中医辨证论治
　六、中医康复与西医康复的对比与思考

第十六节　经颅直流电刺激
　一、概念
　二、经颅直流电刺激的临床研究
　三、经颅直流电刺激与"中枢－外周－中枢"康复理念

第十七节　镜像疗法
　一、概述
　二、原理
　三、应用原则及临床应用
　四、发展

第十八节　运动想象疗法
　一、概述
　二、背景和相关概念
　三、作用机制
　四、运动想象能力评定
　五、运动想象疗法在手与上肢运动康复中的实施方法
　六、运动想象疗法的注意事项

第十九节　上下肢一体化治疗
　一、定义与由来
　二、良肢位
　三、手功能辅具
　四、步态分析
　五、上下肢一体化理念
　六、总结

第二十节　颈7神经交叉移位术
　一、颈7神经交叉移位术治疗中枢瘫的由来
　二、健侧颈7神经交叉移位术治疗中枢瘫的初步经验
　三、健侧颈7神经交叉移位术治疗中枢瘫的发展和推广

第一节 手功能康复创新理念

手功能康复理念的重要性应该高于技术的累积，理论的突破往往可以给手功能的临床康复带来质的飞跃。近年来，以贾杰教授为核心的手功能康复团队在引领国内手功能"产学研医"快速发展的同时，创新提出了"中枢－外周－中枢""上下肢一体化""左右协同与制衡""手脑感知"与"体能基石"五项手功能康复理论，为临床和科研指引了方向。

一、"中枢－外周－中枢"闭环康复理论（图 3-1-1）

"中枢－外周－中枢"闭环康复理论是在脑卒中康复大背景下应运而生，由贾杰教授于2016年在《中国康复医学杂志》首次提出。该理论的提出，将手功能与脑功能结合起来，在干预层面，不再局限于作业治疗，而是会同时采用新技术新方式刺激大脑，例如经颅直流电刺激、镜像治疗、运动想象等技术。"中枢－外周－中枢"闭环康复模式基于突触可塑性，通过中枢干预刺激并激活脑区，然后通过外周干预强化运动控制训练，正反馈于中枢，促进脑功能重塑和神经再支配，两者有机融合、相互补充，恢复脑卒中患者的手与上肢功能。

中枢干预又称"非侵入性脑部刺激"。这种干预与传统的康复治疗不同。它是通过各种精准定位在针对手部功能障碍的特定损伤脑区或功能脑区进行"直接"刺激，希望通过这种刺激来实现恢复受损的手功能的目的。随着康复治疗技术的不断发展，中枢干预也在应用新型治疗技术对中枢进行干预，例如经颅直流电刺激、脑－计算机接口、镜像疗法，运动想象、经颅磁刺激等无创技术。因此，中枢干预的手段是通过不同类型的中枢调控方式对动作所涉及的大脑皮质直接进行刺激，激活脑区功能，以调控外周并促进主动运动控制，从而促进康复训练的效率，同时，通过激活脑区来控制的手功能也能同样反馈给大脑，进一步刺激中枢。

外周干预是指不直接作用于中枢神经系统，以恢复手与上肢功能的康复治疗手段的统称。其包括基于中枢神经的可塑性理论的四大技术（Bobath、Brunnstrom、PNF、Rood 技术）和作业疗法、强制性运动疗法、双侧训练、抗

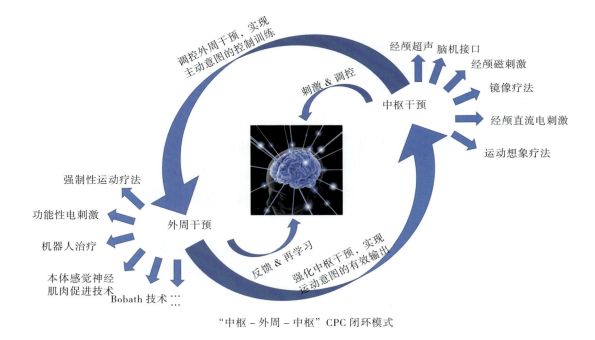

图 3-1-1 "中枢－外周－中枢"闭环康复理论

痉挛治疗、生物反馈技术和电刺激技术等干预方式，当然，随着康复手段的不断发展，基于高新技术的上肢康复机器人技术、辅助支具、任务导向性训练等也广泛地应用于外周康复干预措施中。因此，外周干预的方法则是运用手法、设备、技术等对患侧上肢反复进行感觉运动功能强化，训练正确的运动模式，在感觉运动系统的作用下，通过外部反馈（眼、耳、皮肤等）和内部反馈（前庭迷路和本体感受器等）以及脑自身信息的发生和再学习向大脑皮质不断输入正确的运动模式，以促进中枢神经系统重塑，达到强化中枢和促进运动意图有效输出的目的，即提高运动功能。

"中枢－外周－中枢"闭环康复理论旨在通过中枢干预和外周干预的联合治疗，从而实现手与上肢功能的改善。已有研究显示，经颅直流电刺激（tDCS）联合肌电生物反馈可有效改善脑卒中后早期患者的上肢运动功能，治疗作用优于单一的肌电生物反馈疗法。此外，研究也显示tDCS联合虚拟现实（VR）训练可有效改善脑卒中患者的上肢运动功能和日常生活活动（ADL）能力，且疗效优于单一的tDCS或VR治疗，这些均与"中枢－外周－中枢"闭环干预理论相一致。而作为一个创新理论，"中枢－外周－中枢"闭环理论仍值得继续探索，从之前的"先中枢再外周"到现在通过外周经颅磁的研究发现"先外周后中枢"也可以形成闭环刺激使患者的大脑兴奋，还有"大闭环"与"小闭环"的细化研究等都说明闭环理论是一个值得深入探讨与研究的重要理论，并在临床与科研上会成为指导性的国内原创康复新理念。

二、"上下肢一体化"理论

"上下肢一体化"理论的灵感来自临床现象的观察，从一名脑卒中患者佩戴手功能支具训练后出现下肢功能提高的临床现象发展为脑卒中后手功能康复的新理念。脑作为一个整体，各个脑区之间是相互联系相互配合的，一项任务的完成需全脑兴奋与支配上的配合而非单一脑区的兴奋。正常情况下肢体间的耦合是完成各项任务的基础，简单而普遍存在的上下肢协作、耦合蕴含着复杂的神经机制。

对于脑卒中患者，脑损伤导致各脑区之间配合协调能力受损，患者出现各种功能的缺失或降低。代偿行为在脑卒中患者中非常多见，是脑部对身体功能的适应，激发现存功能以代偿失去的功能，盲人听力、触觉较正常人更加发达等现象可以侧面印证此猜想。同样的，当脑卒中患者佩戴手功能康复支具后，上肢处于一种良肢位姿势，尽可能接近正常状态，输入更多正面的信息，刺激相应的脑区对此信息进行一个处理、整合以及适应，在手功能脑区有信息改变后其他脑区也会做出相应改变来完成大脑的整体调控功能，进而出现下肢功能的改善。该理论从整体出发，侧面指出正确的信息输入对患者的康复意义重大，因此康复医生与治疗师要与时俱进，为患者根据其情况制订个性化的康复治疗方案，以获得最佳的康复效果。

"上下肢一体化"理论的提出对改善脑卒中患者肢体功能提供了新方法，同时也为脑卒中后患者上肢功能的恢复的科学研究提供了新思路。肢体功能的恢复有赖于高级中枢和低级中枢的协调作用（脑和脊髓），是锥体系与锥体外系共同参与的结果（图3-1-2）。中枢对运动的支配包括由脑（高级中枢）发起随意运动及由脊髓（低级中枢）共同控制节律运动，这种产生节律运动活动的神经环路被称为中枢模式发生器（central pattern generator, CPG）。某些节律运动仅在CPG支配下，而不需要高位中枢的指令即可灵活实现，这也许正是上下肢一体化理论的中枢机制。在今后的科研工作中，如何验证上下肢功能的改变对脑区

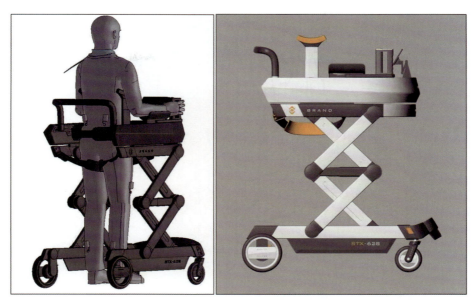

图 3-1-2　基于"上下肢一体化"理论研制的训练装置

变化的影响，脑区的变化与 CPG 之间是否有直接或间接的联系，以及如何将 CPG 的独立效应更好地运用到脑卒中后患者的临床康复将是重要的科学问题。

三、"左右制衡"理论

左右制衡理论于 2018 年发表于《中国康复理论与实践》杂志。该理论指出，手与上肢的左右制衡主要表现为非目的性运动与目的性运动的制衡。前者通常表现为脑卒中患者在坐站转移训练时，双手作为一个整体的协调性启动；后者一般表现为完成复杂的任务导向性运动时的双手配合，如叠毛巾。双侧手与上肢存在着平衡、协调与制约的关系，这也是"左右制衡"理论所要阐述的核心。在对脑卒中患者上肢与手功能的康复评定和治疗中，应充分考虑左右制衡的正常和异常因素，以增进康复疗效（图 3-1-3）。

双侧上肢的协调与制衡，离不开人体的司令部——左右大脑的功能整合。正常大脑虽然存在着双侧半球的功能侧化，而这不影响二者之间的交互作用。手与上肢的活动离不开大脑皮质的协调运作，包括了初级感觉和运动皮质（S1 区和 M1 区）、次级感觉和运动皮质等。由此，可见正常的大脑存在交互性的半球间抑制，二者相互制约，达到了结构和功能上的平衡。绝大多数的脑卒中病变在单侧，由此打破了正常双侧大脑相互制衡的关系，且常常表现为健侧大脑对于患侧大脑的过度抑制与代偿。双侧大脑存在着左右制衡现象。基于双侧大脑的左右制衡理论，可以指导临床康复，特别是由于脑卒中下的手与上肢感觉与运动功能的恢复。

脑损伤后造成的肢体功能障碍打破了双侧肢体协调活动的关系。此外，脑卒中患者本身由于过度依赖健侧手，忽略了患侧手，而导致了普遍的"习得性失用"，加剧了这一趋势。临床治疗师聚焦于患侧肢体的康复，有利于患者肢体功能的恢复。但当前治疗师们往往忽略了在这一基础上，对于患者日常功能活动的功能转化。健侧上肢与患侧上肢存在着微妙的关系，许多研究表明，通过一侧肢体功能活动也可以促进患侧肢体的功能恢复，具体的机制目前仍不清楚，这也表明了双侧肢体的协同关系。同时研究指出了，脑卒中后健侧肢体功能也存在退化现象，主要表现为整体的协调和灵巧性的减退，研究者发现通过促进健侧肢体整体功能的恢复也有利于患侧肢体的恢复，说明了双侧肢体彼此间的相互影响（图 3-1-4）。

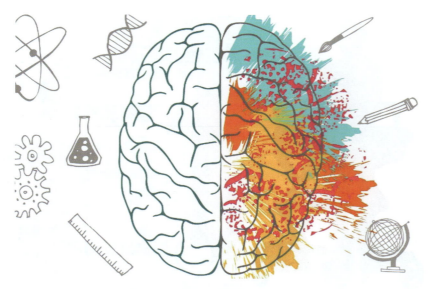

图 3-1-3　双侧大脑的协调分工

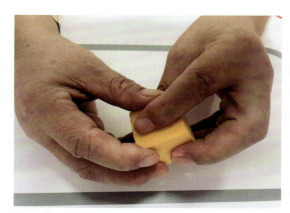

图 3-1-4　双侧手的功能协调

基于"左右制衡理论"的治疗策略涉及上肢与手的肢体水平和神经调控尤其是脑调控水平，以及两者间的复杂相互关系。肢体水平上，可使用强制性诱导使用患手、患侧模拟健侧手运动、主动肌和拮抗肌肌力的制衡训练、步行中的上下肢左右制衡、骨盆控制训练、躯干两侧肌肉长度及肌张力的制衡等方法。由于单侧脑卒中患者常存在健侧脑与患侧脑之间功能活动的制衡异常，临床可应用多种无创脑神经调控技术，对局部脑功能活动及其与其他脑区的功能连接进行干预调节，对改善双侧脑功能活动失衡有一定效果，应用最多的无创脑功能调节技术包括重复经颅磁刺激和经颅直流电刺激等。综上，脑卒中康复应考虑到左右侧上肢与手感觉运动功能的制衡，以及认知等高级脑功能活动的左右制衡因素，并制订基于左右制衡理论的标准化、规范化、系统化康复评估和治疗，以为脑卒中患者上肢与手功能康复带来质的进步（图 3-1-5）。

四、"手脑感知"理论

脑卒中后 80% 以上患者存在手部触觉障碍，69% 以上有本体感觉障碍。手脑感知作为上肢肌肉骨骼运动的先导，尽管临床上，手部感觉功能受损的概率高于运动功能减退，但仍然很少有临床康复医师和治疗师关注手感觉功能受损带来的危害。整体上，相比于手运动功能和大脑可塑性的研究而言，感觉功能的临床研究和机制仍处于相对不明朗的阶段，手部感觉恢复与大脑神经机制的关系有待进一步明确。由此，贾杰教授手功能康复团队创新性地提出了"手脑感知与手脑运动"的概念，该理论于 2020 年 4 月发表于中国康复医学杂志，呼吁临床康复医师、康复治疗师关注上肢与手的感觉功能恢复极其背后的神经机制。

"手脑感知"是指手部在外部环境刺激下，各类感觉信息通过相应传导通路上行传导至中枢脑区，经过分析、整合、加工，继而将处理

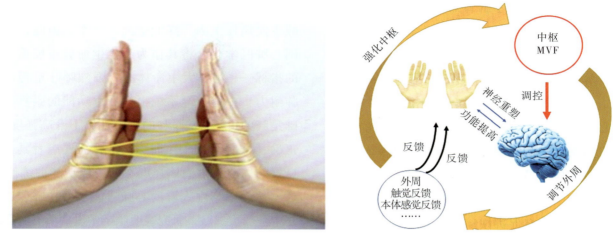

图 3-1-5　左右制衡及其脑机制

信息下行传导至肌肉骨骼等外周效应器，通过手部肌肉和骨骼的外在运动方式表现出来。在多通道感知觉代偿下，产生多模态感觉与知觉。大脑对多模态感知信息进行整合，最后产生肌肉骨骼的正确运动模式，形成"手脑感知"闭环通路。"手脑感知环境"是指手功能康复过程中，利用刺激工具或可接触到的康复手法、听觉环境、可视化或遮蔽的视觉环境，在大脑中通过大量不同类型的感觉神经元分析感觉环境和信号，继而选择性地执行手感觉和运动任务。同时，在多个层次阶段重复这些操作，感觉环境和感知反馈能在大脑形成感觉记忆，解决手感知－大脑再计算这一难题（图 3-1-6）。

基于该理论，形成多感觉统合下的手脑感知训练，该训练基于感觉统合原理，多感觉向中枢神经系统提供更多的感觉信号，激活神经细胞的活性，促进突触建立和神经环路的形成，进一步提高机体应对复杂环境的能力。同时，

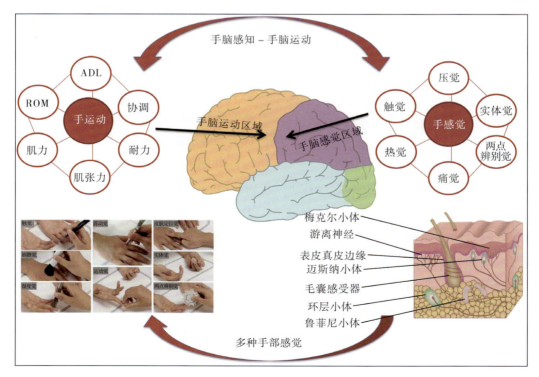

图 3-1-6　"手脑感知"理论图示

基于多感觉统合和手脑感知理论，不同形式的感觉刺激可促进运动行为的发生和执行等。在设计作业治疗活动时，教会患者拾物、穿衣、梳头等日常活动，此过程中，治疗师将听、说、读、写与触摸、辨别等联合训练，将提高患者的日常生活参与能力，也对大脑认知功能的恢复有所帮助。两点辨别觉训练可以将单丝重复作用于相应上肢与手部的位置，将提高两点辨别觉能力，其对作业治疗中的精细运动和手部灵巧性训练亦有促进恢复作用。

"手脑感知与手脑运动"理论除了应用于脑卒中后感觉功能康复，目前也被相关学者泛化进入分娩性臂丛损伤患儿上肢功能的改善。未来手脑感知理论将从下面三个方面进行发展：①该理论，对临床感觉训练具有明确的指导意义，这意味着脑卒中后感觉功能障碍不再仅仅以功能障碍为导向，而应该从感觉评估、感觉宣教、感觉训练、任务导向性运动功能训练和感觉认知这五个角度出发，形成规范化的感觉训练闭合式训练方法，并采用多中心、大样本的试验来验证该训练步骤的有效性；②感觉元素在感觉训练中的作用需要进一步得到阐明；③目前感觉功能恢复的机制仍处于相对不明朗的阶段，从手脑感知到手脑运动是感觉和运动两种功能在脑中不同区域相互联系、相互制约的外周表现，其内在机理仍然需要进一步研究。

五、"体能基石"理论

心肺适能（cardiorespiratory fitness，CRF）也称心肺耐力、心血管适能、有氧耐力、有氧适能等，即呼吸系统和循环系统协同工作，将氧气运输到组织细胞，供运动时肌肉收缩使用的能力，体现为全身大肌肉群进行长时间的运动。简而言之，CRF反映了将氧气传输到骨骼肌线粒体以进行体力活动的综合能力。越来越多的流行病学和临床证据表明，低水平CRF与心血管疾病患病风险、全因死亡率和各种癌症的死亡率密切相关，而心肺耐力提高能直接减少疾病发生率、降低全因死亡率。因此，美国心脏医学会已将其作为评价生命健康极重要的指标——第5大生命体征，强烈呼吁重视心肺耐力！中枢神经系统损伤后手功能的康复基础是脑的可塑性，而脑的可塑性离不开高强度、正确、重复的功能性训练，这就需要患者具备良好的体能去耐受该强度下的肢体功能训练。

然而脑卒中人群的心肺适能水平在临床康复中被严重忽略，研究表明脑卒中发病后心肺适能普遍下降。贾杰教授团队基于文献荟萃分析和临床研究发现：脑卒中患者CRF值，即最大摄氧量（VO_{2peak}）在10~20ml/kg/min，平均水平为15.78ml/kg/min（亚急性期为14.34ml/kg/min，慢性期为16.54ml/kg/min），这一水平处于同龄健康人群的一半以下，低于执行日常活动所需的阈值，导致神经康复的"天花板效应"（见下图）。且该水平不能维持日常活动，限制了神经可塑性的发展，并伴随一系列不良结局：衰弱、身体功能减退、心血管事件风险增加、脑卒中复发率升高等。CRF值较高的脑卒中患者，神经功能结局较好，住院时间缩短，生命周期也相应延长。基于目前临床问题的现状，我们有依据认为CRF是影响脑卒中人群功能恢复的重要因素。脑卒中患者恢复时程长、治疗效果差、回归社会率低等瓶颈问题的重要因素之一，可能是由于忽视了心肺适能在脑卒中康复中的作用。

如图3-1-7所示，图A为亚急性期（subacute phase），即脑卒中发生后的10d左右到脑卒中发生后的180d时间的CRF水平变化：25项研究中967名受试者的平均VO_{2peak}水平为14.34ml/kg/min；图B显示在慢性期（chronic phase），即从脑卒中后6个月到10年后，CRF水平未见改善的趋势：56项研究中2115名受试者的平均VO_{2peak}水平为16.54ml/kg/min。

脑卒中患者的心肺适能在现有的卒中康复计划下并未得到有效训练。一些研究团队已证实：在美国、欧洲、加拿大和澳大利亚，卒中患者仅接受了强度很低的康复治疗（低于 2~3h/天，少于5天/周）。每个PT疗程达到靶心率区间的时间相当有限（2.8±0.9分钟），而每个OT疗程位于靶心率区间的时间可以忽略不计。卒中后亚急性期的PT和OT训练产生的心血管压力较低，不足以获得心血管训练效果以优化其神经、心血管或肌肉骨骼健康，这意味着失去了最大程度康复的机会。此外，大多数患者习惯久坐、不运动，使用近端肌群或健侧代偿，或依靠外部设备，需要突破现有康复疗法以促进卒中患者功能的进一步恢复。

基于此，我们创新性提出了急性期健侧肢体主导的全身大肌群运动干预体系。由于卒中患者CRF在急性期已急剧下降，而有氧运动是提高CRF的关键措施，又因患者偏侧肢体运动障碍，故通过健侧肢体主导，带动全身大肌群运动，阻断急性期CRF下降。

脑卒中患者不同时期，急性期、亚急性期及慢性期的CRF下降显著影响了病程发展，延缓了功能恢复。在疾病的病程发展中，进行适宜的康复干预，提升患者的CRF水平，将有望突破脑卒中肢体运动功能康复瓶颈，显著改善患者的手功能预后。

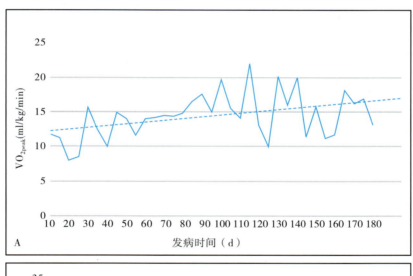

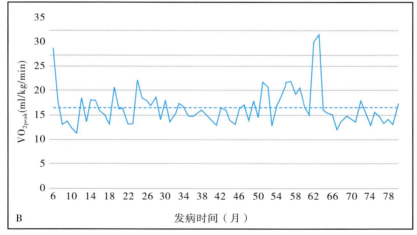

图 3-1-7　脑卒中后心肺适能的变化规律

（贾　杰　王鹤玮　庄金阳　林赢男
曲庆明　李　冲　何洁莹　付江红
邹　飞　徐　硕　林奕芳）

第二节 经典物理治疗

一、手与上肢物理治疗概述

（一）定义

以恢复患者手与上肢的活动能力、生活自理能力和社会参与能力为目标，使用各种类型的功能训练、手法治疗、物理因子等干预方法，达到手与上肢功能恢复、功能矫正、功能代偿和功能适应的康复目标，促进患者上肢与手功能康复，进而重返社会。通常，手与上肢的物理治疗可分为两大类，一类以功能训练、手法治疗为主要手段，称为运动疗法；另一类以各种物理因子（如电、光、声、磁、冷、热、水、力等）为主要手段，称为物理因子治疗。

（二）手与上肢物理治疗的适应证

1. 运动疗法的适应证

（1）神经系统疾病：脑血管意外、脑外伤、脑肿瘤、脊髓损伤、脑性瘫痪、多发性硬化、帕金森病、吉兰-巴雷综合征、脊髓灰质炎、周围神经疾病、臂丛神经损伤等所导致的手与上肢功能障碍等。

（2）骨关节肌肉疾病：肌营养不良、骨折、关节炎、肩周炎、肩关节脱位、网球肘、弹响拇、颈椎病、截肢等所导致的手与上肢功能障碍。

（3）慢性疾病：骨性关节炎、类风湿关节炎等所导致的手与上肢功能障碍。

（4）其他：烧伤、化学损伤等所导致的上肢与手功能障碍。

2. 物理因子治疗的适应证

不同类型的物理因子治疗，有着不同的适应证，主要有肩周炎、肩手综合征、血肿、臂丛神经损伤、神经官能症等以手与上肢出现的肌无力、肿胀、疼痛、关节受限为主要障碍的疾病。

（三）手与上肢物理治疗的禁忌证

1. 运动疗法禁忌证

（1）生命体征不稳定：①体温在38℃以上者；②静息状态脉搏超过100次/分或有心绞痛发作史者；③高血压：收缩压>120mmHg有自觉症状；④低血压：舒张压≤60mmHg有自觉症状。

（2）手与上肢有外伤或（和）局部有明显出血倾向者。

（3）手与上肢局部有剧烈疼痛者。

（4）运动中可能产生严重并发症者。

（5）恶性肿瘤未经妥善处理或已广泛转移者。

（6）骨折愈合不充分、固定不稳者。

（7）体质严重衰弱，不能配合治疗者。

2. 物理因子治疗的禁忌证

总体概括为：出血倾向、高热、急性炎症、恶性肿瘤、体质虚弱等生命体征不稳定及不能耐受的情况。

（四）手与上肢物理治疗注意事项

1. 运动疗法注意事项

（1）运动应适量，训练次日可出现轻度到中度酸痛感，但应无严重乏力感。

（2）训练过程中应密切观察患者反应，如有头晕、眼花、心悸、气短等应暂停训练。

（3）训练时动作应轻柔，防止产生剧烈疼痛。

（4）肢体活动训练应手法准确、轻柔；站立行走训练时应有保护措施，防止跌倒。

（5）方案明确，重点突出；与全身运动相结合。

（6）训练中注意交流，取得患者合作；做好治疗记录，定期总结。

2. 物理因子治疗注意事项

（1）严格掌握适应证与禁忌证。

（2）严格规范操作、规范流程。

（3）治疗过程中必须密切观察局部及全身反应。

（4）理疗的综合治疗：两种以上物理治疗或与药物综合应用。

（5）正确掌握剂量：理疗提倡应用小剂量。

二、手与上肢物理治疗的分类

（一）关节活动技术

1. 定义

手与上肢关节活动度训练是指利用各种方法以维持和恢复因组织粘连或肌痉挛等多种因素引起的上肢与手各关节功能障碍的运动疗法技术，包括手法技术，利用设备的机械技术，利用患者自身体重、肢体位置和强直运动的训练等。

2. 手与上肢关节活动度训练方法

分为维持关节活动度训练方法和改善关节活动度训练方法。

（1）维持关节活动度训练方法：主要包括被动关节活动度训练、主动-辅助关节活动度训练、主动关节活动度训练。

①被动关节活动度训练：患者完全放松，由治疗师或器械提供外力来完成关节活动的训练方法（图3-2-1～图3-2-5）。

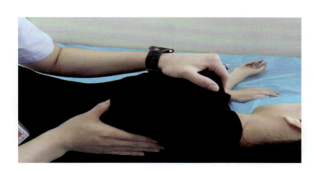

图3-2-1 肩关节的前屈、后伸、外展、内收、内外旋动作

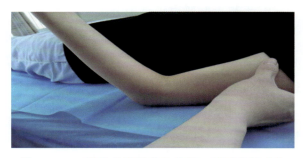

图3-2-2 肘关节的屈曲和伸展、前臂旋转动作

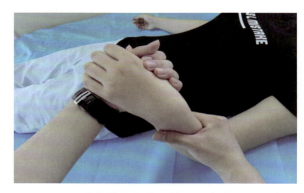

图3-2-3 腕关节的屈曲、伸展、内收、外展动作

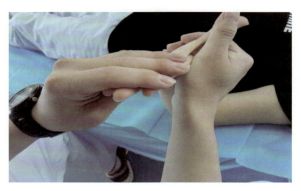

图3-2-4 掌指关节的屈曲、伸展、内收、外展动作

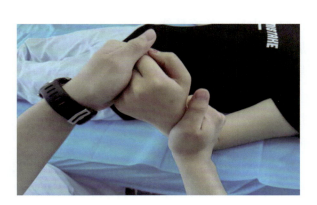

图3-2-5 指骨间关节的屈曲、伸展动作

②主动-辅助关节活动度训练：是在外力的辅助下，患者主动收缩肌肉来完成手与上肢关节活动的运动训练方式。兼有主动运动和被动运动的特点。适用于手与上肢肌力在3级以下的患者，根据障碍部位不同可进行不同训练（图3-2-6，图3-2-7）。

③主动关节活动度训练：通过患者主动用力收缩完成关节活动的运动训练。适应于能够主动收缩，且肌力大于等于3级的患者。肩部

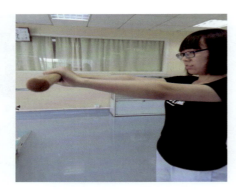

图 3-2-6　肩部关节体操棒训练

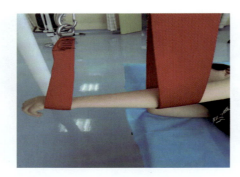

图 3-2-7　肩部关节悬吊

动作：前屈-后伸、外展-内收、水平外展-内收、内旋-外旋环绕；肘部动作：屈曲-伸展、前臂旋前-旋后；腕关节动作：屈曲-伸展、内收-外展；指间关节动作：屈曲-伸展。

（2）改善关节活动度的训练：牵张训练、摆动训练、持续性关节功能牵引、关节松动术、间隙固定等。

①牵张训练：通过持续牵伸关节周围组织，缓解关节周围肌肉痉挛，维持或扩大关节活动范围，从而使关节周围软组织松弛的一种牵拉矫正方法。

②摆动训练：通过手臂和腿部的前后左右摆动，来达到放松肢体的目的。通过牵拉关节周围组织，改善关节的运动范围，并使肢体放松。治疗时将上肢置于下垂体位，做前后放松摆动，直至肢端有麻木感觉为止。摆动时可在肢体上加 1~2kg 重物，加大摆动幅度，带动肢体超出关节的受限范围，可增大关节间隙，对短缩的关节组织起到牵拉作用。多用于肩关节训练。

③持续性关节功能牵引：在不破坏组织弹性的前提下，持续性牵引松解关节周围的粘连组织，以增大关节活动度。牵引的作用点要准确落在被牵拉组织张力最大的部位，牵引力应稳定而柔和，并应持续一定时间。治疗中根据患者疼痛限度及忍耐程度调整牵引重量。禁忌证：手与上肢关节内或周围炎症、关节在进行牵引或肌肉延长时有锐痛、剧痛，骨质疏松者应谨慎使用。

④关节松动术：该技术单独作为一个内容进行讲解，此处不再赘述。

⑤间隙固定：适用于挛缩严重的关节，用以减少纤维组织的弹性回缩，加强牵引效果。固定材料可用夹板、石膏、热塑材料等，固定时位置应逐渐调整，不宜过紧，以免产生压疮。

3. 注意事项

熟知病情，定期评定关节活动度，掌握损伤的愈合进程，密切观察局部情况，禁忌暴力，关节活动度练习应和肌力练习同步进行，做好宣教工作。

（二）肌力训练技术

1. 定义

手与上肢肌力训练技术是指因脑血管意外、外伤、炎症、肿瘤、发育异常等各种原因引起上肢与手部肌群肌力下降时应用的治疗方法。常用于训练肌力下降、肌肉无力，甚至肌萎缩的患者。

2. 手与上肢肌力训练的分类

（1）根据肌肉收缩的形式分类：等张（向心性、离心性）收缩训练、等长收缩训练、等速收缩训练。

（2）根据施加阻力与否分类：被动训练、辅助训练、主动训练和抗阻训练。

（3）根据是否运用辅具分类：徒手训练、器械训练。

3. 训练方法选择

肌力等级与肌力训练方法的关系可参见表3-2-1。

表3-2-1 肌力等级与肌力训练方法

肌力等级	练习方法
0	功能性电刺激、被动活动（传递神经冲动训练）
1	功能性电刺激、主动肌力训练（强调主观努力）
2	助力训练
3	轻微抗阻训练
4	抗阻训练

（1）目前针对肌力0级与1级的患者较为常见的治疗方法主要有功能性电刺激、传递神经冲动训练、被动活动等。

①功能性电刺激是一种应用低频脉冲电流刺激外周神经，引起肌肉兴奋收缩，促进肌肉的运动功能，以达到预防肌肉萎缩，实现治疗目的的方法。如目前给予脑卒中患者偏瘫侧上肢与手功能性电刺激治疗是较为常用的一种治疗方式。

②被动活动主要适用于肌力0级的患者。通过外力进行肌肉的被动牵拉与叩击、多关节被动活动和挤压，以及皮肤感觉刺激、本体感觉促进技术募集更多的神经元，促进肌肉功能的恢复。

（2）针对肌力2级的患者较为常见的治疗方法主要为助力训练：①徒手助力：治疗者帮助患者进行主动运动。随着肌力的改善，逐渐减少给予的帮助。②悬吊助力：利用悬吊装置将肢体悬吊起来，克服重力，然后在水平面上进行运动。③其他助力训练：如患者健肢助力训练、浮力训练等。

（3）针对肌力3级或以上的患者较为常见的治疗方法主要为主动肌力训练。将训练肢体置于需抗重力的体位，进行主动的肌力训练，主要包括：①等张收缩训练：张力保持恒定而长度发生变化的肌肉收缩训练。②离心收缩训练：肌肉在收缩产生张力的同时被拉长的收缩训练。③向心收缩训练：肌肉收缩导致肌纤维变短的训练。前面三者也叫动态主动训练。④等长收缩训练：也叫静态主动训练，指长度保持恒定而张力发生变化的肌肉收缩训练。

（4）患者肌力在4级及以上时，宜通过抗阻训练提高肌力，主要包括：①动态抗阻训练：肌肉在抵抗阻力的同时，发生向心收缩或离心收缩。②静态抗阻训练：肌肉在抗阻的同时做等长收缩。③等速肌力训练属动态抗阻训练，借助特殊设备，使患者在肌肉收缩全程，除起始和结尾部分，运动关节角速度保持恒定。训练流程如下：多角度、次大强度等长练习→多角度、最大强度等长练习→短弧度、次大强度等速练习→短弧度、等张练习→短弧度、最大强度等速练习→全幅度、次大强度等速练习→全幅度、最大强度等速练习。肌肉骨骼的损伤早期可采用渐进抗阻的等长收缩训练，促进功能性活动的出现可采用向心性收缩和离心性收缩交互的形式。

4. 注意事项

（1）正确掌握运动量与节奏，循序渐进。遵循疲劳和超量恢复的原则，以训练后第2d有轻度到中度酸胀感为宜，每天训练1~2次，每次20~30min。同一动作可分组训练，组间间隔1~2min。

（2）无痛锻炼原则。位于关节内部或周围的非酸胀的疼痛应视其为引起或加重损伤的警告信号，应予以重视并尽量避免。

（3）适当动员以提高训练效果。经常鼓励患者，消除患者可能存在的疑虑，提高其信心和长期坚持的积极性。

（4）有心血管疾病的患者，应注意心血管反应，避免过分用力或闭气对心血管造成二次损伤。

三、手与上肢物理治疗的临床应用

（一）概述

手作为人类适应和改变世界的重要工具，在人的日常生活和社会发展中发挥着重要的作用，同时也是人们之间相互交流、相互沟通的重要手段。据统计，人的上肢功能占全身功能的60%，手指功能则占上肢功能的90%，因此，注重手与上肢功能训练在提高患者生存质量方面显得尤为重要。虽然导致手与上肢功能障碍的因素有很多，但是造成的手与上肢功能障碍的特点具有一定的相似性，由于各种原因导致的手与上肢功能障碍往往包括上肢异常的运动模式各关节活动范围受限、肌肉的肌力和耐力下降、痉挛和疼痛等。脑卒中后导致的上肢功能障碍已成为手与上肢相关功能问题的重要组成部分。

（二）关节活动受限

关节活动度（range of motion，ROM）又称关节活动范围，是指关节活动时可达到的最大弧度。关节活动有主动与被动之分，关节活动范围分为主动活动范围和被动活动范围。主动的关节活动范围是指作用于关节的肌肉随意收缩使关节运动时所通过的运动弧；被动的关节活动范围是指由外力使关节运动时所通过的运动弧。

1. 上肢关节活动受限的因素

限制手与上肢关节活动范围的因素可分为生理性因素和病理性因素。生理性因素包括骨性限制、软组织的限制、韧带的限制和肌肉的张力以及失神经支配等。病理性因素包含关节周围软组织挛缩、神经性肌肉挛缩（反射性挛缩、痉挛性挛缩和失神经支配性挛缩）、粘连组织的形成、关节内异物、关节疾病、疼痛/保护性肌痉挛和关节长时间制动。

2. 训练方法

维持关节活动范围的训练以维持正常或现存关节活动范围和防止关节挛缩、变形为目的。训练时无须肌肉主动收缩参与活动，而是借助他人、器械或自我肢体辅助来实现的一种训练方法。脑卒中后的手与上肢活动受限的关节有肩关节、肘关节、腕关节和手指关节，所以偏瘫后手与上肢的功能训练的物理治疗主要介绍这几个关节。

（1）偏瘫后手与上肢关节的被动训练

①肩关节被动训练

a. 肩关节屈曲被动活动：患者仰卧位，双下肢膝关节屈曲，治疗师一手握住患者肘关节上方，另一手握住腕关节处，然后慢慢把患者上肢沿矢状面向上高举过头（图3-2-8）。

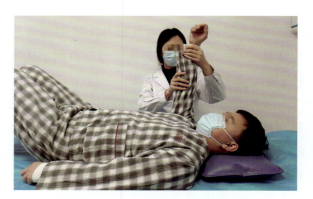

图3-2-8　肩关节屈曲被动活动

b. 肩关节外展被动活动：患者仰卧位，治疗师一手握住患者肘关节上方，另一手握住腕关节处，然后慢慢把患者上肢沿额状面向上高举过头，但当患者上肢被动移动到外展90°时，要注意将上肢外旋后再继续移动直至接近患者同侧耳部（图3-2-9）。治疗师在辅助患者肩关节外展时，也可以坐在患者腋下位置，一手托肘关节一手固定前臂和腕关节，然后在肩胛平面上举，避免双手交叉，可以让被动活动更加稳定和流畅。

c. 肩关节内外旋转被动活动：患者仰卧位，肩关节外展90°伴肘关节屈曲，治疗师一手固定肘关节，另一手握住患者的腕关节，以患者肘关节为轴，将上肢向内、向外方向旋转（图3-2-10）。除外展位的内外旋，肩关节内收位的内外旋也是一种很好的被动活动。

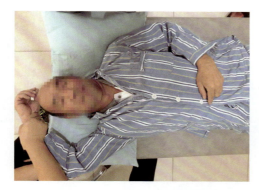

图 3-2-9　肩关节外展被动活动

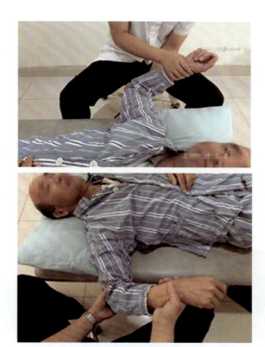

图 3-2-10　肩关节内外旋转被动活动

②肘关节被动活动：患者仰卧位，上肢呈外展或内收位，治疗师一手固定患者肱骨远端，另一只手握住患者桡尺骨远端做肘关节的屈伸动作（图 3-2-11）。

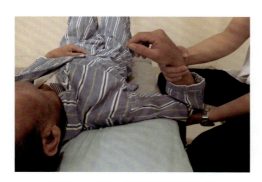

图 3-2-11　肘关节被动活动

③前臂和腕关节被动活动：前臂的被动活动包括旋前、旋后动作。患者肘关节处于屈曲位，治疗师一手握住患者腕关节上方进行固定，另一手抓握患者手指，然后旋转前臂，做旋前旋后的动作。腕关节的被动活动方法与肘关节的方法相似，但治疗师手的握法稍有不同，一手固定尺桡骨远端，一手握住第 2~5 掌骨做腕关节的屈曲伸展动作（图 3-2-12）。

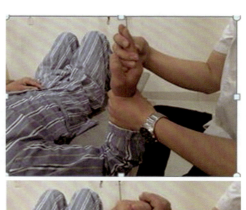

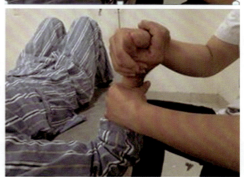

图 3-2-12　前臂和腕关节被动活动

④注意事项：对于因伤病而暂时不能活动的关节，要尽早在不引起病情和疼痛加重的情况下进行关节的被动活动，活动范围应尽可能接近正常最大限度；关节活动范围的维持训练应包括手与上肢的各个关节，不能只注重局部，忽略整体。同时，每个关节应进行全范围的活动：肩关节屈曲、伸展、内收、外展、外旋和内旋；脑卒中后上肢处于软瘫期时，肩关节被动运动范围要控制在正常活动度的一半以内。肘关节的屈曲和伸展；腕关节的屈曲和伸展，尺偏和桡偏；掌指关节和指间关节的屈伸；固定关节近端肢体，被动活动远端肢体。活动时

动作要缓慢、均匀。每次各方向活动分别进行3~5次；必须熟练掌握关节解剖学结构、关节的运动方向、运动平面以及各个关节正常活动范围等，以免发生意外；每次活动只针对一个关节，固定位置可在不影响关节活动度的前提下尽可能接近关节。关节被动活动之前，要对患者做好解释工作，以得到患者的配合。

（2）偏瘫后手与上肢关节的关节松动术：关节松动术是治疗关节功能障碍，如僵硬、可逆性的关节活动范围受限、关节疼痛的一种康复治疗技术。

①肩关节的关节松动术：患者采取肩关节肩胛平面外展55°，前臂消除重力影响。同时，以布带或者他人协助固定肩胛骨防止产生代偿。

a. 关节牵引：患者采取仰卧位，手臂置于休息姿势，将前臂支撑在治疗师身体侧方。治疗师使用靠近治疗部位的手，拇指在前，其余四指在后置于患者的腋下顶端，另一手握持肱骨外侧面。以在腋下的手用力将肱骨向外侧移动（图3-2-13）。

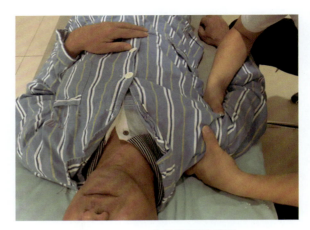

图3-2-14　肩关节尾端滑行

c. 肩关节上举：患者采取仰卧位，上肢外展并上举至最大角度，然后肱骨外旋至极限。治疗师面向患者足部，一手握住患者肱骨近端，将患者的上肢固定在自己的躯干上，躯干稍向外侧转动，另一手拇指置于肩峰远端。将肱骨逐渐向前滑动，施力方向取决于肩胛向上旋转的角度。所施加的力应该能使肱骨头部触及腋下关节囊下皱襞（图3-2-15）。

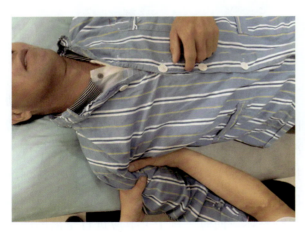

图3-2-13　肩关节牵引

b. 尾端滑行：患者采取关节牵引体位，治疗师一手置于患者腋下，另一手的拇指置于肩峰远端，上位的手将肱骨向下滑动，需控制手法力度，避免关节脱位和损伤（图3-2-14）。

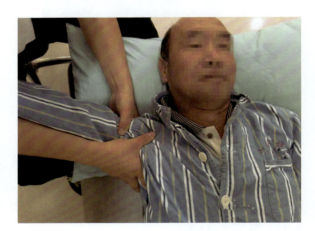

图3-2-15　肩关节上举

d. 肩关节向后滑行：患者采取仰卧位，上肢休息姿势、治疗师面向患者，站在患者的上肢与躯干间，将其上肢靠住治疗师躯干作为支撑。以侧边手握住肱骨远端，上位手置于关节前缘远端，该手为作用力手。治疗师移动上肢将肱骨头向后滑行（图3-2-16）。

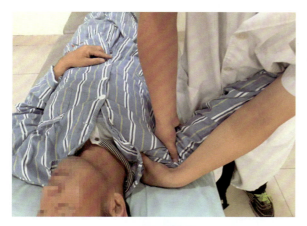

图 3-2-16　肩关节向后滑行

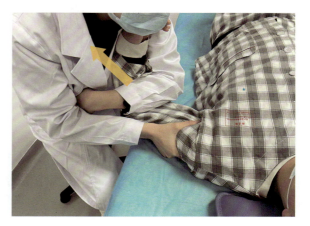

图 3-2-18　肘关节牵引

e. 肩关节向前滑行：患者采取俯卧位，上肢放松，伸出治疗床边缘，由治疗师大腿支撑，以软垫固定肩峰。治疗师面对治疗床床头，靠治疗床的一角向前跨步。外侧手将患者手臂固定在治疗师的腿部，以使患者肩部关节适当牵张，另一手尺侧缘置于肩峰突后角远端，给予松动力量。作用力方向朝前并稍向内侧，屈曲双膝以带动患者整个上肢向前移动（图 3-2-17）。

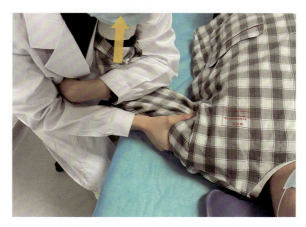

图 3-2-19　肘关节远端滑行

c. 肘关节的挤压：患者采取仰卧位，治疗师一手的大鱼际部与患者手的大鱼际相扣合，另一手固定好患者肱骨及尺骨远端，由大鱼际部施力，沿着桡骨长轴推，同时前臂旋后（图 3-2-20）。

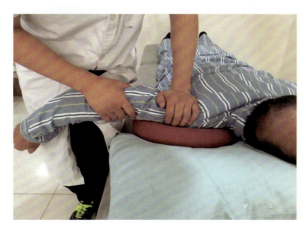

图 3-2-17 肩关节向前滑行

② 肘关节的关节松动术

a. 关节牵引：患者采取仰卧位，肘关节伸出治疗床边缘并放松，手腕搭在治疗师肩部。治疗师一手固定肱骨，另一手环抱肘关节。与骨干呈 45° 的力量对尺骨近端施力（图 3-2-18）。

b. 肘关节远端滑行：患者和治疗师的体位同上，治疗师一手固定肱骨，另一手环抱牵张肘关节，然后再沿着尺骨长轴牵引（图 3-2-19）。

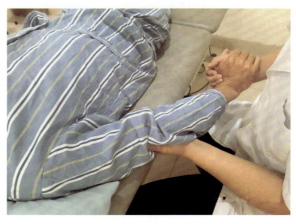

图 3-2-20　肘关节的挤压

③腕关节的关节松动术

a. 腕关节的牵引：患者采取仰卧位，前臂置于治疗床面，手腕垂于床边缘。治疗师一手握住尺骨茎突，将桡骨与尺骨固定在治疗床面。另一手握住远端的腕骨，将腕骨向远端拉。

b. 腕关节滑动：患者和治疗师体位同腕关节的关节牵引体位，治疗师握住远端腕骨的手做关节松动手法，腕关节向背侧滑动、腕关节向掌侧滑动和腕关节向尺侧滑动（图3-2-21）。

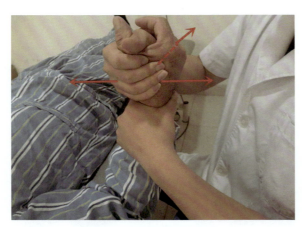

图 3-2-21　腕关节滑动

④手指的掌指关节及指间关节的关节松动术

a. 关节牵引：患者手部关节伸展位，治疗师以近端手固定近端骨，另一手的四指及拇指握住靠近关节的骨骼远端，进行长轴牵引，分离关节面（图3-2-22）。

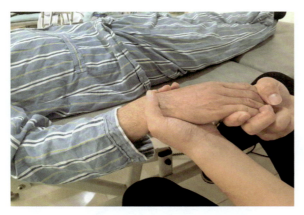

图 3-2-22　掌指关节及指间关节牵引

b. 滑动：患者和治疗师的体位同关节牵引体位，治疗师的拇指对准备滑动的骨骼近端施加作用力（图3-2-23）。

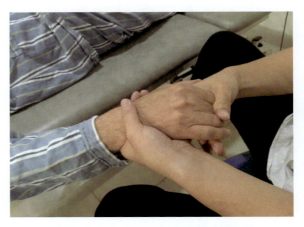

图 3-2-23　掌指关节及指间关节滑动

c. 旋转：患者和治疗师的体位同关节牵引体位，治疗师首先在固定的近端骨上旋转远端骨，然后再进行牵引（图3-2-24）。

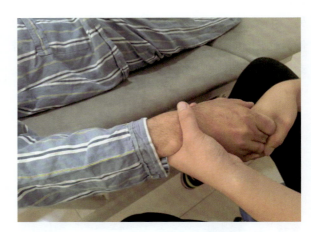

图 3-2-24　掌指关节及指间关节旋转

（3）偏瘫后手与上肢关节的定位牵伸：石膏固定使挛缩的肌肉处于伸展状态。常用的方法有绞木棒石膏法、石膏绷带更换法和衬垫补加法。

①绞木棒石膏法：此方法适合上肢关节周围肌肉严重挛缩的患者，比如肘关节屈曲挛缩。除此之外，由于该方法操作较为复杂，治疗力度较难控制，因此现在临床常用高科技辅助支具代替该方法。

②石膏绷带更换法：把挛缩的上肢关节矫正至患者可忍耐的程度后缠绕石膏绷带，固定

后将石膏锯成前后两片并缠上绷带固定，这样便于除去石膏托后进行其他热敷等温热疗法。每周更换石膏绷带以增加矫正的度数，扩大关节的活动范围。

③衬垫补加法：石膏固定的方法同石膏绷带中所述。开始时，把衬垫放在关节的屈曲侧，过段时间将衬垫移到伸展侧，利用持续的矫正力逐渐扩大关节的角度。

（4）偏瘫后手与上肢关节的放松训练。放松训练不仅可用于减轻手与上肢的痉挛，增加其关节活动度，也可用于增强肌力训练或其他运动疗法之后，以消除肢体的疲劳感。肌张力常受意识的影响，对于肌张力升高患者，关节活动范围受到限制，若采取一定的放松训练，能较好地增大关节运动范围。临床常用的方法有对比法、交互抑制法和暗示法。

①对比法：是根据肌肉强力兴奋收缩后使同一肌肉产生相同程度放松原理而进行的一类放松手法。此方法从肢体远端开始训练，然后再到肢体近端。先从一侧肢体放松开始再到另一侧肢体放松，按顺序进行。如指示患者用力握拳后放松、用力屈肘后放松、用力外展肩关节后放松等，此方法最好配合呼吸同时进行。

②交互抑制法：是根据患者主动肌强力收缩后导致拮抗肌松弛的原理而进行的一类训练方法。例如偏瘫患者上肢屈肌过分紧张，治疗师通过使肘关节伸肌用力收缩来缓解屈肌紧张，而使之放松。

③暗示法：此方法要求在特定的环境下进行。如房间温暖、通风良好、光线柔和，治疗师要用平静和缓的语调指导患者，使其把注意力集中在放松部位，想象肢体"非常沉重"并重复数次，直至该部位显示为放松。

（5）偏瘫后手与上肢关节的器械训练

①利用器械进行的持续关节被动活动（CPM）：CPM是由加拿大著名的骨科医生经过一系列的实验后提出的。此方法能有效地预防关节活动受限，防止关节损伤、促进关节软骨再生和修复。该仪器由活动关节的托架和控制运动的机构组成，治疗师可以将患者受限的上肢固定在托架上，设定所要求的条件，由仪器控制关节的角度、速度、持续时间进行关节的被动活动。注意事项：在患者手与上肢损伤早期，活动的速度宜慢，可根据患者的耐受程度和患者对治疗的反应逐渐增加活动的速度。选择运动的角度时要注意，早期要从最小角度开始，以后逐渐增加，一般控制在不引起疼痛的范围内。

②手与上肢关节的自动滑轮训练：肩关节的训练。患者端坐在靠背椅上，根据滑车与身体的位置，滑车牵拉的方向可以调节在患者的后方，侧方和正前方。患者通过滑轮健侧带动受限的关节活动，并使之超出受限的范围，也可让患者在受限部位故意增加牵引力，从而达到牵张挛缩组织增加关节活动度的目的。训练前需提醒患者牵伸发力的注意事项，如发力缓慢轻柔，忌快速强力牵伸。

（三）手与上肢肌力训练

肌力是指肌肉收缩时所能产生的最大力量，又称绝对肌力。各种原因导致的手与上肢的肌力下降会严重影响其正常功能的发挥，如持物不稳、上举不能等。肌肉耐力是指有关肌肉持续进行某项特定任务（作业）的能力，其大小可以用开始收缩直到出现疲劳时已经收缩的总次数或所持续的时间来衡量。增强肌力和增加肌肉耐力的训练有不少共同之处，训练时可相互借鉴训练动作。

1. 影响肌力的因素

肌肉收缩产生的力量与肌肉横截面积、肌肉纤维类型（白肌纤维和红肌纤维）、肌肉的初长度、肌纤维的募集率和神经冲动发放频率、肌纤维的走向和肌腱长轴关系（一般羽状肌＞扇形肌＞梭形肌）、收缩类型（一般离心收缩＞等长收缩＞向心收缩）和个体状况有着密切的关系。

2. 上肢肌力训练的原则

（1）阻力原则：阻力的施加是增强肌力的重要原则，阻力来源于肢体自身重力与外在阻力。阻力不足的情况下训练达不到增强肌力的预期。

（2）超常负荷原则：训练时运动必须达到一定的负荷量和持续一定的时间，也叫超负荷原则。增强肌力需要肌肉在一定的负荷下做功，所给的负荷应至少相当于使肌肉产生最大强度的收缩所需负荷的60%，并持续训练6周才可取得明显的疗效。

（3）肌肉收缩的疲劳原则：训练时应使肌肉感到疲劳但不应过度疲劳。过度的疲劳对肌力较弱的肌肉是有害的，训练过程中应严密观察，一旦出现过度疲劳应立即停止训练。

3. 手与上肢肌力的训练

根据肌力残存水平，肌力的训练可分为辅助主动训练、主动训练、抗阻力主动训练和等长收缩训练。

（1）辅助主动训练：是在外力的帮助下，患者主动收缩肌肉来完成的运动或动作。根据辅助力量的来源可将辅助主动训练分为自身辅助主动训练、他人辅助主动训练以及器械辅助主动训练等。

①手法辅助主动训练：利用治疗师的手法，不需要任何器械的帮助。手法辅助主动训练适合于肌力为1~2级，手与上肢肌力训练中重点训练上肢的屈肌肌群和伸肌肌群，以及手指的关节肌肉的患者（图3-2-25）。

②器械辅助主动训练：是利用绳索、挂扣、滑轮以及悬吊设备，可以将手与上肢悬吊起来，在消除重力影响下，完成相关的动作训练。此训练方法适用于肌力为1~2级者。如训练肱二头肌，患者采取健侧卧位，利用悬吊设备和窄带将手与上肢分别悬吊，然后患者在水平面上做肘关节的屈曲动作。随着肌力的改善，可以通过调节悬吊的窄带的位置、运动平面倾斜度和稍加阻力等增加训练难度。

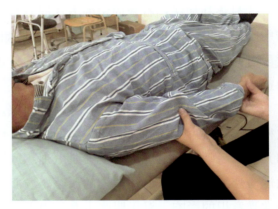

图3-2-25 治疗师手法辅助患者主动训练

③浮力辅助主动训练：是在水中进行训练时，利用水对上肢的浮力或加上漂浮物减轻肢体重力的影响而进行的辅助主动训练。

（2）主动训练：患者主动以肌肉收缩形式来完成的训练，既不需要助力，亦不需要克服外来阻力。此训练方法适用于上肢肌力达到3级的患者。训练中应取正确的体位和姿势，将肢体置于抗重力位，防止代偿运动。同时，运动的速度、次数、间歇等要根据患者的实际情况给予适当的指导。

手与上肢肌力的主动训练，患者一般采取坐位或者站立位，目的是为了让肢体负重，根据肌肉功能进行各方向的运动。

（3）抗阻力训练：在肌肉收缩过程中，需要克服外来阻力才能完成的主动训练。此训练方法适用于肌力达到4级到5级，能克服重力和外来阻力完成全关节活动范围的患者。抗阻力训练的方式多样，其作用力的方向与肢体运动方向相反。

①徒手抗阻力训练：治疗师不借助器械，依靠自身身体结构为患者运动提供阻力（图3-2-26）。训练过程讲究循序渐进，要从最低阻力开始。同时，对于严重骨质疏松、手或上

肢骨折稍微愈合时，阻力的选择要适中，以免发生意外。

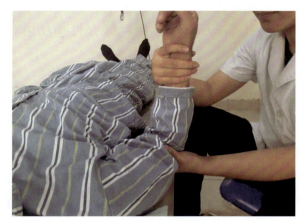

图 3-2-26　手与上肢的徒手抗阻力训练

②负重抗阻力训练：利用重物如杠铃、沙袋等，进行负载抗阻力训练（图3-1-27）。

③水中抗阻训练：利用水的浮力可协助运动，对抗浮力的运动就是抗阻运动，可以在手与上肢的末端拴上漂浮物，再向下方运动克服浮力阻力。

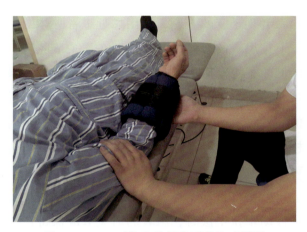

图 3-2-27　手与上肢的负重抗阻力训练

（4）等长收缩训练：也叫静态主动训练，指长度保持恒定而张力发生变化的肌肉收缩训练。此训练方法适用于2~5级肌力者。在训练的初期，比如上肢骨折术后早期，为了避免骨折部位的二次损伤，可采用等长收缩进行肌力训练。等长收缩形式：①徒手等长收缩：拮抗剂提供阻力而保持肌肉的等长收缩活动；②固定等长收缩：适用于手或者上肢石膏固定，要求肌肉收缩时不引起任何关节的活动；③器械辅助的等长收缩：可以利用墙壁、地板、肋木和床等固定不变的器械和物品，保持手或者上肢肌肉的等长收缩。

（四）上肢痉挛的物理治疗

痉挛是一种因牵张反射兴奋性增高所致的、以速度依赖性肌肉张力增高为特征的运动障碍，且伴随有腱反射亢进。轻度痉挛可以缓解受损肌肉萎缩、防止深静脉血栓形成及骨质疏松、对肢体的血液循环有促进作用。但是严重的痉挛可引起患者肢体疼痛、痉挛肌群肌纤维长度缩短、关节挛缩变性，影响患者自主运动，降低其生活质量。

1. 上肢痉挛物理治疗的目的

缓解痉挛引起的疼痛，防止关节挛缩变形，提高患者的上肢运动能力，尽可能地改善其生活质量。

2. 上肢痉挛物理治疗的方法

以脑卒中后痉挛为例讲解其主要的物理治疗法。

（1）正确的体位与坐姿：①正确的体位，保持肢体抗痉挛的良好体位，避免各种可以加重痉挛的体位（图3-2-28）。②正确的坐姿，保持骨盆稳定，不倾斜，微微前倾。脊柱保持腰椎前屈、胸椎后屈和颈椎前屈。髋维持90°，膝和踝90°（图3-2-29）。

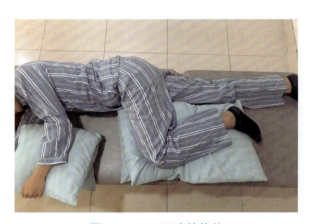

图 3-2-28　正确的体位

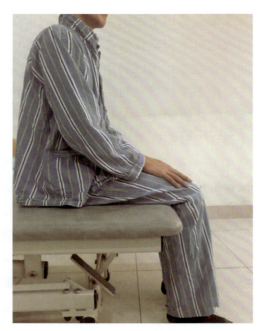

图 3-2-29　正确的坐位

（2）神经发育技术

① Bobath 技术中的控制关键点和反射性抑制：在仰卧位时，上肢肩胛带处于下降、外展，肩关节呈外旋、外展，肘关节伸展，伸腕、指和拇外展的位置；在缓解痉挛方面，应先从运动控制的中心点（躯干）缓解肌张力开始。可通过被动地牵拉患侧躯干，被动地做躯干屈曲、伸展和旋转等动作来完成。治疗师在做缓解痉挛的动作时，应着重牵拉上肢痉挛的肌肉，并在上肢关节活动的末端做暂时的停留，当感觉到上肢肌肉的痉挛程度有所下降时，再缓慢地回到起始位。

② PNF 技术中的上肢伸展模式、下肢屈曲模式：在训练患者上肢功能时，患侧下肢放置于屈曲或负重的体位。如：让患者双手互握，放置于头上部或胸部，还可以由治疗师控制患侧上肢痉挛的手法等方式进行。治疗师再诱发患者一侧肢体的主动运动时，就不会引起身体其他部分痉挛的加重。

③ Rood 技术中的缓慢牵拉、肢体负重：为抑制患者上肢痉挛，可让患者呈俯卧位，双肘支撑身体的上半部，这样促使患侧肱骨头进入关节窝，从而缓解了肩关节的痉挛与疼痛，同时刺激了肩关节内的感受器，为上肢的主动运动做准备。

④ Brunnstrom 技术中的紧张性颈反射和紧张性迷路反射

（3）手法治疗

①上肢的被动牵拉手法

a. 牵拉肩关节的伸展肌群：患者呈仰卧位，肱骨头还原于关节盂内（尤其是偏瘫患者），以关节的中心为轴心，一只手固定患者的上臂，一只手固定患者的腕关节，把患者的上臂向内下方进行肩关节的屈曲运动。在这种体位下，可实施对患侧肱二头肌的被动牵拉，以缓解肘关节屈曲痉挛。

b. 被动牵拉肩关节的内收肌群：与肩关节被动屈曲的方法相同，只是治疗师是被动地帮助患者做肩关节外展的动作。

c. 被动牵拉肩关节的内旋、外旋肌群：患者呈仰卧位，肩关节外展约 90°，治疗师面向患者立于床的一侧，利用靠近患者身体的肘关节把患者的患侧肱骨头控制在肩关节腔内，同侧的手控制患者的肘关节，使之与肩关节保持在一个水平面上，利用另一只手作用于患者的前臂，进行肩关节的被动外旋活动。利用同样的方法，当治疗师背对患者立于床的一侧时，可进行被动的肩关节内旋活动。

②手部被动牵拉及缓解痉挛的方法：在实施被动牵拉手法时，患者的肘关节应保持在伸展位，先被动地进行腕关节背伸，待手指痉挛有所缓解后，再进行多关节的被动牵拉，即腕关节背伸的同时，做手指的被动伸展动作。

③肌腱挤压：治疗师把患者的肘关节微屈曲，被动地、缓慢地在肘窝处对肱二头肌肌腱挤压，肱二头肌痉挛的程度随之得以缓解。

④轻刷和振动：轻刷法是一种刺激拮抗肌收缩，交互抑制主动肌痉挛的手法。振动

法把振动的刺激施加于肌腹和肌腱的部位，刺激时间以不产生热和摩擦感为宜，一般为1~2min。

（4）物理因子治疗：该治疗方法请参考第三节物理因子治疗。

（五）上肢疼痛的物理治疗

疼痛是一种令人不快的感觉和情绪上的感受，伴有实质的或潜在的组织损伤，它是一种主观感受。导致上肢疼痛的原因有很多，比如不当的外力牵拉、摔倒、刀割、棒击等机械性刺激，电流、高温和强酸、强碱等物理化学因素以及自身组织病变。这里主要通过讲述肩关节半脱位来讲解上肢疼痛的物理治疗。

1. 肩关节半脱位

通常指卒中后早期出现的肩关节肱骨头从关节盂前移下滑，肩峰与肱骨头之间出现的明显的凹陷。其本身并不疼痛，但易受损伤发展成为主动或被动活动受限的疼痛肩。

2. 肩关节半脱位的物理治疗

（1）矫正肩胛骨的姿势：①良肢位摆放：具体参考前面章节；②Bobath式握手：双上肢伸展充分上举，多次反复进行，卧位、坐位均可；③向患侧翻身：抵抗肩胛骨向后缩；④活动肩胛骨：患者取坐位或侧卧位，双上肢放在体侧，主动耸肩，治疗师站在患者后面，一手放在腋下，在耸肩时给予适当辅助。当该动作完成时，可在患肩施加阻力，完成耸肩动作（图3-2-30）。

（2）刺激肩关节周围起稳定作用的肌肉的活动及增加其张力：①牵拉反射：治疗师一手支撑住患臂伸向前，另一手轻轻向上拍打肱骨头，肘的牵拉反射使三角肌和冈上肌的肌张力和活动性增加；②快速刺激：在冈上肌、三角肌、肱三头肌上由近及远做快速摩擦或以冰块刺激；③关节挤压：健侧卧位，患侧肩关节屈曲，肘关节伸展，前臂旋后，腕关节背伸，治疗师一手放在肘关节处，另一手握患手，沿上肢纵轴，向肩关节处施加压力；④患侧负重（图3-2-31）：坐位，患侧肘关节伸展，腕关节背伸，患手放在坐位下臀部水平处略外侧，指尖朝向后外侧，躯体向患侧倾斜。

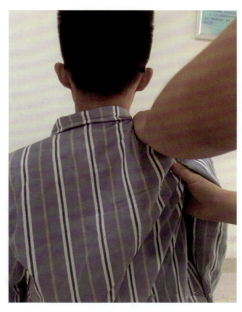

图3-2-30 活动肩胛骨

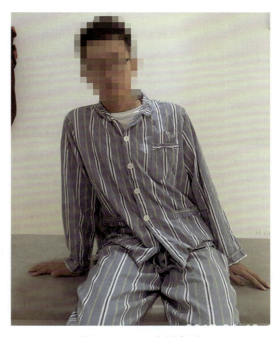

图3-2-31 患侧负重

（3）肩关节无痛范围被动ROM：①肩胛-胸廓关节运动：治疗师一手固定肱骨近端，另一手固定肩胛下角，被动地完成各个方向的运动；②肩关节屈曲、外展运动：治疗师一手扶持肩胛骨，另一手固定上肢，按盂肱关节与肩胛-胸廓关节2∶1的运动比例向前上方运动，关节运动过程中，要将肱骨头向关节窝处挤压。

（4）物理因子治疗：参考物理因子治疗章节。

（李　响　张洪蕊）

第三节　经典作业治疗

一、手与上肢作业治疗概述

（一）概述

一个人要完成有独特意义和目的的活动离不开手与上肢的作业，这种作业没有特定形式，任何活动只要符合对人类个体有意义的定义就可被视为作业活动。手与上肢的活动几乎参与目前所有的经典作业活动，以脑卒中患者为例，大约80%的患者会遗留上肢功能障碍，脑卒中患者因偏瘫而完全丧失单手功能，将导致整体功能丧失高达27%。因此注重手与上肢的作业训练对于提高患者康复疗效和生活质量尤为重要。

（二）手与上肢的作业治疗

1. 定义

手与上肢的作业治疗是以手与上肢为主体，结合传统作业治疗的内涵，采取日常生活活动或简单劳动、社会交往等各种活动形式，并采用各种工具或设备对患者手与上肢进行训练，促进康复，使患者达到最大限度的生活自理水平，恢复工作、学习和适应社会，提高其生活质量的治疗方法。

2. 组成

手与上肢的作业治疗的基本元素与传统作业治疗类似，主要有四个方面：患者（最基本的元素）、治疗师（最关键的元素）、环境（作业活动实施的场所）、作业活动（治疗师根据患者的功能状况及个人兴趣所选择的各种作业活动）。手与上肢的作业治疗以作业活动（occupational activity）作为治疗媒介，即作业可以作为作业治疗的方法，也可作为作业治疗的最终目的，针对的是日常生活作业功能，包括自我照顾、工作及休闲等，要求患者主动参与治疗活动，成为有作业意义的个体，使患者尽可能地恢复正常的生活和工作能力，提高生存质量，训练患者成为生活中的主动角色，能够积极面对社会。

3. 目的

手与上肢的作业治疗的目的在于维持其现有功能，提高随意运动的能力和耐受力，加强运动和感觉功能的统合，学习必要且合适的各种代偿方法，最大限度地发挥残存的功能，提高言语交流能力与感知觉、注意力、思维、记忆力、解决问题等方面的能力，改善和提高日常生活自理能力，适当加强患者职业前技能训练，强化患者的自信心，辅助心理治疗，逐步减轻甚至消除患者病态，使其保持身心健康，最终增强患者参与社会、适应环境、创造生活的能力。

4. 内容

手与上肢作业治疗的内容主要有：认知功能康复、上肢运动与感觉功能康复、日常生活活动训练、辅助技术、心理康复等，同样还包括职业功能康复、社会功能康复、家居环境评价和改造等。

（三）手与上肢作业治疗的治疗原则

1. 根据治疗的要求选择相应作业治疗活动

（1）恢复实用功能目标：通过作业治疗，帮助患者恢复已丧失或部分丧失的手与上肢的功能，达到生活、工作、学习、交流等完全自理或基本自理的目的。强调患侧手与上肢的训练，设计各种作业提高患肢的功能，指导患者独立完成各项作业内容（图3-3-1）。

度地配合治疗（图3-3-3）。

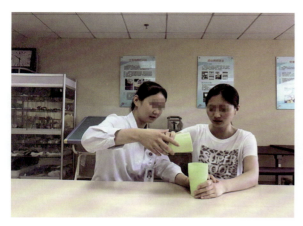

图3-3-1　指导患者拿水杯

（2）恢复辅助功能目标：有针对性地利用手与上肢残存的功能提高患者的自理能力，达到生活部分自理（图3-3-2）。

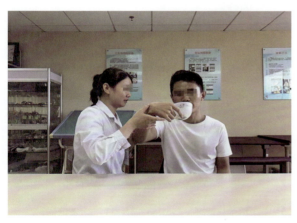

图3-3-2　指导患者拿碗

（3）发挥代偿功能目标：对于那些严重残疾最终无法恢复功能的患者，作业治疗方法可以选择代偿或补偿训练，使患者能够最大限度地实现生活自理。

2. 根据患者的愿望选择作业活动

（1）根据患者的要求制订治疗目标：患者的愿望和要求是治疗师选择治疗方法的第一考虑因素，治疗师应根据患者的身份、地位、观念、潜力以及文化与社会背景判断患者的愿望和要求，决定治疗目标和方法，要充分调动患者的主观能动性和参与意识，注重心理治疗在手与上肢作业治疗中的作用，使患者最大限

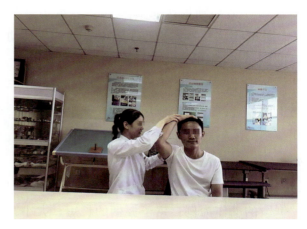

图3-3-3　指导患者梳妆

（2）选择患者能完成80%以上的作业活动。

（3）手与上肢的作业治疗在考虑局部效果的同时要注意患者全身情况的改变，根据患者的情况选择局部作业和整体作业。

3. 根据每个患者的情况决定作业治疗量

根据患者身体的耐力情况，选择患者能够承受的作业量（活动强度、时间和频率）。要求治疗师在康复医师指导下开出作业治疗处方。应包括以下几方面：

（1）手与上肢作业治疗项目的选择：选择作业项目应根据每个患者作业治疗的目标，从多种作业治疗技术中选择合适的作业项目（图3-3-4）。

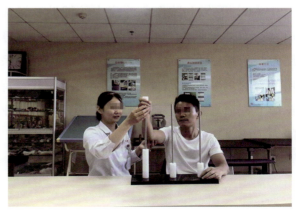

图3-3-4　根据患者情况选择作业项目

（2）手与上肢作业治疗活动强度的选择：选择何种活动强度决定患者能否完成治疗任务。此时不仅要考虑治疗手与上肢局部的活动强度，还要考虑全身所能承受的负荷强度。

（3）手与上肢作业治疗用具的选择：手与上肢作业治疗中作业用具的选择十分重要，作业用具的不同，可以改变作业的内容、难度、强度和时间，这主要表现在职业性治疗方面：①使用工具的种类及大小型号，以木工作业中"锯"的动作为例：锯子握柄的长短、大小，锯子的重量，木材的种类、性质及大小。②患者的体位和肢位，以"揉面"为例，患者可以在俯卧位、站立前屈位、仰卧位、坐位、站立位肩关节屈曲90°下完成此作业，但不同的位置对三角肌前部的负荷存在明显差异。③作业台的高度和位置与患者肢位有密切关系，是决定作业程度的重要因素。可以采用可调式工作台，让患者按需要在不同高度的台面上完成作业。

（4）手与上肢作业治疗的时间和频度：作业治疗中作业的实际时间长短与休息时间配合不同，其作业活动量程度将不同。

（5）手与上肢作业治疗动作与方向：作业活动是动静结合，是直线的或是对角回旋的，可因其活动量而有所不同，尤其与中枢神经系统的平衡反射有密切关系。

（6）手与上肢作业治疗中的辅助装置和用具：为补充肌力不足，可借助吊带、弹簧等助力装置辅助患者完成作业活动。上述装置采用助力的多少与活动量有关。为功能替代、矫正畸形、稳定关节，还可以采用辅具提高作业能力（图3-3-5，图3-3-6）。

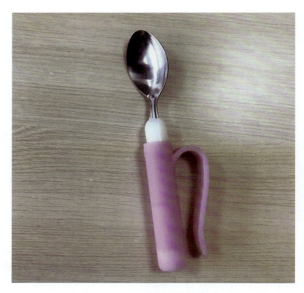

图3-3-5　辅具（汤勺）

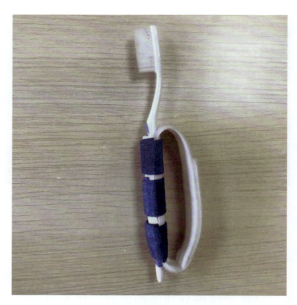

图3-3-6　辅具（牙刷）

（四）手与上肢作业治疗的目的和特点

（1）手与上肢作业治疗的特点在于强调在完成作业过程中，加强对患者进行教育、指导和训练；并强调应用器具作为帮助，达到完成作业活动的目的。

（2）手与上肢作业治疗的目的在于社会、心理及身体功能三方面的改善，这三方面也是作业治疗的主要工作领域。

（3）手与上肢作业治疗有利于实现患者生活自理，这是维持个体达到某种程度的独立所必需的能力。生活自理主要包括自主吃、穿、如厕、洗漱等。作业治疗师的工作就是发现患者生活自理方面的问题，评估哪些动作患者可以完成，哪些不可以完成，哪些活动需要帮助，需要何种程度的帮助，与患者一起探索完成自理生活的方式和有益的辅具，寻找解决问题的方法，帮助患者学会生活独立的方式，力求达到最大限度的功能状态，尽量少依赖他人，更多地依赖自己（图3-3-7）。

（4）手与上肢作业治疗促进患者工作、学习能力的提高。学习、工作是指人在工作场所进行的富有创造性的活动，也包括学生的各种学习任务、操持家务者的各种家务劳动或退休者作为主要生活内容的志愿工作。

（5）手与上肢作业治疗帮助患者享受更多的娱乐和精神活动。娱乐是指恢复精神，带来心理、生理等方面一系列反应的活动，它与工作最大的不同在于娱乐是在业余时间进行的。

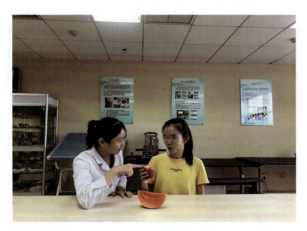

图3-3-7　日常能力训练

（五）手与上肢作业治疗评定的主要内容

1. 了解一般状况

通过观察和询问，了解患者的一般状况、大致的能力，并掌握患者的家庭情况、兴趣爱好和患者本人的最大愿望。

2. 身体功能的评定

包括手与上肢的肌紧张情况、关节活动范围测定、感觉检查、平衡能力测试、上肢功能检查、协调能力检查、步行能力检查等。

3. 精神功能的评定

包括了解患者的情绪状况、认知水平测定、智力水平测试。

4. 日常生活动作能力的评定

包括进食动作、洗漱动作、个人清洁卫生动作、更衣动作、沐浴动作、如厕动作、转移动作、行走动作、做家务动作、与人交流、娱乐活动等。

（六）手与上肢作业治疗计划制订

制订计划的目的是为患者选择合适的作业治疗方案，观察患者取得的进步，监督作业治疗计划的执行，并及时发现、思考和解决治疗中出现的问题，同时有助于研究资料的获取，进而可以证实作业治疗服务的目的和效果。治疗计划制订的过程是发现问题、解决问题的过程，可以促进患者或残疾者恢复最佳功能状态。完整的治疗计划程序可依据以下步骤进行。

第一步：评估、分析、发现问题，提出解决方法。

第二步：制订治疗目标，设计和实施治疗计划。

第三步：评估治疗计划的结果，决定是否需要修正计划。

第四步：治疗计划完成后对治疗进行总结。

二、手与上肢作业治疗的分类

手与上肢作业治疗的治疗技术可按照不同的分类方法进行分类。

（一）按所需的技能进行分类

肌肉骨骼功能作业治疗、感觉功能作业治疗、运动功能作业治疗、认知功能作业治疗、心理社会功能作业治疗。

（二）按照作业的功能进行分类

自我照顾性作业治疗（图3-3-8）、生产性作业治疗、文娱性作业治疗。

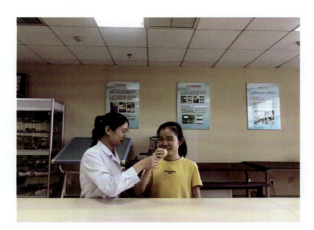

图3-3-8 自我照顾性作业治疗

三、手与上肢作业治疗的临床应用

手与上肢运动功能障碍的作业治疗与物理治疗不能决然分开，上面介绍的作业治疗主要以作业的功能进行区分，而作业技能训练中包含了许多物理治疗的内容，对改善肢体功能十分有效。

（一）手与上肢的运动功能障碍

1. 改善手与上肢肌力和肌张力的训练

利用作业活动或对作业活动进行改造，如利用木工、铜板、砂磨板等作业活动，为患者提供抗阻、抗重的主动运动。如使用锤子改善上肢肌力，使用面团、泥团训练手握力，使用硬币训练捏力。

采用神经肌肉促进技术、本体感觉促进技术、皮肤感觉促进技术、Bobath技术、Brunnstrom技术调整肌张力，如选择接近日常活动的洗脸、梳头、穿袜等改善对角螺旋性运动和调整肢体肌张力；采用不同的反射性抑制体位调整肌张力，如仰卧位下伸肌张力增高，俯卧位下屈肌张力增高。利用不同的反射性模式抑制肌肉痉挛，诱发软弱无力的肌肉收缩，以保证各项作业治疗的顺利进行。例如，偏瘫患者在进行手工作业前，先对患侧上肢进行挤压、牵伸及感觉刺激，使痉挛的肌肉充分放松，无力肌肉兴奋性明显提高后，再完成布置的手工作业。

如上肢骨折或偏瘫造成一侧上肢功能障碍者可以训练单手完成系扣、系鞋带、穿脱衣裤等动作，用非优势侧手书写、开锁、拍球、捏泥、开门等都可以预防其肌萎缩。

2. 维持手与上肢关节活动度的训练

利用桌面推拉滚筒运动或擦拭运动以及木钉盘的摆放、抛气球等作业活动，可有效地维持和改善手与上肢关节活动度。

3. 手与上肢运动协调性和灵巧度的训练

包括粗大运动协调功能训练，如手与上肢大关节的主动被动活动、双手配合下的关节活动训练（图3-3-9），以提高患者躯体和肢体的综合协调控制能力；精细协调活动训练，可以利用洗碗、捡米粒、编纺、木刻、嵌镶等作业活动充分改善眼-手协调和灵巧度可以利用拼图、插木钉（图3-3-10）、搭积木等游戏提高视觉运动整合能力；让患者在两条平行线之间画一条直线，然后使平行线之间的距离由3cm逐渐减至1cm，以训练上肢精细协调控制能力；练习用筷子或钳子持物等。

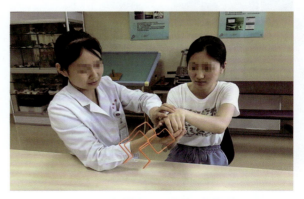

图3-3-9 双手配合下腕关节环转训练

4. 平衡训练

利用单手或双手进行躯干双侧的木钉盘摆

放作业，可进行坐位状态的平衡训练；利用套圈作业和抛球游戏（图 3-3-11），可进行立位状态的平衡训练。

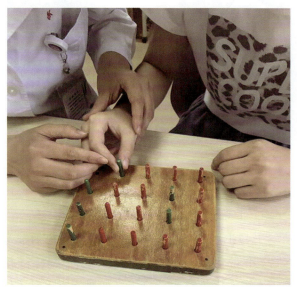

图 3-3-10　插木钉训练

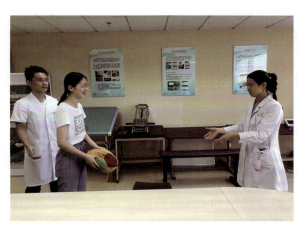

图 3-3-11　抛球游戏

5. 移动训练

身体转移及搬运能力训练时，手与上肢得到相应的训练等。

6. 轮椅技术、辅具的应用

在轮椅技术，辅具的学习、使用中，手与上肢进行合理的应用训练等。

（二）手与上肢的感觉功能障碍

感知觉技能训练包括对周围及中枢神经系统损害患者进行触觉、实体觉、运动觉、感觉运动觉的训练。手与上肢感知觉技能训练常包括以下几种。

1. 感觉再训练

在常规的手与上肢作业治疗中不断给予患者触、听、视觉等感觉刺激，刺激强度和范围由小到大，逐渐强化和扩大感觉信息，让患者能识别各种不同的刺激，最后恢复感觉功能。常用于外周神经损伤患者的感觉恢复训练。

2. 感觉敏感性训练

通过触摸不同质地的实物，训练患者对物体软硬程度的识别；通过 Bobath 球来刺激本体感觉、平衡觉；通过单眼训练视觉；通过不同的声音刺激以分辨声源的空间特征和性质，区别不同人发出的声音，辨别不同动物的发音；通过本体促进技术中的对角螺旋运动，反复体会手与上肢在空间的位置和运动中的感觉；鼓励患者体会各种不同的振动和压力。

3. 知觉训练

包括辨别各种实物（钟、表、铅笔等）的训练；在患者手或背部书写以训练其感知各种图形、笔画的能力；训练患者的方向感、空间感，让患者从不同方向取物，快速指出自己身体五官的位置；进行各种实物大小、体积、形状、颜色、质地的比较以获得视觉定型；通过色盲测试等方法训练患者图形觉和深度感。

4. 感觉替代训练

感觉功能障碍者需要采取感觉替代训练。如盲人可以利用听、触觉替代视觉，帮助定位方向和人物。对于听力障碍者可以借助计算机等工具进行交流。有本体感觉障碍的患者，可以通过视觉代偿保持身体平衡。感觉注意训练是有计划地强化健全的感觉刺激以代偿丧失的感觉。

5. 手脑感知技术

手脑感知技术：针对上肢与手部感觉功能障碍问题，基于"手脑感知"新理论，结合评估结果，使用针对性的浅感觉（轻触觉、痛觉）、本体感觉（关机位置觉、关机运动觉）、复合感觉（两点辨别觉、重量觉、图形觉、定位觉、实体觉）等康复技术，强化上肢与手功能感觉、运动功能，激活感觉脑区，协调感觉、运动脑区的平衡关系。具体操作如下：患者于手脑感知训练仪前，将手部置于视觉遮蔽下的训练装置中，利用感觉训练器刺激皮肤、关节等处，左右侧对比，以缩小双侧功能差异（图 3-3-12）。

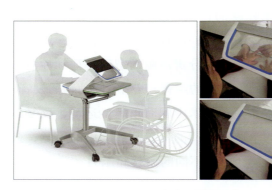

图 3-3-12　手脑感知训练设备

6. 感觉运动技能训练器械

手的精细活动及上肢活动训练器械有计算机、打字机、七巧板、插孔板、套圈用架子、结扣解扣练习器、手指抓握练习器、手指屈伸牵拉重量练习器、砂磨板、加重的画笔、编织机、悬吊带、臂托、上肢支撑架等。改善关节活动范围的用具有滑板、落地型织布机、沙磨板、乒乓球板。位置保持用具有桌、椅、板凳、垫子、吊床。用于感觉整合和运动的用具有障碍物、巴氏球、滑冰鞋、平衡晃板、晃椅、电动玩具、吊环等。

（三）日常生活能力训练

手与上肢所涉及的生活技能其含义较为广泛，它既包括与患者日常生活密切相关的一些生活技能，同时又包含与患者回归社会相关的一些高级生活技能，约相当于 BADL+IADL。生活技能主要包括基本日常活动（BADL）、家务和照料活动和文娱活动（图 3-1-13）。

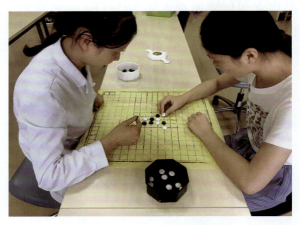

图 3-3-13　文娱训练五子棋

1. 日常生活活动训练

手与上肢所参与的日常生活活动包括穿着衣物、准备食品和使用餐具进食、个人清洁（洗漱、沐浴、化妆整容、修甲、如厕）、移动（体位转换、床椅转移、坐站转换等）等。训练用新的活动方式、方法或应用辅具的帮助和使用合适的家用设施，指导患者用患肢或健肢代偿完成日常生活活动。并指导患者如何省力，如何减少能量消耗，如何改装家用设备以适应患者的功能水平。该训练可在医院康复医学科、在家中和社区或专门的康复服务中心进行。

常用的手与上肢所参与的日常生活活动用器械包括一般生活设施，如两端带环的毛巾、长柄、粗柄和/或弯柄梳子、牙刷、调羹、粗柄笔、长柄持物器、穿袜器、鞋拔、穿衣棒、纽扣钩、模拟厕所、浴室、厨房设备等；修改后的餐具、化妆具和穿着具等（图 3-1-14）。

（1）手与上肢在转移、移动动作中的相关训练包括以下几个步骤。

①床上翻身动作：从仰卧位到健侧卧位：双手握拳，双上肢前伸，肘关节伸展，健侧足自患侧足下插入，健侧上肢带动躯干，进一步带动骨盆及下肢，同时健侧足带动患侧足向健侧翻身。必要时，治疗者在骨盆给予辅助。从仰卧位到患侧卧位：双上肢动作同上，健侧下

肢略抬起，配合上肢向左右摆动数次后，借助惯性翻向患侧。

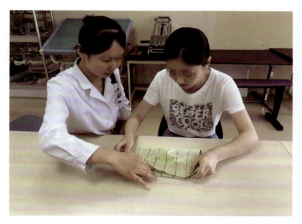

图 3-3-14　叠毛巾

②起立动作：以从普通椅子坐位起立为例予以说明。首先，臀部前移，将重心放在椅子的前2/3处；双足后移，至少位于膝关节偏后方；双手握拳，双上肢充分前伸，肩关节90°屈曲；躯干充分前倾，重心前移，髋关节、膝关节进一步屈曲；双下肢均等负重起立。

③床和轮椅之间的转移动作：首先将轮椅45°斜角放置于患者健侧肢体一侧；患者起立后以健侧下肢为轴心旋转身体，直至臀部正对轮椅；躯干前倾的同时屈曲髋关节和膝关节后缓缓坐下。轮椅向床的转移做与上述相反的动作。

（2）进食动作：完成进食动作要求保持坐位的平衡，以及手眼协调性、手与上肢的运动和操作能力。治疗者应该在患者实际的进餐过程中，观察、分析患者进食困难的原因，并针对这些问题和困难，进行有针对性的功能训练（图3-3-15），同时还应考虑对进食器具进行改良，用辅具代偿患者丧失的部分功能，适应患者的欠缺部分。常见的方法有：将叉、勺等的把手加粗；两只筷子之间用弹性钢丝连接；餐具下方垫防滑垫或在轮椅板上做固定餐具的凹槽；使用吸管饮水；选择边缘角度大的餐盘。

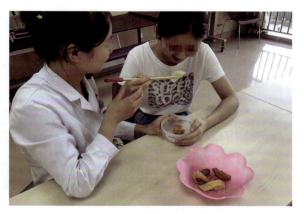

图 3-3-15　进食仿真物品训练

（3）更衣动作：进行更衣训练时，也需要观察患者实际的更衣过程，了解和发现手与上肢问题所在，进行针对性训练。指导患者按照适合的穿、脱衣服的顺序穿脱衣服，掌握正确的更衣方法。一般情况下，穿衣时先穿患侧，脱衣时先脱健侧。常见的辅具和改制方法有：将裤子腰带改为松紧带式；纽扣、拉链改为尼龙粘扣；使用系纽扣工具；选择宽松、肥大的款式和比较丝滑的面料。

（4）个人卫生动作：个人卫生动作较多地用到手与上肢，对手部操作能力的要求比较高，为使患者尽量减少在个人卫生动作方面对他人的依赖，经常需要对患者居住场所进行改造，同时需要指导患者掌握一些简单实用的物品的使用方法。例如：使用轮椅的患者，洗手池的下方需要留一定的空间；在必要的部位安装扶手（从轮椅到淋浴用椅子之间的转移时需要）；更换便于操作的水龙头。其他的方法有：洗脸——利用毛巾，借助水龙头拧毛巾。洗手——在患肢一侧的水池边固定刷子，便于洗患侧手。将香皂套在网袋内挂在水龙头上便于使用。洗澡——使用加长刷子，或者将毛巾两端固定环扣，健侧手在后背上方，拉动毛巾搓洗后背。使用淋浴专用椅子。剪指甲——制作辅具，可将指甲刀的两端均固定在木板上。

2. 家务活动训练

训练患者学会安排并进行家务活动，如烹

调、备餐、洗熨衣服、家具布置、居室清洁装饰、使用家用电器、喂养和抚育幼儿、照顾老人、购物、理财、交通等作业的训练。指导患者如何省力、减少家务活动的能量消耗，如何改装家用设备以适应自身的功能水平。训练残疾患者如何应用残存的肢体进行代偿性活动，如练习单手操作洗衣、做饭、叠被、擦地、洗碗等。

水龙头和煤气灶的开关更换为操作简单的类型，可用炒锅固定金属架，便于患者单手操作。砧板上钉钉子，可以固定蔬菜、水果等，使患者能够单手削皮、切块。作业治疗制订部门可以经常利用特有的设施，对患者进行烹调动作训练，甚至让患者实际操作真正做出菜肴。烹调活动的组织方法灵活，根据需要既可以以小组活动的方式进行集体创作，也可以做单人的个别训练；既可以选择烹调活动过程中的一个环节进行加强性训练（图3-3-16），也可以进行烹调的全部过程训练，甚至可以从制订菜单、列出购物清单、超市购物，到清洗、制作、进食、清理收拾等进行一系列的活动。借助辅具操持家务，达到家务活完全自理。

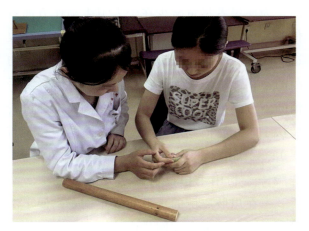

图3-3-16 包饺子训练

3. 文娱和游戏疗法

手与上肢的功能水平在治疗性游戏中的治疗作用体现得更为明显：在身体方面有助于提高手与上肢肌力、关节活动度和改善肢体的协调性；在精神心理方面可调节情绪，消除抑郁，陶冶情操，振奋精神；在社会教育方面可改善社会交往，人际关系。应指导和组织患者有选择性地参加文娱休闲活动，让患者在休闲活动中调整和放松，改善身心功能，促进健康恢复。

常用到的工艺治疗用器材有：黏土及陶器制作用具、编纺、刺绣、竹编或藤编工艺用具（编织机、编织框、绣花针等）、绘画用笔和颜料。

常用的文娱项目包括琴、棋、书、画等活动等。通过有选择性的集体游戏和活动，提高患者的参与和合作能力。

（四）手与上肢职业技能训练

1. 概述

作业和职业技巧疗法是作业治疗中的一个重要治疗内容。患者选择适合自身情况的基本劳动和工作技巧，如木工、纺织、车缝、金工、皮工、黏土、制陶、机电装配与维修、办公室作业（打字、资料分类归档）。手与上肢的作用几乎体现在所有的职业活动中，因此在治疗时要求选择有针对性的手与上肢作业活动对患者进行训练，帮助其恢复基本的劳动和工作技巧，从而达到改善和提高其功能，促进其回归社会的目的。

职业技能训练应考虑患者的年龄、性别、技能、专长、兴趣；考虑患者是否需要改变工种或恢复伤病前的工作；根据患者目前身体的功能状况及预后、就业的可能性，向患者提供有关就业的意见和建议；在正式从事职业工作前，先进行体能、技能、心理等方面的训练；为患者顺利就业创造条件。

2. 职业治疗内容

包括木工作业训练、拉锯作业活动、刨削作业活动、钉钉作业活动、黏土作业训练、拧螺丝训练（图3-3-17）调和黏土作业活动、黏土造型作业活动、硅胶土作业训练（硅胶土又名塑胶泥）、纺织作业训练等。比如工艺和园艺疗法［泥塑、陶器、工艺编织（藤器、竹器、绳器等）］。盆景疗法转移患者对疾病的注意力，训练手功能，并可获得对劳动成果的满足感。具有身心治疗价值，既能改善手的精细功能活动，训练创造性技巧，又可转移其对疾病的注意力，改善情绪。

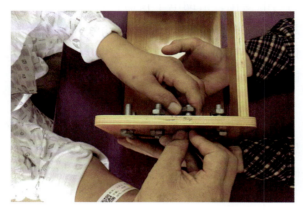

图 3-3-17　拧螺丝训练

3. 职业技能训练所用器材

打字机、缝纫机、电子元件所组装的器械、简易织机、针织用具（编织机、编织框）、刺绣用器材（线绷子、绣花针）、木工基本用具（台钻、电动丝锯、曲线锯、刨子、雕刻刀等）、皮革制作用具（图案模子、划线刀、图案模板、压滚、橡胶垫块、木槌）、工艺及机械维修基本工具、纸盒加工器材等。

除了上述的各种作业治疗外，不能忽视患者的心理训练。手与上肢作业治疗中应十分注意患者的心理训练，患者能通过作业调整自己的心态和情绪。鼓励患者选择自己愿意从事的作业活动并表达自己的情绪或感受。如可以借助木棒、槌子发泄内心的愤怒和不满；可以在纸上尽情地涂抹来表达心中的思念和遐想；可以通过集体活动进行角色的转换；可以选择不同的工种表达自己内心的渴望；在问卷调查和座谈讨论中表达自己的人生价值观和对未来的展望；通过完成自己擅长的作业增加自信心和勇气；通过帮助他人完成作业，从中体会成就感和快乐。

（李　响　张洪蕊）

第四节　物理因子治疗

一、概述

手与上肢物理因子治疗是应用自然界存在的或人工制作产生的各种物理因子（如声、光、电、磁、热、冷、压力、矿物质等）作用于手与上肢的皮肤、肌肉、骨骼、神经、血管，以达到促进骨折愈合、改善异常肌张力、提高肌力、修复损伤神经、促进血液循环及缓解疼痛的目的，从而改善手与上肢运动和感觉功能，提高患者生存质量的一种治疗方法。常应用于尺桡骨骨折、肱骨骨折、脑卒中后手与上肢功能障碍、臂丛神经损伤、尺/桡/正中神经损伤、肩周炎、肩手综合征、网球肘等疾病。

物理因子对于手与上肢功能障碍的治疗作用：①改善手与上肢各关节的活动度；②调节手与上肢异常肌张力，缓解痉挛；③提高手与上肢肌肉肌力；④减轻手与上肢肌肉或关节等相应部位的疼痛；⑤促进手与上肢局部皮损的愈合；⑥减轻手与上肢局部外伤的炎性反应；⑦减轻手与上肢外伤后瘢痕增生；⑧促进手与上肢局部肿胀的消退；⑨促进手与上肢损伤神经功能恢复；⑩加强手与上肢血液循环，增加营养供给。

二、手与上肢物理因子的分类

（一）电疗

通过使用不同频率的电流作用于人体相应部位来治疗疾病的方法，根据电刺激频率不同，电疗分为三类：低频电疗法（0~1000Hz）、中频电疗法（1001Hz~100kHz）、高频电疗法（>100kHz 的高频电流）。

1. 低频电疗法

应用低频脉冲电流作用于人体来治疗疾病的方法称为低频电疗法。低频电疗法按照输出电流的波形、有无调制、电流方向的不同，分为感应电刺激方法、经皮电神经刺激方法、痉挛肌电刺激方法、神经肌肉电刺激方法、功能性电刺激方法。

2. 中频电疗法

多采用 2000~8000Hz 的电流。根据所采用中频电流的不同产生方式和波形与频率，可以将其分为等幅正弦中频电方法、调制中频电方法、干扰电方法、音乐电疗方法等。

3. 高频电疗法

高频电疗法是指通过应用频率为（100~100000）MHz，波长为 3000m~1mm 的高频电流或其所形成的电场、磁场或电磁场治疗疾病的方法。

4. 直流电疗法

是方向固定、强度不随时间变化，可直接作用于人体或将药物离子导入人体以治疗疾病的电疗方法。

（二）光疗

1. 红外线疗法

红外线辐射人体组织后主要产生热作用，故又有热射线之称。

2. 紫外线疗法

紫外线属不可见光，波长 180~400nm，因其在光谱上位于紫光之外，故称紫外线。

3. 激光疗法

激光即由受激辐射的光放大而产生的光，又称莱塞。

（三）超声波疗法

超声波疗法是应用超声波作用于人体以达到治疗疾病目的的一种物理治疗方法。超声波是频率在 20kHz 以上不能引起正常人听觉反应的机械振动波。一般常用频率为 800 000~1 000 000kHz。目前认为激光生物学作用的生物物理学基础主要是光效应、电磁场效应、热效应、压力与冲击波效应。

（四）电子生物反馈技术

电子生物反馈技术指将人们正常情况下意识不到的肌电、脑电、皮温、心率、血压等体内功能变化，借助电子仪器，转变为可以被人意识到的视、听信号，并通过指导和自我训练，让患者根据这些信号，学会控制自身不随意功能，用于防治疾病或康复训练的方法。

（五）磁疗法

磁疗法是一种利用磁场作用于人体穴位或患处，以达到治疗目的的方法。磁场包括恒定磁场、交变磁场、脉动磁场、脉冲磁场等。

（六）传导热

传导热是以各种热源为介质，将热直接传导给机体，从而达到治病目的的一种治疗方法。常用的传导热疗法的种类主要有石蜡疗法、湿热敷疗法、熏蒸疗法、泥疗、砂疗等，热刺激是最重要的作用因素。

（七）水疗法

水疗法是以水为媒介，利用不同温度、压力、成分的水，以不同的形式作用于人体，以预防和治疗疾病、提高康复效果的方法。

（八）冷疗

冷疗是应用比人体温度低的物理因子（冷水、冰等）刺激皮肤或黏膜，以治疗疾病的一种物理治疗方法。

（九）压力疗法

压力疗法通过改变机体的内外部压力差，以达到促使血管内外物质交换，同时改善由于血液黏稠度增大或有成分性质的改变而引起的物质交换障碍，促进溃疡、压疮等的愈合，促进再生修复，促进水肿吸收。压力疗法可分为正压疗法（体外反搏疗法、正压顺序循环疗法）与负压疗法，或两种压力交替的正负压疗法。

（十）新型物理因子疗法

1. 脉冲枪疗法

脉冲枪技术是源于欧美国家的脊柱康复技

术，它利用接近人体共振频率的脉冲，对身体各骨骼及肌肉组织进行等频外力刺激矫正。主要作用包括：调整脊椎、骨关节排列，改善生理结构及生物力学；调节神经肌肉兴奋性；增强本体感觉；改善关节活动度；调节肌肉紧张度。主要用于肩痛、肩周炎、上臂痛、网球肘、手腕痛、腕管综合征、肌肉痉挛疼痛、疲劳不适等。

脉冲枪疗法的治疗频率通常在6Hz左右，比康复治疗师徒手所产生的频率及身体的本身反应要快。因此可以很好地防止身体产生抵抗，使治疗过程时间缩短，减少损伤，治疗效果也更加显著。智能脉冲枪可以在对关节发出第1次冲击的同时，监测出患者关节内的信息，并把信息传到智能脉冲枪内的电脑芯片内，电脑芯片板迅速接收之后，自动分析出接下来治疗所需的合适强度，也可分析治疗最佳位置，从而达到安全、快速有效的治疗作用。

2. 冲击波疗法

冲击波疗法是将气动产生的脉冲声波转换成精确的弹道式冲击波，通过物理介质（空气或液体）传导，作用于局部组织产生生物学效应。冲击波是能量突然释放而产生的高能量压力波，具有压力瞬间增高和高速传导的特性。体外冲击波疗法是利用液电能量转换及传递原理，使不同密度组织之间产生能量梯度差及扭拉力，达到产生裂解硬化骨、松解粘连、刺激微血管再生、促进骨生成等目的。

三、手与上肢物理因子的临床应用

（一）肌力下降的物理因子治疗

可用的物理因子治疗包括感应电刺激方法、经皮电神经刺激方法、功能性电刺激方法、调制中频电方法、EMG生物反馈技术等。

1. 中频电疗法

（1）治疗作用：①促进局部血液循环；②镇痛；③消炎；④软化瘢痕，松解粘连；⑤刺激运动神经和肌肉，引起正常骨骼肌和失神经肌肉收缩、锻炼肌肉、防止肌肉萎缩的作用，并有提高平滑肌张力、引起平滑肌收缩和调整自主神经功能的作用。

（2）操作程序：①将仪器接通电源，选择适宜大小的电极板和衬垫，或涂抹导电胶，再将输出导线与仪器连接。然后将电极放在患者裸露的治疗部位上，用沙袋或固定带固定电极。②开启电源，根据疾病诊断和医嘱，按动程序处方键，选择治疗所需的程序处方。③检查输出旋钮，使之处于"零"位，然后调节治疗时间，进入倒计时状态。最后调节电流输出使之达到治疗所需的适宜电流强度。④治疗时电极下治疗部位有电刺激、麻、颤、肌肉收缩感，可按患者的感觉和耐受程度调节电流量。⑤治疗完毕时，将剂量旋钮转至"零"位，关闭电源，取下电极（图3-4-1）。

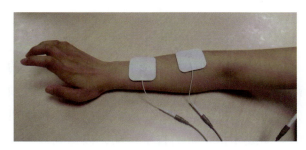

图3-4-1 中频刺激腕背伸

（3）剂量与疗程：治疗过程中可参考患者的感觉与耐受程度来调节电流量，一般$0.1\sim0.3\text{mA/cm}^2$。每个部位治疗15~20min，每日1次，10~15次为1个疗程。

（4）注意事项：①中频电疗机特别是微电脑控制的治疗机应与高频电疗机分开，分设于两室，至少应将两者的电路分开，以免中频电疗机工作时受高频电磁波的干扰和影响。②使用治疗机前应检查治疗功能否正常工作，电极、导线等是否完好，导线插头、导线夹等是否牢固，不得将有故障、破损、接触不良的治疗机或附件用于治疗。③治疗时不要接触机器，不可随便活动；中频电疗时，患者治疗部位的金属物品（如手表、发夹、首饰等）应除去，体内有金属异物（如骨科金属固定物、金属碎片、金属节育环等）的部位，应严格掌握电流强度，使其强度 $<0.3mA/cm^2$ 方可避免组织损伤。④选择适合治疗部位的电极，衬垫放置在治疗部位上，尽量使病灶位于两电极中间，电极和夹子不可接触皮肤，以免电击灼伤。电极质地应柔软可塑，其弯度应与治疗部位的轮廓相一致，务必使电极、衬垫与皮肤均匀接触。⑤电极不能在心前区及其附近并置和对置治疗，有心脏病的患者，电流不宜过强，并注意观察患者反应，如有不良反应立即停止治疗。孕妇忌用于下腹部、腰骶部及邻近部位治疗。佩戴心脏起搏器者不得进行中频电疗。⑥治疗电流量的调节应根据治疗的要求和患者的感觉，一般以感觉阈或运动阈为准。治疗瘢痕部位、浅感觉或血液循环不佳的部位时，调节电流强度时不应以患者的感觉为准。

2. 功能性电刺激治疗

功能性电刺激治疗属于神经肌肉电刺激的范畴，是利用一定强度的低频脉冲电流通过预先设定的程序来刺激一组或多组肌肉，诱发肌肉运动或模拟正常的自主运动，以达到改善或恢复被刺激肌肉或肌群功能的目的。

（1）治疗作用：代替或矫正肢体和器官已丧失的功能。

（2）功能重建：功能性电刺激作用于神经肌肉的同时，也将刺激传入神经，加上不断重复的运动模式信息，传入中枢神经系统，在皮质形成兴奋痕迹，逐渐恢复原有的运动功能。

（3）治疗技术：医疗机构使用的一般是大型精密的多通道仪器，还有一种便携式机器。电极主要包括：①表面电极：应用最广泛的电极；②经皮电极：由多股不锈钢钢丝绕成线圈，线圈端部的绝缘材料被剥去，形成电极部分，并在端部做一个倒钩，以便能牢牢地固定在肌肉内；③植入电极：它与刺激器一起被埋在体内，与体外控制系统通过高频无线电感应进行通信。

（4）操作方法：主要用于上肢功能重建，主要对象是 $C_4 \sim C_6$ 损伤的高位截瘫患者。主要目标是帮助患者上肢运动和获得手的基本功能，如抓握、进食和饮水等。应用4~8通道的FES系统刺激手和前臂肌肉，可使患者完成各种抓握动作。一般使用植入式电极，通过同侧肩部肌肉或对侧上肢来控制开关（图3-4-2）。

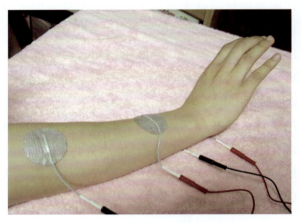

图3-4-2　刺激手腕

（5）FES在手功能重建中的局限性：没有感觉反馈，使用者常因用力不足而使抓取物掉落，或因用力过大而使抓取物破损。

（6）禁忌证：佩戴心脏起搏器者、意识不清、肢体骨关节挛缩畸形、下运动神经元受损、局部对功能性电刺激无反应者禁用。

此外，音频电疗法、干扰电、调制中频电疗法、超短波、微波、红光等治疗方法，也能通过促进血液循环及营养等方面，提高肌肉力量。

（二）肌张力异常的物理因子治疗

肌张力是指在安静休息的状态下，肌肉维持一定紧张状态的能力。常见的肌张力异常有痉挛、僵硬、肌张力障碍、肌张力弛缓。究其原因临床常见的是神经源性疾病，包括脑卒中、脑瘫、脊髓损伤（外伤和脊髓炎等）、脑外伤等。

对于肌张力增高型，可采用温热疗法，如红外线疗法、低频电疗法、温水浴、石蜡疗法、透热疗法等来放松肌肉；对于肌张力低下型，可采用快速短暂冰刺激、神经肌肉电刺激、压力疗法等进行治疗。

1. 红外线治疗

（1）方法：连接红外线治疗仪电源→打开电源开关→检查红外线治疗仪性能及导线连接是否正常→患者取舒适体位，裸露照射部位→检查红外线照射部位的温热感是否正常，将灯移至照射部位的上方或侧方，距离一般如下：功率500W以上，灯距应在50~60cm以上；功率250~300W，灯距在30~40cm；功率200W以下，灯距在20cm左右（图3-4-3）。

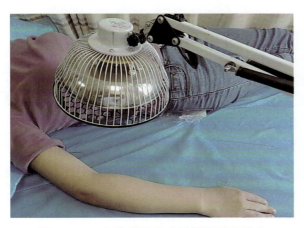

图3-4-3　红外线治疗上肢屈肌张力增高

（2）注意事项：①使用前或长期放置后使用，应检查导线有无破损现象，如导线有破损现象，必须更换后才能使用；②治疗器使用的电源插座，必须是有可靠接地线的三孔电源插座；③使用时严禁触摸照射头网罩内的治疗板和其他部件，以免被烫伤或引起触电事故；④勿让儿童和神志不清者操作使用或接近加热头；⑤首次使用或使用较长时间，照射头可能出现冒白气（烟）的现象，这是照射头保温材料吸潮所致，待预热一段时间后会自行消失；⑥治疗器出现损伤或故障时，请勿自行带电修理，应与维修部门联系维修；⑦红外线治疗时患者不能移动体位，以防止烫伤；⑧红外线照射过程中如有感觉过热、心慌、头晕等反应时，须立即停止治疗；⑨红外线照射部位接近眼睛时，应用纱布遮盖双眼；⑩患部有温热感觉障碍或照射新鲜的瘢痕部位、植皮部位时，应用小剂量，并密切观察局部反应，以免发生灼伤。⑪血液循环障碍部位、较明显的毛细血管或血管扩张部位一般不用红外线照射治疗。

2. 神经肌肉电刺激疗法

神经肌肉电刺激疗法是指应用低频脉冲电流刺激神经肌肉引起肌肉收缩的方法。该方法可以对痉挛的拮抗肌进行刺激，引起拮抗肌强制性收缩，使痉挛肌肌张力下降（图3-4-4）。

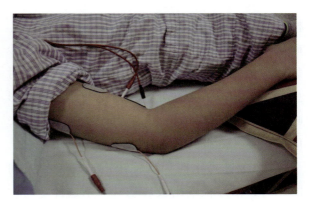

图3-4-4　低频电刺激降低上肢屈肌张力

操作程序如下：

（1）接通电源：打开电源开关。

（2）选择T、T1、TA、TB：

T：T是指两次刺激间隔的时间，称为脉冲周期，可按肢体的运动节律选择。通常病情越严重或较大的肌肉、肌群，所需的T值越长。脉冲周期TA、TB：同幅度下脉宽数值越大，刺激越强。TA、TB一般在0.2~0.3ms，如感觉刺激强度弱，可继续调宽至0.5ms。

T1：T1是指B组脉冲比A组脉冲晚出现的时间。对于小肌肉，延迟时间可以取得短一些，对于较大的肌肉或肌群，引起收缩需要的时间较长，延迟时间就要取得长一些，第一组脉冲刺激的肌肉充分收缩后，第二组脉冲再刺激。但必须遵守：延时时间必须小于脉冲周期，即T1＜T，否则，仪器不能正常工作，同时误调指示灯闪烁，T1一般不超过T的1/2。

定时时间：治疗时间要根据患者的耐受能力和是否出现疲劳而定，一般时间选择20min左右。

（3）在摆放电极前，要将输出调节旋钮IA、IB逆时针方向调回零位。

（4）固定电极：应按治疗部位面积大小选择合适的电极片，插在电极线的电极插针上，先将相配的绒布套在温水中浸湿，取出后，布套上的水不宜拧得过干，将布套套在电极上（绒布面贴在导电黑面上）。将A路输出的两个电极片安放在痉挛肌肌腱处，再将B路的两片电极安放在其拮抗肌的肌腹（绒布面贴近皮肤）。确保电极与皮肤接触后，可用绑带捆好或用沙袋压好固定。如果使用粘贴电极，使用前应对患者粘贴部位做清洁处理，避免油渍和汗液影响。对于婴幼儿，为防止其娇嫩皮肤受到刺激，应用棉签蘸清水清洁治疗部位。

（5）选择定时启动输出：选择治疗时间的同时，治疗仪输出被启动，如不选择定时，则治疗仪没有输出。

（6）调节输出电流：按顺时针方向分别缓慢调节旋钮。

（7）治疗结束：治疗时间到，定时灯变成橙色，并报时鸣响，将两路输出电流调节旋钮逆时针方向调回零位，再把电极取下。

此外，短波、微波等疗法也有降低肌张力的作用。

（三）疼痛的物理因子治疗

手与上肢疼痛多见于偏瘫后肩关节半脱位、神经痛、肌肉扭伤疼痛、腱鞘炎等，可以采用的物理因子治疗包括：中频电疗法、传导热（蜡疗）、磁疗、光疗（红外线）、超声波治疗、高频电治疗、冲击波治疗、脉冲枪治疗、直流电疗法等。

1. 冲击波

（1）冲击波在上肢的应用：慢性损伤性疾病，如肩峰下滑囊炎、肱二头肌长头肌腱炎、钙化性冈上肌肌腱炎、肩周炎、网球肘、肱骨内上髁炎、肱骨外上髁炎等（图3-4-5）。

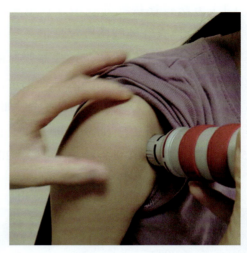

图3-4-5　冲击波治疗肩痛

（2）冲击波治疗机操作流程：①核对患者的姓名、治疗部位，确认有无治疗禁忌证。②仪器在使用前先检查各部位连接是否完好，检查水囊并排气，系好排气管。③消毒水囊表面，按下电源开关，使设备通电，按启动按钮，启动设备。④按电压上升按钮，将放电电压升至一个恰当的值。按手动触发按钮，触发冲击波数次，以确认设备处于正常工作状态。⑤在冲击波治疗前，在患者受治疗部位皮肤和水囊接触处涂上一层耦合剂。然后调节活动臂使冲击波的聚焦区域对准患者的压痛点部位。⑥按触发按钮触发冲击波开始治疗。设定冲击波触发频率和强度，开始时以较低的频率和强度，患者适应后可逐渐提高频率和强度。⑦按停止按钮终止冲击波，反复按电压降低按钮，使电压数值降为0。⑧按手动按钮2~3次，释放剩余电压，按停止按钮，使设备退出启动状态。⑨按排水按钮，将水囊中的水排出水箱，以降低水囊中的水温，按电源按钮至高位切断电源。⑩用手扳动活动臂，使其与患者身体分开。清洁患者治疗部位的皮肤，清洁设备的水囊，锁定活动臂的运动。切断设备电源，按规定对设备进行清洁消毒。

2. 脉冲枪治疗

（1）脉冲枪治疗评估技术与步骤

①患者初始评估流程：通过病史及体格检查，做出诊断，明确患者是否适合本治疗。

②PART 评估技术

P：Pain——疼痛：用痛觉计来客观量化，或触诊。

A：Asymmetry——不对称：俯卧位下观察长短腿、骨盆高低。

R：Range of motion——运动范围：被动运动测试，或主动运动范围。

T：Tone，texture——张力：指压检查。

③测试病理分析与矫正程序：根据疼痛部位调整相应关节部位。

a. 调整前肱骨（图 3-4-6）

——脉冲部位：前肱骨

——脉冲方向：向后向上

——脉冲设置：低档（100N）

——脉冲次数：1 次

b. 调整喙突骨内侧（图 3-4-7）

——脉冲部位：喙突骨内侧

——脉冲方向：向上向中间

——脉冲设置：低档（100N）或中档（200N）

——脉冲次数：1 次

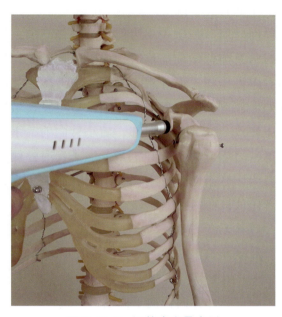

图 3-4-7　调整喙突骨内侧

c. 调整锁骨内侧（图 3-4-8）

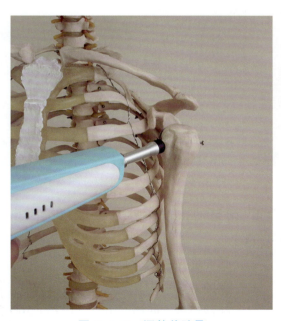

图 3-4-6　调整前肱骨

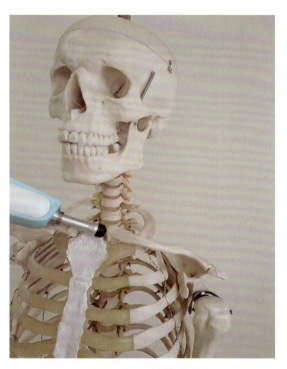

图 3-4-8　调整锁骨内侧

——脉冲部位：锁骨内侧

——脉冲方向：向侧面

——脉冲设置：低档（100N）或中档（200N）

——脉冲次数：1次

（2）实例

①肱骨外上髁炎：又名肘外侧疼痛综合征，俗称网球肘。临床表现为肘关节外侧疼痛，用力握拳及前臂做旋前伸肘动作时疼痛加重，局部有多处压痛，而外观无异常。拉伸检测：肱骨外上髁有局限性压痛，仔细检查可发现敏感的压痛点。充分伸展肘部，前小臂向前，手掌向下，之后弯曲手腕和手指，能诱发肘外侧剧痛者为阳性。肱骨外上髁炎由于有肌筋膜炎，患者做该试验时疼痛明显。

具体治疗方法：

a. 调整桡骨头上部

——脉冲部位：桡骨头上部

——脉冲方向：向下向前

——脉冲设置：低档（100N）或中档（200N）

——脉冲次数：1次

b. 调整肱骨外上髁侧面（图3-4-9）

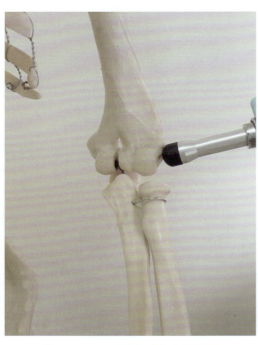

图3-4-9　调整肱骨外上髁侧面

——脉冲部位：桡骨头上部

——脉冲方向：向下向中间

——脉冲设置：低档（100N）或中档（200N）

——脉冲次数：1次

②内上髁肌腱炎：又名高尔夫球肘，为旋前屈肌群肌腱起始部肌肉劳损引起的损伤，疼痛由肘内上髁引起，并随着腕部屈曲及前臂旋转而加重。肘关节内侧局限性疼痛、压痛，屈腕无力，肘活动正常。

具体康复处方：

a. 调整内上髁肌腱炎（图3-4-10）

——脉冲部位：肱骨

——脉冲方向：向侧面

——脉冲设置：低档（100N）中档（200N）

——脉冲次数：1次

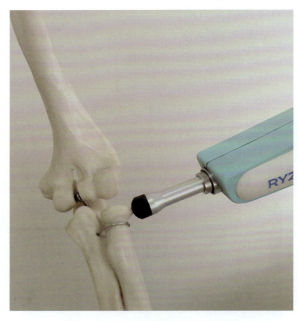

图3-4-10　调整内上髁肌腱炎

b. 调整冲击波治疗内上髁肌腱炎（图3-4-11）

——脉冲部位：尺骨内侧

——脉冲方向：向侧面

——脉冲设置：低档（100N）中档（200N）

——脉冲次数：1次

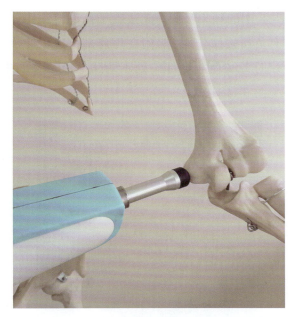

图 3-4-11　调整冲击波治疗内上髁肌腱炎

③腕管综合征：腕管综合征是腕管内正中神经受压而引起的手指麻木等症状。当局部骨折脱位、韧带增厚或管内的肌腱肿胀、膨大引起腕管相对变窄，致使腕部正中神经慢性损伤产生腕管综合征。腕管综合征又称为迟发性正中神经麻痹，属于"累积性创伤失调"症。

具体康复处方：

a. 调整豌豆骨内侧（图 3-4-12）

——脉冲部位：豌豆骨内侧

——脉冲方向：向侧面

——脉冲设置：低档（100N）或中档（200N）

——脉冲次数：1 次

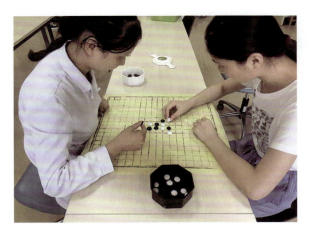

图 3-4-12　调整豌豆骨内侧

b. 调整舟状骨内侧（图 3-4-13）

——脉冲部位：舟状骨内侧

——脉冲方向：向侧面

——脉冲设置：低档（100N）或中档（200N）

——脉冲次数：1 次

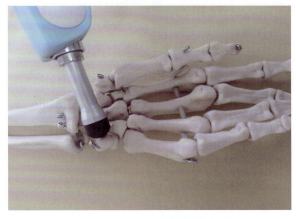

图 3-4-13　调整舟状骨内侧

④手腕疼痛

a. 调整尺骨末梢侧面（图 3-4-14）

——脉冲部位：尺骨末梢侧面

——脉冲方向：向中间

——脉冲设置：低档（100N）或中档（200N）

——脉冲次数：1 次

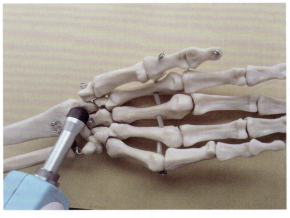

图 3-4-14　调整尺骨末梢侧面

b. 调整桡骨末梢侧面（图 3-4-15）

——脉冲部位：桡骨末梢侧面

——脉冲方向：向中间

——脉冲设置：低档（100N）或中档（200N）

——脉冲次数：1次

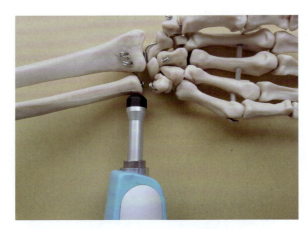

图 3-4-15　调整桡骨末梢侧面

3. 超声波治疗

超声波治疗主要用于上肢肌肉等软组织疼痛、神经性疼痛、狭窄性腱鞘炎引起的疼痛等。

（1）操作：①根据患者的情况选用频率、工作周期模式、治疗时间；②按照治疗要求和部位选择适当的超声头、治疗强度和频度；③操作机器应严格遵照说明书规定，一般先打开电源，仪器自检，设定好各项参数，开始治疗，结束后关闭仪器。

（2）注意事项：①始终保证超声头和皮肤之间保持良好的接触，为保证安全，超声头必须在治疗部位做均匀的小范围移动；②骨骼或金属处于肘腕等相对较浅的位置，应采用脉冲波取代连续波以避免超声波反射的发生；③治疗结束及时关闭仪器，严禁空载；④只能用肥皂水清洗超声头，禁止使用酒精清洗，磁头的铝制表面除外。禁止反复加热超声头，禁止用冰水、冰袋冷却磁头。

（3）治疗时间：一般不超过15min，多用5~10min，不可用增大的方法来缩短时间。急性病每疗程5~8次，慢性病每疗程10~20次。

4. 干扰电治疗

本疗法采用四个电极或四联电极，以吸附固定法（吸附电极有负压装置，以每分钟16~18次的频率吸附，此法除干扰电流作用外，尚有负压按摩作用）吸附在疼痛部位进行治疗。治疗时务必使病灶部位处于两路电流交叉的中心（图3-4-16）。

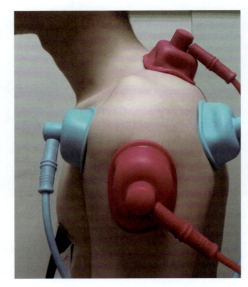

图 3-4-16　干扰电治疗肩痛

两组输出电流多为频率相差100Hz的正弦交流电，一组为4000Hz，另一组为4000Hz±100Hz。电流强度一般以患者能耐受为宜，每次20~30min，每日1次，10次为1疗程。

（1）在手与上肢功能障碍中的应用：周围神经损伤或炎症引起的神经麻痹和肌肉萎缩、神经痛、骨关节与软组织疾患（肩周炎、颈椎病、软组织扭挫伤、肌筋膜炎、肌肉劳损、关节炎及狭窄性腱鞘炎）等。

（2）禁忌证：急性炎症、出血倾向、局部有金属异物、严重心脏病等。

此外，音频电疗法、调制中频电疗法、短波、微波、红外线等治疗方法也有镇痛的治疗效果。

（四）肿胀的物理因子治疗

无开放性伤口的肿胀，可以应用音频电疗法、干扰电、短波、传导热、负压疗法、直流电疗法等在肿胀局部治疗。如有开放性伤口，可用红光、红外线和激光治疗。红光穿透组织较深，可使深部组织血管扩张，组织充血，血液循环增强，改善组织营养；红外线可通过改善血液循环和组织营养促进局部渗出物的吸收，增强人体免疫功能；小功率激光可提高机体免疫力，提高局部抗感染能力。这三种光疗法均对外伤具有消炎、消肿作用。

1. 操作方法

（1）短波治疗（图3-4-17）：一般采用对置法，将两个电极相对放置，电场线集中于两极之间，横贯治疗部位。电极与治疗部位表面保持一定间隙，电场线作用均匀、较深。一般每次治疗10~20min，治疗急性伤病时采用无热量，时间为5~10min，每日1~2次，7~10次为一疗程；治疗亚急性伤病时采用微热量，时间为10~20min，每日1次，10~20次为一疗程。

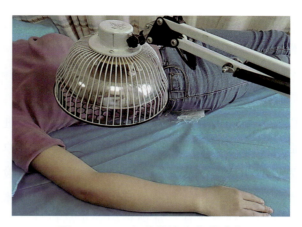

图3-4-18　红外线治疗上肢肿胀

（4）红光治疗：治疗时灯头中心对准患处，照射距离与灯的功率有关，200W以下，则照射距离在20cm以内。每日1次，每次15~30min，15~20次为一疗程。

（5）氦氖激光疗法：在照射创面前，先用生理盐水或3%硼酸水清洗，照射距离为30~100cm，垂直照射，输出功率10mW以下，每个治疗部位照射5~10min，每日1次，同一部位一般不超过12~15次。

2. 在手与上肢中的应用

可用于治疗手与上肢外伤创面、甲沟炎、扭挫伤、血肿、肩周炎、慢性溃疡、软组织损伤等疾病。

（五）感觉异常的物理因子治疗

麻木、蚁行感、浅感觉减退、疼痛过敏等，可以应用冷疗、传导热刺激等治疗方法。

（李　响　张洪蕊）

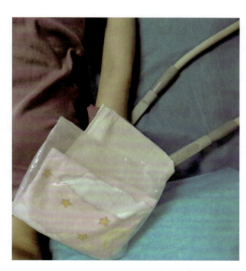

图3-4-17　短波治疗手肿痛

（2）传导热疗法：主要为蜡疗（蜡饼法、刷蜡法、浸蜡法）、湿热敷、坎离砂疗法等，均为将治疗介质覆盖在需要治疗的部位。治疗时间大多为20~30min，每日或隔日一次，15~20次为一疗程。

（3）红外线治疗：需预热5~10min，对准治疗部位中心垂直照射，灯与皮肤距离30~100cm，每次照射15~30min，每日1~2次，15~20次为一疗程（图3-4-18）。

第五节　神经松动技术

一、概述

（一）定义

神经松动技术是运动疗法中最常见的治疗手法，在手与上肢功能障碍的康复中发挥着重要的作用。手与上肢功能障碍的神经松动技术治疗，是以手与上肢神经组织的结构机械性质为特点，基于和手与上肢神经系统关系密切的神经肌肉和关节等组织的详细检查，分析神经对病症的关联性之后，针对特定的神经组织，施以特定方向和特殊力度的伸展和放松手法，以达到增加手与上肢神经系统的活动度、促进血液进入神经组织、减轻疼痛和促进组织复原为目的的治疗手法。其主要依据神经动力学检查阳性体征来进行判断，其理论依据在于肢体运动时，神经或神经外周组织产生的机械性与张力性的关系。

（二）神经高张力状态的分级

（1）急性期。原有神经症状在未出现活动度终末感（阻力感）时已经诱发或加重。

（2）亚急性期。出现终末感的同时，出现或加重原有神经症状。

（3）慢性期。出现终末感后，继续牵伸后才出现紧张或疼痛等神经症状。

（三）原理

（1）当人的躯干、四肢进行屈曲、伸展等活动时，相应的中枢神经与周围神经会在躯干和肢体的活动方向上出现延展。

（2）神经组织本身的弹性很小，其可延展的原因在于正常的神经组织长度较肢体长。

（3）利用肢体的运动使神经组织在神经外周的软组织中进行滑动，张力发生变化，改善神经间的微循环、轴向传输和脉冲频率等并促进血液进入神经组织，以达到减轻疼痛及促进组织复原的目的。

二、分类

常用的上肢神经松动技术包括上肢 ULTT（upper limb tension tests）方法，ULTT 作为周围神经的特殊测试，分别为测试正中神经的 ULTT1、ULTT2，测试桡神经的 ULTT3 和测试尺神经的 ULTT4。

三、神经松动技术的分类

（一）操作要求

进行神经松动技术操作时，最终也需达到 ULTT 试验的终末位置。首先使用评估技巧对相应神经进行评估，找出疼痛或症状的位置；其次根据位置不同，选择近端关节活动或远端关节活动。手法治疗时一次只能对一个关节进行被动活动，进行手法操作时，需要时刻对患者进行评估，找到神经的受压迫点或张力最大的点。通常这种"末端感觉"是很柔软的，但患者会主诉疼痛["平常痛"（usual pain）]或症状["平常症状"（usual symptom）]。

神经系统具有连续性，神经除自身由相应的神经支配外，也有其血管供应，且血管进入神经各层次的走行路径为：纵—横—纵。基于神经系统的生理特点，神经松动的节奏为：牵伸—放松—牵伸—放松……＝交替改善纵—横—纵走行的神经血管（表 3-5-1）。

（二）神经松动的形式

神经松动的主要形式分为滑动松动和张力松动。

（1）滑动松动：特点是在关节活动范围的大部分区域进行大幅度动作，是单向滑动，主要产生神经组织与其周边组织的相对活动，避免神经组织与周围组织的粘连，适用于急性期症状。

（2）张力松动：实施时主要在终末关节牵拉，是双向牵拉，内部张力作用明显，主要通过产生神经组织内的变化而改善症状，适用于慢性期症状。

（三）上肢神经松动技术

1. 臂丛神经松动术

患者仰卧，头偏向健侧，术者立于患侧，一手扶患侧头面部，另一手握住患者患手，用大腿支持患侧上臂，逐渐做肩外展并外旋，并

表 3-5-1　ULTT 执行时的关节摆放顺序表

	ULTT1	ULTT2	ULTT3	ULTT4
肩关节	下压并外展（110°）	下压并外展（45°）	下压并外展（45°）	下压并外展（10°~90°），手触耳
肘关节	伸直	伸直	伸直	屈曲
前臂	旋后	旋后	旋前	旋后
腕关节	背伸	背伸	屈曲并尺偏	背伸并尺偏
手指和拇指	伸展	伸展	屈曲	伸展
肩关节	—	外旋	内旋	外旋
颈椎	对侧侧屈	对侧侧屈	对侧侧屈	对侧侧屈
神经支	正中神经，骨间前神经，C_5、C_6、C_7神经根	正中神经，肌皮神经，腋神经	桡神经	尺神经，C_8、T_1神经根

使肩外展尽量接近 90°，腕背屈，前臂旋后，伸患肘和手指，并做一定程度的肩后伸（图 3-5-1）。

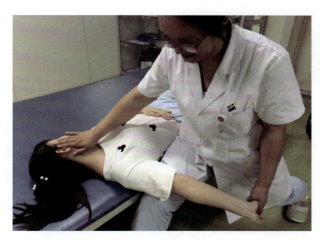

图 3-5-1　臂丛神经松动术

2. 正中神经松动术

患者仰卧，头偏向对侧，将患侧肩关节外展至出现症状或局部组织张力增加的位置，术者站在患侧，用一只手固定患者的拇指和其他手指，用另一侧上肢的肘和大腿固定患侧上臂，腕关节背伸并确保肩关节的位置不动（图 3-5-2A）；前臂旋前并确保肩关节的位置不动；肩关节外旋至出现症状或感觉局部组织张力增加（图 3-5-2B）；肘伸直到出现症状（图 3-5-2C）。

3. 尺神经松动术

治疗师一手按肩胛骨，使其下沉并固定，另一手抓手指，使指伸，肘伸展，腕背伸，前臂旋前（图 3-5-3A）。肩外展 110°，逐渐屈肘，使患侧手掌面靠近耳朵。牵扯感几乎涉及整个手与上肢，不过倾向于尺神经支配区域（图 3-5-3B）。

4. 桡神经松动术

患者仰卧，术者站于患侧并将肩置于床外侧，术者用大腿将肩胛骨向下肢方向推；术者一手放于患侧肘关节，另一手握住腕关节将其肘伸直并牵伸；握手腕的手将肩关节内旋（图 3-5-4A）；肩外展；腕关节尺偏并掌屈，拇指内收，头颈部向对侧偏（图 3-5-4B）。

（四）注意事项

（1）不盲目追求麻木和疼痛的效果，注意活动角度不宜过大。

（2）操作中使用蚓状抓握，确保患者舒适。

（3）治疗师的体位、力度及节律要适当。

（4）时刻注意观察患者感受。

（五）临床应用

腕管综合征

（1）概述：腕管综合征的病因主要是滑膜增厚、腕管内腱鞘囊肿、血管瘤、腕部骨折脱位等导致腕管内压增高，压迫正中神经。临

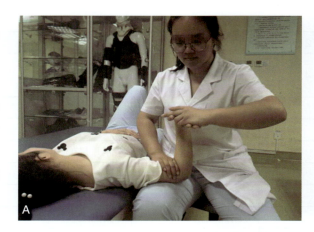
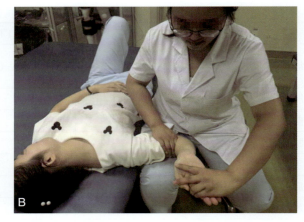
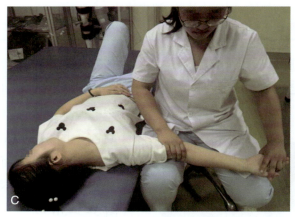

图 3-5-2　正中神经松动术

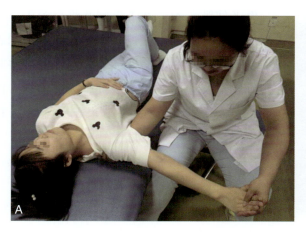
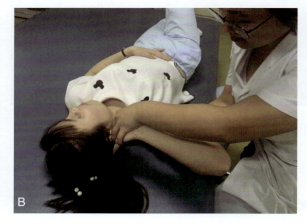

图 3-5-3　尺神经松动术

床主要表现为患者桡侧 3 个半手指的掌面和远端指节麻木、疼痛，疼痛有时放射到肘部，以及正中神经皮肤分布区感觉迟钝、实体觉减退，拇指外展力量减退。

（2）操作：①张力性神经松动技术：即将患者的整个正中神经进行张力性牵伸。患者仰卧，首先治疗师缓慢地将患者的肩关节外展 110°左右并向尾端加压，肘关节伸直、前臂旋后至最大位，然后将掌指关节和指间关节伸直，将腕关节缓慢背伸的同时注意患者有无桡侧手指麻木加重或舒适的感觉，若有则维持该体位 1~3s，重复数次；若无则采取逐级加压，

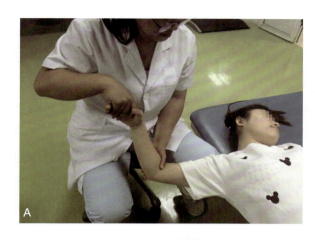

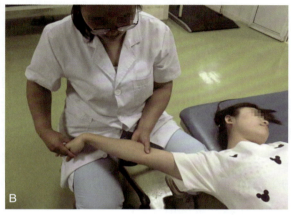

图 3-5-4　桡神经松动术

助手将患者的颈椎向对侧侧屈或（和）治疗师增加肩关节外旋角度，直至出现桡侧手指麻木加重或舒适的感觉，维持该体位 1~3s，重复数次。

②滑动性神经松动技术训练：将患者的正中神经在腕管中进行滑动。患者仰卧，正中神经向心滑动：首先将患者腕关节、掌指关节和指间关节尽可能屈曲；然后缓慢地将患者的肩关节外展 110°左右并向尾端加压，肘关节伸直、前臂旋后至最大位后；助手将患者的颈椎向对侧侧屈或（和）治疗师增加肩关节外旋角度，同时注意患者有无桡侧手指麻木加重或舒适的感觉，若有则维持该体位 1~3s。正中神经离心滑动：首先助手将患者的颈椎向同侧侧屈，治疗师停止患者肩关节的尾端加压，缓慢地将患者肘关节屈曲至最大位、前臂旋前至最大位、肩关节至中立位；最后将掌指关节和指间关节伸直，将腕关节缓慢背伸的同时注意患者有无桡侧手指麻木加重或舒适的感觉，若有则维持该体位 1~3s，重复数次。

③注意事项：以上神经松动技术训练过程中应尽可能地避免对正中神经的过度牵拉。

（李　响　张洪蕊）

第六节　肌内效贴技术

一、概述

（一）定义

手与上肢的肌内效贴技术，是利用弹性超薄透气胶带，选择不同的裁剪形状和不同拉力，贴敷于手或者上肢病变部位，以达到改善局部血液循环，促进淋巴回流，协助肌肉收缩，放松软组织，缓解疼痛为目的的治疗方法。肌内效贴技术作为一种新兴的无痛治疗技术，被广泛运用于运动损伤的预防与治疗、康复医学、医疗美容、运动训练等领域，以用来保护运动者的肌肉骨骼系统、促进运动功能。随着对肌内效贴研究的不断深入，其对手与上肢治疗也有着突出的康复疗效，除了适用于缓解急慢性上肢运动损伤，例如肩袖损伤、网球肘、腱鞘炎等，还应用于治疗偏瘫引起的肩关节半脱位、肩手综合征等。

（二）背景

肌内效贴由日本人 Dr. Kenso Kase 在 1973 年发明，是一种带有极佳弹性的超薄透气胶带。布基采用防水弹力布，胶水为医用亚克力胶，胶面呈波纹状不完全覆盖在布基上（胶面宽度肌内 3.75px，间隙 8.75px，波长 150px，振幅 40px）。贴布的厚度与透气性均类似于人体的皮肤，可用来减轻水肿，改善循环，支持、训练、放松软组织，减少炎症反应，减轻疼痛；肌内效贴在未施加拉力或在拉力范围（原长 120%~140%）内时，具有持续的自然拉力，可提供持续有益的感觉输入。

（三）作用机制

肌内效贴在手与上肢的治疗中有着显著的作用，可能存在的机制如下。

1. 缓解疼痛

根据闸门控制理论，由于触觉传入神经（Aβ纤维）的直径大于痛觉传入神经（Aδ和C纤维），在传导速度上也较快，因此能够增加触觉传入神经的感觉输入，抑制痛觉输入，从而减轻或消除疼痛。

2. 改善循环

当贴布与皮肤密合时会自然产生皱褶，这些皱褶具有方向性，可改变筋膜及组织液的流向趋势，有效改善局部血液循环，使组织压下降以减轻疼痛，并降低炎症反应。

3. 减轻水肿

借由散状型贴布产生的池穴效应，以及贴布皱褶产生的方向性将组织间液引向最近的淋巴结，从而减轻水肿。

4. 支持软组织

当贴布的自然回缩方向与贴扎的肌肉收缩方向相同时，也就是说贴布的锚位于肌肉的起点，贴布的尾朝肌肉走向贴至肌肉终点位置，此时贴布协助肌肉收缩。

5. 放松软组织

当贴布的自然回缩方向与被贴扎的肌肉收缩方向相反时，也就是说贴布的锚位于肌肉的终点，贴布的尾朝肌肉走向贴至肌肉起点位置，此时贴布能减缓肌肉紧绷或痉挛，适度放松被贴扎的肌肉与局部筋膜。

6. 训练软组织

借由贴扎对局部皮肤进行触觉感觉输入，如同专业治疗或训练人员的手部接触引导，能长时间给予该处软组织诱发动作的信息，能有效提升训练效果，达到肌肉再教育的目的。

二、手与上肢常用的贴扎技术

在使用肌内效贴前，要先确定贴布的固定端（锚点）、延展方向以及拉力大小。锚点不应施加任何拉力，贴于皮肤上，其余贴布则会因施加的拉力不同和本身的弹性，从尾端向锚点回缩。使用肌内效贴时，应根据贴扎部位的解剖特点、位置、目的的不同，采用不同形状的贴扎方法（表3-6-1）。

三、手与上肢常见临床疾患的贴扎方法

（一）肩手综合征

肩手综合征常发生于脑卒中后1~3个月内，目前其发生率为12.5%~70%。脑卒中后肩手综合征的发生严重限制了上肢关节的活动范围，从而妨碍了患者的整体康复，影响患者的生活质量。保守疗法多为肩吊带、冷热水浴及运动疗法等常规治疗。

1. 贴扎目的

肌内效贴布，临床上主要有消肿、止痛、改善感觉输入及促进软组织功能活动等效用，在支撑及稳定肌肉与关节的同时不妨碍身体正常活动。

2. 贴扎方法

（1）减轻肩部疼痛贴法：采用X形贴布（自然拉力）；摆位为站立位，患肩自然下垂，内旋位，屈肘90°，前臂旋前，用健手托住患手，中部锚固定于肩部疼痛点，尾向两端延展（图3-6-1）。

（2）减轻手部水肿，促进腕伸肌群收缩的贴法：采用扇形贴布（自然拉力），摆位为坐位或仰卧位，手臂旋前放于治疗床上，手腕悬于床沿，腕自然屈曲位；锚在肱骨外上髁，沿腕伸肌群延展，尾从手背延展绕过指间（图3-6-2）。

表 3-6-1 肌内效贴的不同贴扎方法

贴扎形状	剪裁方法	作用功效	适用范围	图片
I 形	通常使用5cm宽的贴布，不需要剪裁	当固定好锚点后，其余贴布均朝同一方向回缩。此时贴布给软组织提供唯一方向牵引力，可作为放松筋膜、促进肌肉收缩及支持软组织等应用。但当锚点变为贴布中点时，两端贴布产生一个向中间方向回缩的力，此时可针对痛点进行治疗，通常选择较大的拉力贴扎	用于正常骨骼肌以及软组织急性损伤后	
Y 形	贴布一端沿中线裁剪开，另一端不裁剪。此时两分支尾端贴布的长度及夹角会影响回缩向固定端的回缩分离	调整肌肉张力，促进循环代谢，引流效果较I形为佳	用于放松紧绷肿胀的肌肉或者促进协同肌收缩	
X 形	贴布两端对半裁剪，中间不裁剪，四个分支的尾端贴布回缩朝向中间的锚	促进固定位置的血液循环和新陈代谢，有效达到止痛的效果，也称为"痛点提高贴布"	用于软组织损伤后的疼痛	
扇形	多用于消肿，也称淋巴贴布。将贴布一端剪裁为多个分支，借由较多分支贴布牵动皮肤，将组织液引导向最近的淋巴结	改善组织液滞留，用于消除肿胀，促进淋巴液及血液循环。尾端贴布须包覆水肿的肢体或局部，同时可以多路重叠成网状贴扎，强化引流效果	用于软组织损伤后组织水肿和血肿	
O 形	贴布两端不裁剪，中段对半裁剪，也就是两个Y形的合体	由于贴布两端均为固定端，故稳定效果良好，中段对半裁剪的贴布则能维持肌肉张力，促进循环代谢，减少软组织的萎缩或失用	用于骨折及软组织撕裂伤	
灯笼形	贴布两端不裁剪，中段剪裁为多个分支，也就是两个爪形的合体	由于贴布两端均为固定端，故稳定效果良好，中段爪形裁剪的贴布则能促进淋巴引流，有效改善局部水肿或瘀血	用于骨折或软组织拉伤并伴有局部水肿或血肿	

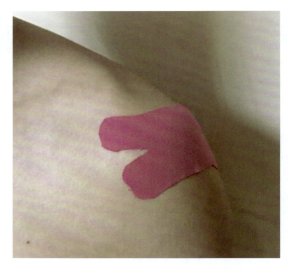

图 3-6-1 X 形贴布减轻肩部疼痛

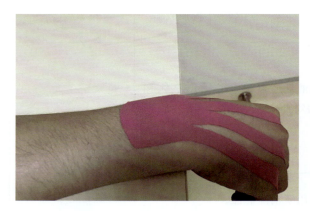

图 3-6-2 扇形贴布减轻手部水肿、促进腕伸肌群收缩

3. 贴扎的疗程

以上贴扎每次持续 3d，2 次间隔 1d，持续 3 周，共进行 6 次。

（二）肩关节半脱位

肩关节半脱位即盂肱关节半脱位，是偏瘫患者的常见并发症之一。有报道称，发病半年以上的脑卒中患者有 78.3% 存在不同程度的肩关节半脱位。肩关节半脱位是影响上肢功能恢复的主要原因，一般在发病 3 周内就可发生。此时患者患侧上肢处于弛缓期/软瘫期，肱骨头很容易从关节内脱出。肩关节半脱位本身无疼痛，但易受损使其发展成为主动或被动活动受限的疼痛肩。

1. 贴扎目的

改善肩关节的功能状况，最大限度改善半脱位。

2. 贴扎方法

①患者坐位，取肩关节外展 45°，患者屈肘 90° 约为肩胛水平；②采用 I 形贴布，自然拉力，将锚点固定在肩胛上角内侧，尾沿冈上窝经肱骨大结节止于三角肌粗隆，目的是促进三角肌收缩（图 3-6-3A）；③采用 I 型贴扎，自然拉力，锚点部分重叠固定在上一贴布，尾从肩胛内侧上角沿肩峰上方，向前包绕肩关节，并螺旋向患者肢体远端环绕，延展于上臂中下段，目的是促进肩关节上提、外旋（图 3-6-3B）。

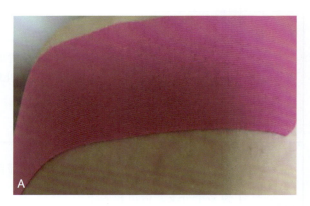

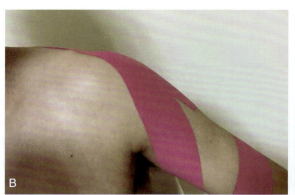

图 3-6-3 I 形贴布改善肩关节半脱位

3. 贴扎的疗程

以上贴扎每次持续 3d，2 次间隔 1d，持续 3 周，共进行 6 次贴扎。

（三）肩袖损伤贴扎

肩袖损伤（冈上肌损伤）是指肩袖肌腱损伤及无菌性炎症或冈上肌肌腱断裂，即覆盖于肩关节的肌腱帽遭到破坏而出现肩关节功能障碍，冈上肌在肩袖中，是肩部四周力量集中的交叉点，因而极易受损，尤其是在肩部外展活动频繁时，由于冈上肌肌腱穿过肩峰下和肱骨头上的狭小间隙，所以很容易受到挤压、摩擦而损伤，产生无菌性炎症或肌腱断裂。其余的冈下肌、肩胛下肌及小圆肌也可同时受到损伤，以冈上肌肌腱的症状较为突出。

1. 贴扎目的

改善患者的疼痛症状，促进血液循环，放松冈上肌，稳定肩关节。

2. 贴扎方法

（1）减轻疼痛：采用 X 形贴布（自然拉力），站立位，患肩自然下垂，内旋位，屈肘 90°，前臂旋前，用健手托住患手；中部锚固定于肩部疼痛点，尾向两端延展（图 3-6-4）。

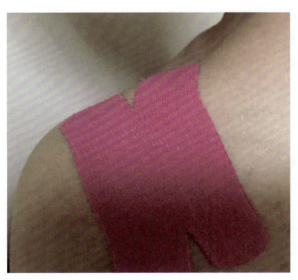

图 3-6-4　X 形贴布减轻疼痛

（2）放松冈上肌：采用 I 形贴布（自然拉力），锚固定于肱骨大结节上部，尾沿冈上肌延展止于肩胛骨冈上窝（图 3-6-5）。

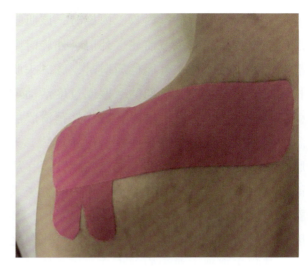

图 3-6-5　I 形贴布放松冈上肌

（3）稳定肩关节、改善局部循环：采用灯笼形贴布（中度拉力），一条贴布中部（裁剪成四条的部分）沿上臂纵轴固定包覆盂肱关节，两端分别固定于锁骨中段和三角肌粗隆下方；另一条贴布与第一条贴布垂直方向，中部（裁剪成两条的部分）包覆肩峰周围，两端分别固定于胸背部（图 3-6-6）。

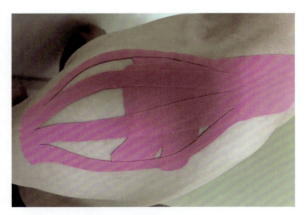

图 3-6-6　灯笼形贴布稳定肩关节、改善局部循环

3. 贴扎的疗程

以上贴扎每次持续 3d，2 次间隔 1d，持续 3 周，共进行 6 次。

（四）肩关节周围炎贴扎（以肱二头肌长头肌腱炎为例）

肱二头肌长头肌腱起于肩胛骨盂上结节，在肱骨结节间沟与横韧带形成的骨纤维管道中通过。当肩关节后伸、内收、内旋时，该肌腱滑向上方；而当肩关节前屈、外展、外旋时则滑向下方。当上肢在外展位屈肘时，肱二头肌长头肌腱容易磨损，长期的摩擦或过度活动可引起腱鞘充血、水肿、增厚，造成腱鞘滑膜层急性水肿或慢性损伤性炎症，从而导致肱二头肌长头肌腱在腱鞘内的滑动功能发生障碍，从而出现临床症状，称为肱二头肌长头肌腱炎或腱鞘炎。本病好发于40岁以上的中年人，多因外伤或劳损急性发病，是肩痛的常见原因之一。其临床表现主要为肩部疼痛、压痛明显、肩关节活动受限等。若不及时治疗，可发展成为肩周炎。

1. 贴扎目的

缓解疼痛，放松肌肉，增大肩关节的活动范围。

2. 贴扎方法

（1）减轻疼痛：采用X形贴布（自然拉力），仰卧位，肩部外展30°，肘关节伸展，手掌向上，锚在肩关节疼痛点，尾向两端延展（图3-6-7）。

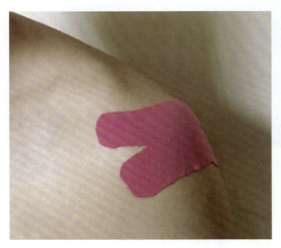

图3-6-7 X形贴布减轻疼痛

（2）放松肌肉：采用Y形贴布（自然拉力），锚在桡骨粗隆处，尾沿肱二头肌长头、短头延展，分别止于其喙突处及盂上结节处（图3-6-8）。

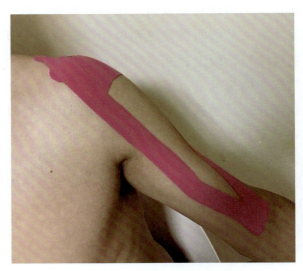

图3-6-8 Y形贴布放松冈上肌

3. 贴扎的疗程

以上贴扎每次持续3d，2次间隔1d，持续3周，共进行6次。

（五）肱骨外上髁炎（网球肘）

肱骨外上髁炎多发于过度使用旋前及伸腕动作的劳动群体，是由各种原因引发的肱骨外髁周围软组织上的炎症，也被称为网球肘。以右侧肘部多发，多表现为肘关节外侧不适、疼痛，肘关节活动受限（旋前障碍），严重影响了患者的工作与生活。

1. 贴扎目的

减轻局部肿胀，加速新陈代谢，减轻患者的疼痛症状，支持和放松软组织；提高肘关节的运动能力，促进肘关节尽快恢复正常活动。

2. 贴扎方法

患者患侧腕关节取掌屈位、前臂取旋前位。

（1）减轻疼痛：X形贴布用来减轻肘关节部位的疼痛，锚在中间，将其位置定在肘部的痛处，尾延展至两端，进行贴合（图3-6-9）。

3. 贴扎的疗程

以上贴扎每次持续3d，2次间隔1d，持续3周，共进行6次。

（六）肱骨内上髁炎（高尔夫球肘）贴扎

肱骨内上髁炎，又称前臂屈肌总腱损伤或尺侧屈腕肌损伤，主要是由于前臂屈肌起点肱骨内上髁处反复牵拉累积性损伤所致，与肱骨外上髁炎的病理相似，所不同的是屈指、屈腕肌和前臂旋前肌的损伤、紧张有所不同。因常见于高尔夫球运动员、学生、矿工，故俗称高尔夫球肘、学生肘、矿工肘。肱骨内上髁炎主要表现为肘关节内上部疼痛，有时疼痛会向前臂内侧放射；病情较严重者，可反复发作，疼痛为持续性，可致使全身无力，甚至持物掉落。

1. 贴扎目的

改善患者的疼痛症状，支持和放松软组织；提高肘关节的运动能力，促进肘关节尽快恢复正常活动。

2. 贴扎方法

患者患侧腕关节取背伸位、前臂取旋后位。

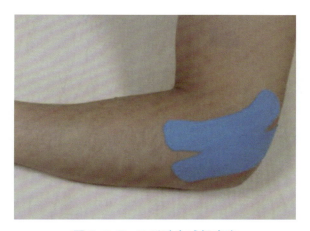

图 3-6-9　X形贴布减轻疼痛

（2）改善循环：用爪形贴布改善，锚在患侧的肘关节上方，尾向手腕方向延展至前臂（图3-6-10）。

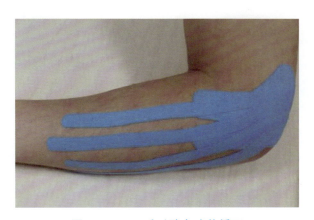

图 3-6-10　爪形贴布改善循环

（3）固定关节：I形贴布用来对肘关节进行固定，锚在肱骨外上髁处，尾延前臂背侧延伸至腕处进行贴扎（图3-6-11）。

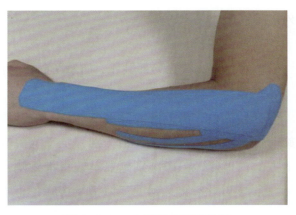

图 3-6-11　I形贴布固定关节

（1）减轻疼痛：X形贴布用来减轻肘关节内侧的疼痛，锚在中间，将其位置定在痛点，尾延展至两端，进行贴合（图3-6-12）。

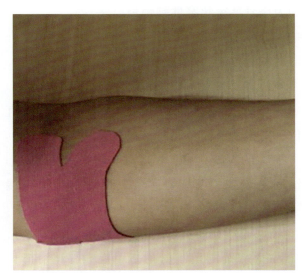

图 3-6-12　X形贴布减轻疼痛

（2）放松肌肉：Y形贴布用来使患者的肌肉得到放松，锚在掌侧的腕关节中间，尾分别沿桡侧腕屈肌和尺侧腕屈肌走向贴合，止于肱骨内上髁（图3-6-13）。

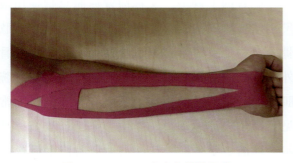

图 3-6-13 Y形贴布放松肌肉

3.贴扎的疗程

以上贴扎每次持续3d，2次间隔1d，持续3周，共进行6次。

（七）腱鞘炎贴扎

腱鞘炎是临床上最常见的手外科疾病之一，又称"键盘手"。主要是指肌腱在短期内活动频繁或用力过度或受到慢性寒冷刺激，导致腱鞘组织发生炎性反应、纤维变性，使腱鞘变厚，引起鞘管狭窄，肌腱在鞘管内活动受到限制，并因炎症引起局部疼痛的一类疾病。腱鞘炎好发于30~50岁，女性多于男性。最常见的为桡骨茎突狭窄性腱鞘炎。

1.贴扎目的

减轻疼痛，放松肌肉。

2.贴扎方法

舒适体位，患侧上肢肘关节处于自然伸直位，拇指关节完全屈曲，腕关节尺侧偏。

（1）减轻疼痛：X形贴布用来减轻疼痛，锚固定于腕关节桡骨茎突，尾沿腕关节延展（图3-6-14）。

（2）放松肌肉：采用I形贴布（自然拉力，2.5cm），锚固定于拇指指甲近端，尾沿拇长展肌和拇短伸肌走向延展至桡尺骨之间近肘关节处（图3-6-15）。

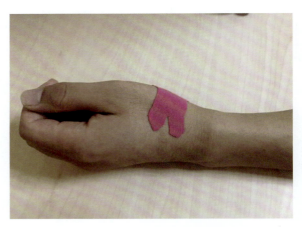

图 3-6-14 X形贴布减轻疼痛

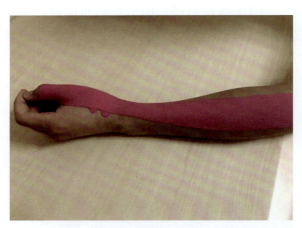

图 3-6-15 I形贴布放松肌肉

3.贴扎的疗程

以上贴扎每次持续3d，2次间隔1d，持续3周，共进行6次。

（八）手与上肢的肿胀贴扎

手与上肢肿胀的主要原因是循环障碍，常见于肩手综合征、上肢外伤、乳腺术后、液体外渗等。

1.贴扎目的

改善循环，减轻局部肿胀，加速新陈代谢。

2.贴扎方法

舒适体位，患侧腕关节取掌屈位、前臂取旋前位，爪形贴布两条，锚分别固定于腕关节上方的内外侧，一条分别延展至四指指背侧，另一条与第一条交叉延展至拇指及指缝，止于掌侧；I形贴布一条，横贴于腕关节上方，打通近端的皮下空间，促进回流（图3-6-16）。

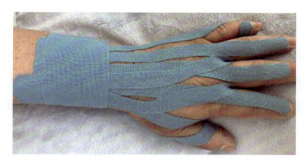

图3-6-16 手肿胀肌贴扎

3. 贴扎的疗程

以上贴扎每次持续3d，2次间隔1d，持续3周，共进行6次。

（李 响 张洪蕊）

第七节 关节松动术

一、概述

关节松动术（mobilization technique）是西方现代康复治疗技术的基本技能之一，临床主要治疗作用是缓解关节及周围组织疼痛，改善关节活动范围，增加关节本体感觉。关节松动术包括诸多类别，如Maitland的振动运动和Kaltenborn的持续牵伸手法，还有Pairs的治疗技术，其中Maitland手法运用得最为广泛。本节主要讲述的是Maitland手法。Maitland手法的变化频率和运动的幅度取决于治疗的目的和患者对关节运动的耐受性，目的是改善僵硬或滑膜关节疼痛。故临床用于治疗疾病和损伤所导致的关节疼痛与功能障碍，具有针对性强、见效快、痛苦小、易接受等特点。关节松动术可降低关节腔内的压力，松弛关节周围的软组织，对改善关节的活动范围有较好的疗效，特别是对活动受限或关节僵硬而言非常实用有效。20世纪90年代以来，关节松动术在国内受到高度重视，并被广泛用于治疗骨关节损伤引起的疼痛和功能障碍，并取得了肯定的疗效。

在手功能康复领域，Michlovitz等研究了6项关于关节松动术的系统评价，总结出：中度支持关节僵硬的患者使用关节活动治疗上肢活动功能障碍。Huisstede等通过额外的系统评估使用关节松动术松动腕骨治疗腕管综合征，发现使用该技术可在短期内缓解疼痛。

二、专业术语

Mobilization和Manipulation两个词语都具有相同的意义，都是关节松动术，因此可互换。该技术是通过不同的速度及振幅作用于关节和周围软组织，以增加关节的生理或附属运动来扩大关节活动范围的一种被动手法技术。

自我-关节松动是患者自我运用牵拉并顺应牵拉滑动方向作用于关节囊的技术，只适用于身体一些特定部位。

动态关节松动术（mobilization with movement, MWM）是治疗师持续地运用关节松动术增加附属运动的同时，嘱咐患者配合活动到其关节活动末端的一种治疗技术，需要患者及治疗师配合进行。

生理运动是关节自身生理活动允许范围内发生的运动，个体能够主动完成，包括围绕着轴心的屈曲、伸展、内收、外展、内旋、外旋及环转等运动。

附属运动指个体不能独立完成和自我控制的运动，包括伴随运动和关节的共同运动。例如，在肩关节前屈的过程中伴随了肩胛骨外展和锁骨的旋转。关节活动时发生在关节面的分离、滑移、挤压、滚动和旋转。

快速松动：在患者无准备的情况下给予高速的挤压，如同推拿里面的"扳"法。在患者关节生理活动末端极限位施予一个快速推力，用以拉断粘连组织或者刺激关节感受器。

麻醉下关节松动：在麻醉药物作用下使用快速推力或牵拉，破坏周围的粘连组织，是用于恢复完整的关节活动度的联合技术。

三、关节活动的基本知识

凹凸定律

由凹凸两个关节面组成的关节在进行关节活动时，关节面的活动遵循一定律：当凹面关节面在相对于静止的凸面关节面上移动时，滑动方向与滚动的方向相同；当凸面关节面在相对于静止的凹面关节面上移动时，滑动的方向与滚动的方向相反。

四、适应证及禁忌证

（一）适应证

（1）创伤后，关节内外及周围肿胀或积液不能完全消除而引起的疼痛或活动受限。

（2）关节制动后出现关节腔内、关节囊周围软组织粘连而引起的活动受限。

（3）关节囊及周围的支持韧带挛缩引起活动受限。

（4）关节邻近的骨骼对位对线不佳引起的活动受限。

（5）关节的附属运动活动范围较小或丧失。

（二）禁忌证

（1）关节或关节周围存在肿瘤、结核或其他占位性病变。

（2）关节处于急性炎症期，活动后水肿加重。

（3）关节邻近骨骼出现骨裂、明显的骨质疏松，或骨头未愈合，不能承受外力。

（4）关节周围的韧带、肌肉等软组织出现撕裂损伤，处于制动恢复期。

（5）关节周围的骨骼应力位置有固定钢板等内固定器械。

（6）关节出现半脱位或脱位，直接影响关节活动范围。

五、技术步骤

1. 检查和评估

评估患者疼痛程度，关节活动度，软组织紧张度，关节松弛度。

2. 等级和强度

Ⅰ级、Ⅱ级手法主要用于缓解疼痛，小幅度的振动可刺激关节周围及关节内的机械性刺激感受器，抑制痛觉通路的传导，抑制防御性肌痉挛时脊髓和脑干致痛物质的释放，提高痛阈并促进关节肿胀的恢复。Ⅲ级、Ⅳ级手法主要用于增大关节活动范围，松解关节囊内的粘连及牵拉挛缩的关节囊和韧带。Ⅴ级手法主要在不伴有防御性肌痉挛，且使用Ⅲ级、Ⅳ级无法得到最大限度的改善或在关节活动终末端存在疼痛时使用（表3-7-1）。

表 3-7-1　关节松动术的手法分级

级别	描述
Ⅰ级	在关节活动范围的起始端，做小幅度、有节律的振动
Ⅱ级	在关节活动范围内，做大幅度、有节律的振动，不接触关节的起始端及终末端
Ⅲ级	在关节活动范围内，做大幅度、有节律的振动，每次振动都必须达到关节活动的终末端
Ⅳ级	在关节活动范围的终末端做抵抗组织的张力，小幅度、有节律的振动
Ⅴ级	在关节活动范围的终末端做超越终末端，小幅度、有节律的振动

3. 节律

关节松动手法的振动频率每秒1~4次为宜，针对疼痛的Ⅰ级、Ⅱ级治疗手法每秒振动4次，可持续2~3min；针对挛缩关节的Ⅰ级、Ⅱ级治疗手法每秒振动2~3次，可持续1min；针对增大关节活动范围的Ⅲ级、Ⅳ级治疗手法每秒振动1次，可持续3min；针对疼痛的关节在执行振动手法之前可进行间歇性的关节牵引10s，放松数秒后可继续牵引，持续几次，以达到放松关节的效果。

4. 姿势和固定

选择让患者感觉到放松和舒适的体位。选择活动关节的休息位作为治疗的起始位，治疗时注意固定住活动关节的近端关节及其他身体部位,可借用器具固定。

六、治疗方向

治疗的方向尽可能与治疗关节的关节面垂直或平行。Kaltenborn 对于治疗平面施力的方向要垂直于凹侧关节面的旋转中心轴。作用时接触关节的面积越大,患者主观感觉越舒适。分离牵引技术的方向垂直于治疗平面使其关节分离。滑动技术水平作用于关节面,滑动导致的关节活动方向由凹凸定律来决定。

七、治疗的起始和进阶

治疗的起始取决于是否减轻患者的疼痛和增加关节活动度。通常选用Ⅱ级分离松动技术作用于休息位来作为起始剂量,或者在关节最松弛的状态下开始。隔天评估关节对治疗的反应或在下次复诊时反馈治疗效果。如果疼痛加重和敏感性增加,则将关节松动的剂量调到Ⅰ级。如果关节活动度没有改善,可以增加关节松动的强度。

八、关节松动手法操作

(一)肘关节松动

体位:患者可取坐位,手置于桌子上,或取仰卧位,手置于身体外侧;治疗师坐于患者旁边,两手置于患侧肘关节。

1. 肱尺关节松动

准备:患者取仰卧位,肘关节屈曲70°,前臂旋后10°,手腕搭在治疗师肩部(图3-7-1)。

技术要领:治疗师双手握住患者尺骨近端,做与尺骨干呈45°的分离牵引;接着做与尺骨干呈45°、向掌侧方向的滑动操作以增加屈肘的活动度;最后做与尺骨干呈45°、向背侧的滑动操作以增加伸肘活动度。

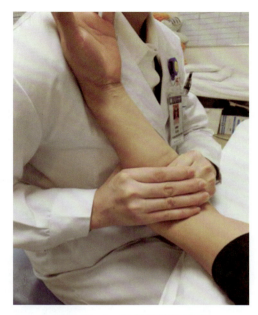

图 3-7-1 肱尺关节松动术

2. 肱桡关节松动

准备:患者取坐位,上肢置于桌上或仰卧位,肘关节伸直,掌面朝上,自然放松(图3-7-2)。

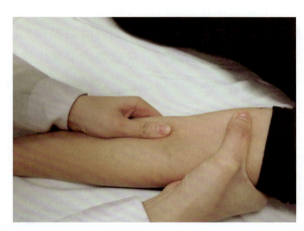

图 3-7-2 肱桡关节松动术

技术要领:治疗师外侧手固定肱骨远端,内侧手握住桡骨远端做长轴牵引;接着内侧手握住桡骨小头,做向掌侧滑动操作以增加屈肘活动度;最后内侧手握住桡骨小头,做向背侧滑动的操作以增加伸肘活动度。

3. 近端桡尺关节松动

准备:患者取仰卧位或坐位,肘关节屈曲

70°，前臂外旋10°，手腕搭在治疗师肩部（图3-7-3）。

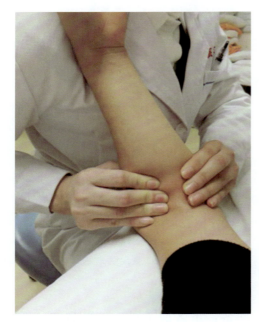

图 3-7-3　近端桡尺关节松动术

技术要领：治疗师内侧手固定尺骨近端，外侧手握住桡骨小头向外侧做分离牵引；接着，外侧手握住桡骨小头做向掌侧的滑动操作，以改善前臂旋后的活动度；最后外侧手握住桡骨小头做向背侧的滑动操作，以改善前臂旋前的活动度。

4. 远端桡尺关节松动

准备：患者取仰卧位，上肢置于身体外侧，肘关节伸直，掌面朝上，自然放松（图3-7-4）。

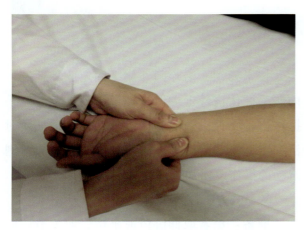

图 3-7-4　远端桡尺关节松动术

技术要领：治疗师外侧手固定尺骨远端，内侧手握住桡骨远端做向外侧的分离牵引；接着，内侧手握住桡骨远端做向背侧的滑动操作以改善前臂旋后的活动度；最后，内侧手握住桡骨远端做向掌侧的滑动操作以改善前臂旋前的活动度。

（二）手部关节松动

体位：患者可取坐位，手置于桌子上，或取仰卧位，手置于身体外侧，可放置在枕头上面；治疗师坐于患者旁边，两手置于患侧腕关节。

准备：患者手部置于桌沿或床沿，可用小枕头垫起，掌面朝下，自然放松（图3-7-5）。

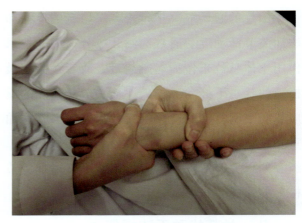

图 3-7-5　手部关节松动术

技术要领：治疗师内侧手固定尺骨及桡骨远端，外侧手握住近排腕骨做向手指方向的长轴牵引；接着内侧手固定尺骨及桡骨远端，外侧手握住近排腕骨做向掌侧滑动操作以增加腕关节背伸的活动度；内侧手固定尺骨及桡骨远端，外侧手握住近排腕骨做向背侧滑动操作以增加腕关节屈曲的活动度；内侧手固定尺骨及桡骨远端，外侧手握住近排腕骨做向尺侧的滑动操作以增加腕关节桡偏的活动度；最后，内侧手固定尺骨及桡骨远端，外侧手握住近排腕骨做向桡侧的滑动操作以增加腕关节尺偏的活动度。

1. 第1腕掌关节松动

准备：患者手部置于桌沿或床沿，可用小枕头垫起，掌面朝下，自然放松（图3-7-6）。

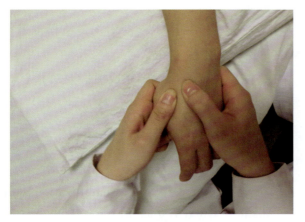

图3-7-6　第1腕掌关节松动术

技术要领：治疗师内侧手固定大多角骨，外侧手握住第1掌骨基底部向手指端做长轴牵引；接着，治疗师内侧手固定大多角骨，外侧手握住第1掌骨基底部向手指端做掌侧的滑动操作；最后，治疗师内侧手固定大多角骨，外侧手握住第1掌骨基底部向手指端做背侧的滑动操作。第1腕掌关节是鞍状关节，在做屈伸动作时，滑动方向与旋转方向相同；在做内收、外展动作时，滑动方向与旋转方向相反。

2. 第2~5腕掌关节松动

准备：患者手部置于桌沿或床沿，可用小枕头垫起，掌面朝下，自然放松（图3-7-7）。

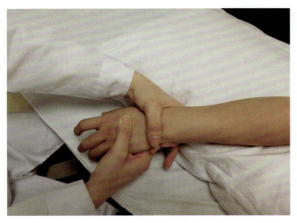

图3-7-7　第2~5腕掌关节松动术

技术要领：治疗师内侧手固定近排腕骨，外侧手握住掌骨近端，做长轴牵引；内侧手固定近排腕骨，外侧手握住掌骨近端，做向掌侧的滑动操作以增加手部纵弓的活动度。

4. 掌骨间关节松动

准备：患者手部置于桌沿或床沿，可用小枕头垫起，掌面朝下，自然放松（图3-7-8）。

技术要领：治疗师内侧手固定任意第1~4掌骨中的任意一块掌骨的头部，外侧手捏住相邻的外侧一掌骨做两个骨头之间的分离牵引；治疗师内侧手固定任意第1~4掌骨中的任意一块掌骨的头部，外侧手捏住相邻的外侧一掌骨做向掌侧滑动操作以增加手部横弓的活动度。

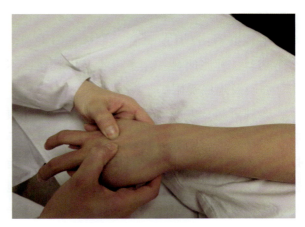

图3-7-8　掌骨间关节松动术

5. 掌指关节和指间关节

准备：患者手部置于桌沿或床沿，可用小枕头垫起，掌面朝下，自然放松（图3-7-9）。

技术要领：治疗师外侧手固定关节近端骨骼的基底部，内侧手捏住关节远端骨骼的头部做分离牵引；接着，外侧手固定关节近端骨骼的基底部，内侧手捏住关节远端骨骼的头部做向掌侧的滑动操作以增加手指屈曲的活动度；外侧手固定关节近端骨骼的基底部，内侧手捏住关节远端骨骼的头部做向背侧的滑动操作以增加手指背伸的活动度；外侧手固定关节近端骨骼的基底部，内侧手捏住关节远端骨骼的头部做向内外侧的滑动操作使侧副韧带松弛。

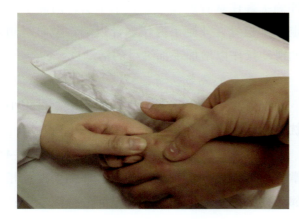

图 3-7-9　掌指关节松动术

（三）病例

诊断：患者左手部挫裂伤 2 月余（图 3-7-10）。

主观资料：2 月前患者左手被车门夹到，疼痛剧烈，肿胀明显。左手手指及手腕屈伸不能、僵硬及疼痛受限。

客观资料：左手腕部桡侧有 3cm×6cm 瘢痕，拇指、示指、中指及手背部肿胀明显，手指及手背组织明显僵硬，瘢痕处较平整。手指远指间关节活动度为 10°，远指间关节、腕关节活动度极小，无法完成抓握及对指等功能性活动。

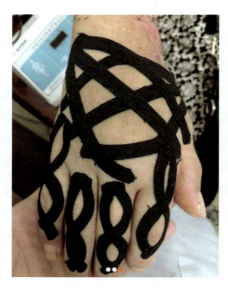

图 3-7-10　左手挫裂伤

评估：左手部挫裂伤血肿机化，及疼痛引起的远端桡尺关节、腕关节、腕掌关节、指间关节周围软组织挛缩，关节粘连，活动受限指屈肌群肌力下降。

治疗方案：软组织松动术+关节松动术+MET 技术+肌肉牵伸技术。

反馈：患者治疗后可完成抓握及对指、对掌动作，水肿减轻。

九、动态关节松动术

（一）概述

动态关节松动术（mobilization with movement，MWM）又叫 Mulligan 技术，是由 Brain R. Mulligan 于 1970 年代创立的，主要是针对关节错位和关节功能障碍而创立的手法治疗技术。

Brian R. Mulligan 于 1954 年毕业于新西兰的物理治疗学校，直到 2000 年才从临床退休。在他 40 多年的临床生涯当中创立并不断完善了自己独创的"动态关节松动术"。动态关节松动术最早由自我牵拉技术发展而来，现今全球有超过 100 篇刊登在科学类期刊上的学术文章证实 Brian R. Mulligan 的"动态关节松动术"具有良好疗效。比较强调的是关节面对活动的重要影响。正常颈椎的棘突是呈矢状位且斜向下的，而不像腰椎棘突那样水平向后。如果应用 Maitland 手法在俯卧位对腰椎施加垂直向下按压棘突的操作，可以使腰椎棘突发生理想的小关节滑动，同样手法施加于颈椎，却由于其解剖形态特点，无法起到良好的效果。该技术主要用于恢复关节正常滑动，增大关节无痛活动范围。

Mulligan 技术正是针对小关节面滑动的一种治疗技术。这种技术强调在坐位或站立位（负重体位）下进行治疗，且原则是不能引起或加重患者的疼痛。对于颈椎治疗，强调治疗前必须要做详细检查，检查项目通常包括颈椎的主动运动、被动运动和末端加压、椎动脉实验等，寻找良好适应征象。椎动脉实验阳性患者不宜采用 Mulligan 技术，在检查后，通常在一次治疗中采用多种治疗技术相结合，以取得良好效果。该技术兼具被动关节松动术的好处和自主活动的优点。如果手法对症，该技术不会产生痛楚，而会使关节在短短几次的手法治疗下恢复自然流畅的活动。与关节松动术相比较，Mulligan 技术强调动态活动，即操作者在给予关节松动术的同时，令患者主动活动相关关节；另外，Mulligan 技术治疗平面由凹的关节面确定，通常以直角或平行方向作用于活动受限的关节面上。在操作时，Mulligan 技术强调"无痛、即时变化、长效"（pain free, instant change, long lasting, PILL）原则。Mulligan 认为这种新的治疗方法能够成功的一个基本原因是：在受伤或扭伤之后，因为关节发生些微的错位，而导致动作受限和疼痛，这些错位是无法通过触诊或 X 线片检出，但是做完正确的关节松动术后，能够达到无痛的功能性活动，如果再重复多次，则会持续进步。这种手法不同于其他关节松动术只单纯针对关节进行松动，而是除了松动并调整关节位置外，可同时达到松解软组织的效果。

（二）适应证及禁忌证

Mulligan 关节松动术包括脊柱的关节松动和四肢的关节松动。此外，Mulligan 手法包括了用在脊椎的 NAGS 自然体位下小面关节滑动术、reverse NAGS 反向自然体位下小面关节滑动术、SNAGS 维持自然体位下小面关节滑动术、SELF SNAGS 自助式自然体位下小面关节滑动术，还有用在四肢的 SMWAM 手臂活动结合脊柱关节松动、SMWLM 下肢活动结合脊柱关节松动。这些关节松动技术既包含主动运动，也包含被动运动和被动加压的手法，也有肌肉收缩合并关节松动术。禁忌证包括：坐骨神经痛造成的腰椎侧弯（骨盆倾斜，这个情况用 Mckenzie 方法），治疗会引起剧烈疼痛则不适宜做 Mulligan 的手法。

（三）治疗原则

治疗时需要遵循 PILL 原则，如果不符合该要求则不做继续治疗。

P：无痛（pain free），关节松动与患者的动作均必须无痛。

I：立即效果（instant result），关节疼痛的情况必须立即获得改善。

LL：长效（long lasting），疗效必须持久。

（四）技术

（1）检查和评估：检查患者关节活动度、疼痛程度。

（2）等级和强度。

（3）姿势和固定：在治疗颈椎、上胸椎，甚至整个脊柱的时候，都是让患者的身体处于负重情况下（患者站立位或坐位）来操作动态关节松动术。

（五）治疗方向

帮患者整脊时，施力的方向与小面关节走向有密切的关系，尤其是操作旋转整脊与侧弯整脊的时候。在治疗四肢关节松动时，其治疗平面如同 Freddy M. Kaltenborn 的著作 *mobilization of the Extremity Joint* 所说，四肢关节的治疗平面沿着凹面关节。

（六）治疗的起始和进阶

在治疗之初，沿着所选定脊柱的治疗平面，使之往上、往前滑动，滑动的范围从中间到最终角度，强度以不引起疼痛为原则，如果治疗时患者不舒服，可以加一些往上牵引的力。做完治疗后，以患者只是感觉到轻微不舒服和酸痛为宜。做完之后再进一步进行反向小面关节松动术。重复治疗不可超过 6 次。再次治疗前需重新评价，如果没有进步，则需要考虑滑动的方向是否正确,或是滑动的节段是否要改变。

(七)临床实践

(1) NAGS 负重体位下使小关节沿某个关节面产生节律性滑动,方向为斜向上指向眼球,在小关节滑动范围的终末端行节律性被动活动,力度以患者能耐受且不引起疼痛为宜。它是振动关节松动术,治疗法适用于第 2 颈椎到第 7 颈椎的关节面,该手法用于增加脊椎活动度和减轻疼痛,且非常适合用于需要温柔呵护的老年患者,但颈椎结构严重受损的患者不适用。

(2) Reverse NAGS 通常应用于 NAGS 无效或加重症状时,是治疗上胸椎问题的有效方法,尤其适合头部过度前倾以及上胸椎活动受限的患者。

(3) "SNAGS"(动态小面关节松动技术)治疗颈椎、胸椎及腰椎非常有效,它是将松动和活动结合起来,在患者的脊椎做动作当中维持小面关节的滑动,待小面关节互动复位后,再加上患者肢体做动作(图 3-7-11,图 3-7-12)。

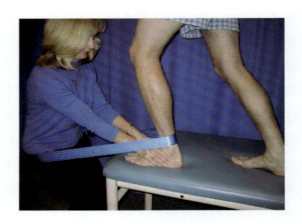

图 3-7-12　踝关节背伸受限手法

(刘　刚)

第八节　肌肉能量技术

一、定义

肌肉能量技术(muscle energy technique,MET)是针对软组织、肌肉、骨骼系统紊乱,以软组织疗法为载体,由操作者精确控制方向和施力大小,通过患者的主动参与、利用肌肉等长收缩抗阻的方法,改善肌肉骨骼系统功能和减轻疼痛的一类操作技术。该技术从生物力学的角度出发,要求患者使用肌肉主动地、有意识地对抗治疗师施加的阻力,通过对特定肌肉实施收缩 - 放松和交互抑制等,达到调整肌肉长度与张力、增强肌肉力量和稳定性,以及恢复关节正常的生物力学等作用。

二、MET 的起源

肌肉能量技术的创始人是一位整骨医生 Dr. Fred Mitchell Sr.(1909—1974)。他在 1950 年开始介绍这项技术,其主要针对肌肉等软组织所产生的疼痛和关节活动受限。

三、MET 的原理

(1)肌肉纤维有两种,即梭外肌纤维和梭内肌纤维。梭外肌纤维受 α 运动神经元支配,它的收缩产生肌肉力量;梭内肌纤维也叫

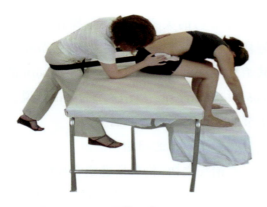

图 3-7-11　腰椎屈曲 SNAGS

(4)自助式 SNAGS,一般情形下,治疗师在为患者实行关节松动术后,都会教患者一些运动,当作居家运动,让患者在家中进行自我治疗,可以很快让患者恢复,这就是自助式 SNAGS。

肌梭，由 γ 运动神经元支配，是帮助调节肌纤维长度和张力的感受器。

（2）肌肉持续性不自主的紧张可能是因为 γ 运动神经元异常活动，造成肌肉的张力异常增高或肌肉在休息时的长度缩短。

（3）自主等长收缩使肌腹缩短，使梭内肌纤维松弛暂时性地抑制肌梭功能。因为自主的等长收缩只需要 α 运动神经元参与，不需要 γ 运动神经元参与。

（4）自主等长收缩后肌肉放松，α 运动神经元停止作用，肌纤维的长度增加。在这个放松期内，γ 运动神经元开始发放冲动来保持肌肉张力。

（5）肌肉能量技术的原理还基于 Sir Charles Sherrington 在 1890 年确立的两个重要的神经生理学原则。第一个原则是，肌肉收缩后会对外来刺激产生一段短暂的不应期，即就算肌肉受到刺激，也不会在这段时间内收缩。第二个原则是，在任何关节的活动中，在主动肌收缩时，拮抗肌便会放松。

四、MET 的基本操作原则

（一）无痛原则

采用 MET 技术最重要的是无痛原则，即使是轻度疼痛也要停止。物理治疗师治疗过程中，应能够找到患者对抗的阻力保持，如患者收缩肌肉时仍感到疼痛，可采用交互抑制的方式进行。

（二）治疗顺序

首先对张力过高或有主动收缩能力的肌肉采用 MET，因为这些肌肉可以抑制它们的拮抗肌，用 MET 放松这些紧张的肌肉后，再用 MET 来增强那些力量相对比较弱的肌肉。

（三）治疗体位

患者应处于最佳发力的舒适体位，被治疗肌肉最好处于长度中立位，就是肌肉正常状态长度的位置，该位置能够准确测量肌肉长度，也是最舒服的体位。如果某些肌肉不能保持在中立位，则使其保持在无痛位。

（四）指导语

MET 强调物理治疗师完全地控制患者的运动，一般要求患者对抗的阻力为肌肉最大力量的 30%~50%，但是在一些特殊情况时，可超过 50%，物理治疗师逐渐施加阻力，嘱患者对抗、保持、对抗，引导既定方向的运动。

（五）施加阻力

不同部位、不同时期的损伤，治疗师施加的阻力和患者相对应给予的抗阻是有变化的。在急性损伤时，患者只需要提供很小的力量就可以出现肌肉收缩，从而产生挤压控制水肿。慢性损伤时，患者需要超过 50% 的力量对抗治疗师使肌肉产生更多的热，对结缔组织产生更大的牵张力，从而抑制疼痛，提高肌肉力量，增强运动控制能力。

（六）抗阻时间

急性软组织损伤患者每次需要抵抗物理治疗师的阻力 5~10s，而慢性损伤患者可以多持续一段时间。

（七）治疗频率

急性软组织损伤患者，MET 收缩 - 放松循环通常重复 3~5 次；慢性损伤患者，可以重复 20 次左右。

五、MET 的临床应用

（1）降低张力过高肌肉的张力，延长短缩的筋膜。

（2）增加关节周围组织的延展性并降低其敏感性。

（3）增强无力的肌肉和肌群。

（4）重建正常的运动模式。

（5）增加活动受限关节的活动范围。

（6）帮助感觉和运动的整合，恢复患者习惯性收缩部位的感觉。

（7）通过交互抑制和刺激机械感受器避

免治疗时的疼痛。

六、MET 的基本技术

（一）等长收缩后放松（post-isometric relaxation，PIR）

1. 目的

延长短缩的肌肉、筋膜，降低疼痛的触发点。以指屈肌为例演示。

2. 姿势

患者仰卧位，肘部伸展，前臂旋后，腕部置于床边，治疗师的手指放在患者的指腹上并固定患者的手。

3. 动作

治疗师缓慢轻柔地将患者的手指伸直，直到引起疼痛或感觉到患者肌肉阻力时，告诉患者"用力，对抗我，保持在这个位置不要动，坚持20s，1、2、3……20，放松"。每次等充分放松后，都要伸展关节到出现疼痛或感到阻力时，再重复上述动作。几个循环之后，再牵拉指屈肌（图3-8-1）。

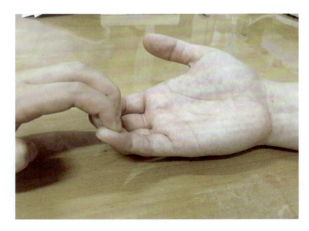

图 3-8-1 指屈肌 MET

（二）收缩放松（contraction relaxation，CR）

1. 目的

放松张力过高的肌肉，恢复肌肉的感觉，评估肌肉的无力和疼痛。以肱二头肌为例演示。

2. 姿势

患者端坐位，治疗师将患者的肘关节置于屈曲中立位（屈肘90°），手握患者前臂，先做一次伸肘动作，感受患者肱二头肌的肌张力。

3. 动作

治疗师握住患者前臂并固定肘关节，提示患者"用30%的力，对抗我，保持在这个位置不要动，不要让我带动你，坚持10s，……，放松，休息5s。"重复进行收缩—放松3~5次，感觉患者肌肉已经放松时停止（图3-8-2）。

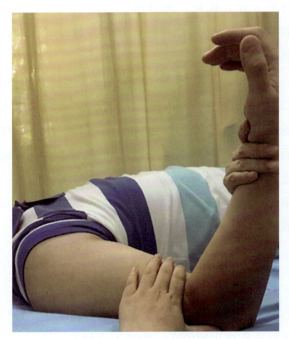

图 3-8-2 收缩放松

（三）交互抑制（reciprocal inhibition，RI）

1. 目的

主要用于急性损伤。以肱二头肌高张力，做等长收缩引起疼痛为例演示。

2. 姿势

患者取仰卧位，屈肘90°，治疗师手握患者前臂，嘱患者对抗伸肘，直到治疗师感到阻力出现或患者感觉到疼痛。

3. 动作

治疗师提示患者"用力（伸肘），对抗我，保持在这个位置不要动，不要让我推动你，坚持10s，……，放松，休息5s。"重复以上动作3~5次，感觉患者肱二头肌放松时停止（图3-8-3）。

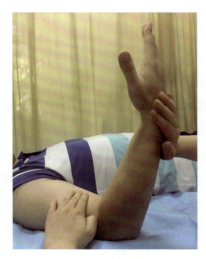

图3-8-3　交互抑制

（四）收缩-放松-拮抗肌收缩（contraction-relaxation-resistance muscle contraction，CRAC）

1. 目的

对处于紧张状态的肌肉有抑制性效应，对慢性短缩的肌肉有延长的疗效。常用于一些慢性疼痛、瘢痕粘连患者。以腕屈肌为例来演示。

2. 姿势

患者仰卧位，前臂旋后，置于体侧，治疗师一手握住患者的手掌，被动做腕屈曲运动至其最大活动度。

3. 动作

治疗师提示患者"用力，对抗我，做腕屈曲动作，但保持在这个位置不要动，坚持10s，……，放松，……，自己用力将手抬离床面（腕伸展）。"重复以上动作数次（图3-8-4）。

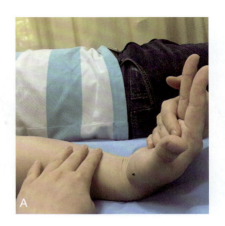

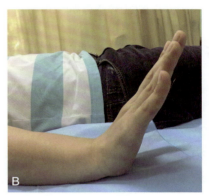

图3-8-4　收缩-放松-拮抗肌收缩

（五）用MET技术增加关节活动范围

1. 目的

韧带、关节囊、肌腱在其附着点处交织混合，肌肉的收缩对关节周围的结缔组织施加应力使其松弛。等长收缩能够增加软组织的延展性。以肩关节内旋活动受限为例演示。

2. 姿势

患者坐位，让其一只手后伸够对侧肩胛下角，以其能达到并不产生疼痛的最高位置为准。腋下垫毛巾卷，使肱骨头在杠杆力作用下远离关节盂。

3. 动作

治疗师一手握住患者肘关节，一手握住其腕关节，嘱患者对抗治疗师将其手臂拉离后背的动作"用30%的力对抗我，不要让我拉动，保持10s，……，放松。"5s后让患者做"手够对侧肩胛下角"动作，找到新的障碍点，重复以上动作，直到其活动范围有改善（图3-8-5）。

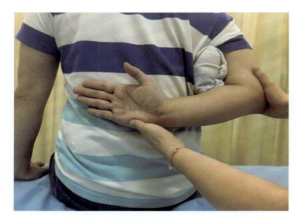

图 3-8-5　MET 技术增加关节活动范围

七、MET 的禁忌证与注意事项

（一）禁忌证

（1）骨折未愈合及关节不稳。
（2）严重的心血管疾病。
（3）急性的感染和关节炎症。
（4）恶性肿瘤。
（5）严重的骨质疏松及年老体弱者。
（6）有出血倾向及不明原因的疼痛。

（二）注意事项

（1）患者在治疗时应集中注意力，跟随治疗师口令做相应的主动运动。
（2）MET 运动方法的整个治疗过程中应避免疼痛，如有疼痛，即使是轻度的疼痛，也应立刻停止治疗，并查明疼痛原因。
（3）在进行 MET 的正式治疗前，应尽量让患者了解运动的方向和力量，试着让患者先做几次相应的运动进行预热。

（邓景元）

第九节　肌筋膜松解技术

一、概述

肌筋膜（myofascial）松解技术是针对肌筋膜生理特性发展而来的技术。方法是以缓慢、持久的牵拉、挤压的方式，直接施力于肌筋膜或软组织上，使其恢复正常的张力结构。肌筋膜松解技术的施力方向、力道大小、所用时间，需根据来自病患身上的回馈及治疗师对患者的身体解读和动作评估进行治疗。当僵硬或受限的组织被松解后，肌筋膜会有最大、最佳的功能性。

当身体的某部分被拉离开原来的位置而且肌肉必须保持静态姿势——不是拉长／收缩状态（闭锁延长状态）就是短缩／收缩状态（闭锁缩短状态）。肩背部的这些特定肌肉处于持续被拉长的紧张状态，失去原来的功能，就容易产生扳机点疼痛。结构整合疗法及肌筋膜疗法很适合治疗这些情况，通过肌筋膜手法和运动康复训练释放应力，肌肉就能恢复正常功能。

一般情况下，我们处理闭锁缩短状态的肌筋膜是顺着肌纤维松解，将其打开并延长以恢复其功能；而处理闭锁延长状态的肌筋膜是交叉着肌纤维松解，将其打开并收缩以恢复其功能。

无论是通过手法还是运动，以下两个是成功的必备要素：①重新打开有问题的组织，帮助恢复其体液流动，肌肉功能以及感觉-运动系统的联系。②松解造成组织应力增加的最初生物力学拉力。只顾及其中一点，疗效将是短暂的、不满意的。第二点规劝我们不要只"追逐痛点"，要想到著名物理治疗师 Diane Lee 的告诫"受害者会哭喊而加害者不会"。第一条是照顾受害者，并将暴徒绳之以法；第二条则是追击幕后的"元凶"。

换言之，我们必须先整体观察，再局部处理，然后将局部治疗整合到全身结构的处理上，治疗策略是全身—局部—全身。

二、臂线（图 3-9-1）

本节我们要认识四条独特的肌筋膜线，它们起始于中轴骨，穿过肩部的四个层面，止于手臂的四个象限和手的四个"边"，即拇指、小指、手掌与手背，称之为臂线。

臂线包括臂前表线（superficial front arm line，SFAL）、臂后表线（superficial back arm line，SBAL）、臂前深线（deep front arm line，DFAL）、臂后深线（deep back arm line，DBAL）（图3-9-1）。将手臂置于解剖位，手掌向前而肘部的鹰嘴向后，SFAL沿着手臂前侧排列——掌肌群、前臂屈肌群、肌间隔到胸大肌。SBAL沿着手臂背侧排列——斜方肌、三角肌、外侧肌间隔与伸肌群。在肩关节外展、内旋、前臂旋前的状态下，手掌面向地面而尺骨鹰嘴指向后侧，在这个姿势中，DFAL沿着前侧排列——大鱼际肌、桡骨、肱二头肌和胸小肌。DBAL沿着手臂后侧排列——小鱼际肌、尺骨、肱三头肌、肩袖肌群和菱形肌。

臂线常见的姿势性代偿模式会导致各种肩、手臂和手的问题，如肩胛骨的前倾/后倾、左倾/右倾、旋转，肩的前缩、后缩、上抬、下撤。常见的"圆肩"就是肩的前缩及肩胛骨的前倾和内旋，腕管、肘与肩部的撞击，以及慢性肩部肌肉或扳机点疼痛都源自这些长期的姿势和支撑障碍。

在各种日常活动中，如拿物、够取中，我们的手、臂与眼睛密切配合，通过张力的连续性来执行这些动作。臂线跨越十多个手臂关节，具有拉近或者推开物体，以及运动如行走时维持身体稳定的作用。全身筋膜是一个整体：肘部的扭伤可以影响背部中段，而肩部姿势不良会产生明显的肋骨、颈部、呼吸功能受限，甚至更多的功能受限。臂线在完成这些功能时与其他肌筋膜经线连接紧密，特别是与螺旋线、体侧线、功能线关系密切。

三、姿态评估

在上肢与手的功能活动中，肩胛骨的稳定是一个很重要的保障，而在姿态评估中，有四组肌群主要维持肩胛骨的稳定性，决定其姿势位置，它们形成一个"X"形。"X"的一端是菱形——前锯肌。前锯肌使肩胛骨向前向外伸展，菱形肌使肩胛骨向上向内收缩。长期短缩（闭锁缩短状态）的前锯肌使肩胛骨在胸腔的后侧向外牵拉，导致菱形肌被拉紧（闭锁延长状态）。这种模式通常会伴随胸椎向后凸。当菱形肌出现闭锁缩短状态时，一般会伴随胸椎弧度变小（平背），前锯肌将会被闭锁延长，肩胛骨将会更靠近棘突。"X"的另一支是由斜方肌的下部及胸小肌组成，斜方肌将肩胛冈向内向下拉，胸小肌则在喙突将肩胛骨向上向外拉。这种拮抗关系通常与胸小肌闭锁缩短状

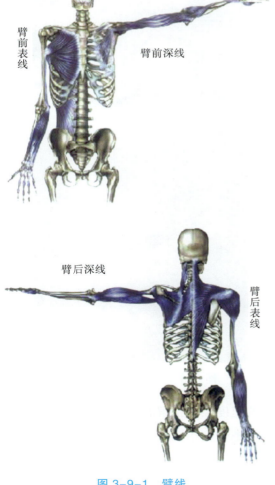

图3-9-1　臂线

态及下斜方肌闭锁延长状态伴随出现，造成肩胛骨在肋骨上向前倾斜。

四、手法操作

（一）胸大肌筋膜松解

患者仰卧，一侧肩关节外展外旋，治疗师立于另一侧，治疗师半握拳用拳面从胸大肌胸锁关节下开始挑起胸大肌并保持挤压力将胸大肌推向肱骨头（图3-9-2）。

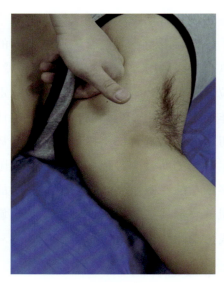

图3-9-2 胸大肌筋膜松解

（二）背阔肌筋膜松解

患者侧卧，肩关节外展，治疗师一手半握拳，拳面与肱骨下背阔肌止点处挑起背阔肌并保持挤压力方向沿着腋后线、与腋后线成45°及垂直于腋后线三个方向推至10cm左右，同时另一只手可做辅助外展、外展加水平内收、水平内收动作牵伸背阔肌（图3-9-3）。

（三）胸小肌和胸锁筋膜松解

患者仰卧，肩关节外展外旋，肘关节屈曲，治疗师将一只手四指并拢放于患者胸大肌与背阔肌肌腱之间的腋区的肋骨上，跪在治疗床旁可获得更好的进入角度。开始时，将掌根部分放在床上，以使角度合适，在胸大肌下朝着胸锁关节方向缓慢向上滑动，用指尖以像树叶飘

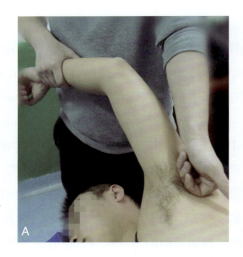

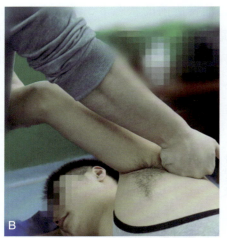

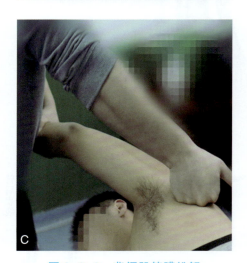

图3-9-3 背阔肌筋膜松解

落般的速度频率松解胸小肌和胸锁筋膜。还可用指尖摁住胸小肌或胸锁筋膜，另一只手辅助患者做拉伸胸小肌和胸锁筋膜的动作来松解（图3-9-4）。

左侧以拉长螺旋线继而拉长左侧小菱形肌，治疗师用右手示指或中指的近指间关节处挑起小菱形肌颈椎端并保持挤压力沿着肌纤维推至肩胛冈处，同时嘱患者做手臂沿着床面向下滑动动作（图 3-9-5A）。

患者俯卧，双手放于身体两侧，头转向右侧以放松螺旋线继而放松左侧大菱形肌，治疗师用手肘挑起大菱形肌并保持挤压力交叉垂直肌纤维推向胸椎，同时嘱患者做手臂沿着床面向下滑动动作（图 3-9-5B）。

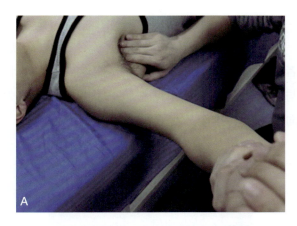
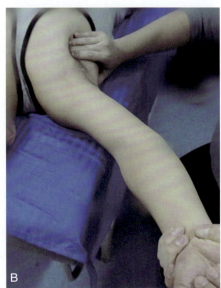
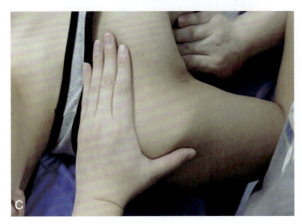

图 3-9-4　胸小肌和胸锁筋膜松解

（四）菱形肌筋膜松解

以患者评估肩胛骨内旋，小菱形肌闭锁缩短状态，大菱形肌闭锁延长状态为例。

患者俯卧，双手放于身体两侧，头转向

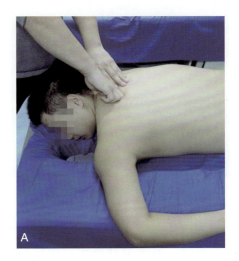
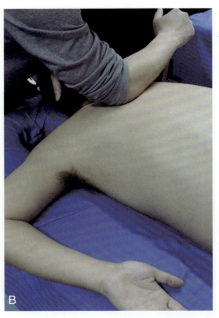

图 3-9-5　菱形肌筋膜松解

(五)前锯肌筋膜松解

1. 前锯肌上束筋膜松解

患者侧卧,肩关节外展位,治疗师立于患者背后,一手半握拳,拳面由腋下腋前线处挑出前锯肌上束并保持挤压力向后下旋转推至肩胛骨处(以肩胛骨内旋纠正为例)(图3-9-6)。

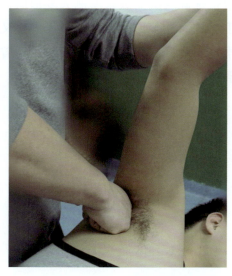

图3-9-6 前锯肌上束筋膜松解

2. 前锯肌中束

患者侧卧,肩关节外展位,治疗师立于患者背后,一手半握拳,拳面由第4、5、6肋骨与腋前线交叉处挑出前锯肌中束并保持挤压力向后推至肩胛骨处(图3-9-7)。

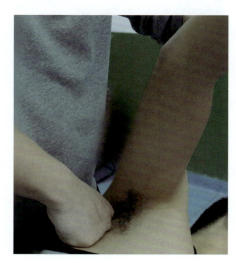

图3-9-7 前锯肌中束筋膜松解

3. 前锯肌下束筋膜松解

患者侧卧,肩关节外展位,治疗师立于患者背后,一手半握拳,拳面由第7、8、9肋骨与腋前线交叉处挑出前锯肌下束并保持挤压力向后上旋转推至肩胛骨处(图3-9-8)。

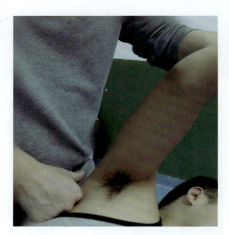

图3-9-8 前锯肌下束筋膜松解

(六)冈上肌筋膜松解

患者俯卧,治疗师坐于患者头前处,用一手指指关节面由肩胛冈内侧缘上向外侧挑出冈上肌并保持挤压力推向肩峰处(图3-9-9)。

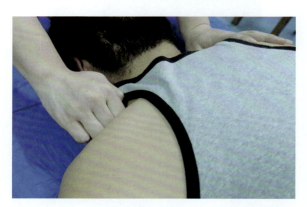

图3-9-9 冈上肌筋膜松解

(七)肩胛下肌筋膜松解

患者仰卧,肩关节外展外旋,治疗师将指尖放在肩胛骨内侧,将患者手心向下放回腹部,治疗师另一只手从患者身下将患者肩胛骨向外侧旋转,使上手更易触碰到肩胛下肌,上手指尖像树叶飘落般的速度频率松解肩胛下肌处肌筋膜，辅助手可以引导患者手臂做外展外旋动作来牵伸肩胛下肌处肌筋膜（图3-9-10）。

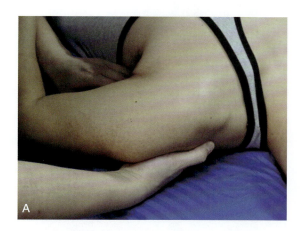

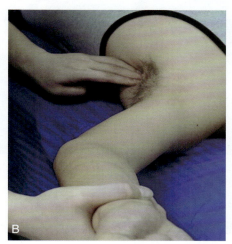

图3-9-10 肩胛下肌筋膜松解

（八）冈下肌和小圆肌筋膜松解

患者侧卧，治疗师立于患者身后，患者将肩关节外展打开，治疗师用手指近端指骨形成的拳面挑出小圆肌并保持挤压力向床面方向推至肩胛骨内侧缘，让患者手臂配合做水平内收动作（图3-9-11）。

（九）三角肌筋膜松解

三角肌可分前、中、后三束，松解方向需根据肱骨头位置而定，如肱骨头前移则前束由下往上推，后束由上往下推，患者侧卧，治疗师立于患者身后，一手稳定患者身体，一手指尖相簇由三角肌粗隆推向肌肉前束。后束方向相反，中束可向上推（图3-9-12）。

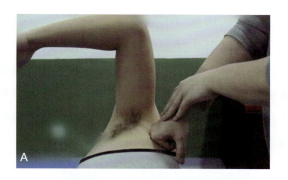

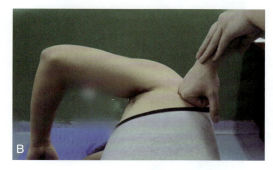

图3-9-11 冈下肌和小圆肌筋膜松解

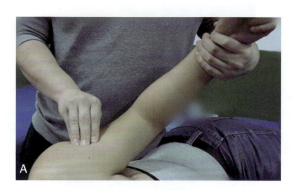

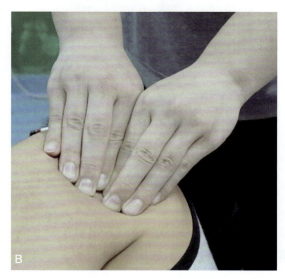

图3-9-12 三角肌筋膜松解

（十）喙肱肌筋膜松解

患者仰卧，外展外旋手臂，治疗师跪于患者床旁，将一侧手指尖伸入患者腋窝处，嘱患者做夹臂动作，指尖下挑起的肌肉即为喙肱肌（注意避开臂丛和腋动脉），手指尖勾住喙肱肌向下牵拉松解（图3-9-13）。

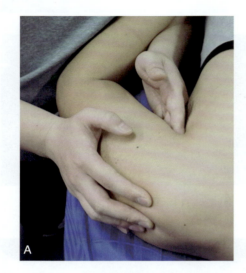

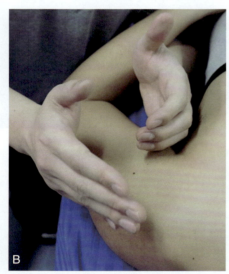

图3-9-13　喙肱肌筋膜松解

（十一）锁骨下肌打开和拉长

1. 锁骨下肌打开

患者仰卧，肩关节外展90°，肘关节屈曲90°，治疗师立于患者侧上方，一手四指并拢掘进患者锁骨下，一手引导患者做肩关节内旋、外旋动作（图3-9-14）。

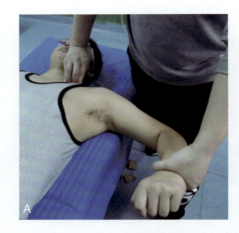

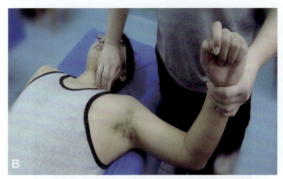

图3-9-14　锁骨下肌打开

2. 锁骨下肌拉长

患者仰卧，肩关节屈曲90°，治疗师立于患者右上方，一手四指并拢掘进患者锁骨下（靠近胸骨处），向外滑动同时做肩关节水平外展活动（图3-9-15）。

（十二）肱二头肌筋膜松解

患者仰卧，治疗师一手辅助患者肘关节处于屈曲位，另一手半握拳，用手指近端指骨形成的拳面从患者肘窝处挑起肱二头肌并维持这种挤压力推至肩前部，与此同时可引导患者做伸肘的动作（图3-9-16）。

（十三）肌间隔筋膜松解

患者仰卧，肩关节外展外旋位，治疗师用并拢的四指划过肱二头肌肌腹到肱二头肌与肱三头肌间隔（注意避开臂丛和腋动脉），保持适当挤压力推至肱骨内上髁（图3-9-17）。

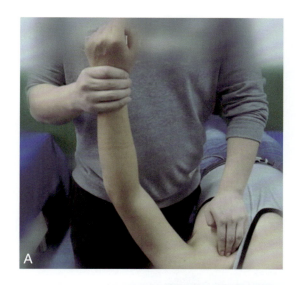

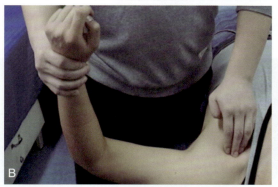

图 3-9-15　锁骨下肌拉长

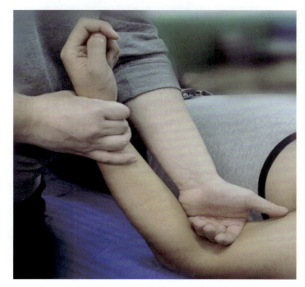

图 3-9-16　肱二头肌筋膜松解

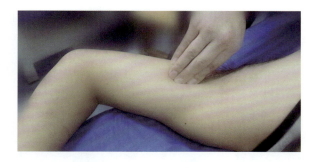

图 3-9-17　肌间隔筋膜松解

（十四）腕屈肌筋膜松解

患者仰卧，肩关节外展，前臂旋后位，治疗师半握拳，用手指近端指骨形成的拳面从肘窝挑出前臂腕屈肌并维持这种挤压力推至手腕处，患者可同时配合做腕关节的尺偏、桡偏动作（图 3-9-18）。

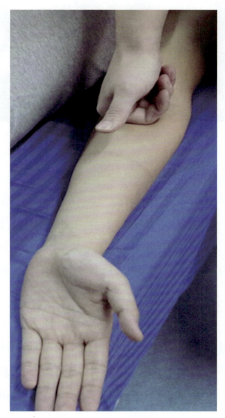

图 3-9-18　腕屈肌筋膜松解

（十五）打开腕管

患者将前臂旋前，治疗师用双手握住患者

手腕部，四指指腹从中间向两边拨开腕管（图3-9-19）。

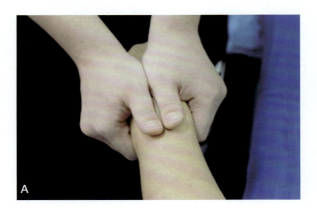

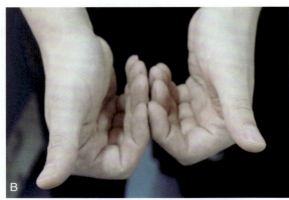

图3-9-19　打开腕管

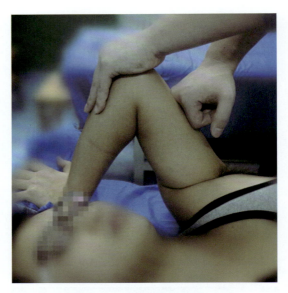

图3-9-20　肱三头肌筋膜松解

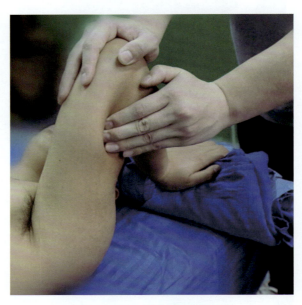

图3-9-21　肌间隔筋膜松解

（十六）肱三头肌筋膜松解

患者仰卧，将肩关节、肘关节屈曲至头一侧，手腕伸展按于浴巾卷上，治疗师站于患者一侧，一手固定患者手臂，一手半握拳用手指近端指骨形成的拳面将肱三头肌由肘部推至腋窝处（图3-9-20）。

（十七）肌间隔筋膜松解

患者仰卧，将肩关节、肘关节屈曲至头一侧，手腕伸展按于浴巾卷上，治疗师于患者头顶处，一手固定患者手臂，另一手四指并拢指尖划过肱三头肌肌腹到肱三头肌与肱二头肌间隔处，保持挤压力推至肩部（图3-9-21）。

（十八）腕伸肌筋膜松解

患者仰卧，肩关节外展，前臂旋前位，治疗师用前臂靠近肘部的面从腕背处挑出腕伸肌推至肘部，患者可同时做腕关节的尺偏、桡偏动作（图3-9-22）。

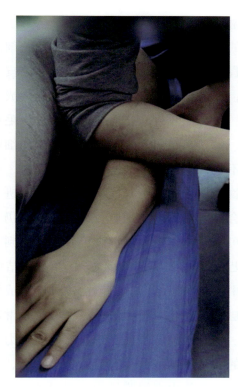

图 3-9-22　腕伸肌筋膜松解

五、案例分析

患者王某，女，56岁，主诉左肩部疼痛2月余入院。患者2个月前出现左肩部扭伤，活动时疼痛加重，未做任何处理，待疼痛有所缓解时，出现左肩关节活动受限，遂来我科就诊，寻求进一步的诊疗。

专科检查：左侧冈上肌、菱形肌、肱二头肌长短头压痛（+）。肩后伸30°，前屈90°，外展70°。疼痛评估VAS:7/10。

诊疗过程：①行针灸治疗消炎消肿；②行肌筋膜松解治疗改善损伤组织的筋膜排列，增加筋膜层间滑动，提高运动表现；③行肩关节运动指导训练加强薄弱肌群的正确运动模式。

治疗心得：患者肩关节前屈、后伸、外展受限并伴有疼痛，考虑患者前侧胸大肌、三角肌、后侧大圆肌、背阔肌、冈上肌损伤并短缩。首先用手法顺肌纤维方向延长肌筋膜，打开筋膜空间让肌肉得以松解，其次松解肌间隔，增加层间滑动，最后选用无痛范围的等长收缩运动提高运动表现。

治疗一次后VAS评分：4/10。

治疗一周：左侧冈上肌，菱形肌，肱二头肌长、短头压痛（-）。肩关节后伸40°，前屈140°，外展120°，VAS评分：2/10。

（邓景元）

第十节　徒手淋巴回流技术

一、概述

在1930年代，丹麦的Vodder夫妇在治疗腮腺炎的时候创立了徒手淋巴回流手法（manual lymphatic drainage，MLD）。该套手法经过不断的传播、改良、演化，已经发展成为物理治疗技术中重要的一个分支，其在手与上肢的诸多病症例如上肢淋巴水肿、CRPS、创伤后肢体肿胀、各类疼痛、肌肉疲乏中也有着广泛的应用。虽然现代徒手淋巴回流手法在全世界各地有着众多的分支，也衍生出很多各具特点的流派，但大家为了纪念Vodder夫妇的开创性工作，仍然称这套手法为Vodder徒手淋巴回流手法，Vodder这个名字显然已经成为徒手淋巴回流的精神内核。

徒手淋巴回流手法最主要的应用就在于对淋巴水肿的治疗，德国的Ethel和Michael Foeldi在1980年代对此做了重要的贡献。他们将Vodder最初的手法进行改良，并结合压力绷带、运动疗法以及皮肤护理等，建立了完整的淋巴水肿的治疗体系——"综合淋巴消肿治疗（complete decongestive therapy，CDT）。本节内容主要围绕徒手淋巴回流手法在手与上肢中的应用详细展开，介绍包括淋巴系统解剖生理、手法原理和作用机制以及临床手法操作路径和循证依据等多项内容。

二、淋巴系统的解剖生理

淋巴系统是循环系统的组成部分，是血液循环系统的重要辅助系统（图 3-10-1）。如图 3-10-2 所示，毛细淋巴管起源于组织间隙，其初始结构是形如铅笔一样的盲端，称毛细淋巴管；毛细淋巴管彼此之间吻合成网状结构，称为毛细淋巴管网；毛细淋巴管网再汇合形成前集合淋巴管，前集合淋巴管后是集合淋巴管，二者的差别在于前集合淋巴管有吸收组织液的能力而集合淋巴管只有运输能力；集合淋巴管在向心运输的过程中会遇到一个个过滤"检查站"——淋巴结；众多的淋巴管彼此汇合构成较粗的淋巴干，随后大部分汇入胸导管；最后从上腔静脉重新进入血液循环系统。

淋巴管能够顺利地运输淋巴液依赖于淋巴系统的结构完整和功能完好。起始的毛细淋巴管是盲端，且管壁由单层彼此覆叠的内皮细胞构成，在锚丝的牵拉下，由内皮细胞构成的一个个"闸门"开放，从而让组织液进入毛细淋巴管。由于起始部分的毛细淋巴管内皮细胞结合并不紧密，水和小分子可以自由滤过，而大分子物质如蛋白质则只能经由"闸门"进入。前集合淋巴管的内皮细胞也并不致密，仍有组织液可以滤过而进入毛细淋巴管内。而到了集合淋巴管，淋巴管壁就变成了由外层结缔组织、中层平滑肌细胞、内侧内皮细胞组成的致密三层结构，此时组织液无法通过集合淋巴管进入。平滑肌细胞是淋巴管收缩的驱动力，其收缩的频率跟淋巴的量有关，负荷越大，搏动越快。淋巴管内有瓣膜结构，瓣膜单向开放，保证了淋巴液的流向是单向、向心性的（图 3-10-3）。

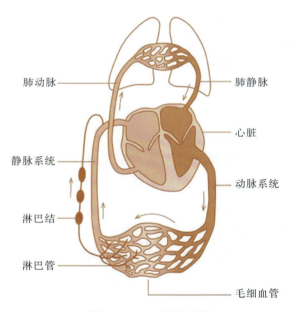

图 3-10-1　淋巴系统

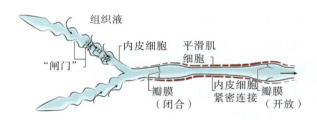

图 3-10-3　淋巴运输原理

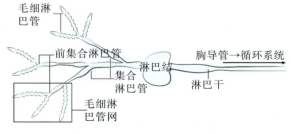

图 3-10-2　淋巴系统层级结构

为了更好地解释手法引流的路径，我们需要了解淋巴系统的宏观解剖结构。如图 3-10-4 所示，人体的躯干上有横竖的线条，我们把它们叫分水线，表示线两侧区域内的淋巴液被引流到不同的区域。而分水线将躯干分割成一块块的区域，就叫作象限，人体正面和背面各有四个主要的象限（左上、右上、左下、右下），每个象限内的淋巴液都引流到对应的局部淋巴结集团中。所谓淋巴结集团，包括腋窝淋巴结和腹股沟淋巴结，这些淋巴结集团就像是交通枢纽，淋巴液都需要经过它们才能继续回流。

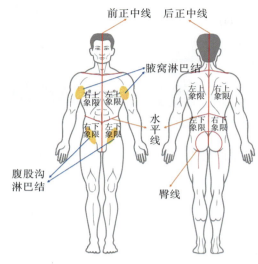

图 3-10-4　淋巴系统宏观解剖图

三、徒手淋巴回流的作用原理

徒手淋巴回流手法正是基于淋巴系统的解剖生理，淋巴回流手法在充分牵拉皮肤的同时可以牵拉锚丝激活淋巴系统，而较轻柔的压力作用在皮肤表层，正好可以激活位于皮肤下层的淋巴管网，手法的特定方向和淋巴管的解剖流向一致，从而加快整个淋巴系统的回流速率。

大量的科学研究和临床实践提示了徒手淋巴回流手法有着如下作用。

（一）加速淋巴液的生成

淋巴回流手法会牵拉微细的解剖结构"锚丝"，从而促进毛细淋巴管吸收更多的组织液，进而加速淋巴液的生成。

（二）促进淋巴管运动

（1）徒手淋巴回流手法垂直向下有一个作用力，该作用力直接作用在淋巴管壁的平滑肌上，可以促进平滑肌的收缩，从而增加淋巴管的收缩频率。

（2）淋巴液加速生成的结果是淋巴管内的流量增大，淋巴管内压力负荷变大，这会反射性地加快淋巴管的收缩搏动频率，从而加速淋巴液的排出。

（三）改变淋巴引流方向

在治疗淋巴水肿患者的时候，徒手淋巴回流手法可以改变浅表的淋巴管内的淋巴液流向，这主要通过淋巴旁路、淋巴管吻合以及组织通道实现。

（四）促进静脉回流

徒手淋巴回流手法的发力阶段可以促进皮肤表面的静脉回流，而深腹部淋巴回流手法可以促进更深部的静脉回流。

（五）放松舒缓作用

研究表明徒手淋巴回流可以降低交感神经兴奋性，促进副交感神经的活动，从而帮助患者放松。

（六）止痛作用

首先，徒手淋巴回流手法可以加速伤害性物质的排出；再者，持续轻柔的手法可以通过疼痛抑制的"闸门"理论来改善对疼痛的控制。

四、手与上肢的基本徒手淋巴回流手法

（一）基本徒手淋巴回流手法概述

基本徒手淋巴回流手法有4个：固定圆技术、压送技术、旋转技术、铲形技术。除此之外，还有专门的针对纤维化组织的松解类手法。各类基本手法有一些共同的特点，它们都由主动阶段和被动阶段构成。所谓主动阶段指的是手法的发力期，此时治疗师的双手需要尽可能充分接触患者的皮肤，再充分牵拉患者的浅表层组织，从而充分激活位于表皮层下方的毛细淋巴管网；被动阶段指的是在充分牵拉刺激皮肤后的放松期，该阶段可以让未被引流的淋巴液进入手法的作用区域，从而为下一次主动阶段做准备。

（二）基本徒手淋巴回流手法

1. 固定圆技术

固定圆技术（stationary circle technique）作用于吻合、淋巴结和较粗的肢体端（图3-10-5）。上肢的近端前侧面以及手指都可以用固定圆手法（图3-10-6）。固定圆手法形似一个椭圆，主动阶段治疗师用一侧手指掌面充分沿半圆轨迹牵拉皮肤，随后放松，另一只手快速跟上，覆盖前一只手的作用区域，双手交替走行，保持连贯性。

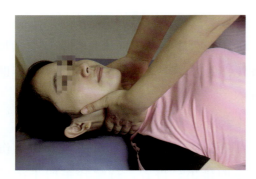

图3-10-5　固定圆技术激活颈部淋巴结

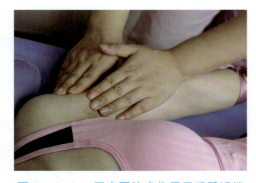

图3-10-6　固定圆技术作用于手臂近端

固定圆技术在手指部位应用时手法技巧有一些改变，称作"拇指固定圆技术"。如图3-10-7所示，治疗师用双手的拇指指腹分别作用于患者肿胀的手指，然后左手逆时针、右手顺时针各自以腕关节为轴边旋转边往前移动，在移动的同时充分牵拉皮肤，一直移动到手腕处附近。

2. 压送技术

压送技术（pump technique）（图3-10-8）

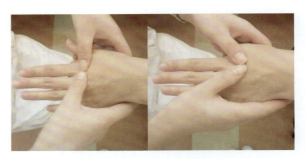

图3-10-7　拇指固定圆技术作用于手背

主要作用于四肢上。该手法可以分解成几个动作，首先手部微张，以虎口包住肢体，然后以示指为支点向上翻腕，接着在把倾斜的手腕放下的同时示指和拇指边牵拉皮肤边往前移动。在整个手法过程中，示指和拇指不要离开皮肤表面。

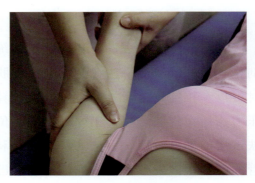

图3-10-8　压送技术

3. 旋转技术

旋转技术（rotary technique）（图3-10-9）常常用于躯干等大块区域。其原则是充分利用治疗师整个手掌掌面的皮肤，增大与患者皮肤的接触面积，在引流的同时提高手法效率。治疗师的双手平放在患者的躯干上，两手间隔一只手的距离，以拇指为支点一侧手掌根抬起，手指掌面在患者皮肤上往前牵拉移动，随后放下手掌掌根部位，旋转手腕同时拇指在患者皮肤上往前滑动，随后整个手掌一齐往前移动一小段距离，另一侧手随后镜像重复这一侧手部的动作。

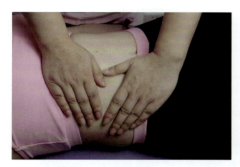

图 3-10-9　旋转技术

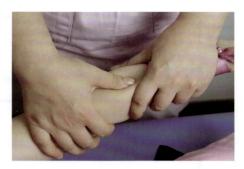

图 3-10-11　Kneading 技术

4. 铲形技术

铲形技术（scoop technique）（图 3-10-10）可用于将手臂内侧的淋巴移动到外侧，为随后的压送手法做准备。铲形技术开始手法跟压送相似，首先手部微张，以虎口半包住肢体的内侧，然后以示指为支点向上翻腕，接着在把倾斜的手腕放下的同时从肢体内下往外上方行"铲形"牵拉，随后放松归位至肢体内侧，但手始终接触患者的皮肤。

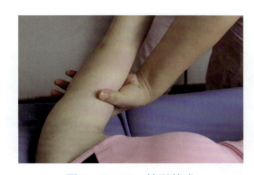

图 3-10-10　铲形技术

5. 组织纤维化松解技术

组织纤维化松解技术（thumb kneading technique）属于筋膜松解类技巧。淋巴水肿Ⅱ期后期的患者逐渐开始出现纤维化，通过该类手法可以缓解症状，加快消肿。如图 3-10-11 所示，实施 kneading 技术时，用一只手拇指和示指提起纤维化的部位，再用另一只手的拇指发力按压下去。行手法治疗时治疗师要注意保护好自己的关节，必要时可以用骨突代替发力拇指。

五、手与上肢淋巴水肿的回流路径

（一）基本原则

当上肢与手发生淋巴水肿的时候，徒手淋巴回流手法并不会直接作用在肿胀的肢体，而是遵循"颈部→躯干→肢体"以及"淋巴结激活→打开分水线→清空象限→水肿肢体引流"的原则消除水肿。同时，由于淋巴系统自身搏动的频率较慢，手法的频率也需要比较慢且保持好节奏，我们推荐"one-second-movement"也就是每秒钟一个动作。由于淋巴系统比较表浅，手法的力度应该非常轻柔，其目的在于充分牵拉表层组织而不是用力挤压。此处，我们以乳腺癌术后上肢淋巴水肿患者的引流为例来分析淋巴引流的手法路径。

（二）上肢淋巴水肿的手法路径解析

1. 腹式呼吸训练

在行手法前进行一组腹式呼吸训练可以通过胸腔负压吸引促进近心端的淋巴回流，而将近心端的淋巴液清空可以为身体其余部位的淋巴引流腾出足够的空间（图 3-10-12）。

2. 颈部淋巴结激活

颈部周围有四组重要的淋巴结，分别是枕后淋巴结、颈表面淋巴结、锁骨上淋巴结以及肩部淋巴结。手法开始时按照图 3-10-13 所示的顺序，采用固定圆技术依次激活，整个颈部淋巴结激活需要 3min 左右。其中需要注意的是，对于 60 岁以上的患者，其颈部血

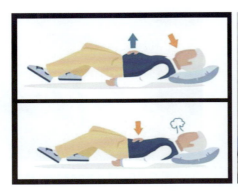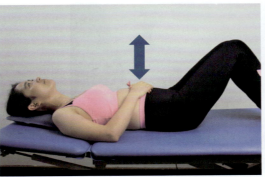

图 3-10-12　腹式呼吸训练

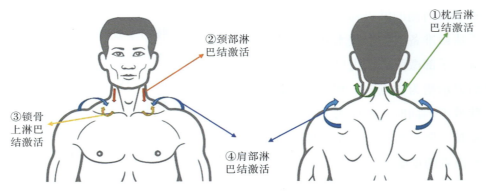

图 3-10-13　颈部淋巴结激活

管可能存在斑块，手法有可能引起斑块脱落导致脑栓塞，因此此类患者的颈表面淋巴结不做手法。

3. 躯干部淋巴引流

以左侧腋窝淋巴结清扫的患者为例，该患者左上象限内的淋巴液不能顺利引流入左侧腋窝淋巴结，因此需要"另辟蹊径"。根据前述的解剖内容，我们知道可以往右侧淋巴结和左侧腹股沟淋巴结进行引流。

（1）腋窝淋巴结激活（图 3-10-14）：通常左右上象限之间并不相通，但二者之间存有吻合结构，通过固定圆手法可以激活打开分水线，左上象限的淋巴液也就可以引流到右侧淋巴结。故而，对于乳腺癌术后上肢淋巴水肿的患者，我们需要激活健侧的腋窝淋巴结。腋窝淋巴结的激活同样使用固定圆技术，分腋窝外侧壁、腋顶部以及腋窝内侧壁三处进行激活。

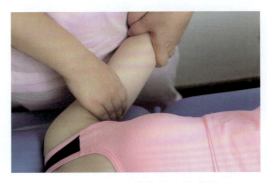

图 3-10-14　腋窝淋巴结激活

（2）腹股沟淋巴结激活（图 3-10-15）：腹股沟淋巴结通路又是另外一个可供选择的路径。因此，我们需要激活患侧（左侧）的腹股沟淋巴结。激活的手法仍然选用固定圆技术，在不同体位下分别激活腹股沟不同区域的淋巴结，力度较腋窝淋巴结激活手法稍稍重一点。

（3）躯干淋巴引流：为了将左上象限的淋巴液引流到右侧腋窝淋巴结和左侧腹股沟淋巴结，我们需要首先打开象限之间的分水线，

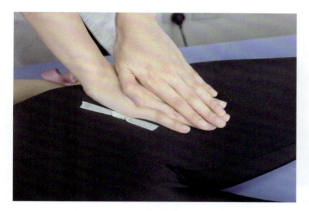

图 3-10-15　腹股沟淋巴结激活

左右上象限的分水线在胸前壁正中线处，左侧上下象限的分水线在肚脐到肋弓下缘的连线。激活时，双手交叠平放在分水线上，缓慢画圈，力度适中（图 3-10-16）。打开分水线后需要清空健侧的象限（右侧），采用固定圆技术疏通吻合，剩余象限采用旋转或固定圆技术引流。随后，用旋转或固定圆技术将患侧象限淋巴液引流到相邻淋巴结。躯干背面手法与正面相似，但由于背侧没有腋窝腹股沟吻合，因此只需进行上象限的引流。

4. M breathing

M breathing 又被称作深腹部淋巴激活手法，可以充分激活深腹部的淋巴乳糜池。从肚脐开始，沿图 3-10-17 所示的"M"形依次操作。抬起治疗床的一端，让患者背部平放其上，同时屈髋，充分放松腹肌，治疗师将右手放在患者肚脐上，嘱患者放松，正常呼吸，当患者吸气时，治疗师的手随之抬起，当患者呼气时，治疗师的手微微加力随之下降，下降到最低点后停住，当患者继续吸气腹部鼓起时，治疗师的手会阻挡腹部隆起，当患者吸气到一半进程，治疗师突然松手，然后移动到下一个位置，重复上述步骤，直到将"M"全部操作完毕。

5. 手与上肢的淋巴引流

先将手臂近端正面往外侧引流（固定圆技术），接着采用铲形技术将近端内侧淋巴引流到手臂外侧，再使用压送技术将手臂近端外侧的淋巴排空到肩部上段。接着激活肘窝淋巴结，然后采用铲形技术将手臂下段正面的淋巴液全部引流到外侧，接着再用压送技术将手臂远端外侧的淋巴液全部引流到肩峰附近。对于手背部，我们采用拇指固定圆技术，将手背的淋巴液全部引流到腕背部附近，再一次用压送技术，将手腕附近的淋巴液排到肩峰附近。最后将肩峰附近的淋巴液送往颈部淋巴结、对侧腋窝淋巴结或往下引流到同侧腹股沟淋巴结（图 3-10-18）。

6. 收尾

整个手法完成之后，可以让患者躺在治疗床上自己进行腹式呼吸练习，为后面的绷带包扎做准备。

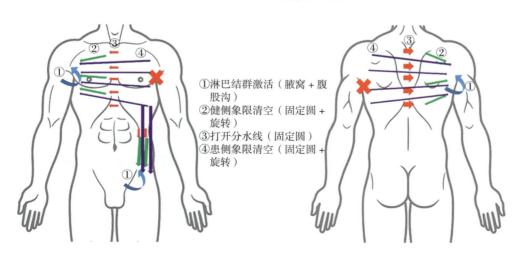

图 3-10-16　躯干淋巴引流方案

①淋巴结群激活（腋窝+腹股沟）
②健侧象限清空（固定圆+旋转）
③打开分水线（固定圆）
④患侧象限清空（固定圆+旋转）

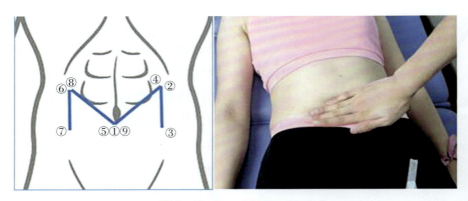

图 3-10-17　M breathing

注：图中①~⑨代表手法按压顺序

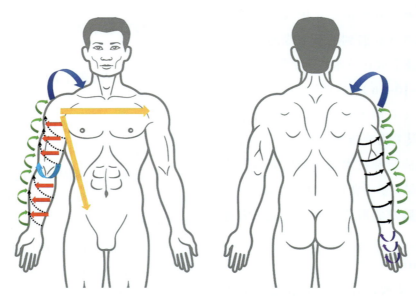

图 3-10-18　手与上肢的淋巴引流路径

六、淋巴回流手法的适应证和禁忌证

（一）适应证

（1）创伤后水肿。

（2）术后水肿。

（3）癌症术后上肢淋巴水肿。

（4）其他各类淋巴水肿。

（5）运动损伤后肢体肿胀。

（二）禁忌证

1. 相对禁忌证

（1）传染性疾病患者。

（2）孕妇。

（3）癌症患者。

（4）脆弱皮肤或咽喉部位慎用。

（5）甲状腺疾病。

（6）慢性心功能不全。

2. 绝对禁忌证

（1）恶性肿瘤。

（2）严重的感染和炎症。

（3）丹毒急性期。

（4）急性静脉血栓。

（5）失代偿性心功能不全。

七、淋巴回流手法的循证医学进展

作为淋巴消肿治疗的重要组成部分，徒手淋巴引流在治疗中究竟有何作用一直是国内外研究的一个热点。Cho 等将 41 名乳腺癌术后腋网综合征的患者随机分成常规物理治疗组

（PT组）和常规物理治疗外加徒手淋巴引流治疗组（PT+MLD组）。PT组接受为期4周，每周3次的包括牵伸治疗、软组织松解、上肢力量训练、上肢被动活动以及肩胛带关节松动术在内的组合训练方案。PT+MLD组除此之外还外加为期4周，每周5次，每次30min的徒手淋巴引流治疗。采用臂围测量法来测定上肢体积。结果PT+MLD组的上肢体积要明显小于PT组（$P<0.05$），此外PT+MLD组的视觉疼痛评分、生活质量评分、上肢运动功能也显著优于PT组。Moseley等于2007年在Annals of Oncology上发表了一篇经典的系统回顾，细致比较了多种保守治疗方法对于乳腺癌术后继发性淋巴水肿的疗效。作者认为由治疗师主导的、强度较为集中的治疗技术，例如CDT、MLD、空气加压疗法、低能量激光等都可以产生明显的消肿作用；但由患者主导、需要较高依从性的治疗，包括压力衣、运动疗法以及抬高肢体等消肿效果则并不明显。作者还发现，MLD消肿效果在治疗初期更明显，这就需要压力疗法来进一步消肿并巩固疗效。Williams等在英国开展的一项临床随机对照交叉研究表明，治疗师施加的MLD可以显著减轻乳腺癌术后上肢淋巴水肿、减小真皮层厚度、提高患者生活质量并缓解疼痛和肢体沉重等症状。但患者进行自我淋巴按摩的疗效则不佳。这些研究都提示了徒手淋巴回流在临床上有不错的疗效，但是需要经验非常丰富的治疗人员来规范操作，因此在国内开展更多专业认证技术学习班，并进行高质量的临床研究很有必要，这将给广大乳腺癌术后上肢淋巴水肿患者带来福音。

（贾　杰　王鹤玮）

第十一节　四大治疗技术

一、Brunnstrom

（一）引言

Brunnstrom是神经发育疗法的奠基者，他首先提出了中枢性瘫痪的表现分为6个阶段，为康复医学的发展提供了坚实的理论基础；其原理是运用各种原始反射和运动模式，诱发出联合运动，进而分离促进随意运动的恢复。

（二）Brunnstrom的发展历史

1950年代，物理治疗师Signe Brunnstrom在哥伦比亚大学物理治疗科工作时，对脑卒中患者的运动功能恢复做了详细的观察与评定，于1961年提出了著名的Brunnstrom偏瘫患者功能障碍恢复6阶段理论划分法，尤其在手与上肢功能恢复方面，Brunnstrom发现手部恢复与上肢的恢复并不同步，当时在国际上产生了很大的影响。1970年他的《偏瘫的运动疗法》一书出版，书中详细介绍了Brunnstrom治疗方法，该法至今仍被广泛应用于手与上肢功能治疗。

（三）Brunnstrom的基本理论

人体在正常发育过程中，脊髓和脑干水平的反射因受到高位中枢的抑制而不被表现出来；而脑卒中患者会出现发育的"倒退"，上述原始反射和肢体整体运动模式会由于脑损伤导致脱抑制而被释放出来。Brunnstrom认为脊髓及脑干水平的原始反射和异常运动模式都是偏瘫患者恢复正常随意运动前的必经阶段，是功能恢复的必然过程。脑卒中后手与上肢随意运动的恢复遵循从整体、刻板的屈肌或伸肌共同运动模式到两种模式相组合，最终出现随意的分离运动规律。因此在脑卒中恢复初期，可利用各种原始反射和运动模式诱发出手与上肢共同运动，再促进分离运动的恢复，直到恢复正常。

1. 原始反射

出生后的新生儿具备了许多运动反射，这些反射是生来就有的正常反射，又称为原始反射（primitive reflex）。随着婴儿神经发育的不断完善，大部分原始反射在一岁以后逐渐消失。但脑部受损后这些反射又会再次出现，成为病理反射。

2. 共同运动

共同运动（synergy movement）是脑损伤常见的一种肢体异常活动表现。当让患者活动患侧上肢的某一个关节时，相邻的关节甚至整个肢体都会出现一种不可控制的运动，并形成特有的活动模式，这种模式就称为共同运动，在用力时表现得特别明显。常见的手与上肢共同运动模式见表3-11-1。

表3-11-1　上肢共同运动模式

部位	屈肌共同运动	伸肌共同运动
肩胛骨	上提、后缩	前伸、下推
肩关节	外展、外旋	内旋、内收
肘关节	屈曲、旋前	伸展
前臂	旋后	旋前
腕关节	屈曲	稍伸展
指关节	屈曲、内收	屈曲、内收
拇指	屈曲、内收	屈曲、内收

3. 联合反应

联合反应（associated reaction）是在某些环境下出现的一种非随意运动或反射性肌张力增高，称为联合反应，有痉挛存在时更易发生。它的发生被认为是本来潜在的被上位中枢抑制的脊髓水平的运动整合，因损伤而解除了上位中枢的抑制后所表现出来的现象。联合反应导致的患肢运动多与健侧运动相似，但不同于健侧，而是原始的运动模式。

4. 联合运动

联合运动（associated movement）则是伴随着随意运动的正常的无意识的姿势调整。联合运动发生于正常人，以增强身体其他部分的精确运动，或当一个运动需要很大的力量或注意力时出现联合运动，如正常肢体屈肘时给予较大阻力，会引起患侧肘关节屈曲。

（四）Brunnstrom的技术要点

Brunnstrom技术最基本的治疗方法是早期充分利用一切方法引出肢体的运动反应，并利用各种运动模式，再从异常模式中引导、分离出正常的运动成分，最终脱离异常的运动模式，逐渐向正常、功能性模式过渡。遵循恢复6阶段理论，根据手与上肢分别对应的阶段进行针对性训练。利用反射和联合反应，启动运动，并对运动进行修正。

1. 上肢训练

上肢训练按照每个不同阶段使用不同的训练方法。

（1）Ⅰ期或Ⅱ期（弛缓期）：可利用联合反应或姿势反射或两者一起增加患肢的张力（图3-11-1）。

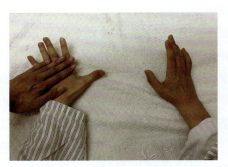

图3-11-1　Ⅰ期或Ⅱ期上肢训练

（2）Ⅲ期：能启动自发动作，具有一定的张力，减少反射的协助，开始练习分离运动。

预防肩关节疼痛与半脱位，加强肩关节自主外展的动作，加强前锯肌的早期训练。

（3）Ⅳ期或Ⅴ期：痉挛的程度会降低，协同动作减少，主动动作增加。训练患者从简单动作的组合至复杂动作，直到学会完成日常生活活动需要的动作。如不同方向的关节动作，各种分离动作，包括手臂背向后背，屈肘或伸肘时前臂能旋前、旋后，上肢前屈或外展保持肘伸直，在此位置上能将手心翻上翻下等（图3-11-2）。

（4）Ⅵ期：张力基本恢复正常，较好地控制肩、肘和腕的动作。此期更强调手的协调性和灵巧性训练。

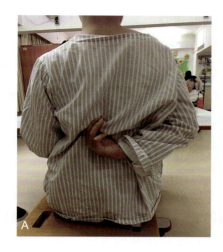

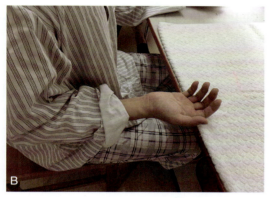

图 3-11-2　Ⅳ期或Ⅴ期上肢训练

2. 手部训练

手部训练按照每个不同阶段使用不同的训练方法。

（1）Ⅰ期：治疗师将患者的前臂摆在旋后的位置，抓住患者的拇指鱼际，将拇指从掌心拉出，活动拇指的掌指关节。

（2）Ⅱ期：激发伸指肌的牵拉反射。

（3）Ⅲ期：抬高手臂超过水平位，前臂完全旋后，引发手指的张力性伸直反射，并在手和手背进行按摩或施压（图 3-11-3）。

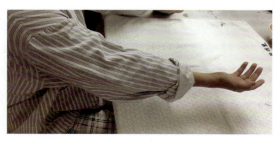

图 3-11-3　Ⅲ期手部训练

（4）Ⅳ～Ⅴ期：训练主动伸指，结合日常生活活动。

（5）Ⅵ期：手运动的速度、灵巧性以及精细动作训练等（图 3-11-4）。

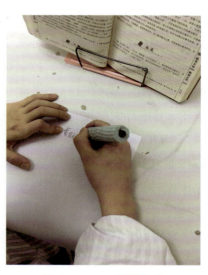

图 3-11-4　书写训练

（五）Brunnstrom 在手与上肢功能中的运用

偏瘫患者的手与上肢如果能早期接受正确的康复训练，不仅可以使痉挛得到最大限度的抑制，而且屈肌或伸肌的共同运动模式也是可以预防的，但绝大多数患者的康复过程并非遵循 Brunnstrom 所描述的 6 阶段顺序进行。近年的研究表明，手与上肢的原始反射及异常的运动模式一旦被诱发出来就难以抑制，而这些反射及运动模式又是影响患者正常运动的主要原因，所以对早期的偏瘫患者不宜使用此法。对于后遗症期的患者，运用部分治疗方法仍可以收到一定的疗效。

Brunnstrom 在手与上肢功能中运用最广泛的是 Brunnstrom 恢复 6 阶段评定，在不同评定阶段介入相应治疗方法，如运动想象、镜像疗法、肌电生物反馈等。也有学者在脑卒中软瘫期使用 Brunnstrom 技术诱发上肢近端肌肉的收缩，取得了良好的效果。

二、Bobath

（一）引言

Bobath 技术来源于经验，是针对中枢神经系统损伤造成的功能、运动、姿势控制障碍的个体进行评估和治疗的方法。它不是一系列运动，而是一套整体理念。其机制是基于神经发育规律，抑制异常的运动模式，控制痉挛，诱发正常的运动模式。治疗目标不是让患者恢复正常的运动，而是最大限度地诱发患者的潜能，通过促通（facilitation）改善个体在不同环境中的姿势控制和选择性运动，提高功能和促进参与。在中枢神经损伤所致的手与上肢康复中运用广泛。

（二）Bobath 的发展历史

Bobath 技术是由英国的物理治疗师 Berta Bobath 和她的丈夫神经学家 Karel Bobath 在1950 年代共同创立的，是一种治疗小儿脑瘫和成人脑卒中的康复技术。1971 年，Berta Bobath 总结了自己 30 年的实践经验，撰写了《偏瘫的评定与治疗》（Adult Hemiplegia: Evaluation and Treatment）一书，该书于 1971 年首次出版，其第 3 版在基本治疗理念不变的基础上，加入了治疗方法的新发展，例如：脊柱的活动性在很大程度上影响着手与上肢的肌张力；在促进手与上肢功能的恢复中，患者躯干的主动运动在治疗中起着重要作用；提出了患侧手与上肢在日常生活中运用练习的 24 小时管理概念。

1991 年 Bobath 夫妇辞世后，国际 Bobath 指导者培训协会（the International Bobath Instructors Training Association，IBITA）逐渐成为现代 Bobath 治疗理论与技术的研究、发展和推广核心，新理论的提出为手与上肢功能的恢复提供了新的依据。

（三）Bobath 的基本理论

Bobath 技术一直在发展，最初的理论认为：①Bobath 技术是一种解决问题和分析的方法；②从患者功能性任务表现（task performance）中分析肌张力、运动和姿势控制模式；③使用促通手法并提高活动的效率、有效性和成功率，可以改善任务表现；④鼓励个体积极参与；⑤将运动运用到功能活动中。

随着理论的发展，现代 Bobath 技术认为：①肌张力的改变有神经损伤因素，也有非神经方面的因素；②痉挛并非偏瘫患者运动障碍的主要原因；③使用其他方法，例如结构性练习（structured practice）、矫形器和肌肉力量练习等可作为 Bobath 的补充。

（四）Bobath 的技术要点

Bobath 的技术要点包括任务表现的运动分析、姿势和运动间的相互依赖、运动控制中感觉信息的作用。

1. 任务表现的运动分析

在促进手与上肢功能恢复中，Bobath 强调整合姿势控制和任务表现（task performance），并注重任务表现的质量，表现为在任务中不断调整和评估手与上肢的节律性、协调性、特异性、变化性、重复性和速度等。

2. 姿势和运动间的相互依赖

对于中枢神经损伤导致的手与上肢功能障碍，Bobath 从整体（whole-person）观念出发，不仅考虑了个体中枢神经损伤前后的生活经历，还考虑到躯干、头和姿势在手与上肢运动控制中的作用，以及个人角色在功能恢复中的作用。

3. 运动控制中感觉信息的作用

在 Bobath 临床实践中，理解患者身体各部分、支撑平面和重力间的相互作用至关重要，因为这些提供了患者的知觉功能和合适的姿势控制能力的信息。根据这些信息，可以通过促通手法来影响患者的运动，包括对环境和运动感觉信息的处理、部分或整体任务的选择和言语提示，达到优化个体的运动能力。

4. 促进偏瘫手与上肢功能恢复的 Bobath 技术

Bobath 强调全身姿势控制、胸廓阶段运动、肩胛骨调整、上肢上举时的肌肉激活，所以治疗瘫痪侧手与上肢的前提是必须改善姿势控制。此外，为改善不同部位的知觉障碍，强化手与上肢的治疗是至关重要的。强化手与上肢的感觉输入不但改善手与上肢本身的感觉，而且对整个身体的知觉及其与周围环境的关系有益。从发病起，就必须充分保持患者手与上肢的活动性，并抑制屈曲痉挛模式。下面将介绍 Bobath 疗法中部分通过近端和远端的抑制而减轻手与上肢的痉挛，以及刺激患者主动运动的方法。

（1）躯干和肩胛骨的促通：患者坐位，患侧手臂伸直外旋置于身后，手掌平放于支撑面上，手指朝向身体外后方，重心交替向两侧转移。治疗师用手促进患者必要的肩胛运动、躯干两侧交替地缩短和拉长。当患者的重心移至健侧时，患侧躯干被拉长，患侧肩胛带和肩胛骨上提，对侧躯干相应地缩短，肩胛带下沉。治疗师用前臂支撑患者肘关节伸直，用手使患者的肩向前，帮助患者将重心向该侧移动（图3-11-5）。

患者坐位或站立位，通过两侧生理性肩胛骨内收，激活前锯肌及菱形肌，促通肩胛带稳定性（图3-11-6）。

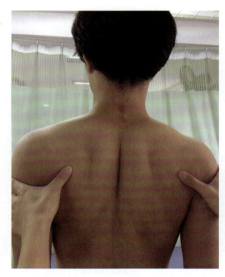

图 3-11-6　促通肩胛带稳定性

（2）肘关节的选择运动：激活弛缓的肱二头肌时，治疗师用手抓起肌腹以塑形，重整肌纤维的排列，在肌肉水平形成易收缩状态。可取坐位，肘关节置于前方桌子上，练习肘关节的屈伸和前臂的旋前旋后。

（3）手的运动：就拇指的稳定性进行4个手指的选择性外展运动，利用桌子边缘练习手掌的张开模式（图3-11-7）。

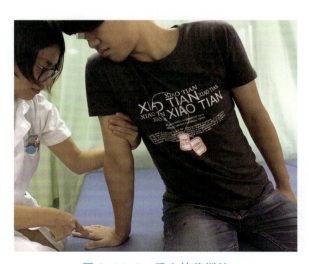

图 3-11-5　重心转移训练

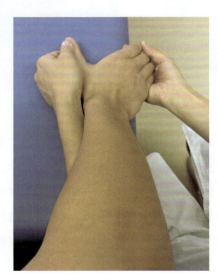

图 3-11-7　手掌张开模式训练

诱导腕关节背屈成半自动半随意姿势，并进行合适的前臂旋转和腕背屈，使拇指和手掌朝向矿泉水瓶的握持面，并调整手指张口的手定位（图3-11-8）。

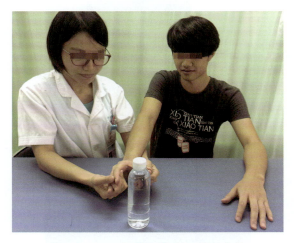

图3-11-8　调整手指张口的手定位

用示指与拇指做共同抓握桌子上的硬币的动作，治疗师对患者的拇指和示指进行细微运动，持续输入抓握的感觉。逐渐增加静止状态下抓住的感觉学习（图3-11-9）。

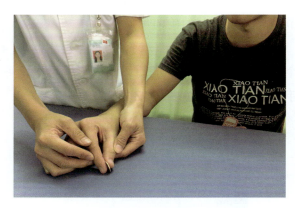

图3-11-9　抓握练习

（4）Bobath握手（图3-11-10）：Bobath握手方法广泛运用于偏瘫临床康复治疗，是经典的反射抑制治疗手法。患侧拇指在健侧拇指之上的目的是使拇指外展，同时控制前臂内旋，四指交叉以防止手指屈曲痉挛，双手接触进行主被动活动增加本体感觉传入，达到易化作用。然而，在临床康复训练中也有患者出现不适感，夹指依从性不够，尤其是手部出现肿胀的患者，其不适感更明显。为解决该问题，有研究者提出改良Bobath握手——患侧拇指仍在健侧拇指之上，其余四指不交叉（图3-11-11）。研究者发现改良Bobath握手对指动脉压迫减少，对指端血液循环的影响减弱；并保留了患者拇指外展和对前臂旋前的控制，也保证其余四指掌指关节最大限度地伸直，以达到抑制反射痉挛的目的。

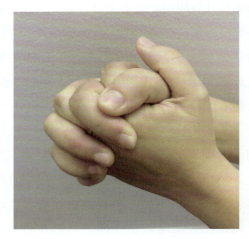

图3-11-10　Bobath握手

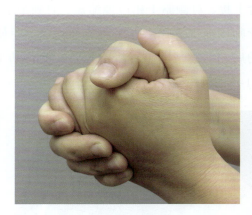

图3-11-11　改良Bobath握手

（5）24h管理：创造机会，调动患者、家属、护士及其他护理人员寻求针对手与上肢功能的练习，以及在日常生活活动中与患肢进行协作。并非一开始就瞄向24h管理，而是从放手状态15min或1h，患者自行或与家属一起练习，逐渐增加至离开治疗师自己进行运动学习，以不断提高患者及家属的主观能动性（图3-11-12）。

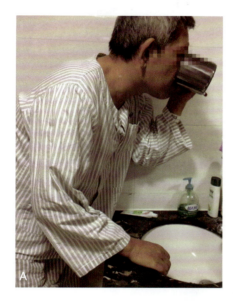

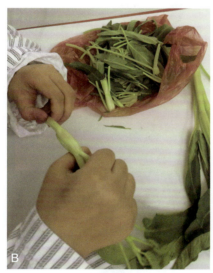

图3-11-12 ADL练习

（五）Bobath在手与上肢功能康复中的运用

Bobath技术致力于提供一个全面的、多学科的干预方法，并促进日常生活中的参与，尤其在手与上肢痉挛方面，许多研究表明Bobath技术对痉挛处理效果显著。也有研究表明运用Bobath技术治疗偏瘫肩痛也取得了良好的效果。然而目前的研究证据显示Bobath技术并非偏瘫手与上肢功能康复的优先选择，这可能是因为各位研究者利用Bobath技术在手与上肢康复的实践中存在较大区别所致，例如有些研究者注重手法的运用，而非着重于活动和参与；有些研究者只使用Bobath技术，而有些研究者除了Bobath技术外，加入了其他干预方法，导致研究证据不足。但Bobath技术对手与上肢功能的恢复确实能起到一定作用，只是目前需要更多研究来统一Bobath的核心要点及其在手与上肢康复中的运用。

三、PNF

（一）引言

本体感觉神经肌肉易化技术（proprioceptive neuromuscular facilitation，PNF）是促进技术中应用最为广泛的技术，在手与上肢功能康复中已经得到广泛的运用。PNF是强调多肌群、多关节参与的整体运动，而不是单一肌肉的活动。

（二）PNF的发展历史

PNF是由美国神经生理学家Kabat医生和物理治疗师Knott于1946—1951年研究开发的一种手法技术。此后由Knott和Voss在临床上进一步发展，特别是在1956年，Knott和Voss编著的《本体感觉性神经肌肉易化疗法》一书出版使该技术在世界上得到普及。该书中对手与上肢的运动功能做了详细的分析与归类，并结合日常活动，为手与上肢恢复提供了新的思路。

（三）PNF的基本理论

PNF是以神经生理学和人体发育学原理为基础，利用运动感觉、位置感觉等刺激加强神经—肌肉结点反应，促进肌肉纤维收缩；其特征是在躯干和肢体的螺旋对角线上进行助力、主动和抗阻运动，并通过手的接触、言语口令和视觉引导，来促进神经肌肉反应，从而改善患者手与上肢运动、协调及日常生活能力。它的治疗原则是按照正常的运动发展顺序、运用适当的感觉信息来刺激本体感受器，使某些特定的运动模式中的肌群发生相应收缩，促进其功能性运动的产生。

（四）PNF 的技术要点

PNF 具备 3 种运动成分，即屈曲或伸展、内收或外展、内旋或外旋，由这三者产生对角线和螺旋运动模式。上肢 PNF 的运动模式以肩关节为轴心，有 4 种基本模式，D_1 屈：屈曲—内收—外旋（图 3-11-13）；D_1 伸：伸展—外展—内旋（图 3-11-14）；D_2 屈：屈曲—外展—外旋（图 3-11-15）；D_2 伸：伸展—内收—内旋（图 3-11-16）。研究发现上肢的 D_2 屈曲模式有强大的肌肉激活能力，包括前锯肌、三角肌前部、冈下肌、斜方肌的上部、中部和下部，D_1 屈模式激活的肌肉只包含前锯肌、三角肌前部、冈下肌和斜方肌的上部。此外，D_2 屈模式还能够激活竖脊肌，虽然激活的程度不足以用于力量练习，但可促进竖脊肌的耐力训练。而与上肢相连的肩胛有两种对角运动模式：向前上提—向后下压和向后上提—向前下压。肩胛带运动控制将影响颈椎、胸椎的功能，上肢功能既需要肩胛骨的运动也需要它的稳定。

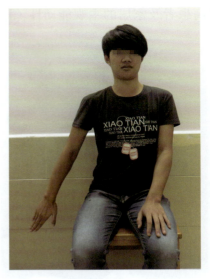

图 3-11-14　D_1 伸

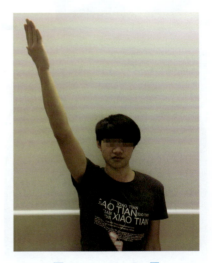

图 3-11-15　D_2 屈

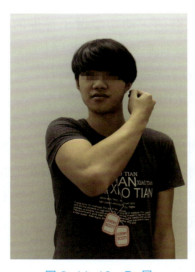

图 3-11-13　D_1 屈

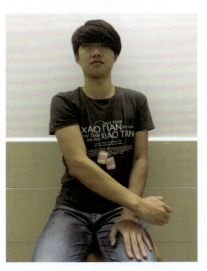

图 3-11-16　D_2 伸

PNF 在促进手与上肢功能康复中,可以通过手法接触、牵张、牵引和挤压、恰当阻力、言语(指令)扩散和强化、体位和身体力学、视觉、节律、促进模式等基本技术的掌握运用,利用上肢肌肉的离心性收缩、向心性收缩和等长收缩组合为不同形式。临床可根据治疗目的和病情选择不同的特殊技巧进行治疗。

(五)PNF 在手与上肢功能康复中的运用

PNF 是促进技术中应用最为广泛的一种,能够通过刺激本体感觉改善手与上肢肌肉和肌腱的功能,在加强肌肉的力量、柔韧性和平衡性方面有重要的作用。

1. 改善上肢主动和被动关节活动度与柔韧性

PNF 牵伸技术在体育和临床中经常被用来改善主、被动关节活动度与柔韧性,从而促进运动表现的改善。在运动前进行 PNF 牵伸技术会降低高强度运动的表现,例如举重,这种效果能够保持 90min。而在运动后使用 PNF 技术,并且至少每周 2 次,能够有效保持关节活动度和维持其有利的效果。

2. 抑制上肢肌肉痉挛

PNF 牵伸技术在改善神经康复的临床症状方面应用广泛,可以抑制痉挛。脑损伤后的偏瘫上肢常以屈肌占优势,伸肘、伸腕、伸指是较弱的,选择上肢 D_2 屈曲模式可促进伸肌群的活动。研究发现 PNF 能够减轻脑卒中偏瘫手与上肢的痉挛程度,提高手与上肢功能,改善日常生活活动能力。

3. PNF 在改善偏瘫肩中的运用

使用 PNF 对偏瘫肩关节半脱位和肩痛有明显的治疗效果,且病程短者疗效好。这些 PNF 运动模式能够改善肩胛骨和肩关节周围肌肉的活动,增强其肌力,特别是三角肌、冈上肌、冈下肌和小圆肌的力量。

4. PNF 在上肢无菌性炎症中的运用

有研究发现对于肩周炎、肱二头肌长头肌腱腱鞘炎等无菌性炎症,使用 PNF 能显著地缓解肩部疼痛,改善肩部活动度,提高上肢功能。

5. PNF 在上肢与手淋巴水肿中的运用

近年来,开始有少量研究报道 PNF 对上肢淋巴水肿具有消肿的作用,且效果优于淋巴消肿按摩(edema reducing massage)。除了减轻水肿外,肩关节的前屈、外展、内旋和外旋的活动度也得到改善。然而关于 PNF 在淋巴水肿的研究仍然比较少,其机制也未阐明。

四、Rood

(一)引言

Rood 技术又称多种感觉刺激技术,主要是在皮肤的某些特殊区域施加温和的机械刺激或表面温度刺激,并按照个体发育顺序,通过某些动作的作用引出有目的的反应。该疗法在神经发育疗法领域中具有重要的作用,在手与上肢的特定治疗中效果显著。

(二)Rood 的发展历史

Rood 技术由美国物理治疗师和作业治疗师 Margaret S. Rood 在 1940 年创立。Rood 一生致力于临床治疗和教学,极少著书,因此文献中关于 Rood 技术的记载主要是由她的学生所介绍。

(三)Rood 技术的基本理论

Rood 认为,不同的肌肉在不同的任务中,它们的"责任"是不同的。任何一个活动即使是最简单的活动,也需要多组肌肉参与,而感觉输入决定运动输出。任何人体活动都是由先天存在的各种反射,通过不断应用和发展,并由反复的感觉刺激不断地被修正,直到在大脑皮质意识水平上达到最高级的控制为止。近年来 Rood 技术多用在脑瘫、成人偏瘫及其他运动控制障碍的脑损伤患者的手与上肢功能康复治疗中。

1. 利用多种感觉刺激诱发运动的产生

利用温、痛、触觉、视、听、嗅等多种感觉刺激,调整感觉通路的兴奋性,以加强与中枢神经系统的联系,达到神经运动功能的重组。具体包括:①适当的感觉刺激;②有目的的动作；③注重感觉运动的反应。

2. 利用个体发育规律提高运动的控制能力

Rood 认为，运动控制能力的发育一般是先屈曲、后伸展，先内收、后外展，先尺侧偏、后桡侧偏，最后是旋转。

3. 利用运动控制发育的 4 个阶段

①关节的重复运动；②关节周围肌群共同收缩；③稳定性活动；④技巧动作。

4. 利用个体发育的 8 个运动模式

①仰卧屈曲模式；②转体或滚动模式；③俯卧伸展模式；④颈肌协同收缩模式；⑤俯卧屈肘模式；⑥手膝位支撑模式；⑦站立；⑧行走。

（四）Rood 技术的要点

1. 利用感觉刺激来诱发手与上肢肌肉反应

以下感觉刺激的方法可以诱发肌肉收缩。

（1）触觉刺激：包括快速刷擦和轻触摸。快速刷擦是指用软毛刷在手与上肢的皮肤上做 3~5s 来回刷动（图 3-11-17），也可以在相应肌群的脊髓节段皮区进行刺激，如 30s 后无反应可以重复 3~5 次。轻触摸是指用轻手法触摸手指背侧皮肤、手掌，以引出受刺激肢体的回缩反应。

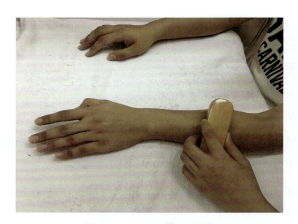

图 3-11-17　快速刷擦

（2）温度刺激：通常使用冰刺激。具体操作是将冰块放在局部皮肤 3~5s，然后擦干皮肤，可以引起与快速刷擦和触摸相同的效应。

（3）牵拉手与上肢肌肉：快速、轻微地牵拉上肢肌肉，可以立刻引起肌肉收缩。

（4）轻叩手部或上肢肌腱或肌腹：可以产生与快速牵拉相同的效应。

（5）挤压：挤压肌腹可以引起与牵拉肌梭相同的牵张反应；用力挤压上肢各关节可引起关节周围的肌肉收缩。施加的压力应与体重相当，如肘胸位、手膝位等。

2. 利用感觉刺激来抑制手与上肢肌肉反应

以下感觉刺激的方法可以使肌肉放松。

（1）挤压：轻微地挤压关节可以缓解肌肉痉挛，一般常用的方法：挤压肩部（图 3-11-18），轻压背部，加压肌腱（图 3-11-19）。

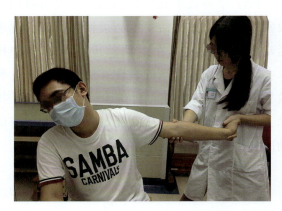

图 3-11-18　挤压肩部

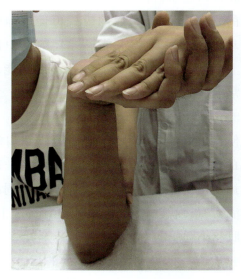

图 3-11-19　加压肌腱

（2）牵拉：对手与上肢进行持续牵拉或将已经延长的肌肉通过系列夹板或石膏托固定保持在该位置数分钟、数天甚至数周，可以抑制或减轻手与上肢的痉挛。

3. 特殊感觉刺激

Rood技术常选用一些特殊的感觉刺激来促进或抑制肌肉。如节奏明快的音乐具有促进作用，节奏舒缓的音乐具有抑制作用；治疗者说话的声调和语气也可以影响患者的行为；光线明亮、色彩鲜艳的环境可以产生促进效应。因此，当患者的手与上肢出现痉挛时，可配合音乐疗法达到减轻痉挛的作用。

（五）Rood在手与上肢功能康复中的运用

Rood技术作为重要的神经发育疗法，虽然没有前面所述3种技术使用广泛，但在手与上肢的特定治疗中的效果得到充分效验。由于Rood技术注重感觉刺激，对软瘫期患者的感觉运动诱发效果明显，有研究发现在早期对上肢进行冰刺激能诱发肌肉收缩，对瘫痪肌肉有明显的促进作用。在脑卒中偏瘫肩痛方面，使用挤压、拍打等方法可以缓解疼痛，而对脑卒中肩关节半脱位也有一定的治疗效果，结合针灸、运动想象等疗法效果更好。

（窦祖林　李　鑫）

第十二节　治疗性运动

一、概述

在本节中我们会聚焦于手与上肢的运动疗法，对于平衡功能以及涉及一些呼吸的训练不做过多的描述（肩胛骨的运动对于呼吸极其重要，但不作为重点在此讨论）。而之前的检查、评估、诊断以及预后和目标制订的内容仅作为一种临床思路供大家参考。本节主要从临床介入的角度就之前"经典物理治疗章节"所未涉及的一些内容进行一些拓展和深入。接下来会介绍肩关节、前臂和肘关节、腕和手部三部分的运动疗法。

二、运动疗法的概念和框架

运动疗法是指治疗师或者康复医生通过一些有针对性的、系统的、有计划的身体动作、姿势或者活动来解决患者身体上各种功能障碍的一种治疗方法。其中包括：体能训练，肌肉力量以及耐力训练，神经肌肉的控制、抑制，姿势的控制以及稳定性的训练，平衡功能和灵敏度训练，放松训练，呼吸及呼吸肌训练，牵伸训练以及一些特殊的功能性活动。

对于运动处方的制订和运动介入时机的选择，是需要借助一定的临床思维和框架的，基本的框架一般由5部分组成。

1. 完整检查

完整检查包括患者的病史、与患者疾患相关的系统回顾以及一些特别的测试和测量。

2. 评估

评估就是对于之前的所有检查资料进行整合和分析，可以为接下来的诊断做出进一步指引。

3. 诊断

结合之前评估的思路，治疗师会将患者的情况进行归类或者给予较为专业的判断，这就是我们所说的诊断。诊断是对于之前所有检查和评估的总结，对接下来的临床决策起到指引作用。

4. 以病患需求为中心建立预后和照顾计划

这里要强调的是，这是一个个性化的制订过程，治疗师要根据患者的需求，结合自身的专业能力来制订治疗计划。且这是一个以患者的需求为中心的过程，计划的制订需要患者的共同参与而不是由治疗师单独完成。

5. 适当的临床介入

当完成了患者和治疗师都满意的治疗计划以及目标的制订以后，接下来就需要治疗师根据自己的专业知识和能力进行准确的、适当的临床介入和指导，以达到预期的目标。

训练过程中的疼痛和诱发令患者不适的感觉以及出现症状的激惹都是不被允许的。这一点尤为重要，以下不再赘述。治疗师需要敏锐地在评估和诊断的过程中找出患者相对较为无力的肌肉并首先进行单独的强化，以免之后因为无力而出现代偿的问题，而在建立肌力的同时不能忽视肌肉耐力的训练。等长收缩对于早期的患者来说无疑是最为适宜的，由于其不引起关节的活动，所以诱发激惹等症状的风险最小。而多角度的等长收缩更是可以适宜关节各个角度的活动中对于耐力的需求。此后，可以进行一些开链（非承重）的动态稳定性训练，再进阶到闭链（承重）的动态稳定性训练。训练的最终目的是使患者可以更好地执行功能性活动，所以训练的最终目标不是单块肌肉而是某组肌群可以在需要时有协调控制以及很好的执行动作的能力。

三、运动疗法的实际运用

（一）肩关节的运动疗法

众所周知，肩关节的稳定主要是由肩袖的四块肌肉（冈上肌、冈下肌、小圆肌和肩胛下肌）、肩胛骨周围的一些肌肉（胸小肌、斜方肌、前锯肌以及肩胛提肌等）以及肱二头肌等肌肉共同实现。所以对于这些肌肉的力量和对应肌肉神经控制能力的锻炼是提高肩关节稳定性的重中之重。首先，在加强盂肱关节周围的肌肉之前，先要对肩胛骨周围的肌肉进行适当的训练和加强。

1. 肩胛骨周围肌肉的训练

（1）肩胛骨的下压和上提：肩胛骨的下压主要是由下斜方肌完成的，上提主要是由肩胛提肌和上斜方肌完成的。上下斜方肌是肩胛骨实现上回旋避免撞击综合征的重要结构，强化这两块肌肉的力量有很重要的意义。

患者体位和治疗师操作手法：患者侧卧位，治疗师给予肩胛骨上提和下压的阻力。为了更好地活化下斜方肌，治疗师在给予患者下压阻力时施加阻力的点应该在肩胛下角（图3-12-20，图3-12-2）。

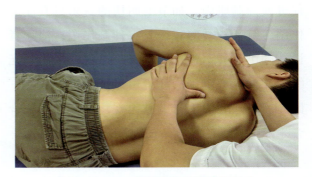

图 3-12-1　肩胛骨的上提抗阻运动

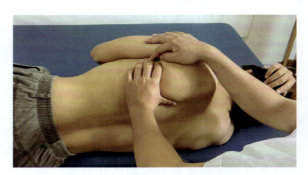

图 3-12-2　肩胛骨的下压抗阻运动

（2）肩胛骨的前突和后缩：肩胛骨的前突主要由前锯肌完成，后缩主要由中斜方肌和菱形肌完成，前锯肌对于肩胛骨的上回旋也有很大的贡献。而菱形肌和中斜方肌的强壮与否决定了患者的肩胛骨能不能处于一个比较正确的姿势而不是会引起很多肩关节力学问题的"圆肩"姿势。

患者体位和治疗师操作手法：患者取坐位，治疗师在喙突或者腋下给予向前的阻力，或间接地对肩胛平面上的肱骨施加阻力。在肩胛骨内侧缘给予阻力活化菱形肌和中斜方肌（图3-12-3，图3-12-4）。

动（图3-12-5）。质地较软的球相较于稳定的墙对患者肩胛骨稳定性控制的要求更高，对于患者本体感觉的提升会有更好的作用。同时治疗师可以在各个方向上给予患者阻力来要求患者抗阻以维持较为稳定的姿势。也可以要求患者把重量从一侧上肢转移到另一侧上肢以动态的形式来训练肩周肌肉的稳定性。

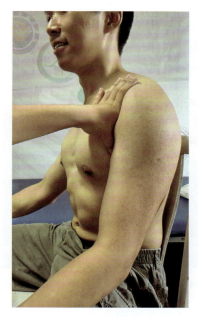

图3-12-3　肩胛骨前突抗阻运动

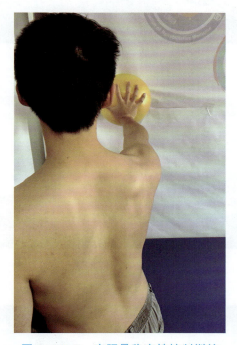

图3-12-5　肩胛骨稳定性控制训练

（3）进阶的训练是要求患者以四点跪位的形式用四肢来支撑体重，这对于前锯肌提供稳定的能力提出了更高的要求。同样的，治疗师可以通过对肩胛骨施加各个方向的阻力来进一步提高患者肩胛骨周围肌肉的稳定能力。当患者肘关节肌力允许时，可以采取伸肘跪位（图3-12-6）；反之，则只能采取屈肘跪位（图3-12-7）。

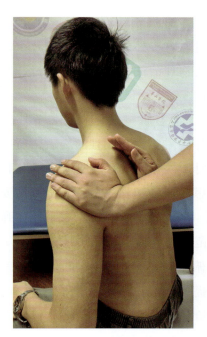

图3-12-4　肩胛骨后缩抗阻运动

2. 闭链训练（如果患者还处于翼状肩的阶段，以下训练慎用）

（1）坐姿下通过前臂进行承重，在肩关节上施加各个方向的阻力，要求患者可以抵抗治疗师的阻力并且将姿势维持住。

（2）站立位下肩关节前屈90°，以一手或双手支撑在墙上或球上，诱发出前锯肌的活

3. 特定肌肉的动态训练

（1）站立下耸肩可以很好地训练上斜方肌。

（2）俯卧位下肩关节外展90°且肘关节屈曲90°姿势下肩关节外旋。这个姿势形成了肩胛骨最大限度的下压，是将下斜方肌从上

斜方肌和中斜方肌独立出来训练的最有效的姿势（图 3-12-8）。

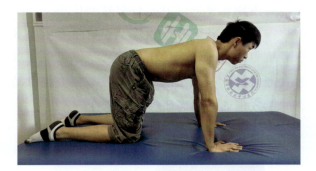

图 3-12-6　伸肘跪位

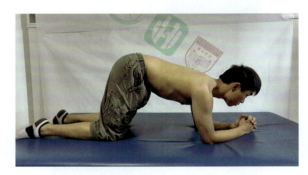

图 3-12-7　屈肘跪位

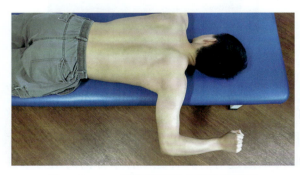

图 3-12-8　俯卧位下斜方肌分离训练

（3）肩胛骨后缩合并肩胛水平的外展。此动作可以锻炼菱形肌、中斜方肌以及后三角肌。同样的动作可以在患者双手持重物的情况下完成，以更进一步地锻炼肌肉力量（图 3-12-9）。

（4）肩关节从解剖位到完全的屈曲、外展、外旋位（对角线运动）。这个动作相比于单独的肩胛骨前突更能活化前锯肌。

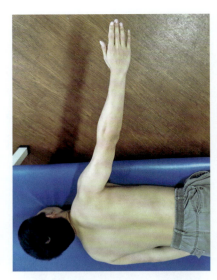

图 3-12-9　肩胛骨后缩合并肩胛水平的外展

4. 盂肱关节周围肌肉的训练

（1）抗阻进行外旋、内旋以及外展的训练。（注意外展训练时，外展超过 90°以后必须通过肱骨头外旋）。由于这几个动作在之前"经典物理治疗"中已经描述过，所以这里不再赘述。

（2）动态肌肉强化：肩关节外旋（盂肱关节的外展需要合并肱骨的旋后，所以肩关节的外旋对于盂肱关节的外展运动相当重要）

①患者姿势和程序：患者坐或站姿，肩关节 0°，肘关节屈曲 90°。双手抓住弹力带在可动的范围内转动手臂。

②俯卧位下，肘关节屈曲 90°，患者手上可以提一个重物并抗重力外旋。也可以通过治疗师给予阻力（图 3-12-10）。

（3）肩关节内旋

患者姿势和程序：患者俯卧位，肩关节 0°，肘关节屈曲 90°。患者手持重物并抗物体重力内旋，也可以通过治疗师给予阻力（图 3-12-11）。

站立位或者坐位，患者肩关节 0°，肘关节屈曲 90° 的姿势下利用弹力带的阻力抗阻做肩关节内旋的训练。

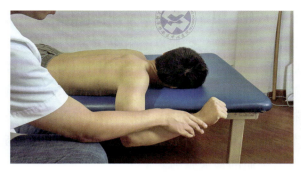

图 3-12-10　俯卧位肩关节抗阻外旋

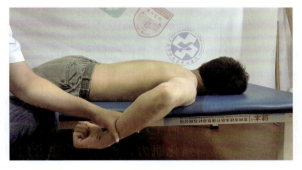

图 3-12-11　俯卧位肩关节抗阻内旋

（4）肩关节外展：其实在我们日常生活中，完全处于额状面上的外展较为少见，更具功能的角度一般为额状面向前 30°~45° 的外展。值得一提的是，外展的时候必须强调肱骨的外旋，避免造成不必要的夹挤。

患者姿势和程序：坐位或者站立位手拿重物，要求患者手臂外展 90° 并伴随外旋，手臂上举完成整个关节活动度。治疗师要密切关注患者在上举的过程中有无疼痛或者肩胛骨异常的运动情况并给予适当的处理（图 3-12-12）。

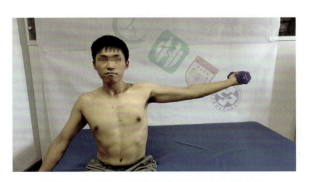

图 3-12-12　负重手臂外展 90° 伴外旋

"满罐"上举是一个更为偏向于日常功能性运动的肩关节的运动。

患者姿势和程序：站立位下肱骨外旋，要求患者在肩胛平面上高举手臂远离体侧，介于外展和屈曲之间。阻力可以借助手上的重物或者是弹力带的弹性阻力（与之相对应的是"空罐"上举，由于肩关节处于内旋位，较易造成肩峰下软组织的挤压，所以不推荐作为训练的项目，图 3-12-13）。

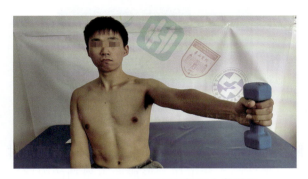

图 3-12-13　肩胛平面负重上举训练

（5）肩关节的屈曲

行军上举

患者姿势和程序：患者坐姿，手臂置于身侧，正中姿势下肩关节外旋，肘关节屈曲且前臂处于正中姿势，患者垂直抬举重物到高举过头的位置（图 3-12-14，图 3-12-15）。

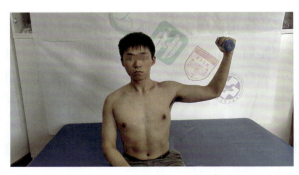

图 3-12-14　行军上举至头部高度

（6）肘关节的屈曲：肱二头肌对于肩关节是一块十分重要的肌肉，肱二头肌长头可以把肱骨头压向盂窝以增加盂肱关节的稳定性，

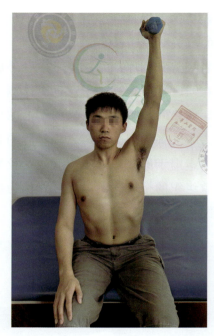

图 3-12-15　行军上举至最高位置

除此之外肱二头肌长头在肱骨上举或者前屈时可以把肱骨头往下压，形成向下滑动的附属运动。这两个非常重要的作用决定了我们在对患者的肩关节进行康复训练时必须关注肱二头肌力量的训练。

可以通过肘关节的抗阻屈曲来训练肱二头肌，具体的训练方式会在下面肘关节的训练中详述。

（二）肘关节和前臂的运动疗法

1. 等长收缩

由于肘关节和前臂的运动方向相对简单，主要是肘关节的屈伸和前臂的旋前旋后，可以让患者在不同的角度下进行关节的维持和抗阻收缩。甚至可以在闭链的情况下让患者双手置于墙上或桌上、四足趴跪或者俯卧撑的姿势，利用身体的重量来给予阻力，让患者在各个角度上维持期望的肘关节姿势。

2. 动态肌肉强化

（1）肘关节屈曲

患者姿势和程序（肱二头肌）：由于肱二头肌是一个跨双关节的肌肉，所以对于肱二头肌的训练来说，肩关节的位置也很重要。此时如果后伸肩关节，可以更好地拉长肱二头肌的长头腱，让肱二头肌以一个更好的长度来进行收缩。患者在站姿或者坐姿下手握重物且前臂旋后，屈曲肘关节的同时肩关节后伸，利用重物的重量作为阻力进行抗阻的屈曲运动，肘关节屈曲和肩关节外展的这一运动模式可以提高肱二头肌的最大张力。

（2）肘关节伸展

患者姿势和程序：俯卧位时肩关节外展至90°，并用毛巾卷支撑于治疗床上，要求患者抵抗物体的重力从肘关节屈曲90°的位置到终端的伸直位。

站姿或坐姿下，将手臂高举过头且肘关节屈曲。患者将重物高举过头再放下，以执行向心或者离心收缩强化肌力，也可以让患者用对侧手给予肱骨必要的支持。值得一提的是，必须等到肩关节有足够的稳定性后才能进行此项训练，不然的话容易对肩关节造成不必要的损伤。

（3）前臂旋前旋后

患者姿势和程序：患者坐位下肘关节屈曲90°，前臂可以维持在桌面上。利用哑铃的重量来作为阻力让患者抗阻进行旋前旋后训练（也可以在哑铃的一边去除重量保留另一边的重量）。

利用门把手作为道具，让患者把手臂置于身侧且肘关节屈曲90°并且避免肩关节旋转代偿，让患者转动门把手。

（三）手部的运动疗法

1. 屈肌肌腱滑动运动

这一运动是对于手部屈肌的一组较为特殊的运动，手部手术术后最大的问题往往是一些肌腱的粘连或者短缩。这一组屈肌肌腱的滑动运动虽然只有5个动作，但是却可以有效地缓解屈肌肌腱粘连这一问题。

这5个动作分别为：直手（图3-12-16，所有关节都伸展）；钩状手（图3-12-17，掌指关节过伸，指间关节屈曲，也可以称为爪形手，这一姿势在尺神经损伤的患者中较为常见）；握拳（图3-12-18，所有关节屈曲）；桌面姿势（图3-12-19，掌指关节屈曲，指间关节伸展，与之前的钩状手相反，也可以称为内在肌阳性姿势）；直拳（图3-12-20，掌指关节和近指间关节屈曲，远指间关节伸直）。

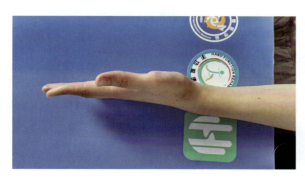

图3-12-16　直手

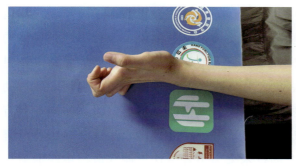

图3-12-17　钩状手

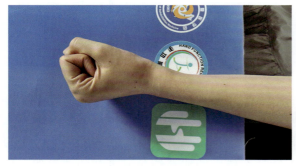

图3-12-18　握拳

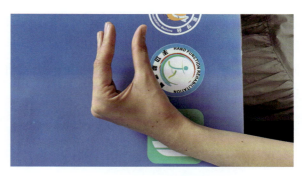

图3-12-19　桌面姿势

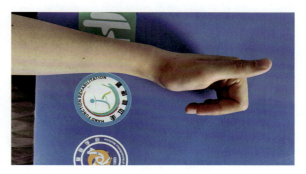

图3-12-20　直拳

制较差，可以借助另一只手来固定其余不需要活动的四指。

（2）近指间关节单独屈曲：近指间关节屈曲主要是由指浅屈肌控制的，患者需要在远指间关节伸直的情况下屈曲近指间关节，每次只屈曲一个近指间关节可以更好地锻炼患者对于近指间关节的控制能力（图3-12-21）。

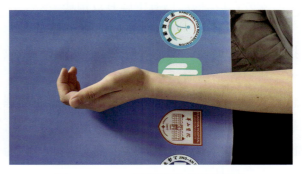

图3-12-21　近指间关节单独屈曲

（3）远指间关节单独屈曲：远指间关节是由指深屈肌单独来控制的，患者尽量在近指间关节保持伸直的情况下屈曲远指间关节。这一过程一般较为困难，因为指深屈肌也有屈曲

2. 屈肌肌腱抗阻活动

（1）掌指关节单独屈曲：此活动主要是锻炼患者的手内在肌，如蚓状肌和掌侧骨间肌等，要求患者单独屈曲掌指关节，如一开始控

近指间关节的作用,所以在收缩的时候难免出现近指间关节的屈曲。患者可以用另一只手固定要屈曲手指的近指间关节来达到单独屈曲远指间关节的目的(图3-12-22)。

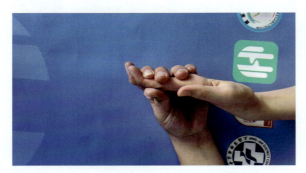

图3-12-22　远指间关节单独屈曲

3.伸肌肌腱活动

外在伸肌由于比屈肌更为表浅,所以更容易受到损伤。而对于手部损伤或者术后的患者来说,常常可以看到这样一个现象,就是手指的被动伸展可以达到全范围,但是主动活动却往往达不到,这个现象称为"伸肌延迟"。

针对这样的患者,我们需要加强其伸肌腱在指背腱膜中的滑动能力,可以利用一些训练来缓解"伸肌延迟"这一症状。

(1)掌指关节的伸展:掌指关节的伸展可以通过患者从握拳位到勾拳位(类似于爪形手的姿势,在之前的内容中已有过描述)来训练。

(2)指间关节的伸展:值得一提的是,指间关节的伸展非常需要手部内在肌的协同收缩,所以在训练时需要诱发手内在肌的参与。患者起始位为掌指关节和指间关节均屈曲的握拳位,然后保持掌指关节屈曲,伸展指间关节,也就是之前所描述过的"桌面姿势"也可称为"内在肌阳性"姿势。

(3)指间关节的终端范围伸展:患者将整个手掌朝下固定在桌面上,然后让患者伸直手指到过伸的位置,如果发现患者活动有困难,可以用患者的另一个手或者治疗师协助固定手指来让患者更好地完成运动(图3-12-23)。

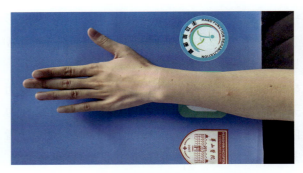

图3-12-23　指间关节的终端范围伸展

四、总结

以上内容简单地介绍了上肢与手的各个关节的运动疗法,这些运动疗法仅仅适用于一些普通的门诊患者或者情况较好的患者,对于有较为严重的结构性损伤或者刚做完手术,组织还没完全愈合的患者来说,还是需要一些针对性较强的特殊的治疗方法的,这些内容在本书中各种疾病的个论中会再加详述。以上这些运动只能说是为治疗师提供了一种思路,具体的操作和执行需要依赖治疗师自己的思路以及患者的实际需求,但治疗师需要了解每一项运动所需要募集的肌肉以及治疗的最终目的。只有这样才能更好地掌握运动疗法这一最为特色鲜明的技术来为患者治疗,使其取得更好的治疗效果。

(贾　杰　李　阳)

第十三节　感觉功能康复

手部的感觉有浅感觉(轻触觉、温度觉、痛觉)、深感觉(运动觉、位置觉、震动觉)和复合感觉(两点辨别觉、实体觉等)。手与上肢整个感觉功能系统包括手部的感受器、周围神经、脊髓传导束和大脑中央后回,其中任何的感觉通路受损(神经末梢排列错误、再生神经轴索错误连接、感觉传导减慢、髓鞘不成熟或大脑皮质病变)都会导致感觉异常或缺失的发生。

当感觉功能缺失后，患者在生活中面临的不便和困难是人们无法想象的，尤其是那些患有颈部神经性疾病而导致失去上下肢所有感觉的患者，他们连最基本的日常生活活动都将深受影响。以触觉为例，在手部的抓握功能中触觉提供的实时反馈信息，让患者通过对手中物体的理解和运用而得以完成各种作业活动：自我照顾（穿衣、吃饭、洗澡等）、生产性活动（烹饪、建筑、组装等）、社交（握手、拥抱）和环境探索等。当手部出现感觉障碍时，随着感觉障碍的增加，其导致的手部功能活动量亦随之减少。如果感觉功能障碍只是发生在一侧的话，患者极有可能会用另一侧感觉功能正常的手来完成所有的活动需求，从而在感觉功能障碍一侧的手没有运动功能障碍的情况下依然会发生"习得性失用"的现象。所以在手功能康复中，感觉治疗同样至关重要。

临床上，感觉治疗的技术有几类，需要依据感觉功能障碍的诊断、恢复进程和评估结果来选择有针对性的治疗技术。如果患者对疼痛感知等保护性知觉减退或缺失，或者是损伤较为严重或时间久远而导致感觉恢复的可能性不大，则需要患者学会一些补偿或代偿技术来保护肢体防止受伤。如果患者主观表示对一些轻度的触觉刺激感觉不适，或者患侧皮肤的感觉明显比健侧强烈并引起患者不适感的话，则需要进行感觉脱敏治疗。对于那些感觉功能缺失或减退但有潜力恢复到较好程度的患者，需要给予感觉训练。感觉训练分为被动感觉训练和主动感觉训练，被动感觉训练适用于感觉功能处于完全缺失阶段，刚开始进行感觉训练的患者，而主动感觉训练又称"感觉再教育"，适用于已经恢复一些感觉并有潜力继续恢复的患者。

一、补偿或代偿技术

需要用到补偿或代偿技术（compensation）的患者往往保护性感觉受限或者缺失。人体的温度觉和痛觉都是保护性感觉，比如当一个人用手接触到装有开水的玻璃杯，感受器将采集到的温度和疼痛的信号传递到大脑进行整合。大脑认识到如果接触提供这些感觉的事物时间过长会造成手部组织的损伤，就会发出运动信号将手抽离滚烫的玻璃杯。这个过程发生在一瞬间，然而当此类保护性感觉的传导和整合受限或缺失，则极易在日常生活中发生烫伤、割伤等伤害性事件，在治疗过程中需要对患者本人或者家属进行一些必要的宣教来保障患者手与上肢以及其他肢体的完整性。在临床上，有脑卒中、脑外伤、脊髓损伤和周围神经损伤等患者适合用此类技术。

（一）患者宣教——避免致伤源

在保护性感觉缺失后，患者将会在日常生活中面临5类导致损伤的情况，在对患者宣教的过程中，须让患者了解损伤发生的原因和机制，让其更好地保护自己。

1. 皮肤低强度持续性受压

中枢神经损伤后的患者很容易发生压疮，究其原因，往往是因为在早期软瘫期的时候患者感觉缺失、活动不利等因素造成自主反馈不及时及动作姿势调整不到位，某些骨性标志位置的皮肤长期低强度持续性受压而造成压疮，形成皮肤破损。上肢压疮的部位常见于肘部。每2小时一次的翻身或者坐位姿势的调整对于缓解皮肤压力非常有必要。

2. 皮肤局部高压

由于感觉功能缺失，患者在使用工具时没有一个正确的抓握反馈，有时候会用力过大，如果手中工具的手柄较小或有棱，则会加大皮肤的受压，造成皮肤破损，所以对于保护性感觉缺失的患者，使用工具时应选取手柄较大较圆润的工具来减少手掌的压力，保护手部组织。在手功能康复中会使用一些定制型的低温热塑板制作的手部矫形器，辅具工程师制作这些矫形器时需要注意边缘的修饰和防摩擦处理，以防矫形器边缘卡压皮肤造成患者皮肤破损。

3. 避免极度冷热

过热或过冷的温度都会对皮肤产生伤害，过热会导致烫伤，过冷则会导致冻伤。患者在生活中应注意保护自己，比如不直接从微波炉里拿加热后的食物，天冷记得戴手套等，避免用患侧皮肤直接接触热源和冷源。

4. 避免重复动作和过量摩擦

在生活中尤其是在工作中，从事第一产业和第二产业的患者，工伤康复阶段结束重新回归工作岗位后，如果是从事手部动作重复较高、手掌摩擦较大的工种，比如从事建筑业、冶金业等，为避免擦伤可以在手部佩戴内部有减震功能的手套并加大工具的操作手柄等。

5. 皮肤监护

让患者每日观察其手与上肢的皮肤和关节，查看有无颜色变化、水疱产生、伤口情况等，防止皮肤感染。这些自我监督和自我管理对患者躯体的安全很重要。如果已经发生感染，受感染部位则需要减压制动，直至感染伤口愈合。

（二）辅具

运用一些辅具，在感觉缺失的情况下，可以给予一定的辅助保护，如前面提到的有加粗圆润手柄的工具，用木质的餐具代替金属餐具等。

（三）其他感官代偿

当感觉功能受限时，人体往往可以运用其他功能来代偿以达到保护自己的目的，比如说看到冒着热气的杯子，或者用遇热水会变色的杯子就知道当下不宜立即饮用杯子里的水，这是运用了视觉的辅助。而有语音播报功能的温度计，则是把辅助技术和听觉代偿结合在一起。

（四）皮肤保养

好的皮肤它的质地应该是湿润有弹性的，健康的皮肤也可以防止损伤的发生。日常生活中可以用乳液或按摩油来进行皮肤保养。

二、脱敏治疗

当感觉评估结果显示正常的感觉刺激对于患者来说变成放大的感觉或者不适的感觉，就表示患者对感觉有"高度灵敏"的现象，感觉高度灵敏包括"异常性疼痛"——对非疼痛感觉产生疼痛反应；"感觉过敏"——对正常感觉信号放大感知处理。患者会偏向于使用非患侧的上肢而导致患者无法利用患肢参与需要用到上肢肌力、灵活性等的活动，从而导致"习得性失用"，产生肢体残疾。

神经再生过程中，会有感觉过敏发生，这属于正常现象，这是由于新生至皮肤的神经末梢尚不成熟。脱敏治疗就是针对感觉高度灵敏的皮肤区域不适感的治疗技术。临床上会发生感觉高度灵敏并适用此技术的疾病有神经损伤、软组织损伤、烧伤、截肢等。脱敏治疗技术是基于渐进性的感觉刺激会渐进性地产生感觉耐受这一理论而产生的，即在结构化的训练中，以不同材质的物体为工具提供给患处皮肤不同强度的持续重复刺激，在大脑中央后回对感觉刺激信号整合的过程中逐渐耐受并理解为无伤害性感觉信号。

（一）纵列式脱敏顺序列表

脱敏材料接触患侧敏感皮肤时可以用"地方包围中央"的方式，先接触过敏区域边缘的皮肤，再过渡到敏感区域中央。材料与皮肤接触的方式分两种：直接接触（材料直接触碰敏感皮肤，图3-13-1）和浸润接触（将手完全放入存有脱敏材料的容器中，图3-13-2）。震动也是一个很好的脱敏方式，通过用振动器对过敏皮肤区域进行治疗也可缓解过敏现象，不同的震动频率适应不同的感觉等级。震动治疗时间分布也分两种：持续性震动和间歇性震动。Downey 手功能中心有一份不同材料与振动参数脱敏等级列表（hierarchy of texture and vibration used in desensitization），该列表将不同的材料根据粗糙程度、接触方式、震动频率、时间列一个等级来作为脱敏治疗的依据和参数，可作为脱敏治疗的材料和震动频率选择的参考（表 3-13-1）。

表 3-13-1 纵列式脱敏材料、震动等级排布

等级	直接接触	浸润接触	震动频率
1	细软棉布	棉花	83cps 周围皮肤
2	毛毡	碎布片	83cps 周围皮肤 23cps 间歇
3	快粘	米	83cps 周围皮肤 23cps 间歇
4	天鹅绒	爆米花	83cps 间歇 23cps 间歇
5	粗棉布	豆子	83cps 间歇 53cps 持续
6	魔术贴环面	小块状通心粉	83cps 持续 53cps 间歇
7	硬泡沫	电线绝缘皮碎片	100cps 间歇 53cps 间歇
8	麻布	小子弹珠	100cps 间歇 53cps 持续
9	地毯背面	大子弹珠	100cps 持续 53cps 持续
10	魔术贴勾面	塑料方块	可耐受

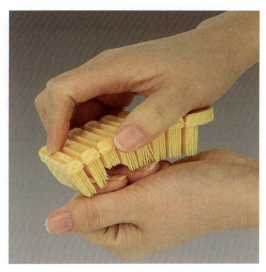

图 3-13-1 直接接触脱敏材料

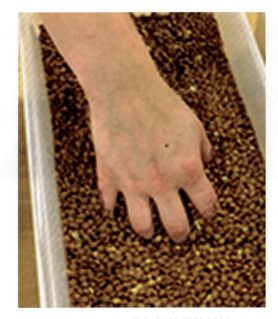

图 3-13-2 浸润接触脱敏材料

在选择脱敏材料时需要以患者的主观感受为准，当他们对某个材料及震动感觉不适但能耐受 10min 时，以此作为治疗等级。当他们能够耐受此等级的材料的直接接触和浸润接触以及震动感觉，就可以向下一级的感觉耐受治疗进发。应记录整体脱敏治疗过程，三项治疗的等级都需要记录。

（二）镜像疗法

镜像疗法（mirror visual feedback）也可用于感觉脱敏治疗中，适用于单侧上肢感觉过敏的患者。

在治疗时患者坐于桌前，将一面镜子置于患者正中矢状面的位置，将患侧上肢隐藏于镜子背面，健侧上肢则会在镜中投影出一个上肢的影像，让患者看去好似有两个正常的上肢一样。先让健侧上肢去触摸脱敏的材料，在患者看来双侧肢体都在触摸，并没有不适感，通过视觉反馈适应，再让患者用患侧上肢去触摸之

前的材料，会增加其感觉耐受性。

（三）皮肤按摩

以非常轻柔的手法，配合介质（中性乳液）按摩皮肤，提供持续性的微小的外部刺激来减缓感觉过敏程度，6个月之内的瘢痕皮肤敏感会有较为明显的改善。

（四）物理因子治疗

物理因子治疗对感觉过敏的作用一般分为直接作用和间接作用。间接作用是通过热、光、电等作用于人体，对体液代谢、神经反射传导等产生一定作用后反馈于中枢，对感觉过敏有一定的治疗作用。直接作用在临床上常用的为经皮神经电刺激疗法和水疗，两者都可以直接作用于感受器、神经末梢，使之耐受并达到脱敏的目的。

三、感觉再教育

感觉再教育（sensory reeducation）是多种方法结合的治疗技术，旨在帮助患者在感觉障碍后重新整合感觉信息，恢复感觉功能。无论是周围神经损伤还是中枢神经损伤，都会有感觉减退，也都可以用感觉再教育来恢复感觉功能。

（一）周围神经损伤后感觉再教育

周围神经损伤后，大脑皮质无法再接收来自手部感受器的感觉信号，大脑中央后回中感觉功能区域的手部的地图结构就会被改变甚至消失。直到新的神经轴突生长达到手掌后，大脑将重新接收到来自手部的感觉信号。但是面对新的信号，由于脑内地图结构变化，大脑对手部的感觉可能会混乱不清，这就需要大脑接收新信号、重新学习并重组手部区域。在这个过程中，通过感觉再训练，可以让感觉功能恢复得更好，达到最佳的功能状态。

周围神经损伤后感觉再教育可分为两个阶段。

1. 第一阶段

神经修复术后需要马上介入感觉训练，因为神经鞘生长速度有限，需要很长的时间生长，在没有感觉输入的情况下，大脑地图中手部的区域会立即开始改变直至消失。第一阶段的治疗就是通过维持来自手部的感觉来维护大脑地图中手部区域的位置。

（1）替代感觉技术（alternative sensation techniques）：躯体感觉皮质可以通过对触觉的视觉观察（治疗师施予感觉刺激或镜像疗法）或者通过对触觉的听觉感受（触摸不同材料时发出的声音）来达到感觉刺激的目的。

①镜像治疗过程中，通过视觉对来自健侧肢体的感知补偿成为患侧肢体感觉来达到提高感觉感知的能力，并可以重新建立起感觉反馈-动作意图联系。

②听觉触觉互动治疗技术由简单（通过听手抓不同材料所发出的声音来分辨抓握的材料）到复杂（智能手套将感觉反馈成声音通过话筒、耳机等设备传导给患者，让其专注用听来判断手部的感觉，图3-13-3）的听觉触觉互动方法构成。

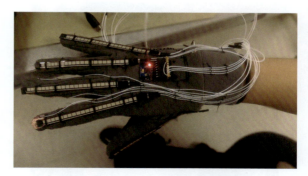

图 3-13-3　智能手套感觉设备

2. 第二阶段

自神经轴突生长至手部后即可开始这一阶段的治疗。

（1）触觉训练：第一步是进行触觉的感知整合。通过闭眼—睁眼—再闭眼的顺序对接收到的触觉信号进行整合，如果感觉有明显改善，治疗师可提供更小更轻的触觉信号让患者感知。

（2）触觉定位训练：在感受到触觉信号后还需要对信号的具体位置有感知能力，第二步就需要对触觉进行定位训练。可以让患者在无视觉反馈下触摸不同形状的木块并判断其形状，如闭眼摸麻将牌判断花色、在皮肤上写字或者画图来强化皮肤体表图形觉。

（3）实体觉训练：随着感觉功能的进步，第三步将进入实体觉的训练。可以将不同的物件放入装满沙子或米的桶中，告知患者需要抓出的物件，让患者去桶中通过手上的感觉来找出目标物品。

（二）中枢神经损伤后感觉再教育

失去感觉功能将会影响一个人与环境互动和执行日常活动的能力，继而降低生活质量。脑卒中后触觉辨别和本体感觉障碍将会大于温度觉和痛觉障碍。由于中枢皮质损伤，会大大制约患者自发性地使用患手的能力，而失用又会继续导致大脑地图中患手区域的减少甚至消失，这将引起更大程度的感觉障碍。对于中枢神经损伤后的感觉障碍，被动感觉训练和主动感觉训练都可以取得治疗效果。被动感觉训练的原理基于大脑皮质的重整，当外界有重复的大范围的感觉信号施予患侧上肢的时候，大脑在损伤后恢复过程中会慢慢整合感受到的信息，这一过程无须患者的主动参与。主动感觉训练的原理基于大脑在损伤恢复过程中的可塑性和学习能力，在主动活动中去增加感觉刺激，可以增加皮质感觉区的手部面积。

1. 被动感觉训练

被动感觉训练可以通过电刺激和重复的机械刺激来完成，全程不需要患者的主动参与。重复性的机械刺激就是临床中常见的感觉被动治疗，只是治疗师要确保感觉刺激的时间。有研究显示，在临床上将每秒20Hz 5~50mA的断续波置于患手，6周的疗程，每周4次，每次90min，可以提高触觉分辨能力并提升手功能表现。也可以在常规作业活动的基础之上增加手腕和手指伸肌的电刺激来提升运动觉和位置觉。

2. 主动感觉训练

中枢神经损伤后的主动感觉训练强调以任务为导向的感觉学习经验，在对患者进行有意义的活动中将感觉和运动体验结合到一起。当患者在用餐具主动吃饭时，患者的注意力会全部集中到任务中，此时手与上肢的感觉功能自然也完全运用到此任务中了。

可以先进行一些基础的感觉治疗活动，然后再过渡到对患者有意义的日常生活活动。可参考如下顺序：①分辨被触到的次数并回答；②猜测治疗师写在皮肤上的字；③闭眼状态下用健手去找患手的某个手指的具体位置，找到的正确率取决于患侧提供的位置觉信息；④被动活动，治疗师可以握住患者的手，带动对方写字或者画画，动作缓慢有节奏，让患者感受到肢体位置的变化和运动的轨迹；⑤分辨手中抓到的物体的大小、轻重、粗糙程度等；⑥在进食时，选择加大手柄、粗糙手柄的餐具来增大手部的接触面积，增加感觉信号输入；⑦在活动时，时刻关注手部的施力情况，避免因感觉反馈较小而用力过大；⑧触摸不同材质的物品，但是触摸的顺序与脱敏治疗不同，先让康复对象接触摩擦系数较大的物品，等感觉明显一点了再逐渐过渡到摩擦系数较小的，逐级减少。

（胡　军）

第十四节　压力治疗

一、概述

压力治疗（pressure therapy）又称加压疗法，是指通过对人体体表施加适当的压力，以预防或抑制皮肤瘢痕增生，防治肢体肿胀的方法。该法经证实是防治增生性瘢痕最为有效的方法之一，常用于控制瘢痕增生、防治肢体肿胀、预防深静脉血栓和促进截肢残端塑形等。压力治疗是作业治疗常用的重要技术之一，国内最早于1980年代开始应用压力治疗抑制烧伤后的瘢痕增生，并取得显著疗效。

（一）压力治疗的种类

常用的压力治疗方法包括绷带加压法和压力衣加压法，一般在使用压力衣加压前，先使用绷带进行加压治疗。在日常工作中，压力治疗常需配合使用压力垫、橡筋带和压力支架等附件以保证加压的效果。

1. 绷带加压法

绷带加压法根据使用材料和方法的不同，可以分为弹力绷带加压法、自粘绷带加压法、筒状绷带加压法等。

（1）弹力绷带加压法：弹力绷带为含有橡筋的纤维织物，可按患者的需要做成各种样式。

①适应证：主要用于早期因存在部分创面而不宜使用压力衣者。

②作用：控制水肿、促进静脉及淋巴回流，对新愈合创面及移植物提供血管保护。

③使用方法：对肢体包扎时，由远端向近端缠绕，均匀地做螺旋形或8字形包扎，近端压力不应超过远端压力；每圈间相互重叠1/3~1/2；末端避免环状缠绕（图3-14-1）。压力以绷带下刚好能放入两根手指较为合适。有研究指出，每层缠绕在四肢的弹力绷带可产生10~15mmHg压力，而在胸部压力只能达到2~5mmHg。

（2）自粘绷带加压法：自粘绷带是一种由纯棉或弹性无纺布喷涂天然橡胶复合而成的弹性绷带，主要供临床外固定及包扎时使用。自粘绷带也可用于压力治疗，称为自粘绷带加压法。

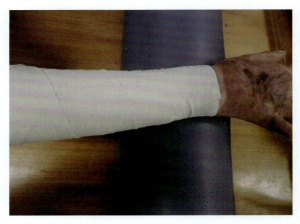

图3-14-1　弹力绷带缠绕方法

①适应证：可用于衣服外面或不能耐受较大压力的脆弱组织，可在开放性伤口上加一层薄纱布后使用，主要用于手部或脚部早期伤口愈合的过程中。

②作用：控制水肿、提供血管支持和抑制瘢痕增生。对于2岁以下的儿童的手部和脚部，自粘绷带能够提供安全有效的压力。

③使用方法：与弹力绷带加压法基本相同。以手为例，先从各指指尖分别向指根缠绕，然后再缠手掌部及腕部，中间不留裸区以免造成局部肿胀，指尖部露出以便观察血运情况（图3-14-2）。

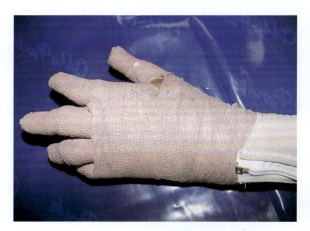

图3-14-2　自粘绷带加压法

（3）筒状绷带加压法：筒状绷带为长筒状，有各种规格，可直接剪下使用，根据选择尺寸不同，压力分为低压力（5~10mmHg）、中等压力

（10~20mmHg）和高压力（20~30mmHg）。

①适应证：在伤口表面可承受一定压力时应用，即应用于弹力绷带和压力衣之间的过渡时期，尤其适用于3岁以下生长发育快速的儿童。

②作用：单层或双层绷带配合压力垫使用可对相对独立的小面积瘢痕组织提供较好压力（图3-14-3）。

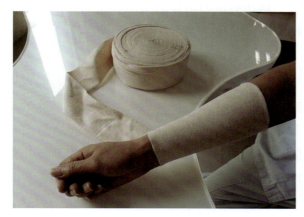

图3-14-3　筒状绷带加压法

2. 压力衣加压法

通过穿着压力服饰进行加压的方法，包括成品压力衣（pressure garment）加压法、量身定做压力衣加压法、智能压力衣加压法。

（1）成品压力衣加压法：通过使用购买的成品压力衣进行压力治疗。如选择合适，作用同量身定做的压力衣一样。特点为做工良好，外形美观，使用方便及时，不需量身定做，适合不具备制作压力衣条件的单位使用。缺点为选择少，合身性差，尤其是严重烧伤肢体变形者难以选择合适的压力衣。

（2）量身定做压力衣加压法：利用专门的压力衣布料，根据患者需加压的位置和肢体形态，通过准确测量和计算，量身定做，制成压力头套、压力上衣、压力手套、压力肢套、压力裤等。优点为压力控制良好、穿戴舒适、合身。缺点为制作程序较复杂、耗时长、外形不如成品压力衣美观。

（3）智能压力衣加压法：智能压力衣也属于量身定做压力衣的一种，但制作工序已智能化，应用专门的制作软件及硬件进行制作。智能压力衣加压法是目前较新的压力治疗方法，在港台地区已应用于临床。其特点除具备量身定做压力衣的优点外，还有制作方便、节省制作时间以利于早期使用、合身性更佳、外形美观等优点。缺点为制作成本高，价格较贵。

3. 压力附件

在进行压力治疗时往往需要配合使用一些附件以保证加压效果，同时尽量减少压力治疗的不良反应，如为预防因加压导致的畸形而使用支架进行保护。常用压力治疗附件包括压力垫、橡皮筋和支架。

（1）压力垫（pressure padding）：由于人体形状不规则，为了保持凹面或平面瘢痕均匀受压或增加局部压力，须在穿压力衣时配置压力垫。压力垫常用的材料包括海绵、泡沫、塑性胶、合成树脂、合成橡胶、热塑板等。

（2）支架（splintage）：支架配合压力衣使用是为了保护人体易受压或因受压而易变形的部位，例如鼻部、鼻孔、前额、双颊、耳郭、掌弓等。常用的支架材料为低温热塑材料。

（二）作用与机制

1. 作用

（1）预防和治疗增生性瘢痕：通过持续加压使局部毛细血管受压萎缩，数量减少，内皮细胞破碎，从而造成瘢痕组织局部的缺血、缺氧，而缺血、缺氧又可抑制胶原纤维的产生、加速胶原纤维的降解，使胶原纤维结构重组而平行排列，从而抑制瘢痕增生和促进瘢痕成熟。

（2）控制肢体水肿：加压可促进血液和淋巴液回流，从而减轻水肿。

（3）促进肢体塑形：适当的压力可使截肢后的残端尽早塑形，以便于假肢的装配和使用。

（4）预防深静脉血栓：预防长期卧床者下肢深静脉血栓的形成。

（5）防治下肢静脉曲张：预防从事久坐或久站工作人群下肢静脉曲张的发生，当出现下肢静脉曲张时也可通过压力治疗改善症状。

（6）预防关节挛缩和畸形：通过控制瘢痕增生可预防和治疗因增生性瘢痕所导致的挛缩和畸形。

2. 机制

（1）瘢痕的形成机制：瘢痕是皮肤组织创伤修复后的必然产物。其形成机制尚不清楚，一般认为修复细胞中成纤维细胞的增殖与凋亡抑制、细胞外基质中胶原合成降解失衡、部分生长因子的产生及三者的密切关系构成了病理性瘢痕形成的生理学基础。烧伤后增生性瘢痕的重要病理改变为血管扩张，胶原纤维过度增生，胶原纤维合成和降解不平衡，异常黏多糖出现，肌纤维母细胞的增殖和收缩，胶原合成增加，胶原降解减少；胶原纤维排列紊乱，呈螺旋状或结节状排列。

（2）压力疗法的作用机制：压力疗法用于治疗瘢痕的机制尚不清楚，目前普遍认为压力疗法治疗瘢痕的关键在于通过持续加压使局部的毛细血管受压萎缩、数量减少、内皮细胞破碎等，从而造成瘢痕组织局部的缺血、缺氧，而缺血、缺氧又可导致下面一系列变化。

①在缺氧状态下，承担细胞氧化功能的线粒体形态发生改变，如肿胀、空泡化等，其功能明显减退甚至消失，使成纤维细胞增生受阻及合成胶原等细胞外基质障碍，产生胶原纤维的能力大大降低，从而抑制瘢痕的生长。

②肌纤维母细胞发生退行性变，释放出的溶酶体酶水解包绕在胶原结节外的异常黏多糖，使胶原结节能被组织中的胶原酶水解，从而使螺旋状胶原变为平行排列。

③缺血后α巨球蛋白减少，对胶原酶的抑制作用减弱，利用胶原酶的出现，从而破坏胶原纤维。

④缺血后合成黏多糖的酶减少，水肿减轻，减少了黏多糖的沉积与合成，使胶原生成减少，瘢痕减轻。

⑤加压可减轻局部水肿，减弱葡萄糖氨基淀粉酶的水合作用，减少了黏多糖的沉积与合成，也可抑制瘢痕的增生。

（三）实施原则

烧伤后压力治疗的实施原则为早期应用、持之以恒、压力适中、防治并重。

1. 早期应用

压力治疗应在烧伤后创面愈合后、尚未形成瘢痕之前就开始，加压的时间越早，其治疗和预防的效果越好。10~20d 愈合的烧伤应预防性加压，21d 以上愈合的烧伤及深Ⅱ度、Ⅲ度烧伤必须进行预防性加压。

2. 持之以恒

为保证压力治疗效果，加压时间应足够长，每天应保证 23h 以上加压，只有在洗澡或特殊治疗需要时才可解除压力，且每次解除压力的时间不应超过 60min。增生性瘢痕持续加压的时间通常需要 1 年左右，有些瘢痕甚至需要 2~3 年。

3. 压力适中

压力治疗的理想压力应接近皮肤微血管末端压力，为 24~25mmHg，压力过大会影响末梢血液循环。临床上有效的压力为 10~40mmHg，有研究指出 10~15mmHg 的压力已能够取得良好的治疗效果。

4. 防治并重

深Ⅱ度及以上烧伤后瘢痕的增生是必然过程，因此预防和治疗同等重要，对于此类烧伤必须在瘢痕增生前开始加压，而并非等到已经出现瘢痕才开始加压。

（四）适应证与禁忌证

1. 适应证

（1）增生性瘢痕：适用于各种原因所致

的瘢痕，包括外科手术后的瘢痕和烧伤后的增生性瘢痕。

（2）水肿：适用于各种原因所致的肢体水肿，如偏瘫肢体的肿胀、淋巴回流障碍的肢体肿胀、下肢静脉曲张性水肿、手术后的肢体肿胀等。

（3）截肢：用于截肢残端塑形，防止残端肥大皮瓣对假肢应用的影响。

（4）预防性治疗

①烧伤：预防烧伤后21d以上愈合的创面发展成增生性瘢痕及预防瘢痕所致的关节挛缩和畸形。

②长期卧床者：预防下肢深静脉血栓的形成。

③久坐或久站工作者：预防下肢静脉曲张的发生。

2. 禁忌证

（1）治疗部位有感染性创面：此时加压不利于创面的愈合，甚至会导致感染扩散。

（2）脉管炎急性发作：因加压加重了局部缺血，使症状加重，甚至可能造成坏死。

（3）下肢深静脉血栓：加压有使血栓脱落的危险，脱落栓子可能导致肺栓塞或脑栓塞，造成严重后果。

（五）常见不良反应及处理

1. 皮肤损伤

压力衣可能对瘢痕造成摩擦，导致皮肤损伤，还可能会出现水疱及局部溃烂，尤其是新鲜瘢痕。

①预防：制作时应尽可能使压力衣大小合适，穿戴服帖，活动时不易脱落；对于容易破损及起水疱的瘢痕，可在压力衣下加柔软的纱布，以减少压力衣和皮肤之间的摩擦；穿戴压力衣时避免剧烈活动；穿戴应到位，并随时观察局部反应。

②处理：出现皮肤破损时可在压力衣下垫纱布，以保护创面，并预防渗出物影响压力衣弹性；出现水疱后，用小号无菌注射器抽出其中液体，涂以龙甲紫。如若皮肤破损严重或创面感染时，则须脱掉压力衣。

2. 过敏

小部分人可能对织物过敏，发生皮疹或接触性皮炎。

预防及处理：尽可能选择不易引起过敏的压力材料；或在压力衣下加一层纱布进行预防；严重者可考虑用其他方法加压。

3. 瘙痒加重

在最初使用压力衣的1~2周，容易出现瘙痒加重的情况，可能与织物的透气不良、皮肤出汗、潮湿、化学刺激有关。

（1）预防：及时清理汗渍及渗出物，保持创面及皮肤清洁；不做剧烈活动；注意环境温度不能过高。

（2）处理：一般不需要特殊处理，瘙痒可在肢体适应后减轻；情况严重时（如影响休息、睡眠）咨询医生处理，也可使用止痒药物。

4. 肢体水肿

因近端使用压力衣而导致肢体远端血液回流障碍，造成远端肢体水肿，如单纯使用压力臂套可导致手部肿胀。

（1）预防：压力大小应适中，压力过大易影响血液循环，近端加压时，远端也须加压，以防止肢体远端肿胀。使用绷带加压时避免环形缠绕而应选择用"8"字缠绕法。

（2）处理：定时检查压力衣的使用情况，如出现肢体肿胀则应调低压力，必要时须在远端加压。

5. 发育障碍

多见于使用压力治疗的婴幼儿和儿童，长时间加压会影响儿童的生长发育，如头面罩会引起下颌骨发育不良和鼻部塌陷，单独穿戴压力手套会破坏手部掌弓，压力衣会使胸廓横径受损出现桶状胸等。

（1）预防：配合使用压力附件以保护易变形的部位。局部需要加大压力时，尽可能通过局部使用压力垫实现，而并非增加整个肢体的压力。儿童头部压力不应过大（特别是使用下颌套时），以免下颌骨发育不良而造成"鸟面"。

（2）处理：使用压力支架、压力垫或矫形器保护或矫正易受损和变形的部位，如下颌、鼻部、耳部、手部等。

（六）注意事项

1. 应用前的解释说明

应用前的解释说明对患者能否坚持压力治疗和是否正确操作相当重要。临床实践证明，使用压力治疗的最初2周关系到患者能否坚持正确应用压力治疗。治疗师应深入向患者讲解瘢痕的发生和发展过程，压力治疗的作用、效果、长期使用的原因和不使用压力治疗的可能后果。由于压力治疗早期可能会引起部分不适，如水疱形成、皮肤破损、瘙痒等，但加压2周后这些不良症状会好转。压力治疗除了可以控制瘢痕增生以外，还有一定的止痒作用，如果患者前2周能坚持压力治疗，一般都能坚持完成整个治疗过程。

2. 定期检查和调整压力

治疗师应定期检查受压部位的反应，如若出现压力过大所致的压痕或肢体远端明显肿胀，则需要适当地减小压力；如压力衣因长期反复清洗而变得松弛，则需要定期进行修改和调试，以保证适当的压力。配置压力垫和支架后，治疗师亦需要定期检查和调整，尤其是儿童，随着孩子快速生长发育，压力制品必须至少每3个月复查一次，以确保安全和保证有效的压力，避免因压力不适所导致的发育障碍或变形。

3. 压力治疗应配合其他治疗共同应用

压力治疗应配合矫形器、功能性活动、牵伸、手术等治疗方法共同应用。功能性活动对维持关节活动和提高患者治疗的积极性是十分必要的，穿戴压力衣可进行一般性日常生活活动，但不宜进行剧烈运动，以免引起不良反应。

二、压力衣

（一）常用工具与材料

制作压力衣常用的工具与材料包括缝纫机、加热炉、剪刀、裁纸刀、直尺、软尺、记号笔、恒温水箱、热风枪、压力布等。

1. 常用工具与设备

（1）缝纫机：用于缝制压力衣和固定带，常用改装的缝纫机、直线和"之"字形缝线的缝纫机。

（2）加热炉：用于压力垫的加热塑形，温度可达140℃左右，如无加热炉也可用电熨斗或热风枪代替。

（3）刀具：包括剪刀、裁纸刀、线剪，剪刀主要用于剪压力布、魔术贴、弹力带和低温热塑板等；裁纸刀用于在压力垫上割出缺口，以保证更加贴合患者且不影响关节活动；线剪用于剪缝线或拆开已缝好的织物接口。

（4）软尺和直尺：软尺用于测量肢体的围度，直尺用来画图。

（5）低温矫形器制作工具：如恒温水箱、热风枪等，主要用于制作支架。

2. 常用材料

（1）绷带加压法材料：弹力绷带、自粘绷带、筒状绷带、硅酮弹力绷带、纱布等。

（2）压力衣制作材料：压力布、拉链、魔术贴、弹性线等。

（二）制作方法

制作压力衣的步骤包括评估、设计、测量、计算、画图、裁剪、缝制、试穿、测压、调整、交付、随访等。

1. 评估

全面评估使用者的功能情况及皮肤、瘢痕

情况，了解瘢痕的位置、范围、颜色、厚度、血运、硬度、有无水痕、创面等，以便确定压力衣的类型、压力大小、是否需要压力垫和支架等。

2. 设计

相当于压力治疗处方，指根据评估结果设计压力衣，包括压力衣的种类、覆盖范围、压力大小的选择、材料选择、应用时间、是否需要压力垫及支架等。

3. 测量

压力衣需要量身定做才能保证最合适的压力，因此测量十分重要。用皮尺准确测量瘢痕部位的肢体周径和压力衣覆盖部位的长、宽等。测量长度时两手握住皮尺两端将皮尺拉直即可，测量周径时皮尺不能太松或者太紧，用记号笔在测量部位做出相应的标记。一般标志处或特殊部位如关节处、肌肉丰满处均需测量和记录，无特殊部位（如前臂）的则需每5cm距离测量一组资料以确保压力衣的适合度。

4. 计算及画图

根据所需压力衣的样式和压力大小，计算出压力材料所需的尺寸，并画出纸样（图纸）。临床上压力衣的尺寸通常通过控制缩率来实现，缩率为实测尺寸与所需尺寸之差与所需尺寸的比值，以 L_1 代表实际测得的长度，以 L 代表裁剪时所采用的长度，以 $\triangle L$ 代表要缩减去的部分（即 $\triangle L=L_1-L$），以 n% 代表缩率，三者之间的关系式为：$n\%= \triangle L/L$ 或 $L=L_1/(1+n\%)$。如前臂套中某一点测得前臂周径为22.0cm，拟采用缩率为10%的压力，则压力布的尺寸为 $L=L_1/(1+n\%)=22.0/(1+10\%)=20cm$。因前臂套分两片组成，则每片尺寸为10cm。常用缩率的选择见表3-14-1。在计算需要的布料尺寸时，应考虑边距的尺寸，初学者因缝制技术欠佳应多留些余地，边距大概需3~5mm，而有经验的治疗师则可控制在2~3mm。

表 3-14-1 缩率的选择与临床应用

采用的缩率	产生的实际压力	适用范围
0~5%	非常低的压力	婴儿
5%~10%	低压力	儿童
15%~20%	中等压力	成人
15%（双层）	高压力	活跃、增生的瘢痕

5. 裁剪

将画好的纸样裁剪后固定于压力布上，按纸样尺寸裁出布料。此过程应注意在压力布上做标记及裁剪布料时避免牵拉布料，以免影响尺寸的准确性；另外应注意布料弹力的方向应与所加压部位长轴垂直。

6. 缝制

材料取舍适当后，紧接着是缝制及锁边。根据技术熟练程度和单位条件可选择使用家用缝纫机、电动缝纫机或工业用电动缝纫机、锁边机等。缝制时注意针距、边距均匀合理，尤其是转角处和转弯处。

7. 试穿、测压及调整

压力衣做好后应让患者试穿，检查是否合身及压力是否足够，达不到理想压力须进行调整。如需精确压力（如科研需要）则要用专门仪器的进行测量，再根据测量结果调整，如加用压力垫、收紧或放松。试穿时应询问受试者有无受压感，观察压力衣是否影响关节活动及局部组织的血运情况。

8. 交付使用

患者学会自行穿戴后可将压力衣交付患者使用，教会患者使用及保养方法和注意事项，并给患者指导手册，以便患者真正了解正确的使用方法。为了保持良好的压力，避免布料疲劳，应每日清洗，所以同一规格压力衣应至少做两套，交替使用。

9. 随访

压力衣交给患者后应定期随访，时间应根据患者情况确定，如开始使用应至少每2个星期随访1次，瘢痕稳定后可1个月随访1次。对于静脉曲张和淋巴回流障碍者可1~3个月回访并重新制作压力衣。

（三）压力衣种类

1. 压力上衣

躯干烧伤常见于全身大面积烧伤患者，可根据烧伤部位选择压力上衣（图3-14-4）或压力背心（图3-14-5）。

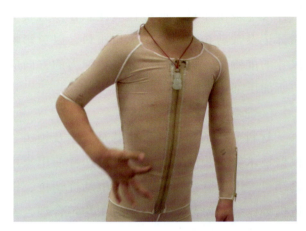

图3-14-4 压力上衣

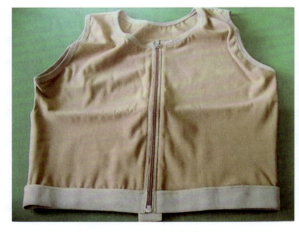

图3-14-5 压力背心

（1）适应证：躯干烧、烫伤所致瘢痕增生，以及腋部、肩部与上臂近端瘢痕增生。

（2）特点：压力上衣是由前后两片和袖子组成，其测量和画图相对复杂但缝制简单，腋部和腹部的瘢痕通常较难控制。

（3）注意事项：腋部瘢痕增生通常需要配合"8"字带固定加压；由于腹部脂肪组织丰富，且腹腔内脏器在加压后会有移位，故腹部瘢痕加压可配合使用瘢痕贴。

2. 压力臂套

上臂与前臂因形状比较规则，呈圆柱体，压力容易控制且治疗效果好。压力臂套包括上臂套、前臂套和上肢套（又名全臂套）。

（1）适应证：上肢烧伤、手术或其他原因所致的瘢痕，乳腺癌手术后淋巴回流障碍，中枢或外周神经损伤、骨折后导致的上肢水肿，上肢截肢后残端塑形。

（2）特点：由两片压力布组成，制作容易、穿戴方便。

（3）注意事项：单独穿戴压力臂套会导致手部肿胀，如因压力过大导致肢体远端回流障碍，应同时应用压力手套，以预防手部肿胀。

3. 压力手套

手部烧、烫伤是发生率和致畸率最高，且对功能影响最大的损伤，早期如果处理不当会遗留严重的功能障碍。手部烧伤治疗最重要的是预防和治疗水肿、瘢痕增生、挛缩、脱位等并发症的发生。压力治疗是预防以上并发症最为有效的方法，但必须尽早实施，并且持续时间足够长。

（1）适应证：各种原因导致的手部瘢痕和肿胀。

（2）特点：压力手套由手背、手掌、拇指和手指侧面缝合而成（图3-14-6），易于测量和绘图，但缝制困难。

（3）注意事项：指尖部位应露出，以便观察末梢血运情况；指蹼与虎口需配合使用压力垫，以预防发生局部瘢痕增生和畸形；指蹼处可在压力手套外部使用橡皮筋加压；手套拉链最好缝合在手背侧和手掌尺侧，避免影响手部活动。

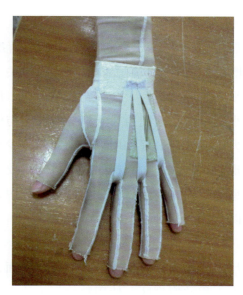

图 3-14-6 压力手套

(四) 压力衣应用注意事项

1. 设计制作注意事项

(1) 所有瘢痕都应被压力衣覆盖,至少在上下 5cm 范围内。

(2) 若瘢痕位于关节附近或跨关节,压力衣应延伸过关节达到足够长度,这样既不妨碍关节的运动,又不致压力衣滑脱。

(3) 在缝制过程中,应避免太多的接缝;另外,在特定的区域加双层材料及使用尼龙搭扣固定等方法可降低压力衣的牵拉能力。

(4) 若皮肤对合成的弹力纤维材料过敏而不能穿戴时,应考虑换用其他方法。

2. 穿戴注意事项

(1) 未愈合的伤口,皮肤破损有渗出者,在穿压力衣之前,应用敷料覆盖,避免弄脏压力衣。

(2) 为了避免瘢痕瘙痒和搔抓后引起皮肤破损等问题,穿压力衣之前可用油膏和止痒霜剂、洗剂擦洗。对于多数人而言,适当的压力可明显减轻瘢痕处瘙痒。

(3) 穿戴压力衣期间极个别患者可能有水疱发生,特别是新愈合的伤口或跨关节区域,可通过放置衬垫材料进行预防。如果发生了水疱,应保持水疱处皮肤干净并用非黏性无菌垫盖住。只有在破损后伤口过大或感染时才停止使用,否则应持续穿戴压力衣。

(4) 在洗澡和涂润肤油时,可除去压力衣,但应在半小时内穿回。

(5) 每个患者配给 2~3 套压力衣,每日替换、清洗。

(6) 穿脱时避免过度拉紧压力衣,先在手或脚上套一塑料袋,然后再穿戴上肢部分或下肢部分,这样会比较容易穿戴。

3. 保养注意事项

(1) 压力衣应每日清洗以保证足够的压力。

(2) 清洗前最好浸泡 1h,然后清洗。

(3) 压力衣应采用中性肥皂液于温水中洗涤、漂净,轻轻挤去水分,忌过分拧绞或洗衣机洗涤。

(4) 不可机洗,如必须用洗衣机洗涤时,应将压力衣装于麻织品袋内,避免损坏压力衣。

(5) 压力衣应于室温下自然风干,切勿用熨斗熨干或直接在日光下暴晒。

(6) 晾干时压力衣应平放而不要挂起。

(7) 定期复诊,检查压力衣的压力与治疗效果,当压力衣变松时,应及时进行压力衣收紧处理或更换新的压力衣。

三、压力垫

压力垫是指置于压力衣或弹力绷带与皮肤表面之间的物品,一方面用以改变瘢痕表面的曲度或填充凹陷部位,以将压力集中在所需要加压的部位;另一方面用以分散表面凸起部位的压力,避免局部压力过大。

(一) 应用原理

按照 Laplace 原理 (图 3-14-7),压力与曲率有关。在张力一定的情况下 (不同弹力纤维其张力是恒定的),曲率越大,压力越高。人体大致分为球状体 (例如头部、臀部、乳房) 与柱状体 (例如四肢、躯干) 两种,但人体表面并非标准的几何体,因此需要使用压力垫来改变局部的曲率,以增大或减小局部的压力。

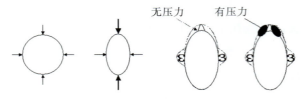

图 3-14-7 Laplace 原理

(二)制作步骤

临床上塑料海绵压力垫的应用最为广泛,此处以塑料海绵压力垫的制作步骤为例,阐述压力垫的制作方法。

1. 设计

根据需要加压的部位、形状、瘢痕的范围和需要施加压力的大小,确定所需压力垫的类型、材料、形状和厚度等。

2. 画图

用透明塑料覆盖于瘢痕之上,画出瘢痕的形状以确定压力垫的大小和形状。为确保压力施加于整个瘢痕区域,画纸样时注意压力垫应超出瘢痕边缘 3~5cm。

3. 取材

将确定好的形状画于压力垫材料上。

4. 成形

通过加热塑形或打磨制作出所需要的压力垫形状。

5. 调整

修整压力垫的边缘,如果压力垫用于关节部位,则需要在表面用刀割出缺口以保证关节的正常活动。

6. 试用

做好后放于所需要部位,在压力衣下试用 10~15min,观察压力是否符合需要及有无不适。

7. 交付使用

患者若无不适,则在教会其使用方法和注意事项后即可交付使用。

(三)注意事项

压力垫的大小与形状要视瘢痕的情况而定,既要能覆盖住瘢痕,同时要考虑对关节活动的影响,压力垫太大会影响关节活动,压力垫太小则不能全面覆盖住瘢痕。海绵类与塑料类压力垫的外部最好加用棉质套,以减少皮肤过敏现象。此外,压力垫的固定也很重要,需要有良好的固定装置。压力垫制作过程中,需注意以下几个方面。

1. 压力垫的尺寸

压力垫必须完整地覆盖整个瘢痕表面,对于较大面积的瘢痕区,使用整块压力垫(但对于过大面积,不建议使用大块压力垫,因过大压力垫改变曲率作用不大,达不到局部加压效果),对于相隔较远的散在瘢痕,可使用碎片压力垫;对于增生性瘢痕,应覆盖住瘢痕边缘外 3~4cm;对于瘢痕疙瘩,为了避免向外生长,应覆盖住瘢痕边缘外 5~6cm。

2. 凸、凹面问题

对于凸面,曲率半径很小的骨性突起部位应避免太多的压力,如尺、桡骨茎突。对于凹面应将其充填并确保压力垫完全与瘢痕接触。按常规在其顶部放置垫子,使瘢痕真正受压。

3. 适合度与韧度

压力垫与体表维持完整接触的能力被称为适合度,而韧度是指维持形状与抵抗疲劳的能力,后者是压力垫的重要特点,并被认为是能否对瘢痕产生足够压力的标志。两者是对立统一体,不同材料在不同方面各有所长,应综合应用。柔软的材料有较好的适合度,多用于快速反应、关节附近、活动较多部位的增生性瘢痕。质韧材料对于远离运动区的瘢痕疙瘩效果较好。

4. 动力因素

跨关节的压力垫不应妨碍关节活动,如在肘关节屈侧放置压力垫,应剪一个"V"字形切口(图 3-14-8),以便屈肘时不受限制,在伸侧应垂直剪开，以便伸肘时不受限。

5. 边缘斜度

斜度不同的边缘对瘢痕加压的效果不同（图3-14-9）。斜度小的边缘处压力最大（图3-14-9A），适合放置在压力衣开口处，因为该处压力衣所产生的压力较小，压力衣和压力垫有互补作用。边缘斜度大的压力垫，其下方的压力是均匀的（图3-14-9B），由于边缘处压力衣接触不到皮肤，避免了正常皮肤组织受压。

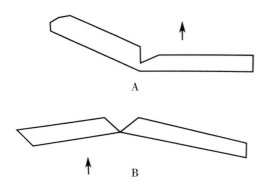

图3-14-8　压力垫动力因素处理

A. 屈肘位；B. 伸肘位

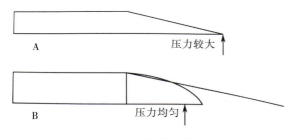

图3-14-9　压力垫边缘的处理

A. 边缘斜度小；B. 边缘斜度大

6. 固定

用何种固定方法主要由压力垫放置的位置决定，如背部用尼龙搭扣，而在经常活动的关节周围，则需要扣带或弹性绷带固定，其次根据患者的喜好及接受水平决定。常用的固定方法有尼龙搭扣、扣带、外用弹力带等。

（四）上肢常用压力垫种类

1. 上肢压力垫

（1）肘关节部位压力垫：压力垫不应妨碍肘关节活动，如在肘关节屈侧放置压力垫，应剪一个"V"字形切口，以便屈肘时不受阻（图3-14-10）；在伸侧应垂直剪开，以便伸肘时活动不受限。

（2）肢体局部压力垫：用于增大局部压力，适用于局部增生性瘢痕。

（3）膝关节部位压力垫：用于膝部烧伤，须特别注意压力垫应尽量不影响膝部活动，考虑压力垫的动力因素（图3-14-11），原理与肘关节处压力垫相同。

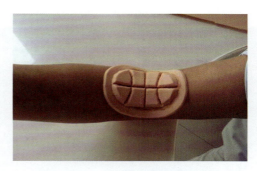

图3-14-10　肘关节部位压力垫

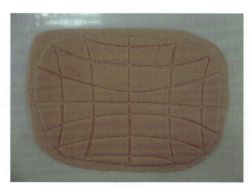

图3-14-11　膝关节部位压力垫

2. 手部压力垫

（1）手背部压力垫：需考虑不影响手弓的活动，可使用硅凝胶压力垫。

（2）手掌部压力垫：需考虑填平手掌凹陷部位，可使用硅凝胶压力垫（图3-14-12）。

（3）腕部压力垫：以不影响腕关节活动为原则。

（4）指蹼部压力垫：常用"八爪鱼"垫（图3-14-13），也可使用瘢痕贴。

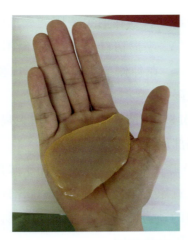

图 3-14-12　手掌部压力垫

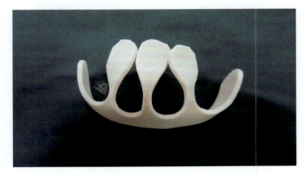

图 3-14-13　指蹼压力垫——"八爪鱼"

（5）虎口部压力垫：须先填平凹陷部位。

（五）维护与保养

1. 保持干净整洁

保持压力垫的干燥、清洁，压力垫应定期清洁，保持局部卫生。

2. 定时清洗

一般压力垫应每日清洗，对于夏季出汗较多时可以每 2h 清洗一次，一般需要配备两个压力垫以便替换。使用清水或肥皂水清洗，避免使用高浓度洗涤剂，避免接触化学物品，防止其变性及老化。清洗后自然风干或者用抹布擦干即可使用。

3. 避免高温

一般超过 50℃的温度即会导致压力垫变形，超过 60℃会导致压力垫变性，因此不要把压力垫放在高温下曝晒或烘烤，避免将压力垫置于发热的物品周围。

4. 防挤压

暂不使用压力垫时，应将其放在不受压的地方，防止因重物挤压导致压力垫变形；防止尖锐物品的接触，以免压力垫损坏。

5. 防拉扯

穿戴过程中避免用力拉扯压力垫，以免压力垫变形。

四、压力支具

压力支具（或称矫形器）是用硬的热塑材料或其他材料制成的支托架，置于压力衣里面或外面，用于保护肢体的正常形态，预防因使用压力衣所致的畸形。支架常用于保护面部、耳朵、鼻部、颈部等受压易变形的部位，防止因压力作用致使畸形的发生或影响正常的功能。

（一）治疗作用

1. 保护作用

通过支具对肢体提供保护、稳定、支持，保护肢体的正常形态；能部分或完全免除组织的承重；预防因压力作用而使需要被保护部位发生畸形或影响正常功能。

2. 矫正作用

通过三点力作用原理，矫正组织已出现的畸形，也可以通过支架的限制、扩张，预防潜在畸形的发生和发展。

3. 局部加压

通过压力垫及支架对凹陷部位的填充，可达到更好的加压效果。

（二）制作步骤

1. 设计

根据需要放置支具的部位、形状，确定所需支具的类型、材料、形状、大小等。

2. 画图

在决定了要制作具体的支具后，用透明塑料覆盖于部位之上，绘制出支具的轮廓形状。

3. 取材

将确定好的纸样画于制作材料上并按照画

好的轮廓剪下板材。

4. 成形

将裁剪好的板材放入60℃~70℃的恒温水箱中，待材料充分软化后取出，平整地放于毛巾上，用毛巾吸干水分。操作者试温确认可用后置于治疗部位进行塑形。

5. 调整

当支具的基本形态完成后，对边缘进行处理、修整以使其光滑，通常可稍加热后用手指鱼际处抹平即可。

6. 试用

做好后放于压力衣下试穿10~15min，观察支具是否符合需要及患者有无不适。

7. 交付使用

如无不适，治疗师需教会患者使用方法和注意事项，然后交付使用。

（三）上肢常用压力支具

根据压力支具的使用部位不同，可将其分为以下几类。

1. 肩外展支具

应用于烧伤后治疗的任何阶段以保持肩关节外展并轻度水平内收，防止因瘢痕挛缩而致肩关节功能障碍。也可选择成品肩外展支具（图3-14-14），方便调整肩关节外展角度。

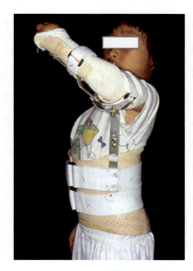

图3-14-14　肩外展支具

2. 屈肘矫形器

用于肘部伸侧烧伤早期摆位（通常固定于功能位，肘关节屈曲90°）和矫正肘关节伸直挛缩（图3-14-15）。

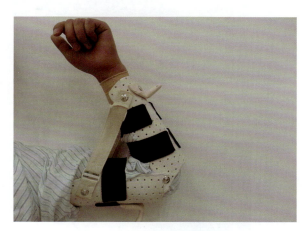

图3-14-15　屈肘矫形器

3. 伸肘矫形器

用于肘前部（屈侧）烧伤早期维持肘部伸直位，预防可能出现的屈曲挛缩，当出现屈曲挛缩时用于矫正（图3-14-16）。

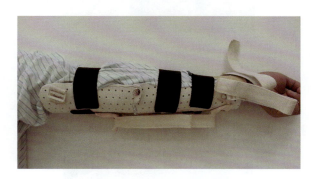

图3-14-16　伸肘矫形器

4. 腕背伸矫形器

用于前臂屈侧及腕部掌侧烧伤后腕关节伸展受限患者（图3-14-17）。

5. 手保护位或安全位矫形器

用于手部尤其是手背烧伤的早期，预防因瘢痕挛缩而引起的侧副韧带挛缩所出现的掌指关节过伸、指间关节屈曲畸形。此矫形器要求：腕关节背伸30°，掌指关节屈曲45°~70°，指间关节伸直，拇指对掌位（图3-14-18）。

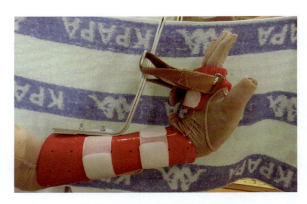

图 3-14-17　腕背伸矫形器

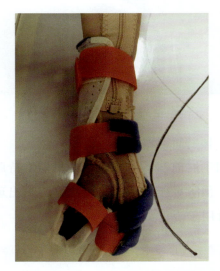

图 3-14-18　手保护位矫形器

6. 屈指矫形器（图 3-14-19）

主要用于已出现手背瘢痕挛缩而导致的掌指关节屈曲受限，多使用渐进性静态矫形器。

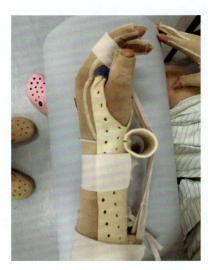

图 3-14-19　屈指矫形器

（四）维护与保养

1. 保持洁净

保持支具干燥、清洁。

2. 正确清洗

使用冷的清水或肥皂水冲洗，用抹布擦干即可。避免使用高浓度洗涤剂，避免接触化学物品，防止变性及老化。

3. 避免高温

一般超过50℃的温度即会导致支具变形，不要把支具放在高温下暴晒或烘烤，避免将支具置于发热的物品周围。

4. 防压防损

暂不使用支具时，应放在安全的地方，避免重物的挤压，防止支具变形；避免支具接触到锐器，防止支具破损。

五、相关临床应用与研究

压力治疗技术常用于抑制瘢痕增生、控制肢体肿胀、预防深静脉血栓和促进截肢残端塑形。早在1607年，Fabricine就提出持续对手部瘢痕加压可以有效抑制瘢痕增生，促进手功能恢复。1835年，Rayer成功应用压力疗法治疗瘢痕疙瘩。1971年，Silverstein及Larson发现压力衣结合压力支具的应用可以有效抑制瘢痕形成。近年来，国内大量临床研究证实，压力治疗技术对抑制增生性瘢痕有较好疗效。纪雪亮等近期的一项研究发现，持续的压力治疗能够有效抑制烧伤后增生性瘢痕，减慢瘢痕生长速度（厚度），降低瘢痕组织内的羟脯氨酸、组胺、5-羟色胺等指标，加速增生性瘢痕的成熟，建议压力治疗必须贯穿于烧伤后瘢痕治疗的全过程。另一项研究探讨压力治疗对烧伤患者增生性瘢痕中细胞增殖与凋亡的影响。方法是一组深Ⅱ～Ⅲ度烧伤创面愈合后2周（HS形成初期）开始，受试者每天穿戴量身定做的压力衣，每日穿戴20h以上，压力治疗6~12

月后，增生性瘢痕的表皮基底层、棘细胞层、颗粒细胞层中下部及真皮中的 PCNA 阳性细胞数量显著减少，且细胞凋亡数量显著增加。研究结果提示压力治疗技术能通过有效抑制增生性瘢痕中细胞增殖，促进其凋亡，从而加速增生性瘢痕的演变进程，起到抑制瘢痕增生的目的。近年亦有关于压力治疗抑制增生性瘢痕的系统性回顾研究，研究结果证实压力治疗仍是目前治疗和预防烧伤后瘢痕增生的最有效的方法。

（董安琴）

第十五节　中国传统康复疗法

一、引言

古代医籍中"康复"的含义包括疾病的治愈和恢复、精神情志的康复、正气的复原。随着社会的发展、现代康复学的介入，中国医学中"康复"的内涵也发生了变化。主要体现在明确提出功能康复是康复医学的立足点，康复的对象主要是残疾者以及有慢性病、老年病等各种功能障碍者。这一点与现代康复医学中的"康复"概念基本一致。

中医康复学是指在中医学理论指导下，尤其是整体观念、辨证论治、未病先防、既病防变等理论指导下，针对残疾者、老年病、慢性病及急性病后期者，采用各种中医药特有的康复方法及其他有效的措施，以减轻功能障碍带来的影响和使之重返社会。在康复实施过程中，应有本人、家属及社区的参与。中医康复的治疗原则：整体康复原则、辨证康复原则、功能康复原则、综合康复原则。

上肢功能障碍按其症状表现当属于祖国医学"偏枯""偏风""身偏不用""筋伤""骨折""痹症"等范畴。因其高发病率、高复发率、高致残率和高病死率的致病特点，严重影响了患者的生存质量，给患者家庭和社会带来了沉重的负担。中医学历史悠久，通过历代医家对上肢功能障碍患者生理、病理现象的长期观察，并结合现代康复医学理论，逐步形成了具有中国特色的中医康复治疗方法。其主要有中药内外治法、针灸推拿法、气功、传统体育法、饮食康复法等，均以中医基本理论为基础，以"整体观念和辨证论治"为指导思想，以恢复患者肢体运动功能为主要目的。

二、相关知识回顾

中国医史文献中没有专门论述上肢功能障碍的内容，它的相关内容散布于中风病及骨折、筋伤等疾病的认识当中。中风偏瘫古代又称"偏风""偏枯""身偏不用""半身不遂"等，从中医临床来看，是指中风后左侧或右侧上下肢瘫痪，随意任用不能的症状。在《黄帝内经》中有"偏枯""偏风""偏痹"等记载，在《金匮要略·中风历节病脉证并治》中有"半身不遂"。根据其发病的特点、临床症状等方面综合，本病当属祖国医学"经筋病""拘挛""骨折"等范畴。祖国医学对其临床表现、发病机制及治疗均有不少记载。

三、中医对手与上肢功能损伤发病机制的认识

（一）中枢神经系统损伤

该病属中医学的卒中、中风、类中风、偏枯、半身不遂等范畴。中风病，多因素体禀赋不足，年老正衰，肝肾不足，阳亢化风，或劳倦内伤致气血内虚，血脉不畅；或因嗜饮酒浆，过食肥甘，损伤脾胃，内生湿浊，进而化热，阻滞经脉，复加情志不遂、气候剧烈变化等诱因，以致脏腑功能失调，气血逆乱，风夹痰瘀，扰于脑窍，窜犯经络发为中风。本病以正虚为发病之本，主要有肝肾阴虚，气血不足；邪实为致病之标，以风火痰浊瘀血为主。病位在脑，脏腑涉及肝、脾、肾。

（二）周围神经系统损伤

祖国医学对周围神经系统损伤缺少系统论

述，多散见于各医籍的一些章节中，其部分临床表现和症状与"皮痹""肌痹""血痹"颇为相似，而大部分文献和学者又将其归纳于"痿证"范畴，从而造成临床病因病机、诊断方法、治疗措施的诸多混乱。但是，细究其发病原因、病理变化，可知痿证一般由五脏热使津液亏耗，影响所合的筋骨、肌肉、皮毛、血脉而成；也有内伤情志及房事太过所致者；还有外感水湿，远行劳倦，内伤脾胃为病的，按八纲辨证均为虚症。创伤后骨断筋伤，血瘀气滞，经脉痹阻，气塞不通，血壅不流，筋骨皮毛失于濡养出现的肌肤麻木不仁、肿胀僵硬或瘫软无力则表现为内外俱实之象，为实证，绝非痿症之一派虚象所能解释。

（三）骨折、软组织病损

1. 损伤因素

外因：外力的伤害、邪毒感染、外感六淫等。内因：年龄因素、体质因素、解剖结构、先天因素、病理因素、七情内伤等。

2. 损伤的病机

辨治局部皮肉筋骨外伤的同时，重视外伤引起的气血、津液、脏腑、经络功能的病理变化，认识损伤的本质和病理现象的因果关系。

（四）手部烧伤

中医认为，本病皆因火毒之邪，外伤皮内，甚者热邪入里，火毒攻心，耗气伤阴，使气阴两伤，阴阳失调，脉络阻滞，气血运行不畅，热伤营血，阴液被耗，肤失濡养。

（五）系统性疾病

系统性疾病多属中医的风湿病，其发病机制是由于人体营卫气血失和，风寒湿热等邪气侵袭肌肤经络筋骨经脉，邪正相搏，气血痹阻，出现的以肢体关节疼痛、肿胀、重着、麻木、变形、僵直及活动受限等症状为特征，严重时累及脏腑功能失调的一类疾病，包括中医传统的各种痹症。

《内经》记载："风寒湿三气杂至合而为痹。"现代中医认为该病是由于人体正气不足，卫外不固，感受风、寒、湿、热等外邪，致使经络痹阻，气血运行不畅，引起以肌肉、筋骨、关节发生疼痛、酸楚、麻木、重着、灼热、屈伸不利，甚或关节肿大变形为主要临床表现的病证。主要论述的为肢节痹，西医类风湿关节炎属于狭义的痹病。

四、中医临床表现

（一）中枢神经系统损伤

表现为神昏、半身不遂、言语謇涩或不语、口舌歪斜、偏身麻木。次症见头痛、眩晕、呕吐、二便失禁或不通、烦躁、抽搐、痰多、呃逆。舌象可表现为舌强、舌歪、舌卷，舌质暗红或红绛，舌有瘀点、瘀斑；苔薄白、白腻、黄或黄腻；脉象多弦，或弦滑、弦细，或结或代等。

（二）周围神经系统损伤

1. 痹症

以肢体、关节疼痛、酸楚、麻木、重着以及活动障碍为主要临床表现。

2. 痿证

以肢体筋脉弛缓、手足萎软无力、肌肉萎缩为主要临床表现。

（三）骨折、软组织病损

临床表现为手部疼痛、局部肿胀、畸形（如成角畸形、缺如等）、异常活动或骨擦音、运动及感觉障碍、肌肉萎缩、关节僵硬等。

（四）手部烧伤

临床表现为有烧伤遗留的组织坏死创面或增生性瘢痕、肢体畸形等，局部可见纤维瘢痕增生、挛缩关节僵硬、运动及感觉功能障碍。

（五）系统性疾病

突然或缓慢地自觉肢体关节肌肉疼痛、

屈伸不利为本病的症状学特征。或游走不定，恶风寒；或痛剧，遇寒则甚，得热则缓；或重着而痛，手足笨重，活动不灵，肌肉麻木不仁；或肢体关节疼痛，痛处欣红灼热，筋脉拘急；或关节剧痛，肿大变形，也有绵绵而痛，麻木尤甚，伴心悸、乏力者。舌苔脉象舌质红，苔多白滑，脉象多见沉紧、沉弦、沉缓、涩。

五、中医辨证论治

（一）中枢神经系统损伤

1. 辨证及方药

（1）风中经络：①辨证要点：半身不遂或但臂不遂，或口眼歪斜，肌肤不仁，有发热恶寒，舌质淡红，舌苔薄白，脉弦细。②治法：祛风通络。③方药：小续命汤。肉桂、麻黄、防风、防己、人参、黄芩、甘草、当归、川芎、杏仁、炮附子、生姜。

（2）腑气不通：①辨证要点：半身不遂或但臂不遂，或口眼歪斜，有脘腹闷满，大便秘结，小便黄赤，或见头晕烦躁，舌红苔黄或腻，脉弦或滑。②治法：泻下通腑。③方药：三化汤。大黄、枳实、厚朴、羌活。

（3）气虚痰阻：①辨证要点：半身不遂或但臂不遂，或口眼歪斜，痰多，面色萎黄，四肢倦怠，或见头眩，舌质淡有齿痕，舌苔白滑或白腻，脉滑或弦而无力。②治法：益气豁痰通络。③方药：二陈汤加减。竹沥、胆南星、半夏、陈皮、茯苓、炙甘草。

（4）气虚血瘀：①辨证要点：肢体缓纵无力或见疼痛，舌质暗有瘀斑，或舌有齿痕，舌苔薄白，脉沉细或虚涩。②治法：益气活血通络。③方药：补阳还五汤。赤芍、当归、川芎、桃仁、红花、地龙。生黄芪用量可根据患者体质虚弱情况辨证用药，一般在30~150g。

（5）气滞经络：①辨证要点：半身不遂或但臂不遂，或口眼歪斜，胁肋胀痛，善太息，脘腹满闷，得矢气稍快，舌质淡红，舌苔薄白，脉弦而有力。②治法：行气活络。③方药：八味顺气散。人参、白术、茯苓、甘草、白芷、乌药、青皮、陈皮。

（6）热邪壅盛：①辨证要点：半身不遂，或但臂不遂，或口眼歪斜，颜面潮红，口渴喜冷饮，或见发热，小便黄赤，舌红苔黄，脉数有力。②治法：泄热通络。③方药：凉膈散。生大黄、芒硝、栀子、薄荷、黄芩、连翘、竹叶。

（7）气血两虚：①辨证要点：肢体缓纵无力或苍白肿胀，面色淡白无华，少气懒言，声低气怯，爪甲焦脆不华，舌质淡有齿痕，脉细弱。②治法：补益气血。③方药：八珍汤。党参、白术、茯苓、甘草、熟地、川芎、当归、白芍。

（8）肾阴虚：①辨证要点：肢体缓纵无力或见挛蜷，潮热盗汗，手足心热，头晕耳鸣，腰膝酸痛，咽干口燥，舌红少苔，脉细数。②治法：滋补肾阴。③方药：六味地黄丸。熟地、山萸肉、山药、泽泻、茯苓、丹皮。

（9）肾阳虚：①辨证要点：肢体缓纵不收或见苍白肿胀，面色白，形寒畏冷，手足不温，或二便失禁或癃闭，舌质淡，有齿痕，舌苔薄白或白滑，脉沉迟无力，两尺弱。②治法：温补肾阳。③方药：八味地黄汤：六味地黄汤加肉桂、炮附子（久煎）。

（10）肝风挟痰：①辨证要点：半身不遂或但臂不遂，或口眼歪斜，头晕或头痛，或舌强语，或急躁易怒，或见多痰，或肢体麻木，舌苔白腻，脉滑或弦。②治法：息风祛痰通络。③方药：镇肝熄风汤加味。怀牛膝、生赭石、生龙骨、生牡蛎、生龟板、白芍、玄参、天冬、生甘草、川楝子、生麦芽、青蒿、竹沥、胆南星。

（11）肝肾亏虚：①辨证要点：肢体缓纵无力，甚则肌肉萎缩，头晕目眩，失眠健忘，耳鸣耳聋，两目昏花，爪甲枯脆，毛发易脱不华，舌红少苔脉细数。②治法：滋补肝肾。③方药：

地黄饮子加味。生地、巴戟天、山萸肉、石斛、五味子、肉桂、茯苓、麦冬、石菖蒲、远志、生姜、大枣、薄荷，加女贞子、枸杞子。

2. 针灸治疗

（1）针刺治疗：根据神经可塑性理论及脑卒中的恢复模式，结合中医辨证进行针灸以补肾通阳、行气通络、醒脑开窍。通过前后相关配穴的针刺，有效增强肌力，并主动地预防及延缓肌张力的异常增高，以缓解痉挛的发展，使患者第一时间恢复偏瘫肢体的功能。①主穴：太溪、三阴交、足三里、合谷、太冲、风池、大椎、命门、至阳。②配穴：上肢屈肌痉挛取天井、清冷渊、消泺、臑会、中渎、外关、支沟。腕、指屈曲取合谷透劳宫、阳池、中渚。上肢伸肌痉挛取曲泽、郄门、间使、内关。肩-手综合征取肩髃、肩髎、臂臑、曲池、外关、阳池、中渚、八邪等，用泻法。肿甚者可用三棱针点刺井穴或指尖放血。手指拘挛明显者可用火针，常选合谷、八邪、上八邪等穴位。

（2）艾灸治疗：艾灸对弛缓、痉挛的患侧肢体均有很好的效果。施灸时根据辨证以摄神为本，柔形运火，四法为用，通过开穴、封穴、揉、按等对患肢以行补泻。手法有回旋运气法、悬定拢气法、雀啄压气法、摆尾行气法。通常先灸上，后灸下；先灸阳，后灸阴；艾火循经时有透热、传热、扩热各种传感，酸、麻、胀、沉、痛的静态灸感以及冷、热、风窜之动态灸感。

3. 推拿

对肢体萎缩的肌肉有一定的保护，并促进四肢肌力的恢复。操作步骤：先用抚摩法，继以揉捏法，最后屈伸旋转被动运动。推拿要由轻到重，由小到大。病程短者，每次推拿15~20min，病程长者可延长至45min。

（1）抚摩：用手指或手掌紧贴患肢，有节奏地按向心性方向在皮肤表面回旋式向前进行摩动，力量要均匀，频率要慢。

（2）揉捏：在患肢手指、手掌、前臂、小腿等部位用手指揉捏，即用一手扶患肢，以另一手指握住患部，以拇指为前导向做旋转运动，同时其余手指在另一边向其相反方向旋转。

（3）推拿：医者先用手指或手掌沿经络走行方向或瘫痪肌群方向向前推动，开始缓慢，逐渐加快，然后用手指推拿患肢肌肉和经穴2~3次，并拿展卷曲的筋膜。

4. 气功疗法

常用的气功功法有很多。功法是以三调为主要内容的具体方法，以动静为纲，以三调为目，是可以概括一切功种的。凡练功形式没有肢体运动的功种称为静功，反之称为动功。目前主要分为：静养型以静养精气神为主，如放松功、内养功等；体操型以锻炼筋骨皮肉为主，特点是通经活络，强筋健骨，如八段锦、推拿操；以外动促内动而求心静，特点是导引气血，扶正祛邪，如老子推拿法；自发型是静极生动，运动内气催动肢体，特点是内气运行，运动筋骨，壮元强身，如五禽戏动功。

5. 食疗

气虚血瘀者，用黄芪、山楂、粳米适量同煮粥；肝肾亏虚者取山药、龟板、瘦猪肉，煮熟服用；脾虚痰湿者取薏苡仁、白扁豆、山药、白萝卜、粳米煮粥服用。

（二）周围神经系统损伤

1. 辨证及方药

（1）风寒湿型

辨证要点：肩臂疼痛、麻木、酸胀，畏风怕寒，得温则舒，舌质淡，苔白，脉象浮紧。治法：祛风除湿，散寒止痛。方药：防风加葛根汤加减。

（2）气虚血瘀型

辨证要点：肩臂麻木，局部皮肤色暗，时有青筋，伴有头晕、面色不华，全身无力，舌质暗淡，苔白，脉细弱或细弦。方药：补中益气汤合通窍活血汤加减。

(3) 肾精不足型

辨证要点：头晕，耳鸣，疲倦乏力，健忘，头空痛，视物模糊，听力下降，偏于阴虚者，五心烦热，舌质红，脉弦细数，偏于阳虚者，四肢不温，形寒怯冷，舌淡，脉沉细无力。治法：滋补肾精。方药：补肾滋阴，宜左归丸加减。补肾阳宜右归丸加减。

(4) 痰浊中阻型

辨证要点：肩臂困重如蒙，胸闷恶心，食少多寐，身体肥胖，苔白腻，脉濡滑。治法：化痰祛湿，健脾和胃。方药：半夏白术天麻汤加减。

(5) 肝肾亏虚型

辨证要点：发病缓慢，肢体沉重，肌肉萎缩，运动无力，持物及走路不稳，舌红少苔，脉细数。治法：滋阴降火，强壮筋骨。方药：虎潜丸加减。

2. 针灸

主要作用是止痛、调节神经功能，解除肌肉和血管痉挛，改善局部血液循环，增加局部营养，防止肌肉萎缩，促进功能恢复。取穴可根据循经取穴的原则，常用的穴位有风池、大椎、天柱、肩井、颈夹脊、臂臑、曲池、手三里、肩髃、肩贞、肩髎、后溪、外关、合谷、阿是穴等。手指麻木疼痛为主的可以在患指指尖井穴用明灸，施以泻法。

3. 推拿

其作用是疏通脉络、减轻疼痛和肢体麻木，缓解肌肉紧张与痉挛。常用手法：舒筋手法、端提牵引法、牵引旋转法、理筋复原法。治疗手法：应刚柔结合，切忌粗暴。

4. 气功疗法

可以选练站桩功、铜钟功等功法，每天练1~3次。站桩功包括双回气、点气功、甩手功、左右摆手功、左右拍打等功法。此外，还可选练旱地泳、望月运气法、泥燕点水等功法，每日练1~3次。

5. 食疗

风寒湿阻证，可选用五加皮酒、薏米粥。肝肾不足证，可选用核桃仁粥、枸杞子酒。肾虚瘀阻证，可取穿山甲50~100g、川芎6~9g、当归9~15g，同放锅内隔水炖2~3h，饮汁吃肉，连服5~6d。气血虚亏证，可选用参枣汤、龙眼肉粥。

6. 其他传统疗法

火罐、药枕、中药外敷等。

其中火罐有温经散寒，舒经活血，祛风除湿，清热泻火，行气通络等作用，绝大部分治疗在背部、躯体为主，四肢为辅，急性病或慢性病急发，取健侧；反之，慢性病或急性病的恢复期，取患侧。

中药外敷（如白脉软膏）直接作用于局部患处，药物经皮渗透直达病灶，无胃肠道、心血管和肝肾功能负担。白脉软膏组方具有活血通络、行气止痛、温经散寒、健脾温肾强骨的功效，涂抹后按摩5-10分钟至药物渗透吸收，每天2~3次，发挥抗炎镇痛，改善局部微循环，改善神经损伤的作用，可以缓解手部关节肌肉疼痛痉挛，僵硬麻木症状，促进手功能的恢复。可以与康复理疗、推拿手法等配合使用，药效更好。

(三) 骨折、软组织病损

1. 辨证及方药

(1) 瘀血阻络：①辨证要点：疼痛如刺，疼痛剧烈，痛处固定、拒按，舌质黯紫或有瘀斑，脉弦涩。②治法：活血通络。③方药：血府逐瘀汤加减柴胡、枳壳、茯苓、当归、川芎、赤芍、红花、桃仁、牛膝、桔梗、甘草、乳香、没药。

(2) 肝肾亏虚：①辨证要点：痿弱，神疲倦怠，四肢麻木，自汗或盗汗，口燥咽干，心烦易怒，眩晕耳鸣，大便燥结，舌尖红，舌苔少，脉细缓或弦细。②治法：滋阴补肾，强

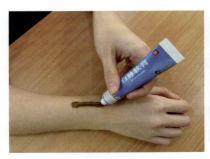
第一步
取适量白脉软膏涂擦于患处

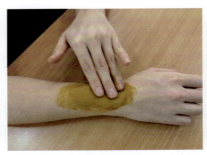
第二步
手法点、推、拉、揉等充分按摩至吸收

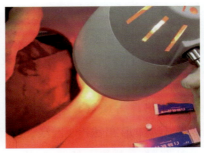
第三步
可配合烤电或红外烤灯

筋壮骨。③方药：左归饮加减熟地黄、山药、枸杞子、山茱萸、牛膝、菟丝子、知母、白芍、生姜、龟板、鲜羊骨、鲜紫河车半只。

（3）脾肾阳虚：①辨证要点：症见气怯神疲，腰痛喜温喜按，形寒肢冷、腹胀、食少便溏，面色萎黄，舌苔白，舌质淡，脉细缓。②治法：温肾健脾，填精补血。③方药：右归饮加减熟地黄、山药、山茱萸、枸杞子、甘草、杜仲、肉桂、制附子、党参、陈皮、菟丝子、砂仁、鲜狗骨、鲜紫河车半只。

2. 针灸

常用合谷、曲池、手三里、内关、外关、肩髃、肩贞、环跳、委中、足三里、阴陵泉、委中、阳陵泉、气海俞、环跳、承扶、阿是穴。平补平泻，每日1~2次。

3. 推拿

推拿对肢体萎缩的肌肉有一定的保护作用，并促进上肢肌力的恢复。操作步骤：先用抚摩法，继以揉捏法，最后屈伸旋转被动运动。推拿要由轻到重，由小到大，匀长缓慢。病程短者，每次推拿15~20min，病程长者可延长至45min。

（1）抚摩：用手指或手掌紧贴患肢，有节奏地按向心性方向在皮肤表面回旋式向前进行摩动，力量要均匀，频率要慢。

（2）揉捏：在患肢手指、手掌、前臂、小腿等部位用手指揉捏，即用一手扶患肢，以另一手指握住患部，以拇指为前导向做旋转运动，同时其余手指在另一边向其相反方向旋转。

（3）推拿：医者先用手指或手掌沿经络走行方向或瘫痪肌群方向向前推动，开始缓慢，逐渐加快，然后用手指推拿患肢肌肉和经穴2~3次，并拿展卷曲的筋脉。

4. 气功疗法

静养型以静养精气神为主，如放松功、内养功等；体操型以锻炼筋骨皮肉为主，如八段锦、推拿操；以外动促内动而求心静，如老子推拿法；自发型是静极生动，运动内气催动肢体，如五禽戏动功。

5. 食疗

骨折愈合的各个阶段，未能下床活动者，以粥类、汤类、软食、热食等容易消化，富有营养饮食为佳。如猪脊髓或牛脊髓煮汤，或与粳米、粟米煮粥，牛奶、骨头汤、鸡汤、鱼汤、蛋糕、咸味面包等，都是很好的食品。早期局部肿痛显著者，可适当多食姜、葱、蒜、薤白、荠菜、橘子（不要去掉橘络）等，作为佐餐，有助于活血化瘀、消肿止痛。中后期正虚明显，如胃纳尚可，可酌情多食龙眼肉、枸杞子、粟子、黑豆、牛肉、羊肉、鹌鹑、鸽子、狗肉，各种蛋类及猪、牛排骨等。新鲜蔬菜仍需适量保证。饮食的搭配与调节以患者的食欲、消化功能状态决定。

6. 外用软膏

中药软膏具有舒筋通络、消肿止痛、滑利关节、促进气血运行的作用，如白脉软膏、青鹏软膏等。白脉软膏可以减轻骨折后疼痛程度，改善肌腱及关节囊粘连，促进中后期握力恢复和腕关节功能恢复。配合手法，可促进药物吸收，增强疗效。皮肤过敏或有创面时，应谨慎使用。

（四）手部烧伤

1. 辨证及方药

（1）火热伤津：①辨证要点：发热、口干引饮、便秘、尿短而赤、唇红而干，舌苔黄或黄糙，或舌光无苔、舌质红而干，脉洪数或弦细而数。②治法：养阴清热。③方药：黄连解毒汤、银花甘草汤、清营汤、犀角地黄汤加减。

（2）火毒内陷：①辨证要点：壮热烦渴、躁动不安、口干唇焦、烦躁不宁、痰中带血、痉挛抽搐、大便秘结、小便短赤，舌苔黄或黄糙，或焦干起刺，舌质红或红绛而干，脉弦数等。②治法：清营凉血解毒。③方药：清营汤、黄连解毒汤合犀角地黄汤、清瘟败毒饮加减。

（3）气血两伤：①辨证要点：低热或不发热，形体消瘦、面色无华、神疲乏力、食欲不振、夜卧不宁、自汗、盗汗、创面皮肉难生，苔薄白或薄黄，舌淡红或胖嫩，舌边齿印，脉细数或濡缓等。②治法：调补气血。③方药：八珍汤加黄芪，托里消毒散加减。

（4）脾胃虚弱：①辨证要点：口舌生糜、口干津少、嗳气呃逆、纳呆食少、腹胀便溏，光剥无苔，或舌质淡胖、苔白、舌质暗红，脉细数或细弱等。②治法：调理脾胃。③方药：益胃汤、参苓白术散，加西洋参、石斛、淮山药、扁豆、野蔷薇；呃逆嗳气者，加淡竹茹、制半夏、柿蒂。

2. 食疗

（1）火毒伤阴者：绿豆汤。取绿豆50~100g，加水煮烂，调入蜂蜜，温服或凉服。生地粥（《食医心鉴》）：取鲜生地汁30ml，粳米100g，先将粳米煮成稀粥后，调入生地汁再煮沸，食用。黄瓜汁、西瓜汁、生梨汁、蔗浆等，可任选1种，饮用，或选2~3种，交替饮用。胃阴衰少者用五汁饮：取梨汁、单荸荠汁、鲜苇茎汁、麦冬汁、藕汁或蔗浆，临时斟酌多少，和匀凉服，或隔水炖温服。奶粥（《本草纲目》）：粳米60g煮粥，粥成加入鲜牛奶250ml，煮沸，食用；或用蜂蜜适量，调入牛奶服食。

（2）气血两虚者炖乳鸽：乳鸽1只（去毛和内脏），加黄芪30g，枸杞子30g，隔水炖熟，食鸽肉。龙眼肉粥《老老恒言》）：取龙眼肉15g，红枣3~5枚，粳米100g，共煮成粥，食用。每次用蜂王浆5~8ml，以温开水调服，既能补益胃气、滋润胃肠，又能增进食欲。

3. 沐浴疗法

烧烫伤患者创面开始愈合时，及早进行适当的沐浴疗法，有助于恢复皮肤的生理功能和关节的运动功能。当创面尚未完全愈合而仅形成肉芽时，可采用温水浴，将受伤肢体浸泡于水温为38~39℃的温水中，先浸泡5~10min。待肢体适应后可以进行主动或被动的肢体活动，特别是关节活动。根据患者的体力状况决定沐浴的时间，刚开始，时间不宜过长，可20~30min，以后逐渐加到1h，每日1次。有条件者，可做温泉浴或药浴。药浴常用银花、红花、当归、伸筋草、桑树枝、络石藤、苏木等，煎成药液浸洗。沐浴疗法还可以配合浴中推拿或自我按摩。

（五）系统性疾病

1. 辨证及方药

（1）行痹：①辨证要点：肢体关节疼痛，游走不定处，多见于腕、肘、踝、膝等处关节，且屈伸不利。初期常伴有发热、恶寒等，舌苔薄白，脉浮紧。②方药：以防风汤加减防风、麻黄、当归、秦艽、肉桂、茯苓、甘草、生姜、大枣。

（2）痛痹：①辨证要点：肢体关节疼痛

较剧，痛似椎刺，痛有定处，得热则痛减，遇寒则疼痛加剧，关节屈伸不利，痛处皮色不红有冷感，舌苔薄白，脉弦紧。②方药：乌头汤治疗。麻黄、白芍、黄芪、制川乌、甘草、蜂蜜。若疼痛以肩肘为主，加羌活、独活、姜黄；若疼痛以膝踝关节为主，加木瓜、牛膝；若疼痛以腰部为主，加杜仲、桑寄生。

（3）着痹：①辨证要点：肢体关节疼痛重着，麻木不仁，痛有定处，甚则关节肿胀，活动不便，舌苔白腻，脉濡缓。②方药：薏苡仁汤加减。薏苡仁、瓜蒌仁、川芎、当归、麻黄、桂枝、羌活、独活、防风、制川乌、甘草、苍术、生姜若肌肤麻木不仁，加海桐皮。

（4）风湿热痹：①辨证要点：关节红肿疼痛，屈伸不利，痛不可触，得冷则痛减，常伴发热汗出，口渴心烦，舌苔黄腻，脉滑数。②方药：白虎桂枝汤加减。生石膏、知母、甘草、粳米、桂枝、银花藤、连翘、黄柏、姜黄、威灵仙、桑枝、海桐皮。

（5）顽痹：①辨证要点：本病由各种痹证经久不愈发展而来，出现疼痛时轻时重，关节肿大，屈伸不利，舌质紫暗，苔白腻，脉细涩。②方药：桃红饮加减。桃仁、红花、当归、芍药、川芎、威灵仙、穿山甲、地龙、土鳖虫、白芥子、全蝎、乌梢蛇、胆南星。

2. 针灸疗法

选取病变局部阿是穴、大椎、肩髃、曲池、合谷、风市、足三里、绝骨、三阴交、腰阳关、身柱。行痹：加血海、膈俞、肝俞；痛痹：加肾俞、关元；着痹：加脾俞、足三里、阴陵泉、商丘；热痹：加大椎、曲池穴。痛痹、着痹、顽痹用补法，热痹用泻法，行痹用平补平泻的手法。

3. 推拿

常用手法为一指禅、推、滚、按、揉、摩、擦、捏法和被动运动手法。具有行气活血、疏通经络、消除肌肉疲劳、滑利关节等作用。尤其是可以预防肌肉萎缩，改善肌力，防止关节僵硬、畸形及骨质疏松。治疗时严禁手法粗暴，以免发生骨折。

六、中医康复与西医康复的对比与思考

西医康复医学是以残疾者为中心，着眼于功能和能力的恢复，致力于残疾者生活素质的提高，并以促成残疾者重新成为社会中自立的一员作为其最终目的。治疗方法主要是各种有效的功能训练，以及应用康复工程进行代偿和重建等方法，辅以药物、手术、饮食疗法及其他疗法。所以它的治疗目的不仅局限于疾病的痊愈，而且能最大限度地使其身心功能，从生理上、心理上、职业上和社会生活上进行全面的、整体的康复。其特点如下：①以躯体残疾者以及伴有功能障碍的慢性病患者与老年患者为主要服务对象；②按照功能训练、全面康复、重返社会三项重要原则指导康复工作；③重视从社会医学的角度组织作业、职业、心理、社会等方面的康复治疗，帮助患者重返社会；④重视以专业协作组的方式对患者进行综合、协调的康复治疗；⑤重视康复治疗与康复工程相结合，以工程技术辅助功能评估和康复治疗，以提高诊疗质量；⑥重视功能评估和分析是现代康复医学的特点，它为康复治疗提供客观而准确的评估依据。目前国际康复医学界使用的功能评估方法正向专业化、规范化、定向化方向发展，逐渐形成了一套科学的评估方法。

中医康复学是指在中医学理论指导下，运用调适情志、娱乐、传统体育、沐浴、食疗、针灸推拿、药物等多种方法，针对病残、伤残诸证、老年病证、恶性肿瘤及热病瘥后诸证等的病理特点，进行辨证康复的综合应用学科。以整体观念和辨证论治为指导，在强调整体康复的同时，主张辨证康复，创造出中药、针灸、按摩、熏洗、气功、导引、食疗、外用软膏等

行之有效的方法。中医康复学在观念和方法上的特点，一方面来自中医、中药的优势，另一方面也与中国的社会传统文化有关，这些特点也是中医康复学的优势。

中医康复的特点：①整体康复与辨证康复相结合，强调个体化的综合治疗；②预防康复与临床康复相结合；③形体康复与精神康复相结合；④自然康复与药物康复相结合；⑤食疗康复与药疗康复相结合；⑥内治康复与外治康复相结合。中医康复学既重视整体的协调，更注重个体的纠偏，这是中医康复学最根本的特色与优势，符合现代医学模式的发展方向。

中医康复学和现代西方康复学要互相借鉴，取长补短，共同提高。中医康复学应引进现代康复学的功能评估和分析的方法，规范诊断与疗效评估的量化标准——客观的评价标准。中医康复评价首先是中医诊断领域内的辨证，但康复医学的作用对象是功能障碍，而通过四诊进行一般辨证所得证候很难反映功能障碍的性质和程度。康复中评价的过程是对外在形体及行为等功能障碍的量化过程，因此建立中医康复学障碍评定观点是中医康复学走向成熟的重要一步。

随着社会经济发展，人民生活水平提高，健康保健意识也在增强，康复保健事业亟待发展。人们已经认识到，在健康和疾病之间，还有一个中间的临界状态——"亚健康"，不少人常常处于这种状态之中。对于亚健康的研究和防治，从今天的学科领域来讲，就是养生学的热点问题，在此凸显了中医治未病的特色。以慢性疲劳综合征为例，它是身心性疾病变化的心理、生理、病理的综合反映，介于健康和疾病之间的临界状态。在这方面，中西医结合养生学与康复医学有更为广阔的天地。

（邓景元）

第十六节 经颅直流电刺激

一、概念

经颅直流电刺激（transcranial direct current stimulation，tDCS）是一种非侵入性的，利用恒定的、低强度直流电（1~2mA）调节大脑皮质神经元活动的技术。早在11世纪人们就开始尝试利用电来治疗疾病。1998年Prior等发现，微弱的经颅直流电刺激可以引起大脑皮质双相的、极性依赖性的改变，随后Nitsche的研究证实了这一发现，从而为tDCS的临床研究拉开了序幕。

与经颅磁刺激不同，经颅直流电刺激并不产生动作电位，而是通过调节自发性神经元网络活性而发挥作用。tDCS对神经元活动的调节具有极性依赖的特点。阳极刺激能够引起大脑皮质静息膜电位的去极化，使神经元细胞的兴奋性增加；阴极刺激能够引起大脑皮质静息膜电位的超极化，使神经元细胞的兴奋性降低。假刺激能引起与tDCS刺激相同的皮肤感觉，但不会诱发神经元兴奋性改变，通常作为一种安慰刺激。tDCS刺激引起的皮质兴奋性增加或降低可能与神经元静息膜电位阈下调节所诱导的NMDA受体的极性-依赖性修饰有关。NMDA受体对长时程增强/抑制的介导会使突触水平的连接得到持久的促进或抑制作用。同时，tDCS在突触水平的可塑性还涉及γ-氨基丁酸（GABA）能、多巴胺能神经递质以及其他蛋白系统的修饰。tDCS除了即刻效应以外，还具有后效应，这是tDCS发挥治疗作用的关键效应。tDCS的后效应机制与突触长时程增强及长时程抑制类似，与突触的可塑性调节关系密切。

tDCS的刺激效果主要取决于电极极性、作用部位、电流强度、电极片面积和治疗时间等。研究发现，每次20min，最大电流密度不超过 0.057mA/cm 的刺激是相对安全的。Nitsche 等通过 fMRI 观察证实，治疗时间 < 1h 的 tDCS 并不会造成受试者出现血-脑屏障破坏、脑组织水肿或结构改变等损害。tDCS 最常见的副作用是刺激电极片下局部皮肤的痒麻感和轻刺痛感，少数患者出现疲乏、头痛、恶心、失眠等症状。这些不适感均比较轻微，持续时间也比较短，刺激停止后一般会自行消失，无须特殊处理。

二、经颅直流电刺激的临床研究

研究表明，tDCS 阴极作用于健侧大脑半球 M1 区可以通过调节两侧半球间竞争性抑制的失衡改善偏瘫患者的手部痉挛，进而提高患者上肢与手的运动能力。Mahmoudi 等研究发现不同 tDCS 方式对改善偏瘫患者手部运动功能具有一定疗效，无论是双侧，还是单侧阳极和单侧阴极，tDCS 治疗均可改善脑卒中患者的 Jebsen 手功能测试成绩。Nair 等对 14 例慢性期脑卒中患者分别进行为期 5d 的健侧 M1 区阴极 tDCS 或伪 tDCS 同步作业训练的康复干预。结果显示，阴极 tDCS 同步作业训练比伪刺激能更好地改善偏瘫患者上肢多个关节的平均主动活动范围和 Fugl-Meyer 上肢评分。Bradnam 等探究了阴极 tDCS 健侧半球 M1 区对 12 例中重度慢性期偏瘫患者近端上肢功能的影响，并使用 MEP 对患者上肢近端肌肉进行评价。发现阴极 tDCS 能选择性地改善轻度运动功能障碍患者近端上肢肌肉（如肱二头肌）的控制，但会使中度至重度偏瘫患者的上肢功能恶化。作者分析认为，tDCS 治疗的后延效应作用方向可能与患者的痉挛状态、运动功能损害、经内囊后肢的皮质脊髓束完整性等因素有关。Kim 等探究单次阳极 tDCS 治疗对亚急性期脑卒中患者偏瘫侧手运动功能的改善效果时发现，对亚急性期脑卒中患者进行 20min 患侧第一骨间背侧肌 hot 点的阳极 tDCS 后，相比较于伪刺激，阳极 tDCS 能改善患者偏瘫手的盒子和模块测试成绩长达 60min，对手指加速测试成绩的改善作用也能维持至少 30min。最近的临床研究开始尝试对两侧大脑半球的运动皮质同时进行 tDCS，即将阳极放在患侧 M1 区，阴极放在对侧 M1 区进行治疗。采用这种范式干预可以有效地结合阳极和阴极刺激的优势，在提高患侧 M1 区兴奋性的同时降低健侧 M1 区的兴奋性，从而平衡双侧半球间经胼胝体的竞争性抑制。一项最近的研究观察了双侧 tDCS 治疗结合强制性运动训练对 14 例慢性期脑卒中患者上肢功能障碍的疗效。为期 2 周的干预结束后，发现双侧 tDCS 治疗组患者的 Jebsen 手功能测试、手握力测试、运动活动日志评分及 Fugl-Meyer 上肢评分均较伪 tDCS 组患者改善更多，且双侧 tDCS 治疗组患者未受累半球对受累半球的经胼胝体抑制作用减弱，损伤侧半球经运动皮质诱发的 MEPs 也增加。进一步分析发现，这种神经电生理的变化与偏瘫患者行为学的改善明显相关。因此，作者推断双侧 tDCS 介导的这种经胼胝体抑制作用的减弱以及损伤侧半球上肢与手部运动区兴奋性的增加可能是其获得更多运动功能恢复的生理基础。对健康者进行的双侧 tDCS 研究也发现，连续 4d 的双侧 tDCS 能够增强被试者肌肉活动的协同能力，使被试者执行手部任务的速度和协调能力都得到提高，而且这种疗效在训练停止后能够持续 4 周。此外，作者发现，双侧 tDCS 的诱导效应可以泛化到未训练的手任务及另一侧手上，这提示双侧 tDCS 干预可能是一种非常有潜力的辅助神经康复训练治疗手段，其产生的作用可以有效地转化到手的日常生活活动中。Lindenberg 等学者对 20 例慢性期上肢功能障碍的偏瘫患者研究发现，连续 5d 的双侧 tDCS 结合作业治疗可以使患者的 Fugl-Meyer 上肢评分和 Wolf 运动功能评分分别进步 20.7% 和 19.1%，而伪刺激组患者这两项的评分则只提高了 3.2% 和 6.0%。此外，对患者偏瘫手活动时的 fMRI 检查发现，双侧 tDCS 治疗后患侧手部运动区的激活增加，而伪刺激组的激活没有明显变化。

三、经颅直流电刺激与"中枢－外周－中枢"康复理念

近年来涌现出一些新的康复理念，如：综合利用两种或多种康复手段，通过有目的的配合，从而达到最大的康复效果。国内学者贾杰教授提出"中枢－外周－中枢"康复理念，利用中枢干预激活大脑皮质，然后进行外周康复训练，促进大脑皮质功能重组。该理论充分运用"中枢干预"与"外周干预"两大治疗手段，通过中枢干预促进功能脑区激活，提高神经可塑性，通过外周干预强化感觉与运动控制模式对中枢的正性反馈与输入，从而促进脑功能的重塑。基于"中枢－外周－中枢"的闭合环路模式，有效利用中枢与外周干预之间的有机融合，形成"闭环"式信息反馈，最终结果作用于患者特定脑区或功能相关脑区。该理论使"外周干预"与"中枢干预"的功能进行互补，使之针对脑损伤后皮质功能改变的本质问题，以大脑的可塑性以及神经通路的重塑为基础，促进中枢重塑和外周控制，进而促进功能恢复。

（贾　杰　陈　创）

第十七节　镜像疗法

一、概述

镜像疗法（mirror therapy），又称镜像视觉反馈疗法（mirror visual feedback），通过将镜像视觉反馈（又可理解为视错觉）与运动训练结合进行干预，是一种中枢干预手段。目前，用来提供镜像视觉反馈的装置越来越多，包括经典的平面镜、镜箱或是逐步兴起的虚拟现实技术以及专门提供镜像视觉反馈的摄像、成像装置或治疗设备等。患者通过镜像成像装置，将镜像处理后的健手运动影像反馈到患侧，制造错误的视觉信息输入，让患者认为患侧肢体能够"重新"运动。通过这样的错误视觉信息输入，有助于大脑运动皮质甚至是感觉皮质兴奋性改变，进而促进功能的恢复。镜像疗法是近 20 多年来才发展起来的一种新型的当代康复疗法，由 Ramachandran 等于 1995 年提出，早期被用于治疗截肢患者幻肢痛。1998 年，Altschuler 在第 28 届美国神经科学年会上首次报告镜像疗法被应用于脑卒中后运动功能康复，并在 1999 年发表镜像疗法应用于脑卒中后期患者上肢功能康复的临床研究。在镜像疗法不断发展的这 20 多年里，从镜像成像装置到训练的规范性上都有了提高和改良。

基于平面镜成像的传统镜像疗法装置虽然使用方便、简捷，但在治疗过程中，需要治疗师一直给予患者治疗指令，期间须与患者不断沟通。一来这样的操作增加了治疗师的工作量，且患者无法长时间接受视错觉；二来治疗过程中缺乏规范的操作流程，较多依赖治疗师的临床经验，不便于临床推广。此外，传统的装置还需要患者与治疗师相对而坐，患者需要侧着身体观看镜子中的肢体运动，长时间的姿势压力将会引起治疗不适。随着技术的发展，新的镜像疗法装置逐渐出现，包括利用摄像头采集健手影像用以提供患侧肢体运动情况反馈的装置，以及利用传感器结合虚拟现实技术的装置等。除了更好地制造镜像视觉反馈让患者产生视错觉外，这些新的设备或装置结合了软件控制，通过语音、动画等效果，指导患者进行镜像训练，节约了治疗师的人力资源。此外，系统的模块化设计也规范了镜像疗法的操作流程。镜像疗法作为一种中枢干预手段，最重要

的是控制这种特殊的视觉信息输入，强调患者的主观感受以达到治疗的效果。对于镜像疗法在单侧肢体疼痛、中枢神经损伤后手与上肢运动功能障碍恢复上的有效性已经有许多报道。目前，越来越多的研究关注在镜像疗法的具体神经机制上，以便更好地发挥该疗法的作用。

二、原理

镜像疗法作为一种中枢干预手段，被广泛应用于肢体疼痛的缓解、中枢神经损伤后的运动功能障碍恢复以及部分认知功能障碍的康复中。镜像疗法应用于不同的功能障碍康复对应不同的治疗原理，但主要的原理仍然是通过视觉信息输入对中枢进行改变。

（一）纠正运动感觉协调性

截肢患者或中枢神经损伤后偏侧肢体瘫痪的患者，因为不匹配的运动输出与感觉反馈引起与中枢神经系统内固有的运动模式的冲突，导致疼痛或运动功能障碍。镜像疗法通过镜像视觉反馈重新构建了运动和感觉的匹配，纠正上述不协调，进而缓解疼痛并有利于促进肢体运动功能的恢复。

（二）神经调制与神经重塑

镜像疗法通过视觉信息的输入，对大脑视觉皮质、认知网络以及运动皮质兴奋性进行调节产生治疗作用。视觉作为知觉的主导，是向大脑传输人体感知外界的主要信息来源。利用镜像装置，将健侧肢体活动的画面复制到患侧，患者通过这样的视觉反馈，进行运动观察、模仿以及再学习。通过不断的视觉反馈刺激，在认知相关皮质例如顶下小叶、楔前叶等共同参与下，提高大脑整体兴奋性，并刺激人脑主要运动皮质（M1），影响皮质的电活动及兴奋性，促进脑功能重塑，诱发运动功能恢复。此外，也有学者认为通过不断的镜像视觉反馈信息输入引起M1的兴奋性改变，有助于易化皮质脊髓束，提高大脑皮质对肢体的控制能力，促进肢体运动功能恢复。

（三）纠正习得性失用

镜像疗法通过将患者的注意力集中在患侧肢体，提高了患者对患侧肢体的关注度以及支配度。在镜像疗法过程中，患者需要不断将健侧肢体镜像运动想象为患侧肢体的运动，增加肢体存在感，并结合康复训练动作，在患侧肢体被"治愈"的错误图像刺激下，多次反复训练，能减少习得性失用，促进运动功能恢复，并且可通过此方法纠正单侧忽略和缓解疼痛。

（四）镜像神经元系统

镜像神经元系统能较好地协调动作感知和动作执行功能，起初在恒河猴的运动皮质前区发现，它不仅在个体执行特定动作时兴奋，在个体观察其他同类执行相同动作时也兴奋。在镜像疗法过程中，通过观察肢体运动的影像，以及多种感官刺激激活镜像神经元系统，促进大脑重塑，有助于上肢功能恢复。但对于这一理论目前医学界的认可程度仍不一致。

三、应用原则及临床应用

（一）疼痛

镜像疗法在疼痛治疗上由来已久。镜像疗法在20世纪90年代被Ramachandran等提出用于治疗幻肢痛。关于镜像疗法在疼痛抑制上的作用机制，有人提出了运动感觉不协调理论，即当一个系统存在运动输出和感觉反馈的不相符时，镜像疗法可纠正感觉反馈。利用镜子中所产生的视幻觉诱导支配患侧肢体的感觉与运动系统重新产生联系，进而增加患侧的感觉输入和运动输出。基于镜像疗法，治疗师们需要去了解镜像疗法在疼痛康复中的应用机制，以及临床上可实施的范围。目前用镜像疗法治疗的疼痛性疾病，主要有以下几种。

1. 幻肢痛

镜像疗法首先被应用于幻肢痛。在治疗患

肢痛的过程中，治疗师在掌握患者病史和临床表现的基础上，应了解患者能在多大程度上控制患肢主动运动、不自主运动，并要求患者详细描述幻肢痛的特点。而后，指导患者将健侧手臂放在镜子前，患肢放在镜子后，使健侧手臂按照患肢感受到的方式运动。然后，嘱患者闭眼进行双侧上肢对称运动。最后，嘱患者睁眼进行双侧上肢对称运动。利用"幻觉"提供的视觉反馈使大脑"误以为"在同时控制两侧肢体运动，从而激活控制患肢的神经元，促进脑功能重建。

2. 复杂性局部疼痛综合征（CRPS）

CRPS常见于脑卒中患者。CRPS患者常表现为疼痛、感觉失衡、运动障碍、肿胀等。CRPS的产生可能是由于本体感觉和动作之间的失衡而引起的。通过镜像疗法可以实现视觉反馈，增加正确的感觉输入，进而可以减轻疼痛。有研究证明，镜像疗法对于急性期的CRPS是最有效的处理方法之一。

3. 其他疼痛问题

近年来，随着镜像疗法研究的不断深入，已经有越来越多的疼痛性疾病通过镜像疗法得以缓解和改善。比如偏瘫肩痛、类风湿关节炎等慢性疼痛、三叉神经痛等，临床上已有个别案例报道。针对这些问题，临床上均可以进行大胆的尝试和创新。

（二）运动功能障碍

目前，镜像疗法主要用于单侧肢体运动功能障碍的患者。在镜像治疗中，镜子被放置于患者的正中矢状位，这样可使患者感觉健侧肢体在镜中反射的动作好像是患侧完成的。镜像疗法涉及动作观察、运动想象、模仿学习等诸多过程，可通过幻像提高患手的存在意识，许多证据表明，镜像疗法在提高运动功能方面疗效较好。目前镜像疗法在运动功能障碍方面的应用主要常见于以下疾病。

1. 脑卒中后运动功能障碍

镜像疗法在临床上使用最广泛的便是针对脑卒中后的运动功能障碍，特别是脑卒中后单侧上肢运动功能障碍的患者。镜像疗法提高了患者对于患手的注意力以及对于患手的支配能力。此外，有研究报道，镜像疗法对于脑卒中后的躯干平衡和控制能力也有明显的改善。

2. 臂丛神经损伤

臂丛神经损伤的主要表现是上肢的运动功能障碍。臂丛神经损伤患者往往恢复缓慢，神经损伤后相关皮节感觉减退，肌肉的力量下降。镜像神经元通过镜子反映健手，促进患者的感觉和运动的重建，对于臂丛神经损伤患者疗效较好。

3. 脑瘫后的运动功能障碍

有研究显示，镜像疗法能提高偏瘫型脑性瘫痪患儿的上肢运动功能，增大其握力、前臂旋后角度及肌肉厚度，但对患儿肢体痉挛程度改善更明显。随着对脑瘫患儿镜像治疗的更多研究，镜像疗法很可能成为治疗偏瘫型脑瘫的一种常规治疗方法。此外临床也有相关的报道，镜像疗法对于改善痉挛型偏瘫型脑瘫患儿双侧对称性运动有效。随着研究的深入，镜像疗法在脑瘫方面的运动功能障碍的应用会越发常见。

4. 其他的运动功能障碍

随着临床的开展和研究的深入，镜像疗法逐渐被应用于手部术后功能恢复、骨折后主动活动不能、臂丛根性撕脱伤，以及腕部骨折后活动能力减弱和继发性肥厚性硬脑膜炎等所涉及的运动功能障碍。

（三）认知功能障碍

认知功能障碍常见于脑卒中、脑外伤、阿尔茨海默病、精神分裂症等患者。常表现为注意力下降、记忆力衰退、定向能力障碍、单侧忽略等问题，严重影响了患者的日常生活。常见用于治疗认知障碍的方法包括经颅磁刺激（TMS）等。随着时间推移，镜像疗法逐渐被应用于有认知功能障碍的患者。

1. 单侧忽略

单侧忽略常见于脑卒中患者，任何一侧半球的忽略都有可能发生，其中以右侧半球忽略最为常见。在一项研究中发现，单侧忽略在右半球脑卒中患者中出现的概率为70%，而在左半球脑卒中患者中出现的概率为49%。目前常见用于治疗单侧忽略的方法有扫描、视觉暗示法、视觉想象以及持续注意力训练等。在一些研究中发现镜像疗法可以治疗患者的单侧忽略问题。Jeyaraj D. Pandian等在一个随机对照试验中发现，镜像疗法对于单侧忽略是一种简单有效的方法。随着研究的深入，镜像疗法在单侧忽略患者的应用会越来越多。

2. 注意力下降

脑卒中或脑外伤后，患者对于患侧肢体的关注度以及支配能力下降。镜像疗法通过视幻觉令患者以为是患侧肢体在活动，通过增加对患侧肢体的注意力，从而诱导患侧肢体的感觉输入，调控患侧大脑的感觉-运动环路的重建。因此，镜像疗法对于注意力下降的患者有良好的疗效。

3. 其他认知功能障碍

随着科学研究的不断深入，镜像疗法临床应用机制得到进一步探索，镜像疗法在其他认知功能障碍方面的应用会进一步得到扩展。

（四）感觉功能障碍

镜像疗法应用于感觉障碍，尤其是本体觉障碍。可能的原因之一是镜像神经元（mirror neurons，MNs）的存在，它是指能直接在观察者大脑中映射出别人的动作、情绪、意图等的一类具有特殊映射功能的神经元，它们不仅在个体执行动作时兴奋，在观察其他同类执行相同或相似动作时也兴奋。有研究证实，实际执行动作和动作观察均可以激活顶额镜像神经元系统。镜像神经元疗法涉及动作观察、运动想象、动作理解、模仿及学习等诸多过程。患者在观察他人动作后，自己主动执行该动作时，相关脑区会产生相似的兴奋，通过这种"感同身受"的方式，修正自己对患肢的错误感觉，进而促进肢体感觉功能的恢复。

另外，偏瘫侧肢体运动功能障碍、神经输入-传出环路（efference-afference loop）的病理生理破坏将引起患侧肢体习得性失用（learned nonuse）。镜像疗法可以通过将患者注意力转移到患侧肢体，增加肢体存在感，并结合康复训练动作，在患侧肢体被"治愈"的错误图像刺激下，多次反复训练，能减少习得性失用，促进运动功能恢复。

（五）其他应用

1. 运动诱发的肢体水肿

有研究表明通过改变镜像影像的大小能改善运动诱发的上肢（前臂及手部）水肿。放大的影像会加重水肿，而缩小的影像会减轻水肿。

2. 运动控制

在利用镜像疗法运动的过程中，利用运动神经通路易化原理可促进患肢的运动控制能力。因大脑神经网络连接复杂，部分运动神经起源于健侧并延伸到患侧，这些运动通路（motor pathways）在患侧肢体的运动功能恢复中起着非常重要的作用。镜像疗法中患者独立或在辅助下进行双侧运动训练，双侧肢体进行对称动作时，运动皮质区得到广泛激活，可以认为镜像视觉反馈能够易化患侧部分运动通路，促进肢体运动功能恢复。

3. 运动学习

患者通过运动观察的视觉反馈进行运动学习，因视觉作为知觉的主导，向大脑传输人体感知外界的主要信息来源。利用镜像装置，将健侧肢体活动的画面复制到患侧，患者通过这样的视觉反馈，进行运动观察、模仿以及再学习。通过不断的视觉反馈（包括运动观察成分）

刺激大脑主要运动皮质（M1），影响皮质的电活动及兴奋性，促进脑功能重塑，诱发运动功能恢复。

另外，镜像神经元在动作观察，意图理解，运动模仿、学习，以及运动想象中发挥重要作用。Nojima等通过经颅磁刺激（transcranial magnetic stimulation，TMS）证实镜像疗法后运动功能的改善与主要运动皮质区（M1）的重塑有较大联系，特别是在神经结合兴奋性较强的部位。镜像疗法中，通过多种感觉刺激能激活镜像神经元系统，促进大脑重塑，有助于上肢功能恢复。

（六）镜像疗法应用注意事项

1. 禁忌证

存在视觉障碍如偏盲，严重认知障碍和精神障碍，双侧运动功能障碍，脑干损伤后眩晕的患者等。

2. 注意事项

（1）应在安静的环境下进行，患者应把患肢隐藏于镜子的背面。

（2）患者注意力应全程集中，避免分心，在操作过程中尽量想象患侧肢体进行相同的动作，以激活患侧大脑相关感觉运动环路的重建，进而促进运动功能的恢复。

（3）每次运动过程中应保证动作完成的质量，对于时间、强度以及动作的准确性均应严格把控，可在家属以及陪护监督下进行。

（4）适度疲劳。

四、发展

通过利用错误的视觉信息刺激中枢大脑皮质，调节皮质兴奋性或者达到重塑的效果并改变患者对肢体的感知，镜像疗法作为新型的且富有创新性的康复手段，在临床的各个方面都具有较大的应用价值。但是，镜像疗法作为一种基于运动想象的中枢干预手段，较强的主观性导致难以客观衡量患者的接受程度。

通过调控镜像视觉反馈——镜像疗法的直接作用因子——对镜像疗法进行规范或深入的应用，是目前该疗法的必然发展趋势。首先基于循证研究基础，掌握镜像疗法的作用机制，从康复治疗技术层面加以应用，提高治疗效果。例如，在明确镜像疗法通过提高患者对患侧肢体关注度以纠正单侧忽略或习得性失用的基础上，可以在镜像疗法过程中对健侧肢体进行遮蔽，或在患侧镜像反馈中加入任务导向性训练以强化患者对肢体的感知。其次，基于中枢神经机制研究的结果，结合多种类型的新技术尽可能地将主观的镜像疗法量化，以确保患者的治疗接受度以及对治疗强度进行调节。例如，将脑机接口技术、虚拟现实技术以及对镜像视觉反馈进行调节等融入镜像疗法，进而产生疗效更优的治疗手段以促进功能恢复。最后，在新技术和新理论指导下，规范镜像疗法的操作标准及应用原则，以促进技术的临床应用和广泛推广。例如，作为中枢干预手段之一，结合"中枢-外周-中枢"闭环康复理论，将镜像疗法与外周的运动疗法、作业疗法相结合，形成规范的治疗流程，有利于促进中枢神经系统的兴奋性改变或功能重塑。镜像疗法在治疗设备、操作流程上的不断完善和改进，势必将成为一种更加优越的中枢干预手段而广泛应用于临床。

（贾　杰　丁　力）

第十八节　运动想象疗法

一、概述

脑卒中后手与上肢功能的运动恢复是康复治疗的重点和难点，这与手的结构和功能的复杂性密不可分。运动想象疗法（motor imagery training，MIT）作为一种相对较新的康复治疗技术，在卒中后手与上肢的功能恢复中发挥了越来越大的作用。运动想象训练属于中枢干预的一项重要组成部分，它包含了许多方面的内容，它将认知原理和运动康复技术结合在一起，并积极调动患者的主观能动性，成为当前脑卒中康复治疗技术的重要内容和研究热点。

目前对于卒中后手与上肢功能的恢复采用的方案可以分成主动疗法和被动疗法两大类。主动疗法往往基于Bobath、Brunnstrom等神经生理促进技术，被动疗法则包括针对外周的关节被动运动和各类物理因子以及针对中枢的经颅磁、经颅电刺激等。上述的各种治疗手段都存在一些不足，主动疗法需要患者具备一定的初始运动能力，那么在早期运动功能被诱发之前以及对于后期运动功能仍然丧失的患者，主动疗法就无法充分实施；而各类被动治疗则并没有充分调动患者康复训练的主动性，因此不能很好地促进手与上肢完整的运动通路的重塑。而运动想象疗法则解决了上述两个问题，它不依赖于患者现存的运动功能，只需要患者具备运动想象能力即可；同时，在运动想象的过程中，通过语言、视觉等提示可以充分调动患者的注意力，再结合对患者的实时反馈，就可以充分保证患者的参与。本节围绕运动想象疗法在卒中后手与上肢运动功能中的应用，对运动想象疗法的作用原理和实施方法进行阐述。

二、背景和相关概念

早在1950年，就有人提出即使感官不受到实际的刺激，中枢神经系统也可以产生类似于感觉输入的体验，并将其命名为心理想象（mental imagery，MI）。到1960年代，众多研究都提示运动想象训练可以强化记忆力和提高学习能力，运动想象训练被广泛应用到教育和体育领域。从1990年代开始，运动想象疗法被逐渐应用于脑卒中患者的功能恢复。

运动想象的英文表达不一而足，包括motor imagery、mental practice、mental imagery等，其相对公认的定义是：运动活动在内心反复地模拟、排练，而不伴有明显的肢体运动。

例如，让患者完成写字这一运动想象任务，患者需要想象自己面前放有笔和纸，接着在内心反复模拟、排练拿起笔并在纸上书写各种内容，但患者实际上并未做出任何明显的运动输出。

运动想象技术可以分成两类：一类是视觉运动想象，又称外在的运动想象，要求患者以一个旁观者的角度想象在一定距离之外看着自己完成某些特定的动作；另一类叫动觉运动想象，又称内在运动想象，此时患者以第一人称的视角想象自己正在做某个动作。诸多的研究表明，无论是视觉运动想象还是动觉运动想象，都可以诱发与实际运动相似的生理反应，如心跳和呼吸的改变。此外，动觉运动想象由于跟真实的运动感受一致，在对脑卒中患者进行运动想象训练时，我们更推荐动觉运动想象。

运动想象疗法作为脑卒中后上肢康复治疗的新技术，具有非常明显的优势：运动想象训练不需要特殊场地、特殊昂贵的设备，投入的成本少；不依赖于患者的残存运动功能；操作较简单，入选标准也低；可应用于脑卒中康复的各个阶段；最重要的是其能够充分地发挥脑卒中患者在治疗过程中的主观能动性。

三、作用机制

关于运动想象疗法改善患者运动控制的理论在学界存在广泛的争论，目前比较公认的经典解释是心理-神经-肌肉理论（psychoneuromuscular theory）。该理论认为中枢神经系统已经储存了运动计划或者流程图（schema），且对于特定的运动任务目标而言，实际活动和运动想象的流程图是相同的。脑卒中患者虽然中枢受到一定程度的损伤、运动输出受阻，但是其大脑中关于运动想象的流程图可能部分或者完整地保留了下来。以此为基础，我们让患者接受特定的运动想象任务时会激发与实际运动所产生的相似的神经肌肉冲动，两者仅在冲动强度上有所区别。早期应用运动想象可以增加感觉信息的输入，促进潜伏通路和休眠突触的活化，加速缺血半暗带的再灌注及脑血流的改善，减轻神经功能的损害程度，配合其他治疗，可提高康复治疗效果，降低脑卒中的致残程度。

近年来，有研究者采用功能磁共振成像、脑电图、肌电图等新技术进行运动想象的神经机制研究也表明，运动想象与实际运动涉及的脑区相似，这些脑区包括额叶前区、运动前区、辅助运动区、扣带回皮质、顶叶皮质、枕叶皮质、小脑等（图3-18-1）。因此，基于运动想象和实际运动所涉及脑区及神经冲动相似，运动想象疗法的作用机制可能是通过想象训练在人脑中强化了类似于正常运动的传导通路，使一部分处于休眠状态的突触苏醒过来，并修复或重塑运动功能相关的脑神经网络，从而促进脑卒中后肢体功能障碍者的肢体功能康复。

四、运动想象能力评定

现阶段临床上运动想象已经被广泛应用于脑卒中患者上肢与手的运动功能恢复，但疗效大相径庭，有的患者的运动功能在训练后得到了明显的提升，但是有的患者却很难取得实质性的进步。笔者认为，运动想象能力的评估是解释这一现象的关键。既往高引用次数的高质量运动想象临床研究，无一不对患者的运动想象能力进行了细致的评估，对于运动想象障碍的患者全部都被排除入组。因为，如果强行让不具备适当的运动想象能力的患者进行运动想象训练，反而有可能引起混乱运动想象（chaotic motor imagery），起不到任何治疗效果。那么我们在对脑卒中患者进行运动想象训练之前，也需要对患者的运动想象能力进行初筛。

（一）动觉和视觉运动想象问卷

动觉和视觉运动想象问卷（the kinesthetic and visual imagery questionnaire，KVIQ）包含10个常见的评定动作，包括头部运动（屈曲-伸展）、肩部运动（上抬）、躯干运动（屈曲）、上肢运动（肩关节屈曲、肘屈曲-伸展、对指）、下肢运动（膝伸展、髋外展、髋内旋、足拍打地面）。受试者需要实际进行这些运动，然后立即想象做同样的运动。受试者根据两种方法，一种是评定想象后的清晰度（视觉评分），另一种是感受到的运动程度（运动觉评分）来对自己诱导的运动想象能力进行评分（分为5级，1分为低想象力，5分为高想象力）。

（二）心理旋转试验

另一种评定运动想象能力的方法是心理旋转试验（mental rotation），该测试要求患者对旋转到不同空间角度的双手的视觉刺激图片进行心理旋转，继而判断该图片内的手是左手还是右手（图3-18-2）。该试验通常需要借助E-Prime软件来实现，要求被试者尽快准确地判断图片上的手是左手还是右手，并通过点击鼠标或键盘来实现判断。有研究表明如果患者的正确识别率在75%以下，就被认为是运动想象能力不足而不适合接受运

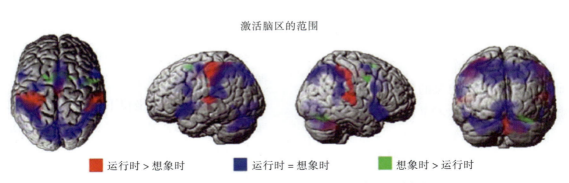

图3-18-1　运动想象和实际运动激活的脑区十分相似

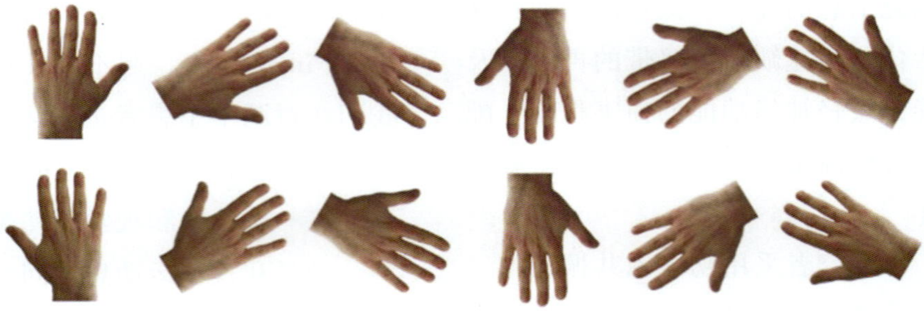

左手

右手

0°　　　　60°　　　120°　　　180°　　　240°　　　300°

图 3-18-2　心理旋转左右手判断试验

动想象疗法。

五、运动想象疗法在手与上肢运动康复中的实施方法

运动想象疗法的训练程序通常分成六个步骤：说明、预习、运动想象、重复、问题的解决和实际应用。所谓说明，就是在治疗开始前，需要详细地跟患者解释运动想象的训练方法和步骤，以及在训练过程中的注意事项，要确认患者理解训练的内容之后，才可以开始训练。预习，指的是在治疗师帮助下，患者跟着治疗师一步一步完成最初的运动想象的尝试。接着是正式的运动想象任务，运动想象全程分成三大部分，进入想象环境、运动想象以及返回真实的环境。运动想象训练和其他的脑卒中后的康复治疗技术一样，只有反复高强度地进行训练，才能实现运动神经生理通路的重塑。问题的解决指的是运动想象的内容可以针对性地解决患者日常生活亟须完成的任务，比如抓握功能。最后是实际应用，指的是将运动想象的训练成果迁移到实际的生活场景中，让患者在真实的日常生活任务再现的情况下完成在运动想象训练中学会的新动作。

研究表明，运动想象的最好的定位是补充治疗技术，也就是说它不可以代替常规的物理治疗，但如果将其和常规物理治疗训练结合在一起则可以发挥"1+1>2"的效应。此外，在选择想象任务的时候往往需要针对性地从康复训练和日常生活中挑选出合适的运动任务，针对每个患者的实际功能情况和生活需求来设定训练项目，达到真正的个性化康复。

下面我们提供一个典型的脑卒中后上肢与手的运动功能训练的运动想象方案，训练需要安排在安静舒适的房间内，整个训练过程通常在20~30min。

（一）第一部分（3~5min）

请您设想自己躺在一个温暖、舒适的沙滩上，收缩后放松全身肌肉（图 3-18-3）。

（二）第二部分（20min）

（1）请您全身放松，想象坐位下，上肢上举过头并保持伸直，然后慢慢将上肢恢复原位（图 3-18-4）。

（2）请您想象坐在桌前，胸前桌上放一水杯，用手握住水杯，用力向前将水杯推离自己，直至上肢向前伸直，默数1、2、3、4、5，然后恢复原位（图 3-18-5）。

（3）请您想象坐在桌前，手握一支铅笔在纸上连续快速地点点儿1、2、3、4、5、6、7、8、9、10，然后做手腕旋转运动（图 3-18-6）。

（4）请您想象五指用力伸开，然后用力握拳（图 3-18-7）。

（5）请您想象坐位下保持上肢自然下垂，屈肘90°，手心向下，然后将手心翻向上，再翻向下，反复5次，最后将上肢恢复自然下垂（图 3-18-8）。

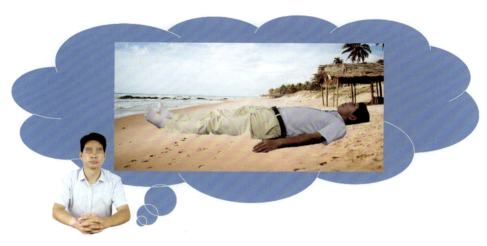

图 3-18-3　想象自己躺在沙滩上

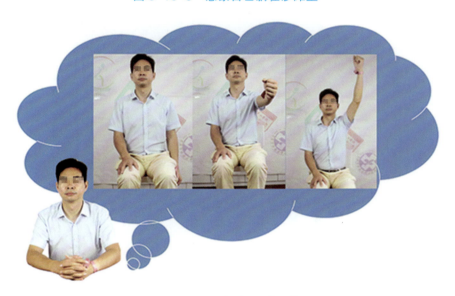

图 3-18-4　想象上肢上举

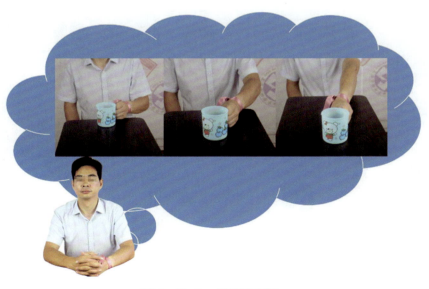

图 3-18-5　想象推水杯

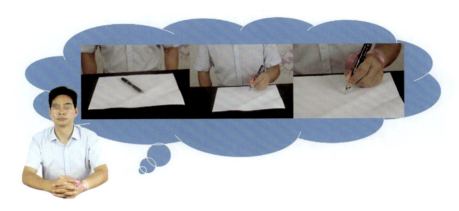

图 3-18-6　想象用笔点点儿

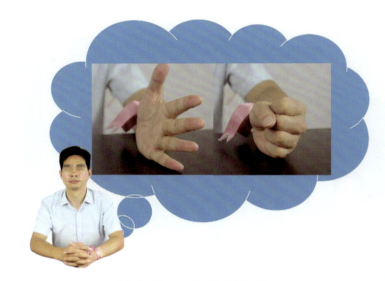

图 3-18-7　想象用力握拳

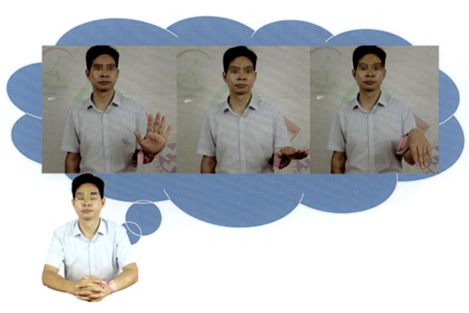

图 3-18-8　想象腕关节屈伸

（6）请您想象用拇指与每一个手指对指，先用拇指与示指用力对捏，拇指与中指用力对捏，拇指与环指用力对捏，最后拇指与小指用力对捏（图3-18-9）。

（7）最后请您想象做伸手拿杯子喝水的动作，想象手臂前伸，同时松开五指，握住杯子，然后将杯子缓慢送入口中，最后将杯子放回原位（图3-18-10）。

（8）请您想象躺在一个温暖舒适的床上，腹部放一个乒乓球，想象用手将它拿到身体旁边（图3-18-11）。

以上所有动作每个动作重复4遍。

（三）第三部分（3~5min）

请您把注意力集中于自己的身体和周围环境，睁开眼睛，全身放松（图3-18-12）。

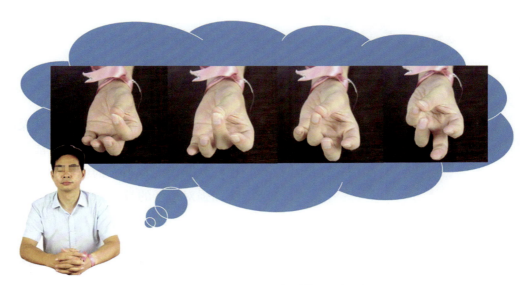

图3-18-9　想象对指

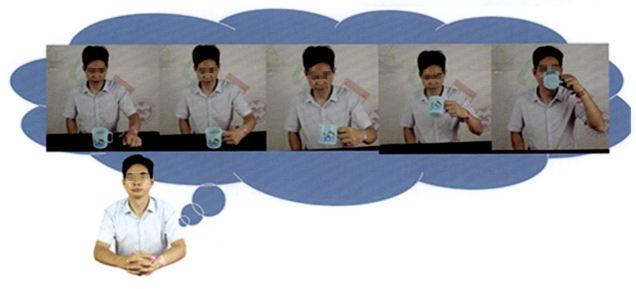

图3-18-10　想象喝水

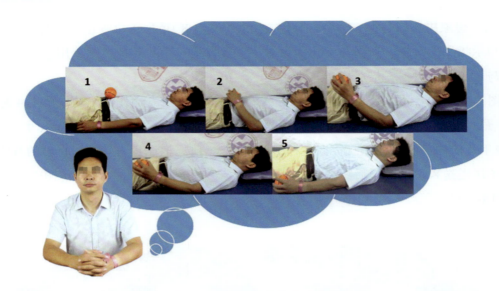

图 3-18-11　想象拿乒乓球

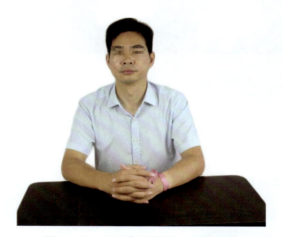

图 3-18-12　睁开眼睛，全身放松

六、运动想象疗法的注意事项

相对于传统的治疗技术，运动想象疗法最好的定位是对当前治疗方案的辅助和补充，将运动想象疗法和任务导向性训练、限制性诱导运动、常规神经康复治疗技术结合，就可以较好地改善处于慢性期的脑卒中患者的上肢运动功能和日常生活能力。在临床应用时，需要根据患者的运动功能状况、精神认知情况、依从性等来选择合适患者的运动想象任务，在训练过程中，需要密切观察患者的精神集中情况和对训练的反馈。有时候，患者过于急躁，因为运动功能恢复得不够理想，就急于强迫自己不断进行运动尝试或运动想象，这反而会导致想象混乱，到治疗效果反而有可能加重患者的焦虑症状。因此在临床的应用中，治疗人员一定要加强对患者的教育和解释。

（贾　杰　王鹤玮）

第十九节　上下肢一体化治疗

一、定义与由来

在临床治疗中发现，当患侧手功能支具作为一种上肢干预方法时，下肢的整体功能得到提高，表现为患者的平衡控制能力提高，步态表现提升，这体现了"上下肢一体化"的整体康复理论。在手功能康复治疗过程中，应关注下肢、关注整体，通过"上下肢一体化"的康复，提高手功能康复疗效。

二、良肢位

脑卒中后患者会遗留各种各样的功能障碍，其中运动功能障碍会造成患者不良的姿势与运动模式。不良姿势可能由于患者肌力与肌张力的不协调、原始粗大共同运动的再现、反馈系统的紊乱等原因造成，而患者不正确的体位摆放则是给患者造成二次损伤的重要原因。

因此，良肢位的概念被提出。所谓良肢位，是指患者处在卧位、坐位、站立位，甚至行走时全身肢体的正确摆放位置，它有利于患者的功能恢复，能有效预防并发症的发生。早期患者在床上良好的肢体摆放对预防、缓解痉挛，预防肩关节半脱位、肩痛、肩手综合征、骨盆后倾、髋关节外展、外旋，以及早期诱发分离运动等均具有一定的作用。有研究表明，在脑卒中后超早期良肢位的摆放与患者后期的功能恢复具有一定的相关性，而及时、适时地将良肢位，特别是针对上肢与手部的良肢位理念应用于治疗、生活中将有利于患者在进一步的康复过程中以"少并发症"的良好基础进行有效的康复治疗，从而提高运动功能。

1. 良肢位分类

（1）卧位良肢位

卧位良肢位包括仰卧位、健侧卧位以及患侧卧位三种情况，主要注意点为对肩、肘、腕、髋、膝、踝、肩胛骨等关节部位的有效、标准摆放，并通过枕头填充空隙，构造正确体位。在进行卧位下的良肢位时，应注意防止对关节如肩关节的压迫，并防止对上肢与手部的牵拉伤。

（2）坐位良肢位

一般的坐位良肢位有坐位与轮椅坐姿，主要的注意点为对双上肢的合理摆放、髋关节的正确位置以及坐垫、软枕、硬枕的有效利用。同样的，要防止不良的牵拉伤，以及对肢体的压迫损伤所产生的不适、疼痛甚至压疮，因此应定时地更换、调整体位。

（3）站立位良肢位

站立位下的良肢位主要是对身体重心的合理分配，表现为较好的站立肌力、耐力与平衡能力，体现为对头颈部、肩胛带、骨盆带、左右脚间距以及其他全身各关节的合理位置。站立良肢位是行走的基础，也是进行日常功能活动以及日常生活活动的重要根基，是患者从恢复肢体功能到回归家庭社会的重要一环。

（4）行走良肢位

行走良肢位建立在站立良肢位的基础之上，上肢、躯干和下肢在行走过程中都扮演着重要的角色，构成动态协调的整体。为了实现行走良肢位，需要保证患者具有良好的静态和动态平衡能力，正确的步态和摆臂方式也是必不可少的。

2. 良肢位摆放对患者的影响

良肢位摆放尽早地应用于脑卒中偏瘫患者，能预防或减少并发症，同时能够显著提高护理效果，保持患者身体血液循环顺畅，对抑制痉挛模式、预防肩关节半脱位、早期诱发分离运动等均能起到良好的作用，有利于患者进行进一步的康复治疗，能显著提高脑卒中偏瘫患者的生存质量和日常生活能力。

三、手功能辅具

脑卒中患者常出现手指的屈肌张力增高，打开双手进行功能性抓握就变得很困难，这对患者的生活质量产生了极大的影响。有研究证实，主动伸指是脑卒中患者手功能恢复可靠的早期预测指标。因此，在临床康复治疗中，手功能辅具（图3-19-1）的应用对于屈肌张力增高的患者手功能恢复有着重要的意义。对于那些经过规范的康复治疗而无法获得满意的生活质量的脑卒中患者来说，辅具的应用也可以有效地支持或代偿他们缺失的功能，从而改善其日常生活活动能力和提高其生活质量等。

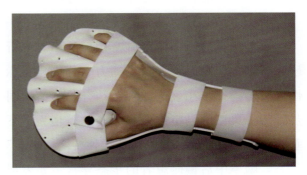

图 3-19-1　手功能辅具

手功能支具（图3-19-2）——一种由华山医院康复科自主研发的产品，对于脑卒中患者早期的良肢位摆放及手指屈肌张力增高的患者具有显著的作用。由手套、外固定支具及腕部的固定带三部分组成。

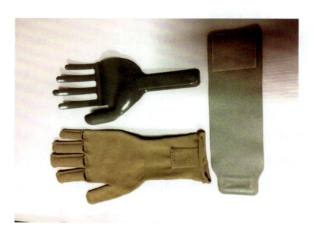

图3-19-2 手功能支具

四、步态分析

患者出现步态异常时，使用下肢辅具如踝足矫形器能改善、纠正步态，其上肢屈肌痉挛模式也相应有所改善，提示下肢干预会对上肢与手产生影响。同样的，在出现异常步态如典型的偏瘫划圈步态时，让患者佩戴上肢与手功能辅具，能在纠正上肢屈肌痉挛的同时，改善下肢伸肌痉挛模式，诱发、促进分离运动的产生。此外，也有学者对上肢进行干预后步态研究，发现患者平衡能力及步态表现都有所改善，这是由于上肢干预后对下肢产生了影响，这种影响的机制可能会从步态分析中找到答案。

（一）步态分析研究的现状

目前，世界范围内对脑卒中后的步态分析研究繁多，包括时空参数、动力学分析、对称性分析等描述步态表现，甚至结合肌电信号同步进行。典型的脑卒中偏瘫步态常表现为足下垂、内翻、膝过伸、髋关节外展外旋之"划圈"步态。脑卒中后偏瘫患者的步态异常主要表现为步长与时间的不对称、步速减小、关节和姿势控制差、肌力差、耐力差、异常的肌肉激活模式、耗能异常等。在对下肢的步态分析方面，目前的技术已经相对到位，这将为其用于上肢与手功能相关研究奠定坚实的基础。

（二）步态分析研究中的困惑与瓶颈

临床工作者与研究者在关注患者下肢步态时，虽对其进行了各方面的分析，但因人是一个整体，不能忽略上肢对下肢的影响。在给予上肢一定的干预时，下肢可能会产生相应的变化，即所谓的"上下肢一体化"理念。而对上肢给予干预后，下肢改善评判指标及程度未明、上肢干预后上下肢脑区联系机制未明等方面，形成了新的研究契机，这同时是探讨全脑机制的一个关注点，反映了全脑网络之间互相影响的可能，提出了对大脑与上肢、下肢之间神经控制非独立性的挑战，也是研究不同脑区相互联系、相互影响、相互促进的一个临床切入点。

（三）全身步态分析理论

在世界范围内，只有少数研究者报道过上肢干预后步态发生的变化，且没有将上肢发生变化时，下肢所产生的影响进行分析、对比。此外也未见专门分析上下肢干预相关性的研究报道，上肢干预与下肢变化之间的关系并未得到关注。将步态分析泛化，我们可以这么认为，步态分析能够反映上肢对下肢的整体影响，要对下肢进行治疗，特别是对步态进行纠正、提高患者步行能力，可以通过上肢干预进行治疗，此法能补充单纯下肢训练不能达到的效果，其背后可能依托着一种特殊的大脑调制或重塑机制。

运用Real Gait全身三维步态与运动分析系统评估脑卒中患者佩戴手功能支具前后的时空参数和关节运动学参数（图3-19-3）。佩戴17个一体化全身三维步态传感器［最大测量范围：角速度+/-2000dps，加速度+/-

16g；角度测量分辨率：0.02deg；最大 120 帧 * 每秒（FPS）的欧拉角、四元数、原始数据输出］，实时自动分析、计算、反馈显示、记录步态传感器采集的全身（肩、肘、腕、髋、膝、踝关节、头颅、躯干等关键部位在矢状面、冠状面和垂直面的运动数据）步态波形和数据。

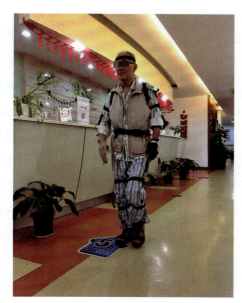

图 3-19-3　运用 Real Gait 全身三维步态与运动分析系统进行评估

课题组早期进行了小样本的研究，对脑卒中患者在佩戴手功能支具手套前后进行三维步态分析，从视频评估的直观结果能发现，患者的步态有了一定的变化与改善；步态分析数据相应的指标也提示，在上肢干预（佩戴手功能支具）前后，患者的步态有所改善，步行能力得以提高。

五、上下肢一体化理念

随着康复治疗技术的发展，康复理念不断更新，对脑卒中患者肢体功能的康复不再局限于单纯上肢或下肢的康复，而是需要将其作为一个整体综合对待。由此课题组提出"上下肢一体化"康复训练模式，即在脑卒中患者下肢康复训练的同时，给予上肢必要的支持，如姿势控制、支具矫正等，通过控制上肢异常运动模式，减少躯干不必要的代偿或下肢的异常模式，使患者尽可能获得接近正常的步行模式，减少体力消耗，使患者行走时能把注意力集中在其他活动上。

虽然许多奠定步行能力和保持平衡的运动都可以在卧位练习，获得这种相对简单的控制不等同于拮抗肌群在垂直姿势为保持平衡所必需的快速反应。因此，虽然卧位运动训练似乎能给个人直立功能提供前期准备，但实际上控制身体各节段直立的方法是比较特殊的，他们只能通过垂直姿势获得。为了促进正常运动顺序和平衡反应，治疗师可通过控制上肢或躯干关键点来促进或抑制相关运动模式。

步态训练时，许多患者健侧上肢保持在固定的位置，以维持躯干稳定；同时患侧上肢肌张力增高，出现联合反应，引起持久的屈曲模式；这一现象还将导致足趾的屈曲痉挛，严重影响患者步态表现。根据"上下肢一体化"理念，可依托手功能支具进行上肢控制，让肢体处在良肢位，并结合关键点控制，改变患者的运动模式，抑制肢体痉挛，引导形成正确的活动模式。患者进行下肢步行训练时，治疗师可通过肩峰、拇指等关键点控制，改善上肢痉挛状态，促进下肢正常运动模式出现，以改善步态，促进身体两侧相互作用及步态的对称性。

理念的延伸：通过上肢关键点控制，改善上肢状态，提升步态表现，对于建立患者正常运动具有重要意义。同时基于这一理念，依托手功能支具，建立在良肢位的基础上，通过手部支具代替治疗师对脑卒中患者上肢关键点控制，有利于患者进行主动康复训练。手功能的康复是整体的康复，上下肢一体化以"手功能"为导向，研究人整体的功能康复、上下肢之间的大脑联系，以寻求更好的脑卒中康复治疗方法。

六、总结

"上下肢一体化"康复理念以上肢与手

为康复切入点，将上肢与下肢康复训练有机结合起来，通过上肢干预促进下肢功能提高，同时避免下肢康复训练时上肢痉挛模式加重，使患者获得正常的本体感觉输入，建立正常的运动模式。通过各种体位下良肢位摆放，体现上肢干预中手功能支具的临床价值，从而达到步态的改善，平衡能力的提高；通过上肢等关键点的控制，提高患者整体的康复效果。这种康复理念要求治疗师以整体观念看待患者功能障碍，发现各类障碍的内在联系，而非局限于某种功能障碍。

目前关于PT、OT等康复治疗亚专业的界限越趋模糊，作业治疗、物理治疗分分合合。人的各项肢体功能相互联系，构成整体；康复治疗作为以功能障碍为导向的科学，也应该是一个整体性治疗，不能把患者的功能割裂开。课题组聚焦手功能，辐射的是一个人的整体功能，"手功能"不仅仅是局限于手部的功能，而是延伸到上肢、下肢的功能。以"喝水"这一作业活动为例，患者在理解该项任务后，将执行伸手拿杯子，将杯子送至嘴边，最终完成喝水这一动作。在这个过程中，"手拿杯子"这一功能动作是康复治疗的重点，但肩、肘、腕，甚至躯干、骨盆等其他部位也为该任务的完成提供功能支持。此外，该过程中大脑在认知水平对运动的理解、执行进行有效的控制，最终实现"手功能"。

手功能支具作为一种"外周干预"方法，其作用不仅限于良肢位的摆放，还被用于抗痉挛牵张、压力治疗、本体感觉强化训练、健手辅助性强制性疗法等。相对"中枢-外周-中枢"康复理论的"中枢干预"而言，"外周干预"是不直接作用于中枢神经系统的促进手功能恢复的康复治疗手段的统称。除了传统的四大技术——Bobath、Brunnstrom、PNF、Rood技术，针对脑卒中后患者上肢功能的作业疗法、强制性运动疗法、双侧训练、抗痉挛治疗、生物反馈技术、电刺激技术、上肢康复机器人技术、辅助支具、任务导向性训练等也被广泛应用于康复治疗当中。随着患者对脑卒中康复的需求和期望逐步增高，单纯的"外周干预"在脑卒中患者手功能康复应用的局限性已逐步显现。"中枢-外周-中枢"闭环康复理论充分运用"中枢干预"与"外周干预"两大治疗手段，通过中枢干预促进功能脑区激活，提高神经可塑性；通过外周干预强化感觉与运动控制模式对中枢的正性反馈与输入，从而促进脑功能的重塑。基于"中枢-外周-中枢"的闭合环路模式，有效利用中枢与外周干预之间的有机融合，形成"闭环"式信息反馈，最终结果作用于患者特定脑区或功能相关脑区，促进功能恢复。"上下肢一体化"的康复理论背后必定隐藏着纷繁复杂的脑机制。"中枢-外周-中枢"是一个闭环的康复理论，"上下肢一体化"是一个整体观念的康复理念。在"上下肢一体化"新康复理念下，通过上肢干预促进下肢功能提高，并结合"中枢-外周-中枢"康复理论进而促进人体整体功能提高。

总之，"上下肢一体化"并不仅仅存在于现象上这么简单，其背后可能具有复杂的脑网络联系，亟待更多的研究者进行相关研究，以促进手功能康复的全面推进。

（贾 杰 陈树耿）

第二十节 颈7神经交叉移位术

一、颈7神经交叉移位术治疗中枢瘫的由来

中枢性瘫痪（以下简称中枢瘫）又称为上运动神经元性瘫痪，或痉挛性瘫痪，是由于大

脑皮质运动区锥体细胞及其下行纤维——锥体束受损所引起的。临床上表现为肌张力增高，腱反射亢进，肢体呈现痉挛性瘫痪，有病理反射，但没有肌肉萎缩。中枢瘫的主要病因包括脑卒中、脑瘫、脑外伤等。据统计，我国现有中枢瘫患者约2300万，患者即使经过系统康复，仍会遗留不同程度的残疾，生活往往难以自理，尤其手部功能恢复最为困难。这不仅给患者，也给家庭和社会造成沉重的负担。多年来，中枢瘫的治疗聚焦在如何恢复患侧脑皮质的功能或增强患侧健存脑皮质的代偿能力上，以期促进肢体功能恢复，然而实际治疗效果不甚理想，主要是因为受损大脑半球的功能恢复和代偿能力非常有限，寄希望于受损大脑半球恢复功能或发挥代偿作用，现有的治疗方法已进入瓶颈期，难有突破。因此，要在治疗上有所突破，需要不断开发新的治疗理念和方法。为此，华山医院手外科徐文东教授凭借其在臂丛神经和周围神经领域积累的丰富临床经验，在国际上首次提出了颈7神经交叉移位术治疗中枢瘫的方法。

华山医院手外科在周围神经损伤尤其是臂丛神经损伤的诊治领域处于国际领先地位，在国际上首创多项神经移位术式，其中代表性的术式之一是顾玉东院士于1992年首次报道的健侧颈7神经移位术。该术式用于治疗全臂丛神经损伤已取得显著疗效，并得到国际同行广泛认可和推广。手术方法是切取健侧颈7神经作为动力，通过患侧尺神经返转搭桥，将健侧颈7神经与患侧正中神经连接。该手术的最大特点是将瘫痪手与同侧大脑（支配健侧手的大脑）相连，让同侧大脑支配瘫痪的手，运动投射从对侧投射变为同侧投射。该术式可有效恢复瘫痪手的功能，而对健侧上肢的功能只有一过性的桡侧三指半麻木，且术后3个月完全恢复。这一极具创新性的手术为全臂丛神经损伤患者的功能恢复带来了希望。但这种术式对于一侧大脑已经严重损伤的中枢瘫患者是否也有效呢？这就要求我们对健侧颈7神经移位术后的脑功能变化有深入的理解，而这方面的研究在国际上仍是空白。

为此，华山医院手外科对健侧颈7神经交叉移位术后的脑功能变化进行了大量的基础研究工作。临床上我们观察到了一个有趣的现象：全臂丛神经损伤进行健侧颈7神经移位的患者，在功能恢复早期，患肢的活动需要健侧肢体的运动来带动，称为健肢与患肢"同步兴奋"现象，大约在5年后，患肢才能产生"独立运动"而无须健肢连带活动。这种"同步兴奋"现象在不同年龄段患者中持续时间不同，儿童患者持续时间较短，而成人患者常常持续5年以上。这一现象提示我们，健侧颈7神经移位后，大脑一定发生了一系列重塑变化，才会让患手从与健手的连带运动变为独立运动。但这种重塑变化究竟是怎样的过程呢？

在对一组健侧颈7神经交叉移位术后的臂丛损伤患者进行长期随访中，我们对他们进行了脑部PET检查，结果发现，患者活动患侧手时原有脑功能区出现了激活，表明在术后远期，患肢运动时能够再次激活其原有对应的对侧皮质，激活模式趋向于由术后早期的同侧支配回到对侧支配，说明大脑在这个过程中发生了跨半球的功能重塑，而且这种重塑和患肢功能恢复同步出现，这对于患手恢复独立运动十分重要，同时用功能磁共振成像检测也得到了相似的结果。进一步研究发现，这种跨半球脑功能重塑是通过胼胝体完成的。然而在切断胼胝体的动物模型中，我们发现大脑运动皮质的功能重塑在同一侧半球内仍在进行，即一侧大脑运动皮质可以通过重塑后分离出双侧手部的不同代表区。在得出健侧运动皮质的重塑规律后，我们又对感觉皮层重塑的规律进行研究，结果发现,健侧颈 7 神经交叉移位术后的感觉功能重塑仅限于一侧半球,没有跨半球重塑的现象。因此,我们得出了一个结论,即使在一侧大脑半球内,大脑功能重塑仍可完成,并能够最终顺利地控制双侧上肢,而不受胼胝体、另一侧半球功能状态的影响(图 3-20-1)。

基于这一研究结果,我们得到了健侧颈 7 神经交叉移位术后脑功能重塑的重要规律:健侧颈 7 神经移位术后的脑功能重塑对上肢功能恢复至关重要,而这种功能重塑可由一侧大脑半球完成!这一结论的得出,给了我们一个重要提示:健侧颈 7 神经可以将一侧半球的潜能发挥到更高水平!

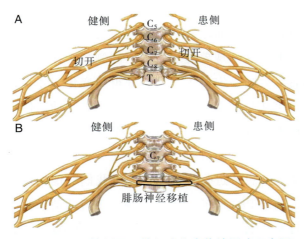

图 3-20-1　健侧颈 7 神经移位术传统通路示意图

在此基础上,徐文东教授将这一系列研究结果与中枢瘫痪病相联系,提出了治疗中枢瘫的全新策略:通过健侧颈 7 神经移位术,将痉挛的瘫痪上肢与健侧半球相连,诱发健侧半球发生功能重塑并支配瘫痪上肢,从而恢复瘫痪上肢的功能!但健侧颈 7 神经移位于患侧的哪根神经才能发挥最大的效果呢?通过查阅文献,我们发现,颈 7 神经根神经纤维数量是 18 095~40 576 根,主要组成桡神经,支配肱三头肌内侧头、桡侧腕短伸肌、指总伸肌。部分纤维参与肌皮神经、正中神经、尺神经、胸长神经、胸背神经组成。临床意义之一是单纯颈 7 神经根断伤不出现上肢功能障碍,因桡神经支配肌均可由其他神经代偿。而这个研究结果反过来也说明,颈 7 神经几乎参与了上肢所有主要神经的功能,如果将健侧颈 7 神经与患侧颈 7 神经桥接,就可以最大限度地将健侧大脑与瘫痪的上肢联系在一起。同时,患侧颈 7 神经也比其他神经根能够更广泛地接收患肢的信号并反馈到健侧皮质。因此,将患侧颈 7 神经作为受体神经最为合适,这为健侧半球发挥功能代偿能力提供了解剖基础。基于此设想,徐文东教授又经过了严格的动物实验论证,得到了相同的结果,并得到了健侧半球对双侧上肢产生支配的证据。

2008 年 4 月,徐文东教授针对一例脑瘫患儿进行了健侧颈 7 神经交叉移位术。患儿由于出生时颅内感染,累及一侧半球,对侧上肢痉挛性瘫痪,累及肘、腕、指屈曲畸形,拇指内收、前臂固定于旋前位,手功能严重受限。患儿自出生后便进行康复治疗,进展十分有限。徐文东教授与患儿家属经过充分沟通后,确定了实施健侧颈 7 神经交叉移位术治疗的方案。术中于健侧靠远端切取颈 7 神经,经腓肠神经桥接由肌下通路,移位至患侧的颈 7 神经。手术后第二天患者上肢痉挛程度明显下降,而健侧手仅有桡侧三个半手指的一过性麻木,无其他影响,且麻木在术后 3 个月即消失。1 年后患者随访,患手的功能明显好转,包括屈曲畸形明显矫正,伸指、伸腕等力量明显增强,上肢整体协调功能改善,在日常生活中可完成更多的动作(图 3-20-2)。在此之后,徐文东教授又选取了脑卒中、脑外伤等不同病因造成的中枢性痉挛性偏瘫患者,对其用此法治疗均得到明显效果。健侧颈 7 神经交叉移位术在治疗中枢损伤造成的偏瘫疾病中,显示出独特的优势和作用。手术治疗的疗效得到了国内外同行的认可。

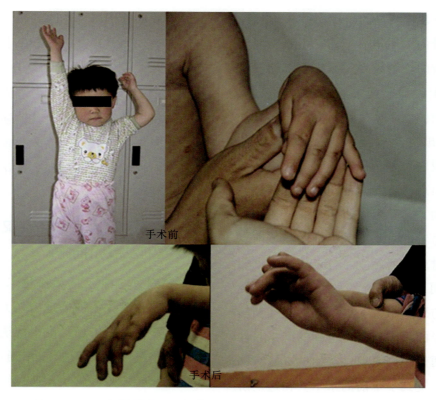

图 3-20-2 行健侧颈 7 移位术后脑瘫患儿的腕关节活动度明显改善

二、健侧颈 7 神经交叉移位术治疗中枢瘫的初步经验

健侧颈 7 神经交叉移位术治疗中枢瘫自 2008 年以来，已在脑出血、脑外伤、脑瘫、脑炎后遗症以及脑肿瘤术后的患者中进行了应用。该手术主要是针对上述不同病因导致的一侧上肢的痉挛性瘫痪，而另一侧功能正常。

我们得出的经验：健侧颈 7 神经交叉移位术治疗中枢瘫的患者可按照如下标准判断是否适合手术：①脑卒中、脑外伤、脑瘫等中枢损伤的原因导致的一侧上肢瘫痪。②智力和语言功能基本正常，这对于术后的康复十分重要。③经正规运动康复治疗 2 年以上。这一时期的患者基本均已进入平台期，康复只能维持患肢的功能状态，但不能进一步改善功能。④本人有通过手术改善患肢的强烈愿望。这对于术后配合治疗、评估、康复十分重要。⑤术前评估（临床查体、脑功能影像等）证实健侧半球功能正常。

另外，手术有以下禁忌证：①有糖尿病、高血压、心脏病等严重系统性疾病不能耐受手术；②精神及心理异常者；③患侧肢体以强直表现为主；④双手肌力差，运动功能不良；⑤存在严重的固定挛缩、骨关节畸形（可行矫形手术）；⑥存在严重的内科并发症；⑦智力低下或学习、交流能力较差（此为相对禁忌证）；⑧其他手术禁忌证。

术前对中枢瘫患者进行体检可对其患侧上肢的功能状态进行判断，同时根据病因、病理机制、损伤程度的不同，中枢瘫患者临床表现也有一定区别。一般来讲，屈曲痉挛远端较重，尤以腕关节、拇指最为严重，其次为肘关节，肩关节较轻。患侧手部难以张开，无法完成抓握动作。部分患者还存在定位困难、辨距障碍、震颤等表现。健侧颈 7 神经交叉移位术后，根据神经切断、再生及支配的阶段不同，其效果也可以分为以下几个明显的阶段。

①术后3月内为手术后早期,主要出现健侧颈7神经切断的松解效果。瘫痪上肢的屈曲痉挛为典型的上元瘫表现,这和γ环路之间有一定关系。健侧颈7神经切断后,其内包含的γ神经元被破坏,γ环路部分被打破,其手部痉挛明显减轻。颈7神经切断的效果在术后短时间内即出现,患者常常在术后麻醉清醒后即感觉手部的"紧"感放松下来了。在痉挛减轻后,部分患者此时手部的精细功能较前也有所提升,同时患者的站立、行走功能也可能出现改善,这可能与γ环路的张力调节系统有一定关系。与臂丛患者类似,颈7神经切断后,桡侧三个半的手指会有一过性的麻木、伸肘肌力下降,两侧均可出现,持续1~3月后即可完全消失,恢复到手术前的水平。在这一阶段须配合神经营养药物的治疗,促进神经生长,缩短神经再生的时间。

②术后3~10个月内为术后中期,这一阶段为健侧颈7神经交叉移位术后神经再生期,由于神经仍在再生过程中,应注意辅助营养治疗、电刺激治疗等促进神经生长的措施,同时应注意观察神经在生长过程中是否有卡压的出现,及时进行手术松解,保证神经的顺利再生。

③术后远期一般在术后10个月以后,此时健侧颈7神经的再生逐渐完成,手部精细动作逐渐出现改善,此时需辅助更加多样的、主动的、促进周围和中枢互动的康复训练。这一阶段的主要目标是促进大脑产生良性的功能重塑,对瘫痪手进行支配,这对于最终功能的改善十分重要。新的康复方法如镜像治疗、脑机接口治疗对大脑的功能重塑有一定的促进作用。另外,在日常生活中须鼓励患者尽可能多地使用瘫痪手,这对于促进外周–中枢反馈、瘫痪手的功能恢复十分重要。这一阶段内患者的功能改善多表现在患肢的痉挛程度进一步降低、上肢的整体协调性改善、多项日常生活任务中的表现明显提高,部分患者精细动作出现明显好转。

了解中枢瘫患者在术后不同阶段的恢复特点对于相应地给予康复及其他辅助治疗十分必要,同时由于患者之间临床表现各有不同,采取有针对性的训练策略和个性化的治疗方案对于提高其预后也至关重要。

三、健侧颈7神经交叉移位术治疗中枢瘫的发展和推广

健侧颈7神经交叉移位术治疗中枢瘫的手术策略自其提出即展现出强大的生命力和潜力。在手术技术方面,由于传统的手术为通过皮下通路进行神经移位,其所通过的通道较长,需要进行长段神经移植。通过解剖研究,我们发现通过食管后椎管前的天然解剖间隙进行神经移位可大大缩短神经移位的通道长度,减少或消除神经移位所需移植神经,不仅能够大大提高神经再生速度,还可以减少创伤,促进功能恢复。临床实践表明,椎前路健侧颈7神经交叉移位术较传统方法可使神经再生时间缩短3~6个月,可使瘫痪手在术后10个月到1年后即出现明显的功能恢复。

另外,由于长时间处于上肢屈曲痉挛的状态,很多中枢瘫患者出现骨关节畸形,尤其以脑瘫患儿最为常见,针对此情况,我们进一步开展了健侧颈7神经交叉移位与周围矫形、周围移位相配合的手术策略。针对存在明显垂腕畸形的患者,我们在健侧颈7神经交叉移位术后另行腕关节矫形,将手腕放在功能位,在神经再生成功后,支配的改善可使患者完成抓握等精细动作,同时配合腕关节的功能改善,其手功能可大幅度提高,满足日常生活的需要。在健侧颈7神经交叉移位术后,配合周围的神经肌支移位术,让健侧颈7再生的有效神经纤

维更加集中地支配手部的精细动作，使健侧颈7神经交叉移位术效果发挥到最高水平。而对术前痉挛十分严重的患者，我们在健侧颈7神经交叉移位术后结合部分屈肌神经肌支切断手术，既保留了屈曲的部分力量，又将痉挛在很大程度上解除，这样能使健侧颈7神经支配的伸肌力量发挥出来，使手部的精细功能明显恢复。

健侧颈7神经交叉移位术治疗自2008年起至今已经施行了100多例，患者年龄从4岁至65岁，损伤至手术间隔时间跨度最长30年，术后绝大多数患者的上肢痉挛得到迅速改善，伸腕伸指功能出现，手掌可以打开，抓握能力不断提高，由此生活自理能力恢复。手术治疗的效果得到了国内外同行的认可，并已在国内多个省级医疗中心推广应用。

中枢瘫是由于中枢神经损伤造成的肢体功能障碍综合征，所带来的家庭负担沉重，社会影响巨大，但并非无计可施。多年来，国内外同行在中枢瘫治疗方面进行了深入、长期的研究，取得了一定进展，而近年来，新的手术技术和理念的提出为中枢瘫的治疗翻开了新的篇章，为中枢瘫手功能恢复带来了新的希望。在综合各种方法的基础上，对中枢瘫的治疗应坚持长期、连贯、系统的治疗，多学科合作，在不同的阶段多学科全面介入，最终达到最佳的手功能恢复效果。相信在不久的将来，让中枢瘫患者恢复健康、回归社会这一梦想终将实现！

（贾　杰　沈云东）

本章审稿作者： 董安琴　王建晖　董新春
仇爱珍　乔　晋　宋振华
虞乐华　曲　红　葛　腾
李亚楠　黄小蓓　曹　湾
杨　凤　金　豪　高　聪
张永丽

第四章 手与上肢康复工程和辅具技术

第一节　康复工程学的生物力学基础
　　一、康复工程学的范畴及力学定义
　　二、康复工程在上肢矫形器中的功能
　　三、上肢康复产品所涉及的力与力学原理
　　四、上肢康复工程产品的设计原则及分类
　　五、上肢康复工程产品的临床应用和制作原则

第二节　上肢矫形器
　　一、手指矫形器
　　二、手矫形器
　　三、腕手矫形器
　　四、肘腕矫形器
　　五、肘关节矫形器
　　六、肱骨固定矫形器
　　七、肩关节矫形器

第三节　上肢康复机器人
　　一、康复机器人与上肢功能康复
　　二、上肢康复机器人的分类

第四节　虚拟现实上肢康复系统
　　一、虚拟现实的发展与应用
　　二、虚拟现实技术

第五节　上肢截肢后的残肢处理及义肢适配
　　一、上肢截肢术后康复
　　二、上肢假肢的适配与应用

第六节　手功能支具手套
　　一、概述
　　二、手套的组成
　　三、佩戴的相关事宜
　　四、手套的适用对象
　　五、手功能支具手套的原理
　　六、手功能支具手套在临床上的应用
　　七、案例分析

第七节　运动想象脑机接口技术
　　一、脑机接口与手功能康复
　　二、运动想象脑机接口技术在手功能康复中的两大作用
　　三、手功能康复的生理学基础
　　四、干预入组与操作流程
　　五、适应证与注意事项
　　六、治疗形式的多样化
　　七、前景展望
　　八、应用实例

第八节　经皮穴位电刺激
　　一、概述
　　二、治疗作用
　　三、TEAS在手与上肢康复中的应用
　　四、总结

第九节　功能性电刺激
　　一、概述
　　二、物理特性
　　三、生理作用与治疗作用
　　四、设备及治疗方法

第一节 康复工程学的生物力学基础

一、康复工程学的范畴及力学定义

康复工程学是一门为功能障碍者提供康复服务的工程技术科学，是生物医学工程的一个分支。其工作内容包括设计、制造和使用各种各样与功能相关的器具和仪器，用以矫正恢复和代替人体异常功能，主要是运动和感觉系统的功能。康复工程技术可用在假肢、矫形器、语言交流、视听、居住及工作环境的调节控制、操纵车辆以及学习和职业劳动等领域。在康复工程产品的研发、装配、使用等过程还涉及人体力学、材料及材料力学、人体生物力学等。这些力学原理相互作用、相互配合，以人体解剖学为基础，以人体生物力学为导向，根据患者具体功能障碍或畸形设计出符合人体功能或治疗需求的康复产品。

（一）人体力学

人体力学（human mechanics）是运用力学原理研究维持和掌握身体的平衡，以及人体从一种姿势变成另一种姿势时如何有效协调的一门科学。它基于人体生理解剖学、理论物理学的知识，研究人体运动器官的结构、功能与运动规律，从而指导人体防护与保健。人体力学在体育、舞蹈、搬运和负重、医疗、航空和航天等领域都有广泛应用。人体在装配康复器具时受到一个作用力对另一个作用力时也要考虑到力的三要素：力的大小、方向、作用点。康复器具作用于人体的力根据力对肢体的影响或作用力的方向可分为：内力、外力、拉力、压力、剪切力、引力、摩擦力等。

（二）材料力学

材料力学（mechanics of materials）研究材料在各种外力作用下产生的应变、应力、强度、刚度、稳定和导致各种材料破坏的极限。在康复器具的设计、加工、装配过程中要充分考虑到材料的力学特性和化学特性，以免破坏材料的力学特性进而影响康复器具的使用寿命并对患者造成伤害。

（三）人体生物力学

人体生物力学（human biomechanics）是研究人体结构、功能、发生和发展的规律以及人体与周围环境的关系的科学。它是力学、生物学、医学等学科之间相互渗透的边缘学科。通过将生物学和力学原理方法相互结合，认识人类活动过程的规律，解决健康领域的科学问题。人体完成各种活动的运动器官系统，由肌肉、关节、骨骼等组成。全身的关节将骨连接成一体，形成可以活动的骨骼体系，肌肉跨越关节附着于骨之上。肌肉、关节、骨三者在神经系统的支配和协调下，按照人的意志，共同准确地由肌肉的收缩与舒张牵动骨通过关节的作用而产生各种动作。例如：骨在肌肉拉力作用下围绕关节轴转动，这个过程就产生了符合人体生物力学的力学原理，它的作用和杠杆相同，称为骨杠杆。

二、康复工程在上肢矫形器中的功能

康复工程产品能固定病变肢体及关节，缓解痉挛，止痛，减轻肢体局部承重，促进炎症消退、病变或骨折愈合，矫正畸形或预防畸形的发展，限制关节的异常活动，改善肢体功能。利用牵引装置缓解神经压迫，解除肌肉痉挛，以上疗效可同时显现。概括地说，康复工程产品的基本功能包括以下五个方面。

（一）支持与稳定

通过限制关节异常活动来稳定关节，减轻疼痛或恢复关节承重功能、运动功能。如桡神经损伤矫形器、尺神经损伤矫形器等。

（二）固定与保护

固定和保护病变的关节，可以促进病变部位痊愈，减少疼痛。各种用于固定骨折的矫形器具有典型的固定与保护功能。如Colles骨折固定矫形器、肱骨骨折固定矫形器等。

（三）矫正与预防

通过改变力线和力点，矫正畸形或预防畸形的发展，限制关节异常活动，改善肢体功能。如矫正由类风湿关节炎导致的手的尺偏和桡偏的矫形器、烧伤后瘢痕挛缩前的上肢变形的功能位矫形器和瘢痕挛缩后的上肢矫正类矫形器等。

（四）免荷与牵引

改变承重部位，免除病变肢体或躯干（长轴）部分的承重负荷，促使炎症消退、病变或骨折愈合；利用牵引装置减轻神经压迫，解除肌肉痉挛。如治疗肩关节半脱位的肩部矫形器等。

（五）功能代偿

功能代偿的形式主要有以下几种。

（1）通过一定的装置，如橡皮筋、弹簧等，提供动力或储能，代偿失去的肌肉功能，给予一定的辅助力使麻痹的肌肉产生运动。如伸展辅助矫形器、动态对掌矫形器等。

（2）通过外部动力（电机、气压等）代偿肌肉产生运动，如外骨骼穿戴式上肢/下肢动力矫形器等。

（3）利用假肢补偿肢体的功能和外观。如上肢截肢者可利用假肢来代偿上肢丧失的部分功能和弥补缺失的外观等。

三、上肢康复产品所涉及的力与力学原理

力是指一个物体对另一个物体的作用，由力的大小、方向和作用点三要素组成。力的单位：牛顿（N）。在进行上肢假肢、上肢矫形器的设计和装配及上肢智能设备的研发过程中都应考虑力对上肢康复工程产品的影响、力对人体的影响及力的作用在人体和康复工程产品间的相互影响等。

1. 作用于人体和康复工程产品间的常见力

根据力对人体的影响或作用方向分类，包括内力、外力、重力、拉力、压力、剪切力、引力、摩擦力、弹性力等。

（1）内力：在一个系统内部相互作用的力。人体内部和康复工程产品各部分相互间作用的力，如肌肉力、组织黏滞力、韧带张力、关节约束反作用力、弹簧或钢丝等释放的力称为内力。

（2）外力：康复工程产品作用于人体或人体作用于康复工程产品上的力称为外力。人体所受的主要外力：重力、弹力、摩擦力、支撑反作用力、介质作用力等，矫形器的压力、扭力等。人体作用在康复工程产品上的主要外力：重力、剪切力、扭转力等。内力与外力的概念是相对的，两个力之间相互作用、相互影响。

（3）重力：物体本身受地球吸引而产生的力，方向指向地心。

（4）摩擦力：两个互相接触的物体，当它们要发生或已经发生相对运动时，在接触面上产生的一种阻碍相对运动的力。

（5）弹性力：物体由于受到外力而导致物体形变产生的作用力。弹力是接触力，而人体和康复工程产品在接触过程中发生形变有时不易被发现，但相互挤压产生的弹力是存在的。

2. 力矩与力的平衡

力矩是力和力臂的乘积（$M=F \cdot L$）。力矩是使人体转动状态发生改变的原因，与力的大小、力的作用线到转动轴的垂直距离有关。力的方向：物体沿逆时针方向转动为正，反之为负。

3. 力的合成与分解

（1）力的合成：当一个物体受到数个力

的作用时，合力为几个力的矢量和。

（2）力的分解：某一种力如果要用不同方向的分力来表示，称为力的分解。力的矢量性决定了力的合成与分解遵循力的平行四边形定律。同一点 A 作用的两个力 F_1 和 F_2，以其做邻边画平行四边形，则平行四边形的对角线即代表这两个力的合力，即 $F=F_1+F_2$（图4-1-1）。

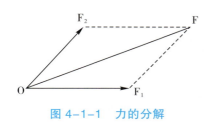

图 4-1-1　力的分解

4. 影响人体平衡的因素

维持人体平衡的两个条件是合力和合力矩为零。在康复工程产品的设计、装配及研发中需考虑合力和合力矩两个因素，以免影响产品的使用寿命并对人体造成伤害。人体平衡的分类如下。

（1）根据人体支点相对重心位置分上支撑平衡、下支撑平衡、混合支撑平衡。

（2）根据平衡稳度分稳定平衡、不稳定平衡、有限度的稳定平衡、随遇平衡。

另外，在康复工程产品设计和装配过程中，还应考虑到产品对人体的支撑面、稳定角、质量、摩擦力、重心高度等因素。

5. 影响人体和康复工程产品的杠杆因素

在肌肉拉力或康复工程产品的矫正力、阻力、拉力等作用下，骨骼能够围绕关节轴转动或矫形器力臂能够围绕矫形器上某一支点转动，并克服阻力或重力做功，其功能与杠杆相同，称作骨杠杆。骨杠杆具有动力作用点、阻力作用点和支点。支点是关节的瞬时中心。动力臂是肌肉作用线到支点的垂直距离。阻力臂是阻力作用线到支点的垂直距离。

（1）平衡杠杆：支点在力点和重点之间。如颅进行的仰头和俯首运动（图4-1-2）。

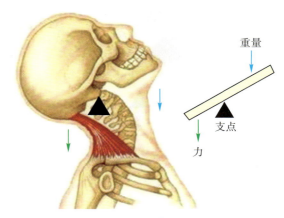

图 4-1-2　平衡杠杆

（2）省力杠杆：重点在支点和力点之间。如行走时提起足跟的动作，这种杠杆可以克服较大的体重（图4-1-3）。

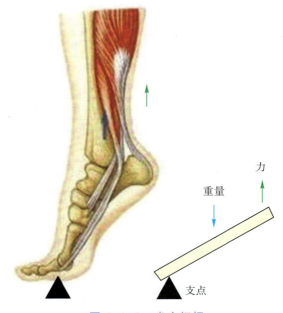

图 4-1-3　省力杠杆

（3）速度杠杆：力点在重点和支点之间。如肘关节的活动，这种活动必须以较大的力量才能克服较小的重量，但运动速度和范围很大（图4-1-4）。

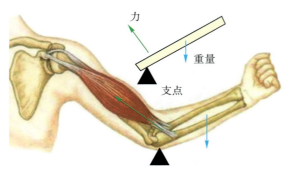

图 4-1-4　速度杠杆

四、上肢康复工程产品的设计原则及分类

上肢康复工程产品主要是指用于上肢各部位的假肢和矫形器。可按照上肢的截肢平面及使用部位进行分类,从而明确矫形器的佩戴位置。也可按照功能进行分类,可分为动态矫形器和固定矫形器(保护性矫形器)(表 4-1-1)。上肢假肢按照功能分类可分为肌电假肢、机械假肢、装饰性假肢。临床上一般多按照肢体部位分类(表 4-1-2)。

表 4-1-1　上肢矫形器分类

序号	类别名称	英文名	结构功能
1	手指矫形器	finger orthosis(FO)	利用橡胶带辅助指间关节屈曲的矫形器。用于指间关节伸展挛缩等情况
2	手矫形器	hand orthosis(HO)	用于全部或部分手的矫形器
3	腕手矫形器	wrist-hand orthosis(WHO)	用于腕关节及手的矫形器
4	腕手手指矫形器	wrist-hand-finger orthosis(WHFO)	用于腕关节、手、一个或多个手指的矫形器
5	肘矫形器	elbow orthosis(EO)	用于肘关节的矫形器
6	肘腕手矫形器	elbow-wrist-hand orthosis(EWHO)	用于肘关节、腕关节及手的矫形器
7	肩矫形器	shoulder orthosis(SO)	用于肩关节的矫形器
8	肩肘矫形器	shoulder-elbow orthosis(SEO)	用于肩关节和肘关节的矫形器
9	肩肘腕手矫形器	shoulder-elbow-wrist-hand orthosis(SEWHO)	用于肩关节、肘关节、腕关节及手的矫形器

表 4-1-2　上肢假肢分类

序号	类别名称	英文名	结构功能
1	手部假肢	finger prothesis(FP)	由硅胶制作而成。可根据患者肢体的具体尺寸、肤色等定制
2	掌部假肢	hand prothesis(HP)	分为机械性假手和装饰性假手两种。机械性假手由于残肢条件限制,临床上较少装配;装饰性假手主要根据患者的具体情况由硅胶定制而成
3	腕离断假肢	wrist-hand disarticulation prothesis(WHD prothesis)	腕离断假肢由接受腔、手头(肌电手头、机械手头、装饰性手头)组成。根据患者的使用习惯、功能要求、经济能力及残肢条件选择不同的假肢手头。装配肌电手头或机械手头的患者经过系统训练可弥补丧失的部分功能
4	前臂假肢	below-elbow prothesis(BE prothesis)	与腕离断假肢结构功能相同

续表 4-1-2

序号	类别名称	英文名	结构功能
5	肘离断假肢	elbow disarticulation prothesis（ED prothesis）	肘离断假肢由接受腔、肘部支条、手头（肌电手头、机械手头、装饰性手头）组成。根据患者具体情况选择不同的手头。具体与前臂假肢相同
6	上臂假肢	above-elbow prothesis（AE prothesis）	上臂假肢由接受腔、肘关节（电动肘关节、机械肘关节）、手头（肌电手头、机械手头）组成。具体配置装配根据患者的具体情况决定
7	肩离断假肢	shoulder disarticulation prothesis（SD prothesis）	肩离断假肢的结构和功能基本与上臂假肢相同

五、上肢康复工程产品的临床应用和制作原则

康复工程产品根据种类和作用部位的不同，其主要适应证包括神经系统功能障碍、骨骼系统功能障碍和肌肉系统功能障碍等，导致上肢功能缺失或功能下降的患者。

1. 上肢康复工程产品的临床应用目的

（1）稳定肢体，促进伤口愈合。

（2）保护肢体，预防损伤。

（3）减轻肢体活动，促进水肿、炎症吸收，缓解肢体疼痛。

（4）预防畸形，矫正畸形。

（5）限制关节的异常活动。

（6）增加关节的活动范围。

（7）补偿缺失的肢体和代偿功能。

（8）代偿或增强上肢的功能活动。

2. 上肢康复工程产品处理常见损伤和疾病

急性损伤或扭伤；骨关节损伤、骨关节疾病；肌肉韧带挛缩、畸形；运动功能障碍；脑卒中、颅脑损伤；各种肌病、肌无力；小儿脑瘫、发育不良、先天性畸形；病理性骨折、病理性畸形；烧伤等。

3. 上肢康复工程产品的制作原则

（1）设计原则：上肢假肢和矫形器设计应简单高效，以达到功能需要和治疗目的为设计标准。为了实现这一要求，应根据肢体病损的部位、残存功能，患者身高、体重及其生物力学等来确定假肢或矫形器的类型、性能、结构、材料，并指导患者穿戴和使用的适宜方法。还应根据治疗要求的变化或职业的变化而加以调整和改进。尤其是上肢假肢的装配和训练、上肢的运动模式和功能活动比较复杂，在为患者装配假肢和矫形器之前要对患者进行综合评估，然后在此基础上实施假肢和矫形器的设计与制作。

（2）矫形器质量要求：

1）在生物力学理论和解剖学的指导下，肢体尽量置于功能位，关节置于生理对线位，以利于肢体功能最大限度地恢复，防止受损肢体畸形的发生并控制或矫正畸形。

2）矫形器能施加治疗所需要的压力，但临床应用时作用于肢体的压力分布要均衡，压力强度要循序渐进，以保证治疗效果。反之，在关节或骨突起或创伤部位应避免压力，防止对皮肤造成损害、对关节造成新的损伤。

3）在充分考虑材料与肢体高度吻合的情况下，矫形器所用材料应有足够的厚度以保证必需的强度。配件应安装牢固，保证矫形器无安全隐患。

4）外动力牵引肢体时，牵引力适当，牵引方向与被牵引骨处于90°，防止角度过大或过小，对关节造成牵拉或挤压伤害。

5）矫形器光滑、颜色适中、透气性能良好，零部件使用灵活，尽可能减少矫形器重量，使患者感觉穿戴舒适。

6）患者穿卸矫形器无障碍，操作简便，使患者更愿意接受矫形器治疗。

7）应根据矫形器的设计方案确定材料、零部件。

8）按照工序进行制作和装配，这是矫形器能否达到治疗作用的关键步骤。

(3) 上肢假肢质量要求：①假肢是否符合处方要求；②假肢穿戴是否容易和是否能穿到正确位置；③接受腔边缘是否与残肢吻合，受压的耐受程度或是否对残肢造成压迫；④假肢对线是否符合生物力学要求；⑤检查假肢的长度是否与健侧一致；⑥检查穿戴假肢后肘关节的活动是否可以达到功能位；⑦检查假肢操控系统的操纵效率；⑧检查假肢的重量是否达到合格标准。

4. 常用设备

(1) 数字恒温水箱：根据加热材料特性、制作要求调节水温，一般水温控制在65~75℃。

(2) 红外线烤箱：用于加热低温材料、石膏模型、高温材料（PP 或 PE 等）。加热低温材料和石膏模型时温度一般控制在80℃左右，加热高温材料（桶装型高温材料）时温度一般控制在180℃左右。

(3) 平板加热器：可用于加热高温材料和低温材料等。加热低温材料时温度控制在65~75℃，加热高温材料（片状高温材料）时温度一般控制在180℃左右。

(4) 打磨机：可用于打磨低温材料、高温材料（PP 或 PE 等）、树脂材料、碳纤材料及金属材料等。打磨低温材料、PP 材料时，需用低速打磨；打磨 PE 和树脂材料时可选用中速和高速打磨。打磨材料时，一定要严格按照材料特性选择合适的转速打磨防止损坏打磨机和材料。

(5) 多功能缝纫机：主要用于尼龙搭扣、皮革、棉带等的加工。

(6) 装配工作台：主要用于假肢和矫形的制作、组装、调试使用。具体大小、尺寸可按照工作场地定制。

(7) 真空泵：主要用于制作假肢和矫形器（高温材质矫形器）时，提高真空负压环境。

(8) 工作台钳：台钳有立式台钳或台式台钳，前者是通过立柱固定在地面上，后者是用螺丝固定在台面上。用于各种矫形器辅助产品如铝形条、铰锁链、弹性钢丝的工艺加工，可以将台钳固定在操作台上进行矫形器的制作。

(9) 吸尘器：主要用于在制作和打磨假肢和矫形器时，吸收产生的粉尘。

另外，还需配置制作小工具。如热风枪、卷尺、角度尺、强力剪、医用剪、裁纸刀、打孔器、钢丝剪等。

5. 常用材料

低温材料（根据特点分为：透明版和不透明版）、高温材料（PP 和 PE 等热塑材料）、碳纤材料、尼龙加玻纤等数种合成材料、钛合金、铝合金、不锈钢等，都是假肢与矫形器常用的材料。

（解　益）

第二节　上肢矫形器

上肢康复产品主要以上肢矫形器（upper limb orthosis）为主。新材料的临床推广和应用大大简化了上肢矫形器的制作和调整过程。新材料尤其在手腕与手指矫形器领域得到广泛应用。上肢矫形器的作用是保持肢体的功能位，预防和矫正肢体畸形，提供助力以帮助无力肌运动，控制关节活动范围以促进肌腱修复和关节的愈合。

一、手指矫形器

（一）静态手指矫形器（static finger orthosis）

静态手指矫形器是手指受损后经常采用的固定方法之一。其目的是使第2、3、4、5指制动，有利组织修复。还可以利用三点力作用原理，对远指关节、近指关节过伸或过屈的手指进行矫正，这类形态各异的矫形器制作较为简单。

1. 指伸直位矫形器（finger extension orthosis）

（1）结构原理：指伸直位矫形器比较简单，俗称指箍，制作时有三种类型。①选择合适的低温材料，在患指上塑成"U"型（图4-2-1）或"管"型（图4-2-2）；②采用上、下两片低温热塑材料在患指上固定（图4-2-3），较单片的固定强度大；③指尖封口的"管"型指箍经修剪后成为DIP伸直位矫形器（图4-2-4）等。

（2）体位：将PIP或DIP固定于伸直位，主要用固定和保护。在治疗期内尽可能多的穿戴。

（3）适应证：指骨骨折，手指关节挛缩、关节炎等。

2. 槌状指矫形器（mallet finger orthosis）

（1）结构原理：①采用4cm×8cm低温热塑材料塑成"U"型指托固定远指间关节和近指关节（图4-2-5）；②带有横向环形杠杆系统的"管"型指箍经修剪后在手指固定，DIP

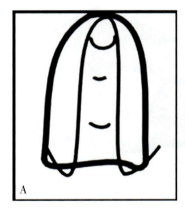 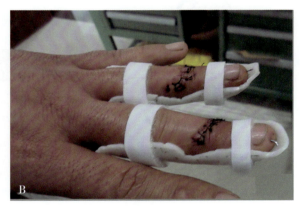

图 4-2-1 "U"型指伸直位矫形器
A.矫形器纸样图；B.矫形器实例图

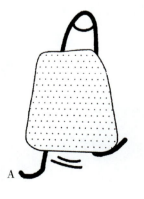 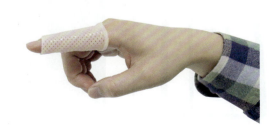

图 4-2-2 "管"型指伸直位矫形器
A.矫形器纸样图；B.矫形器实例图

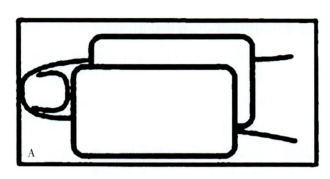
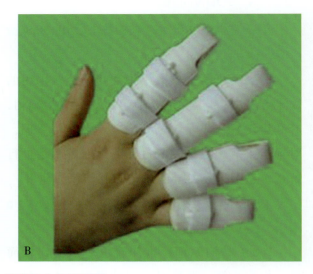

图 4-2-3 "二片式"型指伸直位矫形器

A.矫形器纸样图；B.矫形器实例图

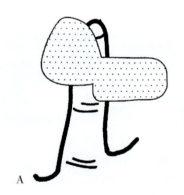
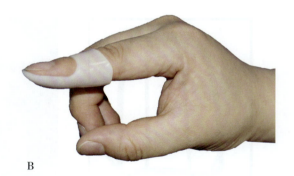

图 4-2-4 DIP 伸直位矫形器

A.矫形器纸样图；B.矫形器实例图

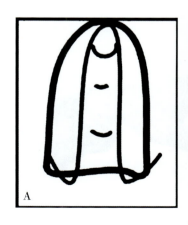
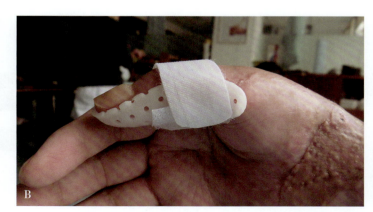

图 4-2-5 "U"型槌状指矫形器

A.矫形器纸样图；B.矫形器实例图

关节置于过伸位，PIP 屈曲位（图 4-2-6）。槌状指矫形器采用具有良好的记忆性、自黏性、延展性、较薄不带孔的低温材料（1.5~2mm）制作。

（2）体位：远指间关节置过伸位、近指间关节轻度屈曲位固定，以促进伤口愈合。

（3）适应证：急性牵拉引起远指间关节肌腱附着处撕裂伤导致的槌状指畸形。

3. PIP 伸展矫形器（PIP extension orthosis）

（1）结构原理：取一片尺寸为 4cm×4cm 的低温热塑材料，分别在板材距中心点前后 1cm 处用剪刀横向剪出一条 2cm 长的小口。塑型时，将中间部分向上拉，患指直接穿过拉出的间隙，形成有 2 个指腹托和 1 个指背托的结构（图 4-2-7），通过三点力作用原理，矫正指关节置于伸展位，纠正关节屈曲挛缩。

（2）体位：PIP 伸展位。

（3）适应证：指关节屈曲挛缩、手指关节挛缩等。

4. 指屈曲矫形器（circumferential hand-based static-progressive MCP-IP flexion orthosis）

（1）结构原理：取一条尺寸为 20cm×1cm 的低温热塑材料，将患指置于屈曲位，围绕 PIP 缠绕成一个"8"字型，两端在 PIP 下面黏合即可（图 4-2-8）。另一种类型是将指尖封口的"管"型指箍经修剪后在手指固定，关节置于屈曲位。通过三点力原理防止 PIP 过伸，确保关节在正常范围内活动。

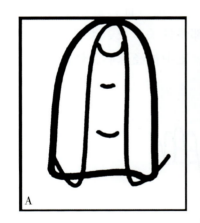 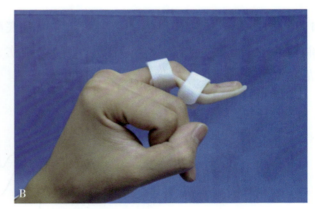

图 4-2-6　槌状指指箍
A. 矫形器纸样图；B. 矫形器实例图

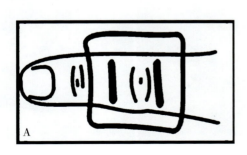 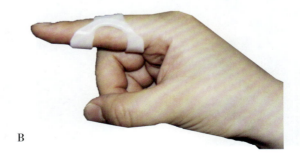

图 4-2-7　指伸展固定矫形器
A. 矫形器纸样图；B. 矫形器实例图

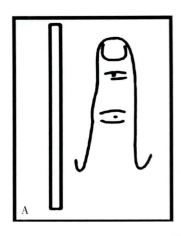
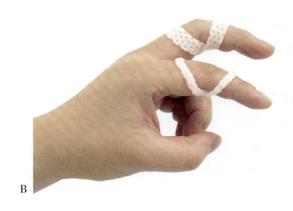

图 4-2-8 指屈曲固定矫形器
A.矫形器纸样图；B.矫形器实例图

（2）体位：PIP 屈曲位。

（3）适应证：手指关节屈曲受限，手指伸展肌挛缩等。

5. 指关节固定矫形器（IP stabilizing orthosis）

（1）结构原理：指关节固定矫形器是将指关节制动。矫形器的手指部位为"U"型，通过尼龙搭扣将手指固定，链接手掌部，手掌部两端分别绕向桡侧和尺侧的背部，借助于尼龙搭扣固定在手部（图 4-2-9）。

（2）体位：根据治疗需要，将掌指关节（MP）、PIP 或 DIP 固定于伸展或屈曲位。

（3）适应证：适用于急性掌指关节炎、基底部骨性关节炎、类风湿关节炎、拇指韧带损伤、正中神经麻痹、烧伤等。

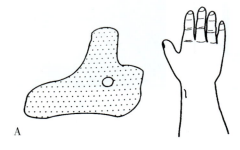
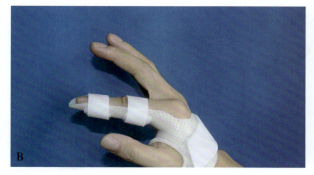
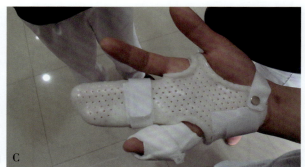

图 4-2-9 指关节固定矫形器
A.矫形器纸样图；B.单指固定实例图；C.双指固定实例图

6. DIP侧偏矫形器（DIP corrective-deviation orthosis）

（1）结构原理：外形类似槌状指指箍，穿戴时三点力的作用在手指侧面（图4-2-10）。如果是DIP关节侧偏方向相反，将指箍三点力作用在对侧。

（2）体位：PIP中立位。

（3）适应证：适用于DIP关节侧偏。

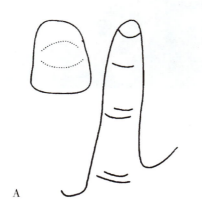 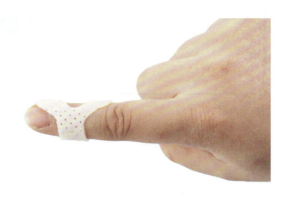

图4-2-10 DIP关节侧偏矫形器
A.矫形器纸样图；B.矫形器实例图

病例分析

患者陈某，男，31岁。工作时不慎被机器热压损伤右手。诊断为右手背指背Ⅲ度热压伤。右手背指背腹部带蒂皮瓣修复术制动，术后3个月入院行康复治疗。功能情况：右手不能握拳，右拇指对指可；手指关节活动受限，拇指MP屈伸20°~50°，IP 25°~55°，其余4指MP屈伸15°~50°、PIP屈伸20°~70°、DIP屈伸10°~50°；皮瓣触痛、浅感觉减退。康复治疗方法：PT、OT、理疗、中医、职业康复及临床对症支持治疗。

诊断：患者陈某右手皮瓣修复术后由于长时间制动，导致右手关节挛缩（4-2-11），手指各关节活动受限，为改善右手的关节活动范围，避免关节进一步屈曲挛缩，义肢矫形师为患者右手制作了伸指矫形器。

（二）动态手指矫形器（dynamic finger orthosis）

1. PIP指关节牵伸矫形器（circumferential hand-based dynamic MCP progressive-extension orthosis）

（1）结构原理：选择大小、厚度适中的低温热塑材料在背侧中间部位开一个椭圆形的圆孔，在板材中间位置两侧各剪一个三角形的切口，在板材两头外侧纵轴方向剪4个切口。然后加热板材在关节两端塑成一个指箍，接着把前后4个切口处材料条反复折叠竖起。利用材料的柔韧性和耐疲劳性，在材料的狭窄部位形成一个活动关节，最后在竖起的材料条上安装弹性装置并绑上魔术带（图4-2-12）。

（2）体位：PIP指关节牵伸位。

（3）适应证：适用于指关节屈曲畸形、屈指肌腱挛缩。

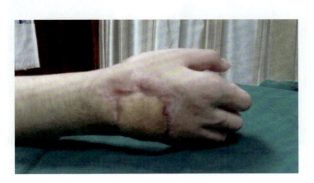

图4-2-11 右手关节挛缩

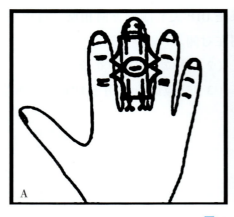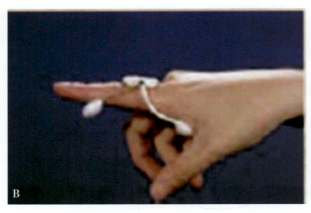

图 4-2-12　指关节伸展矫形器

A. 矫形器纸样图；B. 矫形器实例图

2. PIP 弹簧式指关节伸展/屈曲辅助矫形器（three-point finger-based dynamic joint-aligned coil-spring pip corrective extension/flexion orthosis）

（1）结构原理：选择适合手指大小的钢丝预制件，取两小片低温热塑材料，软化后其中一片在 PIP 掌侧的近、远端塑型，另一片在指尖关节背侧塑型。借助钢丝弹簧的一端与近端指箍粘连，再借助钢丝弹簧的另一端与远端指箍粘连，采用尼龙搭扣分别固定在近、远端指箍上束紧（图 4-2-13）。

（2）体位：根据弹簧的弹力方向，作用于手指，辅助指关节的伸展或屈曲。

（3）适应证：适用于手指关节伸肌或屈肌挛缩。

3. PIP 屈曲辅助矫形器（PIP assistive flexion orthosis）

（1）结构原理：根据手指的大小，采用钢丝预制好钢丝架，取 3 小片低温热塑材料软化后粘连在钢丝架上，作为指托分别固定在指关节下部及指关节背侧近、远端，借助弹力筋在掌侧的牵拉，使近指关节屈曲（图 4-2-14）。

（2）体位：PIP 指关节屈曲位。

（3）适应证：适用于手指鹅颈样畸形、指关节伸肌挛缩。

4. PIP 伸展辅助矫形器（PIP assistive extension orthosis）

（1）结构原理：根据手指的大小，采用

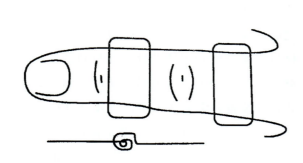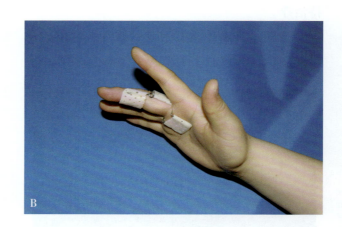

图 4-2-13　指关节伸展辅助矫形器

A. 矫形器纸样图；B. 矫形器实例图

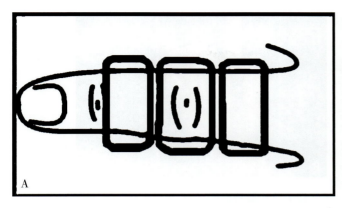
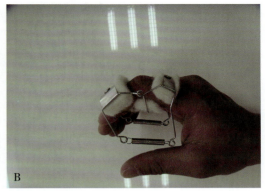

图 4-2-14 指关节屈曲辅助矫形器
A.矫形器纸样图；B.矫形器实例图

钢丝预制好背侧钢丝架，取 3 小片低温热塑材料软化后粘连在钢丝架上，作为指托分别固定在近指关节上部及指关节掌侧近、远端或在相反方向，在弹力筋的作用下辅助 IP 伸展（图4-2-15）。

（2）体位：PIP 指关节伸展位。

（3）适应证：适用于手指纽扣样畸形、指关节伸肌挛缩。

5. PIP 动力牵伸矫形器（dynamic PIP progressive-extension orthosis）

（1）结构原理：选择合适的低温热塑板材，根据手掌部的周径和被牵伸的手指长度，制作手背部塑型。分别从桡侧和尺侧绕行手掌部，修剪后通过魔术带连接固定，然后在手指背部的低温热塑材料上装上牵引部件，通过指套对指关节进行牵引（图 4-2-16）。

（2）体位：PIP 指关节伸展位。

（3）适应证：适用于指关节屈曲畸形、屈指肌腱挛缩。

二、手矫形器

（一）静态手矫形器（static hand orthosis）

1. 拇掌指关节固定矫形器（circumferential hand-based metacarpal-stabilizing orthosis）

（1）结构原理：采用低温热塑材料将拇指部位塑造为"管"型，向下包绕整个大鱼际，顶端止于拇指指间关节，不影响其关节运动，大鱼际部位下方止于腕关节，不影响腕关节运动。借助手掌部和背部材料分别向尺侧延伸，均止于小鱼际处（图 4-2-17）。

（2）体位：拇掌指关节固定矫形器是将

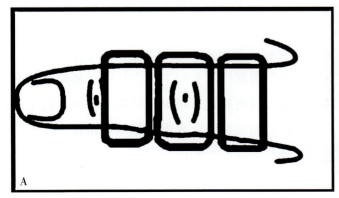
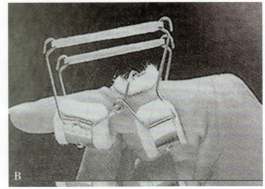

图 4-2-15 指关节伸展辅助矫形器
A.矫形器纸样图；B.矫形器实例图

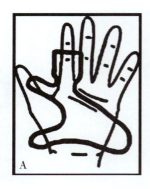 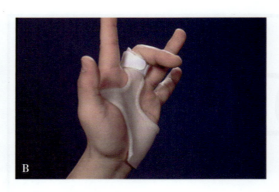

图 4-2-16　指关节伸展矫形器
A.矫形器纸样图；B.矫形器实例图

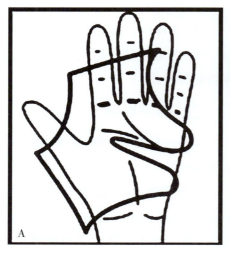 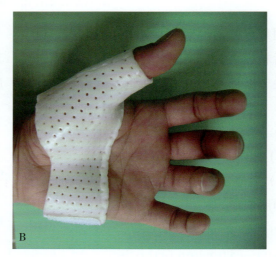

图 4-2-17　拇掌指关节固定矫形器
A.矫形器纸样图；B.矫形器实例图

拇掌指关节制动，保持拇指对掌位。

（3）适应证：适用于急性掌指关节炎、基底部骨性关节炎、类风湿关节炎、拇指韧带损伤、正中神经麻痹、烧伤等。

2. 桡骨茎突狭窄性腱鞘炎（de quervain's tendinitis）矫形器

（1）结构原理：结构似长手套形状，主要目的是使拇长展肌和拇短伸肌均处于休息位。不仅是拇指，腕关节也应包含在此矫形器里（图 4-2-18）。只有当拇长伸肌也受累，矫形器才应延伸至超过指间关节。

（2）体位：腕关节保持 10°~15° 伸展位，腕掌关节掌侧外展 40°~50°，第 1 掌指关节屈曲 5°~10°。第 2 掌骨轴线与桡骨对齐以免肌腱形成成角。应避免腕关节和腕掌关节的运动。杠杆臂系统的应用也是如此。

（3）适应证：适用于桡骨茎突狭窄性腱鞘炎、正中神经损伤、大鱼际肌损伤。

3. 对掌矫形器（opponens orthosis）

（1）结构原理：对掌矫形器分为长对掌矫形器和短对掌矫形器，结构的区别在于作用手指部位的长短不一。长对掌矫形器是取三角形材料软化后将纵向的部分分别在拇指与示指之间塑形，形成拇指与示指指托，横向的部分自手部的桡侧绕向尺侧，尼龙搭扣将桡、尺侧两端连接固定（图 4-2-19）。短对掌矫形器是一种简洁但是非常有效的静态拇指夹板。其在掌指关节上的支持是至关重要的，这种设

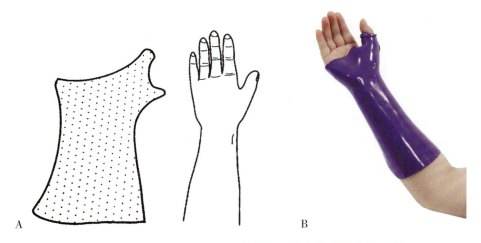

图 4-2-18　桡骨茎突狭窄性腱鞘炎矫形器

A.矫形器纸样图；B.矫形器实例图

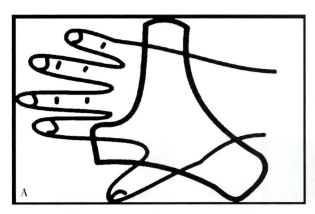 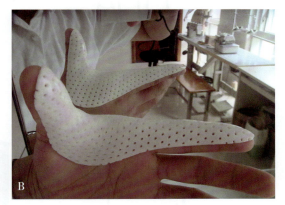

图 4-2-19　长对掌矫形器

A.矫形器纸样图；B.矫形器实例图

计被称为两闭路环状系统（图 4-2-20）。其借助尼龙环进行固定，拉力方向平行于对侧。

（2）体位：保持拇指与示指的对掌位，长对掌矫形器限制 PIP、DIP 的运动，而短对掌矫形器只限制 PIP 的运动，二者用于防止手部疾患造成的拇内收肌挛缩。

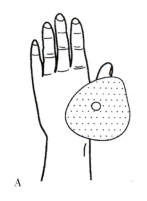 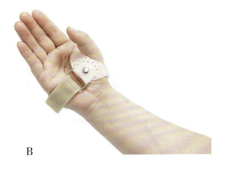

图 4-2-20　短对掌矫形器

A.矫形器纸样图；B.矫形器实例图

（3）适应证：适用于正中神经损伤、大鱼际肌损伤、内收肌挛缩、拇指挫伤、腱鞘炎。

4. 掌指关节固定矫形器（volar or circumferential hand-based D2-5 MCP-stabilizing orthosis）

（1）结构原理：取长方形低温热塑材料软化后在近指骨和手掌部塑型，将掌指关节置于屈曲位。掌指关节处空出，避免对掌指关节的压迫，通过尼龙搭扣在桡、尺侧黏合固定（图4-2-21）。另一个简单的类型是，通过低温热塑条从手掌桡侧开始绕向掌部尺侧，再由尺侧绕向掌部，在桡侧交叉黏合，在手掌部形成一圈。再连续绕向Ⅰ～Ⅳ指的近指骨背侧绕向尺侧，然后经过掌面围绕近指骨形成一圈黏合，形成较简单的掌指关节固定矫形器（图4-2-22）。

（2）体位：保持掌指关节置于屈曲位。可进行屈曲运动。

（3）适应证：矫正掌指关节伸展挛缩。

5. 掌指关节尺偏矫正矫形器（circumferential hand-based dynamic traction D2-5 MCP corrective radial deviation orthosis）

（1）结构原理：可以采用两种方法制作。

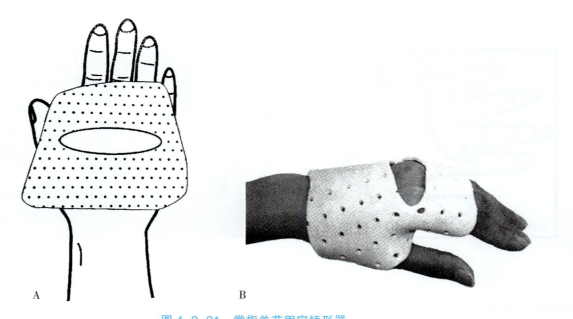

图4-2-21　掌指关节固定矫形器
A.矫形器纸样图；B.矫形器实例图

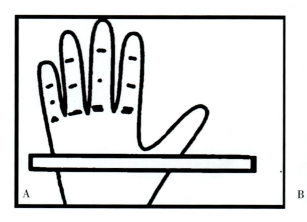
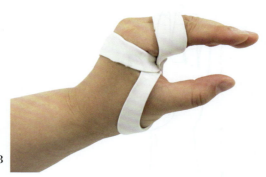

图4-2-22　简易型掌指关节固定矫形器
A.矫形器纸样图；B.矫形器实例图

一种是采用低温热塑材料制作，经取形、软化后放在患侧掌面，将Ⅰ~Ⅲ指的指托分别插入各指缝间，旋转90°在手背部绕向桡侧，再将第4指托靠于小指近指骨尺侧缘，通过尼龙搭扣与桡侧相连接，使矫形器固定在手掌部（图4-2-23）。另一种是取一条长25cm、宽1.5cm的低温热塑材料软化后在手掌部环绕一周，在第1掌骨尺侧黏合，采用尼龙搭扣制作成按顺序向下延伸的4个指托，它的末端与低温热塑材料掌骨尺侧黏合处连接（图4-2-24）。

（2）体位：该矫形器的主要目的是预防、矫正第2、3、4、5指掌指关节尺侧偏畸形。将诸指处于中线位置。穿戴时，各尼龙搭扣粘于前一指托的背侧。

（3）适应证：适用于类风湿关节炎所致掌指关节尺侧偏畸形。

6. 尺神经麻痹矫形器（figure-eight hand-based static D4-5 MCP extension-blocking orthosis）

（1）结构原理：采用低温热塑材料或金属条在手掌做一个环形箍，材料的一头延伸到小指外侧，在第4、5近指骨中段塑成两个并连在一起的指箍，使掌指关节屈曲而指间关节可做伸展运动（图4-2-25）。

（2）体位：掌指关节屈曲约90°指间关节伸直位。

（3）适应证：主要矫正尺神经损伤引起的爪状指畸形。

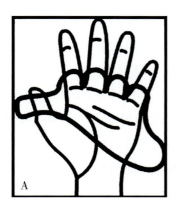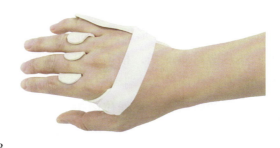

图4-2-23　低温热塑MP尺偏矫正矫形器

A.矫形器纸样图；B.矫形器实例图

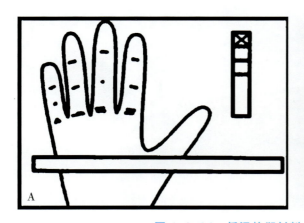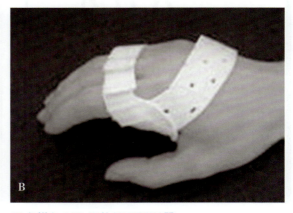

图4-2-24　低温热塑材料+尼龙搭扣MP尺偏矫正矫形器

A.矫形器纸样图；B.矫形器实例图

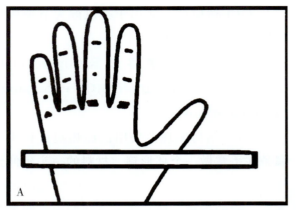
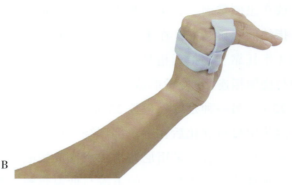

图 4-2-25　尺神经麻痹矫形器

A.矫形器纸样图；B.矫形器实例图

（二）动态手矫形器（dynamic hand orthosis）

1. 钢丝式掌指关节伸展矫形器（circumferential hand-based dynamic arching spring-wire MCP assistive extension orthosis）

（1）结构原理：该矫形器在腕部到手背部有一个低温热塑材料支托，根据受损手指数量支托上有数根弹性钢丝，一端固定在支托上，另一端弯成横向的弧形，分别托住诸指的近指骨使其背伸，手指桡、尺方向运动不受影响（图4-2-26）。

（2）体位：辅助掌指关节伸展位。

（3）适应证：适用于桡神经麻痹、伸肌腱损伤、类风湿关节炎、MCP外科手术后辅助。

2. 掌指关节伸展辅助矫形器（circumferential hand-based dynamic MCP assistive extension orthosis）

（1）结构原理：采用低温热塑材料或金属条在手掌做1个环形箍，在掌侧Ⅰ~Ⅲ指有一条横向指托棒，利用橡皮筋的弹性拉力，牵伸时诸指 MP 同时做伸展运动（图4-2-27）。此拉力较钢丝掌指关节伸展辅助矫形器拉力大。

（2）体位：辅助掌指关节伸展位。

（3）适应证：同钢丝式掌指关节伸展矫形器。

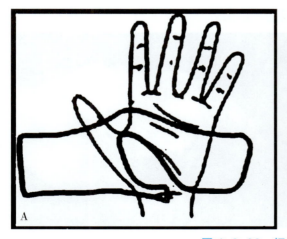
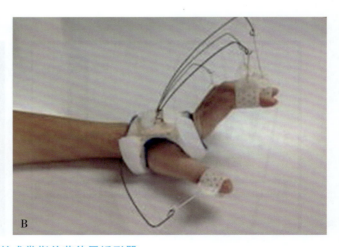

图 4-2-26　钢丝式掌指关节伸展矫形器

A.矫形器纸样图；B.矫形器实例图

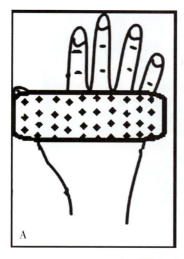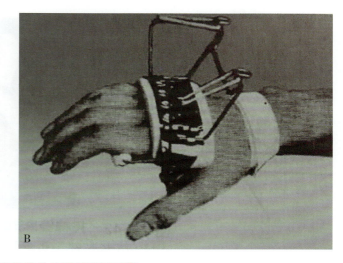

图 4-2-27　掌指关节伸展辅助矫形器

A. 矫形器纸样图；B. 矫形器实例图

3. **掌指关节屈曲辅助矫形器**（circumferential hand-based dynamic MCP assistive flexion orthosis）

（1）结构原理：在掌侧腕伸展矫形器的基础上，利用橡皮筋的弹性拉力，帮助 MP 屈曲运动，主要针对单指的屈曲运动（图 4-2-28）。另外一种类型是分别在掌部背侧及Ⅰ～Ⅳ指背侧各有一块低温热塑材料和海绵制作的压力板，通过两侧的钢丝铰链与掌部掌侧的指托棒连接，借助橡皮的拉力，辅助Ⅰ～Ⅲ指的掌指关节同时屈曲运动（图 4-2-29）。

（2）体位：掌指关节屈曲位。

（3）适应证：适用于尺神经、正中神经损伤造成的手内肌麻痹，掌指关节过度伸展等。

4. **弹簧式对掌矫形器**（circumferential hand-based dynamic arching spring-wire thumb assistive opposition orthosis）

（1）结构原理：该矫形器与静态对掌矫形器的基本结构相同。静态对掌无可活动的金属关节，而该矫形器在第Ⅱ指掌指关节的桡侧处由一个弹簧及延伸的钢丝将拇指与示指指托链接起来（图 4-2-30）。

（2）体位：保持拇指与示指的对掌位，利用弹簧的弹性辅助拇指、示指的伸展。

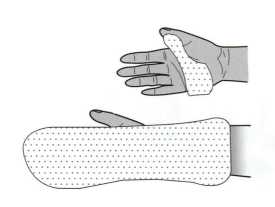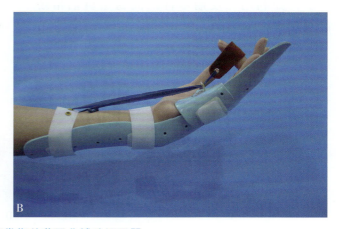

图 4-2-28　单指掌指关节屈曲辅助矫形器

A. 矫形器纸样图；B. 矫形器实例图

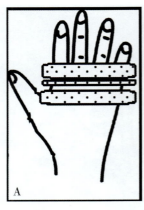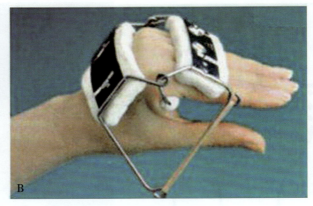

图 4-2-29　Ⅰ~Ⅳ指掌指关节屈曲辅助矫形器

A.矫形器纸样图；B.矫形器实例图

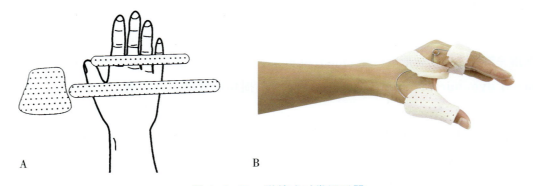

图 4-2-30　弹簧式对掌矫形器

A.矫形器纸样图；B.矫形器实例图

（3）适应证：适用于大鱼际肌损伤，内收肌挛缩、拇指挫伤，腱鞘炎。

5. 尺神经麻痹矫形器（ulnar never paralysis orthosis）

（1）结构原理：尺神经麻痹矫形器种类较多，如利用橡皮筋牵伸的简易型莫伯格矫形器（Moberg orthosis）（图 4-2-31）；由圈簧、拉带和手掌侧的钢丝组成的卡佩纳型矫形器（图 4-2-32）；在卡佩纳型矫形器基础上伸长到前臂部固定的切辛顿型矫形器（图 4-2-33）。

（2）体位：根据不同类型的尺神经麻痹，矫形器将掌指关节和手指置于治疗需要的位置。

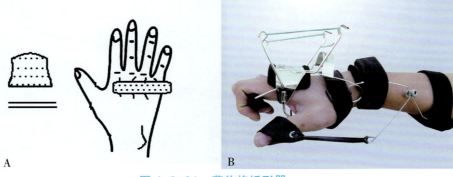

图 4-2-31　莫伯格矫形器

A.矫形器纸样图；B.矫形器实例图

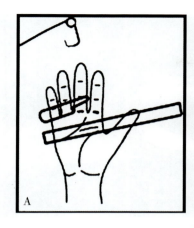 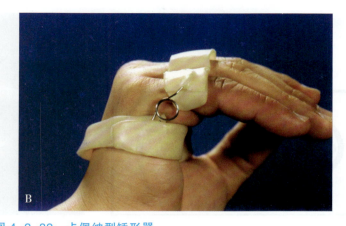

图 4-2-32 卡佩纳型矫形器
A.矫形器纸样图；B.矫形器实例图

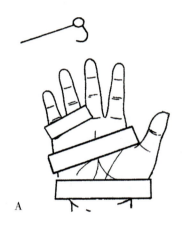 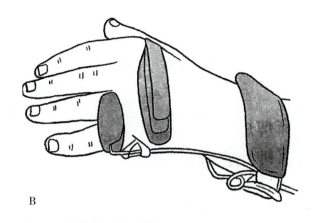

图 4-2-33 切辛顿型矫形器
A.矫形器纸样图；B.矫形器实例图

（3）适应证：适用于尺神经麻痹导致的第4、5指掌指关节过伸、IP关节屈曲；手指的内收、外展受限；拇指的内收受限；小指的对掌受限出现爪状指畸形等患者。

三、腕手矫形器

（一）静态腕手矫形器（static wrist hand orthosis）

静态腕手矫形器的种类很多，常见类型有腕手功能位矫形器、腕手休息位矫形器、长手套式矫形器、锥状握矫形器、抗痉挛矫形器、背侧腕伸展矫形器、掌侧腕伸展矫形器等。通常是采用低温热塑板将手腕部固定于功能位或治疗需要的体位等。

1. 腕手功能位矫形器（functional position hand orthosis）

（1）结构原理：该矫形器是手部损伤或疾病应用最多的一种上肢矫形器类型。通过低温热塑板材的塑形，分为"U"型前臂托和手掌托，开口朝上，分别支撑前臂和手掌部（图4-2-34）。

（2）体位：将腕关节置于背伸30°，掌指关节（MP）屈曲45°，近指关节（PIP）屈曲45°，远指关节（DIP）屈曲10°~15°。拇指置于对掌位。即腕关节与手指保持在功能位。穿戴时，前臂及手从开口处放入前臂托和掌托，分别在前臂近端、腕上部、掌部、拇指中段用固定带适当束紧。

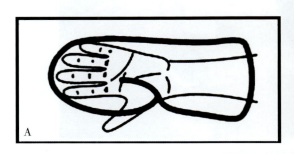
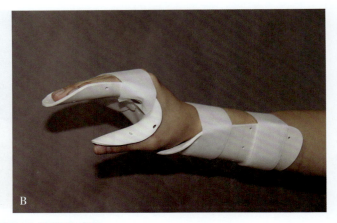

图 4-2-34 腕手功能位矫形器

A. 矫形器纸样图；B. 矫形器实例图

（3）适应证：该矫形器广泛用于周围神经麻痹，弛缓性或痉挛性瘫痪，腕关节轻度骨折，腕关节失稳，肌腱损伤，腕关节挛缩，腕关节烧（烫）伤患者等。

2. 腕手休息位矫形器（volar resting hand orthosis）

（1）结构原理：该矫形器的外形与腕手功能位矫形器基本相似，通过低温热塑板材的塑形而成（图 4-2-35）。

（2）体位：将腕关节置于背伸 10°~15°，轻度尺侧倾斜。拇指外展，指尖指向示指远指关节桡侧，其拇指是外展位而非对掌位。除示指外，诸指微屈。手的休息位是指在静止条件下，手腕部肌力呈自然平衡状态的位置，目的是使腕关节与手指保持在最舒适的位置。穿戴时，前臂及手从开口处放入前臂托和掌托，分别在前臂近端、腕上部、掌部，用固定带固定，但避免过度束紧。

（3）适应证：用于上肢烧（烫）伤患者、肌腱损伤患者和各种原因致手部疼痛的患者等。

3. 长手套式矫形器（circumferential nonarticular forearm-based wrist-finger orthosis）

（1）结构原理：采用约 20cm×25cm 低温热塑材料，参照大鱼际中心点开一小孔，塑形时，拇指穿过该孔，前臂的背侧开口，开口很小，近似于管型矫形器，能牢靠地使腕关节

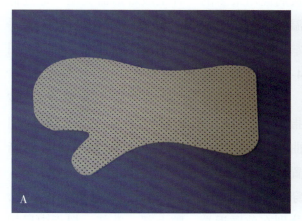
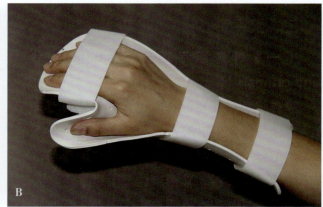

图 4-2-35 腕手休息位矫形器

A. 矫形器纸样图；B. 矫形器实例图

制动，特别是对桡、尺骨远端固定有很好的稳定作用（图4-2-36）。

（2）体位：使腕关节制动，对桡、尺骨远端固定，使腕关节保持在功能位，拇指关节保持在对掌位。

（3）适应证：适用于腕部扭伤，桡骨、尺骨远端及腕骨骨折、桡骨茎突炎、急性腕关节炎，基底部骨性关节炎、舟骨骨折。

4. 锥状握矫形器（cone hand orthosis）

（1）结构原理：常用的锥状握矫形器其前臂部分为开口朝向桡侧的"U"型臂托，手掌部为锥状型，锥状体尺侧粗而桡侧细，以适应手掌处于抓握状态，锥状握矫形器有不同的类型（图4-2-37）。

（2）体位：在手部肌肉放松情况下，维持手的抓握状态。穿戴时，将前臂及手从开口处

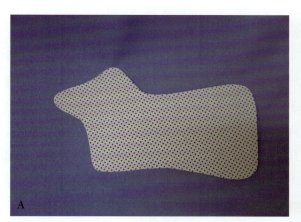
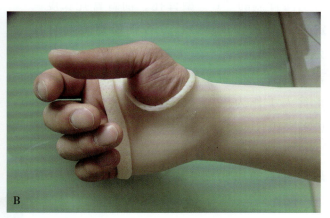

图4-2-36　长手套式矫形器

A.矫形器纸样图；B.矫形器实例图

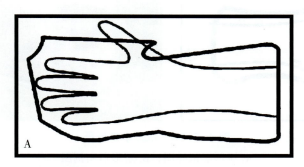

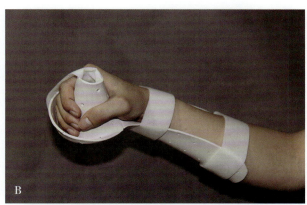
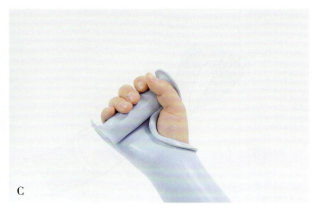

图4-2-37　锥状握矫形器

A.矫形器纸样图；B、C.矫形器实例图

放入前臂托和掌托，手部握着锥状体，分别在前臂近端、腕上部缠上固定带，手部无须固定。

（3）适应证：适用于四肢瘫痪、偏瘫、周围神经损伤等弛缓性麻痹或手部痉挛，手部屈曲挛缩的患者。

5. 抗痉挛矫形器（anti-spasticity hand orthosis）

（1）结构原理：该矫形器前臂部分为开口朝向背侧的"U"型臂托，前臂臂托长度一定要达到前臂的2/3长，否则易造成前臂压力过大引起患者不适（图4-2-38）。有的患者手部张力很高无法操作，可以选择相近的正常人手作为模型，塑形之后稍加修改再为患者穿戴。

（2）体位：抗痉挛矫形器的主要作用是抵抗手的屈肌痉挛，降低手屈肌张力，防止屈肌挛缩。穿戴前需先将手腕及手指缓慢伸展，将前臂及手从开口处放入前臂托和掌托，诸指分开并分别固定。此时，腕关节背伸10°~30°，手掌部掌凹明显，诸指分开微屈。分别在前臂近端、腕上采用固定带固定，要特别注意避免固定带对指关节的压迫。

（3）适应证：适用于脑卒中、脑瘫、颅脑损伤等痉挛型患者。

6. 背侧腕伸展矫形器（dorsal based wrist extension orthosis）

（1）结构原理：其作用同腕手功能位矫形器，即保持腕关节功能位。两者的区别是腕手功能位矫形器臂托位于手臂掌侧，开口朝向背侧，而背侧腕伸展矫形器是固定于手臂背侧，开口朝向掌侧，适合掌侧面有伤口的患者装配（图4-2-39）。另外简易的背侧腕伸展矫形

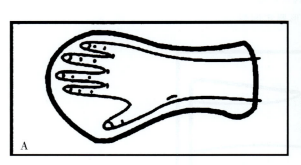
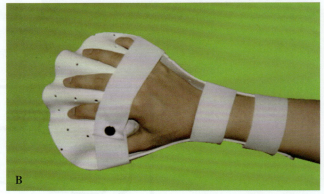

图4-2-38 抗痉挛矫形器
A.矫形器纸样图；B.矫形器实例图

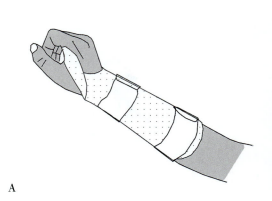
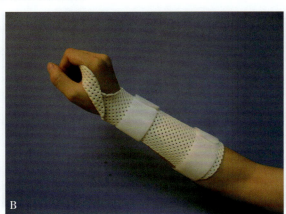

图4-2-39 背侧腕伸展矫形器
A.矫形器纸样图；B.矫形器实例图

器制作时更加方便，主要用于手的功能活动时对腕部的支持（图 4-2-40）。

（2）体位：根据患者肢体情况决定是否选择背侧腕伸展矫形器。矫形器掌部截至掌横纹，能使掌指关节及手指进行无障碍的主动屈、伸运动。穿戴时，将前臂及手放入前臂托和掌托，分别在前臂近端、腕上部缠上固定带，手掌部无须固定。

（3）适应证：适用于桡神经损伤、臂丛损伤、肌腱损伤、多发性肌炎、偏瘫等，还可作为伸肌麻痹助动矫形器的基础。

7. 掌侧腕伸展矫形器（volar based wrist extension orthosis）

（1）结构原理：该矫形器开口朝向背侧，后部为前臂托，前端止于拇指鱼际纹和掌横纹，不影响拇指和其他手指的掌指关节屈曲运动（图 4-2-41）。

（2）体位：掌侧腕伸展矫形器将腕关节置于背伸位 30°，维持腕关节功能位，保持手的抓握、捏指功能。

（3）适应证：适用于伸腕肌麻痹、腕关节损伤、桡骨茎突炎、偏瘫等患者。穿戴后，可以辅助因各种原因致腕关节下垂的患者进行手的活动。

（二）动态式腕手矫形器（dynamic wrist hand orthosis）

动态式腕手矫形器采用的主要材料与腕手固定式矫形器相似。为了满足治疗需要，要增加动力辅助装置和零部件，如弹簧圈、钢丝、橡皮筋、牵引索及支架等。常见类型有屈肌肌

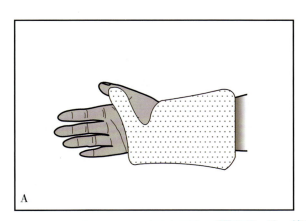
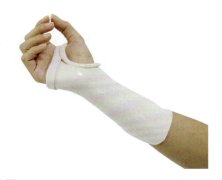

图 4-2-40　简易背侧腕伸展矫形器
A. 矫形器纸样图；B. 矫形器实例图

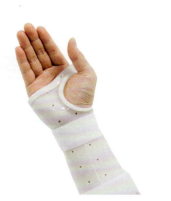

图 4-2-41　掌侧腕伸展矫形器
A. 矫形器纸样图；B. 矫形器实例图

腱术后矫形器、弹簧式腕伸展矫形器、弹力筋式腕伸展矫形器、腕手牵伸矫形器、腕手屈曲矫形器、可调式腕关节矫形器、腕关节驱动夹持矫形器等。

1. 屈肌肌腱术后矫形器（flexor tendon repair orthosis，or dorsal forearm-based dynamic MCP-IP protective-flexion and mcp extension blocking orthosis）

（1）结构原理：前臂为开口朝向掌侧的"U"型手臂托，延伸到手掌背部并向掌侧形成70°屈曲状的"挡板"，诸指戴上指套或在指甲上粘上细小的金属钩，利用弹力筋牵引，各指的牵引方向均指向舟骨，使之更符合生理屈曲要求。弹力筋止于前臂近1/3处，牵伸力量以手指能较容易伸展为好（图4-2-42）。

（2）体位：该矫形器为屈肌肌腱手术后保护肌腱组织、防止组织粘连的矫形器。腕关节屈曲30°位，掌指关节屈曲70°位，指间关节伸展位。训练时，屈指为被动运动，伸指为主动运动，由于肌腱的滑动，从而避免了局部组织的粘连；又因受掌部"挡板"的保护作用，防止因过度的伸展运动导致肌腱再次断离的情况发生。

该矫形器根据手指肌腱损伤情况不同，可做多指、双指、单指类型。

（3）适应证：适用于屈肌肌腱术后的早期应用。

2. 弹簧式腕伸展矫形器（dorsal forearm-based dynamic arching spring-wire wrist assistive-extension orthosis）

（1）结构原理：弹簧式腕伸展矫形器是在腕伸展矫形器的基础上，增加了弹簧、钢丝及橡皮筋的弹性部件（图4-2-43）。

（2）体位：通过牵伸使腕关节和手指保持在背伸位，帮助腕关节和手指进行背伸运动。

（3）适应证：适用于桡神经麻痹后的辅助运动及腕屈肌、指屈肌肌力训练。

3. 弹力筋式腕伸展矫形器（dorsal forearm-based dynamic elastic-bands wrist assistive-extension orthosis）

（1）结构原理：采用低温热塑材料在前臂背侧前部塑成一个支架，以此为基座安装弹簧片和橡皮筋（图4-2-44）。

（2）体位：橡皮筋牵伸手指近指骨于90°位置，通过弹簧片和橡皮筋的连动牵拉作用使MP（掌指关节）伸展，并且使腕关节保持在

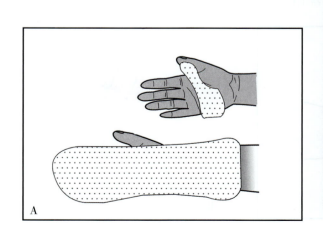
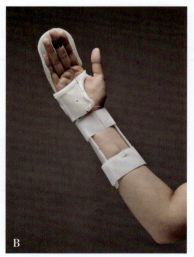

图 4-2-42　屈肌腱术后矫形器
A.矫形器纸样图；B.矫形器实例图

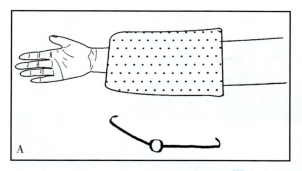
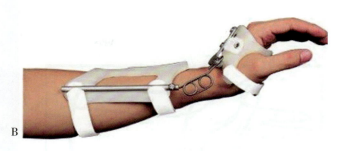

图 4-2-43 弹簧式腕伸展矫形器
A.矫形器纸样图；B.矫形器实例图

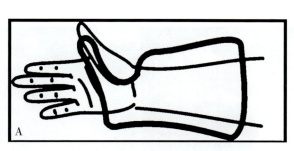
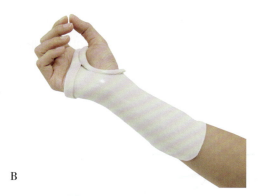

图 4-2-44 弹力筋式腕伸展矫形器
A.矫形器纸样图；B.矫形器实例图

背伸状态并可辅助腕关节活动。

（3）适应证：桡神经损伤后辅助运动及腕屈肌、指屈肌肌力训练。

4. 腕手牵伸矫形器（dorsal forearm-based progressive wrist-hand extension orthosis）

（1）结构原理：采用低温热塑材料在前臂掌侧塑成"U"型臂托，手掌部有环绕其四周的椭圆形基座，背侧较掌侧宽大，用于固定弹簧钢丝的一端，弹簧钢丝的另一端各有一皮革制作的指套，用以牵拉手指。基座的背侧通过腕关节弹簧与前臂臂托相连接，以辅助伸腕运动。腕关节弹簧安装在腕关节桡、尺侧，以加强牵伸的强度（图 4-2-45）。

（2）体位：同弹力筋式腕伸展矫形器。

（3）适应证：同弹力筋式腕伸展矫形器，且更容易分离掌指关节和腕关节辅助性的独立运动。

5. 腕手屈曲矫形器（volar forearm-based progressive wrist-hand flexion orthosis）

（1）结构原理：采用低温热塑材料在前臂掌侧塑成"U"型臂托，钢丝架及牵引索安装在掌侧，通过支架和滑车的支持控制牵伸方向。牵引索的一端固定于臂托掌侧后部，另一端有一皮革制作的指套，用以牵拉手指。在弹力的作用下辅助完成屈腕、屈掌指关节运动（图 4-2-46）。

（2）体位：手腕中立位，牵引方向与骨保持 90° 夹角。

（3）适应证：屈腕、屈掌指关节运动障碍，伸肌挛缩等。

6. 可调式腕关节矫形器（adjustable dynamic wrist orthosis）

（1）结构原理：采用低温热塑材料在前

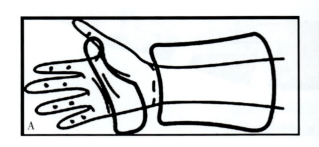
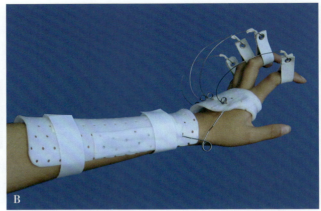

图 4-2-45　腕手牵伸矫形器
A. 矫形器纸样图；B. 矫形器实例图

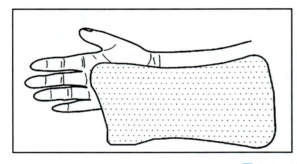
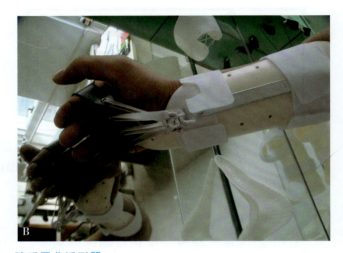

图 4-2-46　腕手屈曲矫形器
A. 矫形器纸样图；B. 矫形器实例图

臂塑成开口朝下的"U"型臂托，手掌部有一环绕掌部的塑料箍，两侧通过定位盘式关节在腕部桡侧连接（图 4-2-47）。

（2）体位：根据治疗需要，将腕关节置于屈或伸的位置，活动范围可调。应根据定位盘刻度指示锁定关节限制其活动，也可以根据治疗进展情况调整角度。

（3）适应证：腕关节损伤、挛缩及腕关节术后的患者。

7. 腕关节驱动夹持矫形器（rancho wrist driven flexor hinge hand orthosis）

（1）结构原理：通过支撑杆将拇指固定在对掌位，采用金属或塑料制成的横向"3"字形手箍对示指和中指进行控制促使 MP（掌指关节）的运动，在联动杆的作用下，完成手部的抓握、捏取活动（图 4-2-48）。

（2）体位：利用腕关节背伸动作为动力，推动联动杆使示指和中指箍将二指压向掌屈方向，使掌指关节被动屈曲，与拇指成对掌位，形成夹持动作。佩戴这种矫形器的患者，要求腕关节伸肌肌力达到 4 级，手指各关节活动范围正常，无挛缩。经过反复训练，患者能熟练掌握使用技能。

（3）适应证：颈髓损伤造成的四肢瘫、手的抓握功能障碍者。

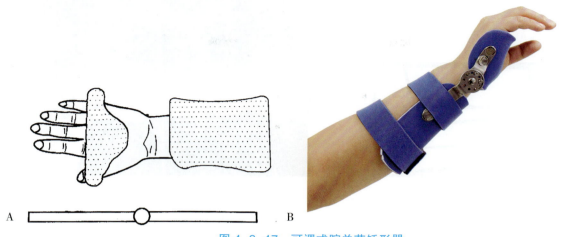

图 4-2-47 可调式腕关节矫形器

A.矫形器纸样图；B.矫形器实例图

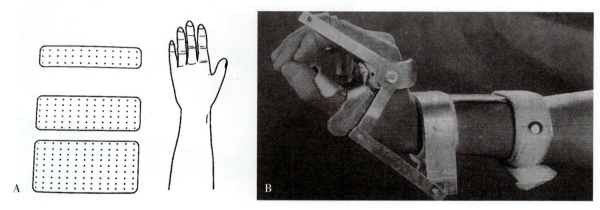

图 4-2-48 腕关节驱动夹持矫形器

A.矫形器纸样图；B.矫形器实例图

四、肘腕矫形器

（一）静态肘腕矫形器（elbow wrist orthosis，EWO）

1. 桡、尺骨固定矫形器（circumferential nonarticular radioulnar stabilizing orthosis）

（1）结构原理：采用尺、桡两片组合的管型矫形器，便于其他治疗时穿脱。对于较严重的桡、尺骨骨折，除了采用一次成形的管型固定外，还必须将腕关节及肘关节固定起来（图4-2-49）。

（2）体位：将肘关节置于功能位，并防止腕关节或肘关节的活动使骨折端移位，不利于骨折愈合。穿戴时，前臂桡尺关节及前臂应处于中立位，前臂无旋前或旋后表现。

（3）适应证：适用于桡骨、尺骨单骨中段或桡骨与尺骨合并轻度骨折的患者。

2. 桡骨远端固定矫形器（distal radial stabilizing orthosis）

（1）结构原理：采用低温热塑管型矫形器固定于桡骨干的远端，该矫形器在前臂背侧开口很小，近似于管型矫形器。塑型时，腕关节保持功能位、拇指关节置于对掌位。其前端的长度以不影响掌指关节和手指的活动为宜（图4-2-50）。

（2）体位：桡骨远端固定矫形器主要作

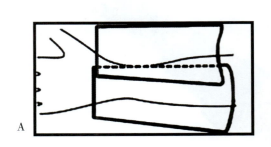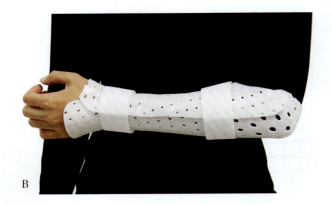

图 4-2-49　桡、尺骨固定矫形器
A.矫形器纸样图；B.矫形器实例图

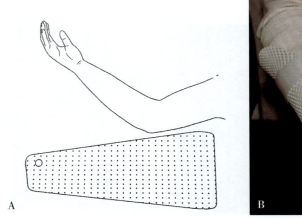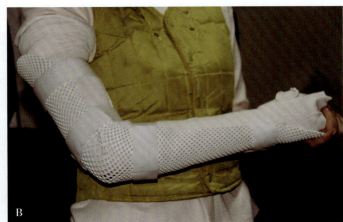

图 4-2-50　桡骨远端固定矫形器
A.矫形器纸样图；B.矫形器实例图

用于桡骨的骨折，穿戴时，将前臂及手从开口处放入前臂托，拇指穿过大鱼际孔，分别在前臂近端、腕上部缠上固定带，手部无须固定。

（3）适应证：适用于腕部扭伤，桡骨、尺骨远端及腕骨骨折，桡骨茎突炎，急性腕关节炎，基底部骨性关节炎，舟骨骨折的患者。

（二）动态肘腕矫形器（dynamic elbow wrist orthosis）

1. 前臂旋转式矫形器（dynamic forearm rotation orthosis）

（1）结构原理：由三部分组成，一个拇外展手套、一个橡胶带（长度测量：从肘关节以上旋转通过前臂，跨过腕关节到达第1指蹼的长度即为橡胶带的长度）及两个Velcro圈分别在橡胶带的两端。可外展拇指（图4-2-51）。

（2）体位：根据橡胶带的缠绕方向，可促进前臂的旋前或旋后；同时肘关节和腕关节可自由活动；通过外展拇指和前臂旋后来降低肌张力；辅助无力肌肉；促进手功能，增大旋前或旋后的角度。

（3）适应证：头部损伤、多发性硬化、脑瘫、脑血管意外导致的张力增高及腕部骨折制动后引起的前臂僵硬及活动受限。

五、肘关节矫形器

肘关节矫形器多由低温热塑板将肘关节固定于功能位或肘关节伸直位置，用于保护肘关

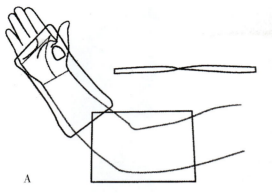
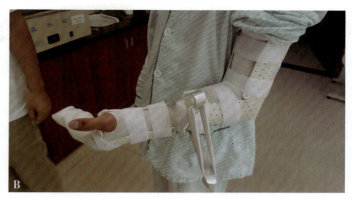

图 4-2-51 前臂旋转式矫形器

A.矫形器纸样图；B.矫形器实例图

节、限制肘关节活动、矫正肘关节畸形等。若合并腕关节、手指关节功能障碍者，可采用肘腕矫形器或肘腕手矫形器。

（一）肘关节静态矫形器（static elbow orthosis，SEO）

1. "U"型肘关节屈曲矫形器（U type posterior static elbow flexion orthosis）

（1）结构原理：肘屈曲位矫形器或称肘关节功能位矫形器，为背侧开口朝向掌侧的"U"型矫形器（图4-2-52）。分别通过上臂和前臂的尼龙搭扣固定，将肘关节置于功能位。用于保护肘关节；限制关节活动及矫正肘关节畸形。

（2）体位：将肘关节屈曲90°，用于保护肘关节、限制关节活动及矫正肘关节畸形。肱三头肌的功效还取决于肩关节的位置，当肩关节和肘关节均处在屈曲90°时，肱三头肌肌力最强，这是上肢功能的最好体位。穿戴时，上肢从开口处放入臂托，分别在上臂上端、肘上、肘下及腕上部用固定带适当束紧。

（3）适应证：适用于肘部骨折、肘关节软组织损伤、肘关节不稳及肘关节术后患者。

2. 双面肘关节矫形器（bisurfaced static elbow orthosis）

（1）结构原理：此类矫形器分为两种，即后向式矫形器和前臂尺侧矫形器。后向式矫形器在上臂后部和前臂桡侧面塑形，去除手腕带（虚线所示）时，使肘屈曲受阻，也可以实现关节的主动伸展。当手腕带牢固的时候，矫形器的稳固可以限制肘关节运动。前臂尺侧矫形器在上臂前部和前臂尺侧面塑形，它限制肘关节伸展。手腕带（虚线所示）可选择性配置（图4-2-53）。

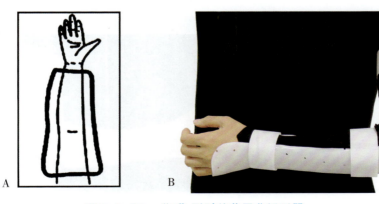

图 4-2-52 "U"型肘关节屈曲矫形器

A.矫形器纸样图；B.矫形器实例图

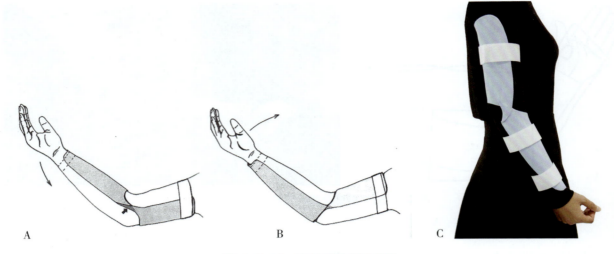

图 4-2-53 双面肘关节矫形器

A. 矫形器纸样图；B. 后向式矫形器肘关节屈曲矫形器；C. 前臂尺侧矫形器图

（2）体位：后向式矫形器固定肘关节或限制肘屈曲运动。前臂尺侧矫形器固定肘关节或限制肘伸展运动。

（3）适应证：适用于肘部骨折、肘关节软组织损伤、肘关节不稳及肘关节术后患者。

3. 管型肘伸展位固定矫形器（elbow extension tubes）

（1）结构原理：取低温热塑板材自上臂中段至前臂中段将其包绕成管状固定，肘关节微屈（图 4-2-54）。

（2）体位：将肘关节置于伸展位，其目的是使肘关节制动、防止关节屈曲挛缩。穿戴时，分别在上臂中段、肘上、肘下及前臂中段用固定带适当束紧。特别注意的是，佩戴该矫形器后应尽早进行关节被动屈曲运动，以防止关节僵硬、挛缩。

（3）适应证：肘关节外伤或肘关节术后需保护、有治疗需要的限制性 ROM 患者。

4. 双片式肘伸展位固定矫形器（bivalved elbow-stabilizing orthosis）

（1）结构原理：取两片低温热塑板材分别置于掌侧与背侧，掌侧片较背侧片长而宽，两端分别位于上臂和前臂的中段，塑成掌侧开口朝向背侧的"U"型，背侧片大于肘部（图 4-2-55）。

（2）体位：肘伸展位固定矫形器是将肘关节置于伸直位，其目的是使肘关节制动、防止关节屈曲挛缩。穿戴时，分别在上臂中段、

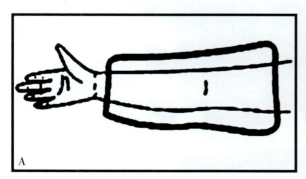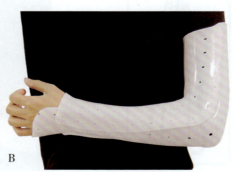

图 4-2-54 管型肘伸展位固定矫形器

A. 矫形器纸样图；B. 矫形器实例图

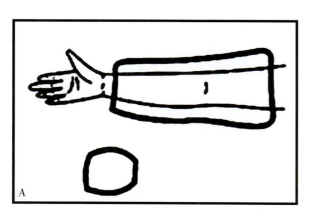
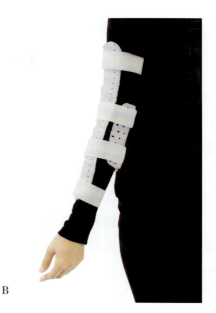

图 4-2-55 双片式肘伸展位固定矫形器
A.矫形器纸样图；B.矫形器实例图

肘上、肘下及前臂中段用固定带适当束紧。佩戴该矫形器后应进行适当的关节被动屈曲运动，以保护肘关节屈曲功能。

（3）适应证：用于烧伤后肘关节定位及肘关节术后需伸直的患者。

5. 护肘（elbow protector）

（1）结构原理：采用低温热塑板剪一片"哑铃"形状的材料，两头大，中间小，塑型时将两头对折，一头压在肱骨外上髁下方及桡侧腕伸肌最丰满的肌腹处，另一头对置，利用尼龙搭扣将两头束紧（图 4-2-56）。

（2）体位：肘关节自然屈曲、伸展。压迫点替代腕伸肌在肱骨外上髁的止点。此种矫形器仅包围前臂的近端、远端，包括肌腱在内，但不包围关节。可防止因牵拉所造成的重复性肱骨外上髁肌筋膜劳损。

（3）适应证：主要用于肱骨外上髁炎的治疗，适用于肱骨外上髁炎、打高尔夫球引起的肘肱骨内上髁炎。

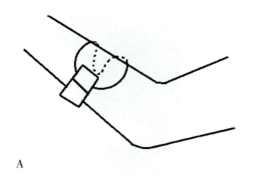
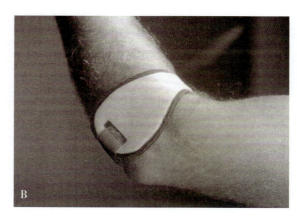

图 4-2-56 护肘
A.矫形器纸样图；B.矫形器实例图

（二）肘关节动态矫形器（dynamic elbow orthosis，DEO）

1. 铰链式肘屈曲矫形器（hinged elbow flexion orthosis）

（1）结构原理：铰链式肘腕矫形器多采用低温热塑板材料在上臂及前臂分别塑成，开口朝向掌侧的"U"形上臂托与前臂及延伸到腕部的前臂托，上臂托与前臂托之间由金属关节及其支条连接。根据肘关节损伤程度，可选择单幅式肘关节铰链或双幅式肘关节铰链，铰链的角度通过调节装置调整，必要时增加弹簧或拉力装置（图4-2-57）。

（2）体位：维持和增加肘关节伸展、屈曲的范围。穿戴时，固定带分别固定在前臂近端及腕部，适当束紧。

（3）适应证：适用于肘关节损伤、肘关节术后训练、肘关节挛缩、肌力低下、关节不稳等。

2. 定位盘锁定式铰链肘矫形器（deroyal DeROM elbow splint or deroyal pro-glide elbow dynamic splint）

（1）结构原理：与铰链式相同，该矫形器活动的金属或塑料关节用带刻度的定位盘式替代，可清楚地指示关节所处的活动范围，定位盘式关节分别与两根支条的一端连接，两根支条的一端分别与上臂托及前臂托连接（图4-2-58）。

（2）体位：根据治疗需要，将肘关节置于或屈或伸的位置，活动范围可调，通过定位盘刻度指示锁定。也可以根据治疗进展情况调整角度。

（3）适应证：适用于肘关节损伤、肘关

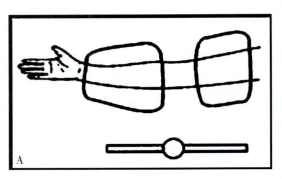
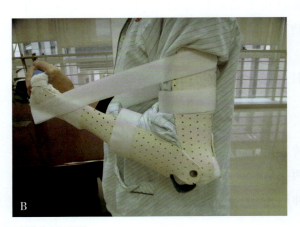

图 4-2-57　铰链式肘屈曲矫形器
A.矫形器纸样图；B.矫形器实例图

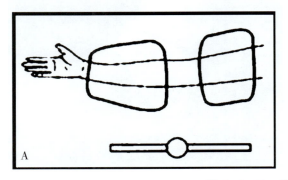
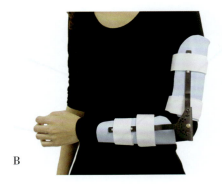

图 4-2-58　定位盘式肘屈曲矫形器
A.矫形器纸样图；B.矫形器实例图

节术后训练、肘关节挛缩、肌力低下、关节不稳等。

六、肱骨固定矫形器

肱骨骨折后需将骨折端复位和固定，动态矫形器对骨折愈合没有帮助，因此多采用静态式矫形器。

1. 单片式肱骨固定矫形器（univalved humerus-stabilizing orthosis）

（1）结构原理：严重的肱骨骨折，多采用管型矫形器，即将裁剪好的单片低温热塑板材软化后直接在上臂上围绕一周，在两端接合部将板材边缘粘贴在一起成"管"状固定（图4-2-59）。

（2）体位：上臂中立位。对于较严重的肱骨骨折，还必须将肩、肘关节同时固定，进行较长时间的制动，促进骨折愈合。穿戴时，上肢从开口处放入管型臂托，在上臂及前臂用固定带适当束紧。

（3）适应证：较严重的肱骨骨折患者。

2. 双片式肱骨固定矫形器（bivalved humerus-stabilizing orthosis）

（1）结构原理：采用两片低温热塑材料分别在前臂前、后塑形，两片合拢时形成"管状"矫形器（图4-2-60），便于取下做运动训练。

（2）体位：同单片式肱骨固定矫形器。穿戴时，前、后两片将上臂包绕起来，形成管型臂托，在上臂及前臂用固定带适当束紧。

（3）适应证：该矫形器适用于肱骨骨折较轻的患者。

七、肩关节矫形器

肩关节矫形器（shoulder orthosis，SO）主要采用低温热塑材料或轻质金属制成，强度特别大时可选择聚丙烯材料。上肢各关节角度可根据治疗要求和不同治疗阶段的需要，通过调节金属关节角度达到治疗目的。当肩关节外伤或术后，通过肩外展矫形器的作用以维持关节功能位，促进伤口愈合，避免关节挛缩。

（一）静态肩外展矫形器（static shoulder orthosis，SSO）

1. 肩关节外展矫形器（shoulder abduction orthosis or arm abduction orthosis）

（1）结构原理：其结构是由低温热塑板制作的上臂和前臂及其延伸至腕部的"U"形臂托或部分关节组成，固定于整个上肢，臂托

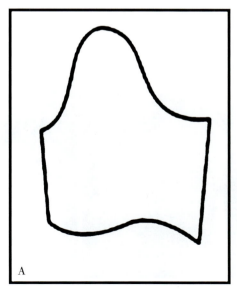 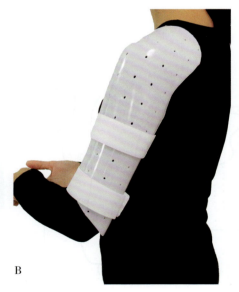

图4-2-59 单片式肱骨固定矫形器
A. 矫形器纸样图；B. 矫形器实例图

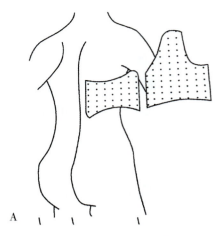 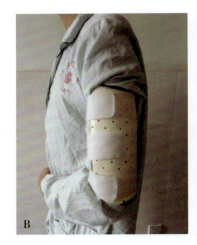

图 4-2-60 双片管型矫形器

A.矫形器纸样图；B.矫形器实例图

开口朝向掌侧，由腋下支条上端支撑臂托肘部，支条下端连接骨盆座的髂棘上方处（图4-2-61）。

（2）体位：肩关节外展矫形器的作用是将肩、肘、腕 3 个部位固定于功能位，即肩关节保持外展 70°~90°，肘关节屈曲 90°，腕手保持 10°~30°。上肢关节均处于制动状态。穿戴时，上肢从开口处放入臂托，分别在上臂上端、肘上、肘下及腕上部用固定带适当束紧。

（3）适应证：适用于肩袖断裂、肩关节处骨折、肩脱位整复后等患者。

2. 枕式肩外展矫形器（shoulder abduction pillow，SAP）

（1）结构原理：通过由低温热塑板制作的上臂托和前臂托借助髂腰部的低温热塑板制作的腰围和腋下的海绵垫将上肢固定（图4-2-62）。

（2）体位：将肩、肘固定于功能位。穿脱容易，但是没有精确的固定角，同时对于肩关节缺少稳定性，不适用于 70° 以上的定位。穿戴时，一条帆布固定带置于对侧的肩部，分别下延到前、后腰部，止于低温热塑板制作的

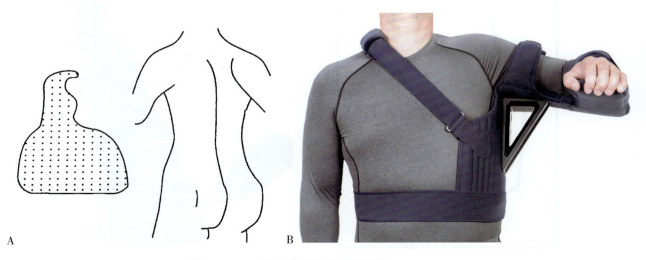

图 4-2-61 静态肩关节外展矫形器

A.矫形器纸样图；B.矫形器实例图

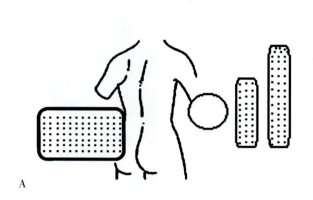
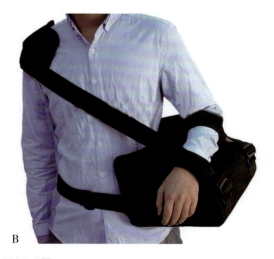

图 4-2-62 枕式肩外展矫形器
A.矫形器纸样图；B.矫形器实例图

腰围带，有稳定、支撑的作用。

（3）适应证：同肩关节外展矫形器。

3. 肩关节半脱位矫形器（shoulder subluxation orthosis）

（1）结构原理：肩关节半脱位矫形器使用了杠杆原理。它的支撑来自骨盆嵴，矫形器的一部分位于髂嵴，矫形器上部被一条背带固定在腰部。"U"型臂托设计在骨盆上方，前臂和肘关节可以保持休息位（图 4-2-63）。

（2）体位：将肘关节屈曲90°，固定于功能位。通过臂托支撑前臂乃至整个上肢，这种矫形器的优点是可以将在肩关节、颈部和胸部的所有牵引力和压力解除。这种结构特别推荐在肩关节半脱位恢复阶段使用。手臂可以很舒适地保持在休息位而不会产生牵引力。手臂可以很轻松地被放进或取出臂槽。

（3）适应证：这种结构特别推荐在肩关节半脱位恢复阶段使用。

4. 肩关节运动限制式矫形器（shoulder immobilization orthosis，SIO）

（1）结构原理：它的结构分为两个部分。一部分是采用低温材料在前臂塑造的管状肢托，另一部分是由肩部的帆布垫与帆布带组成的固定装置，它固定在肩关节的后方用以控制骨突部分的运动并防止压伤。通过帆布带将肢托前端近于腕关节处进行牵拉（图 4-2-64）。

（2）体位：在肩部运动时上肢从内侧活动到外侧，又可从外侧活动到内侧。两条带子长期不变地固定在肩上，可以利用改变尼龙搭扣的黏合距离来改变其长度，对上肢活动进行调整；前臂的旋前旋后通过调整在前方和后方的带子来实现；肘关节屈曲的角度是通过调整

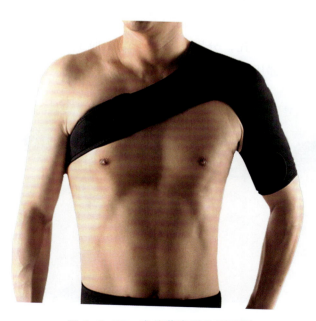

图 4-2-63 肩关节半脱位矫形器

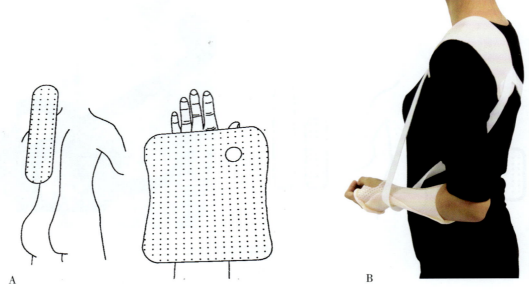

图 4-2-64 肩关节运动限制式矫形器
A. 矫形器纸样图；B. 矫形器实例图

连接在远端手臂托上的带子长度来实现的。

（3）适应证：适用于肩关节损伤患者。

（二）动态肩外展矫形器（dynamic shoulder orthosis，DSO）

1. 可调式肩外展矫形器（adjustable shoulder abduction orthosis）

（1）结构原理：与静态肩关节外展矫形器类似，通过上臂和前臂及其延伸至腕部的"U"形臂托支撑，与上肢各关节同名的金属关节及金属支条连接（图 4-2-65），金属关节角度可调节，使肩、肘、腕关节处于 4 种治疗状态。

（2）体位：①可锁定金属关节使各关节处在功能位且制动状态。②根据治疗需要调节金属关节角度，逐步扩大关节活动范围。③锁定金属关节使腋下支条支撑整个上肢。④肱三头肌的功效还取决于肩关节的位置，当肩关节和肘关节均处在屈曲 90° 时，肱三头肌肌力最强，这是上肢功能的最好体位。穿戴时，与静态肩关节外展矫形器的方法一样，上肢从开口处放入臂托，分别在上臂上端、肘上、肘下及腕上部用固定带适当束紧。

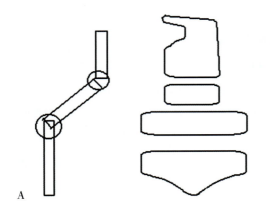
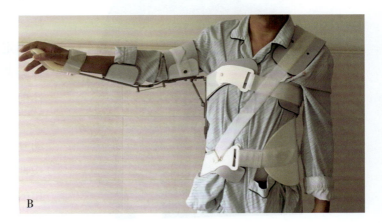

图 4-2-65 可调式肩外展矫形器
A. 矫形器纸样图；B. 矫形器实例图

（3）适应证：适用于腋神经麻痹、臂丛神经损伤、急性肩周炎、肩关节轻度骨折、肩脱位整复后等患者。

2. 平衡式前臂矫形器（balanced forearm orthosis，BFO）

（1）结构原理：平衡式前臂矫形器是为乘坐轮椅的患者设计的，又称轮椅式前臂辅助装置。多安装在轮椅的扶手上，以帮助患者的上肢进行日常生活活动。它是利用连动杆和两个滚动轴支撑由低温热塑板制作的上臂和前臂的管形臂托，从而能承受无力上肢的重力。材料及附件包括紧固件、轴承、连动杆、前臂托等（图4-2-66）。

（2）体位：依靠肩胛带的运动使上肢保持在进食的功能位，使患者独立完成吃饭、饮水等功能活动。穿戴时，上肢从开口处放入臂托，在上臂及前臂用固定带适当束紧。

（3）适应证：适用于上肢无力、松弛性瘫痪患者，尤其是严重的高位脊髓损伤患者。

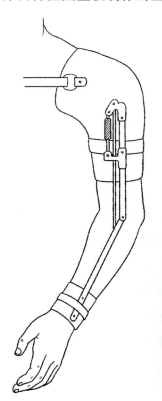
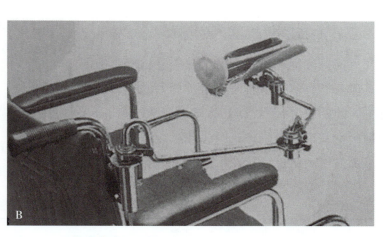

图4-2-66 平衡式前臂矫形器
A. 矫形器纸样图；B. 矫形器实例图

（解 益）

第三节 上肢康复机器人

一、康复机器人与上肢功能康复

康复工程是指综合地、协调地应用医学的、教育的、社会的、职业的各种方法，使患者尽快地、尽最大可能地恢复和重建已经丧失的功能，使他们在体格上、精神上、社会上和经济上的能力得到尽可能的恢复。随着机电交互、智能控制及机器人等技术的不断发展，先进的机器人技术不断地被引入到康复工程中。康复机器人是康复医学和机器人技术的完美结合，其是面向残疾人以及日益增长的老年人康复需求而设计的机器人技术产品。目前临床上不仅把机器人用作功能障碍患者的辅助工具，而且把机器人和计算机技术融合用于提高临床康复效果，或用以取代肢体功能障碍患者的部分肢体以协助人体的某些功能，从而帮助患者恢复功能。目前，康复机器人已广泛应用于康复护理、康复治疗等方面。

上肢功能障碍（包括手功能障碍）是肢体功能障碍中最常见的也是最难康复的功能障碍。上肢功能康复的关键一方面是掌握好活动的力度，早期被动运动要求轻柔、缓慢，以不引起不能耐受的疼痛为宜，从而防止肌腱粘连和关节僵硬，并可促进血液循环，增加关节、肌肉的牵伸效果；另一方面功能康复需要保证一定的训练周期，一般来讲上肢功能康复周期比较长。此外，肌肉张力过高的患者（痉挛患者）要特别注意肌肉的放松与牵伸，防止由于外力作用造成手部二次受伤。上肢康复机器人正是在这一背景下得到了迅猛发展。

二、上肢康复机器人的分类

目前国际标准还没有对上肢康复机器人进行具体分类，不同学者对康复机器人的分类也有不同的论述。Joel A. DeLisa 等编写的《DeLisa 物理医学与康复医学理论与实践》将康复机器人分为四大类机电一体化产品：机器人辅具、假肢、矫形器、康复治疗机器人。加拿大 H. F. Machiel Van der Loos 副教授和美国 David J. Reinkensmeyer 教授指出：康复机器人领域除了分为治疗机器人和辅具机器人以外，还包括智能假肢、功能神经电刺激和 ADLs 诊断与监测技术等。马来西亚 Fitri Yakub 教授等将康复机器人分为治疗型康复机器人和辅助型康复机器人，并将治疗型康复机器人又按治疗类型的不同分为情绪治疗型康复机器人和物理治疗型康复机器人，把辅助型康复机器人分为社会交互辅助型和物理交互辅助型。北京大学第一医院康复医学科的周媛博士等将康复机器人粗略分为辅助/替代型、训练/治疗型。上海理工大学的喻洪流教授等将康复机器人分为辅助类和治疗类两大类，该分类方法得到较多的认同。

经过对上肢康复机器人的功能用途分析，本文将上肢康复机器人分为两大类，即上肢功能治疗类上肢康复机器人和生活辅助类上肢康复机器人。再按功能的不同又分为四个子类，并对四个子类进行了细分，其详细分类情况见表 4-3-1（本书摘录上肢康复机器人部分）。

（一）功能治疗类上肢康复机器人

功能治疗类上肢康复机器人主要是利用机器人帮助上肢（手）功能障碍患者完成各种运

表 4-3-1　上肢康复机器人分类

大类	子类	次类	
上肢康复机器人	功能治疗类上肢康复机器人	上肢功能恢复型康复机器人（上肢康复训练机器人）	固定式上肢康复训练机器人	末端驱动式上肢康复机器人
				悬吊式上肢康复机器人
				外骨骼式上肢康复机器人（固定式）
				手功能康复机器人
		上肢功能增强型康复机器人	外骨骼式上肢康复机器人（移动式）	
			外骨骼式手功能康复机器人（移动式）	
	生活辅助类上肢康复机器人	上肢功能代偿型康复机器人	智能上肢假肢	
		上肢功能辅助型康复机器人	智能辅助机械臂	

动功能的恢复训练。此外，一些治疗类上肢康复机器人还兼具诊断、评估功能并结合虚拟现实以提高康复效率。功能治疗类上肢康复机器人按作用类型不同可分为上肢功能恢复型康复机器人、上肢功能增强型康复机器人两个子类。

1. 上肢功能恢复型康复机器人

上肢功能恢复型康复机器人主要是在康复医学的基础上，通过一定的机械结构及其传功方式，引导或辅具有上肢功能障碍的患者进行康复训练，以达到上肢功能恢复的目的。基于大脑神经重塑原理，上肢功能恢复型康复机器人主要具有被动训练与主动训练两种模式，其功能主要用于关节活动度训练（目前也在主动训练模式下加入助力训练）。为了满足上肢关节复杂生理结构的运动要求，上肢功能恢复型康复机器人具有体积庞大及结构复杂等特点，因此为维持机构稳定，结构多采用固定式设计，因此此类上肢功能恢复型康复机器人又称为固定式上肢康复训练机器人。

固定式上肢康复训练机器人是基于上肢各关节活动机制而设计的用于辅助上肢进行康复训练的康复设备，按其作用机制不同可分为末端支撑式、悬吊式和外骨骼式。

末端支撑式上肢康复训练机器人以普通连杆机构或串联机构为主体机构，通过对上肢功能障碍患者的上肢运动末端进行支撑及按预定轨迹引导来使上肢功能障碍患者进行被动训练，以达到上肢关节活动度训练的目的。末端支撑式上肢康复机器人结构简单，易于产业化，与人体接触少，较为安全可靠。具有代表性的末端支撑式上肢康复机器人有日本大阪大学研制的上肢康复训练系统 6DOF-Robotherapist、麻省理工学院研制的 MIT-MANUS 上肢康复机器人。

悬吊式上肢康复机器人以普通连杆结构及绳索为主体，依靠绳索或绳索驱动的操纵臂来支持和带动患者的前臂进行运动。该类机器人可使上肢功能障碍患者的上肢在减重的情况下实现空间任意角度位置的主、被动训练。具有代表性的悬吊式上肢康复机器人有意大利 Padua 大学研制的 NeReBot 上肢康复机器人、瑞士 Hocoma 公司的 Armeo Boom 上肢康复训练系统。

非移动式外骨骼上肢康复机器人是一种基于人体工程模拟人体上肢结构及各关节运动机制而设计的用于辅助上肢功能障碍患者进行康复训练的康复辅助设备。外骨骼式上肢康复机器人（固定式）根据其特殊的机械结构紧紧依附于上肢功能障碍患者的上肢，带动上肢功能障碍患者进行上肢的主、被动训练。具有代表性的非穿戴式外骨骼上肢康复机器人有瑞士苏黎世大学研究的 ARMin 上肢康复机器人、瑞士 Hocoma 公司的 Armeo® Spring、Armeo Power 等上肢康复机器人。

手功能康复机器人通过带动绑在手指指尖的滑块带动手指进行预设模式的被动运动训练，以对手指掌指关节、指间关节进行关节活动度训练。

2. 上肢功能增强型康复机器人

上肢功能增强型康复机器人主要是为上肢功能较弱患者所研发的一种康复机器人，其引用航空航天外骨骼增力机器人技术，使患者在穿戴该类机器人后即可进行模式下关节活动度训练，还可补足患者缺乏的功能（如上肢肌力不足而不能抬起重物时，助力患者将重物抬起），从而达到增强上肢功能的作用。该类机器人具有体积与结构轻巧的特点。

上肢功能增强型康复机器人根据工作方式及工作部位的不同可分为外骨骼上肢康复机器人（移动式）、外骨骼手功能康复机器人（移动式）。

外骨骼上肢康复机器人（移动式）是一种可持续、周期性地牵引上肢功能障碍患者的患肢关节做周期性运动的康复设备，其通过加速关节软骨及周围韧带和肌腱的愈合和再生，从而实现上肢的康复训练。另外，可移动式外骨骼上肢康复机器人也可以为使用者提供生活辅助。具有代表性的可移动式外骨骼上肢康复机器人有美国 Myomo 肘关节训练器、美国宾夕法尼亚大学研制的 Titan Arm 可穿戴机械臂。

外骨骼手功能康复机器人（移动式）是一种穿戴在手部的智能康复设备。其通过各种控制元件控制驱动单元，从而控制各活动部件，在辅助手功能障碍患者训练的同时也辅助其进行日常生活活动。具有代表性的可移动式外骨骼手功能康复机器人有香港理工大学研制的外骨骼手指康复机器人、上海理工大学研制的便携外骨骼康复机械手。

（二）生活辅助类上肢康复机器人

生活辅助类上肢康复机器人主要利用机器人为行动不便的老年人或残疾人提供各种生活辅助，补偿他们弱化的机体功能，如智能假肢和智能辅助机械臂。生活辅助类上肢康复机器人主要有上肢功能代偿型康复机器人和上肢功能辅助型康复机器人。

1. 上肢功能代偿型康复机器人

上肢功能代偿型康复机器人作为部分肢体的替代物，替代因上肢肢体残缺而丧失部分功能的患者的部分肢体，从而使患者得以最大可能地实现部分因残缺而丧失的身体功能。上肢功能代偿型康复机器人为智能假肢，包括智能上肢假肢和智能假手。

智能假肢又叫神经义肢或生物电子装置，是指利用现代生物电子学技术为患者把人体神经系统与图像处理系统、语音系统、动力系统等装置连接起来以嵌入和听从大脑指令的方式替代其躯体部分缺失或损毁的人工装置。具有代表性的智能假肢有丹阳假肢厂的智能上肢假肢、德国奥托博克公司的 Michelangelo 智能假手、英国 RSL Steeper 公司的 Bebionic3 肌电假手。

2. 上肢功能辅助型康复机器人

上肢功能辅助型康复机器人是通过部分补偿机体功能以增强老年人或残疾人弱化或缺失的机体功能来帮助其完成日常活动的一类康复辅助设备。功能辅助型康复机器人主要包括智能辅助机械臂和喂食机器人等。

智能辅助机械臂是一种用于生活辅助的机械臂，其结构类似于普通工业机械臂，主要作用是为老年人或残疾人等上肢功能不健全的人群提供一定的生活辅助。智能辅助机械臂的服务对象是人，所以需要研究人机交互、人机安全等诸多问题，这是与工业机器人的最大区别。其关键技术涵盖机器人机构及伺服驱动技术、机器人控制技术、人机交互及人机安全技术等。具有代表性的智能辅助机械臂有日本产业技术综合研究所研制的 RAPUDA 辅助机器人臂、荷兰康复研究协会研制的 Manus 机械臂、美国 Desin 机器人公司自主研发的 OBI 喂食机器人。

喂食机器人是一种提供饮食辅助的机器人，其原理是基于多传感器融合技术，通过多自由度串联机械臂协助使用者进食。喂食机器人服务的对象主要是由于肌萎缩侧索硬化症、脑性瘫痪、帕金森病和脑或脊髓损伤等造成手部不灵活的患者，甚至手缺失的患者。具有代表性的喂食机器人有美国 Desin 机器人公司自主研发的智能喂食机器人 OBI、日本的 SECOM 公司研发的助餐机器人 My Spoon。

柔性手功能康复机器人手套改善 ADL 主要的适用场景：

1. 功能训练——任务导向性训练

针对患者的缺失成分和异常表现，以实际生活所需的功能为目标，以任务为导向引导患者主动参与有控制的运动训练。

2. 超早期康复临床应用—床旁康复

卒中早期手部一般处于软瘫期，柔性手功能康复机器人手套可以进行无痛范围的手部被

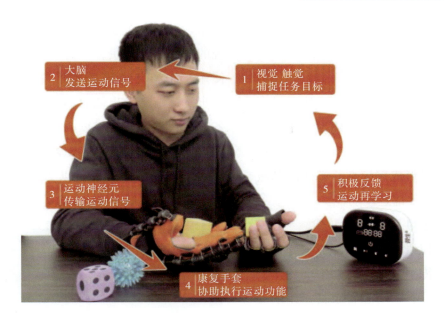

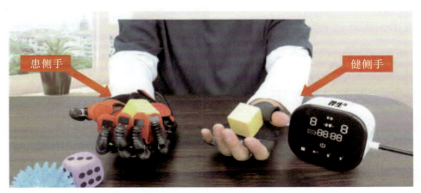

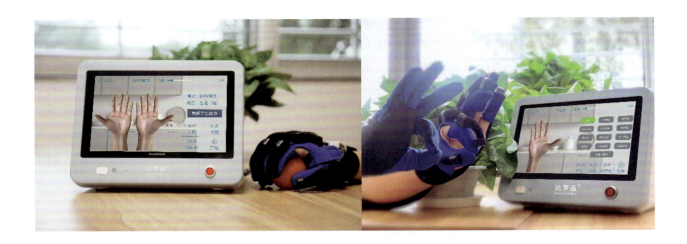

动活动，进行超早期康复。

3. 辅助手部肌力较弱患者主动训练

智能捕捉患侧手微弱主动运动意识，机器人辅助患者完成主动运动，为患者提供辅助运动模式，增强大脑中枢对手功能的控制能力。

4. 伺服控制技术

防止痉挛进一步升高，患者手功能处于痉挛期（肌张力高）时，缓慢逐渐的屈伸才能降低肌张力；若屈伸速度过快，会导致肌张力增高，造成二次损伤。

5. 主从控制技术

多模态镜像疗法，创新式镜像疗法通过真实的视觉信息（外骨骼手套外周辅助产生），整合（外周）触觉信息、听觉信息，高度还原手功能运动真实场景形成多模态，有效的刺激大脑运动皮质，改善手部运动功能。

6. 特殊技术的应用

声控技术，声控语音引导手功能训练；生物反馈传感技术，传感器精准识别手部动作，生物信号表现，提示、激励患者康复，让康复更趣味，患者更积极；精密传感技术，科学评估；IOT（移动互联网）技术，实现远程居家康复。

（贾　杰　孟巧玲）

第四节　虚拟现实上肢康复系统

一、虚拟现实的发展与应用

（一）原理与元素

Ivan Sutherland 于1968年制作了全球第一台头戴显示器，虚拟现实也随之诞生。虚拟现实的原理是通过集成的数字化虚拟环境，向使用者提供仿真的视觉、听觉、触觉甚至是嗅觉的刺激，同时使用者可以通过行为或是生理反馈和虚拟环境进行实时人机交互，使用者可以完全融入并沉浸于仿真的数字化虚拟环境。实现虚拟现实的两个重要元素是沉浸感（immersion）与交互性（interaction）。因此，虚拟现实相关技术的发展是致力于提升使用者在虚拟环境中的沉浸感与交互性，这些技术的发展主要集中于显示器技术、动作捕捉技术、力反馈技术以及计算机图形学与动画技术等方面。数十年来的发展，虚拟现实虽然已经成功地应用于许多领域，包括教育、医学、航天、娱乐、军事、工业等，但是，由于相关硬件系统的成本过于昂贵，一直无法为普通消费者所使用。2016年以来，伴随各式软硬件技术的进步，逐渐开发出低成本高质量的虚拟现实设备或平台，微软、谷歌、索尼、脸谱、三星以及HTC等国际大型科技企业也纷纷投入普通消费者产品的研发，所以2016年也被称为虚拟现实元年（图4-4-1）。

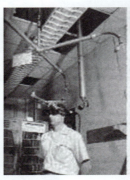
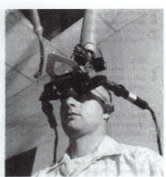

图4-4-1　虚拟现实系统

（二）应用于神经运动康复的优势与趋势

神经运动障碍的病因在于脑部皮质运动区受损。随着神经科学及动作控制理论的发展，有研究发现人类的大脑具有神经可塑性，而研究结果表明重复的、高强度及渐进性的功能性任务训练，可以有效地促进脑部塑性化以及脑部的皮质重组，因此基于功能性任务训练患者的治疗模式近年来备受关注。随着虚拟现实技术的兴起与发展，康复领域的学者逐渐发现，虚拟现实技术的特色可以充分满足功能性任务训练的需求。多项研究指出虚拟现实技术用于神经运动康复具有下列优势。

1. 生态效度（ecological validity）

通过虚拟现实技术仿真各种形式的日常生活任务，结合自然的人机交互方式，患者置身于一个更为接近实体世界的虚拟环境，进行基于日常生活任务的功能性任务训练。这样的训练环境具有较高的生态效度，有助于患者将临床的训练成果转移至实体世界以应对日常生活的挑战。

2. 可控与连续性

基于虚拟现实的训练任务是一个完全数字化的系统，通过软件可以稳定地控制训练任务的内容，例如训练的种类、次数、强度、密度等，精准地实施康复训练方案，减少人为的误差。

3. 渐进性与分层式设计（hierarchical）

通过多个物理参数的排列组合，可以调控虚拟现实训练任务内容的难易度，基于此，针对个体的训练可以设置一系列分层式的任务内容库，一方面可以满足各种不同功能障碍的患者，另一方面可以让患者以渐进的方式进行相对应难度的功能训练。

4. 使用者表现反馈

根据患者的任务表现，数字化的虚拟环境可以智能地提供不同形式的表现反馈，包括文字、图像、语音等，以达到环境感知或鼓励的目的。许多研究也指出，使用者的表现反馈有助于康复效果的提升。

5. 安全性

相较于真实世界的实体训练任务，数字化的虚拟现实任务训练系统具有更高的安全性，可减少训练过程中意外的发生。

6. 使用者引导

数字化的虚拟现实训练任务系统，可以通过文字、图像、语音等在训练过程中提供提示或引导，扮演虚拟治疗师的角色，让患者自主或半自主地完成整个训练任务，降低个别患者对于临床治疗师的协助需求。换句话说，临床治疗师在同一个时间段里面可以同时协助或照顾多个患者，从而缓解了临床治疗师不足的现实状况。虚拟现实训练任务系统未来也可以应用于居家康复。

7. 趣味性与动机促进

虚拟现实训练任务可以融入游戏的元素与机制，通过任务设计以及视觉与听觉的刺激，让使用者沉浸并专注于训练任务。加上奖赏机制的设计，结合不同难度的任务内容，提升训练任务的趣味性以及挑战性，最终提升患者参与康复训练的动机，达到康复目的。

8. 可复制与推广

数字化的虚拟现实康复系统可以通过软件的形式进行复制，不论复制多少数量，系统运行的质量是完全一样的，不仅易于推广，更可以确保临床应用时的稳定性与一致性，有利于达到预期的康复效果。

基于以上，全球许多康复领域的学者，纷纷尝试运用虚拟现实技术开发各式新型康复系统。同时，随着相关技术的成熟与普及，家用型虚拟现实康复系统和商用游戏康复系统也开始出现。

二、虚拟现实技术

虚拟现实技术主要是通过视觉、听觉、触觉、嗅觉甚至是味觉的仿真进行刺激，让使用者产生对于虚拟环境的沉浸感。其中的视觉刺激可以通过显示技术以及动画与游戏技术实现；触觉刺激则可以通过力反馈技术实现，力反馈对于神经元的刺激以及肌耐力的训练也扮演着重要的角色。使用者和虚拟环境的交互则是利用动作捕捉技术，通过动作捕捉技术采集的动作轨迹数据是运动分析的重要依据，运动分析的结果可以作为运动功能评估的重要支撑。下文将针对显示技术、动作捕捉技术、力反馈技术等分别进行介绍说明。

（一）显示技术

一般的显示技术所呈现的内容为2D的图像，这类2D的图像可以从心理反应、经验法则、遮蔽效应等判断图像内容物件的前后关系，但是无法从生理感知判断图像内容物件的景深深度。然而，实体世界中人类是通过双眼视觉产生的生理感知来感知实体世界物件的景深深度，所以，虚拟现实显示技术的主要目的是诱发使用者的生理感知以感知虚拟环境物件的景深深度，实现立体视觉，同时，为了更进一步向使用者提供环绕式的全景视觉效果，让使用者可以以任何角度观看虚拟世界，向使用者提供更贴近实体世界的视觉感知以及行为模式。在多个创新的虚拟现实显示技术中，3D 显示技术（搭配 3D 眼镜）以及虚拟现实头盔显示技术为主流，这两种技术应用于手功能与上肢康复训练可以创造创新的康复手法。

1. 3D 显示技术（搭配 3D 眼镜）

立体视觉的原理乃是分别提供两张图像，一张相当于左眼视角，一张相当于右眼视角，通过脑皮质视觉区的处理而产生深度的感知。目前主要有两种原理的 3D 眼镜实现立体视觉（图 4-4-2）。第一种为分光偏振眼镜，最新的偏振方式为圆偏振（图 4-4-3），也就是使用分别向左旋转以及向右旋转的圆偏振镜片，当两个不同方向的图像叠加在屏幕上时，左眼与右眼可以分别接收到相对应的图像，进而刺激脑皮质视觉区产生立体视觉。这种方式的优点是可以全方位感受 3D，而且没有不舒适的闪烁现象，缺点是屏幕图像像素分割给了左眼与右眼，以至于清晰度较差。第二种为分时液晶快门眼镜，左眼的图像和右眼的图像在屏幕上交替闪烁出现，左眼图像出现的时候，关闭右眼镜片以屏蔽右眼，右眼图像出现的时候，关闭左眼镜片以屏蔽左眼，每秒钟出现 120 帧图像，交替 60 次，当图像闪烁的频率高于眼睛的分辨率时，不仅会成功地诱发立体视觉，同时感受不到闪烁带来的不适。这种方式的优点是图像清晰度较佳，缺点是图像交替闪烁的结果造成左眼或右眼仅接收到一半的光度，所以图像感觉较暗。基于 3D 显示技术以及动作捕捉技术的虚拟现实动作训练任务，可以实现视觉 3D 感知以及动作 3D 感知的集成与交叉，让虚拟现实的动作训练任务更接近实体世界的日常生活任务。

2. 虚拟现实头盔显示技术（图 4-4-4）

虚拟现实头盔通过两个穿戴式显示器分别提供左眼以及右眼相对应的图像，制造立体视觉的效果，头盔可以隔绝实体世界的图像以及声音，让使用者完全沉浸于虚拟的世界。头盔的关键要素是配置了侦测头部转动或空间姿态的传感技术，这些传感技术大部分是基于陀螺仪或是摄像头，显示器的图像将依照头部姿

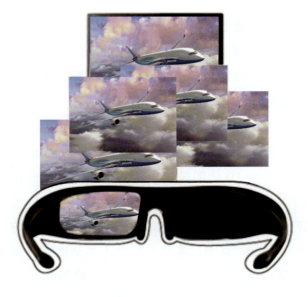

图 4-4-2　3D 眼镜立体视觉

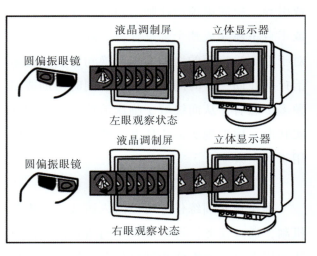

图 4-4-3　圆偏振眼镜

态的视角进行实时运算而更新。换句话说，使用者视觉感知的图像将随着头部的转动实时改变，如同实体世界一般，从而创造出环绕式的全景视觉效果。虚拟现实头盔的显著优点是可以为使用者带来高沉浸度的体验与感受，副作用是伴随而来的晕眩问题。

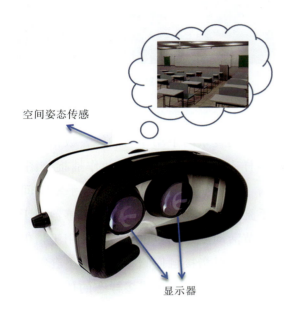

图 4-4-4　虚拟现实头盔显示技术

虚拟现实头盔质量的技术特征包括显示器分辨率、视角范围、运算能力等。人类的视角范围可以达到180°，早期的头盔仅能提供35°~45°的视角范围，以至于眼睛周围有一圈明显的黑影，视觉效果如同电影院观赏小型屏幕的电影。近期的头盔已经将视角范围提升至100°左右，较为接近人类真实的视觉效果。虚拟现实头盔提供的图像是基于计算机图形以及动画的实时运算，但是高分辨率图像以及高刷新率（每秒图像的帧数）屏幕的效果意味着庞大的运算量。为了应对庞大的计算机图形运算量，高质量的虚拟现实头盔必须通过一条讯号线和计算机连接，但是这条连接线大大地限制了使用者在实体世界的移动范围。因此，研制具有高效能运算能力的全穿戴式虚拟现实头盔一体机，同时也满足高质量实时图像以及轻量头盔的需求，成为目前技术攻关的难点。利用虚拟现实头盔能够良好屏蔽实体世界的特性，结合肌肉电或是脑电信号的采集与识别，许多研究者基于想象治疗或是镜像治疗的概念纷纷提出创新的手功能康复方法。

（二）动作捕捉技术

动作捕捉技术的目的是让使用者通过自然的动作和虚拟环境进行实时交互，完成功能性训练任务，同时，通过肢体动作数据的采集与分析，进行运动功能的评估。动作捕捉技术的原理主要有以下几种。

1. 基于摄像头的动作捕捉技术

原理是通过摄像头采集图像并以图像处理技术实时追踪身体上的标记，然后集成多个摄像头图像并运用计算机视觉技术计算每一个标记的空间位置，在时间轴上积累的空间数据形成了标记的空间轨迹，达到动作捕捉的目的（图 4-4-5）。这类技术经过数十年的发展，空间位置精度可以达到毫米等级，每秒钟可以采集超过 1000 个数据，基于数据的精确度以及可靠度，其非常适合用于科研方向的各式运动分析。但是为了达到上述的数据精度以及采样速率，同时应对视线遮蔽的问题，系统硬件通常必须使用多个高速摄像头同时追踪穿戴于身体的多个标记，以至于整体系统的经济成本以及操作成本都较高，不适合普遍应用于一般性的临床康复训练。然而，近年来随着深度传感技术的突破，以单一摄像头结合深度传感技术，然后搭配人体骨架模型的预测算法，微软 Kinect 摄像头实现了以单一摄像头追踪身体骨架超过 20 个关节点。LeapMotion 也利用类似的技术进行手部的动作捕捉（图 4-4-6）。上述技术可以应用于上肢大动作或手精细动作的康复训练任务，虽然数据精度以及数据采样率较低，也存在着视线遮蔽的问题，但是低廉的经济成本以及操作成本适合于临床应用甚至居家康复的推广。

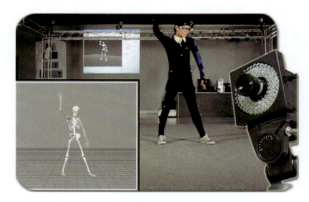

图 4-4-5　基于摄像头的动作捕捉技术

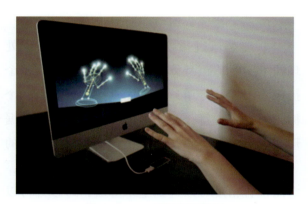

图 4-4-6　手部动作捕捉

2. 基于九轴惯性传感的肢体动作捕捉技术

九轴惯性传感包括三轴加速器、三轴陀螺仪、三轴电子罗盘等九个原始传感数据，通过数据融合与数据代偿的算法可以得到空间姿态的三个姿态角（Euler角），结合无线通信传输技术，例如Wifi或蓝牙等，逐渐发展为可穿戴的动作传感设备（图4-4-7）。它的优点是不存在视线遮蔽的问题，同时对于空间姿态相关数据的采集具有较高的精确度与可靠度，例如关节活动度。缺点为存在数据漂移以及电池供电的问题，不适合长时间使用。同时，通过积分法运算的轨迹或位置数据也存在着较大的误差，轨迹或位置数据不适合用于运动分析。但是，如果能够搭配第三方的定位系统，将可以缓解上述问题。

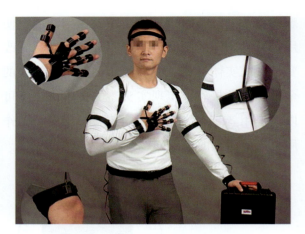

图 4-4-7　可穿戴的动作传感设备

3. 基于传感器的手动作捕捉数据手套

面向复杂的手动作与功能，数据手套集成了多样态的传感技术进行动作捕捉（图4-4-8），例如九轴惯性传感器用于手掌空间姿态或手腕旋转的动作捕捉，弯曲传感器用于手指的关节活动度量测，压力传感器用于指尖的压力传感或对指接触侦测等。数据手套需要攻关的技术难点为如何集成多样态的传感器于手套上，实现多通道的数据采集与融合，同时兼顾使用性设计，例如：传感器与电子线路的包覆与隐藏、重量的减轻、手套的大小与舒适度等。

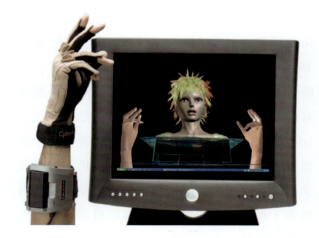

图 4-4-8　基于传感器的手动作捕捉数据手套

（三）力反馈技术

基于虚拟现实手功能康复训练任务的训练过程中，通过力反馈向使用者提供触觉感知，一方面符合实体世界的经验法则，可以提升使用者的沉浸感，另一方面也有助于神经元的刺激，促进康复的成效。除此之外，按照个别患者手功能的高低，可以运用力反馈提供不同的康复手法，对于缺乏自主运动能力的患者，可以提供助力以完成虚拟现实训练任务；对于具有自主运动能力的患者，可以提供阻力以训练肌力与耐力。触觉感知的模拟主要通过力反馈设备以及力学模型的结合来实现。力反馈技术有以下几种类型。

1. 连杆机器臂

连杆机器臂如同一个小型的机器手臂，通过机器或液压的方式控制力量的输出以产生3个自由度或6个自由度的力量。这类设备的工作范围以及力量输出都比较小，适合应用于手功能的康复训练，但是经济成本比较高（图4-4-9）。

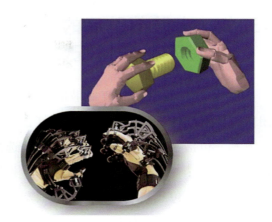

图 4-4-10　机器手套模拟虚拟世界

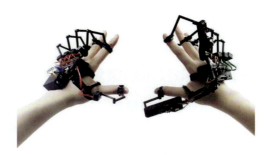

图 4-4-11　手部外骨骼

3. 人工肌肉手套

新型的人工肌肉材料可以通过电压的驱动产生变形，这类材料一般用于仿生机器人的开发，也可以应用于助力手套，通过人工肌肉材料的收缩变形，给予手掌助力以抓握实体物件，可以结合虚拟现实进行康复训练（图4-4-12）。基于人工肌肉材料的助力手套很轻，不会额外增加使用者的重量负担，但是助力的方向目前仅限于带动手指的弯曲，还无法带动手指的伸展。

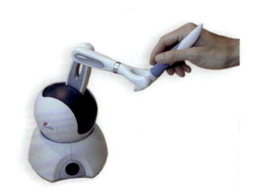

图 4-4-9　连杆机器臂

2. 机器手套

机器手套以外骨骼的形式向个别手指提供力量反馈，每一个手指力量输出的大小与方向可以通过编程进行调控，以模拟虚拟世界中对于虚拟物件的触感。复杂精密的设备经济成本比较高，且重量较重，会额外增加使用者的重量负担，而简单的设备虽然比较轻，但是精度以及力量输出都比较低（图4-4-10，图4-4-11）。

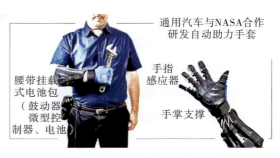

图 4-4-12　人工肌肉手套

（贾　杰　陈　炜　王鹤玮）

第五节　上肢截肢后的残肢处理及义肢适配

上肢由于各种原因需要截肢时,康复专业团队需要对肢体进行术前评估,制订合理的手术方案,包括手术前准备、截肢部位的选择及残端的处理;术后需对残肢进行的相关处理,包括残肢的包扎、减轻水肿、残端塑形、减轻残肢痛与幻肢痛、促进正常感觉的恢复、残肢力量和关节活动度的训练等。截肢的术前与术后的有效处理是义肢装配与使用的前提和基础。

一、上肢截肢术后康复

(一)上肢截肢的原因

大多数上肢截肢是为了挽救或延长伤病员的生命而不得已采用的手术;有时也会由于有的肢体完全丧失功能,安装假肢可更有利于恢复功能而截肢。常见的截肢原因包括以下几种。

1. 严重创伤

肢体血运或组织受到不可修复的破坏,包括机械损伤、烧伤、冻伤和电击伤。

2. 严重感染

包括药物、切开引流不能控制,甚至危及生命的感染,及某些长期反复发作无法根治、已引起肢体严重畸形、功能丧失,甚至可能诱发恶性肿瘤的慢性感染。

3. 肿瘤

多用于治疗恶性肿瘤;少数良性肿瘤,破坏范围很大时亦可考虑截肢。

4. 周围血管疾病

周围血管疾病所致的肢体缺血坏死,常见于合并或不合并糖尿病的闭塞性动脉炎。

5. 神经疾病

神经疾病引起的肢体运动、感觉功能障碍,并合并久治不愈的神经营养性皮肤溃疡。

6. 先天性肢体的发育异常

只有在截去无用的异常肢体,安装假肢后可以改善功能时才考虑截肢手术。

根据中国第二次全国残疾人抽样调查数据推算,我国残疾人口总数为8296万人,占全国人口总数的6.34%,其中肢体残疾人数2412万人,截肢者226万人,其中创伤性截肢约占70%。一些研究者对2009—2013年河北医科大学附属第三医院截肢患者受伤原因分布进行了回顾性分析,668例截肢肢体中,上肢截肢238肢(35.63%),其中前臂截肢率最高,约占半数,上肢截肢以机器伤为主(72.77%),其次是交通事故(11.49%)。笔者对广东省工伤康复医院2012—2016年的上肢截肢已安装假肢的患者的截肢原因进行回顾性分析,机器伤占80%。

上肢截肢主要是由于严重创伤导致,如机器伤、交通事故、爆炸伤、重物砸伤、锐器伤、高空坠落、烧伤、电击伤、冻伤、穿透伤、枪击伤等。有统计数据表明,上肢截肢患者中,男性约占80%,这和男性从事的工种和生产活动可能有一定关系。

(二)截肢术前准备

上肢截肢术前的准备方案直接决定了截肢术后的功能。上肢截肢水平的选择需从病因和功能两方面来考虑。病因是要将全部病变、异常和无生机组织切除,在软组织条件好、皮肤能达到满意愈合的部位,尽可能从远端进行截肢。功能水平是首先应该对患者截肢后的康复能力做出比较符合实际的评估,需从年龄、认知能力及全身状态等方面来考虑,如截肢后是否安装假肢,截肢后是否影响假肢的安装、功能的操控及影响外观,能否使用假肢恢复到独立的活动和生活自理的水平。当功能截肢水平确立后,上肢截肢的原则是应尽可能保留残肢的长度,使残肢功能得到最大限度的发挥。术后，根据上肢截肢水平情况，医生应和患者或家属商讨假肢使用能达到的功能效果，以利于患者或家属熟悉假肢的原理和功能，这对患者使用假肢代偿其失去的功能有积极的作用。

上肢截肢水平不同，手术方法及假肢功能的要求也有所不同。

1. 肩部截肢

应尽可能保留肱骨头，而不进行通过肩关节的离断。因为肱骨头的保留可以保持肩关节的正常外形，有助于美观。而且圆的肩关节外形有利于假肢接受腔的适配、悬吊和稳定，有助于假肢的佩戴。从假肢观点看，虽然保留了肱骨头，但仍需要安装与肩关节离断同样的肩关节离断假肢；从生物力学的观点看，肱骨头的保留有助于假手的活动控制。

2. 上臂截肢

近年来国际上称为经肱骨截肢。要尽量保留残肢长度，以保留足够的杠杆臂、肌力、肩关节活动范围，因上臂假肢的功能取决于残肢的杠杆力臂长度、肌力和肩关节活动范围。长残肢有利于对假肢的悬吊和控制，因此，应尽量保留残肢长度。然而应该注意的是，肘上截肢患者的假肢装配必须包括一个内部的肘关节绞锁装置和一个肘关节旋转盘。肘关节绞锁装置的目的是使肘关节在完全伸直位、充分屈曲位或在伸屈之间的某一个位置上稳定关节，旋转盘装置则是用以代替肱骨旋转。肘关节绞锁装置位于接受腔的远端大约3.8cm处，为了美观起见，假肢的肘关节应与健侧肘关节在同一个水平上。因此，在进行肘上截肢时截骨的水平应该至少在肘横纹近端3.8cm处，为安装这个装置保留足够的空间。

经过肱骨髁的截肢，其假肢的装配和功能与肘关节离断是相同的，所以在条件允许的情况下，通过肱骨髁水平截肢时尽量不要选择在肱骨髁上部位进行截肢，因为肘关节离断假肢在各个方面都优于上臂假肢。

3. 肘关节离断截肢

如果可以保留肱骨远端，肘关节离断是最为理想的截肢部位。近年来，肘关节离断假肢的有效应用得益于肘关节侧方铰链的设计。肱骨内外髁部位膨隆，且肱骨远端较为宽大，这对假肢的悬吊及控制能力都是有利的，且肱骨的旋转也可直接传递到假肢。而肘关节以上部位的截肢，肱骨的旋转不能直接传递到假肢，它是通过假肢肘关节旋转盘来完成的。所以肘关节离断最为理想，比肘上截肢更可取。

4. 前臂截肢

近年来国际上称为经桡骨截肢。要尽量保留一定长度，即使是很短的残端（如4~5cm）也要保留。从功能的观点来讲，保留患者自己的肘关节是非常重要的。应用改进的假肢装配技术，例如一个带有倍增式铰链的分开的接受腔，通过一名熟练的假肢师安装，可以提供比肘关节离断假肢更好的功能。残肢越长，杠杆力臂越大，旋转功能保留的也越多。残肢长度保留80%，残肢旋转活动角度为100°；残肢长度保留55%，残肢旋转活动角度仅为60°；残肢长度保留35%，残肢旋转活动角度为0°。前臂远端呈椭圆形，这有利于假手旋转功能的发挥。残肢肌肉保留的越多就越容易获得良好的肌电信号，这对装配肌电假手是非常有益的。

5. 腕掌关节离断截肢

腕关节的截肢或腕关节离断优于经前臂截肢，因为它保留了前臂远端的下尺桡关节，可以保留前臂全部的旋转功能。尽管只有50%的旋前和旋后运动被传递到假肢，但是这些运动对患者是非常重要和有价值的。所以腕关节离断或经腕关节的截肢是理想的截肢部位，它可以使残肢功能得到最大限度的发挥。桡腕关节的屈伸运动应该被保留，这些腕关节的运动可以被假肢应用，腕掌关节离断是可以选择的部位。

6. 部分手截肢

如手掌与手指截肢，以尽量保留长度为原则，尤其是拇指更应最大限度保留。当多手指损伤需截肢时，要尽量保留手的捏和握的功能。

（三）截肢术后残肢护理

为了截肢后获得较理想的残肢，获得假肢的良好适配，并发挥假肢最佳的代偿功能，对上肢截肢术后残肢的护理是非常重要的。

1. 伤口护理

（1）术后出现的一般伤口疼痛遵医嘱应用镇静、镇痛剂。

（2）对残端感染、血肿做相应对症处理。

（3）对伤口愈合所产生的瘢痕做好瘢痕增生的预防，如硅胶瘢痕贴的应用。

（4）观察并记录残肢疼痛程度、性质，分析疼痛原因，以便做相应处理。

2. 体位摆放

术后残肢体位的合理摆放能有效地避免关节挛缩。前臂截肢术后，应保持肘关节于伸直位及残肢的旋前、旋后的中立位，预防肘关节屈曲挛缩。

3. 残肢的包扎塑型

残肢塑型后才能适配正式的假肢接受腔。为促进残肢定型，需对残肢进行硬绷带包扎或弹力绷带的包扎，尽早制作临时接受腔。

（1）硬绷带包扎（rigid dressing）：是指截肢手术后以石膏绷带作为主要材料将其缠绕在已用敷料包扎好的残肢上。一般方法是用U形石膏固定，它可以有效地预防血肿和减少肿胀，促进静脉回流，固定肢体；对施以肌肉固定和肌肉成型术者，将有利于肌肉组织愈合，使残肢尽早定型。手术后48h或72h将石膏固定暂时去除，打开敷料，拔除引流，换药后重新包扎并应用U形石膏夹板固定。硬绷带包扎应用的时间和截肢手术的方法有关。在没有应用残端肌肉固定和肌肉成型的残肢一般应用2周到伤口拆线后为止；在应用残端肌肉固定和肌肉成型的残肢一般应用硬绷带包扎3周，以使肌肉愈合。

（2）弹力绷带的应用：为减少残肢肿胀和避免过多的皮下脂肪沉积，使残肢尽早定型成熟，弹力绷带的正确使用是非常关键的。上肢须使用宽10cm、长2~4m的绷带。缠绷带的步骤是先沿残肢长轴方向缠绕2~3次，再斜行从远端缠绕成螺旋状，上臂残肢应缠绕至胸廓，前臂残肢要缠绕至肘关节以上。全日缠绕，每日松开4~5次以免患者产生不适感。弹力绷带的压力从远端向近端逐渐减小。

（3）临时接受腔的应用：术后两周，伤口拆线后即可做临时接受腔。假肢师可选用石膏绷带或透明板材制作。临时接受腔通过施加一定压力，起到预防残肢肿胀、加速定型、减轻疼痛的作用，为日后装配假肢做好准备。

4. 残端的功能训练

确认残肢术后状况稳定后，应尽早在物理治疗师的指导下进行残肢运动功能训练。功能训练主要包括残肢相应部位的关节活动度及肌力的训练，对预防关节挛缩、防止畸形有重要的作用。手部截肢后残端的按摩尤为重要，应对残端进行手法按摩，次数及强度应逐渐增大。对于手指截肢的残端除按摩以外还可进行适当的拍打和敲击，从轻轻地敲击柔软物体开始过渡到敲击较硬的物体，以加快残端接触外界物体时的适应能力。

（四）残肢痛与幻肢痛处理

截肢者在术后对所失去的肢体依然存在的感觉，以远端肢体部分更为清晰，这种现象称为幻肢感。通常在截肢术3~6个月后，幻肢感消失。部分截肢者感到失去的肢体出现剧烈疼痛，呈电击样、灼烧样或其他性质疼痛，常在二次受伤或精神刺激后发生，这种现象称为幻肢痛。产生幻肢痛的病因和病理机制到目前为止仍不清楚，它的一些临床现象提示幻肢痛的发生可能和疼痛传导通路的各个水平有关：①周围神经机制。幻肢感觉可对残肢的各种刺激有所调节，在残端局部麻醉后幻肢感觉可暂时消失。此外，残端修整和敏感神经瘤的切除常可暂时减轻疼痛。②脊髓机制。脊髓损伤和臂丛神经根断裂有时具有与截肢患肢痛患者同样的特征和定位疼痛。③脊髓上机制。幻肢感知具有复杂的感知性质以及被各种内部刺激（如集中、分散注意力或紧张）所调节，这清晰地表明幻觉现象最后是在大脑里整合起来的。

临床上常用以下方法预防与处理幻肢痛：①残肢弹力绷带包扎。术后及时进行弹力绷带残肢包扎，避免或消除残肢的肿胀，缓解因残肢肿胀造成的血循环障碍，从而减轻或消除因缺血所造成的残肢痛对大脑皮质的刺激。②物理治疗。目的是改善血液循环，减轻或消除残肢肿胀，缓解因残肢肿胀所造成的疼痛。③针灸治疗。针灸止痛的临床效果是被充分肯定的，在幻肢痛的治疗中，通常可采用头针、体针及耳针针灸方法，进针部位选择在健侧肢体相对应的部位进行。④心理治疗。心理治疗在幻肢痛的治疗中占有不可忽视的分量。由于伤残的病因不同，患者对待疾病的心态、对疼痛的耐受性不同，疼痛的程度与主、客观因素有着直接联系，因此，应根据心理评估和疼痛测试的结果制订治疗方案，使患者尽早从病痛中解脱出来，达到心理上的康复。对幻肢痛比较严重、病程较长的患者，也可配合采用暗示疗法、睡眠疗法以提高疗效。⑤早期临时假肢佩戴。在临床实践中发现，截肢术后尽早佩戴假肢有助于加快幻肢痛的消失，而且假肢佩戴得越早，幻肢痛消失的也越早。⑥镜像治疗。1994年，Ramachandran首次将镜像治疗应用于截肢后幻肢痛病例中，并于1996年公布了对镜像治疗的第一项研究，结果显示应用镜像治疗后幻肢痛可减轻甚至消除。

（五）假肢装配前的康复训练

上肢截肢假肢装配前应着重进行残肢肌力训练、关节活动范围训练以及肌电信号位置定位和训练。

1. 残肢肌力训练及关节活动度的训练

残肢是控制假肢的基础，残肢的收缩产生的肌电信号是肌电假肢控制源，关节活动度决定了上肢假肢的空间使用范围。如前臂截肢应增强肩、肘关节及前臂旋转的活动范围，并加强残存屈、伸腕肌群的收缩训练；上臂截肢应增强肩关节周围活动范围，并加强残存屈、伸肘肌群的收缩训练。

2. 残肢的肌电训练

（1）肌电信号位置的定位：即利用肌电信号测试仪的皮肤表面电极在肌肉收缩部位的皮肤表面寻找残肢肌电的最大信号点。当掌握了截肢者的幻肢运动后，正式检测屈伸肌群的控制效果，观察肌电信号测试仪两侧电表上的指针，如果一侧活动肌群的表针达到 $60\mu V$，另一侧肌群的表针少于 $20\mu V$，则算成功。拮抗肌群在少于 $20\mu V$ 的前提下，表针越低越好。这样拮抗肌群的干扰就越少，可以此定位好两侧肌群的信号位置。

（2）肌电信号源的训练：据统计，60%~70%的前臂截肢者在装配使用肌电假手时，其肌电信号控制性能不好，不能启动。因此，对残肢进行肌电信号训练是极为重要的。训练是以生物反馈法为依据进行的，通过训练，反复启发、诱导和鼓励，不断增强截肢者的信心，使他们从仪表指针上的摆动和指示灯的变化上，感觉到肌电发放水平在随着意识控制幻肢动作而发生相应的变化，从中悟出要领，建立起联系。训练方法：①进行屈伸肌群的收缩运动的自我意识；②将皮肤表面电极与信号放大器的指示灯相连，利用指示灯的亮、灭来鉴定肌电是否引出；③将皮肤表面电极与肌电信号测试仪连接，直接定量测定肌电信号发放水平；④用皮肤表面电极直接控制假手手头，感受真实假手手头的动作，增强患者兴趣。

（六）假肢装配后的康复训练

假肢装配后，应指导截肢者正确使用假肢并做好保养和护理。对于功能手的使用训练包括假肢安装前的功能手的知识宣教、控制方式运用的指导、使用假肢日常生活能力的训练。

功能性部分手部假肢的使用训练主要是指索控式手部假肢和肌电控制手部假肢的使用训练。可从以下三个方面进行假肢的使用训练。

1. 假肢安装前功能手的知识宣教及选择指导

假肢安装前，对患者所选的功能手的工作原理、控制方式、接受腔的制作方法进行宣教和模拟示范，患者对这些内容掌握得越深，越能有效地发挥假肢的作用。

2. 假肢控制方式的训练

对于索控式手部假肢，要在假肢安装完成后，再训练截肢者熟悉假肢和假肢控制。训练手部的开闭动作，先在工作台上做简单的开闭动作，然后再增加水平位移动等变化高度的动作，直到截肢者熟练为止。对于肌电控制的手部假肢，在假肢制作完成前，可使用肌电信号测试仪，检测肌电信号最佳位置。若使用双通道控制系统，要考虑拮抗肌肌电信号干扰的问题，并不是单侧肌群信号最好的位置就一定能控制好。若是选用单通道控制系统，则应选择肌电信号强、且有利于接受腔外观的位置，同时要考虑患者肌肉收缩的习惯位置。确定肌电信号位置后，可使用肌电信号测试仪模拟肌电假手进行训练，或直接使用肌电手头连接肌电信号电极和电源进行训练。对于刚开始肌电信号差的残肢，在确定肌电信号位置后，可强化训练2~4周。

3. 假肢生活模拟训练

应由掌握假肢的基本操作训练开始，然后进行日常生活能力应用训练，最终进入实用训练。坚持循序渐进的原则，由易到难。由基本到复杂逐渐过渡。

（1）基本操作训练：训练患者使用索控系统或者肌电信号控制系统控制假手的开闭的熟练程度。可采用插桩板的训练方法，来锻炼患者使用假肢抓握物体并水平移动的熟练程度。同时可改变不同大小、形状（方杆、圆杆）的插桩，在训练中练习其抓握物体的适应能力，以增强手部抓握各种物体的能力（图4-5-1，图4-5-2）。

（2）日常生活能力应用训练：习惯并掌握功能手的基本训练后，可进入应用训练。训练截肢者日常生活中所需要的动作（如吃饭、喝水、化妆、更衣、扫地等），分阶段进行。截肢者在进入应用训练阶段后，应该尽可能地增加穿用假肢的时间，且除训练之外，也应多使用假肢，目的是增加截肢者使用假肢的适应性和习惯性，增强疗效。练习喝水、化妆、更衣、扫地等一系列动作时（图4-5-3），在治疗室训练后，也应在日常生活环境中进行实际训练，这样有利于增强截肢者使用假肢的信心。同时，可以让截肢者做一些有趣味的作业活动，如参与一些虚拟现实的游戏活动，这也是一种有效的熟悉假肢操作的训练方法。

（3）实用性训练：实用性训练是根据每一位截肢者不同的生活环境、工作场地，以及使用假肢状况、操作假肢能力等而专门设计的训练程序。实用训练是在截肢者对假肢习惯后，并能熟练操作的情况下进行。在实用训练阶段，想要最终确定正式假肢的结构，应结合使用临时假肢训练情况，对最初的假肢处方进行修改，

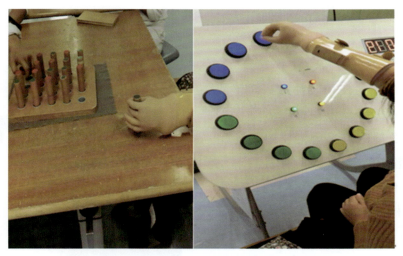

图 4-5-1　使用肌电假肢进行插桩板及触物训练

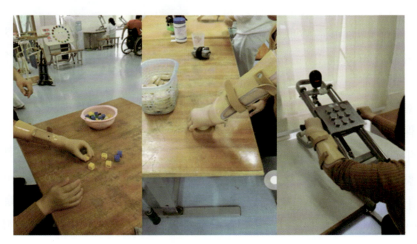

图 4-5-2　使用肌电假肢进行各种活动训练

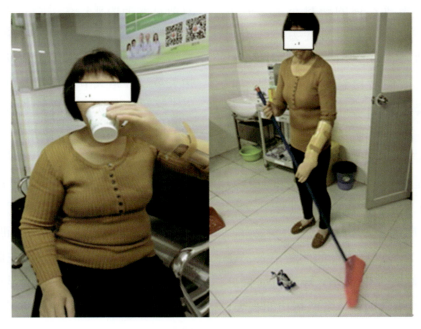

图 4-5-3　使用肌电假肢进行喝水、扫地训练

再最终确定。实用训练是对掌部假肢使用状况的最终检验。

4. 假肢的使用维护及使用注意事项

（1）装饰性假肢的使用及护理：对于装饰性手部假肢在适配后，告知患者做好保养和护理的工作，尽量避免接触污染物质；用温水和肥皂水清洗污渍，不要用有机溶剂浸洗硅橡胶假肢；不放置在日光下曝晒；防止锋利物体刺破硅橡胶；尽量晚上脱下假肢，让残肢休息。

（2）假肢使用中的注意事项：①保持接受腔内面的清洁。接受腔直接与皮肤接触，如果接受腔内面不洁，会增加残肢皮肤感染的危险。因此，截肢者应在每天晚上睡觉前将接受腔内面擦拭干净。可用肥皂水浸湿毛巾擦拭，然后自然晾干。对于肌电假肢接受腔应避免水及空气的进入，保持干燥；电极与皮肤接触面容易粘上污物和生锈，应注意保持其表面的清洁；防止电线断裂造成的故障及短路。②上肢假手套的保护。上肢假手套由聚氯乙烯或硅胶制成。假手套最容易被污染，特别是被油性物质污染，因此要注意避免手套直接接触或放在油漆表面及聚氯乙烯的塑料布上，避免被圆珠笔污染。一旦污染很难洗去，可用肥皂水或洗衣粉清洗，杜绝用汽油和各种有机溶剂清洗。③上肢假肢接触物体的禁忌。上肢假肢、假手套应避免与高温热源接触，否则将发生变形、损坏。避免任何锐器划破、刺破手套，保持手套边缘整齐，无任何破损。使用上肢假肢提重物时，前臂假肢和上臂假肢控制在 5kg 内为宜。

（七）典型病例

Ibrahim.X.X 是来自苏丹的一名军人，在一次器械检查维修时发生意外，导致右前臂近中段截肢，左手拇指缺如，其余四指功能丧失，屈、伸腕功能障碍（图 4-5-4）。

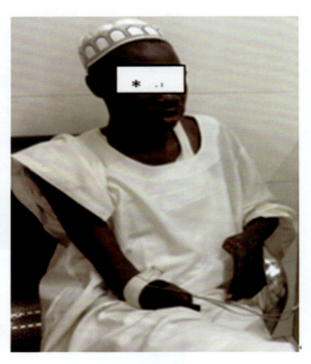

图 4-5-4 右前臂近中段截肢患者

1. 入院评估

（1）外形：右前臂近中端截肢术后，残端包埋良好，残肢长度 14cm，肌电信号训练仪显示为残肢表皮肌电信号弱，骨骼骨性突出明显（肱骨内外髁突出较明显），软组织少，偶有幻肢痛和幻肢感，对疼痛敏感；双上臂及右前臂萎缩明显；左手腕屈曲、尺偏畸形，手部肿胀，手掌及手背可见多条手术瘢痕，无明显增生，拇指掌指关节远端缺损，其余四指掌指关节、伸指关节、指间关节屈曲畸形。

（2）ROM：左前臂旋前（主/被动）：34°/44°，旋后（主/被动）：68°/76°；腕屈曲（主/被动）：5°/12°，伸展（主/被动）：23°/31°；各指能轻微主动屈伸活动，TAM 约 10°；掌指关节被动屈曲 20°~30°，被动伸展 10°，指间关节被动活动基本正常。

（3）感觉：被动活动左腕部及掌指关节时疼痛明显，静息时未诉明显疼痛。左手掌、背侧及手指末端指腹轻触觉减退，两点辨别觉检查 4~5mm，提示无明显异常。

（4）幻肢感及幻肢痛：右前臂截肢后偶尔存在幻肢感，无幻肢痛。

（5）心理状况：焦虑和抑郁的表现不明显，情绪偶有低落，烦躁不安，对假肢功能期望较高，睡眠食欲尚可。

（6）家庭关系：已婚，家庭关系尚可。

（7）工作背景：军人，工作情况保密。

（8）ADL：MBI评分0分，ADL完全依赖。

2. 假肢装配前康复训练

（1）在一周内，通过训练残肢屈、伸腕肌群的收缩，达到增强残肢表皮肌电信号的目的，以获得安装肌电假肢所需的最低肌电信号，从而决定是否为其安装肌电假肢。经过一周的训练，达到安装肌电假肢所需的信号，为其安装肌电假肢打下基础。

（2）直接采用肌电手头进行训练，使其获得控制肌电假肢最直接最真实的感觉，同时可增强患者的信心。假肢矫形师为患者讲解肌电假肢的原理及控制方法，增强患者对肌电假肢的认识。

（3）采用循序渐进的方法，由易到难，逐渐让其适配内接受腔和成品假肢的使用。由于患者比较瘦，残肢骨突明显，而且另一只手不能起到牵引辅助穿戴假肢的作用，因此不可采用远端开导引管的接受腔制作。考虑为其先安装悬吊较宽松的接受腔，增加患者自己穿戴假肢的信心，待其适应后，制作外腔连接肌电手头，让患者体验准成品假肢的使用感觉，再逐步考虑悬吊的情况。基于其残肢及对侧手的情况，采用肱骨内外髁上悬吊的标准制作，最大限度地在悬吊与患者自我穿戴之间达到一个相对平衡的黄金分割点。

（4）以生活基本需求为导向，着重训练自我穿戴假肢及使用假肢提高日常生活活动能力，逐渐减少日常生活中对他人的依赖。

（5）左侧上肢训练方法：由手功能治疗组进行几周的功能康复，着重训练左手示指、中指的弯曲功能，为安装左侧拇指并达到对指功能打下基础。

3. 康复目标

（1）远期目标：左手行2~5指屈肌肌腱松解术、足趾移植再造拇指术后完成抓握及对指功能，独立完成基本日常生活（4~6M）。

（2）近期目标：指导下吃饭、穿衣、洗澡、如厕自理（2周）；纠正左腕屈曲尺偏畸形（2~3周）；左侧四指掌指关节被动活动范围增加50°，TAM增加30°（4~6周）。

4. 假肢装配前的康复训练方案

（1）日常生活自理能力训练

①进食辅具配备：万能袖套制作及配备，低温热塑板材制作C型夹左手佩戴，接入调羹、餐叉并调整角度及方向，确保能将食物送入口中。

②穿衣训练：建议穿套头衫、松紧带的裤子及魔术贴的鞋子，尽量避免扣纽扣、绑鞋带、扣皮带等手部精细运动；利用视频、示范等方式指导具体穿上衣、裤子、鞋子袜子技巧；简易穿袜器的制作技巧及使用方法示范。

③梳洗训练：毛巾改造，在毛巾两端加装闭合绳索，以便患者利用虎口及右侧残肢拉扯毛巾擦背；指导患者将毛巾卷在残端及左侧手部擦洗身体各部位；利用万能袖套刷牙、刮胡子、梳头等。

④如厕指导：指导患者在大便后将纸巾缠绕在2~5指上，从前面伸入胯下擦拭肛门。

（2）左手腕背伸、抗尺偏矫形器配置：利用低温热塑板材制作左手掌侧腕背伸矫形器，纠正尺偏掌屈畸形。

（3）改善关节活动度训练：右手掌超声波治疗，松解右手掌肌腱粘连；蜡疗后掌指关节松动、牵伸，Hand-totur手指主动屈伸训练，每个动作每次10min，每天1次；橡皮泥主动屈伸训练、夹豆子手指展收训练，每次 20~30min，每天多次；掌指关节渐进屈曲矫形器配置，日间穿戴，每次 10~15min，每天多次。

5. 康复结局

经过 6 周的训练后，左侧腕中立位，无尺桡偏畸形，掌指关节被动屈伸 50°~70°，TAM 约 50°。左侧拇指采用树脂成型壳式假拇指制作的方式，外加接近患者肤色硅胶定制外套覆盖壳式假拇指，既增加了拇指与示指的对掌功能，又满足了患者对外观的要求。对于右侧假肢，患者实现了在左手前臂的辅助下，自我穿脱假肢。使用假肢能很好地控制假肢抓饼状物体，发挥旋腕功能，并送到嘴边。5min 内能实现 85 次直径 1.5cm 圆柱状插桩板训练。患者实现吃饭、穿衣、洗澡、如厕基本自理。ADL 能力：MBI 评分 80 分，为 ADL 功能轻度损害；功能独立程度为基本独立。家务能力评分 80 分，为轻度依赖，清洁、整理房间、购物、家庭娱乐均需他人部分参与，其余各项均独立完成。

患者心理状况良好，对假肢和简易拇指辅具对他的生活带来的便利感到高兴，完全接受和适应伤残的限制（图 4-5-5，图 4-5-6）。

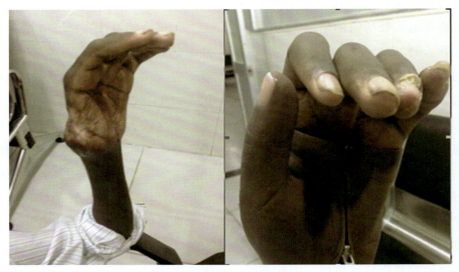

图 4-5-5　左手安装假肢后实现对指抓捏

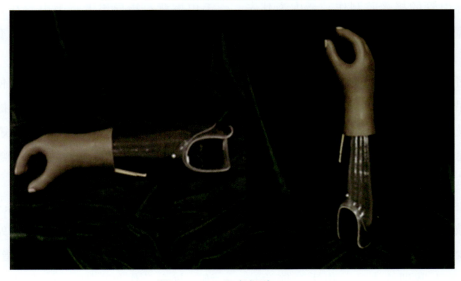

图 4-5-6　患者假肢

二、上肢假肢的适配与应用

（一）上肢假肢的分类

1. 功能性假肢

包括肌电假肢和机械性假肢两种。

（1）肌电假肢

①肩关节离断肌电假肢：由一个包肩式的全接触内接受腔和树脂积层成型的外臂筒构成，通过肩关节与假肢上臂、肘关节、前臂、假手相连。如混合型肩关节离断假肢、多自由度肌电控制全臂假肢。

混合型肩关节离断假肢由体内、体外力源共同作用，这类假肢可供肩关节离断和胸肩胛区解除患者佩戴。多自由度肌电控制肩关节离断假肢由美国国防部先进研究项目局（Defense Advanced Research Projects Agency, DARPA）研制，应用于解决双全臂截肢者喝水、取食等问题（图4-5-7）。

②上臂肌电假肢：一般由一个包裹肩部、带背带的全接触式接受腔和一个树脂积层成型的外臂筒组成，外臂筒通过肘关节与假肢远端部件相连。如二自由度上臂肌电假肢（图4-5-8）、多自由度上臂肌电假肢（图4-5-9）。

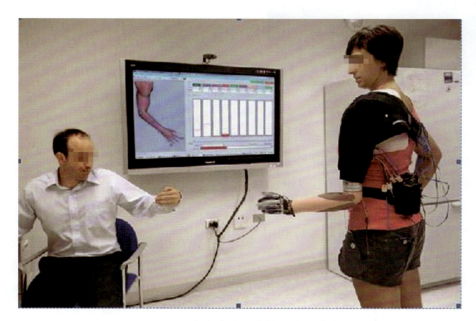

图4-5-7　多自由度肌电控制肩关节离断假肢

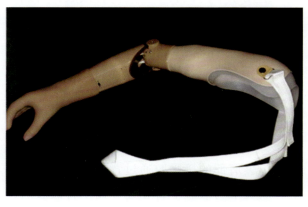

图4-5-8　二自由度上臂肌电假肢

上臂截肢者，不同截肢平面的上臂截肢者均可使用，但肱二头肌和肱三头肌产生的肌电信号要符合条件。

③肘离断肌电假肢：一般由高达腋下、借助髁部残肢末端的膨大部分稳固悬吊且不妨碍肩关节活动的全接触式接受腔和一个树脂积层成型的外臂筒组成，外臂筒通过肘关节与假肢远端部件相连，其手的开合和肘关节的屈伸可由肌电信号控制。

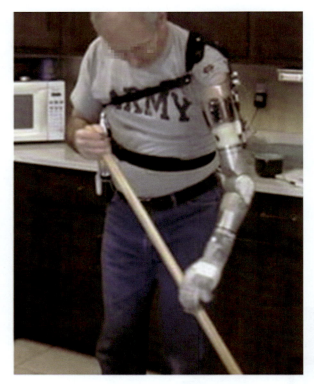

图 4-5-9　多自由度上臂肌电假肢

肘离断假肢，适用于肘关节离断或上臂残肢长度保留 85% 以上（通常为距肱骨外上髁 5cm 以内）的截肢者。腕离断假肢的最大优点是，完整的上臂保证了足够的杠杆力，可利用上臂屈曲的惯性力来带动前臂的屈曲，再利用肘铰链锁定在一定的位置，操作比较省力。

④前臂肌电假肢（图 4-5-10）：通常采用肱骨内外髁髁上悬吊及内、外两层式接受腔。内腔起包容残肢、悬吊及安装肌电电极位置的作用，外腔主要起连接肌电手及内腔、容纳电池及电极线的作用。如单自由度前臂肌电假肢、双自由度前臂肌电假肢、多自由度前臂肌电假肢。

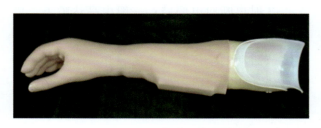

图 4-5-10　前臂肌电假肢

前臂肌电假肢适用于残肢长度为前臂的 25%~80%（通常为肘下 5~18cm）的前臂截肢者。同时，要求伸腕肌群和屈腕肌群肌电信号强，且无干扰。

⑤腕离断肌电假肢：其结构和前臂肌电假肢相同。

腕离断肌电假肢适用于腕关节离断或前臂残肢过长（保留了前臂 80% 以上）的截肢者。

（2）机械性假肢（又称索控式假肢）

①上臂机械性假肢：其手部、腕关节与前臂相同，前臂筒与上臂多用塑料制成；肘关节曲肘机构为主动式带锁结构，可实现主动曲肘。其功能活动借助残肢的运动及肩胛带来完成，三重控制索分别控制着手部装置、曲肘以及锁肘的功能活动。背带的能效取决于肩胛带的活动度、残肢的长度和肌肉情况等，这些解剖学特征决定了全接触式接受腔包裹肩膀的范围。

适用于不同截肢平面上的上臂残肢，特别适用于不可佩戴体外力源型假肢的患者。

②前臂机械性假肢，又称索控式前臂假肢，由机械假手、腕关节机构、残肢接受腔（前臂筒）及牵引索构成，接受腔多用塑料或树脂制作，腕关节机构可以被动地屈伸和旋转。也可设计成用肩背带来完成假手的抓握动作，外臂筒构成假肢的外形，且通过不同的腕关节与手部装置（系列假手或钩状手）形成可拆式连接。

适用于不同截肢平面的前臂残肢，特别适用于不能佩戴肌电控制假肢的患者。缺点是影响穿戴的舒适性。

2. 美容性假肢或结构性假肢

（1）肩离断结构假肢（图 4-5-11）：肩离断结构假肢的结构多由组件式部件制成，并通过带连接罩的泡沫装饰外套构成假肢的外形。包裹肩部的接受腔通过背带固定于肩胛带上。肩关节与假肢上臂相连，而上臂假肢通过肘关节与前臂相连。装饰性或被动型假手，借助不同的调节器与前臂相连。外形、色泽和表面结构都与正常手相似的美容手套构成假肢的外形，使假手具有逼真的外形。

适用于放弃功能性假肢的肩关节离断和半肩胛带截肢的患者。

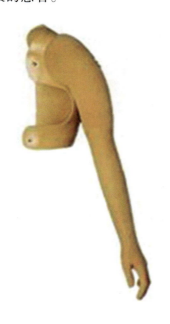

图 4-5-11　肩离断结构假肢

（2）上臂结构性假肢：多由组件式部件制成，并且用泡沫装饰外套按患者健侧比例塑好外形。全接触式接受腔包裹肩膀的容积与残肢的长度有关，其借助一根背带绕过对侧腋下悬吊于肩胛带上，外臂筒通过肘关节与前臂相连（图 4-5-12）。装饰手或被动手作为手部装置使用，借助腕关节固定于前臂上。外形、色泽和表面结构都近似正常手的硅胶手套，使其外形逼真。

适用于放弃功能性假肢的上臂截肢患者。

（3）肘离断结构性假肢：一般由高达腋下、借助髁部残肢末端的膨大部分可保证假肢的稳固悬吊且不妨碍肩关节活动的全接触式接受腔和一个树脂积层成型的外臂筒组成，外臂筒借助侧支条与假肢前臂相连接，铰链关节可自由运动或线闸操纵。装饰手或被动型假手可借助不同的腕关节与前臂相连接。外形、色泽和表面结构都与正常手相似的美容手套构成假肢的外形，使假手具有逼真的外形。

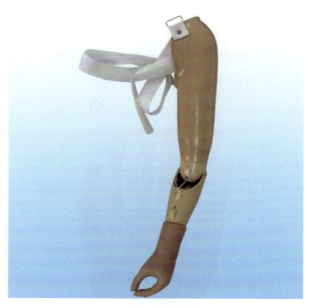

图 4-5-12　上臂结构性假肢

适用于肘关节离断患者佩戴，特别是那些放弃佩戴功能型假肢的患者。

（4）前臂结构性假肢（图 4-5-13）：通过包肘髁上悬吊的全接触式接受腔固定在残肢上。臂筒构成假肢的外形并与假手相连。装饰手或被动型假手，借助腕关节连接在前臂上。外形、色泽和表面结构上都与正常手相似的美容手套构成假肢的外形，使假手具有逼真的外形。

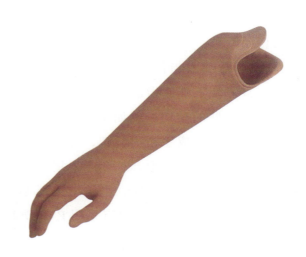

图 4-5-13　前臂结构性假肢

适用于放弃穿戴功能性假肢的前臂截肢患者。

（5）腕离断结构性假肢（图4-5-14）：由内被动机械手和硅橡胶假手套或者硅橡胶假手套和内发泡填充的装饰性假手、接受腔、连接件等组成。

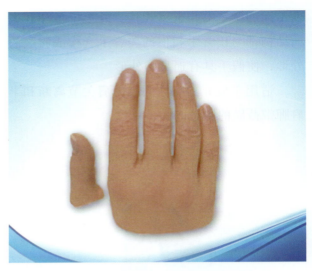

图4-5-15　掌部和指部结构性假肢

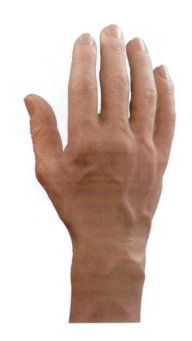

图4-5-14　腕离断结构性假肢

适用于腕关节离断或前臂残肢过长（保留了前臂80%以上）的截肢者。这种假肢的特点是重量轻，操纵简便，但具备有限的被动功能，可作为辅助手。该假肢配备美容手套，在外观、色泽和表面结构上都与正常手相似，外观逼真。

（6）掌部和指部结构性假肢（图4-5-15）：装饰性手部或指部假肢多采用内骨架外套仿真皮肤的结构。例如用钢丝、铰链、发泡泡沫填充做成手指内骨架，可使手指处于自然屈曲位的手外形，外套多采用硅橡胶制作的外形、肤色、指纹、静脉纹路都近似于健手的仿真手套。早期也有采用PVC塑料制作的外套。

适用于指部截肢或掌指部截肢。

（二）上肢假肢的结构原理

上肢假肢是用于替代整体或部分上肢的假肢。上肢假肢的基本结构包括接受腔、功能性部件、连接部件、悬吊装置和假肢外套。

1. 功能性上肢假肢的肌电结构原理

肌电假肢是一种利用生物控制的人－机系统。它实现了人和假肢之间的信息交换，从而使人可以控制假肢的动作。

（1）肌电假肢的基本原理：肌电假肢又称肌电控制人造假肢（EMG controlled limb prosthetics），以上肢假肢为主，是一种利用生物控制的人－机系统。其控制原理的实质是人与假肢间的信息交换。在我们人体系统中，当机体做某种动作时，大脑通过脊髓，再由脊髓通过神经系统给有关肌肉发出一组生物电脉冲，促使某块肌肉收缩，产生相应动作。动作越大，肌肉发放的相应电信号也越大。这种受意志控制的肌肉所产生的电位，对于假肢的控制是最理想的信号，电信号通过电路的适当处理，就可以控制假手的动作。同理，装在假手上的传感器所产生的电信号反馈给大脑，可调整假手的动作。

（2）肌电假肢的结构：除了基本的假肢结构外，肌电假肢拥有的最为重要的结构是它的控制系统，这其中包括电极片、电极放大器、编码器、解码器、电源、电机等重要部件。具体工作流程见图4-5-16。

（3）肌电假肢工作原理：当肌肉收缩时，通过电机接收肌电信号，放大处理分解在控制器内完成，进而控制电机的运动。当然还要通过特殊机械减速装置将电机转动能量转化为抓握功能和旋腕功能等。

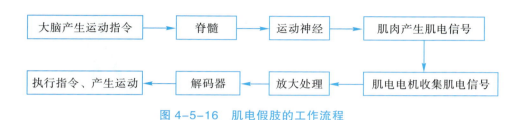

图4-5-16 肌电假肢的工作流程

2. 装饰性上肢假肢的结构原理

装饰性上肢假肢，其作用主要是替代失去的肢体外形，给患者心理上的慰藉，同时可平衡两侧手部的重量。这类假肢在结构特点上，外观更美观一些，不具备任何实用功能。当然，有些装饰性上肢假肢还可以配以被动型的关节或者假手，这样假肢还可以通过被动的活动来实现一些活动或功能。例如，为装饰性假肢装上单轴肘关节组件，就可以让假肢被动地实现肘关节屈曲的固定与解除；或者一些被动型假手，可被动张开，并以弹簧使其闭合，从而实现简单的被动抓握功能。

（三）上肢假肢的选择

上肢假肢的选择，是康复治疗团队根据患者残肢及全身综合情况，做出功能评价后，尤其是在康复工程师对假肢进行宣教后，患者或家属综合康复团队意见（如残肢的长度、肌肉的功能以及患者的体力情况）结合患者自身年龄、职业、经济状况做出合适的选择的过程。患者在了解假肢功能后产生强烈的主观佩戴意愿，是使用好假肢的前提。根据患者自身功能，合适的假肢就是合理的。可从以下几个方面来做选择。

1. 截肢平面

截肢平面决定了假肢的基本选择。对于上肢截肢，残肢越长越好，杠杆力臂长，能有效发挥假肢的功效；极短残肢，安装肌电假肢时，由于杠杆力臂短，对残肢远端产生的压力较大，尤其是远端软组织较少或松软的残肢，所以极短残肢，选择肌电假肢要谨慎。

2. 年龄

单侧上肢截肢的患者中，年轻人对美观和功能的要求较高，男士看重功能要求，女士更偏向美观的代偿。年长者，由于功能性假肢较贵，他们更趋向经济的装饰性假肢。双侧上肢截肢者，尤其是青少年，选择具有基本生活功能的功能性假肢更为合适。

3. 职业

单侧上肢截肢者，应充分发挥健侧手的功能。利手侧截肢者，应强化训练非利手转化为利手，同时，截肢侧选择功能性假肢，起到辅助健侧手的作用。

4. 经济水平

应综合患者及其家属的整体信息，选择与患者经济水平相适应的假肢。不一定最贵的就是最好的，合理并充分使用好就是最合适的。

（解　益）

第六节　手功能支具手套

一、概述

手功能支具手套最先是用于脑卒中后上肢与手功能障碍患者。脑卒中后上肢与手功能的康复是一个世界性的难题。脑卒中是临床上常见的一种脑血管疾病，具有高发病率、高死亡率、高致残率的特点。脑卒中后有55%~75%的患者会遗留肢体功能障碍，而手功能障碍占到其中的80%以上，这其中只有30%的患者能实现手功能的完全恢复。由大脑感觉运动皮质的功能投影（侏儒小人）可知，手所涉及的中枢神经调控占了大脑中枢很大的一部分，手功能康复的难度可想而知。手具备精细功能，对于人们日常生活来说具有很重要的作用。当一个人的手功能长期存在功能障碍而无法正常使用时，其生活质量也会大大减低，其心理方面也会受到影响。

关于手功能的康复，有许多治疗方法，如作业治疗，物理治疗，物理因子疗法，传统的康复治疗如针灸、艾灸等，而支具也是不容忽视的一个方面。这是因为在强调功能锻炼之外，还有许多值得我们关注的地方，例如手部的肿胀、血液循环的问题、手部痉挛、单侧忽略等。对于这些常见的手部问题，除了使用传统的治疗方法之外，结合支具进行治疗往往可以取到很好的效果。

手功能支具最初的研发思想源于脑卒中后手的良肢位。传统的支具如分指板、手部矫形器、手部外骨骼装置、手夹板等，在临床上已经得到了广泛的应用，在应用中也发现了不少问题：传统的夹板具有体积过大、材料过硬、不透气容易出汗、不美观、外形比较笨重、影响患者自尊心、易导致穿戴不适和诱发手掌部位屈曲痉挛等不足；而矫形器制作工序复杂，代价高，易损坏且佩戴不方便，不美观，患者依从性较差，体积大携带不方便，固定手指时受力点过于集中，易造成对手指的刺激等缺点。以上问题都对手部支具的临床应用提出了挑战。如何让患者戴起来方便美观且又具有多方面的作用？手功能支具手套从某种程度上适应了这种需求。下文主要介绍手功能支具手套及其在上肢与手功能康复中的应用。手功能支具手套见图4-6-1。

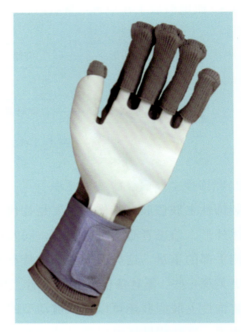

图4-6-1　手功能支具手套

二、手套的组成

手功能支具手套由插件、全成型无缝针织手套及腕带等3部分构成（图4-6-2）。插件由高分子化合物材料制成，其作用是使患肢良肢位摆放和固定，防止手指屈肌痉挛；手套以远红外涤/氨纶包覆纱为原材料，应用针织全成型技术编织而成，可确保佩戴者在手套较大压力作用下无侧缝引起的不舒适感。

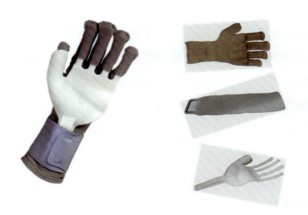

图4-6-2　手功能支具手套的组成

三、佩戴的相关事宜

（一）注意事项

佩戴手套时应根据患者的不同手型选择不同型号的插件和手套。佩戴方法并不统一，根据患者需求以及使用目的的不同可以采取不同的佩戴方法。佩戴前，应先确认佩戴手是否有伤口或感染。佩戴时应使患者充分放松，避免由于佩戴不当造成患者的患手症状进一步加重，如用力过大，患者前臂没有适当支撑和固定而使患者发生肩关节半脱位的风险增加。

1. 佩戴

佩戴前告知患者及其家属手套插件的作用和用法。

2. 示教

治疗师为患者进行首次佩戴，并教会患者及其家属如何操作和配合。

3. 观察

佩戴过程中，需要通过手套的手指末端小孔观察手部的血液循环情况。如发现有不适感或佩戴达两个小时以上时应取下指套观察手部血液循环情况。如无明显不适症状，休息1小时后再佩戴，以避免持续性的牵伸引起的手部不适。

4. 处理

如患者手部有不适症状，立刻脱下手套，观察手部情况。

（二）手套佩戴的时间参数

每天佩戴时间：每天可佩戴3次以上，每次佩戴2~3h，以保证治疗的效果。训练前，静态地持续牵伸以使手指的肌张力得到缓解，降低训练的难度。训练后佩戴可将牵伸治疗延续到运动治疗后，以更好地起到辅助牵伸的治疗作用。

（三）禁忌证

局部有皮肤感染破溃，过敏性皮炎，神经性皮炎，手部骨折，疼痛，严重骨质疏松患者，以及手掌容易出汗的患者等。

四、手套的适用对象

目前针对手功能支具手套的使用对象仍比较局限，临床总结有以下几种类型。

（1）脑卒中后软瘫期和痉挛期（改良Ashworth评定：肌张力≤3级）。

（2）脊髓损伤后手部瘫痪状态。

（3）手外伤后活动受限。

受限包括手部外伤后引起的关节主动活动不能和制动后引起的关节活动受限。

五、手功能支具手套的原理

（一）牵伸作用

将手功能支具的牵伸功能作为辅助手段，结合牵伸技术、被动活动、神经肌肉促进技术等以打破肌痉挛模式，缓解患者的肌张力。

（二）体位摆放

体位摆放或者训练过程中，可以兼顾到上肢的位置。使用手功能支具手套可以将患者的上肢固定于良肢位，从而实现患者的整体康复。

（三）温热效应

远红外线对人体具有温热效应，可使毛细血管扩张，促进血液循环，强化各组织间的新陈代谢，从而起到促进身体健康的作用。

六、手功能支具手套在临床上的应用

（一）良肢位摆放

脑卒中后，患者会存在很多功能障碍，同时由于大脑中枢损伤导致对躯体运动的调控出现错乱，进而出现错误的运动模式和异常姿势。有研究表明，对于脑卒中和脊髓损伤患者，患肢早期保持良性功能位，可以明显降低瘫痪肢体的肌张力，缓解肢体麻痹引起的血液循环障碍和淋巴循环障碍，缓解肌痉挛，早期诱发分离运动，从而促进患者神经功能和肢体运动功能的恢复。

在进行良肢位摆放时，手部的摆放往往容易被忽视。使用手功能支具手套可以对患手进行固定从而兼顾到上肢的位置。同时，用手套进行患手的固定可以使患者感觉更舒适，更容易接受（图4-6-3）。

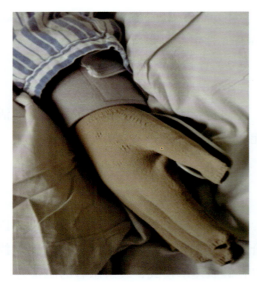

图4-6-3　良肢位摆放

（二）降低肌张力

佩戴手套时，手套本身对于患手有固定和牵伸的作用，因而对于脑卒中后患手有一个降低肌张力的作用。肌张力，特别是上肢与手的肌张力，是困扰脑卒中后患者肢体功能恢复的一个很重要的原因，而环境，情绪和药物等均会对肌张力产生影响。控制肌张力对于患者的重要性毋庸置疑。脑卒中或脊髓损伤后，患者上肢通常会表现为屈肌痉挛的模式，通过长时间佩戴手功能支具手套，可以对患手进行长时间的牵伸进而抑制患手的屈肌模式，打破上肢的屈肌模式。

同时，我们应该考虑到脑卒中患者特别是脑卒中早期的患者有联合运动的表现，这里的联合运动和我们正常人都有的联合反应是不一样的。针对这种现象，临床上，我们可以用于软瘫期患者患侧的活动。而对于肌张力来说，在手法干预降低患者张力时，健侧往往会有联合运动，这不是我们希望看到的，此时可以将手套佩戴于健侧从而抑制联合运动，减少患者的用力，避免不必要的能量消耗，进而减低患者的疲劳度。

（三）消除肿胀

偏瘫侧手部肿胀是脑卒中常见的并发症之一，手部肿胀和疼痛将影响患者偏瘫上肢功能的改善和日常生活活动能力的恢复。脑卒中后偏瘫侧手部肿胀的发生率为16.0%~82.8%，病发后1~3个月内会骤然出现继发性的手部肿胀和疼痛。常见手部肿胀见图4-6-4。相关报道认为手部肿胀是神经系统受损、反射性交感神经营养不良、神经血管萎缩所致。康复支具手套，同压力衣治疗水肿的原理一样，是通过提高周围组织的压强抑制组织液的进一步渗出，促进组织液经淋巴的回流和血液静脉回流，从而达到消肿的目的。王佳佩等针对手套进行了随机对照实验，结果发现对患有患侧手部肿胀的脑卒中患者，长期且定时穿戴合适的康复支具手套，具有一定的消肿效果。

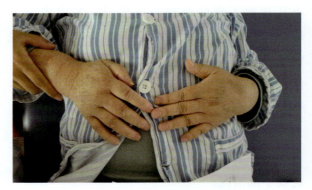

图4-6-4　脑卒中后手部肿胀

（四）改善血液循环

手功能支具与其他支具一个很大的不同点是它对血液循环有良好的改善作用。首先，手套采用远红外涤纶变形丝与氨纶制作的远红外涤/氨包覆纱，具有远红外效应，即对人体具有温热效应。当远红外辐射达到足够强度时，产生热效应，热效应引起一系列生理效应，从而起到促进身体健康的作用。其次，利用从远到近的梯度压力作用于肌肉组织，由肌肉组织把压力传给静脉，促进静脉血液回流，改善血液循环。有研究者发现，功能手套对健康人和患者都具有增加手部血液灌注量的作用。脑卒中患者佩戴功能手套后，手部血液灌注量接近健康人的状态。

（五）协助肢体活动

脑卒中后，患者由于肌张力的问题其训练的效果往往会受到影响。软瘫期时，患者的患肢由于低张力，患肢处于无支撑的状态，手功能支具手套使患肢得以支撑，且便于治疗师早期对患者进行被动活动训练以防止肢体肌肉萎缩。当患者肌张力升高时，手套又有降低肌张力的效果，便于患者进行主动协助活动。此外，对于脑卒中的患者，我们往往强调双侧肢体的活动，以防止患肢的肌肉失用性萎缩。手套可以使患者对于患肢的注意力提高，同时手套可以增加患肢的本体感觉和深压觉的输入，增加患侧中枢感觉-运动环路的重建，利用大脑中枢的可塑性原理，促进患者的恢复。

基于此，可以将手套佩戴于患者的患侧手，在床边进行双侧的肢体活动，如肩前屈、肩外展、伸肘、前臂旋前旋后等。同时可结合Bobath球训练患侧的展翅反应（图4-6-5），还可设计一些任务导向性训练，如伸手够物等。

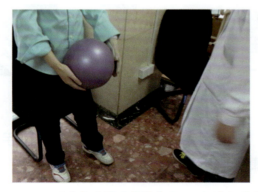

图4-6-5　手功能支具手套结合Bobath球促进肢体的活动

（六）强制性运动疗法

强制性运动疗法又称强制性治疗，许多临床及基础研究表明，其对脑卒中后上肢功能障碍的恢复有积极治疗作用。该方法通过限制健侧上肢，达到强制使用和强化训练患肢的目的，进而提高脑卒中患者上肢运动功能和日常生活能力。

手功能支具手套可以介入强制性运动疗法。治疗师等可将手套佩戴于患者的健侧肢体，相当于使健侧肢体处于活动受限的状态，进而强迫患者使用患肢进行一些主被动活动以及功能性活动，如抓杯子、够物、挤牙膏等。根据不同时期的患者可设计不同的活动，如当患者出现分离运动时，可以进行适当的主动活动；而当患者手部有一定抓握功能时，则可以进行更精细的活动。脑卒中后的患者，由于长期对于健侧的依赖性而习惯性忽略患手，进而对于自己使用患手缺乏信心。通过结合手套进行强制性运动疗法，对于患者患手的恢复有很大的促进作用。

（七）步态平衡训练

现代康复应该是一个整体性的过程，正如同传统中医康复一样，其强调功能性和整体性。贾杰教授提出了"上下肢一体化"的理念，在上下肢一体化康复理念下，通过上肢干预促进下肢功能提高，使整体性康复得到了充分体现。脑卒中后，人们普遍会关注患者下肢在步行方面的功能，而忽略了上肢与手对于步行的作用。其实无论从哪方面来说，手对于躯干的平衡性和协调性都起到了重要的作用。正常人走路时，双上肢都有前后摆臂的过程，以配合行走时躯干的启动，协调步态的变化。但是如何结合上肢干预，以促进下肢功能的提升？除了传统的手法技术、矫形器、功能性电刺激等干预外，手套的使用也是一个很好的结合点。使用手套可以增加患者的本体感觉输入，降低肌张力，协调躯体和下肢在步行过程中的变化，进而改善患者的步态以及整体的平衡性和协调性。

手功能支具手套在临床上有许多种用途,针对不同的患者,其作用的效果也不尽相同。医护人员应熟悉手套的具体使用流程和使用的范围,进行规范化的临床操作。

七、案例分析

案例1 男性患者,62岁,临床诊断为右侧脑梗死,高血压3级,左侧偏瘫,左上肢表现为肩手综合征,手部远端肿胀,左上肢肌力0级。2017年5月8日入院,经检测患手体积为550ml。为降低患手的肿胀程度,提高手腕部的活动能力,促进血液循环,给予手功能支具手套穿戴支持。后于5月15日和5月22日分别进行监测,手部的体积分别为500ml以及470ml,患者的手部活动能力明显得到改善。

案例2 女性患者,73岁,临床诊断为左侧基底节脑出血,吞咽及言语功能障碍,右上肢肌张力增高,具体表现为屈肘肌2级,旋后肌群2级,屈腕肌群3级,屈指肌群3级,活动能力受限。2017年6月3日入院后,给予手套穿戴支持,于6月10日评估检查,其屈肘肌群为2级,旋后肌群2级,屈腕肌群2级,屈指肌群2级。6月17日再次进行评估,发现患者的屈肘肌群为2级,旋后肌群1+级,屈腕肌群2级,屈指肌群2级。综合分析发现佩戴手套后,患者的整体高肌张力得到了很好的改善,特别是远端手腕部的肌张力改善明显。

临床上在进行手套穿戴时,应做好宣传和指导。做好患者的评估工作,向患者家属或护工讲解佩戴的方法、时间、作用并做好示范。此外在患者的穿戴过程中,应观察患者是否有不良反应出现。对于出院患者,在使用手套过程中应定期进行随访,并对患者和家属给予指导和鼓励,促使患者早日康复,尽早回归家庭和社会。

(贾 杰 庄金阳)

第七节 运动想象脑机接口技术

一、脑机接口与手功能康复

脑机接口(brain computer interface,BCI)指的是大脑跟计算机或者外界设备之间的一种联系或通路,其运作原理是通过采集大脑信号,然后对数字信号进行特征提取,得到最具有代表性的如能代表某一功能活动的特征量,通过分类后生成指挥外部设备的指令;计算机或外界设备产生相应的信息反馈到大脑,从而实现所谓的脑机交互作用(图4-7-1)。目前,以运动想象为依托的脑机接口训练被应用于手功能的康复治疗当中,借以实现"中枢-外周-中枢"的闭环治疗新理念,即在中枢进行主动训练,在外周如手部进行反馈与信息的输出,再反馈回中枢,实现手功能的中枢治疗作用,促进手部相关脑区的"再学习"与神经重塑。

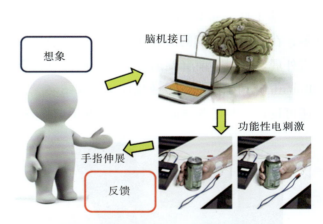

图4-7-1 基于运动想象的脑机接口系统

二、运动想象脑机接口技术在手功能康复中的两大作用

(一)辅助性脑机接口

通过BCI转换所获取的特征信号指令,实现对上肢与手外骨骼或功能性电刺激(functional electrical stimulation,FES)连续、

多维度的有效精确控制，让患者能应用于日常生活当中，借助脑控外骨骼或电刺激进行辅助下的日常工作与生活，完成以手功能为核心的日常生活活动，从而大幅度提高其生活质量，此时表现为辅助性脑机接口的作用。

（二）康复性脑机接口

依托 BCI 解码参加训练患者的脑电波，于训练过程中实时反馈给患者正确的信息，使其与手运动功能相关的大脑神经可塑性得到激活，提高患者手运动再学习的能力，恢复或提高手功能，此时则表现为康复性脑机接口的作用。

三、手功能康复的生理学基础

研究者通过在正常人的研究中观察到的脑机接口驱动运动学习结果，来解释其在脑卒中患者中应用的机制。对运动行为的强化是脑机接口训练与学习的关键机制之一，其中，最原始的巴甫洛夫条件反射作用，或是通过练习与强化一个新的习得行为技能，是常见的初始机制。巴甫洛夫条件反射作用使得患者能够与脑机接口或说是神经接口进行整合训练，通过输出大脑激活信号转化后的指令来实现外部设备的控制（如通过 FES 对手运动进行控制）。在这一过程中，脑区的激活对于患者上肢与手的运动再学习非常重要，它加强了神经元的功能性募集，促进了残余神经通路的重塑。

有研究表明，将刺激与强化（正反馈）或惩罚（负反馈）进行匹配组成了人类的学习过程，在这一学习过程中的最有效且熟知的机制则为突触前细胞与突触后细胞之间的持续、重复性的信息传递所导致的突触传递效能的增加；而"脑机接口诱导下的赫布神经元恢复"理论就建立在这一假设之上，其强调强化的量与时间或频率对学习有效性和特异性的影响。这一"突触可塑性"的基本机制被应用于脑损伤后康复治疗当中。功能性磁共振（functional magnetic resonance imaging，fMRI）结果显示，通过脑机接口的治疗与训练，损伤脑区皮层激活状态得到提高。另外，赫布型学习模式能通过再训练或再创造进行功能性皮层活动实现运动输出所需的必要突触连接，从而促进脑卒中患者手功能康复。这一机制提供了对新习得行为的保留或失去的预测性标志。

根据"赫布理论"中"一起发射的神经元连在一起"（即当神经元 A 的轴突与神经元 B 很近并参与了对 B 的重复持续的兴奋时，这两个神经元或其中一个便会发生某些生长过程或代谢变化，致使 A 作为能使 B 兴奋的细胞之一，它的效能增强）的相关原理，患者运动意图与执行脑机接口任务之间的匹配程度越高，则其大脑皮质更容易出现神经重塑。这在脑机接口整合 FES 或其他治疗模式时明显可见，通过从大脑皮质采集提取的特征性信号来促进远端手部肌肉收缩，即将脑区激活与外周刺激进行匹配，形成一个正常运动模式的反馈闭环通路，从而实现患者手功能支配的恢复。

四、干预入组与操作流程

（一）运动想象脑机接口的入组流程（图 4-7-2）

一般来说，对于拟参加该项中枢干预的患者，医生或治疗师会在 BCI 参与干预入组前进行初筛，以保证治疗的可行性、科学性与有效性。对于门诊或住院的患者，先判断其手功能障碍的病损原因，选取中枢神经损伤所致手功能障碍的患者为筛选对象，依托一定的入组标准与排除标准。此时，患者的认知功能是一个重要的关注点，运动想象脑机接口属于"人机交互"训练形式，需要患者具有一定认知水平，能有效理解计算机给予的特定指令，并进行互动，达到所谓的"人机交融"，从而实现对外

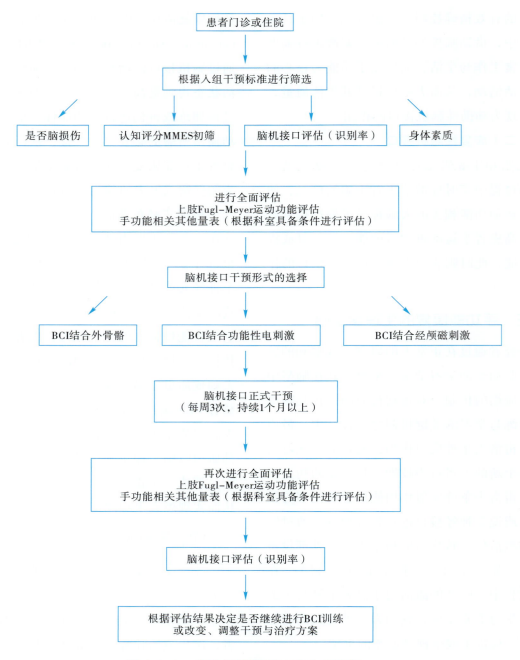

图 4-7-2　运动想象脑机接口的入组流程

部如手部外骨骼或功能性电刺激的有效控制，实现辅助性与康复性的BCI作用，提升手功能。另外，识别率（正确率）是衡量脑机接口训练的重要指标，也是患者是否有效"交互"的指标，也是入组所要关注的点。当然，识别率的影响因素较多，操作分析时可能需要对干扰因素进行一一排除，多次纠正。另外，患者的身体素质也是一个必要条件，脑机接口干预一般需要长达1h左右的训练时间，且一般要求体位为坐位，这是治疗入组所应关注的另一要点。

患者经过筛选符合治疗条件入组后，则进行各类经典量表的评估，以评判患者手功能所处的状态。除了Fugl-Meyer上肢评估量表外，各类聚焦于手功能的量表均可以使用，这以实际科室所具备的条件而定。接着是脑机接口干预形式的选择。一般来说有BCI结合外骨骼、BCI 结合功能性电刺激、BCI 结合经颅磁刺激等，根据患者实际情况而定。如患者有癫痫史或家族癫痫史，则 BCI 结合经颅磁刺激不推荐。从大量的文献报道来看，一般以一个月为最短干预时长，以保证有一定的治疗量，每周 3~5 次的治疗频率较为常见。在治疗前后，除了经典的量表评估外，脑电评估也是伴随其中的一项评估指标（BCI 本身就是利用 EEG 进行训练）。在治疗中期及阶段性治疗结束之后，再次进行各项评估，根据评估结果决定是否继续进行 BCI 训练，或改变、调整治疗方案。

（二）运动想象脑机接口的治疗流程（图 4-7-3）

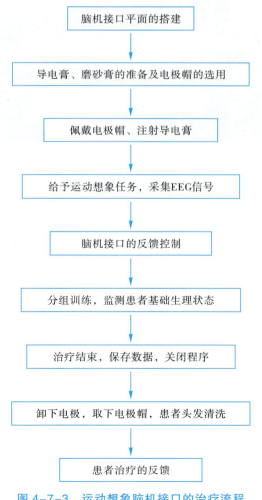

图 4-7-3　运动想象脑机接口的治疗流程

开展脑机接口治疗时，有一定的程序性操作，按程序操作可保证治疗有条不紊。首先是脑机接口平台的搭建，实现计算机与相关设备的有效连接，包括外部输出装置如外骨骼、功能性电刺激等；其次准备磨砂膏、导电膏、电极撬棒，并根据患者头部的大小选择合适的电极帽；佩戴电极帽，注射导电膏，处理电极与头皮之间的有效电阻抗，导通 EEG 信号；接着就是对患者进行指导，给予与患者功能相对应的运动想象任务（如握拳腕背伸拿杯子喝水等），在患者执行任务的情况下头部采集事件相关的 EEG 信号；解码器对所采集到的 EEG 进行相关分析、特征提取等，最后输出控制指令，实现"反馈"的指令输出效果，即外界输出设备（如外骨骼、功能性电刺激等）被驱动，成功控制，促进手运动功能的出现，此为训练过程。一般将训练分为多个组，以确保患者能够较好集中精神，不容易产生疲劳，获得更好的效果。与此同时，我们还将监测患者基础生理状态，如患者肌电、注意力等指标，以判断患者肌肉疲劳度以及精神疲劳度等，从而合理调整患者的间歇时间与训练强度。治疗结束后，注意保存数据，关闭程序；给患者卸下电极帽，嘱咐患者清洗头发，并询问患者每次的治疗反馈。

五、适应证与注意事项

运动想象脑机接口训练一般用于中枢神经损伤后的手功能康复当中，如脑卒中、脑外伤、脑瘫等，但并不适合所有的患者。年龄过大或过小，认知功能障碍，身体体质差如伴有严重的心、肺、肝、肾等重要脏器功能衰竭者，不可控的高血压，心律失常，严重冠心病，糖尿病合并症控制欠佳者等都不是该训练的合适人群。

目前，临床上应用于脑卒中后手功能康复

的运动想象BCI属于非侵入性BCI，通过给患者佩戴电极帽并在头皮处打上导电膏，采集大脑信号并进行特征处理以对BCI外部设备进行控制，并未对患者有直接刺激以及对大脑有干扰或侵害，因此不会引起并发症。对于有癫痫病史等患者，由于BCI主要依托脑电信号进行分析，而脑电本身就是监测癫痫的有效方法，所以癫痫等病史并不与BCI康复训练形成冲突。基于BCI的康复训练本身并不直接影响患者的体征变化，血压不稳、心率不稳等症状如对患者久坐、坚持长时间的训练不造成影响，也并不归结为BCI的禁忌证。当然，有严重并发症以及心肝肾等严重疾病的脑卒中患者则不适合进行该训练。BCI训练是一个人机互动的过程，对患者的主动参与意识要求非常高，患者必须能理解计算机设备所给予的提示以及操作人员所给予的特定手功能训练如运动想象任务，若患者存在认知障碍并且该程度的认知障碍影响其与BCI训练过程的交互，则不能进行有效的BCI康复训练或甚至完全无法进行。在进行BCI康复训练时，需要患者较长时间地保持与计算机荧屏的任务互动以及自身的主动强制性参与，自制性较差、体质较差如无法长时间久坐等患者可能无法形成良好的训练氛围。

基于运动想象的BCI在应用过程中患者是否有效执行相应给定的任务成为技术的难点之一，因此在进行该BCI康复训练前应严格评估患者的认知能力，并在正式干预前让患者进行科学合理的BCI学习训练，让患者能够在正式进行BCI训练时尽量排除各种主观上的问题，充分发挥该训练的作用与疗效。

六、治疗形式的多样化

（一）BCI结合外骨骼

BCI结合外骨骼是常见的反馈训练形式之一，图4-7-4所采用外骨骼式的外部设备称为Omega，是一个三维的力反馈设备，患者通过大脑指令来控制、驱动其进行训练，主要提供了本体感觉的反馈效果，形成闭环治疗模式，从而实现手功能的康复。图4-7-4只是外骨骼的一种形式，可以有作用于肘关节的外骨骼，也可以有作用于腕关节的、甚至手指多关节的精细外骨骼设备，最终实现的都是"脑机接口"的"机"，运动想象的是手功能康复的"手"，促进手部脑区可塑性改变，实现功能恢复。

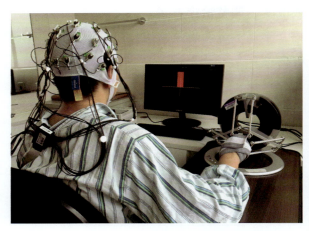

图4-7-4 BCI结合外骨骼

（二）BCI结合功能性电刺激

功能性电刺激是脑机接口的又一表现形式，见图4-7-5，将电极片贴附于腕部背伸肌以及指伸肌等解剖位点，同样以EEG经特征提出输出指令来控制电刺激的发放，患者进行"腕背伸"的运动想象，脑电极采集EEG解码并生成与电刺激无延迟的控制指令，患者"想象腕背伸而电刺激促进其腕背伸动作的实现"，实现"努力想象腕背伸而腕背伸动作出现幅度越强"的效果，即所谓的"意念控制我的手"。此时为触觉反馈的大脑输入，同样遵循"中枢-外周-中枢"的闭环康复理论，达到提高大脑可塑性，实现功能恢复的目的。

第四章 手与上肢康复工程和辅具技术

4-7-7)。

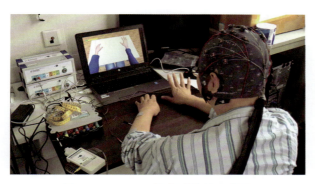

图 4-7-5 BCI 结合功能性电刺激

（三）BCI 结合虚拟现实技术

虚拟现实技术是目前比较新颖的一项可用于手功能治疗的方法，它具有交互性与娱乐性。其利用脑机接口结合虚拟现实技术，依托治疗场景中的"任务导向性"思想，有效激活手部支配脑区，加强神经的"再学习"。患者"沉浸"其中，能持续进行手部动作的反复排练，借助康复"重复"原则，实现功能的提高。图 4-7-6 为沉浸式的 BCI 结合桌面式虚拟现实，提高了患者训练的方便性。

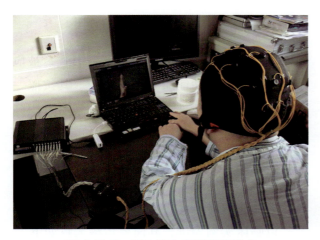

图 4-7-6 BCI 结合虚拟现实技术

（四）BCI 结合游戏

游戏具有极强的娱乐性，患者会因此而提高参与康复治疗的积极性，而积极性又是提高疗效的重要因素。该治疗将患者进行上肢或手运动想象的 EEG 转换成各类游戏里面的操作反馈、界面反馈、成绩反馈等，侧面实现运动想象疗效的加强，从而也实现功能的提高（图

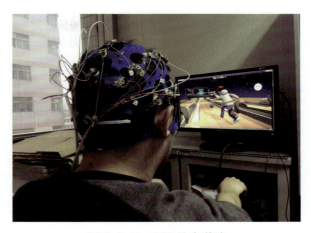

图 4-7-7 BCI 结合游戏

（五）BCI 结合经颅磁刺激

经颅磁刺激与脑机接口均可归属于手功能之中枢干预的康复方法，而这两者结合可实现所谓的"大闭环"与"小闭环"康复效果。"大闭环"即"中枢-外周-中枢"的表现形式，外周的手运动功能输出（如第一背侧骨间肌的活动）与中枢之间的主动激活；"小闭环"则可理解为患者大脑的自我调控、自我治疗，此"环"存在于患者大脑之中。经颅磁刺激对大脑的异常激活模式进行抑制，对正常需要激活的脑区进行促进，并协调于脑机接口之下，最终实现作用。这一组合也是目前运动想象脑机接口在手功能康复当中比较前沿的应用形式，值得脑科学家们去探索（图 4-7-8）。

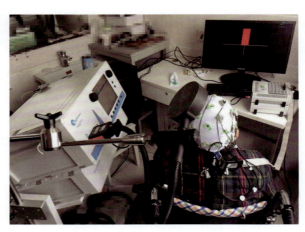

图 4-7-8 BCI 结合经颅磁刺激

七、前景展望

21世纪初，国外学者就通过视觉反馈、本体感觉反馈、触觉输入、功能性电刺激等各种刺激及反馈形式，利用BCI来探索其在脑卒中患者上肢与手功能中的康复疗效。有研究将脑电图（electroencephalography，EEG）与其他生物信号如眼电图（electro-oculogram，EOG）、肌电图（electromyography，EMG）等结合形成大脑-计算机交互系统，以促进患者的功能康复。该系统借助可穿戴式的外骨骼，训练手与手指的打开闭合动作，使患者得到一定程度的功能恢复，并有效提升其日常生活活动能力。有研究对一例慢性脑卒中手指功能障碍的患者进行脑机接口结合FES治疗，通过9个疗程的治疗，发现其个别手指的伸展功能得到了一定程度的提高。而一项新研究对一健康受试者的大脑初级运动皮质（primary motor cortex，M1）阳极或阴极进行长达20min的经颅直流电刺激（transcranial direct current stimulation，tDCS），然后进行基于感觉运动节律（sensorimotor rhythm，SMR）脑机接口的控制训练，发现在一周的日常训练后，接受阳极tDCS的受试者对于BCI的控制能力要比接受阴极tDCS者或假刺激者提高得多，证明阳极tDCS能增强大脑学习控制基于SMR的脑机接口的能力，二者结合可能为BCI的一种新形式。来自韩国的研究者将动作观察训练（action observational training，AOT）与BCI-FES进行结合，发现通过训练，患者在手运动功能、手腕屈曲关节活动度以及日常生活活动评分等方面有所提高。加拿大的研究者将FES、外骨骼与BCI进行结合，并借助于任务导向性训练来给脑卒中患者进行康复，以BCI-外骨骼控制肘关节两个自由度的屈伸活动，以BCI-FES控制手指两个自由度的打开与闭合动作，实现患者抓握转移杯子的功能性作业活动。这种形式提供了BCI在手功能康复中的应用新形式，大大降低了BCI的使用门槛，更加贴近患者生活，增加了患者的康复兴趣。

脑机接口在诸多领域均有较好应用，而在脑卒中手功能康复方面则存在着巨大的发展空间，包括其拓展延伸形式如依托中枢干预治疗方法，并与其他方式进行结合，如结合外骨骼、功能性电刺激、虚拟现实技术等，最终扩大其作用形式，实现疗效较好的情况，提高脑卒中患者康复的积极性，并为手功能康复领域拓展新的治疗思路。当前，世界大腕如特斯拉总裁埃隆·马斯克以及Facebook扎克伯格都相继宣布进军脑机接口领域，意味着这一高端黑科技将引领时代的进步，其在康复医学如神经康复领域更是甚有前途。以"运动想象"为基础出发的闭环脑机交互康复训练，其作用不断被发掘，产品化的新契机也随之出现。未来，脑机接口技术将成为新时代的医学技术代表，并不断发挥新生而强大的作用。

八、应用实例

脑机接口作为一种中枢干预新形式，被应用于脑损伤后手功能康复训练当中。其按照一定的步骤进行，从准备到训练，从学习过程到训练过程，从初次评估到再次评估以及多次评估，从初次训练到再次以及多次训练，最终达到一定的康复效果，实现大脑的可塑性，促进患者手功能的提高。

以临床实例为例，其简要步骤大致如下。

（一）患者入组

选择合适的患者进入脑机接口的干预治疗。

（二）患者宣教

向脑卒中患者讲解"脑机接口"相关知识，让其较好地参与到脑机接口中枢干预治疗当中。

（三）训练的准备

佩戴电极帽，注射导电膏，调整电极，不同颜色的信号灯代表不同的阻抗系数。

（四）量表评估

主要围绕运动功能评估（根据研究需要进行相关量表的选择）。

（五）脑电评估

进行正式干预治疗前患者的脑电评估。

（六）康复训练

运动想象脑机接口康复训练的进行。

（七）再次评估

一系列量表的运动功能再次评估。

（八）康复结局

结合病史，最终确定患者的手功能状态，制订、改进进一步的康复计划或者康复后回归家庭和社会。

（九）定期随访

一般以1个月、3个月及6个月为时间选择点。

（贾 杰 陈树耿）

第八节 经皮穴位电刺激

一、概述

经皮穴位电刺激（transcutaneous electrical acupoint stimulation，TEAS）是以传统医学经络理论为指导，利用特定频率电流对穴位点进行刺激以治疗疾病的一种方法，是经皮神经电刺激（transcutaneous electrical never stimulation，TENS）与针灸穴位相结合的一种新疗法。经皮穴位电刺激通过贴在穴位上的电极片刺激特定穴位，代替了传统的针刺方法，具有无创、易操作的特点，既保留了"针刺样作用"的特点，克服了针刺及电针的某些缺点，如进针疼痛、出血及惧针等。

从1960年代开始，经皮神经电刺激作为一种镇痛的治疗手段受到医学界的重视，其具有较强的止痛作用，镇痛效应不易耐受，可反复使用，又具有无创伤、易操作、便于携带、经济等优点，得到临床广泛认可。国内学者研究证实，同一部位TENS与电针止痛效果无明显差异，可能是因为TENB具有与电针相似的神经化学机制。所以1990年代研究者便开始利用TENS/TEAS来改善脑卒中患者功能障碍，并取得积极的疗效。此后各种类型的TENS治疗仪相继问世，治疗范围涉及临床各科，疗效不断受到肯定。

经皮穴位电刺激治疗多是利用TENS治疗仪实现的，通过设置特定的刺激参数、选择适宜的刺激部位实现TEAS治疗。TEAS刺激多采用双相、不平衡方波，电流频率为1~150Hz，脉宽2~500μs，其刺激频率和脉宽通常可以调节。目前常用的经皮穴位电刺激频率有高频和低频之分，如transcutaneous electrical acupoint stimulation（TEAS，主要是高频电刺激，多为50~100Hz）和acupoint like transcutaneous electrical never stimulation（Acu-TENS，主要是低频电刺激，多为1~10Hz），其中TEAS多是指TENS与传统医学穴位相结合，而Acu-TENS更强调TENS的针刺样作用。

二、治疗作用

（一）镇痛

主要的镇痛理论机制是Melzack提出的闸门控制学说和中枢神经系统内源性镇痛物质如阿片肽、脑咖肽等的释放。TEAS刺激往往只兴奋A类纤维，对传导伤害性信息的C类纤维没有影响，能够明显减弱甚至完全抑制C类纤维传入引起的背角神经元的反应，从而关闭疼痛闸门。TEAS通过皮肤电极刺激相应穴位，启动内源性镇痛系统，使中枢释放内源性阿片肽如脑啡肽、内啡肽、强啡肽和神经递质，如5-羟色胺、乙酰胆碱等，产生镇痛作用。韩济生等还研究发现，不同频率TEAS刺激机体会释放不同的内啡肽，低频（2Hz）电刺激能促使脑内释放β啡肽，高频（100Hz）电刺激是通过促使脊髓内强啡肽释放，而且多次刺激使其疗效发生累加作用。高频与低频交替刺激，可延缓"耐受"现象的发生和激发中枢不同部位释放吗啡样镇痛物质，提高镇痛效果。如 2Hz 和 100Hz 频率交替刺激穴位，可明显增加脑和脊髓内脑啡肽和强啡肽的含量，显著提高痛阈。

（二）提高运动功能

经皮电刺激能够提高脑损伤患者肢体运动功能，通过皮肤表面电极同时刺激运动纤维和感觉神经纤维，向中枢输入皮肤感觉、运动觉和本体感觉的信息冲动，从而加强感觉网络的功能连接。此外，这种重复外周刺激还可通过促使邻近完好的神经元功能重建，或较低级中枢神经系统部分代偿、轴突发芽等途径，促进中枢运动控制能力的恢复和正常运动模式的重建。

（三）降低痉挛

重复应用 TEAS 能够减少肢体痉挛、提高患者运动功能，其机制可能与突触前抑制增强，以及屈肌运动神经元主动抑制活动减少有关。TEAS 结合主动训练或者降低肌张力药物治疗能够取得更好的效果。

（四）改善血液循环

TEAS 刺激能够改善刺激部位的血液循环，促使周围血管扩张。同时 TEAS 刺激能够增加脑损伤患者患侧局部血流量，激活脑细胞功能。

三、TEAS 在手与上肢康复中的应用

大量临床实践证明，TEAS 在脑卒中康复中发挥着重要的作用。彭源等采用 100Hz TEAS 刺激慢性期患者患侧上肢的肩髃、曲池、外关和合谷 4 个穴位，结果发现，在治疗第 2 周、3 周时两组患者的 FMA-UE、MBI 评分均较治疗前明显改善（$P<0.05$），且治疗组效果明显优于对照组。两组患者运动诱发电位（motor-evoked potential，MEP）幅值在治疗第 2、3 周时均较治疗前明显提高，治疗组 MEP 潜伏期和中枢传导时间仅在第 3 周时较治疗前明显降低，而对照组患者 MEP 潜伏期和中枢传导时间较治疗前无明显差异。作者认为 TEAS 可以通过运动及感觉传导通路激活局部大脑皮质兴奋性，从而促进患者功能恢复。张恒利选取患者上肢的肩髃、曲池、手三里和外关 4 个穴位，在常规治疗的基础上加用频率为 4Hz 的 TENS 对患者进行干预，结果显示，患者的 Fugl-Meyer 评分、改良 Barthel 指数均显著提高。作者认为，TEAS 治疗能明显改善急性缺血性脑卒中患者上肢的运动功能和提高患者 ADL。王东山等对比单双侧 TEAS 治疗对脑卒中患者上肢运动功能的影响，他们选取上肢的肩髃、曲池、外关、合谷穴进行每次 30 min、每周 5 次、为期 3 周的干预，结果表明，单侧或双侧 TAES 治疗均能改善脑卒中患者偏瘫上肢的功能，但双侧 TAES 治疗对患侧上肢功能的改善更明显。吴立红等观察 TEAS 治疗结合抗痉挛康复训练对脑卒中患者上肢痉挛的影响，发现与基础康复组相比，TEAS 组患者改良 Ashworth 评分显著下降，Fugl-Meyer 评分、改良 Barthel 指数显著增加。因此，TEAS 结合抗痉挛康复治疗能有效缓解脑卒中患者上肢痉挛，提高患者的生活质量和 ADL。Zhao 等探讨不同频率 TEAS 对脑损伤后患者痉挛的影响时发现，经过 4 周合谷、鱼际、足三里和承山等穴位刺激后，100Hz TEAS 组患者腕关节张力较 2Hz 组和对照组明显降低，且作用维持至治疗后 2 个月。作者认为 100Hz 更能促进患者痉挛恢复，这可能与体内强啡肽释放减少有关。

四、总结

经皮穴位电刺激作为一种有效的康复手段，安全有效、操作简单、价格低廉，在临床各领域广泛应用。经皮穴位电刺激除在各种疼痛中的应用外，在脑卒中、慢性阻塞性肺疾病、糖

尿病周围神经病变等方面均发挥着不可替代的作用。长期以来，大家对 TEAS 的认识多局限于其在镇痛方面的作用，对其在脑卒中的作用并未引起足够的重视。然而目前临床上对 TEAS 的运用并无统一标准，穴位选择及刺激参数均有极大的差异，临床评估缺乏统一的标准，仍需要今后进一步研究建立规范的治疗评估方案。

（贾　杰　陈　创）

第九节　功能性电刺激

一、概述

功能性电刺激（FES）是使用低频脉冲电流刺激失去神经控制的肌肉，使其收缩，以替代或矫正器官及肢体已丧失的功能。

二、物理特性

FES 的应用范围非常广，所用的仪器和电流参数差异很大，常用的参数包括频率、脉冲波宽（脉宽）、通电/断电比、波升波降调节及电流强度，而波形在一般的治疗仪中保持不变。

频率：FES 的频率在理论上为 1~100Hz。较低频率（<20Hz）电刺激所产生的效应虽然相对较小，但肌肉不易疲劳；而较高频率（>50Hz）电刺激容易使肌肉强直收缩，但肌肉易疲劳。因此频率应根据各种肌肉的类型、功能以及患者的耐受性而定，临床常用的频率大都在 15~50Hz。

脉冲波宽：常在 100~1000μs，200~300μs 应用居多。一般脉冲波宽在治疗中保持恒定。

通电/断电比（on/off time）：通电与断电的时间比与肌肉的抗疲劳程度有关。通电时肌肉呈收缩状态，而断电时肌肉则放松。通电刺激时间越长，断电放松时间越短，肌肉越容易疲劳。一般情况下通电/断电比大多为 1:（1~3）。

波升/波降（ramp）：波升是指电刺激从开始到到达最大电流所需时间；波降是指从最大电流回落到断电所需的时间。波升、波降通常取 1~2s。

电流强度：在进行治疗时，应以患者肌肉的耐受程度为指标进行调节。当 FES 使用表面电极时，电流强度可在 1~100mA。当 FES 使用肌内电极时，其电流强度在 0~20mA。

三、生理作用与治疗作用

（一）生理作用

FES 生理学作用原理是利用神经细胞的电兴奋性，通过刺激支配肌肉的神经使肌肉收缩，因此，它要求所刺激的肌肉必须有完整的神经支配。例如在运用 FES 对患者进行腕背伸治疗时，需先找到桡侧腕长短伸肌和尺侧腕伸肌以及支配这些肌群的桡神经。低频电流作用于神经细胞膜，能在神经元上产生动作电位，而诱发动作电位产生的最小电流被称为阈电位。由电刺激所产生的动作电位与自然生理状态所产生的动作电位是一样的，具有"全或无"的特征。适当宽度和强度的刺激脉冲输出足够的电荷刺激神经元就能产生一个动作电位。当电刺激的脉冲波宽增宽或电流强度增大时，刺激将从电极附着处向远处扩散，进而引起更多肌纤维的收缩，这就是刺激的空间总和。FES 正是利用神经细胞对电刺激的这种反应来传递外加的人工控制信号。通过外部电流的作用，神经细胞能产生一个与自然激发所引起的动作电位完全一样的神经冲动，使其支配的肌纤维产生收缩，从而获得运动效果。

（二）治疗作用

FES 多用于上运动神经元损伤引起的肢体功能障碍，重建肢体功能。当周围神经受到电刺激作用时，兴奋由神经传导至肌肉，引起肌肉收缩，诱发动作产生。同时，电刺激信号及肌肉功能收缩信号可由传入神经传入脊髓及大脑，在脊髓节段和脊髓以上水平，促进功能重建，代替或矫正肢体和器官已丧失的功能，建立再学习过程。肌肉受到FES电刺激的过程是一个不断重复运动的学习过程，刺激经神经传入中枢，在皮层形成兴奋痕迹，是运动功能的代偿性"恢复"或功能重建，逐渐恢复原有的运动功能。运动功能的重建，也有利于患者身心功能的恢复。

四、设备及治疗方法

（一）设备

FES治疗仪器多种多样。有大型也有小型。大型的多为精密的多通道仪器，电极放置和仪器操作较复杂。小型的则为便携式机，一般为单通道或双通道输出，患者可以带着仪器在家或者工作生活中使用。以上肢的腕背伸动作诱发为例，其中黄色电极极片作为神经极片作用于桡神经，黑色电极极片作为肌肉极片作用于桡侧腕长短伸肌和尺侧腕伸肌。一般可选用两种模式，即间歇性刺激模式和自我控制的健侧带动患侧的镜像式运动模式。前者适用于上肢各肌肉功能的促进，诱发肌肉活动，通电/断电比为1:1；后者作为一个镜像运动模式，多应用于偏瘫患者手腕的背屈治疗，针对性更强，并且可根据自身耐受程度自行调整时间。针对不同病情选用适当的刺激模式。

（二）上肢各运动功能的治疗

1. 促进肩关节的前屈外展

（1）适应证：由中枢神经损伤所引起的偏瘫或者脊髓损伤引起的截瘫、四肢瘫从而导致的肩关节活动困难。此外，对冻结肩以及肩手综合征等也有明显的效果。

（2）设备：便携式FES。

（3）极片贴法：两块极片均作为肌肉极片，一块贴于前三角肌，另一块贴于中三角肌，同时刺激诱发肩关节的前屈外展动作（图4-9-1）。

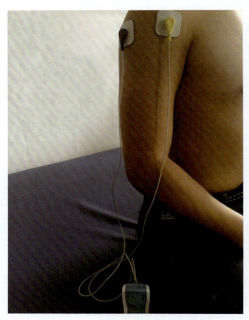

图4-9-1 促进肩关节前屈外展贴法

2. 促进肘关节的伸直

（1）适应证：偏瘫或截瘫导致的肘关节伸肌张力低下，伸肘不能。

（2）设备：便携式FES。

（3）极片贴法：一块极片作为肌肉极片，贴于后三角肌下缘，另一块极片作为神经极片，贴于鹰嘴突上方刺激桡神经，诱发肘关节伸展（图4-9-2）。

3. 促进肘关节屈曲

（1）适应证：偏瘫或截瘫导致的肘关节屈肌张力低下，屈肘不能。

（2）设备：便携式FES。

（3）极片贴法：两块极片均作为肌肉极片，一块贴于肱二头肌肌腹上，另一块贴于肱二头肌的肌腹远端，同时刺激诱发肘关节屈曲。需要注意的是肘关节的屈肌与伸肌的电刺激一般交互进行（图4-9-3）。

激桡神经，通过电刺激完成伸腕伸指的动作（图 4-9-4，图 4-9-5）。

5. 促进腕指屈曲

（1）适应证：偏瘫或截瘫导致的腕关节掌屈不能以及抓握不能。

（2）设备：便携式 FES。

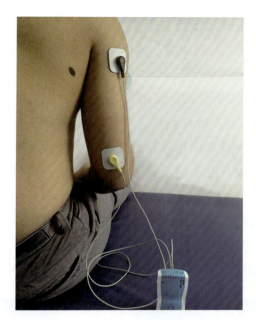

图 4-9-2　促进肘关节伸直贴法

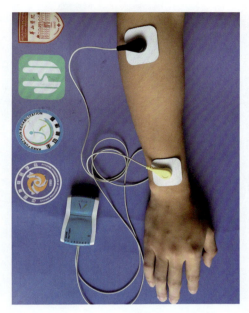

图 4-9-4　促进腕背伸和手指伸直贴法（初始中立位）

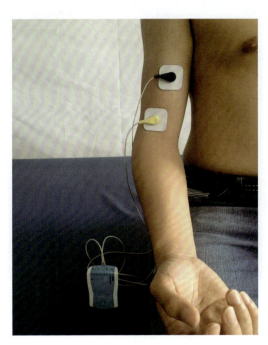

图 4-9-3　促进肘关节屈曲贴法

4. 促进腕背伸和手指伸直

（1）适应证：偏瘫或截瘫导致的伸腕不能、手指伸直困难。

（2）设备：便携式 FES。

（3）极片贴法：一块极片作为肌肉极片贴于桡侧腕长短伸肌和尺侧腕伸肌位置，另一块极片作为神经极片贴于前臂背侧远端中央刺

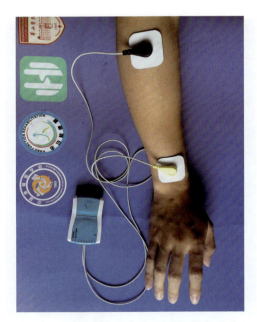

图 4-9-5　促进腕背伸和手指伸直贴法（背伸位）

（3）极片贴法：一块极片作为肌肉极片贴于桡侧腕屈肌和尺侧腕屈肌的位置，另一块极片作为神经极片贴于前臂掌侧远端正中神经和尺神经处，通过电刺激完成屈腕屈指动作（图4-9-6，图4-9-7）。

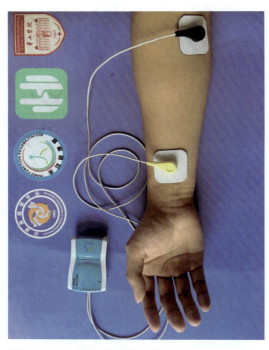

图 4-9-6　促进腕指屈曲贴法（初始中立位）

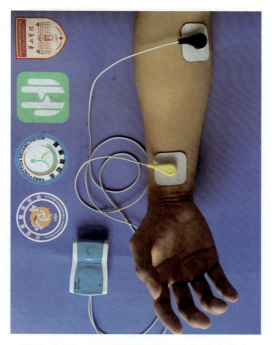

图 4-9-7　促进腕指屈曲贴法（屈曲位）

6. 促进手的夹握

（1）适应证：偏瘫或截瘫导致的夹握困难。

（2）设备：便携式FES。

（3）极片贴法：一块极片作为肌肉极片贴于前臂掌侧指浅屈肌肌腱，另一块极片作为神经极片贴于豌豆骨近端尺神经处，通过电刺激促使2~5指远侧、近侧指骨间关节屈曲，以及尺神经所支配骨间肌（掌指关节屈曲及近指间关节伸直）、拇收肌（拇指掌部内收）及拇短屈肌深侧头（拇指第1指节屈曲）（图4-9-8）。

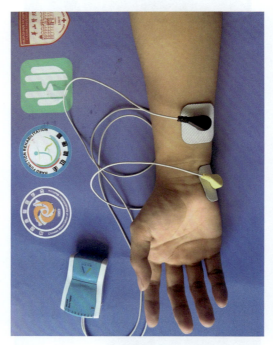

图 4-9-8　促进手的夹握

7. 促进拇指外展伸直

（1）适应证：脑卒中偏瘫或脑性麻痹导致的拇指外展伸直困难。

（2）设备：便携式FES。

（3）极片贴法：两块极片均作为肌肉极片，一片贴于前臂背侧远端1/3拇长展肌处，另一块贴于拇指对掌肌外侧拇短展肌处，通过电刺激，加强手指、拇指的外展与伸直动作，以准确抓握东西（图4-9-9）。

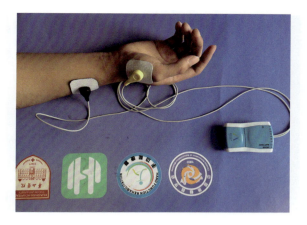

图 4-9-9　促进手的抓握

（三）临床病例分析

病例 1：患者男，54 岁，因脑梗死导致左侧肢体活动不利 9 月余入我科。患者于晨起突发左侧肢体无力，口角歪斜，行头颅 CT 提示"颅内术后改变"，行头颅 CTA 提示"右侧大脑中动脉闭塞"，行头颅灌注检查提示"右侧额颞顶叶选定感兴趣区 CBF 较对侧减低"，行颈部 CTA 提示"未见明显血管狭窄或闭塞性改变"，考虑为"脑梗死"。进行全麻下行"颅内动脉球囊扩张＋支架成形术"，术后给予抗血小板、营养神经、降脂等药物对症治疗。目前患者运动缓慢，足下垂明显，左手精细动作差。查体：意识清晰，精神可，对答切题，言语清晰，查体合作。查 Bruunstrom 分级：上肢 – 手 – 下肢 Ⅴ – Ⅴ – Ⅵ 级。左侧 Fugl-Meyer 评分：上肢 40 分，下肢 30 分，Berg 评分 55 分。Barthel 指数 95 分，轻度功能缺陷。洼田饮水试验评估：2 级。

因患者左侧手精细运动不能，腕背伸困难，现予以 FES 治疗。

腕背伸治疗：患者上肢采用健侧带动患侧的镜像式运动模式。选用一组已经过遥控器配对的 FES 仪器（图 4-9-10，图 4-9-11）。患者双手手心朝下置于桌面上，若肌张力过高的患者不能自行放置，则可由治疗师进行牵拉降张力后辅助放置。在患者双侧上肢各佩戴一个 FES 电刺激仪，健侧不安装电极片，用配套手环绑于健手手背。患侧确定肌肉和神经位置后贴好电极片，患手随着电刺激的增大会逐渐出现背伸动作。在增大电流的过程中应询问患者的感觉，由患者的耐受性来决定电流大小，同时也应关注患手的背伸幅度。当调整好后，嘱咐患者背伸健侧手，此时仪器内预先调好角度差，患侧仪器会释放电流，患侧手会随着健侧手出现同样的背伸动作，将健侧放下电流随之停止释放。由于此运动模式可由患者自行调节，因此肌肉疲劳相对间歇性刺激较小。一般一个治疗过程持续 20min 左右，可依据患者情况酌量增减。

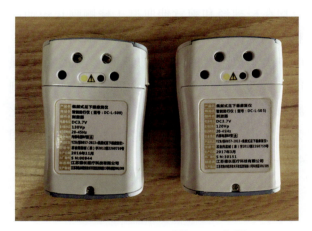

图 4-9-10　已配对的 FES 仪器

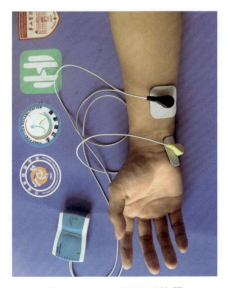

图 4-9-11　FES 遥控器

病例2：患者，男，29岁。因四肢活动不利1年半入我科。患者于1年半前发生车祸，诊断为颈部脊髓损伤四肢瘫，ASIA分级D级，创伤后单侧膝关节病。查体左上肢关键肌肌力5-4-5-5-4，若上肢关键肌肌力4-4-5-4-4，左下肢关键肌肌力5-5-5-4-5，右下肢关键肌肌力5-4-5-5-5。轻触觉和针刺觉间断减弱。肛门直肠感觉保留，肛门直肠自主运动保留。双侧屈肘肌群肌张力1级，双侧股四头肌肌张力1级，双侧腕背伸欠佳。给予抗感染、糖皮质激素、丙种球蛋白等药物治疗。配合康复训练以及功能性电刺激治疗。

腕背伸治疗：选用两个FES仪器，双侧上肢均在桡神经和腕背伸肌群（桡侧腕长短伸肌和尺侧腕伸肌）处贴好极片。逐渐增大电流，电流大小以患者的耐受程度而定。确定刺激强度后将两侧仪器均调为间歇性刺激模式，电刺激每隔5s左右输出电流，达到通电/断电比为1:1。一个治疗过程持续20min左右（图4-9-12）。

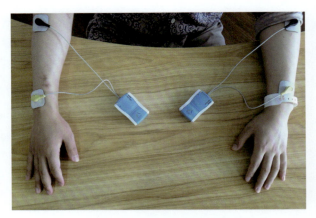

图4-9-12　双侧FES腕背伸治疗

（四）功能性电刺激禁忌证

（1）带有心脏起搏器者。

（2）意识不清者。

（3）肢体骨关节挛缩畸形者。

（4）下运动神经元受损，局部对功能性电刺激无反应者。

（贾　杰　金　豪）

本章审稿作者：林赢男　王传凯　刘承弘
　　　　　　　　顾　捷

下 篇

第五章　中枢神经系统损伤后的手功能康复

第一节　脑损伤后的手功能康复
　　一、概述
　　二、康复评定
　　三、康复治疗
　　四、康复护理

第二节　脊髓损伤后的手功能康复
　　一、概述
　　二、颈髓损伤后手与上肢功能评定
　　三、颈髓损伤后手与上肢功能训练
　　四、典型病例

第一节　脑损伤后的手功能康复

一、概述

（一）脑损伤后手功能障碍

脑损伤后手功能障碍是指各种颅脑损伤疾患所致的手与上肢运动、感觉、协调等功能障碍。临床上常见可致手与上肢功能障碍的脑损伤疾病有脑卒中、脑外伤及脑瘫。脑瘫所致手功能障碍在本书中其他章节有所介绍，此处不做赘述。

脑卒中是脑血管疾病的一种严重表现形式，发病后80%的患者会出现上肢功能障碍，只有约30%的患者能够实现上肢功能的完全恢复。手是人类的一个非常精细的运动器官，是完成上肢功能的重要组成部分。脑卒中后上肢功能障碍将会严重影响患者的生活质量（quality of life，QOL）和日常生活活动（activities of daily living，ADL）。

脑外伤（traumatic brain injury，TBI）是神经系统疾病中发病率仅次于脑卒中的常见病，其病死率和致残率高。手功能障碍是脑外伤后最常见、最难恢复的功能障碍之一。

（二）不同脑区损伤后手功能障碍的临床表现

1. 手感觉功能

来自上肢、手的皮肤、筋膜、关节、肌肉等部位感受器的感觉信息经过周围感觉神经、脊髓到达特定的脑结构，在脑干、小脑、丘脑、大脑皮质等部位进行进一步的信息加工，并与运动系统发生相互关系。

（1）脑干：脑干中与手感觉功能相关的神经核团主要是位于延髓下部的后索核（薄束核和楔束核）。来自上肢关节囊、肌腱、肌肉等部位的本体感觉，和来自皮肤感受器的触觉、压觉、振动觉，经脊神经节后传入脊髓，在同侧脊髓后索内上行，到达薄束核和楔束核换元。随后，薄束核和楔束核轴突在脑干内上行并逐渐交叉至对侧，形成内侧丘系，到达丘脑。此外，脑干还包含脊髓丘脑束等其他感觉传导通路。另一部分来自上肢皮肤感受器（毛袖、触觉小体）的感觉冲动，经脊髓后角灰质换元后，由脊髓后角二级神经元发出脊髓丘脑前束，经脊髓前连合交叉至对侧，经脑干将感觉信息传导至丘脑后外腹侧核。传导上肢痛温度觉的神经纤维，经脊神经节、脊髓（并在脊髓内交叉至对侧）后，将痛温觉信息经脊髓丘脑侧束、脊髓丘系（与内侧丘系伴行）传导至丘脑后外腹侧核。

（2）丘脑：丘脑后外腹侧核三级神经元接受来自楔束核、脊髓后脚细胞的本体感觉、触压觉、痛温觉等信息。其轴突将感觉信息投射到大脑顶叶中央后回皮质感觉区，也有部分纤维投射至中央前回运动皮质内。当痛觉、温度觉及其他刺激等感觉信息到达丘脑后，已经可以被人体感觉到，但尚不能辨别其性质。而其他精细感觉，如两点辨别觉、定位觉等功能需大脑皮质参与实现。

（3）大脑皮质：初级感觉皮质来自丘脑的三级神经元纤维投射至顶叶中央后回"初级感觉皮质"，呈"感觉矮人"排列（图5-1-1）。上肢、手的感觉投射区在对侧顶叶中央后回的背外侧，手部感觉的投射面积远远大于上臂、前臂等其他上肢区域。传入性纤维的感觉神经元在初级感觉皮质内呈"感觉矮人"躯体投射排列，同时不同性质的感觉神经元在感觉皮质内有不同分布的靶区域。痛觉、温度觉等感觉在丘脑已可以感受到，但到达皮质后才能分辨其性质。而一些高级的感觉功能，如两点辨别觉、图形感觉等受皮质控制。联合皮质感觉联合区可分为单一感觉联合区、多感觉联合区。单一感觉联合区与初级皮质区相邻，对初级皮质区接受的感觉信息进行初步解释；躯体感觉联合皮质位于5区初级躯体感觉皮质的后方。多感觉联合区与众多脑区相连，并与运动相关脑区存在广泛纤维联系。

（4）小脑：上肢关节、肌肉、肌腱等深部组织的感觉冲动，经脊髓小脑前束、脊髓小脑后束到达小脑皮质，并通过多突触联系，影响肌张力，调节主动肌和拮抗肌肌力。但这些过程并不达到意识水平。

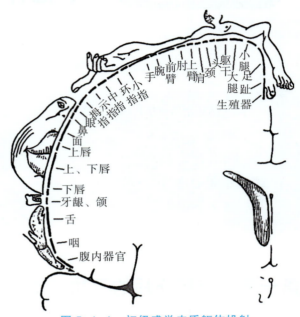

图5-1-1　初级感觉皮质躯体投射

2. 感觉相关脑区受损引起的手功能障碍

后索核、内侧丘系、丘脑后外腹侧核、中央后回与上肢、手相关区域受损时，可导致相应部位本体感功能障碍，患者不能确定肢体的位置，不能闭目辨别手中抓握的物品，不能辨别肢体上两点距离、画出的图形等，并产生辨距不良、共济失调等运动障碍表现。上述相关区域的损伤，如丘脑腹后外侧核损伤，可引起痛觉、触觉及温度觉等浅感觉缺失或异常。小脑相应区域受损可引起共济失调等运动障碍表现。大脑皮质手投射区受损，可引起精细感觉（如两点辨别觉）异常。感觉联合皮质受损，可引起感觉失认、疏忽等高级感知觉和认知功能障碍。

3. 与手运动功能相关的脑结构

大脑皮质的初级运动皮质、其他运动相关

皮质、皮质下核团（如基底节）、小脑，及其之间的纤维连接，均参与手运动功能的完成与调控。这些运动相关脑区（结构）还与感觉相关脑结构和其他皮质区域相互联系，完成手的高级功能的学习、编码、调节等功能。

（1）大脑皮质：大脑皮质手随意运动的神经冲动大部分出自额叶中央前回（初级运动皮质，Brodmann 4区）及其邻近区域，其长轴突加入皮质脊髓束（锥体束），大部分到达相应节段脊髓前角，控制上肢、手的运动。在额叶中央前回初级运动皮质内，躯体不同部位有其对应的皮质定位，形成与"感觉矮人"类似的"运动矮人"（图5-1-2）。其中手、上肢的定位区也位于背外侧。与感觉投射区类似，在初级运动皮质，手的功能区范围也远远大于上肢其他部位。前运动皮质位于额叶中央前回初级运动皮质之前，分为上下两部分。前运动皮质与运动规划、准备等过程有关；辅助运动皮质位于额叶中央前回初级运动皮质之前，也在内侧面，目前认为与运动学习等过程有关。

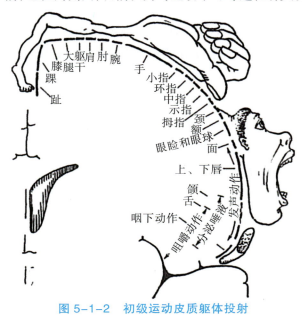

图 5-1-2　初级运动皮质躯体投射

（2）基底节：基底神经节简称基底节，是运动系统的重要组成部分，主要包括尾状核、壳核、苍白球，位于大脑皮质下白质内。基底节参与许多运动过程，也参与情感、认知活动。

基底节有起始和易化随意运动、抑制不随意运动、抑制不协调运动的作用，对维持正常肌张力也有重要作用。

（3）小脑：小脑是维持、调节姿势的中枢器官，接受来自脊髓、大脑皮质和皮质下核团等的感觉和运动性信息，调整小脑和脊髓内相关运动性核团的兴奋性，保障高级、精细运动过程的准确执行，是手复杂、精细、功能性运动完成的重要神经基础。同时，小脑对运动性学习和运动记忆有重要意义。小脑按种系发生、纤维连接和功能可分为三个部分：前庭小脑、脊髓小脑和大脑小脑。

前庭小脑主要接受来自前庭感受器和神经核的关于头部位置和运动的神经冲动，并通过传出冲动协调眼和脊髓的运动，保持姿势和平衡，稳定站立、行走时眼球的位置，使目光固定。而眼与姿势的协调，是完成手的诸多功能的前提。

脊髓小脑与脑干红核、网状结构等有复杂的纤维联系，协调控制肌张力，并控制诱导运动的力度。半侧躯体受同侧小脑皮质控制，但与大脑初级运动皮质不同，小脑皮质内并无严格的躯体定位排列顺序。

大脑小脑接受大量来自大脑皮质的传入纤维。大脑皮质内策划的所有随意运动信息，均先传入大脑小脑，并经齿状核-丘脑-皮质通路返回大脑运动皮质，以修正运动性冲动。大脑小脑是保证手、上肢目的性运动顺利、精确进行的重要神经基础。

（4）丘脑：丘脑的腹外侧核与齿状核、红核、苍白球等核团存在纤维联系，协助感觉-运动调控过程。

（5）脑干：脑干内的橄榄核、副橄榄核、脑桥核、红核、黑质、网状结构也参与运动功能的调节，多与基底节、小脑、皮质运动区域及脊髓存在纤维联系，参与调节肌张力、协同运动，并形成反馈环路使随意运动更加精细。

上述与手运动功能相关的脑区、核团之间，通过白质纤维束相互联系，共同完成复杂的手运动功能，其中皮质脊髓束（锥体束）是脑内最重要的运动相关白质纤维束，其纤维约40%来自同侧额叶中央前回初级运动皮质，其余纤维来自对侧中央前回、中央后回感觉皮质和大脑其他皮质区域。皮质脊髓束离开皮质后，通过放射冠，经内囊后肢、脑干后，在锥体交叉处与大部分纤维交叉至对侧，下行至脊髓相应阶段，与中间神经元形成突触联系，再与大α前角细胞和γ运动细胞相连。其他运动相关白质纤维束还包括皮质-脑桥-小脑束、红核脊髓束等。

4. 运动相关脑区损伤引起的手功能障碍

初级运动皮质、锥体束、手、上肢定位区不同程度的损伤可引起对侧肢体不同程度的肌力下降、肌张力障碍，可致完全瘫痪。其他运动相关皮质区域受损可引起失用及运动启动、规划等过程障碍。多种神经系统疾病，包括帕金森病、亨廷顿舞蹈病、肝豆状核变性（威尔森病）、脑卒中等可导致基底神经节损害，引起肌张力障碍。随意运动的异常增多或减少，及协调障碍等。出现手与上肢随意运动减少或增多，异常强直、震颤，持物不稳，写字等精细运动异常的表现。前庭小脑损害易引起眼球震颤、平衡障碍等，影响上肢、手功能正常发挥。脊髓小脑损害症状常见共济失调。大脑小脑损伤不直接引起瘫痪，但可引起同侧肢体（上肢、手）的随意运动障碍、共济失调、协同障碍、辨距障碍等。丘脑腹嘴后核的齿状核-红核-丘脑投射束受损，可导致对侧偏深共济失调、辨距障碍等，易与小脑损害症状混淆。

5. 手综合功能相关的脑结构

手功能的完成需要实时综合感觉信息与运动信息，并对感觉信息进行筛选，对运动过程进行调节。在上述感觉、运动通路的不同层级，两个系统间需要有纤维联系和信息交流，以调控感觉、运动过程。手功能的完成，除需要感觉、运动相关脑结构作为基础外，还需与视觉信息、注意等认知过程相协调。手感觉、运动相关脑区，与视觉通路（特别是背侧视觉通路），以及额叶执行功能相关脑区等之间都存在纤维联系，以协调手的复杂运动功能，并使手的功能活动与内外环境、整体目标相适应。

二、康复评定

（一）手感觉功能评定

脑损伤患者常常伴有感觉功能障碍，它不仅仅表现为对患者感觉功能的影响，研究发现感觉功能的下降还会影响运动功能的恢复。在患者的训练过程中，本体感觉输入会很大程度地影响患者的功能执行，如患者进行上肢与手的够取动作、抓握水杯的"喝水"功能性动作等。感觉的"把握不准"，缺乏有效的前馈与反馈，使得患者在进行动作控制与执行时，粗大运动显得笨拙，而精细运动甚至无法进行。因此，如何进行有效的感觉功能评定显得尤为重要。

对于脑损伤后上肢与手的功能障碍，主要可以进行以下一些相关的评估方法。

1. 临床评定法

此方法比较常见，但特点是比较粗糙，只能大致得出患者的障碍情况。主要从浅感觉、深感觉和复合感觉三方面进行评估，通过如音叉、针刺、棉签等方式实现操作。

2. 两点辨别测试

两点辨别测试是神经修复术后常采用的方法。正常人手指末节掌侧皮肤的两点区分试验距离为2~3mm，中节为4~5mm，近节为5~6mm。两点辨别试验的距离越小，越接近正常值范围，说明该神经的感觉恢复越好。测定方法：掌心向上，手背停放在预先放在桌子上的油腻子上，以防移动而影响结果。以测3次有2次报正确为准。感觉标准规定在掌侧面测：2PD ≤ 6mm 为正常，7~15mm 为部分丧失，> 15mm 为完全丧失。让患者闭上眼睛来感觉，是一个点触碰还是两个点触碰，以此来评判测试辨别距离（表5-1-1）。

3. 神经感觉测试

用 Semmes-Weinstein 单丝纤维棒（S-W 单丝法）测量肢体的敏感度，S-W 单丝纤维为粗细不同的一组笔直的尼龙丝，一端游离，另一端装在手持塑料圆棒的一端上，丝与棒成直角，颜色越深，纤维硬度越强。丝的规格有：1.65、2.36、2.44、2.83、3.22、3.61、3.84、4.08、4.17、4.31、4.56、4.74、4.93、5.07、5.18、5.46、5.86、5.88、6.45、6.65 共 20 种。这些数值既不是直径也不是长度。检测时患者闭眼，从数值最小开始试验，当患者有触觉时及时告知检查者。用 1.65~4.08 号丝时，每号进行3次，施加在皮肤上 1~1.5s，提起 1~1.5s 为一次。当丝已弯而患者仍然没有感觉时，换较大的一号再测试，直到连续两次都有感觉时，记下该号码，然后查表看结果（表5-1-2）。对于不同的感觉障碍水平的评定方法和对应的功能水平情况详见表5-1-3。

4. Fugl-Meyer 感觉评分

Fugl-Meyer 感觉评分包括12项"0-1-2"的评分项目，4项轻触觉和8项位置觉，总分24分（上肢与下肢各占12分）。轻触觉的评定是通过主观判断的方法实现的，患者被询问能否感觉到双侧手臂、手掌表面的轻触觉在数量和质量上是否一致。位置觉则通过拇指指间关节、腕关节、肘关节和肩关节进行评估。

5. 体感诱发电位

体感诱发电位（somatosensory evoked potential, SEP）是指刺激肢体末端粗大的感觉纤维，在躯体感觉上行通路不同部位记录的电位，主要反映周围神经、脊髓后束及有关的神经核、脑干、丘脑、丘脑辐射及皮质感觉区功能。主要用于确定大脑感觉脑区。

（二）手运动功能评定

运动功能的评定是贯穿脑损伤整个病理时期的重要步骤，康复治疗的有效进行很大程度依赖于其评定的结果，康复方案的制订也源自评定结果的考量与修改。对于脑损伤后上肢与手运动功能的评定方法归纳如下。

表 5-1-1 2PD 的正常值与手功能的关系

正常值	与手功能的关系
正常	能辨 < 6mm 的两点。可做精细工作
尚可	两点辨别能力在 6~10mm。可持小器械（镊子、小钳子等物品）
差	两点辨别觉为 11~15mm。可持大器械（锹、锄等）
保护性	仅有一点感觉。持物困难
感觉丧失	无任何感觉。不能持物

表 5-1-2 S-W 单丝法测定的一些数据

记录用颜色	0	单丝号	相当的力（g）	相当的压强（g/cm²）
绿	正常	1.65~2.83	0.0045~0.068	1.45~4.86
蓝	轻触减弱	3.22~3.61	0.166~0.407	11.1~17.7
紫	保护感减弱	3.84~4.31	0.692~2.04	19.3~33.1
红	丧失保护感	4.56~6.65	3.63~447	47.3~439
红线	除深压觉外都消失	> 6.65	> 447	> 439

表 5-1-3　感觉评定结果与感觉障碍和功能水平

	感觉障碍水平	评定方法	评定结果	附加试验	功能水平
I	严重障碍，无法测试	针刺或 S-W 单丝法	S-W 6.65 仍无反应	震颤，温度感	无功能，需强制教给患者防护损伤的方法
II	丧失防护能力	针刺或 S-W 单丝法	S-W 4.56~6.56 有反应		易发生手的损伤，教给患者防护方法有帮助
III	保护能力降低	S-W 单丝法	S-W 3.84~4.31 有反应，可能出现过敏	moberg 试验	手的应用减少，一些操作技巧减少，持物易脱落
IV	轻触感降低	S-W 单丝法	S-W 3.22~3.61 有反应	moberg 试验	手的应用尚可，皮肤书写觉和触觉识别接近正常
V	移动触觉减弱	移动的 2PD（指尖）	7~9mm（差） 4~6mm（尚可）		手的应用尚可，有良好的手功能和触觉识别，但持物仍可脱落
VI	恒定触觉减弱	恒定的 2PD（指尖）	11~15mm（差） 7~10mm（尚可）		手的应用尚可，有良好的手功能
VII	正常感觉	移动的 2PD，恒定的 2PD，S-W 单丝法	2~3mm　2~6mm 2.36~2.83	moberg 试验	功能恢复到正常水平

注：移动的 2PD 的测法是：将辨别针两端调整至 8mm 的距离，从手指的近端向指尖测，10 次中有 7 次分辨清楚为正确。逐步缩小距离重测，当两点距 ≤ 2mm 仍可分辨即为正常。

1. Brunnstrom 分期

Brunnstrom 分期是医生、治疗师甚至护士都关注并使用的评估方法，其可有效地将患者进行归类，锁定患者功能状态。根据不同的分期，可大致了解患者的病程、进展及康复方案的制订，是快速便捷的评定方法。

2. Fugl-Meyer 评定

Fugl-Meyer 评定是目前用于中枢神经损伤患者功能评定特别是运动功能评定较为权威的方法，其信效度都相对较高。总体上看，地板效应与天花板效应相对其他量表在全面角度具有较好的代表性，但随着我们对评估结果精细度要求的提高，该评定方法也面临挑战。如在上肢与手功能方面的评估，在临床治疗过程中并不能很好地体现患者的进步。对于功能恢复较好的患者，Fugl-Meyer 的天花板效应则明显地显现出来，但需要其他量表进行补充。在上肢-手功能的运动功能评估方面，Fugl-Meyer 可分为上肢 36 分，腕和手 30 分，内容包括反射、屈肌协同运动、伸肌协同运动、伴有协同运动的活动、脱离协同运动的活动、正常反射、腕关节稳定性、手的运动及协调能力和速度 8 个分项，共 33 个测评条目，每个条目分 3 个等级，最高得分 66 分，得分越高则运动功能越好。

3. MSS 运动功能状态量表

MSS（motor status scale）运动功能状态量表的上肢部分分为"肩-肘前臂-腕-手"共 4 部分。对于肩-肘前臂评分规则为：①运动评分：（正：加 0.4 分，负：减 0.4 分）0：无主动运动或无肌肉收缩；1-：有肌肉收缩或患者完成运动开始几度；1：完成部分/不完全或不能控制的运动；1+：缺乏几度完成运动；2-：完成全范围运动，但有控制缺陷或时间延迟；2：无障碍完成运动（完整的、可控制的运动）；

②保持位置评分（3~5s）：0：不能保持；1：能保持。腕-手部分则为：运动评分：0：无主动运动或无肌肉收缩；1：完成部分运动；2：无障碍完成全部运动。

4. Wolf 评定

Wolf 运动功能评价量表（Wolf motor function test，WMFT）主要用于评价上肢运动功能及灵巧性。该量表包括 15 项单关节或多关节作业活动评估，除能判定患者完成每一项作业活动的质量外，还可以测定患者完成作业活动的时间，反映患者上肢功能的连续性变化，敏感地发现各种治疗方法对患者上肢功能改善的细微影响，弥补了 Fugl-Meyer 量表可能带来的天花板效应。

5. ARAT 评定

上肢运动研究量表（action research arm test，ARAT）主要用于评估中枢神经损伤后患者上肢与手功能的恢复情况，近年来广泛用于脑卒中康复研究领域，是一种可靠、有效的上肢功能评估量表。研究显示，中文版 ARAT 同样具有良好的组间信度、组内信度及内在一致性，并与 Wolf 运动功能评价量表高度相关。除最后 3 项粗大功能评定外，ARAT 剩余项目均需要精细功能参与，其最大的特点是便捷省时，适合治疗师快速对患者进行初步评估，缺点是无法评定完成时的时间。

6. 9 孔柱测试

9 孔柱测试（nine-hole-peg test，NHPT）要求受试者迅速从小洞中捡出钉子然后放入其他洞内，记录每例患者健手和患手分别完成任务所需的时间。该测试方法可定量、连续地测量患者上肢的康复效果，因其简单便捷的特点而被广泛应用于手功能灵巧度测试中，具有良好的重测信度和组间信度，可作为脑卒中患者手运动功能评定的可靠指标之一。NHPT 的缺点是对手的精细动作要求较高，具有严重手功能障碍的患者不能完成该类测试。

7. Jebsen 手功能测试

Jebsen 手功能测试（Jebsen hand function test）主要用于评估手部日常生活活动能力，简便易行。整套测试共有 7 项计时的测试，包括书写文字、模拟翻树叶、捡拾细小的物品、模拟进食、摆放物品、挪动空的盛物罐、挪动重的盛物罐。测试结果以单项测试计时的时间表示。测试的过程中必须严格遵从标准化的程序及要求（表 5-1-4，表 5-1-5）。

8. 普渡钉板测验

普渡钉板测验（Purdue pegboard test）由普渡大学的 Joseph Tiffin 博士 1948 年率先研制出来，当时主要是为用人单位挑选员工提供

表 5-1-4　Jebsen 手功能测试（利手）

性别	男		女	
年龄（岁）	20~59	60~94	20~59	60~94
实验编号				
书写文字	12.2 ± 3.5s	19.5 ± 7.5s	11.7 ± 2.1s	15.7 ± 4.7s
模拟翻树叶	4.0 ± 0.9s	5.3 ± 1.6s	4.3 ± 1.4s	4.9 ± 1.2s
捡拾细小的物品	5.9 ± 1.0s	6.8 ± 1.2s	5.5 ± 0.8s	6.6 ± 1.3s
模拟进食	6.4 ± 0.9s	6.9 ± 0.9s	6.7 ± 1.1s	6.8 ± 1.1s
摆放物品	3.3 ± 0.7s	3.8 ± 0.7s	3.3 ± 0.6s	3.6 ± 0.6s
挪动空的盛物罐	3.0 ± 0.4s	3.6 ± 0.7s	3.1 ± 0.5s	3.5 ± 0.6s
挪动重的盛物罐	3.0 ± 0.5s	3.5 ± 0.7s	3.2 ± 0.5s	3.5 ± 0.6s

表 5-1-5　Jebsen 手功能测试（非利手）

性别	男		女	
年龄（岁）	20~59	60~94	20~59	60~94
实验编号				
书写文字	12.2 ± 3.5s	19.5 ± 7.5s	11.7 ± 2.1s	15.7 ± 4.7s
模拟翻树叶	4.0 ± 0.9s	5.3 ± 1.6s	4.3 ± 1.4s	4.9 ± 1.2s
捡拾细小的物品	5.9 ± 1.0s	6.8 ± 1.2s	5.5 ± 0.8s	6.6 ± 1.3s
模拟进食	6.4 ± 0.9s	6.9 ± 0.9s	6.7 ± 1.1s	6.8 ± 1.1s
摆放物品	3.3 ± 0.7s	3.8 ± 0.7s	3.3 ± 0.6s	3.6 ± 0.6s
挪动空的盛物罐	3.0 ± 0.4s	3.6 ± 0.7s	3.1 ± 0.5s	3.5 ± 0.6s
挪动重的盛物罐	3.0 ± 0.5s	3.5 ± 0.7s	3.2 ± 0.5s	3.5 ± 0.6s

参考数据，同时也向劳动者提供评定数据，便于他们寻找适合自己的工作。目前被临床广泛用于评估手部精细活动及灵活性。

9.明尼苏达手灵巧度测试

明尼苏达手灵巧度测试（Minnesota Manual dexterity test，MMDT）主要用于评定患者从不同的距离移动小物体的能力，其对于移动物体和距离均有严格规定，临床上可用于评定手部及上肢粗大活动的协调性和灵活性。

（三）影像学检查评定

1. 脑影像评估

手功能的实现离不开脑的调控，而多种脑损伤也都会导致手功能障碍，故而对脑结构、功能进行评估，对分析手功能异常的原因及制订治疗方案、评估疗效等都有重要意义。目前临床及研究中常用的脑影像学技术主要包括各类磁共振成像（magnetic resonance imaging，MRI）、计算机断层扫描（computed tomography，CT）、正电子发射计算机断层显像（positron emission computed tomography，PET）、脑磁图（magnetoencephalography，MEG）等。

（1）磁共振成像技术：
①常规结构 MRI 检查

目前临床上最常用的常规结构 MRI 检查是 T1 加权（T1 weighted image，T1WI）成像、T2 加权（T2 weighted image，T2WI）成像。基本方法包括平扫和增强检查。T1WI 可显示正常脑组织的形态结构，是判断脑组织结构的完整性、脑结构损伤的定位和累及范围，以及局部和整体脑萎缩等情况的基础影像。相比于 T1WI，T2WI 对显示脑组织中的水肿和液体成分更敏感，对病变部位水肿显示更好，常用以观察脑梗死、颅内占位病灶等。flair（fluid attenuated inversion recovery）为磁共振成像液体衰减反转恢复序列，又称水抑制成像或"压水像"，对脑部病理改变具有高度的敏感性，减轻水信号干扰，显示病理改变，鉴别病灶处是否为自由水，自由水为低信号（图 5-1-3，图 5-1-4）。

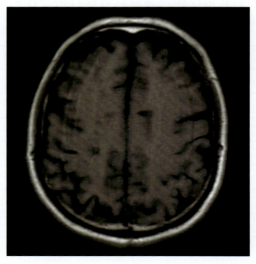

图 5-1-3　T1 flair，右侧额顶叶亚急性脑梗死

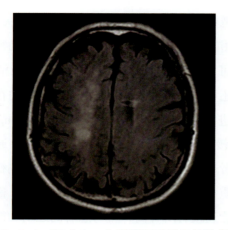

图 5-1-4　T2 flair，右侧额顶叶亚急性脑梗死

通过T1WI、T2WI检查，可判断手功能相关脑结构（如中央前回、中央后回的手定位区）是否存在梗死、出血、萎缩等病变，协助诊断手功能异常病因。例如，临床上常见的缺血性脑卒中，在急性期T2加权成像可见到高信号，而在后遗症期，T1、T2上都显示为低信号的软化灶，可以直接观察脑损伤区域是否累及中央前回、中央后回手定位区等手功能相关脑结构。

MRI增强有助于更清晰地显示脑组织的血管结构和血供情况以及显示血-脑脊液屏障的破坏等病理状态，可用于协助鉴别病变性质。

②磁共振弥散加权成像（diffusion weighted imaging，DWI）和磁共振弥散张量成像（diffusion tensor imaging，DTI）

DWI在脑损伤中常用于脑梗的超早期诊断。DTI是目前评估脑白质纤维损伤的最常用技术，可对皮质脊髓束、皮质-红核-脊髓束等与手功能相关白质纤维的受损及可塑性改变进行定量评估，分析功能相关病灶及治疗效应相关神经机制。

同样以脑卒中为例，目前较多研究发现，根据脑卒中早期患者病灶侧皮质脊髓束损伤程度可预测患者远期的运动功能恢复程度，较严重的皮质脊髓束损伤在DTI分析中表现为残留的纤维数量减少、部分各向异性值降低多、纤维束范围内病灶范围大、双侧对应纤维束的DTI参数不对称性增高等，往往预示着运动功能恢复不良，以及康复训练不佳。还有一些研究关注了脑卒中患者运动功能障碍恢复或神经重塑过程中，可能存在的脑白质纤维变化机制。现有研究发现的相关机制包括：受损皮质脊髓束的恢复、病灶周围白质纤维结构重塑、连接辅助运动皮质间或连接辅助与初级运动皮质的白质纤维连接增强与重构，以及对侧白质纤维的代偿等。此外，Rüber等和Takenobu等的研究发现，皮质-红核-脊髓束的部分各向异性值升高，也在运动功能的恢复中发挥了一定作用（图5-1-5，图5-1-6）。

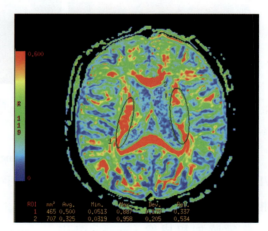

图 5-1-5　DTI 左侧基底节区白质纤维束破坏

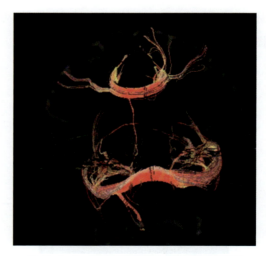

图 5-1-6　DTI 胼胝体白质纤维束重建

③功能磁共振成像

功能磁共振功能成像（functional magnetic resonance imaging，fMRI），以下简称功能磁共振。根据采集磁共振信号时是否进行任务或接受刺激，功能磁共振又可分为任务态 fMRI 和静息态 fMRI。

利用任务态 fMRI，可对手运动、感觉功能相关脑区，以及与手功能相关的复杂运动加工、认知加工等过程的脑机制进行分析，包括从简单的对指、抓握等动作，到运动准备、运动观察、运动想象等更为复杂的运动相关过程。而利用静息态 fMRI，对脑自发的功能活动特征，不仅可评估手功能相关脑区的自发功能活动强度，还可对各相关脑区、脑网络之间的内在功能联系进行分析（图 5-1-7）。例如，Zheng 等对 12 例慢性脑梗死（梗死灶累及运动传导通路）的患者进行康复治疗后，发现患者病灶侧初级运动皮质和双侧辅助运动皮质、顶下小叶、额上回的功能连接有所升高，且与患者的运动功能改善有相关性。

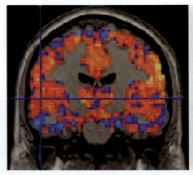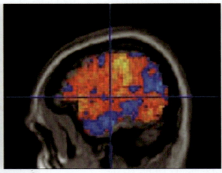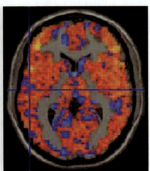

图 5-1-7　静息态 fMRI 示功能连接

④其他

磁共振灌注加权成像（perfusion weighted imaging，PWI）可用于反映脑组织血流灌注，揭示与手功能相关的脑结构的血供、功能活动情况。

磁敏感加权成像（susceptibility weighted imaging，SWI）对小静脉和微出血较为敏感，临床上可利用 SWI 评估脑出血情况及风险（图 5-1-8）。

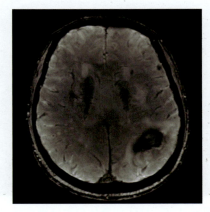

图 5-1-8　利用 SWI 评估脑出血情况

磁共振波谱（magnetic resonance spectrum，MRS）可用于反映手功能相关脑区内病变性质、定量分析神经元丢失等。

（2）计算机断层扫描：计算机断层扫描（CT）在临床中主要应用于脑出血、蛛网膜下腔出血、颅脑外伤、颅骨骨折等的检查和诊断。脑梗死、颅内占位性病变等在 CT 上也有表现，但远不如在 MRI 图像上显示清晰。目前常用的 CT 成像技术包括 CT 平扫、增强，CT 血管造影、灌注成像也有一定应用。

CT 平扫对脑或蛛网膜下腔出血、颅骨骨折、硬膜外或硬膜下血肿等的显示敏感，可作为诊断的首选检查。CT 增强用以辨别小的病灶，以及进行良、恶性肿瘤鉴别等。临床诊疗过程中收治的脑损伤患者，在康复过程中难免会出现一些病情的变化或反复，甚至生命体征、意识状态的变化。这时，往往需要及时判断是否有脑出血、大面积脑梗死等新发的需紧急处理的情况，而 CT 平扫由于其实施简便快捷，对脑出血显示敏感，往往可以作为第一选择。颅内和颈动脉 CT 血管造影对评估脑梗死、脑缺血等患者血管情况有重要价值，对诊疗方案的制订有指导意义（图 5-1-9）。

（3）正电子发射计算机断层显像（PET）和单光子发射计算机断层显像（single photon emission computed tomography, SPECT）：PET 和 SPECT 都属于核医学范畴，主要用于评估脑功能活动情况及对某些神经系统疾病进行诊断。目前，PET 技术在临床诊疗和研究中最常用的是 FDG-PET，其可对脑手功能相关区病变的性质进行鉴别，或对手功能相关区的功能活动（代谢）进行评估。

此外，多种特异性神经受体或脑内复合物 PET 脑显像目前也被用于临床诊断和相关研究中。例如，多巴胺转运体 PET 可用于评估帕金森病患者脑内多巴胺转运体的丢失，对导致手功能异常的神经系统疾病的诊断有重要价值。而较常用的 SPECT 成像技术目前有脑血流灌注显像、脑受体显像、脑脊液间隙显像、血-脑屏障功能显像等。

（4）脑磁图：脑磁图（MEG）可用于脑部重要功能区的定位，包括初级躯体感觉皮质、初级运动皮质等；还可用于疾病状态下，或康复治疗过程中（及治疗后），多脑区、不同频率神经活动信号的采集及分析，以探索相应神经机制。

除以上脑成像技术外，脑电图也是常用的脑功能评估技术，本书中另有章节介绍，此处不再赘述。

（5）超声：颈动脉超声有助于判断颈动脉斑块、内膜增厚、狭窄等病理变化的存在，有助于评估血管状况及制订治疗方案。

2. 手与上肢的影像学评估技术

脑损伤后由于偏瘫肢体无力、护理不当等原因患者会伴有不同程度的肩关节、肘关节、掌指关节或指间关节的疼痛、肿胀不适，及时予 X 线、MRI 及超声学检查有助于早期明确诊断，并予相应的药物和康复治疗。

（1）X 线：X 线可以及时发现手与上肢部位的异位骨化及关节半脱位等。异位骨化是指骨骼以外的软组织内形成成熟的板层骨。异位骨化在脑卒中患者中不常见，可发生于肘部或者肩部；在脑外伤中较为常见，发生率为 4%~23%。异位骨化在 X 线上主要表现为软组织密度增高，无任何结构，肿块内逐渐呈毛状致密像，邻近骨有骨膜反应，显示高密度云雾状钙化，或类似骨结构高密度影，局部有新生骨像（图 5-1-10）。

脑损伤后上肢关节半脱位最常见的为肩关节半脱位，在 X 线上主要表现为肩峰与肱骨头间隙的距离超过 14mm 或者两侧间隙之差大于

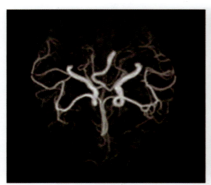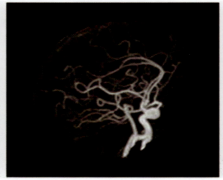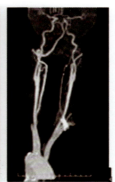

图 5-1-9　颅内及颈动脉 CTA 重建

10mm（图5-1-11）。

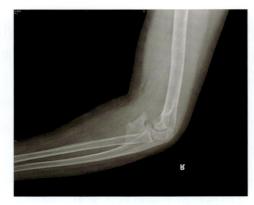

图5-1-10　右肘关节骨化性肌炎

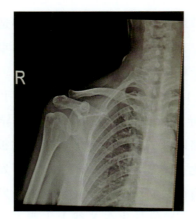

图5-1-11　右肩关节半脱位

（2）MRI：MRI可用于诊断偏瘫肩痛相关的肩袖损伤、盂唇损伤、肱二头肌肌腱炎及粘连性关节囊炎等常见肩关节病变，也可用于手与上肢其他关节部位的肌肉、肌腱及神经等组织损伤的诊断（图5-1-12）。

（3）超声检查：偏瘫后肩痛（hemiplegic shoulder pain，HSP）是脑卒中患者住院期间常见的并发症，其住院康复期间的发病率为54%~55%。HSP发病机制目前尚未明确，有作者将HSP的发病机制分为神经机制和机械机制两大类。神经机制又分为上运动神经元神经性因素（偏瘫、痉挛、脑卒中后中枢疼痛、中枢感觉敏化）和下运动神经元神经性因素（周围神经病变、臂丛神经损伤、Ⅰ型复杂性区域疼痛综合征）。机械性机制指肩关节半脱位、肩袖损伤、肩肱关节病、粘连性关节囊炎、肌筋膜疼痛和直接损伤等。临床上如何评估这些致病因素，是防治HSP的关键。

X线仅能评估骨性改变和关节是否脱位，无法对上述发病机制中众多的软组织损伤进行评估。MRI虽然能提供高分辨率的静态影像，但肩痛会导致姿势受限或不能正常摆位，以致MRI不能动态评估某些损伤，且费用昂贵等特点决定了MRI无法作为首选的常用临床评估工具。在肩袖肌腱异常评估方面，Alessandra等证实，增强MRI和肌肉骨骼超声（musculoskeletal ultrasound），简称肌骨超声，在可靠性上并无差异。超声诊断偏瘫肩肩袖损伤的敏感性和特异性可分别达到57%~100%和76%~94%，且超声设备方便易携带，费用低廉，可在关节或肌肉活动下做动态评估，必要时可与健侧同时做比照研究，因此目前认为超声是检查偏瘫患者肩部病变的首选检查方法。图5-1-13和图5-1-14为肩袖损伤双侧对比超声检查评估图像。

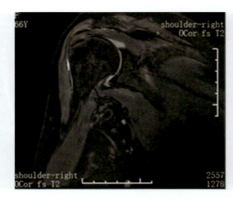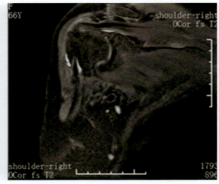

图5-1-12　右侧冈上肌肌腱变性伴部分撕裂；右侧三角肌下滑囊、肩关节囊少量积液；右侧肱二头肌长头腱腱鞘积液

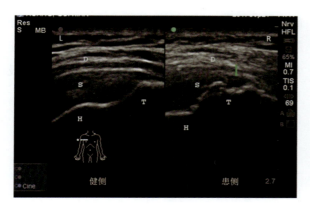

图 5-1-13　S 冈上肌；H 肱骨；T 大结节（箭头所指为右侧冈上肌肌腱损伤）

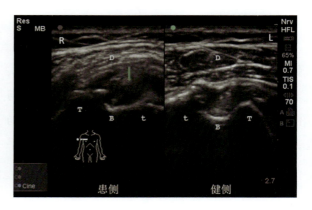

图 5-1-14　D 三角肌；T 大结节；B 节间沟；t 小结节（箭头所指为右侧肱二头肌长头腱腱鞘积液）

（四）手功能相关的日常生活活动能力评定

1. ADL 评定

日常生活活动（ADL）能力作为常用的评估内容被应用于临床当中，从医生、治疗师到护士均具有广泛的应用。Sollerman 手 ADL 能力测试是 1980 年代由瑞典的 Sollerman 提出的，主要是测试手可以完成 20 种 ADL 的能力。评定指标是患者完成 20 项活动所需要的时间，操作中应用何种捏握方式，左右手分别测试。

2. 香港版偏瘫上肢功能测试

香港版偏瘫上肢功能测试（Hong Kong version of the functional test for the hemiplegic upper extremity）除了评定患者手功能或患肢部分功能的恢复，其侧重点是评定患者上肢整体功能的恢复。FTHUE 共分为 7 个等级，一共 18 项评定项目，难度等级与偏瘫上肢的恢复规律有关，具有良好的测量效度及重复测量信度。但缺点是需测试的项目太多，过程烦琐，评定时花费时间过长，且有些项目不符合内地的风俗习惯，因此，香港研究学者将它进行了改进，保留其 7 个评定等级但简化评定项目，使其符合内地的风俗习惯。研究显示，FTHUE（香港版）不仅符合国情需要，且可在 10min 内完成评估，大大减少了评定的困难，但也存在天花板效应。

（五）新兴技术下的评定

1. 视频评估（多维视觉手功能康复定量评估方法）

针对脑损伤患者的手功能，除了其他常规的评定方法，我们还可以采用视频技术进行评估。视频评估技术由于其客观性高而常用于多中心的临床研究当中，通过收集各中心的视频评估结果，以中心评估员为第三方标准评估员，做出统一、客观的评价，衡量整个多中心研究的结论。除了透过视频进行评估外，还衍变、创新出多维视觉手功能康复定量的评估方法，如利用先进的视觉动作捕捉技术，获取手部各精细动作，评估手的功能状态以及主动的关节活动度，并以此来弥补一些临床评估量表所不能做到的"定量"精度，从而使得手功能的评估更为客观、精确。

2. 电生理评估

电生理评估侧重于评估患者手的功能状态，包括肌电、脑电等。通过肌电，监测肌肉疲劳度，分析肌肉的力量情况以及活跃度，反映肌肉在生理信号层面的变化；通过脑电，可以监测患者的注意力情况、精神状态，还可以获得其手部支配脑区的大脑激活模式，从而给手功能的康复治疗提供指导。

3. 微血流评估

微血流评估从"整体观念"的角度出发，针对循环系统，利用"激光散斑技术"，无创地、非接触地对上肢与手部血液微循环进行评估与测定，可用于研究手部水肿、康复治疗前后局部微血流的变化情况，从循环系统角度评估手功能。

4. 三维运动评估分析

根据"上下肢一体化"原则，从全身的参数如步态的时间参数、空间参数以及对称性参数等进行研究，挖掘其对上肢与手功能的影响。同时，在对上肢与手佩戴支具后，初步发现其对步态会产生一定的影响。通过三维运动评估分析这一较为新颖的评估方法，可以发现更加细微的手功能状态，以弥补评估的完整性。

5. 心理旋转试验评估

心理旋转试验评估指让患者对旋转到不同空间角度的双手的视觉刺激图片进行心理旋转的运动想象认知任务，是一种内源性的运动想象。心理旋转试验侧重评估患者的认知能力，而与手功能相结合进行评估时，与运动观察也具有相关性，患者的反应时间、识别的正确率均可以用来评判其手功能与认知之间的关系，也揭示恢复、提高手功能的又一切入点。该评估方法是目前运动想象或运动想象疗法的重要手段，具有评估训练效果的价值。

6. 用于水肿的 BIS 评估

生物电阻抗分析设备（bio-impedance spectroscopy，BIS）是根据人体不同组织对于电流的阻抗作用不一致，进而利用对上肢电阻抗的测量来推测人体组织成分的设备。针对上肢水肿的评估和监测，该类设备可以利用穿过人体的微弱的电流来测量人体躯干或肢体的细胞外液的量，从而判断患者是否存在水肿以及水肿的严重程度。对于肿胀的肢体而言，其生物电阻抗和肢体的长度成正比，和肢体细胞外液的含量成反比。因此患侧的电阻抗较健侧下降越多，表明水肿程度越严重。BIS 设备操作非常简单，只需要在肢体特定解剖位点贴上电极片，然后按设备提示接上导线即可快速测量，每次测量耗时只有数分钟。

7. 肌骨超声评估

肌骨超声是指用常规超声诊断设备，通过专用高频超声探头（12-5MHz、18-5MHz）对人体肌肉、软组织及骨骼病变等疾病进行明确诊断的超声检查。除了功能层面，超声评估做到了从"形态"的角度出发，以这一角度衡量手的功能情况。

三、康复治疗

（一）康复的目标、执行与原则

1. 康复目标

确立康复目标有利于提高患者康复治疗的动力，增强患者康复的信心，提高其参加康复训练的积极性。目标也与康复治疗的期望效果相呼应，目标源于患者本身，源于患者家属、家庭与社会对患者的期望。医生、治疗师根据患者自身的要求，为其制订完善的康复目标。

（1）按时间分为短期目标与长期目标：一般来说，短期目标表现为患者短时间内运动功能的提高。以上肢与手功能为例，患者的短期目标可为"2周内实现肱二头肌肌力提升2级""3周内患手腕背伸肌力提升1级"；而长期目标则可为"3个月实现患侧手臂向远处够及物品""4个月实现用患手抓握水杯喝水"等。短期目标与长期目标之间具有转化作用，短期目标的连续实现促成长期目标的达成。随着短期目标的不断达成，治疗师会根据患者的功能状态进一步改进、制订新的短期目标，最终实现长期目标。而长期目标也与患者的最终康复期望相挂钩，长期目标的达成也意味着康复结局的顺利，患者实现其康复期望，康复治疗效果实现。

（2）按时期分为急性期、恢复期及后遗症期康复目标

①急性期目标：急性期为患者进一步恢复上肢与手功能的准备时期，此期以维持基本功能和树立患者康复信心为目标。如：患者早期上肢与手的肌张力低下时，应维持正常的关节活动度及良肢位的摆放等，为下一步的康复治疗打下良好的康复基础，并进行翻身－坐起等康复训练，迅速提高患者的生活能力，树立患者的康复信心。

②恢复期目标：恢复期为康复进程恢复最佳、最快的时期，此期以恢复患者上肢与手功能和提高日常生活活动能力为康复目标。如：患者上肢与手在Brunnstrom分期Ⅲ期联带运动阶段时，康复训练的重点在于打破患者上肢与手的共同运动，降低患侧肢体的肌张力，促进分离运动的形成，并利用生活物品等康复器材进行任务导向性训练，提高患者上肢与手的功能及能力，进而提高患者的日常生活能力。

③后遗症期目标：后遗症期为患者上肢与手功能留有不同程度的功能障碍时期，此时期以最大限度地恢复患者的生活角色为主要目标。例如，一位女性患者经过康复治疗后留有手屈曲、不能伸展的后遗症，影响了她在生活中的洗衣、做饭、打字等方面的能力。为了满足患者生活需求，除了在这些作业中尽可能让患侧上肢与手参与其中的活动中，使之在作业时得到一定的康复训练，也可以佩戴合适的辅具，帮助患者尽可能地完成生活中的洗衣、做饭、写字等作业，恢复与手在生活中的角色。

2. 康复计划的制订评估

康复评估应贯穿于康复治疗的全过程。评估是治疗的基础，而治疗则建立在评估结果之上。根据患者的各种详细的评估结果，可以科学、系统、全面地制订出一套符合患者的个性化康复计划。例如，在Fugl-Meyer量表上所评出的患者处于共同运动期，而未达到分离运动期，则提示在制订康复计划时，考虑把重点放在促进、诱发患者分离运动，如在上肢与手的康复过程中，增加肱三头肌的肌力，抑制肱二头肌的过度肌张力，以实现降低肌张力、抑制上肢屈肌协同运动模式，促进分离运动的出现。

在治疗中评估，在评估中治疗。康复计划的制订不是一成不变的，是随着患者的功能恢复而逐渐变化、调整的。康复计划不宜订得过高，因为它不仅影响患者参与康复训练的积极性，而且也不利于患者功能的有效提高。因此，应对患者进行科学有效的评估，寻找其功能进步，实时调整康复方案，使患者处在适合其自身而且符合其功能变化的康复计划当中，这样才能够获得最大的康复疗效。

3. 治疗基本原则

（1）早期：康复治疗越早介入对患者越有利，这与脑损伤后大脑恢复的神经机制有关，有利于大脑可塑性的提高。

（2）循序渐进：康复训练的强度必须循序渐进，根据患者的身体情况逐步加大训练强度，这样才能取得更好的康复治疗效果。

（3）一致性：康复计划的制订必须与患者实际功能状态相符合。

（4）整体性：强调康复的整体性，如"上下肢一体化"理念的应用，通过各种方法提高手功能康复效果。

（5）闭环理念："中枢－外周－中枢"闭环康复理论是脑损伤的指导性理念，可指导制订康复方案以及作为不同时期治疗的改进参考。

（6）重复："重复"原则在康复中的重要性值得关注。

（7）与ADL相结合：脑损伤患者手功能与日常生活活动能力之间有良好的相关性，加强

手功能训练可提高其自理能力、移动能力和社会功能。

（二）急性期康复治疗

一般来说，患者发病后的2周为急性期，患者未出现昏迷，且经历了Brunnstrom分期Ⅰ期和Ⅱ期。Brunnstrom Ⅰ期的主要特点是患者失去对患侧肢体的控制，病灶累及的肢体所有随意运动消失，肌张力低下；Brunnstrom Ⅱ期的主要特点是上肢引出了协同运动模式，手仅有极细微的屈曲，下肢仅有极少的随意运动。

根据WHO提出的标准，当患者生命体征平稳，神经系统症状不再进展48h以后开始介入康复治疗。此阶段多为卧床期，主要进行良肢位摆放、关节被动活动、早期床边坐位保持和坐位平衡训练。早期康复还应包括鼓励患者重新开始肢体活动和参与社会活动。急性脑卒中患者进行早期的活动可以防止深静脉血栓、皮肤病变、关节挛缩、便秘和肺炎等并发症。如果患者在急性期能够痊愈，或者出院后只需康复指导即可在家庭或社区进行康复训练，就可以直接出院回家。如果患者日常生活大部分需要他人帮助，或者出院后得不到康复指导或社区康复训练，建议患者转移至康复医学科或专门的康复中心继续进行康复。

脑的可塑性理论和大脑功能重组理论是中枢神经系统损伤后康复治疗的重要理论基础，二者主要通过神经突触的可塑性和运动再学习来实现。脑卒中后早期康复治疗可以通过大脑皮质传递神经冲动，促使大脑潜伏通路和突触的启用，通过反应性的突触形成和突触的侧枝芽生，使临近失神经支配的组织重新获得支配，重建神经反馈通路，从而实现靠近损伤部位大脑皮质的功能重组。

此外，早期康复治疗可以增加脑血流量，改善脑组织缺血、缺氧状态，挽救缺血半暗带，对于脑功能重组具有重要意义。

1. 体位管理

脑卒中急性期的大部分患者肢体呈迟缓状态，可能容易导致肩关节半脱位和关节周围软组织损伤，甚至由于长时间异常体位而造成肢体的痉挛。正确的体位摆放能预防和减轻肌肉迟缓或痉挛带来的特异性病理模式，防止因卧床引起的继发性功能障碍，是保证手与上肢功能循序渐进康复的基础。Hobson曾在1956年指出："维持正确的体位对于预防压疮和挛缩的发生是极其重要的，尤其是在损伤早期。"

良肢位摆放的原则就是对抗偏瘫的异常运动模式。脑卒中偏瘫患者的上肢典型痉挛姿势表现为患侧肩下沉后缩、肩关节内收内旋、肘关节屈曲、前臂旋前、腕关节掌曲、手指屈曲；下肢外旋、髋膝关节伸直、足下垂内翻。早期注意床上体位的正确摆放，可以减轻或预防上述痉挛姿势的发生。

（1）患侧卧位：患侧卧位（图5-1-15）时，患者头部应保持在自然舒适的位置。患侧的上肢充分前伸，避免受压和后缩，肘、腕、指各关节伸展，前臂旋后。健侧上肢自然放于体侧。患侧髋关节伸展，膝关节微屈，健侧下肢髋关节、膝关节屈曲，下方垫一较长的软垫。患侧卧位时要注意患侧肩、患侧髋不能受压。

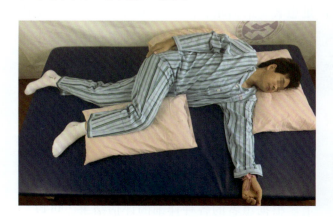

图5-1-15 患侧卧位

临床中由于脑卒中急性期患者患侧肌肉多

处于迟缓状态，因而偏好于依赖肌力良好的健侧发力，向患侧翻身，取患侧卧位居多，所以指导患者、家属和护工关于患侧卧位的注意事项尤其重要。

（2）健侧卧位：健侧卧位（图5-1-16）时，在患者的躯干前方及后方各置一垫枕，保持躯干完全侧卧。患侧的上肢充分前伸，肩关节屈曲100°左右，肘、腕、指各关节伸展，患侧上肢的下方垫一高枕。患侧下肢屈曲向前放在身体前面的垫枕上。健侧上下肢取自然舒适体位即可。

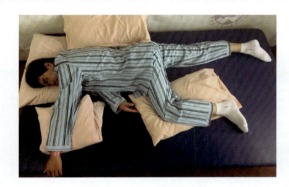

图5-1-16　健侧卧位

（3）仰卧位：仰卧位（图5-1-17）时，患侧肩部和臀部用枕头予以支撑；患侧肩关节前伸，肘关节伸展，腕关节背伸，手指伸展。

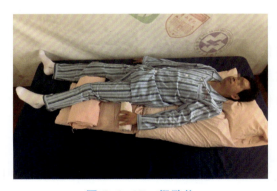

图5-1-17　仰卧位

取一长枕垫于患侧臀部和大腿下方，使得骨盆前伸，以防止髋关节屈曲、外旋。患侧下肢腘窝处垫一小枕，使膝关节微屈。足底避免接触任何支撑物，以免足底感受器受刺激，通过阳性支持反射加重足下垂。

需要注意的是偏瘫患者应避免半卧位，因为该体位的躯干屈曲和下肢伸展姿势会直接强化痉挛模式。

2. 运动疗法

（1）被动活动：患者处于脑卒中急性期时，患侧肢体主动活动不能或很弱，肌张力低下。卧床期的被动活动是早期治疗中的重要组成部分。被动活动肩、肘、腕、指关节，既可以防止关节挛缩和变形，又能使患者在早期体验正确的上肢与手的运动感觉，保持大脑皮质对运动的"记忆"。

上肢关节的被动活动：肩关节应该做屈曲、外展、内旋和外旋的运动；肘关节应该做屈曲、伸展运动；前臂应该做旋转运动（旋前、旋后）；掌、指关节做伸展、屈曲运动，拇指做外展、屈曲运动等。部分示例见图5-1-18～图5-1-20。

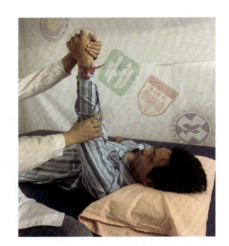

图5-1-18　被动前屈患侧肩关节

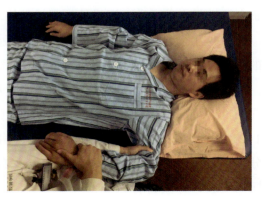

图5-1-19　被动环转患侧肩、肘关节

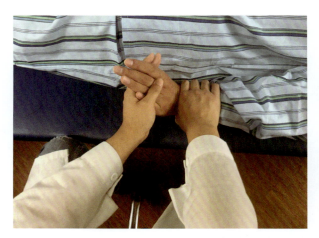

图 5-1-20　被动背屈患侧腕关节

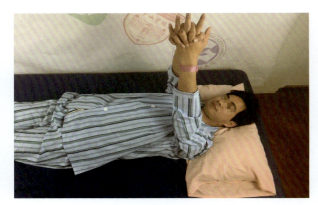

图 5-1-21　前伸、上举双上肢

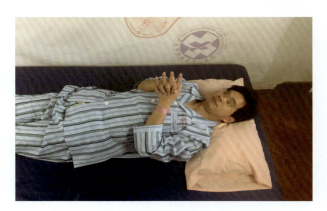

图 5-1-22　屈曲双侧肘关节，双手触胸

进行患肢被动活动时，患者应处于舒适体位，多数情况下被动活动可在仰卧位下完成。一般先从近端关节开始，从近至远各个关节依次进行。操作者一手固定关节的近端，另一手活动同一关节的远端，但不能跨越数个关节握住肢体的末端，那样不容易控制关节的确切活动，并可能引起小的损伤。每一个关节均要全范围、全方位、平滑而有节律地进行。一般每天 2~3 次即可。注意防止关节、肌肉、肌腱的损伤。

被动活动宜在无痛或少痛的范围内进行，以免造成软组织损伤。

（2）主动活动：脑卒中患者急性期体征平稳之后即可开始进行肌力训练，可采用辅助主动运动、主动运动、抗阻力运动和等长运动等。一般情况下，3 级以下肌力时可采取辅助主动运动、运动再学习、运动想象等训练，3 级以上肌力可进行主动运动、渐进性抗阻运动等。

①卧位上肢训练：脑卒中急性期患者卧位下的上肢训练非常重要。嘱患者 Bobath 式握手，在健侧上肢的帮助下，前伸、上举双上肢，肩前屈 90°，屈曲双侧肘关节，双手触胸（图 5-1-21，图 5-1-22）；Bobath 式握手，肩部充分前伸，肘关节伸展，腕关节伸展向左右方向摆动上肢，并做屈肘练习。

②翻身训练：向偏瘫侧翻身呈患侧卧位：双手叉握、伸肘、肩屈曲 90°，健侧下肢屈膝、屈髋，足踩在床面上，头转向偏瘫侧，健侧上肢带动偏瘫侧上肢向偏瘫侧转动，并带动躯干向偏瘫侧转，同时健侧足踏在床面用力使得骨盆和下肢转向偏瘫侧。向健侧翻身呈健侧卧位：动作要领同前，但偏瘫侧下肢的起始位需他人帮助，健侧卧的肢位摆放同前。

3. 物理因子治疗

脑卒中急性期手与上肢功能康复的物理因子治疗的主要目标是预防和控制患侧肩关节并发症所导致的疼痛和功能障碍、增加肌力、防止肌肉萎缩。物理因子治疗是应用天然或人工物理因子，通过神经、体液、内分泌等生理调节机制作用于人体，以达到预防和治疗疾病的目的的方法。物理因子治疗是脑卒中急性期促进功能恢复、保持肌肉强度、预防并发症的重要治疗方法。常用的物理因子治疗方法有肌电生物反馈、局部气压治疗、功能性电刺激等，可使瘫痪肌肉通过被动刺激引发的收缩与放松逐步改善其张力与肌力。

4. 感觉训练

正确的感觉刺激能够加速诱发运动反应或引起运动兴奋，并通过反复的感觉刺激而诱导出正确的运动模式。利用温、痛、触、视、听、嗅等多种感觉刺激，调整感觉通路上的兴奋性，以加强与中枢神经系统的联系，达到神经运动功能的重组（与脑功能相关）。

脑卒中急性期患者常出现深感觉、浅感觉、复合感觉异常。深感觉（本体感觉）包括运动觉、位置觉、震动觉；浅感觉包括触觉、痛觉、温度觉、压力觉。触觉和本体感觉是进行运动的前提，脑卒中常导致偏身感觉障碍，它对躯体的协调、平衡及运动功能有明显影响，同时感觉的丧失和迟钝，易造成烫伤、创伤以及感染等。

触觉（浅感觉）和肌肉运动知觉（深感觉）可通过特定的感觉训练得到改善，感觉关联性训练有助于患者功能的改善。深感觉障碍训练需将感觉训练与运动训练结合起来，如在训练中对关节进行挤压、负重；充分利用健肢引导患肢做出正确的动作并获得自身体会。浅感觉障碍训练以对皮肤施加触觉刺激为主，如使用痛触觉刺激（图5-1-23）、冰-温水交替温度刺激，选用恰当的姿势对实物进行触摸筛选等，也可使用Rood疗法对患肢进行治疗。感觉障碍患者可采用特定感觉训练和感觉关联性训练来提高其触觉和肌肉运动知觉等感觉能力。采用经皮电刺激联合常规治疗可以提高感觉障碍患者的感觉功能。

脑卒中急性期手功能作业疗法首选任务导向训练，这是一种针对患者的缺失成分和异常表现，以实际生活所需功能为目标，以任务为导向指导患者主动参与有运动控制的康复训练方法，例如吃饭、穿衣（图5-1-24）、洗漱、使用电脑等任务，强调患手的充分参与、运动控制、正确运动模式的再学习等要求。任务导向训练通过患者在达到目标或完成任务过程中不断得到的反馈来促进运动模式的整合，从而有利于优化患者的神经网络、运动程序和促进脑功能的重组。

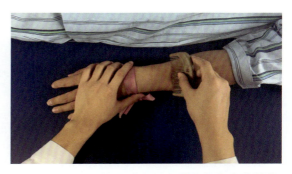

图5-1-23　用梳子对患侧上肢进行浅感觉刺激

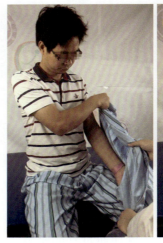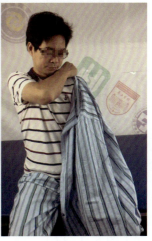

图5-1-24　穿衣训练

5. 手功能支具的运用

脑卒中患者急性期最典型的表现是肌肉瘫痪和肌肉痉挛。异常的肌肉表现均可引起运动功能障碍，造成肢体的畸形。针对患者不同阶段运动功能的主要特点，装配合适的功能支具对功能的恢复很有必要。

急性期采用腕手休息位、功能位矫形器固定手腕部（图5-1-25，图5-1-26），能保护患者的抓握功能，控制手的姿势，防止屈肌挛缩。

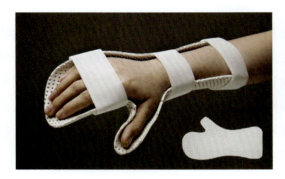

图 5-1-25　手休息位矫形器

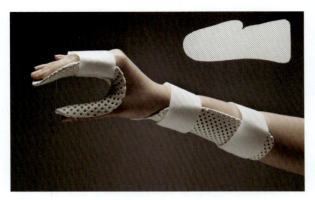

图 5-1-26　手功能位矫形器

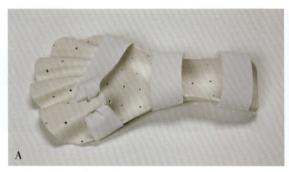

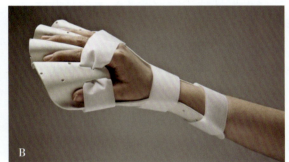

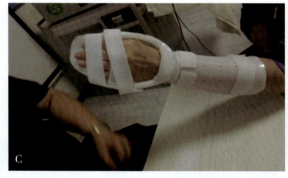

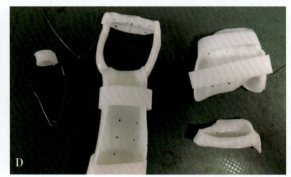

图 5-1-27　手抗痉挛矫形器

在痉挛期可利用抗痉挛矫形器进行持续牵伸（图 5-1-27），降低手部屈肌过高的张力，防止手部的屈肌挛缩。屈肌痉挛会引起肢体疼痛，装配支具后可减轻疼痛。穿戴分指板时间达 20min 左右时应及时取下，观察手指挤压处有无压痕产生。

脑卒中患者会遗留各种功能障碍，其中运动功能障碍会造成患者不良的姿势与运动模式。不良姿势可能由于患者肌力与肌张力的不协调、原始粗大共同运动的再现、反馈系统的紊乱等原因造成，而患者不正确的体位摆放则是给患者造成二次损伤的重要原因。

因此"良肢位摆放"被提出。患者早期在床上良好的肢体摆放位置对预防、缓解痉挛，预防肩关节半脱位、肩痛、肩手综合征、骨盆后倾、髋关节外展外旋，以及早期诱发分离运动等均具有一定作用。

"手功能支具"（图 5-1-28~5-1-31）适用于脑卒中后患者软瘫期良肢位的摆放，以及在痉挛期降低患者肌肉张力，预防关节、肌腱组织挛缩。主要特点是其使用过程中能够有效地抑制肩、肘训练时手指的屈曲抓握。

第五章 中枢神经系统损伤后的手功能康复

上肢功能是手功能的基础，又与人的整体功能相关。人是一个协调的整体，上下肢在一定程度上相辅相成，保证人体完成各类功能活动。手功能障碍不单纯是手部功能障碍，还涉及上肢、下肢以及躯干的整体功能障碍，因此康复要从整体角度出发，实现"上下肢一体化"（upper and lower extremities integration，ULEI）整体康复。在临床中发现，进行步态训练时，上肢若佩戴手功能支具，在三维步态仪的数据分析中可以看出患者步态有一定改善，表现为平衡控制功能提高的步行改善。

6. 认知与手功能训练

脑损伤患者的康复治疗应建立在生命体征平稳的基础上。此时，虽然生命体征平稳，但由于损伤所引起的脑组织的病理生理改变仍处在变化较快的阶段，因此认知相关的康复评定与治疗应与其他治疗相互配合，分清主次。应注意减轻患者损伤后的脑水肿，预防脑梗死或出血继续加重等，尽量控制脑损伤范围。因为原发脑损伤的范围和严重程度，是影响认知功能障碍类型和程度，以及脑继发重构的最重要因素。

在急性期，很多患者无法完成详细的认知评估，此时，可选择一些简单的床旁认知检查，筛查较严重、明显的认知障碍，评估其对手功能障碍的潜在影响。如有条件，还可尽早进行MRI等脑影像学检查，评估脑损伤初期累及的范围、严重程度等。

此时，根据患者所表现的认知症状和筛查结果，可对其进行简单的引导教育及康复治疗。如对于脑卒中患者较高发的半侧忽略，可引导患者更多地关注忽视侧空间、对忽视侧肢体进行更多的感觉刺激、鼓励患者进行扫视等以改善其忽视症状，力图减少由于忽视导致的上肢与手功能障碍，以促进患侧肢体功能恢复，减少健侧对患侧的抑制作用。部分研究提示在进

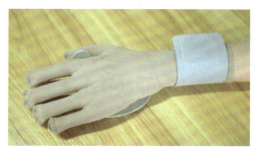

图 5-1-28　手功能支具背侧观

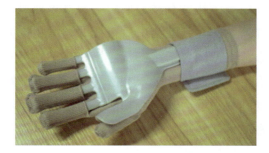

图 5-1-29　手功能支具掌侧观

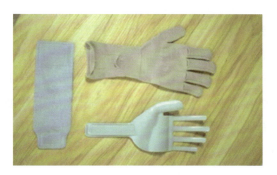

图 5-1-30　手功能支具的组成部分：
手套、支具及腕部固定带

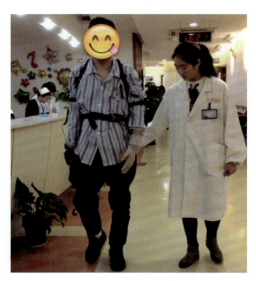

图 5-1-31　患者佩戴手功能支具进行
全身三维步态测试评估

行认知与手功能训练时，可对患者进行一些中枢干预，如使用重复经颅磁刺激抑制健侧皮质活动和促进患侧皮质活动，但相应治疗需与其他治疗结合进行，并在患者生命体征稳定的基础上进行。

7. 运动想象训练

运动想象训练（motor imagery training，MIT）被认为是一种很有潜力的康复技术，它可以发挥脑卒中患者的主观能动性，而且操作较方便，是脑卒中偏瘫康复治疗的新进展之一。早在1950年Hossack就提出心理意象（mental imagery）的概念，就是在中枢神经系统参与下，在感官未受到相应刺激时，产生一种类似感受器受刺激所产生的反应。运动想象（motor imagery）是继心理意象后提出来的，它是指运动活动在内心反复地模拟排练，而不伴有明显的身体活动。20世纪90年代初运动想象技术开始逐步应用于脑卒中患者。近年来研究发现运动想象训练可改善脑卒中偏瘫患者的运动功能，作为激活运动网络的一种手段，它适用于脑卒中的任何阶段。运动想象训练不需要特殊场地、昂贵的设备，且不依赖于患者的残存运动功能，投入的成本少，操作较简单，入选标准也低，更重要的是能充分发挥脑卒中患者在治疗过程中的主观能动性。该疗法基于"中枢-外周-中枢"的闭合环路模式，有效利用中枢与外周干预之间的有机融合，形成"闭环"式信息反馈，最终结果作用于患者特定脑区或功能相关脑区。该理论对"外周干预"与"中枢干预"的功能进行互补，使之针对脑损伤后皮质功能改变的本质问题，以大脑的可塑性以及神经通路的重塑为基础，促进中枢重塑和外周控制，进而促进功能恢复。

8. 健康宣教

由于脑卒中具有起病急、功能障碍表现重等特点，因而极易引起脑卒中后抑郁。同时，由于国内康复治疗成本大、每日训练时间有限等原因，患者的家庭日常训练常规化就显得尤为重要。无论是预防和应对脑卒中后抑郁还是执行家庭康复训练计划，健康宣教对于增强患者家庭成员的家庭支持意识、提高患者对疾病的认识并建立康复信心、增加患者主动康复的积极性具有重要意义。

医务工作者有义务向患者及其家属进行康复宣教，告知其脑卒中后可能的预后情况并给予心理支持以及情绪安抚。旨在鼓励患者在早期治疗时积极配合，减少并最终消除心理障碍；恢复心理、社会和职业功能，保持良好的心理状态；尽量减少复发和再发的可能性。应鼓励患者及早认识疾病，配合治疗，预防发病后抑郁症。家庭康复在治疗脑卒中急性期至关重要，由于康复治疗早期的特点是随着治疗时间的累积而疗效增强，所以家庭应在医师、治疗师、营养师、心理咨询师、康复护理师的指导下，积极帮助患者进行家庭日常康复训练，并鼓励患者主动康复，快速累积康复治疗效果。

（三）恢复期康复治疗

恢复期指的是Brunnstrom分期Ⅱ~Ⅵ期的患者，这一范围十分广泛，几乎涵盖了患者在医院或者门诊中的大部分康复时期。本章我们就临床上在恢复期中较为突出并且较有争议的一些问题进行比较深入的讨论，以及就之前描述的各种技术在临床中的运用进行一定的整合和总结。

由于脑卒中患者在恢复期中的情况千变万化，对于上肢与手的治疗与操作也极度依赖治疗师的经验和能力，本章的篇幅很难也不可能把这些内容面面俱到地呈献给大家，更多的是就目前临床上比较棘手的一些问题进行探讨，大家可以利用自己的经验和能力在平时的运用中进行尽可能的扩充和延伸。

我们对于急性期、恢复期和后遗症期分

类的前提是基于 Brunnstrom 的分期，这是制订整个大框架的前提。而从急性期到恢复期的临界点的标志就是上肢出现一定程度的协同运动模式，手部出现细微的屈曲动作（即达到 Brunnstrom Ⅱ 期的标志）。所以我们的训练都是基于这个功能水平之上的。

1. 上肢与手的管理

与急性期患者的体位摆放不同，恢复期的患者相比之下已经具备了一定的运动甚至是行走的功能。体位从卧位到坐位或者直立位的转换往往会伴随一些上肢痉挛或者肩关节半脱位的问题，这在患者治疗的过程中都是值得被关注的问题。

（1）肩关节半脱位的管理：对于肩关节尚处于软瘫期的患者来说，步行或者坐位下，都有很大的概率出现肩关节的半脱位。肩关节半脱位会引起很多的问题，长期的脱位以及肩关节处于不正确的位置会导致肩关节周围软组织的短缩，脱位导致的牵拉感会给患者带来很不舒适的感觉，严重的甚至会诱发肩手综合征等一系列并发问题。对于半脱位的肩关节，在大部分情况下，治疗师或者家属会选择用肩托来缓解这一症状，但是，需要注意的是，肩托的使用并没有我们想象的那么理所当然。

首先，很多肩关节半脱位的问题追根溯源并不仅仅是一些盂肱关节肌肉的问题，肩胛骨不正确的对线以及位置也是导致肩关节半脱位的重要原因。很可惜的是，市面上很少能看到能从肩胛骨的位置就开始给予患者控制和支持的肩托。另一个方面，过多地佩戴肩托，可能会导致肩关节处在内收内旋位，进一步造成软组织的短缩。而在行走的过程中，把上肢固定在这一位置会使得患者的步态十分受限。

尽管肩托会导致如此之多的问题，但是大多数情况下，我们必须要"两害相争取其轻"。为了防止长时间对关节的牵拉以及缺乏肌肉的保护，使肩关节产生更为严重的问题，肩托的使用往往又是不可避免的。而在使用肩托的情况下，选用何种肩托以及何时使用肩托，这对治疗师的经验和能力就提出了很高的要求。

（2）上肢痉挛的管理：对于进入痉挛期的患者来说，时常会呈现出比较典型的上肢痉挛的模式。形成这个问题的原因多种多样，其中值得治疗师注意的一点是，痉挛的产生有一个很大的原因就是在指导患者进行训练时，这个任务对于患者来说过于困难，以至于患者需要调动全身的力气来努力完成这个任务，进而导致了上肢痉挛。所以过早、过于费力的步行或者下肢的训练对上肢是不是也会产生一些影响，这是我们值得去思考和关注的问题。

还有一个值得关注的问题就是在步行中有很多治疗师会建议患者用健手把患手拉到后背上来作为一种防止上肢痉挛的方式，这个方法是否妥当也是有一定争议的。首先，对痉挛的肩关节持续地后伸式牵拉可能会对肩关节产生不必要的损伤。另一方面，就如刚刚提到的，在步行中，上肢的正确对位是一个很重要的环节，这一动作让患者的双手都失去良好的对位，影响了患者正常的步态和平衡的反应。

对于上肢痉挛的管理，主要是依靠一些支具或者辅具来完成。和肩托的使用问题类似，将支具或辅具使用固化，患者的情况不同，支具或者辅具的选择和运用肯定也是千差万别，这对于支具师以及治疗师同样也提出了较高的要求。

2. 运动疗法

偏瘫患者的运动疗法与正常人相比，最为重要的点往往不是肌力，而是运动的模式以及对于运动的控制能力。我们需要针对患者不同的分期，尽可能地诱发出更多的运动以及打破一些协同的粗大运动模式，得到更多的分离运动的动作。

尽管我们关注的是上肢与手功能的康复，但是第一步训练的目标一定是躯干和核心肌群的稳定性。躯干和核心肌群的稳定性就像大树的根基一样，保证了之后的所有功能能不能在一个稳定的平台上发挥作用。

肩胛骨的控制往往是在临床中很多时候被忽视的，肱骨与身体的唯一的连接就是肩胛骨，由此可见肩胛骨的重要性。肩胛骨的控制能力对于整个上肢功能的重要性可以从它的运动学角度看出来。而对于较为典型的恢复期的偏瘫患者来说，肩胛骨的位置一般是后缩的，但是这并不代表此患者肩胛骨后缩的肌肉肌力很强，只是因为这是患者协同运动中占优的一种模式。所以肩胛骨各个方向的训练都是必需的，以下是一些具体的操作手法。

（1）肩胛骨的上提：患者处于仰卧位或者侧卧位，治疗师在患者肩关节上方给予患者阻力，让患者抵抗阻力进行肩胛骨的上提运动。如果患者肌力较差或者没有肌肉的收缩，治疗师可以通过一些Rood技术对斜方肌进行刺激或者协助患者进行肩胛骨的运动让患者结合运动想象找到运动的感觉。

（2）肩胛骨的前突：肩胛骨的前突最主要的肌肉是前锯肌，这是一块十分重要的肌肉，提供了肩胛骨在胸廓上的稳定性以及肩胛骨上回旋的运动。处于Brunnstrom Ⅱ期的患者一开始可以采取仰卧位（此位置肩胛骨可以固定在床上，床面天然地提供了稳定性），治疗师在手部给予阻力，让患者抗治疗师的阻力向上推（此动作也需要患者的肱三头肌的参与，并且患者在前屈位上伸肘已经是一个可能处于Brunnstrom Ⅳ期的分离运动，如以上功能患者无法完成，治疗师可以把阻力点放在肱骨上避开肘关节的运动）。

对于肩胛骨的控制已经得到了一定改善的患者来说，患者可以采取站立位，用手抵住墙并用力向墙上推。甚至可以在手和墙之间放一个Bobath球，利用Bobath球质地较软不易控制的特性来增加肩胛骨的控制能力。

（3）肩胛骨的后缩：前文已经提到，尽管肩胛骨在大多数的情况下都是处于一个后缩的位置，但是实际上患者控制肩胛骨后缩的肌肉往往都是无力的，肩胛骨后缩的肌肉和前锯肌一起让肩胛骨稳定地贴在胸廓上，是提供肩胛骨稳定性很重要的一个因素。

肩胛骨作为上肢运动的一个锚，起到了非常重要的稳定性作用，所以需要对于肩胛骨局部的肌力与肌耐力进行专门的强化。但与此相对的是，上肢从肩关节再到5个手指的最远端，都需要很大的活动度来完成功能。在此想再次强调的是，对于脑损伤的患者来说，运动模式的控制和再学习往往是最重要的，康复的目的是通过训练对大脑进行重塑，而大脑的运作模式往往是以某个任务为单位或者导向来完成的。大脑中任何一个脑区均对应一个个有意义的行为和任务。所以在脑损伤的患者中，传统的针对某一个单一的动作来加强的运动疗法的作用十分有限。所以，就像之前所描述的一样，与躯干的肌肉和肩胛骨周围的肌肉不同，上肢与手的肌肉越靠近远端就越强调控制力和关于运动模式的训练。Brunnstrom Ⅱ期的患者刚刚出现协同运动，这个时候根据Brunnstrom的理论，可以利用协同运动模式的原理，通过一些力量较强部位的肌力来诱发出一些薄弱肌肉的运动来。就像之前提到的，在Brunnstrom Ⅱ期这个阶段，协同运动是一把双刃剑，它既可以通过一定的运动模式诱发出更多的运动。但与此同时，过多协同运动的诱发会不会加重之后的痉挛或者过于强化协同运动从而导致患者无法很好地做出分离运动，这就要依赖治疗师的一些经验和判断了。尽管是处于Ⅱ期，但是患者哪些肌肉之后会处于无力以及哪些肌肉以后会因为种种原因导致痉挛或者亢进，对于有一定经验的治疗师而言，这些在大多数时候都是可以预判的。而根据治疗师的判断，我们可以选择自己想要强化的一些模式来进行强化。例如在上肢中，很多情况下亢进的都是肘关节、腕关节或者掌指关节的屈曲的肌肉。这时候，再去强化屈曲肌肉的协同模式显然就不合适，那就可以转而强化患者的伸肘、腕背伸、手指的张开等属于伸肌共同运动的活动。在伸肌共同运动中，往往胸大肌是较为强势的肌肉，我们可以通过对于胸大肌的抗阻运动来诱发出伸肌的协同运动，进而诱发出这些无力的肌肉的动作。如患者卧位肩关节前屈90°抵抗治疗师的阻力内收肩关节，治疗师在要求患者抗阻内收肩关节的同时可以要求患者伸直肘关节、背伸腕关节以及伸展手指等。图5-1-32中治疗师就是利用患者的手从侧面向上推时胸大肌的发力来诱发伸肌协同模式来诱发伸肘。图5-1-33则是用患者利用手腕夹球这一动作来诱发伸肌协同运动模式。治疗师可以让患者完成以上3个动作的其中1~2个，或者3个动作同时完成。图5-1-34为患者利用手背把桌子上的杯子推开。图5-1-35中患者利用压沙袋这一功能性动作来训练旋前旋后。如果与此同时再结合一些对肌肉的拍打、刷擦刺激，巧妙地利用Rood技术，那么就可以更大地发挥出患者这些无力肌肉的潜力，取得更好的治疗效果。相比Brunnstrom Ⅱ期的患者，进入了Brunnstrom Ⅲ期的患者则更需要重视对协同运动的控制以及一些痉挛的管理。对痉挛的恰当的管理可以让患者更好地向下一个分期过渡。这个时候我们训练的重心需要放在对痉挛的抑制以及分离运动的诱发上。如图5-1-36和图5-1-37所示，患者与治疗师形成一个"划桨样"的互动，利用两侧肢体的共同运动来更有效地诱发患者的分离运动（这个动作需要患者在后

伸肩关节的同时屈肘，在前屈肩关节时伸肘）。图5-1-38是患者利用软的Bobath球来训练肩关节的控制能力。

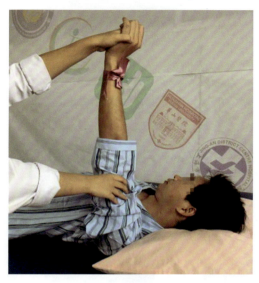

图 5-1-32　诱发伸肘

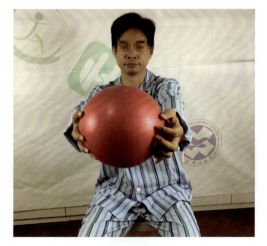

图 5-1-33　用手腕夹球

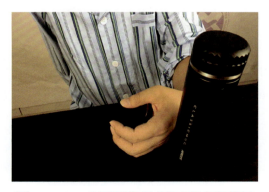

图 5-1-34　利用手背把桌子上的杯子推开

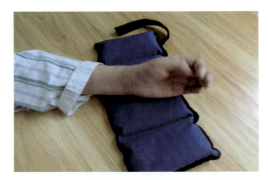

图 5-1-35　利用沙袋训练旋前旋后

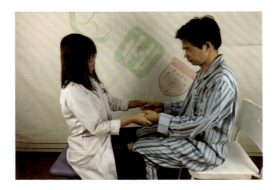

图 5-1-36　"划桨样"（后伸肩关节同时屈肘）

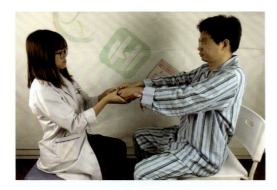

图 5-1-37　"划桨样"（前屈肩关节同时伸肘）

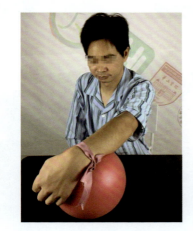

图 5-1-38　利用软的 Bobath 球训练肩关节的控制能力

关于痉挛的话题在本章的前文中已经讨论过，这些值得我们深思的内容在此不再做讨论，接下来就 Brunnstrom Ⅲ 期中训练的一些手法与大家进行探讨。

由于在此期中联合运动和痉挛达到了高峰，所以我们在一定程度上仍需要借鉴一下之前描述的 Brunnstrom Ⅱ 期中的思路。与此同时，以反射性抑制为主要理论基础的 Bobath 手法对于痉挛的抑制有很好的效果，其中一个最为经典的动作就是用患侧手撑桌子的动作。

这个动作主要利用肘关节骨性结构的稳定来撑起上半身，并且通过上半身的重量对腕部和手部的肌肉进行牵拉。而这个动作对于日常生活的意义远不止牵拉那么简单，患侧对于上半身重量的稳定支撑可以解放出健侧进行更多功能性活动，例如用抹布擦桌子、够取位于桌子远端的物品等。就像前文所提到的，对于进入 Brunnstrom Ⅲ 期以后的患者我们可以逐渐把一些功能性的活动考虑进来，因为这个时候患侧上肢与手慢慢地向辅助手进步，很多时候可以考虑进行一些双手的活动并且把患手处于一个辅助手的位置上。这个时候手部已经出现了一定程度的抓握能力，可以作为协助手起到固定的作用，例如固定要倒水的杯子（图 5-1-39）、固定要拧开杯盖的杯子（图 5-1-40）、固定要拿来画画或者写字的纸张等。可以利用双手的协调运动把杆子往上升（图 5-1-41）这种双手的功能性操作活动对于患者来说是十分重要且有效的。

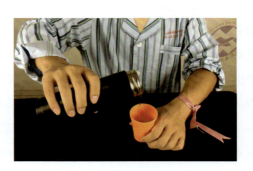

图 5-1-39　固定要倒水的杯子

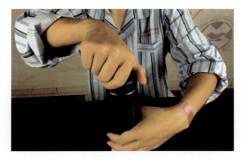

图 5-1-40　固定要拧开杯盖的杯子

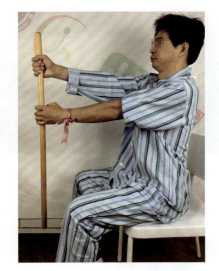

图 5-1-41　利用双手的协调运动把杆子往上升

进入 Brunnstrom Ⅳ～Ⅴ期之后，分离运动已经逐渐出现，这个时期开始，基于功能的任务导向性训练相比单纯的肌力和运动控制训练占据了更多的时间。这个时候就需要我们治疗师更多地给予患者一些任务导向训练，让患者把训练中的成果实实在在地转化成患者的功能。

3. 物理因子治疗

对于脑损伤的患者来说，各种物理因子如电刺激等可以提供给患者一个很好的感觉输入。例如一些与生物反馈相结合或者功能训练结合的电刺激，更是可以从多个感觉输入的通道刺激患者，从外周和中枢两个角度对大脑进行激活，形成中枢-外周-中枢的环路，两者相辅相成，更好地促进患者的恢复。经皮神经电刺激（transcutaneous electrical nerve stimulation，TENS）在脑损伤患者中的运用极为广泛。对于上肢疼痛，尤其是肩手综合征的患者来说，TENS可以有效地缓解疼痛，与此同时，对于特定穴位的刺激可以有效地改善上肢的运动功能并促进脑功能的重建。

另一方面，对于脑损伤患者来说，继发的肢体的疼痛或者是异常的感觉往往是采取物理因子治疗的另一个很重要的原因。导致这种症状的原因十分复杂，可能是自主神经的异常放电导致患者出现异常的感觉，也可能是患者早期训练或者在恢复期训练中损伤了一些软组织，甚至可能是因为患者的某些心理因素。患者不同的情况以及疼痛的不同诱因，甚至是导致疼痛的病损的不同时期，都会影响康复医生对于物理因子的运用。这是一个非常复杂而又非常有意义的问题。对于脑损伤的患者来说，由于其疾病的特殊性和复杂性，物理因子的选择需要考虑到方方面面的因素。能否使物理因子治疗的效果最大化，以及能否在执行物理因子治疗时将其准确作用到最为有效的部位，都很考验康复治疗师的能力。

4. 感觉训练

感觉分为很多种，例如视听触嗅、位置觉、震动觉等。这些感觉是我们获取外界信息最主要的渠道，而我们的手则是一个最为重要的感觉器官，但很多偏瘫患者的感觉问题往往会被我们忽视。实际上，很多功能障碍的最主要原因很可能就是感觉障碍，如果患者无法对手中的物体或者外界的环境产生良好的知觉和反应能力，对于他们来说就失去了根据外部环境来改变和调整自己的运动的可能和能力，那么他们的运动肯定就是低效的和失去控制的。甚至有相关文献指出，很多痉挛的问题是由于患者感觉的丧失导致肌肉用异常的兴奋来代偿。除了感觉的缺失，许多感觉的过敏或者长时间异常疼痛的感觉在偏瘫患者的身上也十分常见。所以感觉再教育的训练对于偏瘫患者来说十分必要。感觉再教育包含很多技术，例如Rood技术（如图5-1-42中对于患者伸肌群的刷擦）、运动想象的训练、镜像技术，以及对物体形状或者质地重量等指标的辨认（图5-1-43，图5-1-44）等。感觉是一种非常特殊的功能，依赖于患者过去对于外界的经验和感知，而有感觉障碍的患者往往已经失去了对外界的这种感知的能力和记忆，需要治疗师对患者的这些能力重新建立。通过对患者的感觉再教育让感觉在患者大脑投射重组，从而构成患者大脑对感觉重新认知和建立，进而形成负责感觉的脑区整个功能的重建。感觉再教育正是利用上述原理让患者重新获得对外界信息的获取能力的。在临床工作中可以据此原理为指导对患者进行个性化的感觉功能的训练，往往可以取得非常好的效果。

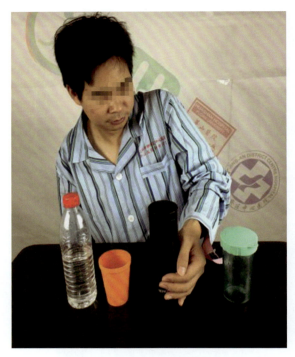

图5-1-43　不同材质、重量的水杯辨别训练

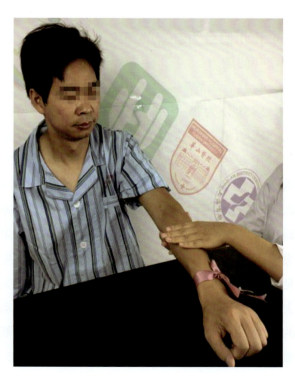

图5-1-42　患者伸肌群的刷擦

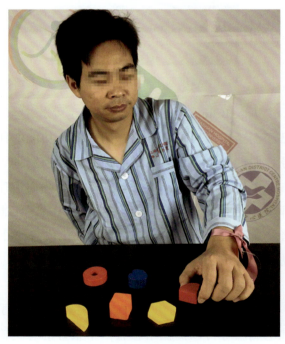

图5-1-44　物体形状辨别训练

5.作业疗法

很多传统观点认为，作业疗法执行的条件是患者必须有一定的功能基础。对于很多软瘫期以及卧床期的患者来说，作业治疗是不推荐的，而在之前急性期的康复的章节中，对于急

性期的作业疗法已经有了一定的介绍，所以作业疗法的概念应该是贯穿康复期始终的。在恢复期中，患侧手往往只能处于一个辅助手而非功能手的地位，此时应尽早地利用患手作为辅助手的功能，而不是一味地以患手达到功能手为目标去训练一些对于患者来说过于困难的运动。例如，治疗师企图训练患者用患手去拧开瓶盖，但显然这个时候训练患者把患手作为辅助手固定瓶子，然后用健手拧开瓶盖更为适合也更为容易。过于困难的任务会导致患者在多次的失败中丧失信心并且忽略自己在训练中取得的一些进步，应该避免这种训练方法。由于上肢运动的复杂性，单纯的运动疗法的作用往往十分有限。对于大脑来说，激发上肢的功能区最好的方法是去用上肢完成一件事，而不是一遍又一遍重复一些没意义的动作。所以，几乎所有与日常生活有关的活动都可以是任务导向训练中的"任务"，例如在之前运动疗法的内容中提到的支撑身体来进行擦桌子的活动，或者是固定杯子等。提高患者的日常生活活动能力是作业治疗的第一要务，而不是去训练患者完成一个机械性的毫无意义的动作。除此之外，作业治疗师必须根据患者的爱好以及康复的目标和诉求设计有针对性的训练。例如如果患者的目标是通过训练以后可以驾驶汽车，那么训练患者双侧肩关节的协调运动以便患者可以更好地控制方向盘，甚至是上下肢的协调运动就成为训练的重点。治疗师甚至可以给患者模拟一个驾驶的环境来让患者在任务中进行训练。任务导向训练的良好运用需要治疗师对于各个任务的运动的成分都十分熟悉，对运动具有敏锐的观察能力以及出色的想象力，具有设计动作的能力，是一项非常复杂的工作。

6. 手功能支具的运用

脑卒中后患者恢复期范围广泛，涉及的手与上肢矫形器与手功能训练的内容亦非常广泛。由于篇幅有限，下面只简单介绍几类具有针对性的手功能辅具。图 5-1-45~5-1-47 都是一些恢复期患者可能会用到的经过改造的生活用具，患者可以方便地使用这些生活用具，从而达到训练的目的，如夹取食物等。

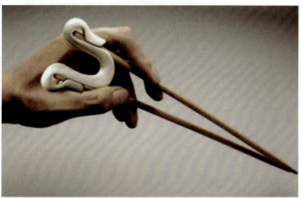

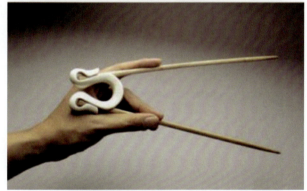

图 5-1-45　经过改造的筷子辅助患者打开虎口

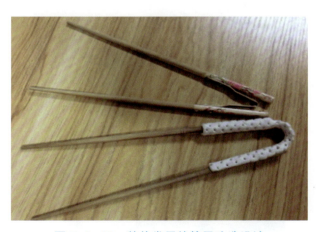

图 5-1-46　其他常用的筷子改造设计

图 5-1-48~5-1-53 是临床训练患者的握力所用的各类辅具。

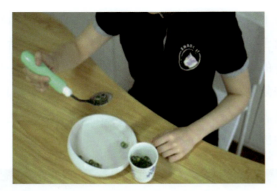

图 5-1-47　改造后的勺子

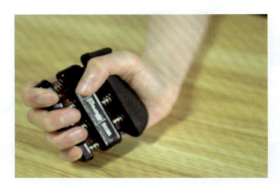

图 5-1-48　手指握力训练器

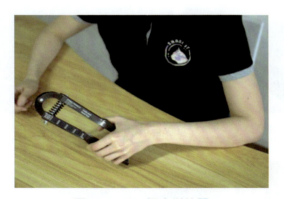

图 5-1-49　握力训练器

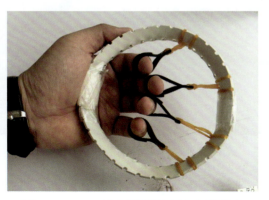

图 5-1-50　手指屈曲训练器（初始位）

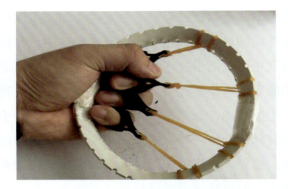

图 5-1-51　手指屈曲训练器（屈曲位）

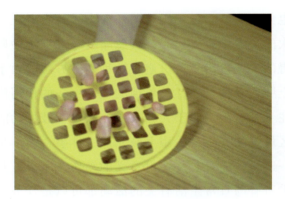

图 5-1-52　网状手指肌力训练器

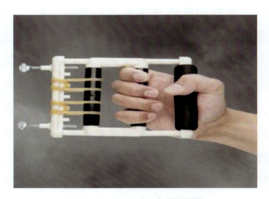

图 5-1-53　握力训练器

图 5-1-54 为助力杯，配有壶嘴及抓握把手，可防漏且方便抓握。图 5-1-55 为助力夹物器，适用于因各种原因不能拿取稍远处物品者。

在脑卒中患者的恢复期，可装配动力型功能辅具，辅助上肢的功能训练。一种新型手功能康复训练手套（图 5-1-56，图 5-1-57）应运而生，其腕夹板螺旋形的设计能将腕关节固定在功能位，限制腕关节桡侧偏。在运动时还可利用等长收缩的原理调用前臂的残余力量。腕夹板上的手部附着点可用弹性橡胶带与手套上的手指挂钩相连，用于伸直掌指关节。张紧器拉力大小不同，可在各指间关节、掌指关节中调节伸展力度的大小，帮助患者做抓握运动，提升肌肉力量，降低肌张力。考虑到每个指间关节的运动及拉伸，手指挂钩分别设置在每根指骨的近远端。手套在掌侧无遮挡的设计，更好地避免了对掌侧肌肉的刺激。

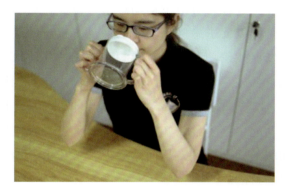

图 5-1-54　助力杯

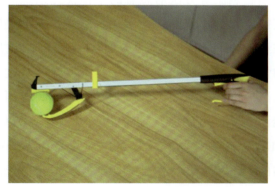

图 5-1-55　助力夹物器

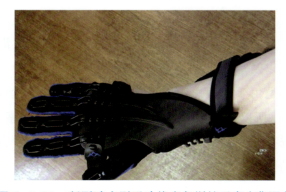

图 5-1-56　新型动力型手功能康复训练手套（背面）

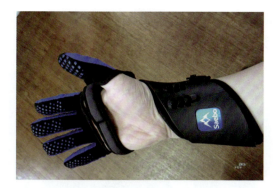

图 5-1-57　新型动力型手功能康复训练手套（正面）

为恢复手的功能，脑卒中患者需要进行高强度、持续性的康复训练。持续高强度的重复训练可以提高患者手部肌肉的力量，有助于手部功能的恢复。

手部外骨骼是一种固定于人手上的可以主动控制的机械驱动系统，能够带动手指同步活动，而手指和外骨骼受力运动的过程是互相反馈、互相变换的。手部外骨骼可以协助患者进行重复性的手指康复训练，在此过程中手部外骨骼可以通过不同的控制模式带动手指实现不同自由度的动作从而达到康复训练的目的。下图就是气动手指外骨骼训练装置（图 5-1-58，图 5-1-59）。

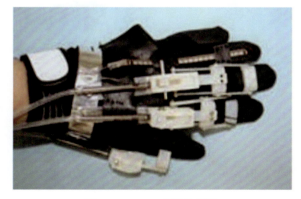

图 5-1-58　手部外骨骼

肌电驱动机械手（图 5-1-60，图 5-1-61）配有 5 个手指，每个手指都有两个自由度，拇指可以旋转。其通过收集手指相关控制肌肉的表面肌电信号，并放大反馈至处理系统，以驱动机械手，从而应用于脑卒中患者手功能的康复训练当中。该设备质量轻,携带方便,设计精致,未来有望用于家庭及社区康复。

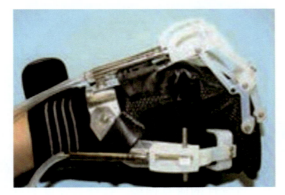

图 5-1-59　手部外骨骼(屈曲位)

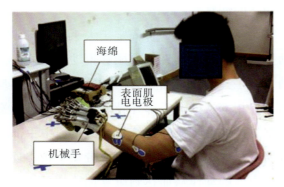

图 5-1-60　肌电驱动机械手

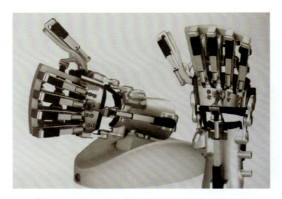

图 5-1-61　商业款手部外骨骼训练器

7. 认知与手功能训练

在这一阶段,患者的生命体征、一般情况已较平稳,应对患者的认知功能进行系统的评估,包括注意、执行、记忆等多个方面的评估。同时,此时患者脑水肿、出血等急性期的脑组织病理变化已得到部分改善,应再次利用多种脑影像学技术等评估技术,对患者此时的脑结构、功能受损和异常情况进行评估,以协助制订治疗方案。

在脑损伤后的恢复期,可根据患者的认知障碍和脑损伤情况给予相应的多种认知训练,和/或中枢干预,以改善手功能相关的认知加工过程,或改善与手功能相关的脑区功能活动,从而促进手功能的恢复。

在认知训练方面,针对与手功能相关的认知加工过程,可给予运动想象、镜像、运动学习等,以促进患侧手功能的恢复,或帮助健侧手发展代偿功能。针对影响手功能的其他认知域,如注意、执行等,可给予综合注意功能训练、扫视训练(针对偏侧忽略)、抑制训练(执行功能)等多种认知训练,以改善患者相应认知域的功能水平,从而达到提升整体手运动功能的目的。

除认知训练外,还可采用经颅直流电刺激、经颅磁刺激等方法对患者的中枢神经系统进行直接干预,改善脑功能活动。例如,脑卒中后往往存在健侧过度激活从而对患侧抑制过度的情况,导致患侧脑功能恢复不良,针对这一情况可以利用低频经颅磁刺激适当抑制健侧功能活动,以帮助患侧脑功能恢复。结合 DTI、fMRI 等脑影像学技术,可以对患者原发脑损伤的严重程度,特别是双侧结构保留和功能活动的不平衡度进行分析,从而更个性化地对不同脑区进行兴奋或抑制干预。

8. 强制性运动

在临床上,尽管很多患者有很多的恢复潜力以及运用自己患手完成功能性动作的能力,但是由于利用患侧完成任务往往会非常费时费力,所以很多患者会出于便利或者性格等因素,选择放弃对患侧上肢与手的使用,而用更省力的健侧手来完成所需要完成的任务,进而导致"习得性失用"这一很难再去解决的问题。这个时候我们可以通过一种称为强迫性运动的方法来逼迫患者完成患手的各种 ADL，此时健侧的手因为被限制住而无法对患侧提供帮助。为了保证患者在健侧被限制的情况下有完成大部分日常生活活动的能力，强制性运动疗法有一定的筛选条件，即患者腕关节伸展 > 10°，拇指和其他 4 个手指任意两个手指的掌指关节和指间关节伸展 > 10°，且动作 1min 内可重复 3 次。这个疗法有效性的理论基础就是我们大脑的可塑性，通过对患侧上肢强制性的使用，使得患侧上肢对相应的大脑皮质进行重塑，进而促进了大脑的恢复。强制性运动的主要要素是集中、强化，一般每天强化训练患者 6h，每周 5d，连续两周。当然，这些都是可以根据实际情况去做出一些改变和调整的。

9. 中枢干预

传统的康复一般是通过外周的干预实现的（例如运动疗法、各种神经发育疗法等），但是对于患者的外周训练，我们能做的又十分有限，所以这就使得我们要把目标集中到一个更为复杂的领域——中枢干预。贾杰教授提出了中枢－外周－中枢的手功能康复概念，该概念可以说是把中枢干预与外周干预结合对脑卒中治疗的价值体现得淋漓尽致。目前临床上较为常见的中枢干预有镜像疗法、脑机接口、经颅磁刺激等。镜像疗法通过激活患者处于顶叶或者 Broca 区的镜像神经元，促进患者运动功能的恢复；脑机接口则是通过获取患者在运动想象时大脑皮质的脑电信号，然后在外周提供给患者相应运动的电刺激作为正反馈，以进一步易化患者的运动；经颅磁刺激通过抑制患者健侧大脑半球的活动从而通过交互抑制的原理使得患侧大脑半球更为兴奋，从而更进一步促进患者患侧大脑半球的恢复。随着科技的发展和进步，中枢干预的手段一定会越来越先进和高效，相比于处于瓶颈期的外周干预，中枢干预以及中枢－外周－中枢这一具有开创性价值的理念在康复领域中一定会发挥越来越重要的作用。

（四）后遗症期康复治疗

脑损伤后患者的手功能提高不是一直保持在一定水平的，当病程到达一定的时间，例如有的患者在发病后 6 个月开始进入所谓的后遗症期（平台期），其功能进步速度变得很慢，甚至有停滞的趋势。当然，这个时间节点也不是绝对的，有的是在发病后 6~12 个月开始出现，而有的则是在发病后 1~2 年出现。患者多由于各种原因如脑损伤情况严重、早期未及时进行规范康复治疗、治疗方法不得当、危险因素（如高血压等）没有得到有效控制等，不能很好地恢复其功能，导致其进入后遗症期。

一般来说，在进入后遗症期前需全力以赴投入康复训练当中，刻不容缓。因为在后遗症期之前整体的康复进程是有利于患者的，患者的投入，都能获得比较好的回报。在后遗症期出现前，患者手功能的恢复能保持一定的进步，而在进入这个时期后，则是付出很多精力与投入都很难获得有效的进步。此时除了坚持原先康复训练项目外，还要将重心转移至提高日常生活活动能力、提高生活质量方面。另外，继续坚持并参与一些较长时段的例如中枢干预方法，以求恢复脑功能、促进脑功能的再次重建。但这都只是一种尝试，不具有绝对的效果。

在后遗症期，手功能障碍是较为常见的后遗症表现，手功能康复成为贯穿脑损伤康复全程的一大焦点。因此，建立完善的手功能康复流程与规范，将有利于患者更好地恢复。此期三级康复是一大主要思路，残存功能成为决定患者日常生活活动能力以及生活质量的主要因素，如何有效地提升、利用手功能也是此期的重点。

1. 家庭指导

健康宣教贯穿患者整个康复治疗的全过程，

而后遗症期患者则需要进一步灌输家庭与社区康复的理念。如何在家庭、社区中进行进一步开发强化、如何巩固现存的上肢与手功能，是必须紧密关注的要点。医生与治疗师应该将治疗的思想融入患者家庭生活当中，使其在回归家庭后于日常生活活动之中继续坚持做康复治疗相关的活动，以维持功能的不退步。这主要依赖于患者思想的提高，如不能因为手功能较差而放弃使用患侧手并导致其失用。

2. 运动疗法

家庭与社区成为此期患者进行运动疗法的场地，简易的训练设备的架构成为普遍接受的内容。如小区或公园中的悬吊拉环，为患者使用健、患手进行训练制造了条件。假如患者患侧手张力持续过高，而长期活动不足又容易造成关节挛缩，此时借助这一简易装置，则能实现患者用健侧手带动患侧手的辅助活动。一则进行患侧手的被动活动，放松患侧上肢与手部各肌肉；二则进行主动协助的运动训练，患者使用患侧手进行全力牵拉，健侧手则给予力量上的补充，达到主动协助训练的效果，这是借助悬吊拉环对手功能起到运动治疗的作用。

3. 物理因子治疗

不同于其他时期，物理因子治疗的应用可能从原来的重点如恢复功能转移到缓解疼痛、放松痉挛的肌肉等，或者只是作为"辅助功能"的方法。如患者以功能性电刺激为辅助，使其在拿杯子喝水过程中具备将手打开的功能性动作（图5-1-62~5-1-64），从而避免"抓握不能松开"这一后遗症（患者可能由于脑损伤较为严重而在前期整个治疗过程中不能很好地恢复手指打开功能）；再如水疗，后遗症期患者可继续通过水疗方法放松全身肌肉，在减重的情况下划水步行，通过全身的肌肉作用，借助"上下肢一体化"理念，达到促进上肢与手功能提高的效果。

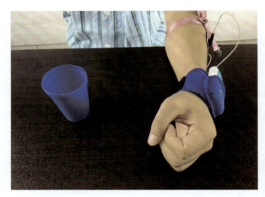

图5-1-62　手部初始动作

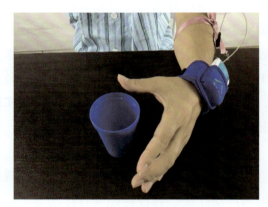

图5-1-63　驱动肌肉打开手掌

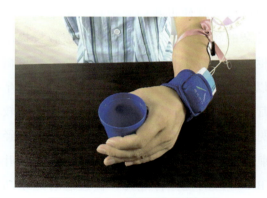

图5-1-64　完成抓握实现功能

4. 作业疗法

脑损伤患者手部功能恢复非常困难，按功能分类，可将手分为失用手、辅助手和实用手。当利手（大多数人为右利手）一侧成为失用手或辅助手时，对患者的日常生活、工作、学习会产生相当大的影响，如打字、书写、演奏等。因此在衡量患者手功能时，不能只看其手所处的功能状态阶段，是左手还是右手，从作业治疗角度，还应该关注其患侧手是否为利手，因为这对患者的生活会有很大的影响。

当患者处于后遗症期，若后遗症出现在手功能当中，则有可能为"失用手"或"辅助手"，此时如何用好患侧手，如何有效地将患侧手的功能最大化，如何实现双手功能的最大化，成为患者急需学习与关注的要点。针对"失用手"，则应该避免由于手部功能极差而导致的上肢功能的实现。虽然患手无法进行有效的抓握，但可以利用它进行支撑、增强平衡，从而促进健侧手往前够物、转移物品、保持物品的整体稳定功能，这也体现了双侧手互相影响、互相制衡的原理。针对"辅助手"，则更应该对其进行充分利用与使用。"辅助手"相比"失用手"将具备许多功能，它虽然不及"实用手"的正常化，但当健侧手在执行整体任务时，"辅助手"可协助健侧手，增强其稳定性与协调性。以"刷牙"这一日常生活活动为例（图5-1-65~5-1-71）：可用患侧手握持牙膏，健侧手旋开盖子；可用患侧手握持牙刷，健侧手挤出牙膏；最后用健侧手握持水杯漱口，健侧手持牙刷刷牙，或者可使用电动牙刷然后即可使用患侧手进行刷牙。在打开矿泉水瓶时（图5-1-72~5-1-78），可使用患侧手进行固定，健侧手旋开瓶盖进行喝水等。这里的辅助手的含义是指在生活作业中尽可能让患侧手参与其中，还可佩戴辅具进行参与。

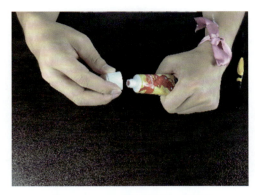

图 5-1-66　健侧手旋开盖子

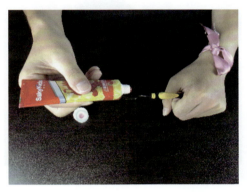

图 5-1-67　患侧手握持牙刷，健侧手挤出牙膏

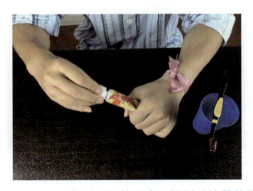

图 5-1-68　患侧手握持牙膏，健侧手拧紧盖子

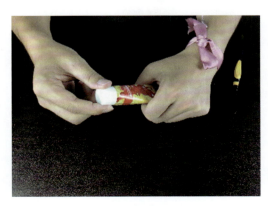

图 5-1-65　患侧手握持牙膏

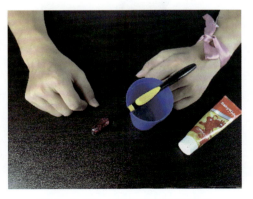

图 5-1-69　刷牙前期准备完成

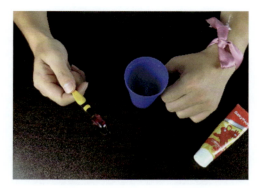

图 5-1-70　健侧手持牙刷

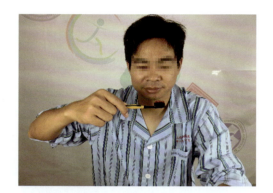

图 5-1-71　健侧手持牙刷刷牙

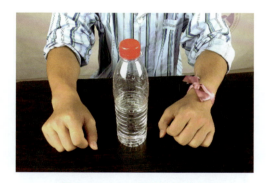

图 5-1-72　喝水初始动作

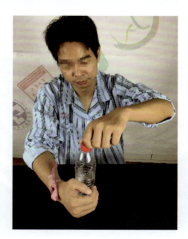

图 5-1-73　患侧手进行固定

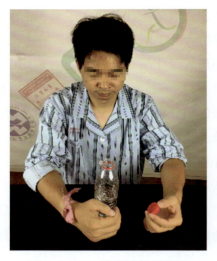

图 5-1-74　健侧手旋开瓶盖

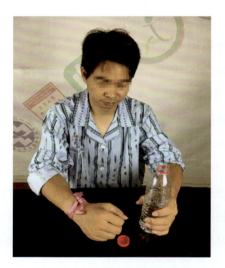

图 5-1-75　健侧手握住水瓶

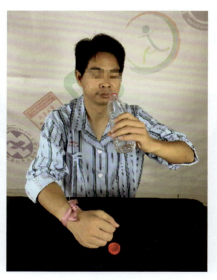

图 5-1-76　健侧手拿起水瓶喝水

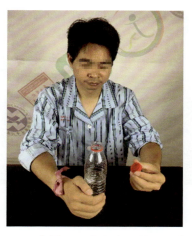

图 5-1-77　患侧手固定瓶身，健侧手拿住瓶盖

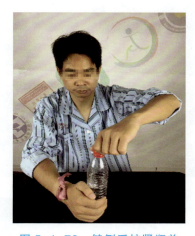

图 5-1-78　健侧手拧紧瓶盖

5. 手功能辅具的运用

脑卒中后遗症期的康复治疗更多接近于回归社区和家庭，下面介绍一些最新的用于手功能训练的手与上肢辅具。

图 5-1-79 为底板带钩插板训练器（手指捏力训练）。图 5-1-80 为拧螺丝训练器（手指精细及手协调性训练）。

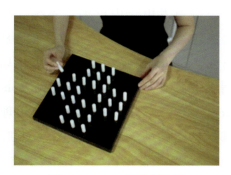

图 5-1-79　插板训练器

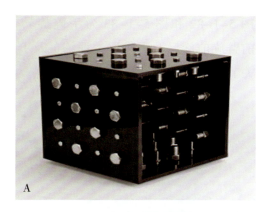

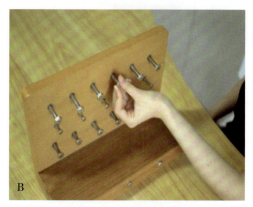

图 5-1-80　拧螺丝训练器

图 5-1-81 为手协调功能训练器（手眼协调能力、各指捏力的精细训练）。

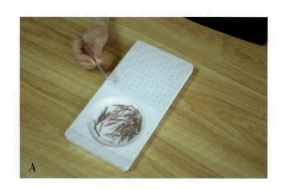

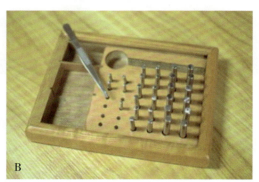

图 5-1-81　手协调功能训练器

图 5-1-82 和图 5-1-83 为手腕旋转训练器（前臂旋前旋后及手指握力训练）及上肢肩肘腕关节协调训练器。

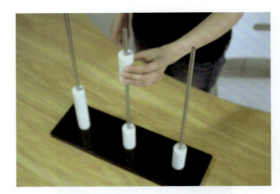

图 5-1-85　直线训练器

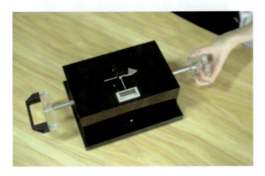

图 5-1-82　手腕旋转训练器

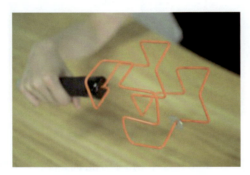

图 5-1-83　上肢肩肘腕关节协调训练器

图 5-1-84 和图 5-1-85 为绕圈训练器（肩肘腕关节及手指关节活动度、肌力耐力、手眼协调性训练）及直线训练器（肩肘腕关节）。

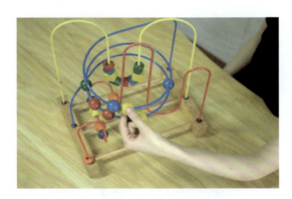

图 5-1-84　绕圈训练器

图 5-1-86 为功能动力型矫形器。将螺旋弹簧安装在肢体线圈做闭合运动，松弛线圈使它回到的初始位置。为了使弹簧矫形器发挥最佳效用，最好是将加热的弹簧臂和塑料熔成一体。

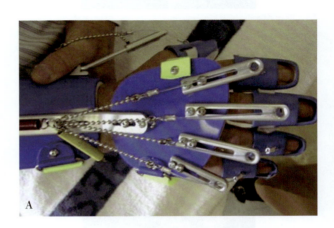

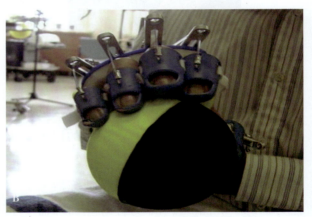

图 5-1-86　功能动力型矫形器

脑卒中患者由于中枢神经系统受损，破坏了大脑与周围神经之间的有效联系，从而使患者出现了一系列肢体功能障碍，其中以手功能障碍尤为明显。脑机接口（brain computer interface，BCI）康复设备通过神经生理活动与手部运动之间的联系来控制一个上肢矫形器，从而实现手功能的恢复与提高。图 5-1-87 就是 BCI 驱动手部矫形器装置。

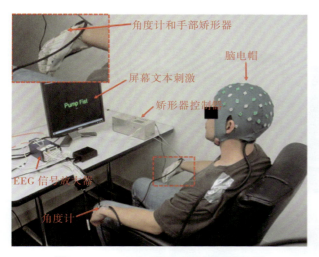

图 5-1-87 BCI 驱动手部矫形器装置

上肢智能康复训练系统（图 5-1-88）及上肢康复机器人（5-1-89）等都是综合性的针对上肢运动功能训练的整体装置。这些系统大都整合了最新的科技产品，例如虚拟现实技术、BCI、脑电图、经颅直流电刺激、经颅磁刺激等。通过多系统多功能的整合，整个设备具有更加全面的训练上肢功能的方法，从而达到使脑卒中患者康复的目的。

6. 认知与手功能训练

脑损伤进入后遗症期阶段，患者的症状和功能缺损状态较之前更为稳定，康复训练疗效与先前阶段相比不明显。此时，一方面应对患者的功能水平进行评估，指导其利用已恢复和已获得的代偿功能进行日常活动；另一方面，也应继续对患者进行心理指导，对患者的照护者进行必要的教育等。目前，利用认知训练及经颅磁刺激等干预手段改善后遗症期脑损伤患者脑功能仍是研究者关注的重要问题。

7. 中枢干预

有研究提示，后遗症期脑损伤患者脑功能状态可能趋于一个较为稳定的状态，对于左右大脑半球来说，根据大脑对称性模型理论，此时患侧大脑半球将处于劣势的状态，从而妨碍了患者手功能的进一步提高。此时，从脑科学脑机制的角度进一步探讨，借助最新的科学研

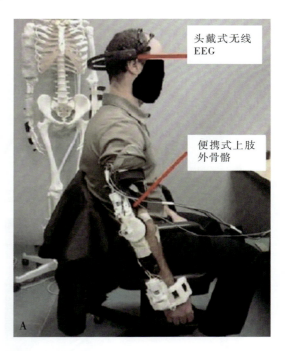

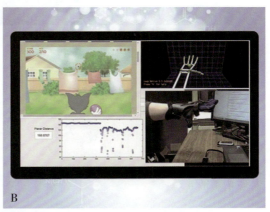

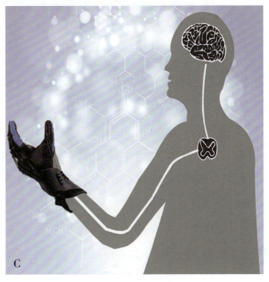

图 5-1-88 便携式手臂康复系统及上肢智能康复训练系统

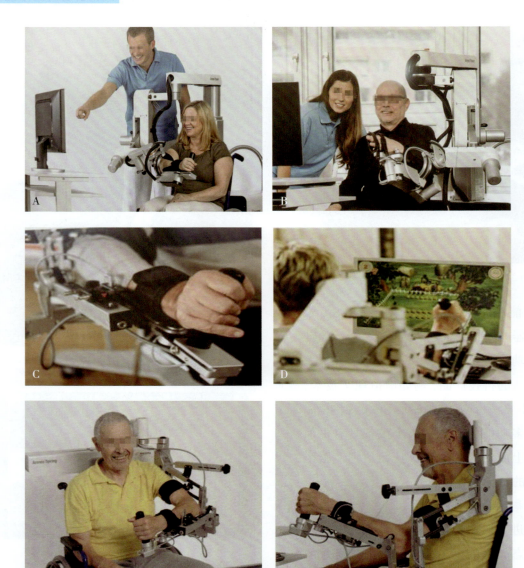

图 5-1-89 上肢康复机器人

究结果，对健侧大脑半球的进一步开发与强化可能成为一大关注点。依托"中枢-外周-中枢"闭环康复理论，我们拟通过中枢干预的方法，进一步对健侧大脑半球进行激活，尝试通过无限放大健侧大脑半球的代偿功能，来弥补患侧大脑半球失控制的现状。即不再依托患侧大脑支配患侧手这一初始出发点，而是将目标转移至健侧大脑半球，以期最终功能得到提高。当然，这一方法建立在最新的研究结论之中，其有效性与可行性仍在不断探索之中。

四、康复护理

（一）体位管理

偏瘫患者肢体功能位摆放的目的是预防关节挛缩、畸形；预防肩关节半脱位和足下垂；减轻患肢痉挛；防止发生压疮。

1. 急性期

根据 WHO 提出的标准，当患者生命体征平稳、神经系统症状不再进展 48h 以后开始介入康复治疗。此阶段多为卧床期，主要进行良肢位摆放，关节被动活动。早期康复还应当鼓励患者重新开始肢体活动和参与社会活动。急性脑卒中患者进行早期活动可以防止深静脉血栓、皮肤病变、关节挛缩、便秘和肺炎等并发症。

（1）仰卧位（图5-1-90）要点：①头部放在枕头上，枕头高度适宜，不宜过高；②患侧肩部垫枕头，防止肩胛骨后缩，上肢用枕头垫高，肘关节、腕关节伸直；③髋关节、膝关节伸直，必要时可在膝关节下垫枕头，增加舒适度和防止膝过伸。

因仰卧位易受各种反射的影响而出现姿势异常，且易出现压疮，因此应尽量减少仰卧位的时间。

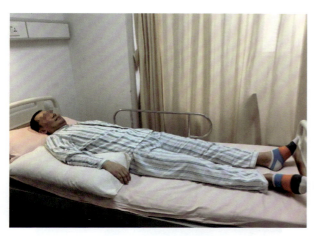

图5-1-90　仰卧位

（2）患侧卧位（图5-1-91）要点：①枕头高度适宜，使颈椎略向健侧屈；②躯干略后仰，背后用枕头固定；③患侧肩关节向前平伸，使肩胛骨着床；④患侧上肢和躯干呈90°角，肘关节尽量伸直，手掌向上，手指伸开，患侧膝关节略弯曲，髋关节伸直；⑤健侧上肢放在身上或后面枕头上，健侧下肢保持迈步姿势放在枕头上，膝关节和踝关节略屈曲。

因该体位可以保持对偏瘫侧肢体的刺激，而且可以预防痉挛，促进早期出现正常分离运动，故推荐采用。但要避免姿势不对导致肩关节受压迫。

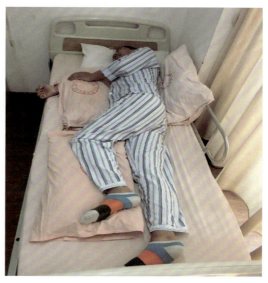

图5-1-91　患侧卧位

（3）健侧卧位（图5-1-92）要点：①躯干略前倾，患侧上肢放胸前枕头上，肩关节向前平伸，肘关节伸直，手指伸开，患侧膝关节、髋关节略弯曲，腿脚放枕头上，呈迈步状；②健侧上肢放置以患者舒适为宜，健侧膝关节略弯曲，髋关节伸直。

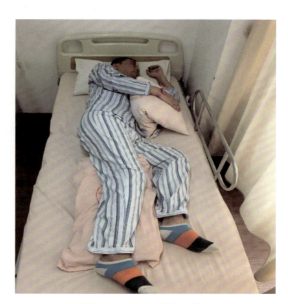

图5-1-92　健侧卧位

（4）床上被动运动（图5-1-93~5-1-95）：患者急性期时以卧床为主，早期床上被动运动可以防止患肢肌肉萎缩，促进血液循环，防止下肢深静脉血栓。

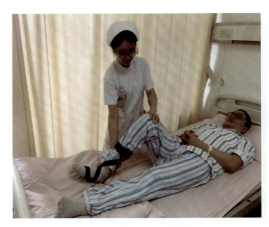

图 5-1-93　屈髋屈膝起始位

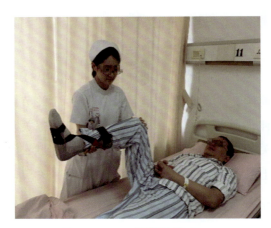

图 5-1-94　屈髋屈膝 90°

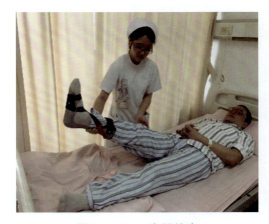

图 5-1-95　直腿抬高

（5）床上坐位（图 5-1-96，图 5-1-97）要点：①保持头部直立，背后垫枕头以保持躯干伸展；②髋关节尽量保持 90° 屈曲，使重量均匀分布于两侧臀部；③双手交叉放于床上桌子上，高度要适宜。

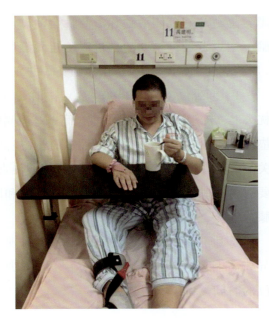

图 5-1-96　独立用勺进食

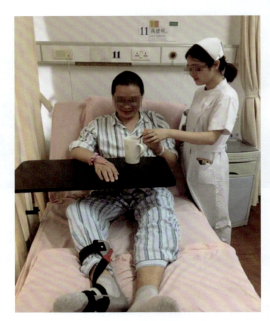

图 5-1-97　辅助用勺进食

床上坐位时间以患者能耐受 / 不觉劳累和不适为宜，但也不能时间过长，防止臀部发生压疮。

2. 恢复期

恢复期的患者病情较稳定，可根据患者的情况让其及早进行床边或下床活动及康复训练。

（1）早期床边坐位保持及床边站立位训练（图 5-1-98，图 5-1-99）。

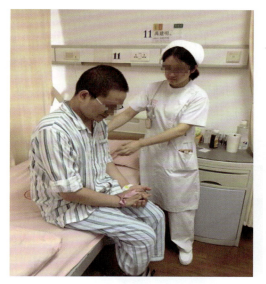
图 5-1-98　早期床边坐位保持

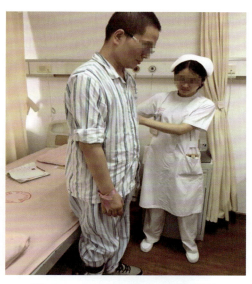
图 5-1-99　早期床边站立位训练

（2）床上翻身训练：

①从仰卧位至患侧卧位（图 5-1-100）：患者仰卧，双侧髋、膝屈曲，双上肢 Bobath 握手伸肘，肩上举，健侧上肢带动患侧上肢先摆向健侧，再反方向摆向患侧，以借摆动的惯性翻向患侧。

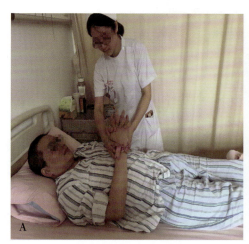
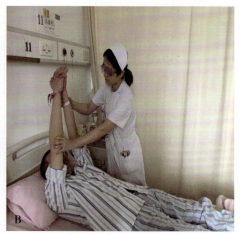
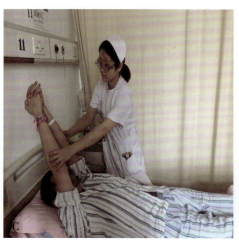
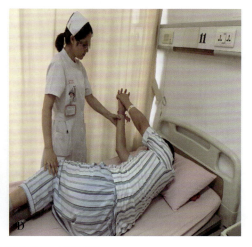

图 5-1-100　从仰卧位至患侧卧位

②从仰卧位到健侧卧位（图5-1-101）：患者仰卧，双侧髋、膝屈曲，双上肢Bobath握手伸肘，双手上举后向左、右两侧摆动，利用躯干的旋转和上肢摆动的惯性向健侧翻身。

（3）床上主动运动（图5-1-102）。

3. 后遗症期

（1）独立从健侧坐起（图5-1-103）的要点：①患者健侧卧位，患腿跨过健腿；②用健侧前臂支撑自己的体重，头、颈和躯干向上方侧屈；③用健腿将患腿移到床沿下；④改用健手支撑，使躯干直立。

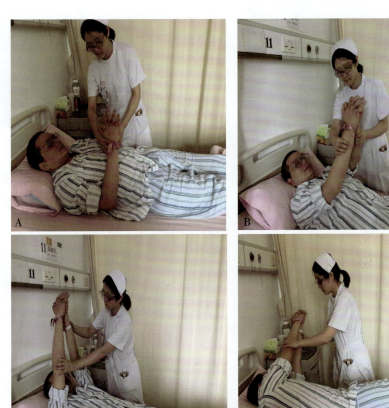

图5-1-101　仰卧位至健侧卧位

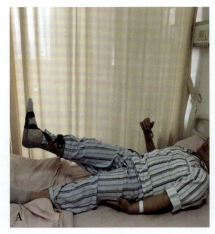 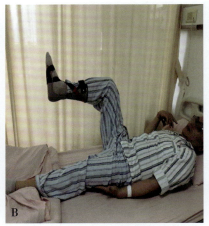

图5-1-102　床上主动运动

腿跨过患腿，在健腿帮助下将双腿置于床沿下；④用健侧上肢横过胸前置于床面上支撑，侧屈起身、坐直。

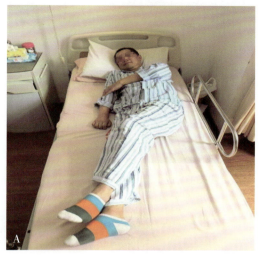

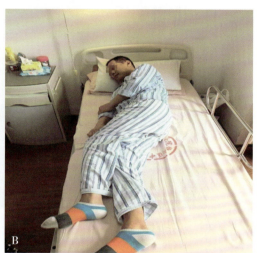

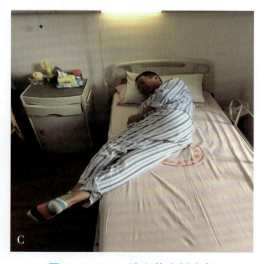

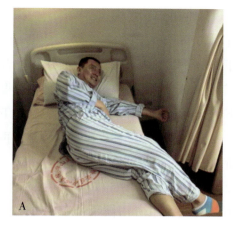

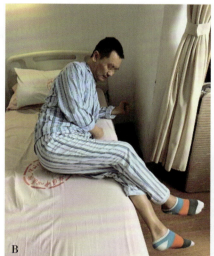

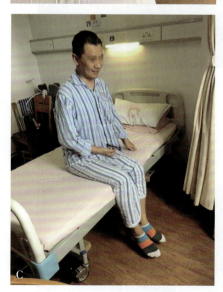

图 5-1-103　独立从健侧坐起

（2）独立从患侧坐起（图 5-1-104）要点：①患者患侧卧位，用健手将患臂置于胸前，提供支撑点；②头、颈和躯干向上方侧屈；③健

图 5-1-104　独立从患侧坐起

（3）独立上下楼梯

①独立下楼梯（图5-1-105）：下台阶时，患侧下肢先下。平衡功能不是很好的患者可用健手持手杖或者手扶栏杆。持手杖时先将手杖置于下一级台阶，患者重心前移，患足先下一级台阶，然后由患足和手杖支撑身体，健足再下一级台阶。

②独立上楼梯（图5-1-106）：上台阶时，健侧下肢先上。患者用健手持手杖、扶栏杆或扶墙面。健侧下肢先登上一级台阶，然后重心前移，由健腿支撑身体，患侧下肢跟随蹬上一级台阶。

续图 5-1-104　独立从患侧坐起

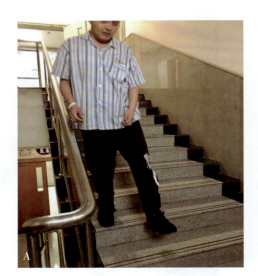

图 5-1-105　独立下楼梯

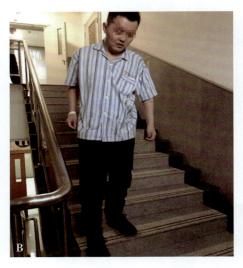

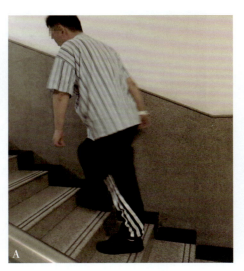

图 5-1-106　独立上楼梯

(二)支具的护理

(1)对于初次佩戴支具的患者,要向患者及其家属讲解佩戴支具的目的和必要性,以取得患者的配合。

(2)佩戴支具时要注意观察患肢末梢循环,注意甲床颜色有无发绀或苍白、肢体温度有无降低、患肢活动是否受限、患肢皮纹情况有无改变。

(3)重视患者的主诉,观察支具大小是否合适、患者有无佩戴不适等。若有不适或尺寸不合,根据患者情况进行支具调整(图5-1-107,图5-1-108)。

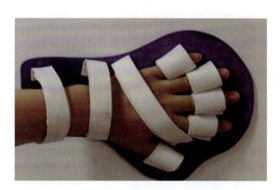

图 5-1-107 支具佩戴

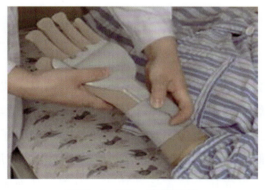

图 5-1-108 支具调整

(4)加强巡视佩戴支具的患者,每小时巡视一次,观察患者支具外观有无破损、污染,形状有无变化等。并注意支具有无造成患者跌倒或碰伤等危险,如足部矫形器过大或者部件过长可能会有导致患者在行走过程中绊倒摔伤的危险。

(5)巡视时注意观察患者佩戴支具处的皮肤情况,观察皮肤有无受压、磨损等,必要时可在关节处或骨隆突处垫棉垫以保护皮肤。

(6)保持支具表面光滑无凸起或倒刺,特别是需要佩戴支具活动的患者,注意观察其患肢与支具之间是否会有因摩擦而致皮肤破损的危险(图5-1-109)。

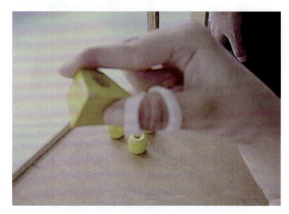

图 5-1-109 佩戴支具活动

(7)指导患者及其家属佩戴支具的正确方法,可辅助患者进行佩戴,并向患者做长期佩戴支具的宣教。

(8)告知患者及其家属支具护理和清洁的正确方法。如有污物或污垢,应用清水或者酒精棉球进行清洁,防止支具的损坏。

(三)认知功能障碍的护理

(1)脑损伤导致的运动相关特别是精细运动相关的认知加工过程异常,或注意、执行等与手功能正常发挥相关的认知功能异常,都可导致手功能异常,其特点与周围感觉、运动或骨骼肌肉损伤所致手功能有所差异,护理工作中应予注意。

(2)脑卒中、脑外伤等神经系统病损累及不同脑区,所造成的功能障碍特点不同。例如,临床常见的脑卒中后认知障碍,以注意障碍、执行功能障碍等发病率较高,其中偏侧忽略是常见的一种空间注意障碍。此类患者常对病灶对侧空间存在感觉、运动等多模态的忽视,容易不自主地忽略病灶对侧空间中的感觉刺激、对象，或减少该侧肢体的使用等。护理中应注意防范由于忽视所导致的安全隐患（如行走中更易碰撞忽略障碍物），并指导患者多使用忽视侧肢体，改善其由于忽视所导致的功能下降（图5-1-110，图5-1-111）。

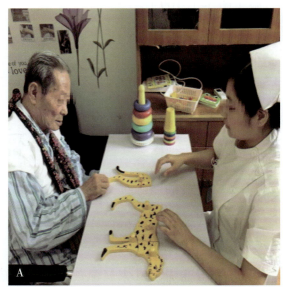

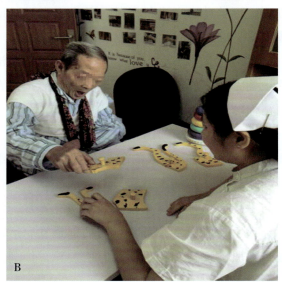

图5-1-110　认知训练

（3）还有一些神经疾病会选择性地造成高级运动功能损伤。如皮质基底节综合征（corticobasal syndrome, CBS）患者，可存在严重的运动使用障碍，虽然其肢体感觉、肌力不存在明显异常，但完成功能性活动（如穿衣、开门、工具使用等）有显著障碍。在护理中，则应注意对其自理能力的关注和辅助。又如帕金森病痴呆，其认知障碍特征表现为明显的波动性，部分患者可有生动的视幻觉，同时伴有强直、震颤等帕金森病所导致的典型运动障碍，护理时除针对其运动障碍特征外，也应关注其疾病波动性所导致的功能障碍短期"加重"，应加强观察并对家属进行适当引导教育。

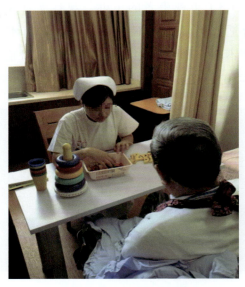

图5-1-111　注意力训练

（四）并发症的预防和护理

1. 肩痛的护理

肩痛是脑卒中患者常见的并发症之一，肩痛会使患者情绪低落，影响睡眠和休息，也影响患者的主动康复训练。疼痛抑制了肌肉活动，使主动运动更加困难。这种恶性循环阻碍了偏瘫侧肩功能的恢复，可限制拐杖或轮椅的使用。关节疼痛还会掩盖运动功能的改善，从而阻碍进一步的功能恢复。

护理注意事项：

（1）卧位时保持肩关节处于功能位：上臂内旋外展45°~60°，肘关节屈曲45°~90°，必要时肩关节下垫软枕，还可佩戴肩托保护肩关节。

（2）脑卒中早期避免用力牵拉肩关节。局部经皮电刺激、持续肩关节活动度训练、保护肩关节等措施可以预防和治疗肩痛。

（3）避免肩部过度屈曲、外展运动和双手高举过头的动作。不适当的肩关节运动会加重损伤和肩痛，如双手做高过头的肩关节运动，会造成过度的肩部屈曲外展，损伤局部关节囊和韧带而引起肩痛。

（4）注意避免引起肩痛的因素，早期及时给予适当的处理。

（5）应注意患者卧床、坐轮椅时的体位以及在训练中正确的辅助方法。在活动上肢之前，要特别注意进行肩胛骨的放松，并应用躯干旋转以抑制痉挛。应鼓励患者坚持进行上肢自我辅助锻炼。

（6）可以通过改善肩胛骨活动度、体位摆放、增加被动活动度及指导患者采用正确的肩关节运动，来逐步改善患者肩痛的症状。

（7）必要时可遵医嘱给予止痛药物止痛，注意观察药物使用后的效果及有无不良反应。

2.关节挛缩的护理

对于长期卧床不活动的患者，保持正确的体位，是预防形成挛缩等并发症的早期康复护理的重要内容。如脑卒中患者的健侧卧位，枕头不宜过高，保持头部良好舒适的支撑位，在患者胸前放一软枕，使患肩前伸、肘伸直，腕、指关节伸展放在软枕上，患侧下肢屈髋、屈膝位放在身前另一软枕上，并使踝关节置于90°位，以防足下垂和足内翻，健侧下肢自然放置；患侧卧位时，使患肩置于前伸、肘伸直、前臂旋后、手掌朝上、手指伸开位，避免患肩受压和后缩，健侧下肢屈髋、屈膝向前置于软枕上，患侧下肢在后，髋关节、膝关节微屈，踝关节置于90°位，以防足下垂和足内翻。

3.肢体痉挛的护理

脑损伤患者早期良肢位的摆放能有效预防和降低患者肢体痉挛的发生。正确摆放良肢位，加强患者皮肤的护理，经常巡视病房，定时给患者更换体位，发现患者体位不当时及时纠正。

4.肢体水肿的护理（图5-1-112，图5-1-113）

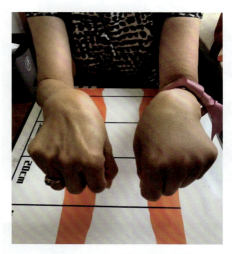

图5-1-112　手法骨突变浅

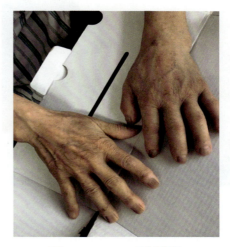

图5-1-113　手指肿胀

（1）将患肢置于功能位并抬高患肢，促进血液和淋巴液回流。

（2）保持患肢皮肤清洁干燥，皮肤表面完整无破损。避免患肢输液、抽血、量血压等。

（3）患肢不宜热敷或冷敷，以防止烫伤或冻伤。

（4）遵医嘱予淋巴回流手法或气压治疗（图5-1-114），根据患者情况可给予患肢绷带包扎（图5-1-115）。

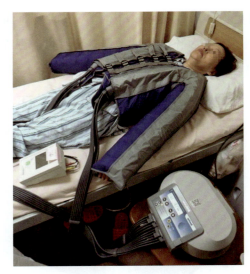

图 5-1-114　气压疗法

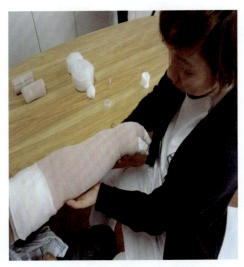

图 5-1-115　绷带包扎治疗

（5）注意观察患肢水肿情况、末梢循环、甲床颜色、肢端皮纹情况、患肢皮肤温度等，注意观察有无变化并做好记录。

（6）对于淋巴回流手法或气压疗法及绷带包扎的患者，注意观察治疗的效果，并重视患者的主诉。

（7）根据患者情况制订个性化的治疗方案，并根据患者病情的变化及时调整治疗方案。

（五）低压包扎的护理

1. 患肢皮肤颜色

主要观察患侧水肿肢体肤色是否红润、苍白、红紫。因人体各部位肤色不一样，观察时注意与健侧相比。

2. 患肢皮肤温度

注意与邻近正常组织相比较。如患侧皮温突然增高超过正常范围，且局部有刺痛感觉或疼痛持续加重，则提示有感染存在的可能。

3. 患肢皮肤的感觉

水肿部位的皮肤可能会存在感觉障碍，如感觉迟钝或者异常敏感。感觉迟钝者应注意防止烫伤、冻伤及外伤。感觉异常敏感者应减少对皮肤的刺激，穿宽松柔软舒适的衣物。

4. 肢体末梢循环情况

因脑损伤后偏瘫侧肢体淋巴液和血液回流障碍，需注意观察患肢肢体末梢循环情况，观察患肢肢端、甲床有无发绀。

5. 患肢关节活动情况

注意包扎后患肢各关节的活动程度，防止包扎过紧等导致患肢活动障碍，注意观察患者患肢的情况，重视患者的主诉（图 5-1-116）。

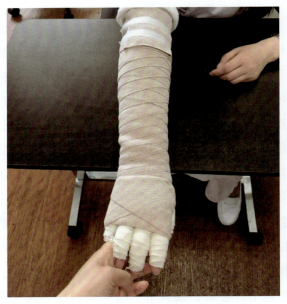

图 5-1-116　绷带包扎的观察

6. 包扎的清洁

保持绷带包扎的清洁，告知患者绷带包扎治疗的作用和必要性，告知患者不可随意将绷带拆下，有不适及时通知医护人员。

（六）轮椅使用

1. 轮椅坐姿（图5-1-117）

要点：①腰部放置一个枕头促进躯干保持伸展；②患者双手前伸，肘部放在桌上；③臀部要尽量坐在轮椅坐垫的最后方，防止身体下滑，造成下肢伸肌张力过高；④双足平放于地上，或平放于凳子上。

2. 辅助轮椅至床转移（图5-1-118）

恢复期：辅助下轮椅至床转移。要点：①患者坐在轮椅上，双足平放于地面上，轮椅制动；②护士站在患者患侧，面向患者，用同侧手穿拇握法握住患手，另一手托住患侧肘部；③患者健手支撑于轮椅扶手上，同时患手拉住护士的手，

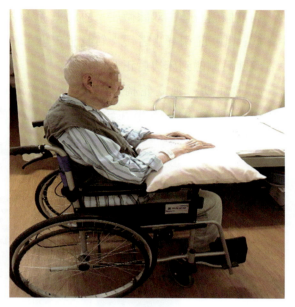

图5-1-117 轮椅坐姿

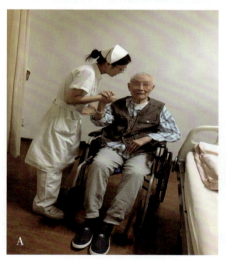
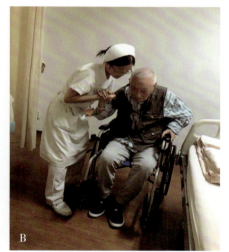
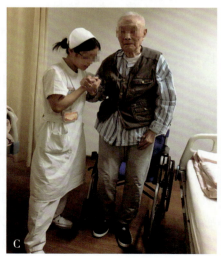
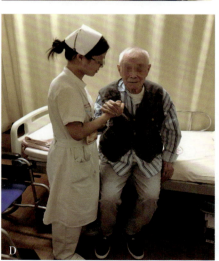

图5-1-118 辅助下轮椅至床转移

护士向前倾斜身体，双膝微屈，协助患者从轮椅中站起；④护士引导患者慢慢转身至床边，确保患者双腿后侧碰到床边后正对床坐下。

后遗症期：独立轮椅至床转移（图5-1-119）。要点：①患者坐在轮椅上，双足平放于地面上，轮椅与床成45°角，制动；②患者健手支撑于轮椅扶手上，患足位于健足稍后方；③患者向前倾斜躯干，健手用力支撑，抬起臀部，以双足为支点旋转身体；④健手扶住床尾，确保双腿后侧贴近床后正对床坐下。

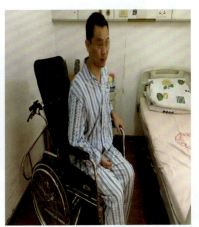
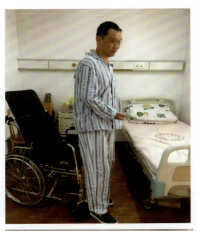
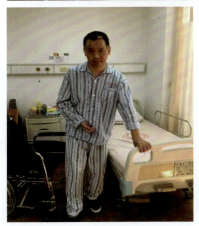
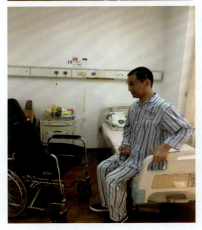

图5-1-119 独立轮椅至床转移

（贾 杰 陈树耿 李 阳 程冰苑
王鹤玮 庄金阳 蒋柳雅 杨 青）

第二节 脊髓损伤后的手功能康复

一、概述

脊髓损伤（spinal cord injury，SCI）是一种高致残性的疾病。它不仅会导致损伤平面以下感觉、运动功能障碍或丧失，还会引起多个器官功能障碍，如呼吸系统、循环系统、泌尿系统和消化系统等。由于其造成患者劳动能力丧失，且需要长时间的康复治疗，占用大量的医疗资源以及昂贵的医疗费用，因而给个人、家庭及全社会带来巨大的经济负担。据统计，美国每年用于新发病的脊髓损伤患者的相关费用达到970万美元。

颈髓损伤（cervical spinal cord injury，CSCI），又称为颈部脊髓损伤，是脊髓损伤中损伤节段较高的一种损伤类型。其运动功能、感觉功能以及各脏器功能丧失更为严重，范围更广，引起的功能受限程度也更高，尤其是其引起的上肢功能障碍，严重影响患者的日常生活自理能力，因此需要的康复时期更长，医疗花费也更多。

脊髓损伤的发生率在我国尚未有权威统计，其他国家依各国的国情和年代不同发病率也存在明显的差异。Albert 等报道法国脊髓损伤的年发生率为 19.4/100 万，每年新增患者平均 934 例。Dahlderg 等报道芬兰赫尔辛基地区的脊髓损伤发生率为 28/100 万。Pickett 等报道加拿大 1997 年 1 月至 2001 年 6 月外伤性脊髓损伤的发生率在 15~64 岁人群为 42.4/100 万，而在 65 岁以上人群为 51.4/100 万，年发生率 1998 年以后较之前几乎增加了 2 倍。在国内，中国康复研究中心和北京市卫生健康委信息中心于 2002 年对收治脊髓损伤患者的 86 家北京地区医院进行调查，推算北京地区外伤性脊髓损伤年发生率为 60/100 万，与北京市 20 世纪 80 年代末调查的年发生率 6.8/100 万相比，年发生率增长迅速。上海市浦东新区 2005—2007 年脊髓损伤的年发生率为 25/100 万，较之前报道的 13.7/100 万的年发生率显著增高。Ahoniemi 等报道芬兰过去 30 年（1976—2005 年）外伤性脊髓损伤患者中四肢瘫占 50.6%，而截瘫占 49.4%。在宁广智的统计中显示，2004—2008 年天津脊髓损伤的发病率为 23.7/100 万，而颈髓损伤达到了 71.3%。有研究报道四肢瘫患者的比例在脊髓损伤人群中有增加趋势，原因可能为颈椎运动范围相对比较大，再加上椎体比较小，降低了这一区域的骨、韧带和肌肉运动的稳定性，这一结构使得颈椎较胸腰椎更容易遭受暴力损伤。

（一）发病原因

脊髓损伤的病因在不同国家和地区、不同时期有较大的差异。在西方的大多数国家，交通事故、暴力伤、运动伤、跌伤是脊髓损伤的常见病因。在我国，随着经济水平的提高及机动车数量的增加，交通事故成为脊髓损伤的主要原因。郝春霞等人对 1264 例住院脊髓损伤患者进行分析，前三位发病原因分别为交通事故伤，占 44.3%；坠落伤，占 21.8%；重物砸伤，占 14.2%。近年来，从事攀岩、跳水、山地自行车、滑雪、滑板等体育运动的人员增加，由于一些体育运动的安全设施及防护还不完善，参与人员的安全保护意识不强，故体育运动导致的脊髓损伤有增加的趋势。

颈髓损伤多有以下几个原因：①高处坠落是首要原因，患者多呈屈曲位臀部着地或头颈部着地，地面对身体的反冲力使脊柱突然过度屈曲，可产生椎体挤压性骨折，造成颈段及腰骶段脊柱脊髓的损伤。②一些运动损伤尤其是跳水，常伤及颈椎。③交通事故中颈部由于缺少保护也容易发生颈段损伤。④跌倒伤，是指在同一水平或低水平面上跌倒致伤，多发生在老年人群，头颈部着地造成颈部脊柱脊髓的损伤。

（二）损伤特点

1. 老年人发病率较高

颈髓损伤是最常见的脊髓损伤，约占所有脊髓损伤的 55%~75%。颈段脊髓损伤多见于老年人，以跌倒为主要原因。颈椎比较灵活，运动范围大，椎体较小，稳定性不如胸椎和腰椎，加之老人行动不便，常常伴随椎体退行性改变，受到跌倒等较低的能量损伤就可能引起脊髓损伤。在颈髓损伤中，以 C_5 水平最常见，因为 C_5 对应的脊柱部位是生理上应力较大的部位，而 C_5 是颈椎前突的部位，活动幅度大，稳定性相对较差，容易发生退行性改变，导致椎管储备空间减少，使其容易受到损伤。

2. 死亡率较高

颈髓损伤早期死亡率较高，主要死亡原因为呼吸衰竭及并发呼吸道感染。韩以杰的调查表明，颈髓损伤在伤后 1 个月内死亡率为 11.11%。因为颈髓损伤会导致呼吸肌如胸壁肌群、腹部肌群以及膈肌的麻痹，重则很快呼吸衰竭死亡，轻者也可使呼吸动力不足，呼吸道阻力增加。同时颈髓损伤的患者呼吸道分泌物常常较多而且不易咳出，加之患者往往需严格制动或卧床休息，从而极易产生坠积性肺炎，导致反复而严重的肺部感染以及痰液阻塞、窒息死亡。

3. 损伤平面越高，呼吸功能越差

随着颈髓损伤节段的上升以及损伤程度的加重，呼吸肌麻痹的部位越多、程度越重。C_6~C_8 节段损伤，出现肋间肌及腹壁肌群不同程度的麻痹；C_3~C_5 节段损伤，出现膈肌及辅助呼吸肌不同程度的麻痹；C_4 以上节段损伤，肋间肌、腹壁肌、膈肌以及辅助呼吸肌均可能出现瘫痪。以往的研究报道指出，脊髓损伤平面越高，肺部感染的发生率就越高。如果支配膈肌运动的脊髓受损（C_5 以上平面），则肺部感染的发生率可达 90% 以上。

4. 损伤平面越高，功能恢复越差

脊髓损伤患者的功能恢复情况与损伤平面相关。脊髓损伤平面不同，所残留的运动功能也不同，因此，患者达到日常生活自理能力的水平也不尽相同。颈髓损伤是脊髓高水平较严重的致残性伤害，损伤平面越高，残留运动功能越少，功能恢复也越差（表 5-2-1）。

C_8 平面损伤患者可依靠自己的力量进行转移，与截瘫无区别；C_7 平面损伤患者可利用肱三头肌和手指伸展肌，采用适当的方法完成转移及减压动作；C_6 完全性脊髓损伤患者腕背伸肌较弱，但 50% 的此类患者经过训练后在帮助下可完成翻身、坐起等动作；C_5 平面损伤患者最终康复的主要目标之一是驱动轮椅，有些报道指出 C_5 患者所能达到的最高功能恢复是只能使用电动轮椅，特别是 C_5 完全性脊髓损伤患者。但是有研究显示，2/3 的 C_5 损伤患者通过轮椅改良以及辅具佩戴可短距离驱动轮椅。

（三）颈髓损伤后的手与上肢肌群功能及神经支配

颈髓损伤后引起的损伤节段以下的严重运动功能障碍包括躯体（上肢、下肢、躯干）运动功能障碍和自主神经功能障碍。对于完全性颈髓损伤患者而言，其损伤节段以上的残存肌群肌力及功能成为康复训练的重点，也是后期日常生活能力训练的基础。

表 5-2-1 中详细列出了各损伤节段保留的支配肌群以及各肌群的运动功能，读者能参照该表，清晰地了解不同节段颈髓损伤患者保留的可支配肌群及手与上肢运动功能，便于指导患者进行相应的康复治疗及训练。例如：C_5 颈髓损伤患者保留肩及屈肘肌群肌力；而 C_6 颈髓损伤患者更多保留腕背伸功能；C_7 颈髓损伤患者更多保留伸肘肌群功能等。从功能性的角度来看，C_5~C_7 损伤节段的患者均缺失主动抓握功能；而 C_5~C_6 损伤节段的患者缺失伸肘抗重力的功能。这类患者若要实现以上功能，需要治疗师采取代偿训练或辅具代偿方式完成功能性活动。

二、颈髓损伤后手与上肢功能评定

对于完全性颈髓损伤（四肢瘫）患者而言，手与上肢功能的重要程度甚至超过步行能力。荷兰学者 Swoek 等在 2004 年进行了针对四肢瘫患者的调查问卷，结果显示 77% 的四肢瘫患者更希望通过提高手与上肢功能以实现更多的生活自理，从而提高生存质量。因此，了解四肢瘫患者的手与上肢功能情况并有针对性地安排康复训练方案，是对脊髓损伤康复治疗师的基本要求。有效的训练方案源自对患者手与上肢功能的系统评估和全面了解。因此了解和掌握颈髓损伤后手与上肢功能的评定也是康复治疗师的必要技能。

（一）脊髓损伤神经学分类国际标准

统一的脊髓损伤功能评定标准对于临

表 5-2-1　颈髓损伤节段保留的支配肌群以及各肌群的运动功能

关节	肌肉	功能	神经支配		脊髓损伤节段					
			周围神经	神经根	C_4	C_5	C_6	C_7	C_8	T_1
肩胛：肩胛-胸壁关节	前锯肌	前伸、上旋	胸长神经	$C_5\ C_6\ C_7$	−	±	±	±	+	+
	斜方肌上部	上提	副神经	XI	+	+	+	+	+	+
	斜方肌中部	回撤			+	+	+	+	+	+
	斜方肌下部	下旋			+	+	+	+	+	+
	胸小肌	下沉、前倾	胸内神经	$C_8\ T_1$	−	−	−	−	±	±
肩：盂肱关节	三角肌前部、喙肱肌	屈曲	腋神经	$C_5\ C_6$	−	±	±	+	+	+
	三角肌中部	外展			−	±	±	+	+	+
	三角肌后部	后伸			−	±	±	+	+	+
	胸大肌上部	屈曲/内收/内旋	腋神经	$C_5\ C_6\ C_7$	−	±	±	+	+	+
	胸大肌中部、下部	屈曲/内收/内旋	胸内神经	$C_8\ T_1$	−	−	−	−	±	±
	背阔肌	后伸/内收/内旋	胸背神经	$C_6\ C_7\ C_8$	−	−	±	±	+	+
	大圆肌	后伸/内收/内旋	肩胛下神经	$C_5\ C_6\ C_7$	−	±	±	+	+	+
	肩胛下肌	内旋			−	±	±	+	+	+
	冈上肌	外展			−	±	±	+	+	+
	冈下肌	外旋			−	±	±	+	+	+
	小圆肌	外旋	腋神经	$C_5\ C_6$	−	±	±	+	+	+
肘关节	肱二头肌	屈曲	肌皮神经	$C_5\ C_6$	−	±	+	+	+	+
	肱肌	屈曲			−	±	+	+	+	+
	肱桡肌	屈曲			−	±	+	+	+	+
	肱三头肌	伸展	桡神经	$C_7\ C_8\ T_1$	−	−	−	±	±	±
腕关节	桡侧腕长/短伸肌	伸展	桡神经	$C_6\ C_7\ C_8$	−	−	±	±	+	+
	尺侧腕伸肌	伸展		$C_7\ C_8$	−	−	−	±	+	+
	桡侧腕屈肌	屈曲	正中神经	$C_6\ C_7$	−	−	±	+	+	+
	尺侧腕屈肌	屈曲	尺神经	$C_7\ C_8$	−	−	−	±	+	+
手指及拇指关节	指浅屈肌	屈曲	正中神经	$C_7\ C_8\ T_1$	−	−	−	±	+	+
	指深屈肌	屈曲	正中神经、尺神经	$C_8\ T_1$	−	−	−	−	±	+
	指伸肌	伸展	桡神经	$C_6\ C_7\ C_8$	−	−	±	±	+	+
	拇长/短屈肌	屈曲	正中神经	$C_8\ T_1$	−	−	−	−	±	+
	拇长/短伸肌	伸展	桡神经	$C_7\ C_8$	−	−	−	±	+	+
	拇长展肌	外展			−	−	−	±	±	+
	拇短展肌	外展	正中神经	$C_8\ T_1$	−	−	−	−	±	±
	拇对掌肌	对掌			−	−	−	−	±	±
	拇内收肌和内在肌	内收/外展	尺神经	$C_8\ T_1$	−	−	−	−	±	±
	小指展肌	外展小指		T_1	−	−	−	−	−	±

说明：

（1）内在肌包括蚓状肌、掌侧骨间肌和背侧骨间肌。以上肌肉的功能为：屈曲掌指关节及伸展近端和远指间关节；内收和外展手指。

（2）肌肉神经支配由脊髓损伤节段决定，表中"−"代表无神经支配肌肉，"±"代表部分神经支配肌肉，"+"代表正常神经支配肌肉床及科研人员之间进行有效交流具有重要意义。由美国脊髓损伤协会（American Spinal Injury Association，ASIA）制订并由国际脊髓损伤学会（International Spinal Cord Society，ISCoS）作为国际标准推荐的脊髓损伤神经学分类国际标准（International Standards for Neurological Classification of Spinal Cord Injury，ISNCSCI）于2011年更新至第七版。标准中对颈髓支配的肌节和皮节规范进行了标准化检查。用肌力分级法检查脊髓节段关键肌以确定运动神经平面，以针刺觉和轻触觉检查脊髓节段关键点以确定感觉神经平面（表5-2-2）。关于ISNCSCI（2011修订版）详细的系统评估标准，读者可在权威文献和杂志中查阅了解。

（二）脊髓独立性评定量表

对于四肢瘫患者而言，手与上肢功能程度与日常生活自理能力密切相关。一般来说，患者手与上肢功能越好，在日常生活中的应用越自如，功能代偿活动越充分，其日常生活受限程度也越低。康复治疗师针对四肢瘫患者的手与上肢功能训练的最终目的也在于改善其日常生活自理能力，从而提高生存质量。因此对于四肢瘫患者的日常生活能力的评估也是手与上肢功能评定中不可忽略的部分。

脊髓独立性评定量表（spinal cord independence measure，SCIM）是由以色列Loewenstein康复医院的Catz等于1997年设计发表的专门针对脊髓损伤患者日常生活能力的评定量表，随后分别于2001及2006年发表逐步改进SCIM-Ⅱ及SCIM-Ⅲ。近年来各国学者分别对SCIM-Ⅲ进行不同语言版本的信度及效度研究。2007年我国王于领等人进行SCIM-Ⅱ中文版的信度和效度研究。SCIM-Ⅲ中文版的信度和效度研究由叶超群于2012年完成。SCIM-Ⅲ中文版共有3个领域总计17个评估项目，总分为100分，其中3个领域包括自理能力（0~20）、呼吸和括约肌检查（0~40）、活动（0~40）。评估项目及分值详见表5-2-3。

（三）四肢瘫患者手功能实用性评估

四肢瘫患者由于其手与上肢功能不同程度受限，康复治疗师需在训练方案中考虑功能代偿及辅具代偿，以提高四肢瘫患者手功能的实用性，利于在日常生活活动中灵活运用。欧洲及澳洲的研究学者分别发表了针对四肢瘫手功能实用性的标准化评估量表，将四肢瘫患者的手与上肢功能量化以便于观察进展及进一步进行临床研究。

表 5-2-2　ISNCSCI 颈髓关键点及关键肌

脊髓节段	关键点（皮节）	关键肌（肌节）
C_2	枕外隆凸外侧至少1cm（或耳后3cm）	
C_3	锁骨上窝（锁骨后方）且在锁骨中线上	
C_4	肩锁关节的顶部	
C_5	肘前窝的外侧（桡侧）（肘横纹近端）	屈肘肌（肱二头肌、肱肌）
C_6	拇指近节背侧皮肤	伸腕肌（桡侧腕长/短伸肌）
C_7	中指近节背侧皮肤	伸肘肌（肱三头肌）
C_8	小指近节背侧皮肤	中指屈指肌（指深屈肌）
T_1	肘前窝的内侧（尺侧），肱骨内上髁近端	小指外展肌（小指外展肌）

表 5-2-3 SCIM-Ⅲ中文版

评分领域	评估项目	分值
自理能力 （0~20）	进食	0，1，2，3
	洗浴（上身）	0，1，2，3
	洗浴（下身）	0，1，2，3
	穿衣（上身）	0，1，2，3，4
	穿衣（下身）	0，1，2，3，4
	整理仪容	0，1，2，3
呼吸和括约肌检查 （0~40）	呼吸	0，2，4，6，8，10
	括约肌管理-膀胱	0，3，6，9，11，13，15
	括约肌管理-肠	0，5，8，10
	使用厕所	0，1，2，4，5
活动 （0~40）	床上活动及预防压疮的活动	0，2，4，6
	转移：床和轮椅	0，1，2
	转移：轮椅-厕所-浴盆	0，1，2
	室内活动	0，1，2，3，4，5，6，7，8
	中等距离活动	0，1，2，3，4，5，6，7，8
	室外活动	0，1，2，3，4，5，6，7，8
	上下楼梯	0，1，2，3
	转移：轮椅到汽车	0，1，2
	转移：地面到轮椅	0，1

1. VLT 测试（the Van Lieshout hand function test for Tetraplegia）

该测试于 1994 年由荷兰 Hoensbroeck 康复中心研究制订，主要用于量化评定四肢瘫患者的手与上肢功能。其分为 5 个维度 19 项活动任务，每项活动任务均有评分细则。2013 年该中心发展出 10 项活动任务的简化版本。

2. AuSpinal 测试（the AuSpinal）

该测试由澳大利亚 Coates 于 2010 年率先使用，主要用于量化评定四肢瘫患者的手功能。其挑选 7 项手部功能性活动（钥匙开锁任务、螺丝螺母任务、硬币任务、信用卡任务、糖果任务、电话任务、易拉罐任务），运用活动分析的方式，对 7 项功能活动分步打分，从而反映四肢瘫患者的手功能实用性及治疗进展。图 5-2-1 为 AuSpinal 测试推荐的评估工具。

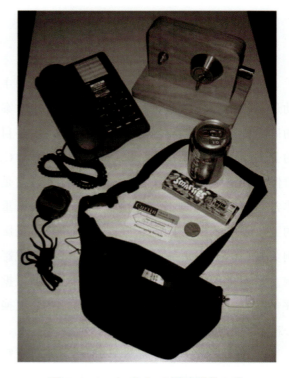

图 5-2-1 AuSpinal 测试评估工具

3. GRASSP（The Graded Redefined Assessment of Strength, Sensibility and Prehension）

该项系统评估由加拿大及瑞士学者自2006年起进行联合研究，目前正在进行纵向研究。该评估系统试图将四肢瘫患者的手功能进行全面标准化的量化评估，使其能反映四肢瘫自急性期以来各康复阶段的手功能情况。由力量、感觉、抓握功能三个评估维度组成（图5-2-2）。

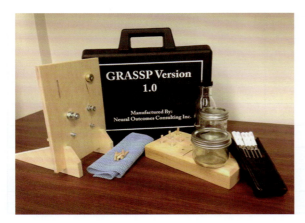

图5-2-2　GRASSP评估工具

三、颈髓损伤后手与上肢功能训练

（一）C_4及以上水平的四肢瘫

C_4及以上水平的四肢瘫患者没有上肢的主动运动功能，此节段损伤的患者，其治疗方案的确定多以体位指导及被动运动为主，主要目的是预防肢体挛缩及肿胀。图5-2-3显示C_4脊髓损伤患者的良肢位摆放。预防肢体挛缩是非常重要的，这时不及时预防可能会带来严重的卫生及个人护理问题，同时挛缩的肢体也影响美观，且会对后续治疗中的功能进展造成影响。手与上肢的良肢位摆放，需由治疗师根据评估后结果确定，并需护理人员每3~4h更换一次。良肢位摆放的要点如下。

（1）良肢位方案需尽早确定，定期观察并修正。急性期患者可在术后24~48h内开始良肢位摆放，并在术后一个月内动态观察。一般需每周评估一次，确定患者功能进展情况，并及时调整良肢位摆放方案和被动活动方案。

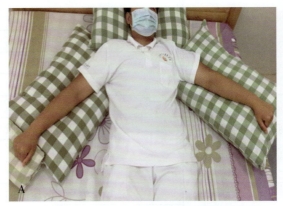

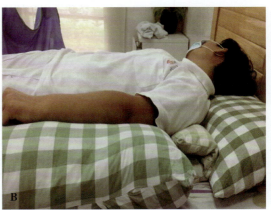

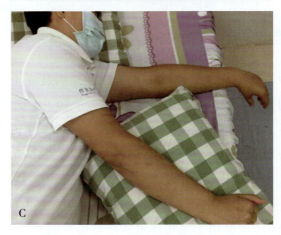

图5-2-3　C_4脊髓损伤患者良肢位

（2）为了保证上肢各种不同的生理学姿势均得到更换，良肢位摆放的体位变换顺序为：从内收、外旋、伸肘和旋后，到内收、内旋、伸肘和旋前，再到外展、外旋、伸肘和旋后。从内旋更换到外旋时必须整个上臂旋转，前臂的旋转只是单一的旋前或旋后。

（3）体位更换时，当手臂外展超过45°或侧卧位时需有肩胛骨的联合运动（向外运动），以减少肌肉的过度旋转。

（4）良肢位需根据个体的挛缩风险进行调整。例如：如果患者旋前肌群肌力弱则主要放置于旋前位，同时一个没有拮抗肌的强大的肱二头肌形成强烈的旋后倾向，这样会在最短时间内导致肌肉缩短。

（5）为了让肱骨头处于较好的位置，手臂可放置在泡沫塑料的楔形板上。这样肱骨头不会向腹侧偏移，而且会保持在中间的位置。肩部个性化的体位转换的目标是减少肌肉的过度牵伸，肱骨头的脱位、挛缩和疼痛及避免畸形放置。

（6）对于已经存在肩部疼痛的患者，侧卧位时在床垫上对负重肩部留出空间。

长期坚持手与上肢的伸展以及规律的被动运动，可避免手的挛缩。使用手部矫形器可以达到长期的伸展作用。未发生挛缩的患者，其矫形器应该由其可能发生的挛缩类型所决定。例如，上肢张力较低的患者可能发生的挛缩就是掌指关节过伸以及指间关节的屈曲挛缩，此类患者需要的矫形器能预防以上挛缩，即保护位矫形器（图5-2-4）。手部休息位矫形器将患手摆在自然体位而不是伸直各个关节，对预防以上挛缩起到的效果较差。当患者手部已经处于挛缩的状态时，此时需要具体问题具体分析，但总体原则就是伸展每个受限的关节。

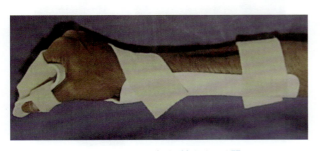

图5-2-4　手部保护位矫形器

C_4及以上水平的四肢瘫患者虽没有手与上肢功能，但其可利用现有的辅助技术，实现日常生活部分活动的独立，并提高其生存质量。例如：利用下颌控电动轮椅实现独立的移动能力，利用头控或口控鼠标实现独立操作电脑的能力（图5-2-5），利用环境控制系统实现部分的家居设备控制等。

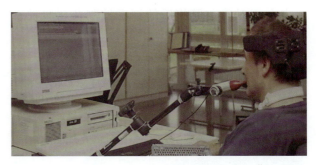

图5-2-5　C_4四肢瘫患者利用口控鼠标实现独立操作电脑的能力

（二）C_5水平的四肢瘫

C_5水平的四肢瘫患者常保留屈肘功能，大部分患者也保留部分肩部功能，但伸肘功能会缺失。此平面患者在良肢位摆放中，需注意肘部可能出现的屈曲挛缩。因此，C_5水平患者应尽可能摆放肘部于伸展位置，必要时使用夹板辅助，以避免可能出现的屈肘挛缩。此外，完全的伸肘训练有利于患者在后期的康复中实现伸肘被动锁定的功能，从而辅助患者完成坐位支撑和平移。另一个需要特别注意的是腕关节。C_5水平的四肢瘫患者腕部功能多缺失或腕背伸肌力小于3级，腕背伸能力不足。长时间腕下垂易导致腕部损伤或手部水肿，故建议患者佩戴腕背矫形器（图5-2-6），以保护肌力减退的手腕，并辅助完成功能性活动。

1. 被动功能手的处理

利于手指屈肌腱的短缩及腕的背伸功能实现的代偿式抓握活动被称为"腱效应式抓握"（tenodesis grip），该运动模式被称为"功能手"（functional hand）。对于C_5水平的四肢瘫患者，虽没有主动的腕背伸功能，但仍可形成被动功能手，其原因在于 C_5 水平患者保留前臂旋后功能（肱二头肌），此时在上肢的开链中，腕由于重力作用实现背伸活动，从而出现代偿式抓握活动，称为"被动功能手"（passive functional hand）。这类功能手活动较 C_6 水平控制较差，并需经过系统训练及技巧性训练，要点在于对于前臂旋后的精准控制及屈肌腱挛缩程度的控制。

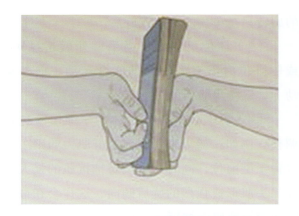

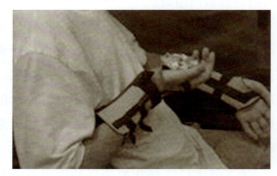

图 5-2-7　C_5 四肢瘫患者手功能活动

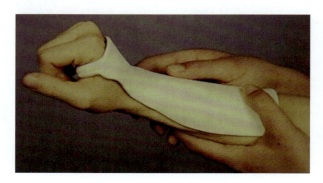

图 5-2-6　腕背伸矫形器

2. 手部其他功能活动

C_5 水平的四肢瘫患者由于保留了屈肘及肩部部分功能，除被动功能手活动外，还可实现双手腕部的捧握、腕部托住轻质物品等功能活动（图 5-2-7）。

3. 日常生活活动

部分 C_5 水平的四肢瘫患者可通过佩戴掌部经过防滑处理的四肢瘫用轮椅手套（图 5-2-8），实现短距离的轻质轮椅平地驱动；通过将腕托及万能袖套结合实现进食及刷牙活动（图 5-2-9）；通过将腕托及书写辅具结合实现书写活动等。

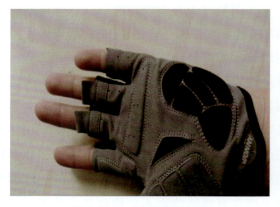

图 5-2-8　四肢瘫用手套

（三）$C_6 \sim C_7$ 水平的四肢瘫

C_6 水平的四肢瘫患者除了保留肩部的部分功能和屈肘功能以外，还保留了良好的伸腕功能，部分患者尚存部分伸肘活动。C_7 水平的四肢瘫患者保留了良好的伸肘功能。伸肘功能的保留有利于患者实现坐位支撑，并在有条件的

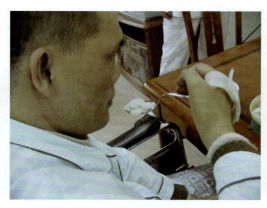

图 5-2-9　四肢瘫患者进食

情况下完成坐位平移。而良好的伸腕功能的保留，则使四肢瘫患者能够实现良好的主动功能手（active functional hand）。

1. 功能手训练

"腱效应式抓握"的方式主要依赖于在腕关节背伸时带动手指屈曲，其主要是通过腕背伸时对指浅屈肌、指深屈肌与拇长屈肌所形成的张力来实现的。当腕关节屈曲时，手指打开放在目标物品的周围，然后主动完成背伸腕关节，以增加瘫痪手指的屈肌张力，使各手指完成被动的握拳动作。使用这种方法，物品可以被拇指和示指夹起，或者使用手掌将物品拿起。"腱效应式抓握"提供了一种原始但是有用的手功能抓握方式，治疗师可以通过促进手部屈肌挛缩的方式，实现四肢瘫患者腕背伸时的抓握能力。

"腱效应式抓握"可以通过拇指和示指完成侧捏或者指尖捏。拇指紧紧地靠在示指桡侧可完成侧捏，拇指的指尖紧紧地靠在示指的指尖上可完成指尖捏。这两种不同的抓握方式主要由拇内收肌的延展性决定的，延展性好的患者可以完成指尖捏，延展性较差的患者只可以完成侧捏。此外，拇指和示指的不同抓捏方式在一定程度上还依赖手指的长度以及手外在肌（指屈肌）的延展性。

C_6与C_7四肢瘫患者完成拇指与示指侧捏通常较容易实现，因为这种抓握方式对手指的准确性要求不高，只需要拇指靠在示指桡侧即可。而指尖捏对准确性的要求较高，倘若拇收肌稍微长一点点，拇指就会拿不起来。因此，指尖捏相较侧捏可以更好地控制物品，但是它的稳定性不如侧捏。

2. 贴布技术

C_6与C_7四肢瘫患者有效的"腱效应式抓握"模式经常受到一些外在因素的影响，例如，当拇指和其余四指屈肌肌腱的延展性过强时，患者背伸腕关节时只会产生拇指以及其余四指轻微的屈曲。因此，增加"腱效应式抓握"最好的方法就是减小各手指及拇指屈肌腱的长度（减小延展性）。临床上，贴布技术通常被广泛应用在四肢瘫患者的功能手训练中，用以减小各手指屈肌的延展性并强化"腱效应式抓握"模式。

贴扎技术是指治疗师使用特殊的亲肤、透气的弹性胶布，将单个手指平行地粘贴在功能手的位置上，从近指间关节沿着指骨穿过腕关节内侧粘贴（图5-2-10）。粘贴带的支撑点不要直接穿过近指间关节处，因为这样会形成受压点。如果拇指不能自动地紧贴，将会从示指处粘贴以促使拇指紧贴。

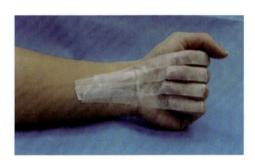

图 5-2-10　贴扎技术

当腕背伸肌群肌力超过4级时，可采用另一种贴布粘贴方式，该方式需保证近指间关节的远端和掌指关节的近端处于固定位置。它需沿尺侧穿过腕横纹，在桡侧穿过示指跟拇指之间再穿过腕关节被粘贴（图5-2-11）。

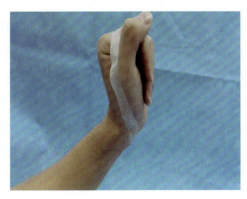

图 5-2-11　另一种贴扎技术

3. 功能手形成的时长

训练成功能手所需的时间受多种因素影响，故不同患者建立"腱效应式抓握"的时间是不同的。功能手的形成与失神经支配、痉挛及水肿状态等因素均有关联，即使是同一患者，其手的肌肉延展性变化速率也是不同的。例如，可能四指出现挛缩后，但拇指的屈曲肌腱仍未挛缩。而且四指的挛缩程度也有所不同，有研究发现桡侧肌肉较尺侧拥有更高效的挛缩速率，以至示指和中指可更好地形成腱效应。此外，同一患者的不同损伤时期，其挛缩速率也不同。一般来讲，脊髓损伤后3个月内，手指挛缩较易形成，而超过3个月，挛缩形成的难度则有所增加。因此，在确定贴布方案、矫形器制作及良肢位摆放时，治疗师需要充分考虑影响手功能恢复速率的各种因素，并针对患者的需求个性化设计。

当手指屈肌及手指伸肌出现充分的神经支配，即肌力到达3级时，手指不再需要贴扎技术，此时功能手的训练也需要被终止。

对于新近损伤的不完全的四肢瘫患者来说，治疗的判断和评价会更复杂。当所有的手部和手指肌群最低有1级肌力时，由于可能会出现期待的肌力增加，所以此类患者3周内不能进行功能手训练。

4. 功能手技巧训练

经过强化的功能手训练后，在整个康复训练的时期，功能手在日常生活中需要得到最大限度的使用，并重新学习各种抓握，例如全掌抓握、圆柱状抓握、侧捏、指间抓握、交叉抓握和钩状抓握（图5-2-12）。在功能手的形成训练中需注意，应避免患者没有抓握物品的技巧训练或过度牵伸功能手，以及过度拇指外展。功能手训练时，通常选择小而轻的物品进行抓握训练。

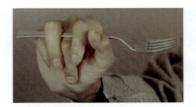
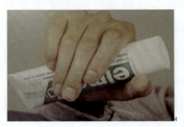
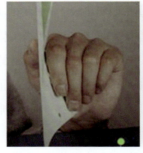
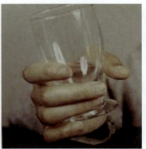

图5-2-12 训练功能手的各种抓握方式

5. 功能手的维持训练

在功能手形成训练中，治疗师需每天检查功能手的形成情况，以便及时发现神经支配的改变、水肿情况、营养状态、感觉情况的改变及挛缩等，并及时准备相应的治疗方案。在功能手形成的整个过程中，患者每天需进行维持功能手的手法训练，其目的在于维持手部各关节活动度及屈肌腱的短缩。功能手的维持手法：从腕背伸、掌指关节和近指间关节屈曲、远指间关节伸展、拇指指间关节桡侧伸展到腕屈曲，掌指关节、近/远指间关节伸展，拇指指间关节桡侧伸展（图5-2-13）。

（四）C_8水平的四肢瘫

该损伤节段的四肢瘫患者保留各手指功能及拇指的伸展功能，但力量较差，因此这类患者不必采用功能手训练，但其存在不同程度的手内在肌失神经支配，缺乏手部精细活动的控制，因此C_8水平的四肢瘫患者的训练重点在于加强手指及拇指各肌群肌力训练,防止关节挛缩,增加手指灵活性训练。

2. 康复期

患者病情好转,拔除气管插管并转移至轮椅坐位,训练强度逐渐增加。训练方案为强化手与上肢残余肌群肌力及肌耐力训练,并在此期间加强功能手技巧训练,最大限度提高患者日常生活自理能力,通过辅具代偿方式完成进食、驱动轮椅、刷牙等。

3. 社会重返期

患者社会适应性需求增多,并产生初步重返职业设想。通过辅具代偿及功能手使用技巧,患者实现电脑操作、书写、绘画等职业及休闲娱乐活动,最大程度实现其社会角色。

功能手使用技巧训练包括拾捡直径为1cm的圆木棒(图5-2-14)、侧捏卡片(图5-2-15)、借助辅具写毛笔字(图5-2-16)、借助辅具写字(图5-2-17)与绘画(图5-2-18)。

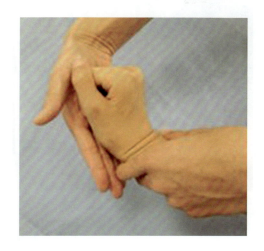
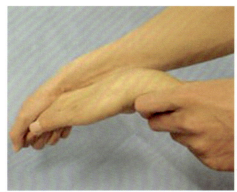

图 5-2-13　功能手的维持手法

四、典型病例

患者林××,女,27岁,伤前职业为设计师,喜欢画画。2015年9月因外伤致C_6节段脊髓损伤。患者伤后2个月后推平车并气管插管入我院。患者入院情况:基本日常生活能力为完全依赖,双下肢无自主活动,双上肢可见肩、屈肘、腕背伸肌群主动活动,伸肘及手指肌群均未见主动活动。患者入院后该患者的手与上肢功能康复训练方案。

1. 卧床期

治疗师指导照顾者进行手与上肢的良肢位摆放,以及双上肢被动活动与功能手的维持手法,以维持手部的关节活动,并开展系统的功能手训练方案。

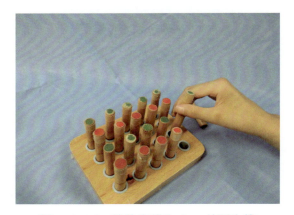

图 5-2-14　拾捡直径为1cm的圆木棒

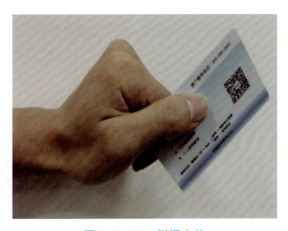

图 5-2-15　侧捏卡片

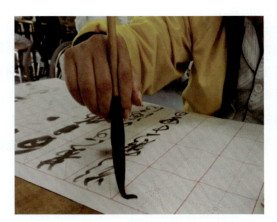

图 5-2-16　借助辅具写毛笔字

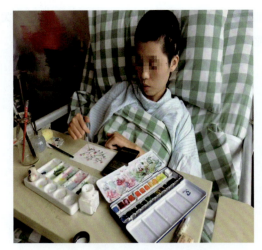

图 5-2-18　借助辅具绘画

（董安琴）

本章审稿作者：杨延辉　金海鹏　葛俊胜
　　　　　　　束贝贝　邓盼墨　从洋洋
　　　　　　　付江红　刘　迟

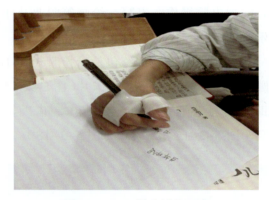

图 5-2-17　借助辅具写字

第六章　周围神经损伤后的手功能康复

第一节　臂丛神经损伤后的手与上肢康复
　　一、周围神经损伤
　　二、臂丛神经损伤
　　三、胸廓出口综合征

第二节　神经卡压综合征
　　一、正中神经卡压综合征
　　二、尺神经卡压综合征
　　三、桡神经卡压综合征

　　手的功能非常强大，无论是在日常生活当中，还是在工作、休闲娱乐和社会交往当中，手都发挥着重要的作用。人类不但通过手的各种操作维持生活自理，更是用手创造了各种事物，推动社会的进步。手的强大功能有赖于整个上肢的骨骼、肌肉结构和神经系统，包括中枢神经系统和周围神经系统的完整结构和正常功能。手功能的正常发挥不但在于手本身的结构完整，也有赖于整个上肢功能的正常发挥，肩、肘和手臂负责屈伸，把手送到目标位置，并保持稳定，同时也是手部肌肉神经的附着点和通道。周围神经损伤将通过不同程度和范围影响上肢的功能，包括运动和感觉功能。运动过程有赖于感觉的反馈和调节，故而，周围神经损伤后手功能的康复必须有整体观，不但要关注手部的功能本身，更要关注整个上肢的功能和各部分的相互影响，不但要重视运动功能的康复，更不能忽略感觉功能的重塑。同时还必须认识到躯干和下肢对手与上肢功能的影响。

第一节　臂丛神经损伤后的手与上肢康复

一、周围神经损伤

（一）解剖与生理

　　周围神经（peripheral nerve）是由脑和脊髓以外的神经节、神经丛、神经干及神经末梢组成，分为脑神经、脊神经和自主神经。脊神经共有31对，是由感觉、运动和交感神经组成的混合神经。脊神经的前、后根汇合至椎间孔后接受交感神经支形成神经干。由神经根分出的后支供给椎旁肌肉及头、颈、躯干背侧的皮肤。C_1~C_4神经的前支构成颈丛。C_5~C_8及T_1的前支构成臂丛。L_1~L_3前支及L_4前支的一部分构成腰丛。L_4前支的一部分、L_5及骶神经的前支构成骶神经丛。

　　神经细胞由胞体、树突及轴突构成。神经纤维是由神经元的轴突或长树突以及包裹在外面的髓鞘组成的。根据有无髓鞘包裹把神经纤维分为两类：有髓纤维和无髓纤维。周围神经纤维的髓鞘来源于施万细胞。运动和感觉神经纤维属于有髓纤维，较粗大，由施万细胞的胞膜在轴突周围反复包卷形成板层结构；最外有一层很薄的结缔组织，称为神经内膜；髓鞘呈有规则的节段，两个节段之间的裸露部分叫作郎氏结。交感神经纤维属无髓纤维，较细小，一条或多条轴突被包裹在施万细胞内，但细胞膜不做反复的螺旋卷绕，所以不形成板层结构的髓鞘。若干神经纤维组成神经束，由神经束膜（perineurium）包绕，若干神经束组成神经干，由神经外膜（epineurium）包裹。神经内膜、束膜及外膜能防止神经受到过度牵拉，起到保护神经的作用。周围神经本身有神经支配，其神经支配来自两部分，一部分是内在神经，由轴突的分支支配神经束膜和外膜，感受痛觉；另一部分为外来神经，属于交感神经纤维，来自周围的血管神经丛，支配神经束膜和外膜，若受刺激可引起神经张力的改变。神经的血管在神经外膜处与神经干的走向平行。神经对血供的要求很高，神经组织的质量仅占全身的2%，但其耗氧量达到全身的20%。神经轴突胞质的流动需要能量，当神经受压到一定程度（约30mmHg）或缺氧时，轴突胞质的流动受到影响，导致神经功能障碍。

（二）分类与分级

1. 分类

周围神经损伤是指周围神经丛、神经干或其分支受到外界直接或间接力量作用而发生的损伤。周围神经损伤根据发病特点可分为急性损伤和慢性损伤。

（1）急性损伤：①挤压伤。有外源性与内源性两种，外源性挤压伤是由体外挤压因素所致，如石膏固定过紧压伤腓总神经等。内源性挤压伤是由体内因素所致，如肱骨骨折后骨痂过度生长压迫邻近的桡神经等。②牵拉伤。由于外力的作用使神经受到过度的牵拉，轻者可导致神经干内的神经束和血管损伤，使神经干内出血，最后瘢痕化，重者神经干可完全撕断或从神经根部撕脱，如由交通事故、工伤、肩关节脱位以及分娩或饮酒后长时间处于异常体位引起的臂丛神经损伤。③切割伤。由利器所伤，神经可单独或与周围组织如肌腱、血管等同时被切断。常见于腕部，损伤范围比较局限，手术治疗预后较好。④注射伤。如肌内注射或穴位注射伤及坐骨神经、腓总神经、桡神经等。⑤手术误伤。多见于神经鞘瘤剥离术及骨折内固定术等。

（2）慢性损伤：一般为累积性损伤引起的神经卡压综合征，发病原因在于其本身的解剖学机制，如在神经所经过的狭窄骨纤维通道或肌肉间隙，由于肢体的活动使神经在该处不断遭受摩擦而致神经损伤。常见的如斜角肌间隙狭窄压迫臂丛神经、正中神经在旋前圆肌处或腕管处受压、尺神经在尺神经沟处或在Guyon管处受压等造成的神经卡压综合征。

2. 分级

神经损伤的严重程度分级有Sunderland分类和Seddon分类两种方法。

（1）Sunderland分类：Ⅰ度，神经传导功能障碍，为一过性麻痹；Ⅱ度，轴突断裂，神经内管及结缔组织保持连续，远端沃勒变性（Wallerian degeneration），轴突可再生，预后好；Ⅲ度，神经束完整，但束内神经纤维及血管均断裂；Ⅳ度，神经束膜断裂，神经内的结构广泛断裂；Ⅴ度，整个神经干断裂。

（2）Seddon分类：①神经失用（neurapraxia）是指神经的传导功能暂时丧失，此时神经纤维连续性保持完整，远端神经纤维无沃勒变性，表现为肌肉瘫痪，但无萎缩；痛觉迟钝，但不消失；自主神经功能通常不受影响。神经失用无须手术治疗，病因去除后一般3个月内即可痊愈。②轴突断裂（axonotmesis）是指神经轴突断裂，失去连续性，但神经髓鞘及内膜的连续性完好，损伤远端发生沃勒变性。表现为肌肉瘫痪、萎缩，感觉丧失，自主神经功能亦有不同程度的丧失。神经轴突可高度精确地再生，适于保守治疗，但损伤恢复较慢，需数月甚至1年以上。③神经断裂（neurotmesis）是指轴突、髓鞘及内膜完全断裂，损伤远端发生沃勒变性。如果神经束膜完整，仍有自行恢复的可能性，但由于神经内膜瘢痕化，恢复常不完全；如果神经束膜断裂，但神经外膜组织保持连续，很少能自行恢复，需手术修复；如果整个神经干完全断裂，则必须手术修复。

（三）病理改变

1. 神经纤维变化

神经断裂后，远端轴索及髓鞘伤后数小时即发生结构改变，2~3d逐渐分解成小段或碎片，5~6d后吞噬细胞增生，吞噬清除碎裂溶解的轴索与髓鞘。与此同时，施万细胞增生，约在伤后3d达到高峰，持续2~3周。近端轴索及髓鞘亦发生类似变化，但仅限于1~2个郎飞结。

2. 神经细胞体变化

周围神经损伤后可产生细胞体的变化，包括尼氏小体分解、染色体溶解等。大部分细胞体能得到修复，只有小部分神经元胞体发生分解死亡。损伤处越接近细胞体，细胞体死亡越多见。

3. 运动终板变化

运动终板在神经损伤3个月后渐成不规则形状，以后逐渐消失。伤后3年运动终板消失，此时即使神经再生，也无法再支配肌肉。

4. 肌肉变化

神经损伤后，受其支配的肌肉细胞间纤维组织增生，肌纤维萎缩，肌肉瘫痪，最终完全丧失活动能力。

5. 感觉神经末梢变化

神经损伤后，感觉小体亦出现不同程度的萎缩，若萎缩严重，将影响感觉功能恢复。如神经在3年内未能再生，则感觉末梢最后被纤维组织所代替，功能将难以恢复。

（四）病理生理

神经损伤后24h，近端轴突可开始出现芽状增生，6~8d后长成多条细小的轴突，并向远端生长。损伤远侧段施万细胞分裂增殖形成索带，并逐渐长成施万细胞管，分泌神经生长因子、神经元营养因子、促神经轴突生长因子和纤维连接素等多种多肽类活性物质，诱导和调控轴突的再生及髓鞘的形成。手术修复有助于神经轴突的定向生长，再生轴芽越过损伤区或缝合区约需4周。如未修复，则近侧段形成神经瘤，远侧段的近端则形成施万细胞瘤。一般来说，神经纤维的生长速度为1~2mm/d，受到许多因素的影响。

（五）表现

1. 临床表现

（1）运动功能障碍：表现为受损神经所支配的肌肉不能主动收缩或肌力下降，肌张力降低或消失，肌肉弹性下降，受损时间长者出现肌肉萎缩、关节挛缩和畸形。

（2）感觉功能障碍：所分布的皮肤和关节等处出现感觉障碍，如感觉减退、感觉丧失、感觉异常、自发疼痛、感觉过敏等。

（3）神经营养性改变：早期出现血管扩张、皮肤潮红、皮温增高、干燥无汗等，晚期则表现为皮肤苍白、皮温降低、皮纹变浅。还可出现疼痛、水肿、僵直、骨质疏松、指甲增厚弯曲、生长缓慢等，这是自主神经功能障碍的表现。敏感体质、痛阈低的患者容易出现较严重的自主神经功能障碍。

2. 常见并发症

（1）挛缩和关节畸形：周围神经损伤后由于其所支配的肌肉瘫痪导致关节主动活动功能障碍，长时间势必导致该肌肌腱挛缩，同时由于受累肌肉缺乏主动向心收缩导致其拮抗肌的离心性收缩和张力性延展的范围受限，拮抗肌也出现一定程度的挛缩。关节囊和韧带等软组织同样由于长期制动而出现挛缩现象，进而使关节的被动活动度受到影响。受累肌肉和拮抗肌之间的肌力失衡和不良肢位、疼痛以及关节侧副韧带的本身张力等因素的影响，常导致关节畸形。例如，桡神经损伤的垂腕畸形，早期只是主动伸腕困难所表现的姿势异常，后期则是背侧腕关节囊和腕伸肌肌腱过分松弛而掌侧腕关节囊和腕屈肌肌腱挛缩造成的关节僵硬。

（2）骨质改变：由于缺乏运动所产生的应力效应和交感神经功能障碍导致的骨营养不良，成人常出现骨质疏松，特别是负重骨。儿童则容易出现骨早熟，骨骼生长停止，导致肢体长度差异。

（3）日常生活活动能力、职业能力和社会生活能力下降：神经损伤的范围和程度不同可引起肢体功能不同程度的丧失，较严重的可影响患者日常生活活动和职业活动，致使其社会能力下降。习得性失用及心理因素也是导致活动和参与能力下降的重要因素。

（六）诊断

1. 临床表现

（1）有遭受外力创伤或引起慢性损伤的相关病史和职业史或生活史。

（2）神经支配区域相关的肌肉出现肌力下降或瘫痪，肢体出现典型的异常姿势，如垂腕、猿手、爪形手、垂足等畸形。

（3）神经分布皮区出现感觉障碍或消失。

（4）相应区域皮肤营养改变。

2. 辅助检查

（1）神经干叩击试验（Tinel征）：在损伤平面或神经生长所达到而尚未形成髓鞘的部位，按压或轻叩神经干，局部出现针刺性疼痛，并有麻痛感向该神经支配区放射，可帮助判断损伤部或神经生长情况。

（2）出汗试验：常用的有碘淀粉试验和茚三酮（Ninhydrin）试验，无汗表示神经损伤，从无汗到有汗则表示神经功能恢复，恢复早期为多汗。

（3）腱反射：消失或减退提示相应的神经损伤。

（4）电生理学评定：周围神经完全损伤时的早期肌电图可表现为完全无电位活动，或出现失神经的纤颤电位和正向电位，但无运动单位电位出现；神经再生后，逐渐出现单个运动单位电位，最后恢复运动相和干扰相。如果运动单位电位数量逐渐增多，说明神经再生；如果不增反减，则提示神经再生受阻。神经传导速度的测定有助于判断神经损伤的部位、神经再生及恢复的情况，正常情况下，四肢周围神经的传导速度为40~70m/s，神经部分损伤表现为传导速度减慢，完全断裂时神经传导速度为0。

（5）影像学检查：高频超声波和磁共振对神经的形态有较好的体现。

（七）评定

1. 收集资料

病史、手术史、治疗史、职业、爱好、利手等相关资料，对康复治疗方案的制订有帮助。

2. 局部软组织情况的评定

观察损伤部位伤口是否愈合或感染；检查瘢痕的质地及其与肢体运动的关系，以判断粘连的程度和范围；观察皮肤和指甲的营养状态，肢体肿胀、肌肉萎缩等情况；测量肢体的周长，与健侧同一部位进行比较，手部可用排水法测量体积。

3. 运动功能检查

检查肢体是否出现上述提到的各种典型畸形姿势；进行相关肌肉的肌力评定；测量关节的主被动活动度；检查感觉功能，若影响手部的应检查两点辨别觉；进行手功能评定及 ADL 评定；观察患者的心理状况，必要时进行特定的心理测量，因为神经损伤的恢复是一个较长期的过程，对功能的影响较为明显，患者多存在一定的心理问题。

（八）治疗

根据神经损伤是开放性还是闭合性、损伤的严重程度、合并伤的情况等进行综合考虑。治疗方法如下。

1. 保守治疗

轻到中度的闭合性损伤经过保守治疗是可以恢复的，一般先进行一段时间系统的保守治疗，并行密切观察。如果 6 周内无恢复，应行肌电图检查并与治疗前的情况做对照。3 个月内仍无明显恢复，则复查肌电图，如果出现动作电位，说明神经有再生迹象，可继续保守治疗并观察。如果 3 个月内仍不见临床或电生理学有意义的恢复则需手术探查。保守治疗包括药物治疗、康复治疗和针灸治疗等措施。药物治疗主要有：①神经营养药，如维生素 B_1、维生素 B_6、地巴唑、维生素 B_{12}、弥可保等。临床常将维生素 B_1、维生素 B_6 和地巴唑三药联合使用。②外源性神经营养因子。③激素类药物，如类固醇激素、黄体酮、生长素介质 -C、三碘甲状腺原氨酸等。④中草药，如当归、桃仁、红花、丹参等有改善微循环，减轻水肿，促进神经恢复的功能，多和其他药物配合使用。

2. 手术治疗

开放性或较严重的神经损伤者应及时进行外科处理。①如神经连续性存在但为瘢痕组织包埋，应行神经松解术。②神经断裂者应行神经吻合术，缝合方法有神经外膜缝合法和神经束膜缝合法，一般高位损伤可外膜缝合，低位损伤可束膜缝合。③如神经缺损过多，即使通过屈曲肢体或神经改道等措施仍存在对端吻合张力过高的可能时，应行神经转移术或移植术。④神经损伤不能修复时，可施行肌肉转移术重建功能。

3. 康复治疗

神经损伤后或术后早期（伤后或术后 3~4 周）的康复目标是：①应用矫形器限制肢体活动范围，使神经处于低张力状态，保护神经；②促进神经再生，减轻水肿；③维持未受累关节的正常活动度，防止畸形出现；④防止肌肉萎缩，保持肌腱活动度；⑤保护感觉减退或缺失部位。后期治疗的目标是：①恢复受累肢体的关节活动度，矫正畸形；②恢复肌力；③恢复感觉功能；④恢复日常生活活动和职业活动能力。

二、臂丛神经损伤

臂丛神经损伤是常见的上肢周围神经损伤，其表现因损伤原因、损伤程度和损伤范围各有不同，但常导致不同程度的上肢与手功能障碍，严重影响患者的日常生活活动能力，特别是工作能力和社会角色表现。在康复治疗的过程中，必须有整体的康复观，不但要注意到功能，更要注意到活动和参与能力的重建；不但要促进周围神经的再生，还必须重视整个神经网络的功能和中枢神经系统对周围神经功能的影响，特别是对于神经移位术后的患者或者行功能重建术的患者，要关注其神经网络的重组。

（一）解剖

臂丛神经由 C_5~C_8 前支及 T_1 前支共 5 对神经根组成，分为根、干、股、束、支 5 个部分，有腋神经、肌皮神经、正中神经、桡神经、尺神经 5 大分支。C_5、C_6 神经根在前斜角肌的外缘处汇合，形成上干；C_7 神经根独立形成中干；C_8、T_1 神经根组合形成下干。神经根合干后即分为前后 2 股。上干与中干的前股合成外侧束，下干的前股独立形成内侧束，上、中、下3干的后股合成后侧束。外侧束主要分为肌皮神经及正中神经外侧头，内侧束主要分为尺神经及正中神经内侧头，后侧束主要分为腋神经及桡神经，正中神经内、外侧头合成正中神经。

（二）病因

1. 外伤

狭义的臂丛神经损伤是指外伤导致的臂丛神经损伤。

（1）牵拉伤，如上肢被皮带卷入致伤。

（2）对撞伤，如被汽车快速撞击肩部或肩部被飞石所击伤。

（3）切割伤或枪弹伤。

（4）挤压伤，如锁骨骨折或肩锁部被挤压。

（5）产伤，分娩时胎位异常或产程中牵拉致伤。

2. 特发性臂丛神经病

又称神经痛性肌萎缩或痛性臂丛神经炎，也叫Parsonage-Turner综合征。这种患者常有病毒感染、注射、外伤或手术史。

3. 胸廓出口综合征（thoracic outlet syndrome，TOS）

各种不同的颈椎畸形可以损伤臂丛神经根、神经丛及血管，可以是单侧，也可以是双侧。由于紧拉的颈椎纤维环从第1肋延伸至残遗的颈肋或变长的第7颈椎横突，从而导致C_8和T_1前支或臂丛下干神经纤维受损。

4. 家族性臂丛神经病

本病在急性期很难与痛性臂丛神经炎鉴别。本病有家族史，其遗传特点是单基因常染色体显性遗传，发病年龄较早。有时可并发颅神经受损（如失音），以及腰骶丛神经和自主神经受损。如果有家族性嵌压性神经病的表现，则可以通过神经电生理检查发现多个周围神经受累。腓肠神经活检可以发现神经纤维轻度脱失，有奇异的肿胀，髓鞘呈现香肠样增厚。

5. 放射性臂丛损害

在放射性治疗后可出现缓慢进展的臂丛神经病，无痛性，上臂丛（$C_5 \sim C_7$）多见。

6. 肿瘤

恶性肿瘤的浸润，常见于肺、胸部的肿瘤，导致进行性加重的臂丛损害，下臂丛（$C_8 \sim T_1$）多见。

7. 其他

白塞病、腋动脉瘤、锁骨下静脉血管瘤也可引起臂丛神经损伤。

（三）诊断及定位

1. 诊断

有下列情况之一者，应考虑臂丛神经损伤存在：①上肢五大神经（腋、肌皮、正中、桡、尺神经）中，有任何两支的联合损伤，并且不是同一平面的切割伤所致；②手部三大神经（正中、桡、尺神经）中，任何一根合并肩关节或肘关节主动运动功能障碍；③手部三大神经中，任何一根合并前臂内侧皮神经损伤，并且为非切割伤。

2. 定位

（1）损伤部位区分：根据臂丛神经损伤部位不同可将其分为锁骨上损伤和锁骨下损伤。锁骨上损伤主要为神经根和神经干损伤，锁骨下损伤主要为神经束和神经支损伤。若胸大肌或背阔肌出现麻痹者，则臂丛损伤平面在锁骨上；若两块肌肉正常者，损伤平面在锁骨下。如患者能在肩关节前屈45°时完成肩关节抗阻力水平内收动作，则提示其胸大肌锁骨部（代表C_5、C_6神经根）功能正常，表示臂丛神经外侧束起始部发出的胸前外侧神经功能良好，臂丛神经损伤的部位应在外侧束以下，属于锁骨下损伤；如胸大肌锁骨部萎缩，则提示上干或C_5、C_6神经根损伤。如患者能在肩关节外展位完成抗阻力内收动作，胸大肌胸肋部

（代表 C_8、T_1 神经根）和背阔肌（代表 C_7 神经根）功能正常，如可触摸到胸大肌胸肋部有肌肉收缩迹象，提示臂丛神经内侧束起始部发出的胸前内侧神经功能良好，臂丛神经损伤的部位应在内侧束以下，属于锁骨下损伤；如胸大肌胸肋部无肌肉收缩迹象提示损伤可能为 C_8、T_1 神经根、下干或内侧束。叩击肩胛骨下角下部如有肌肉收缩即表明背阔肌正常，则表示后侧束中段发出的胸背神经功能良好，损伤部位应在后侧束以下，属于锁骨下损伤；背阔肌萎缩提示中干损伤、C_7 神经根或后侧束损伤。

（2）定位诊断：臂丛神经根损伤分为上臂丛（$C_5 \sim C_7$ 神经根）损伤、下臂丛（C_8 和 T_1 神经根）损伤和全臂丛损伤。①上臂丛损伤：表现为上肢垂挂于体侧，肩关节不能外展与上举，呈内旋位，肘关节不能屈曲而能伸，前臂呈旋前位，旋后受限，腕关节屈伸肌力减弱，略呈屈腕位，手指活动正常，三角肌和肱二头肌萎缩，侍者小费手。上肢外侧感觉大部缺失，拇指感觉有减退。如果斜方肌、肩胛提肌、菱形肌麻痹，则耸肩和肩胛骨内收困难，若出现斜方肌萎缩提示上臂丛神经根节前损伤。②下臂丛损伤：肩、肘、腕活动基本不受影响，主要表现为手指不能屈、拇指不能外展，但因指总伸肌功能正常掌指关节可以伸，手内肌萎缩，呈爪形手及扁平手畸形，前臂及手部尺侧和臂内侧皮肤感觉减退。如果患侧有 Horner 征（上眼睑下垂、瞳孔缩小、眼球下陷、半侧面部无汗）出现，证明 T_1 交感神经已断伤，此常提示 C_8、T_1 神经节前损伤。临床上除 C_8、T_1 神经联合断伤外，有时也可合并 C_7 神经根同时断伤，其临床症状及体征类似，但可发现背阔肌有麻痹，或肌力减退，指总伸肌也有肌力减退的表现，感觉障碍平面可向桡侧扩大。③全臂丛损伤：整个上肢呈缓慢性麻痹，但被动运动正常。由于斜方肌功能存在，耸肩运动依然存在。除臂内侧部分区域外，其余区域感觉全部丧失。上肢腱反射全部消失，皮温略低，肢体远端肿胀，并出现 Horner 征。

臂丛神经节前损伤和节后损伤的鉴别诊断除了上述所提到的体征外，还有神经电生理和影像学方面的依据。体感诱发电位（somatosensory evoked potential，SEP）及感觉神经活动电位（sensory nerve activity potential，SNAP）电生理检测有助于臂丛神经节前和节后损伤的鉴别诊断。节前损伤 SNAP 正常（后根感觉神经元位于脊髓外部，而损伤发生在其近侧即节前，感觉神经无沃勒变性，可诱发 SNAP），SEP 消失；节后损伤时，SNAP 和 SEP 均消失。影像学检查节前与节后损伤，脊髓造影后 CT 扫描检查（computed tomography myelography，CTM）以椎管内相应神经前后支的充盈缺损消失为标准，同时与健侧神经根进行对比，正常影像神经根为充盈缺损，如为根性损伤则在相应区域有造影剂充盈。

臂丛神经干损伤分为：①上干（C_5、C_6）损伤，症状体征与上臂丛神经损伤相似。是否合并 C_7 神经损伤，主要检查背阔肌及指总伸肌有无麻痹现象。②中干（C_7）损伤，独立损伤临床上极少见，可短暂出现示、中指指腹麻木及手伸肌肌群肌力下降。可见于健侧 C_7 神经根移位修复术后。③下干（C_8、T_1）损伤，症状及体征与下臂丛神经损伤类似。

臂丛神经束损伤分为外侧束损伤、内侧束损伤和后束损伤，可通过五大神经损伤的归类诊断完成。如果出现腋神经和桡神经同时损伤的表现，则提示为后侧束损伤；出现肌皮神经损伤和正中神经损伤表现，提示为外侧束损伤；出现正中神经和尺神经损伤的表现，提示为内侧束损伤或下干损伤。

（四）治疗

臂丛神经损伤的治疗应根据病因、是开放

性伤还是闭合性伤、损伤程度、病程等进行综合考虑。治疗应争取尽早开始，可以一边行保守治疗一边完善各项检查，以判断是否需要手术以及手术方式。

1. 保守治疗

一般的闭合性损伤非神经根节前损伤者可行保守治疗，创伤早期适当应用脱水剂、糖皮质激素等控制水肿和炎症反应，给予神经营养药等治疗。特别是痛性臂丛神经炎患者应给予足量的激素治疗，并进行积极的康复治疗。产瘫婴儿则以康复治疗为主。观察3个月后，若症状无恢复者，或功能恢复达到一定程度后连续3个月停止进步，应行手术探查。

2. 手术治疗

（1）开放性臂丛神经损伤：应尽早行手术探查，争取行神经缝合或神经移植术。

（2）臂丛神经根节前撕脱性损伤：由于神经根近端变性严重，常造成神经元不可逆损害，外科手术修复也很困难，并且效果很差，因此，一旦诊断确定，应争取及早进行神经移位术。常采用的术式有：①肋间神经移位，采用多根肋间神经移位，与肌皮神经缝接，重建屈肘功能。②副神经和肋间神经移位，副神经移位到肌皮神经，第3~6肋间神经移位到尺神经，分别恢复屈肘和屈指功能。③同侧颈丛神经移位，采用颈丛神经运动支与麻痹神经运动支缝接。如用胸锁乳突肌、提肩胛肌肌支与肌皮神经缝接，以恢复屈肘功能；斜方肌、肩胛舌骨肌肌支与肩胛上神经缝接，以稳定肩关节；将颈丛神经感觉支与正中神经缝接，以恢复手部皮肤的感觉。④健侧C_7神经移位，将健侧C_7神经穿过气管食管间隙，移位到患侧肌皮神经和正中神经、尺神经，以重建屈肘和手部抓握功能。⑤膈神经移位，将膈神经移位到肌皮神经，以恢复屈肘功能。应该注意大多数根性撕脱伤者，患侧膈神经也同时损伤，因此术前应透视检查膈肌运动情况，以确定膈肌功能是否正常。

（3）晚期神经损伤：保守治疗3个月未见效果或虽有进步但最近3个月未继续改善、功能状况较差的患者，或呈跳跃式功能恢复者，如肩关节功能未恢复，而肘关节功能先恢复者应进行神经探查术。产瘫婴儿出生后半年无明显功能恢复者或功能仅部分恢复3个月再无任何进展者，亦应行神经探查术。如果臂丛神经连续性存在，神经被周围组织粘连压迫，应解除粘连，如切除或松解瘢痕化的斜角肌、血肿机化组织、增生的骨膜和骨痂等，并进行神经鞘切开，使神经束充分减压，并严格止血；如果臂丛神经断裂或存在巨大神经瘤，应将两个断端瘢痕组织及神经瘤切除，在无张力情况下可行鞘膜缝合，对于神经缺损比较大不能直接缝合的，应采用神经移植术，移植神经可选用颈丛感觉支、臂或前臂内侧皮神经、腓肠神经；如为根性撕脱伤应行神经移位术。常用的术式有：①臂丛神经C_5、C_6根性撕脱伤，膈神经移位于肌皮神经或上干前股，副神经移位于肩胛上神经，颈丛运动支移位于上干后股或腋神经（常需同时进行神经移植）。②臂丛神经C_5~C_7根性撕脱伤，膈神经移位到上干前股或肌皮神经，副神经移位到肩胛上神经，颈丛运动支移位到上干后股或腋神经，肋间神经移位到胸背神经或桡神经。③臂丛神经C_8、T_1根性撕脱伤，膈神经移位到正中神经内侧根，第3~6肋间神经感觉支移位到正中神经外侧根，运动支移位到尺神经，副神经移位到前臂内侧皮神经，第二期手术将前臂内侧皮神经移位到前臂骨间神经。④臂丛神经C_7~T_1根性撕脱伤，膈神经移位到正中神经内侧头，颈丛运动支、副神经移位到前臂内侧皮神经，第二期手术将前臂内侧皮神经移位到前臂骨间神经。第3~6肋间神经感觉支移位到正中神经外侧根，第7、

8肋间神经移位到胸背神经。⑤全臂丛神经根性撕脱伤，膈神经移位到肌皮神经，副神经移位到肩胛上神经，颈丛运动支移位到腋神经，第3~6肋间神经移位到正中神经，第7、8肋间神经移位到胸背神经或桡神经，健侧C_7神经根移位到患侧尺神经。

3. 康复治疗

早期康复目标是控制水肿、减轻粘连、促进神经再生、维持关节活动度、防止肌肉萎缩、预防畸形发生、减轻疼痛。后期康复目标是改善关节活动度、增强肌力、促进感觉恢复、最大限度恢复运动功能，利用辅具代偿失去的功能。

（1）早期康复

1）患者教育：患者或家属往往对疾病缺乏了解，有的过分依赖手术，以为手术后只要等足够的时间，神经就能再生，功能就能恢复，对康复治疗缺乏热情；有的则对治疗丧失信心，对手术和康复抱消极态度。因此，在早期就应该向患者解释臂丛神经的大概解剖结构和功能，以及损伤的严重程度、治疗过程和方法及预后。鼓励患者在日常生活中尽量发挥残存的功能，介绍病情相类似的患者互相认识交流，以其治疗经验鼓励患者。臂丛神经损伤是一种严重创伤，患者又多以年轻男性为主，受伤后心理落差比较大，有的因此丧失工作和收入，加上生活自理受到一定影响，故心理常存在一定的焦虑或抑郁状态。同样，产瘫婴儿的父母常常由于担心患儿预后不好、治疗花费大、影响休息和工作等，也常常出现情绪障碍。治疗师应了解患者和家属的情绪状态，加以疏导、鼓励，建立患者或患者家属微信交流群，以供他们之间互相讨论、互相鼓励、互相支持。也可组织小组娱乐性作业活动，或鼓励患者参与集体或社会活动，改变自我封闭状态、克服消极和自卑心理，增强康复信心。

2）控制水肿、防止粘连：神经损伤早期在神经纤维损伤的局部存在一定的炎症反应和水肿。臂丛神经根牵拉伤易伴发交感神经损伤，使血管紧张度减低、肌肉麻痹导致肌肉泵作用丧失，肢体也会出现水肿。若水肿长期存在，则容易导致神经损伤部位与周围软组织发生粘连，影响神经的再生；肢体肿胀液中的纤维蛋白素沉着，易导致组织纤维化及关节囊、韧带增厚、挛缩。故早期控制和消除水肿非常重要。主要措施有以下几点。

①神经损伤部位物理因子治疗：神经损伤部位或手术伤口处进行超短波、短波、温热磁疗等都有助于消除水肿、防止粘连。如已经出现瘢痕，则可以用较大剂量的超短波和音频电疗等松解瘢痕。

②抬高患肢：睡觉时用枕头或楔形垫抬高患肢，使之高于心脏水平；白天外出时可以用前臂吊带托住前臂，避免上肢长时间下垂；在家或办公室时，可以用桌面支撑前臂。指导患者每隔一段时间用健手帮助患侧上肢上举过头，如果手部仍有抓握能力者，可以有节律地用力握拳、放松，以促进血液回流。

③应用压力手套和臂套：根据消肿的情况，每隔一段时间要调整手套、臂套的压力。

④向心性按摩：沿着静脉走行由远端向近端按摩肢体，促进血液回流，减轻水肿。

⑤气压治疗：肿胀比较严重者可采用气压治疗仪进行治疗，每天1~2次。

⑥主动运动：鼓励残存功能正常的肌肉进行主动收缩，利用肌肉泵的作用促进血液回流。

⑦瘢痕管理：术后瘢痕要尽早进行手法处理，主要为分组织层次的手法处理，包括揉、按、提、捏、分、推、理等手法。神经损伤部位因创伤有一定渗出，可与周围组织粘连，也存在周围软组织由于外力作用同时产生创伤的可能，故应对神经损伤区域的软组织详细检查，

将一手四个手指掌侧平放在该处皮肤上，施加轻柔均匀的压力，另一手放于患侧肢体与该区域相邻的关节，仔细感受该处肌肉在皮下组织的滑动情况，是否协调一致、弹性如何、是否有硬结等。一般容易产生粘连的部位有前、中斜角肌。利用牵伸和主动释放技术可以有效放松斜角肌、减轻粘连，释放被卡压的臂丛神经。操作方法为让患者颈部向患侧侧屈同时头略向对侧旋转，治疗者用一只手的拇指将前斜角肌止点近端约2cm处的皮肤及皮下组织推向锁骨方向，然后要求患者主动向后收下巴、向健侧侧屈颈部并将头部向患侧旋转，牵伸前斜角肌。牵伸中斜角肌，则只需向健侧侧屈颈部即可。

3）促进神经再生

①矫形器治疗保护神经：神经损伤或术后早期（一般指3周内）应使神经处于避免牵拉的低张力姿势。根据损伤范围和部位，用矫形器来保持体位，保护神经。

上臂丛神经损伤患者在3周内可以考虑用肩外展支具把肩关节保持在外展略水平内收的位置，肘关节屈曲70°~90°、腕关节功能位承托，并允许腕和手自由运动，以降低受损的臂丛神经的机械张力，避免神经进一步损伤。3周后，上臂丛神经损伤和全臂丛神经损伤的患者由于肩袖肌群瘫痪，常有肩关节半脱位，使关节囊和神经承受肢体重力，受到过分牵拉，易引起疼痛并影响神经再生，可以使用肩吊带（图6-1-1）。

对上肢重量进行承托，使肩关节复位，以免肩袖及三角肌和关节囊受到过大的拉力而过度松弛。但要注意由于患者臂部肌肉张力低下、松弛，肩吊带的袖套可能对肱静脉造成一定的压迫，影响血液回流。故袖套内必须有较柔软的衬垫以缓冲压力。如果血流明显受阻，可以用前臂托来支撑肢体重量，把重量转移到骨盆，既有保护肩关节的作用，又能防止肘关节伸直位挛缩，还有利于其手功能的发挥，使其参与日常生活活动（图6-1-2）。

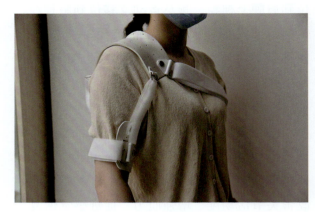

图6-1-1　肩吊带

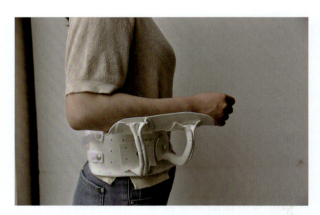

图6-1-2　前臂托

下臂丛神经损伤患者由于手部内肌瘫痪，容易形成爪形手和拇指内收畸形，可用手安全位矫形器加以矫正，掌指关节屈曲70°~90°，指间关节伸直位间歇固定（图6-1-3）。已行健侧C_7神经移位术的患者，6周内应该用矫形器使头部向患侧侧屈，并保持患侧肩关节解剖位、肘关节屈曲位（图6-1-4）。做了其他神经移位重建肌皮神经功能的患者在术后3周内，多需要限制伸肘，用伸肘限动型矫形器，允许患侧肘关节在60°~135°活动（图6-1-5）。神经移位重建尺神经和正中神经功能的患者，术后3~6周内，应限制腕关节在屈曲30°~70°内活动（图6-1-6）。

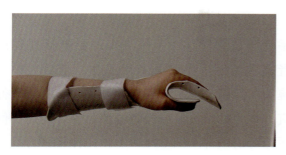

图 6-1-3　手安全位矫形器

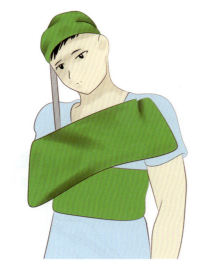

图 6-1-4　健侧 C_7 移位矫形器

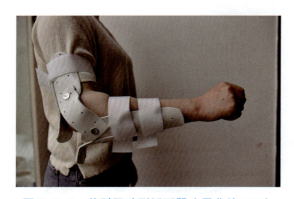

图 6-1-5　伸肘限动型矫形器（屈曲约 60°）

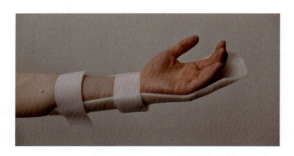

图 6-1-6　腕部限动型矫形器（屈曲约 30°）

②物理因子治疗：用低频电或间断直流电刺激瘫痪的肌肉以防止肌肉萎缩，保持肌肉弹性。可以用肌电生物反馈电刺激仪进行治疗，肌电生物反馈电刺激仪能收集患者活动时的肌电信号，通过柱状图反映出来，给患者反馈，引导患者努力收缩目标肌肉。当目标肌肉的肌电活动达到预设值时，仪器会放出电流给予目标肌肉一个引起肌肉收缩的电刺激，这可以让患者逐渐学会自主控制。如果出现上肢神经痛，可以采用经皮神经电刺激疗法治疗，治疗时电极放在疼痛触发点、运动点或相关穴位，每次 30min，每天 1~2 次。直流电对神经生长有促进作用，正极放在神经损伤部位的近端，负极放在损伤部位的远侧或靶肌肉运动点上。低剂量超声波对神经再生有促进作用，在神经损伤部位用 $0.25W/cm^2$ 连续波治疗固定法 1min。

③神经松动技术防止神经粘连、促进神经再生：神经松动技术是依据神经的解剖结构，利用肢体的运动，增加神经组织与其周边组织的滑动，有效降低神经组织压力进而避免神经组织粘连，促进神经组织血液供给与轴浆运动，缓解疼痛，改善功能，促进受伤神经组织愈合。

神经松动技术分为神经张力松动和神经滑动松动两种治疗方法。神经张力松动是神经的起始端和末梢同时向两个相反的方向移动，使得神经纤维受到牵张，神经张力提高，借由一紧一松的节律性动作，改善神经本身血液循环，促进轴浆质流动。神经张力松动主要用于晚期，其施力分级为 3 级：1 级为无阻力范围内进行操作；2 级为无阻力到刚好有阻力范围内进行操作；3 级为快速牵张达到最大阻力。一般 3 级松动较少使用。神经滑动松动是神经的起始端与末梢端向同一个方向移动，从而使神经干与周围组织之间相对滑动，防止和减轻粘连，改善神经纤维受压情况，改善神经纤维血液循环和轴浆流动。神经滑动松动一般在急性期或亚急性期使用。

神经松动治疗方法与神经张力检查的方法基本一致。上肢的神经张力检查（upper limb tension test，ULTT）有四种。正中神经张力检查（ULTT1）时，检查者一手下压患者肩胛骨，一手用"幸运7"的姿势抓住患者的手，肩关节外展90°和旋转中立位、屈肘90°、腕中立位，然后伸腕伸指，外旋肩关节达90°，前臂旋后、伸肘，必要时使患者向对侧侧屈颈部，这也是检查骨间前神经和$C_5 \sim C_7$神经张力的方法（图6-1-7）。骨间前神经、腋神经和肌皮神经的张力检查（ULTT2）时，检查者一手下压肩胛骨，一手用"幸运7"的姿势抓住患者的手，使肩关节外展10°、肘关节伸直、前臂旋后、腕背伸、手指伸直位，然后肩关节外旋、颈向对侧侧屈（图6-1-8）。

桡神经张力检查（ULTT3）时，检查者一手下压肩胛骨，一手用五指蚓状抓握抓住患者握拳的手，使肘关节微屈曲、前臂旋前、腕屈曲尺偏，然后肩关节外展10°、肘关节伸直，必要时用按住肩胛骨的那只手臂向对侧侧屈患者的颈部（图6-1-9）。尺神经张力检查（ULTT4）时，检查者一手按住肩胛骨，另一手用"幸运7"的姿势抓住患者的手，使其腕背伸、前臂旋前，然后全范围屈曲肘关节，下压肩胛骨和外旋肩关节，然后肩外展至110°，做类似推铅球的动作，必要时治疗师可以用按住肩胛骨的那只手臂向对侧侧屈加压患者的颈部从而进一步牵拉臂丛神经（图6-1-10）。

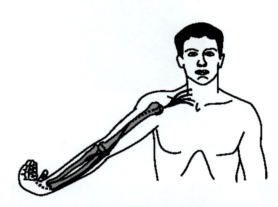

图6-1-9　桡神经张力检查（ULTT3）

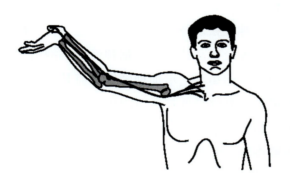

图6-1-7　正中神经张力检查（ULTT1）

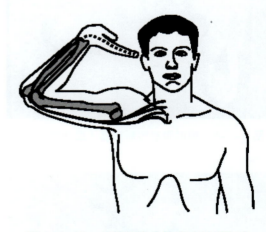

图6-1-10　尺神经张力检查（ULTT4）

神经张力的检查动作应该缓慢而轻柔，并仔细感受终末感即轻微的阻力感，以及症状的诱发，如在该神经皮肤感觉支配区域出现一些

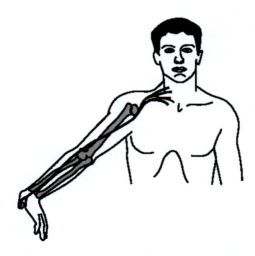

图6-1-8　骨间前神经、腋神经和肌皮神经的张力检查（ULTT2）

紧绷的感觉、轻微疼痛或麻木。通常神经损伤患者在未达到神经张力检查的最终体位前已经开始出现终末感，或未出现终末感时已经出现症状。依据神经系统的特点，可以通过松动身体的远端来影响近端，如通过腕指的活动影响臂丛神经根部或臂丛神经干、股等部位。神经张力松动治疗的操作要根据神经张力检查的结果来进行设计，治疗时姿势摆在终末感的临界点之前的位置，通过一定节律的牵张—放松—牵张，交替改善纵—横—纵走行的神经血管的血流情况。张力松动往往在后期才开始施行，早期（3~5周内）以神经滑动松动为主，以免因施加过度的张力反而损伤神经。神经滑动的特点是这一端拉紧，另一端放松，这一端放松，另一端就拉紧，类似牙线运动。滑动松动的操作方法是在张力松动的方法上加以适当的改变，具体要根据神经粘连的部位而定，把粘连位点视为中心点，其两侧的关节同时做神经同向移位的活动。以正中神经为例，比如当治疗者判断正中神经的前臂部分发生粘连时，可在患者头部和肩关节保持不动的情况下，伸肘关节的同时屈曲腕关节，屈肘的同时背伸腕关节。如果判断正中神经粘连发生在上臂部分，则在滑动松动时，腕指中立位，屈肘的同时颈部向健侧侧屈，伸肘时颈向患侧侧屈；也可以让肘关节固定于某个屈曲角度，滑动时颈部向健侧侧屈时屈腕屈指，颈部向患侧侧屈时，伸腕伸指。当然，臂丛神经损伤多发生在以锁骨为中心的颈椎到臂部上段区域。C_5~C_7神经损伤者，最初阶段施行神经滑动松动时，治疗者用前臂托住患者手部及前臂，用手抓住患者的肘部，维持患者于屈肘位，外展患肩时，要求患者向健侧侧屈颈部，内收患侧肩关节时要求患者向患侧侧屈颈部。慢慢加大滑动幅度和范围，可在ULTT1的近似姿势下，做颈部向患侧侧屈、伸腕伸指，颈部向健侧侧屈、屈腕屈指的动作。

④利用PNF促进肌肉收缩：对于肌无力和肌张力低下者可选用快速牵拉、节律型发动技术使肌肉收缩，产生运动。重复收缩、慢逆转技术来增加肌力和耐力。肌力仅1级：此时随意发起运动有困难，可用快速牵张刺激肌肉收缩，一旦能收缩，立即施加阻力反复进行。肌力为1~2级：此时肌肉对牵张不敏感，因此牵张要多重复几次，同时要加上较强的口令刺激，运动范围内肌力强度不均匀时，可在肌力减弱点处增加一次等长收缩。

缓慢逆转能促进较弱肌群的收缩，加强运动的力度。其方法为主动肌与拮抗肌交替进行等张收缩。对于非常弱的主动肌，可以在拮抗肌等张收缩后给主动肌一个辅助力。比如对于不能主动完成肩关节外展动作的患者，可让其患侧肩内收肌群进行低强度抗阻等张收缩后，用简短干脆的指令让患者肩关节外展，同时对其肩关节进行挤压，并给予肩关节外展辅助力，帮助其完成肩关节外展动作。如此反复，可逐渐诱发出肩关节外展动作。

4）维持关节活动度、防止畸形发生

①维持ROM的训练：为预防因失用引起的关节挛缩，对于非受累的关节，应鼓励患者进行全范围的关节活动；对患肢不能自主活动的各关节进行全范围被动活动，对已经活动受限的关节应进行关节松动治疗、软组织牵伸和矫形器矫正。

②维持肌腱的长度：对伸指肌群和屈指肌群、手内肌进行牵伸，以维持肌肉弹性和肌腱长度。

a. 伸指肌牵伸：患者伸肘，治疗者一手固定患者的手于全握拳位，另一手固定患者的前臂，慢慢地屈曲腕关节直至感觉到肌腱紧张，维持20s。然后放松，重复5~10次。

b. 屈肌腱牵伸：患者伸肘、前臂旋后位，治疗者一手固定患者的手于掌指关节和指间关节于伸直位，另一手固定患者的前臂，慢慢地背伸腕关节直至感觉到肌腱紧张，维持20s。然后放松，重复5~10次。

c.手内肌牵伸：患者前臂中立位，治疗者一手固定患手2~5指的指间关节于完全屈曲位，慢慢地伸直其掌指关节，直至感觉到张力，维持20s。然后放松，重复5~10次。

③矫形器应用：矫形器能有效地预防因肌力不平衡造成的关节囊、韧带和肌腱的不对称挛缩而导致的关节畸形。预防畸形的矫形器在前文已有叙述。

（2）后期康复治疗

1）增强肌力训练：当患者的肌力达到2级以上可开始进行肌力训练。2级肌力者可以利用上肢机器人（图6-1-11）、上肢悬吊系统鼓励患者进行主动活动。3级肌力时，鼓励患者进行力所能及的日常生活活动，治疗师可以徒手施加阻力让患者进行抗阻肌力训练。利用弹力训练带、哑铃、等速肌力训练设备等进行肌力训练。

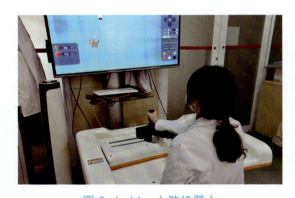

图6-1-11　上肢机器人

2）矫形器矫正关节畸形：如果早期没有干预到位，关节挛缩畸形难以避免，应针对性进行矫正。

①肘关节屈伸受限：上臂丛和全臂丛神经损伤者如果早期没有做好肘关节被动活动，肘关节常出现屈曲困难，伸直也受到一定限制，可使用双向动力型肘关节屈伸矫形器（图6-1-12），间歇使用。连接肘前面的橡皮筋可以帮助患肘屈曲，屈曲位每次维持时间约30min，患肘如果有部分伸肘功能者，可试着进行抗阻伸肘，并维持5s，然后放松，让橡皮筋的力拉动肘关节屈曲，并试图使肱二头肌收缩，主动屈肘，如此反复。这是把肌肉能量技术结合到动力型矫形器的应用当中，能更加有效地促进关节活动度的改善和肌力的提高。连接肘关节后面的橡皮筋可以帮助伸肘，每次维持45~60min，如果肱二头肌有收缩能力者可试着抗阻屈肘，操作方法如上所述。屈肘和伸肘交替，每天至少完成3个周期。夜间可考虑伸肘位，橡皮筋张力可以适当减小。

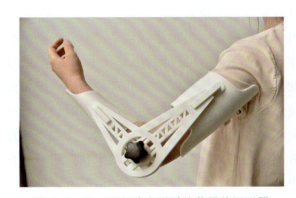

图6-1-12　双向动力型肘关节屈伸矫形器

②掌指关节屈曲受限：动力型掌指关节屈曲矫形器（图6-1-13）。间歇穿戴，每次30~60min。每天穿戴时间保证在4h以上。

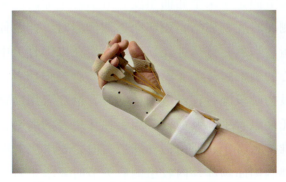

图6-1-13　动力型掌指关节屈曲矫形器

③手指伸直受限：伸指矫形器（图6-1-14），每次穿戴时间为30~60min。

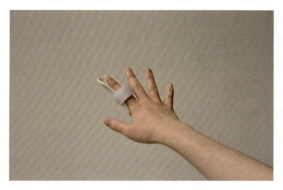

图 6-1-14　伸指矫形器

④手指屈曲受限：单个手指使用弹性屈指环带，多个手指使用握拳手套（图 6-1-15）。

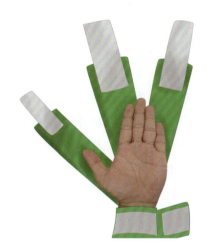

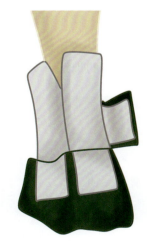

图 6-1-15　握拳手套

3）促进手部灵巧性训练：由于长时间的失用，肌肉收缩功能虽然有所恢复，但运动的协调性和灵活性仍存在问题，需要进行相关训练。利用触摸屏或近距离动作捕捉智能反馈运动控制训练系统进行引导（图 6-1-16），使患者能对动作的活动方向、速度、幅度等进行精准控制。通过各种作业活动来改善手部的精细功能，如扭螺丝、钉木板、穿珠子、拼乐高积木、捡各种形状和重量的小物件、捏橡皮泥等。要根据训练的目标来设计作业活动，比如要改善手蚓状肌和骨间肌的功能，可以让患者把盒子里的玻璃珠一个一个用拇指和示指捏起后放入健侧手心，捡起数个后，再用拇指和示指把玻璃珠逐个从手心捏出放回盒子里。手部的灵巧性训练可以就地取材，比如抓纸团即用患手把 1/4 张报纸抓成一个纸团。这样既可以训练手指的灵活性，也可以训练手指屈肌肌力。

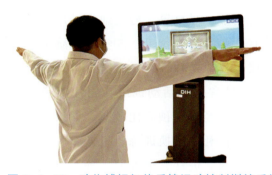

图 6-1-16　动作捕捉智能反馈运动控制训练系统

4）感觉再教育：臂丛神经损伤后上肢会出现感觉障碍，损伤的范围不同，感觉障碍的范围也各有不同。根据损伤程度，感觉障碍可表现为感觉减退或消失，在神经功能恢复的过程中还可出现异常的疼痛或感觉过敏。感觉减退或消失的患者要注意保护感觉障碍部位，避免受压，特别是骨突部位，避免接触热的物体，谨慎热疗。对感觉减退或消失的患者应进行感觉再教育，包括：①将不同频率的音叉放在骨突部位进行振动觉训练。②用橡皮头沿着感觉障碍部位移动和深压，将健侧和患侧反复对比，并先在睁眼状态下让患者仔细感受，再在闭眼状态下让患者认真感受。③利用粗糙质地的物品刺激感觉减退部位，如用毛刷反复刷拭感觉障碍区，也可用钩面魔术贴轻刷感觉障碍区，用手指甲轻轻地在感觉障碍区皮肤上刮挠。④手部感觉障碍者可用手反复插入到装有黄豆、绿豆、薏米等的盆里，让这些颗粒对手部皮肤形成压力和摩擦力，产生各种感觉刺激。⑤感觉有所恢复后，可进行精细触觉训练，可以用废弃的圆珠笔尖在手上移动、停留、画图形，让患者在闭眼状态下辨别。用两点辨别觉检查器刺激手部皮肤，让患者辨别。对感觉过敏者应进行感觉脱敏治疗：①把患手放入接近体温的水里轻轻搅动，让水对皮肤产生轻柔的触摸感；②用棉花、羽毛、丝绸等物品反复轻柔接触感觉过敏的皮区；③用健侧手反复抚摸感觉过敏区域；④用感觉过敏的手把玩各种谷粒，如大米、决明子、绿豆等，慢慢地尝试用手指插入到装有这些谷粒的盆里；⑤尝试用感觉过敏的手去接触各种物品。

5）日常生活活动训练：根性撕脱性损伤和全臂丛神经损伤预后比较差，如果患手是利手则应进行利手转换训练。指导患者单手完成洗澡、穿衣、进食、个人卫生等。单手洗澡有困难者，可以用长柄沐浴刷。指导患者自己穿戴矫形器和清洁矫形器。指导患者保护患肢免受烫伤和患侧上肢的护理等。如果患侧上肢的功能有所恢复，应尽量在日常生活中利用获得的功能进行日常生活活动，如端杯子喝水、拧毛巾、扶住碗、用手拿勺子进食等。有些动作完成有困难，可利用辅具帮助完成，如手部抓握有困难，可以用薄膜袋缠绕调羹柄使之加粗方便抓握。如果患手手内肌无力、萎缩，呈爪形手畸形，但手外肌有一定功能，可用功能型手部矫形器帮助手部完成抓握（图6-1-17）。

6）促进患者参加社会活动，重返工作岗位：多数臂丛神经损伤患者是青年人，有的还处在求学阶段，有的则是家庭的经济支柱，受伤后，身体结构和功能受到不同程度的损害，形象也受到影响，加上病程漫长，有些患者还经受多次手术的痛苦，因此多数患者都不同程度地出现消极和自卑心理，对生活缺乏热情，躲避社交，没有勇气参加工作，多年待业在家，依赖家人，甚至忽视自己的功能锻炼。面对这类患者，医务人员除了关注患者的躯体功能外，还应敏锐细心地观察患者的情绪和行为动机，在治疗过程中通过访谈了解患者对疾病的了解程度、期望、困惑和遇到的困难、配合治疗的信心和依从性，以及家人和工作单位对其支持的程度，并了解其个人的爱好和专长等。给患者客观地解释病情和可能的预后、如何配合训练、如何达到生活自理和为工作做准备。并适当组织小组活动，设计合适其功能水平的作业活动并选择或设计合适的工具和作业场所，协助患者参与其中，让其在小组活动中重建社会交往习惯和信心，并在活动中习惯使用患侧上肢与手。同时应充分与家属沟通，消除患者和家属之间的隔阂和误解，指导患者家属更好地协助患者进行家庭训练，鼓励家属和患者一起进行适当的家务活动和社交活动。针对性地对患者进行职业相关技能的训练，为复工做准备。

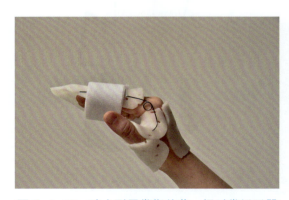

图6-1-17　动力型屈掌指关节、拇对掌矫形器

（六）病例分析

患者王先生，35岁，建筑工人，已婚，右利手。

主诉：因被重物压伤致左上肢运动困难和感觉障碍，行手术治疗后 4 个多月。

现病史：4 个多月前在工地做工时被高空落下的重物压到肩部致左肩部疼痛、肿胀、左上肢运动困难，在当地就医，被诊断为"臂丛上干损伤""肩胛骨、锁骨和 2~4 肋骨粉碎性骨折"。行"切开复位锁骨、肩胛骨钢板螺钉内固定术""臂丛神经探查术"。

功能评估：左侧肩关节脱位，呈"方肩"，三角肌、肩胛上下肌、大小圆肌、肱二头肌明显萎缩。左侧肩胛骨上抬、腋后壁挛缩、斜角肌挛缩、肩关节主动活动不能。肌力：三角肌 0 级，冈上肌 0 级，旋袖肌 0 级，肱三头肌 3 级，肱二头肌 0 级，肱桡肌 2 级，旋前肌 2+ 级，旋后肌 2+ 级，桡侧腕伸肌 3+ 级，屈腕肌群 4 级，屈指肌 5 级，拇指对掌 5 级。肩关节被动活动受限。PROM：肩前屈 34°，外展 28°，后伸 15°，外旋 5°，内旋 45°。肘关节屈曲 112°。感觉：上肢外侧和 1、2 指深浅感觉减退。握力 28kg（健侧握力 35kg），捏力 5.5kg（健侧 6.6kg）。日常生活活动：穿脱上衣需要中量帮助，洗澡需中量帮助，进食、修饰可以独立进行，家务和工作及休闲娱乐活动严重受限。

功能诊断：肩关节半脱位、左侧肩关节活动受限、肩肘关节主动活动障碍、ADL 部分依赖，休闲娱乐和工作受限。

短期目标（3 周）：改善肩关节、肘关节被动活动度，促进肩关节主动活动能力，特别是屈伸和内收外展，促进肘关节主动屈曲能力。学会用单手或患手作为辅助手完成日常生活活动。

康复治疗方案：①肩吊带保护肩关节。②处理挛缩的胸大肌、胸小肌、斜角肌，按摩和持续牵伸（图 6-1-18，图 6-1-19）。③活动肩胛胸壁关节、复原肩胛骨位置。④利用动态逆转和快速牵伸激活冈上肌、三角肌、肱二头肌和肱桡肌，促进肩关节前屈、外展和屈肘功能。⑤神经肌肉电刺激治疗。⑥作业治疗改善肩关节前屈和水平内收外展功能、屈肘功能。⑦滚筒训练、手功率自行车、上肢机器人训练、上肢抬举训练器等（图 6-1-20~图 6-1-22）。⑧够取不同位置的物品，用双手合作完成日生活活动，如双手拿杯子喝水、双手抹桌子、用健手托住患手洗脸等。

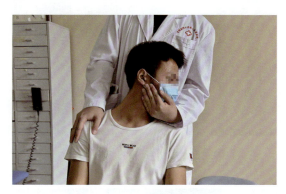

图 6-1-18　牵伸斜角肌

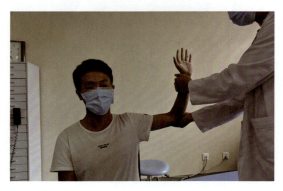

图 6-1-19　牵伸大小圆肌

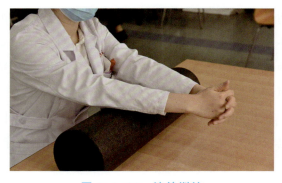

图 6-1-20　滚筒训练

长期目标：促进神经再生，改善肩、肘关节活动度，提高肌力，改善上肢特别是手部感觉，改善日常生活活动能力和工作能力。

康复治疗方案：在上述治疗措施的基础上，进行抗阻肌力训练，如哑铃操、弹力训练带、等速肌力训练等；进行部分力量性家务活动，如拖地、提重物等。

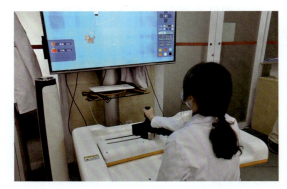

图 6-1-21　上肢机器人训练

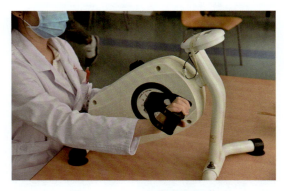

图 6-1-22　手功率自行车

三、胸廓出口综合征

胸廓出口综合征又名前斜角肌综合征、颈肋综合征、胸小肌综合征、肋锁综合征、过度外展综合征等，是指胸廓上口出口处，由于某种原因导致臂丛神经和锁骨下动、静脉受压迫而产生的一系列上肢血管、神经症状的总称。

胸廓出口综合征临床表现复杂多样，病因也较为复杂，故往往因为诊断困难而影响治疗。

（一）病因及发病机制

胸廓上口的颈腋通道被第 1 肋分为两部分，近侧包括斜角肌三角和第 1 肋与锁骨之间的肋锁间隙，远侧为腋窝。斜角肌三角是由前斜角肌后缘、中斜角肌前缘以及肋骨上缘所构成，臂丛神经和锁骨下动脉穿过斜角肌三角到达腋窝，锁骨下静脉则在前斜角肌前方的肋锁间隙穿过。血管神经束再穿越由喙突、胸小肌肌腱和喙肋筋膜形成的间隙。胸廓出口处骨性组织和软组织异常都可导致同侧上肢臂丛神经受压、慢性锁骨下动脉缺血和/或锁骨下静脉受压的临床症状（图 6-1-23）。

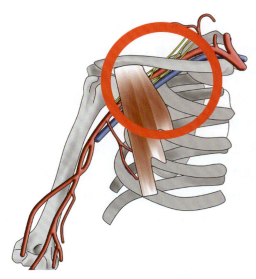

图 6-1-23　胸廓出口综合征机制图

1. 骨性结构异常

约占 30% 的颈肋或 C_7 椎体横突过长，改变了出口的结构，易使臂丛神经跨越颈肋时受到压迫，但有颈肋者不一定出现症状。第 1 肋骨或锁骨两叉畸形、外生骨疣、外伤所致的锁骨或第 1 肋骨骨折、肱骨头脱位等，均可使肋锁间隙变小，产生臂丛神经和血管压迫症状。

2. 斜角肌三角间隙变窄

锁骨下静脉在前斜角肌的前方，臂丛神经和锁骨下动脉在前斜角肌的后方，如果前中斜角肌痉挛、挛缩或纤维化，肌肉异常发育或过度肥大，可使斜角肌间隙狭窄，并向上抬高第 1 肋骨，使臂丛神经受到压迫，如果第 7 颈椎横突过长或颈肋存在，可同时导致锁骨下动、静脉受压而产生症状。陈德松在解剖研究中发现，在臂丛神经和第1肋骨之间还存在着一块小斜角肌，其腱性结构向上托住下干，因此认为该肌肉可能是下干型TOS的主要原因。

3. 外伤及姿势障碍

约有85%的TOS患者有颈肩部外伤史。C_5、C_6神经根部有致密的腱性组织与前、中斜角肌起点的腱性组织相互交织，紧密结合，因外伤、劳损使这些腱性组织增厚，对C_5、C_6神经根形成压迫，导致上干损伤。另外，长期姿势不良、颈肩部肌肉失衡、肥胖等也是造成的TOS重要因素。肩部长期或经常处于外展位，肋喙韧带或胸小肌腱后的神经、血管容易受卡压。

危险因素包括肥胖、妊娠、姿势不良和职业因素等，常见于经常提重物或从事肩关节过度外展职业者或某些体育运动员（如钳工、口腔科医生、送水工、游泳运动员、排球运动员、羽毛球运动员、举重运动员、棒球投手、舞蹈家、攀岩爱好者、电工等长时间需要将手高举过头的人群），以及一些音乐家（如手风琴演奏家等），还有长期处于含胸头向前伸体位的工作人员等。

（二）病理改变

神经受压损伤常为假炎性肿胀样，感觉纤维最先受累，运动神经仅在晚期出现受压。此症状严重，较难恢复。神经受压时间过久则会通过交感神经导致血管舒缩障碍。锁骨下动脉血管壁可发生改变，动脉外膜增厚，间质水肿及内膜增厚伴管腔内血栓形成。早期血栓为纤维素血小板型，可出现雷诺（Raynaud）现象。交感神经纤维收缩反射可加重指尖血管阻塞。静脉在过度外展或内收时受到压迫，可观察到血液逆流停滞和外周静脉压上升，压迫消失后恢复正常。静脉壁反复损伤可发展类似炎症后纤维化样改变，静脉呈白色，失去半透明状态，且口径明显减小，形成侧支循环。早期发展趋势为静脉血栓，如侧支循环尚未形成，则可引起指端坏死改变。

（三）流行病学及临床表现

胸廓出口综合征人群总发病率为1%，多见于年轻女性。其临床表现因神经、血管或两者是否同时受压及其程度不同而有所差异，分为神经型TOS（neurological TOS，nTOS）和血管型TOS（vascular TOS，vTOS）。神经型TOS又分为非特异性或症状性TOS（symptomatic TOS，sTOS）和真性神经型TOS（true neurological TOS，tnTOS），血管型TOS又分为动脉型TOS（arterial TOS，Atos）和静脉型TOS（venous TOS，Vtos）。神经型TOS约占90%，其中又以症状性TOS为主，占神经型TOS的85%。神经型TOS根据症状又分为上干型TOS、下干型TOS和全臂丛型TOS。具体分型见表6-1-1。

此外，还有椎动脉受压型，表现为偏头痛、头晕、眼涩、咽部异物感；可能同时存在颈丛神经卡压的症状，患者面部麻木、耳周皮肤感觉减退，以及假性心绞痛型，心前区刺痛、左肩部不适为主要表现。心前区刺痛是因为胸长神经受刺激引起，胸长神经支常和肩胛背神经合干，穿过中斜角肌起始部的腱性纤维，特别容易受压。

（四）诊断

1. 诊断要点

患侧手与上肢酸痛、麻木、乏力及肌萎缩，并有下述情况之一者，均可诊断为胸廓出口综合征：①前臂内侧皮神经有明确的感觉障碍；②臂丛神经下干的运动、感觉障碍；③锁骨下动脉或静脉有受压现象（脉搏改变或静脉曲张）；④颈椎平片可见颈肋或第7颈椎横突过长；⑤特殊试验阳性者；⑥肌电检查尺神经锁骨段神经传导速度减慢者。

表 6-1-1 胸廓出口综合征的分型

分型	亚型	发病机制	临床表现
神经型 TOS	真性神经型 TOS	先天性骨或软组织异常，或累积性损伤、外伤、姿势异常、职业因素或某些体育运动	上臂丛型：桡侧三个手指感觉变化；三角肌、肱二头肌、肩胛肌和前臂伸肌无力；前颈、胸部、锁骨上区、肱三头肌区、三角肌区、肩胛肌区、前臂外侧疼痛。可有脸颊、耳垂、肩后、臂部外侧麻木；可有颈部疼痛和胸部疼痛（假性心绞痛），脸、下颌、枕部疼痛；可有头晕、眩晕和视物模糊 下臂丛型：上肢酸痛、不适、无力、怕冷；第4、5指到肘关节尺侧麻木、针刺感；手部肌力稍差，可能存在大、小鱼际肌萎缩 全臂丛受压型：整个上肢无力、酸痛、感觉减退。如果交感神经纤维受压，还常有雷诺现象，表现为肢体遇冷苍白、然后发绀
	非特异性或症状性 TOS	通常无骨或软组织异常。由于重复姿势、职业或运动而造成的神经血管复合体的间歇性压迫，在颈或胸廓出口处的不同部位造成暂时压迫	间歇的、无固定位置的手指感觉异常，如麻木、疼痛、痛性痉挛、紧绷感；手部或整个上肢无力，特别是在肩过度上抬时；上肢肿胀、酸痛、不灵活；可有下颈部、肩、肘、肩胛区和臂外侧疼痛；可有由肩关节上抬引起的头颈痛。有些患者有夜间痛
血管型 TOS	动脉型 TOS	锁骨下动脉受压狭窄、狭窄后扩张内膜损伤、动脉瘤和附壁血栓形成	上肢与手部皮温低、疼痛、无力或易于疲劳，疼痛的性质呈弥漫性。患肢过度外展时，桡动脉搏动减弱，锁骨上区可闻及收缩期血管杂音，上肢恢复下垂位后，杂音消失。部分患者出现雷诺现象，常为单侧。可出现供血不足引起的麻木感。慢性者症状持续存在，严重者可出现手指坏疽。在肩胛区扪及明显的动脉搏动，提示锁骨下动脉有狭窄后的扩张或动脉瘤形成
	静脉型 TOS	锁骨下静脉受压	上肢水肿（特别是肢端）、疼痛、发绀、疲劳和上肢僵硬或沉重感；外周血管侧支循环静脉怒张；腋静脉或锁骨下静脉血栓形成；肺栓塞；感觉异常

2. 下述临床诱发试验可增加血管神经的压迫使症状加重，有助于诊断

（1）斜角肌挤压试验（Adson试验）：患者坐位，检查者一手放在患肩上，一手扪及患者腕部桡动脉搏动，令患者颈部向患侧旋转到最大幅度，并向上仰头，深吸气，然后屏住气，感受患侧桡动脉搏动并在锁骨上窝听诊血管杂音，出现桡动脉搏动减弱或消失、闻及血管杂音等为阳性，提示有压迫存在。改良的检查方法是让患者肩外展15°，后伸30°，正常呼吸。检查者扪及其腕部桡动脉搏动后，令其头颈过伸至不能再伸，并逐渐转向检查侧和对侧，记录头颈活动过程中，桡动脉搏动出现的变化。向健侧旋转阳性，为中斜角肌卡压；向患侧旋转阳性，为前斜角肌卡压（图6-1-24）。此检查方法是由Adson在1951年提出，目的是通过拉紧前斜角肌和中斜角肌，减少斜角肌间隙，增大任何已经存在的对锁骨下动脉和臂丛神经的压迫。正常人群中阳性率为7%，而TOS患者中阳性率仅占14.7%。虽然此检查敏感性较低，但特异性较高，具有一定的诊断价值。

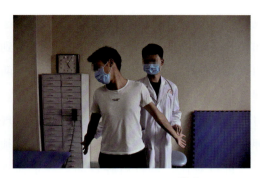

图 6-1-24 Adson 试验

（2）锁骨上叩击试验（Morley test）：患者坐位，暴露颈部，检查者用中指反复叩击患者锁骨上窝部，出现手麻或异样感觉为阳性。该试验有假阳性，应两侧对比。TOS 患者中阳性率达 88.2%。

（3）患者坐位、挺胸，双上肢自然搁在自己的大腿上，头偏向检查侧对侧。检查者一手扪其腕部桡动脉搏动，另一手拇指压迫其锁骨上窝距锁骨上缘 2~3cm 处，桡动脉搏动亦消失为阳性说明锁骨上动脉抬高明显，较有诊断价值。

（4）肋锁挤压试验（eden test）：双侧肩胛骨后向下，双上肢伸直略后伸，向前挺胸、抬头。这个姿势使锁骨更靠近第 1 肋骨，肋锁间隙变窄，可能造成对血管神经束的压迫。检查产生的症状（上肢疼痛或感觉异常）和桡动脉搏动减弱提示血管神经束受压。

（5）肩外展试验（wright test）：患者坐位，检查者扪及患者腕部桡动脉搏动后，慢慢使前臂旋后，肩外展 90°~100°，屈肘 90°，桡动脉搏动消失或减弱为阳性。桡动脉搏动减弱在正常人群中阳性率高达 84%，而桡动脉搏动消失仅占 15%。该试验又称胸小肌试验，阳性率很高，但存在一定的假阳性。

（6）上臂缺血试验（Roos test）：为活动的肩外展试验，被检查者站立、挺胸，肩外展 90°，屈肘 90°，双手用力握拳，然后 5 指全部伸直为 1 次动作，每秒 1 次，一直到手臂发酸不能坚持时记下时间。45s 内开始肢体沉重疲劳，逐渐手麻，进行性臂肩部疼痛，不能坚持者为阳性。此实验特异性较高。

（7）过度外展试验：当上肢过度外展达到 180°，血管神经束被拉向胸小肌韧带和喙突、肱骨头，同时检查患侧桡动脉搏动并在患侧锁骨上窝听诊血管杂音。如果出现桡动脉搏动减弱或消失、闻及血管杂音等，均提示有血管神经束的压迫。

（8）双臂交叉抬举试验：此试验用于已有临床症状的患者，患者坐位，双臂交叉放于胸前，检查者握住患者的肘部，向前上举到极限，保持这一姿势 30s 或更长。这一检查的阳性体征表现为脉搏增快、皮肤颜色改变、手部皮温增加，出现麻木、疼痛等不适感，表现类似于肢体压麻后的解压、循环恢复时的症状。

单一检查存在假阳性和假阴性，联合两种试验可降低误诊率和漏诊率。有报道称 40%~50% TOS 患者合并有远端的神经卡压，如腕管、尺管、肘管、旋前肌处卡压。其机制可能是神经卡压时顺、逆向轴浆运输受阻，使神经纤维对压迫敏感性增加而发生双卡压综合征。在诊断时，应注意对神经容易受到卡压的部位进行检查，排除双卡或多卡的可能性。

3. 尺神经传导速度测定

电生理检查在胸廓出口综合征的早期无特殊诊断价值，可能会出现 F 波延长，其他常无异常发现。晚期以尺神经运动传导速度在锁骨部减慢有较大的诊断价值。分别测定胸廓出口、肘部、前臂处尺神经传导速度。正常传导速度为胸廓出口 72m/s，肘部 55m/s，前臂 59m/s。TOS 患者的胸廓出口尺神经传导速度减少至 32~65m/s，平均为 53m/s。

4. 多普勒超声检查和光电流量计检测

作为诊断胸廓出口综合征的血管受压检查方法，并非特异性检查方法，可排除血管疾病。

根据术前和术后血流情况，评估手术疗效。

5. 选择性血管造影

用于严重动静脉受压合并动脉瘤、粥样斑块、栓塞和静脉血栓形成，以明确病变性质和排除其他血管疾病。

（五）鉴别诊断

胸廓出口综合征须与腕管综合征、腱鞘炎等疾病相鉴别，具体见表6-1-2。

（六）评估

1. 主观资料收集

仔细询问各种症状，并在身体图上标出症状出现的部位，特别留意双侧上肢、颈部、头部、胸椎、肩胛骨等部位。记录症状发生的频率、持续时间、发生症状与体位的关系等。现病史的收集，注意留意有无外伤史、职业史等。

2. 客观检查

检查上肢的感觉、肌力、腱反射，测量双侧上肢的皮温、周径、体积，检查患侧腋窝部是否有静脉曲张。检查双侧肩胛骨的位置，患侧肩胛骨往往位置异常，一般表现为肩胛骨下沉或后旋（下旋），和/或前倾，导致臂丛神经和锁骨下血管受到牵拉。测量肩胛下角到脊柱的垂直距离，一般患侧比健侧短，比较两个肩胛骨下角的高度，可发现患侧比健侧低。观察肩关节外展时的肩肱节律，患侧往往表现为肩胛骨外旋不足。如果是双侧都有症状，须与正常人进行对比。进行肩胛骨动态稳定检查：患者站立位、肩关节0°外展位、屈肘90°，要求其完成肩外旋动作，检查者在其前臂远端施加阻力，观察肩胛骨位置。正常情况下肩胛骨维持在休息位，如果上斜方肌肌力弱，而肩胛提肌和菱形肌肌力较强，则出现肩胛骨下旋；如果前锯肌肌力弱而胸小肌肌力强，则可出现肩胛骨前倾。进行肱骨头动态稳定性检查（图6-1-25），具体做法是要求患者做肩关节外展外旋动作，检查者在患者前臂远端施加阻力，另一手拇指在后、四指在前放在肱骨头上，检查患者在抗阻收缩时肱骨头是否前移。触诊锁骨上区斜角肌的紧张程度。

表 6-1-2 胸廓出口综合征的鉴别诊断

待鉴别疾病	共同表现	与 TOS 不同的表现	进一步检查
腕管综合征	手的感觉异常（可以是整个手），近端疼痛，夜间疼痛，用手疼痛加重	腕关节背伸角度可受限，Tinel征，Phalen征和反Phalen征	肌电图和神经传导，腕管超声波检查
de Quervain's 腱鞘炎	腕部和拇指外侧疼痛	桡骨茎突处肿胀、痛性结节、抗阻伸拇痛和被动屈拇痛	—
复杂区域疼痛综合征（CRPS Ⅰ 或 Ⅱ）	上肢烧灼样疼痛、运动障碍	皮肤敏感、指甲和局部毛发生长异常	自主神经功能检查
颈椎病	可能出现颈椎疼痛，放射到上肢和肩胛骨内侧	疼痛与颈椎运动有关，抬高的手臂可缓解疼痛，而不是加重症状	压顶试验、臂丛神经牵拉试验、颈椎MRI
臂丛神经损伤	可出现手、臂部疼痛、上肢功能障碍	—	臂丛神经MRI，神经电生理检查
上肢深静脉血栓形成	上肢水肿、皮肤颜色发绀、上肢沉重感	手、上臂、肩后外侧红肿、肩部皮温增高、皮肤瘀斑、上肢见静脉曲张	上肢血管彩色多普勒检查

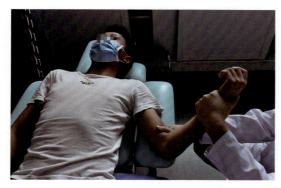

图 6-1-25 肱骨头动态稳定性检查

(七) 治疗

1. 药物治疗

非甾体抗炎药（如布洛芬、萘普生等），以及肌松剂。如果疼痛严重者可考虑卡马西平等。

2. 康复治疗

康复治疗的目标是增大胸廓出口处的空间，恢复肩颈部肌力平衡，解除对神经和血管的压迫。

（1）姿势纠正及生活调适：患者往往有头向前伸姿势，纠正患者的不良姿势有助于缓解症状。挺直腰和背部，下巴水平向后缩，不要过分前倾颈部和低头，减少玩手机的时间，工作时应把前臂放在桌面上，防止肩胛骨下压，避免长时间伏案工作。外出时可以用前臂悬吊带托住前臂使肩关节略处于上抬位置，使神经血管处于低张力状态。睡眠时枕头高度适中，给颈部以良好的支撑，避免使头部处于前伸位置，对神经和血管产生牵拉，也不要向患侧侧卧。另外，尽量避免高举过肩的任何活动，以避免症状恶化。过度肥胖容易造成肩部和颈部肌肉紧绷，进而导致锁骨或第1肋骨移位而造成TOS，所以减重也有助于缓解症状。

（2）放松斜角肌和胸小肌：①可以利用物理因子治疗放松斜角肌和胸小肌，如温热磁场、超声波治疗、音频电疗等可以令痉挛的斜角肌得到放松。温热磁场不可过热，超声波最好选择3MHz的连续波，剂量为0.5~0.6W/cm²。②徒手治疗斜角肌和胸小肌，轻柔地按摩斜角肌，沿着斜角肌走向轻推或垂直于斜角肌轻拨有助于放松斜角肌。用稍重的手法推按胸小肌。③运动治疗，在神经激惹症状缓解后进行运动治疗，可缓解肌肉紧张。首先，下巴水平后缩，保持10s，复原，反复数次。如果没有引起症状激惹，则可进一步进行前斜角肌牵伸。具体体位是向后收下巴，向对侧侧屈颈部，然后向同侧旋转颈部，维持10s。中斜角肌牵伸姿势为下巴后收，向对侧侧屈颈部，维持10s。重复8~10次。向左旋转颈部90°，保持10s，然后向右旋转颈部90°，保持10s。④肌肉能量技术，患者坐位、颈部中立位、下巴略微向后缩，治疗者站在患者身后，一手放在患侧肩部上面，另一手放在患侧耳上方颞部，嘱患者"不要让我推动你的头部"，同时用患者最大肌力的20%企图使患者向健侧侧屈头部，患者用力对抗、维持头部体位不变5~10s，重复3~5次。然后让患者略向对侧侧屈颈部，进行同样的操作，逐渐增加侧屈角度。

（3）肩胛骨位置调整及肩部周围肌力训练

①指导患者主动调整肩胛骨位置，根据患者肩胛骨的异常姿势进行针对性矫正，如肩胛骨下沉者，可让其轻微耸肩并保持该姿势；如为肩胛骨下旋，治疗师可以辅助患者将肩胛骨外旋到正常位置，然后要求患者保持该姿势；如为肩胛骨前倾，治疗者可以帮助患者将肩胛骨向后倾，要求患者保持正常位置。在这个过程中治疗者可以用手引导患者肩胛骨运动，并让患者对着姿势镜进行调整。

②在患者可以较好地保持肩胛骨正确位置后，开始进行激活上斜方肌的动作训练。患者站立位、肩胛骨上旋耸肩并外展20°~30°。

③完成肩胛骨上抬、上旋、下旋、后倾、前伸、后缩动作。治疗者可用手在相应位置施加适当的阻力，或让患手握住哑铃［从0.45kg（1磅）开始，逐渐增加重量］进行训练。必须注意的是，

肩胛骨的位置改变可以缓解症状，也有可能激发症状，特别是对结构性 TOS 患者，在治疗过程中必须密切观察和询问患者关于肢体远端的皮肤颜色改变、肿胀情况、皮温等变化。

④促进肩袖肌群、肩胛骨周围肌肉和三角肌的协同控制，在控制肩胛骨正常活动模式的情况下进行肩关节同时外展外旋的抗阻运动，可用 Thera-Band 弹力带提供阻力，同时在肱骨头后面施加一个向前的阻力，以保持肱骨头稳定（图 6-1-26）。但是对于由于颈肋引起的神经型 TOS 患者，要谨慎进行肩关节外旋活动，或禁止进行。

⑤当可以抗阻力完成上述动作后，可以逐渐增加肩关节外展的幅度，从 30° 开始，逐渐增加外展角度到 45°、70°，然后 90°，在这个过程注意肱肩率。

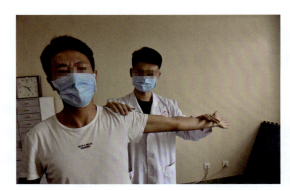

图 6-1-26　抗阻外展外旋状态下肱骨稳定性训练

⑥能够在外展到 90° 的过程中控制好肩胛骨的正常位置后，可进行肩关节前屈训练，这是由于在肩前屈动作的起始阶段会有胸小肌激活，故在肩胛骨控制能力不足时不宜开始训练肩关节前屈。为了保证在肩关节前屈时胸小肌不过度激活，治疗者可以在患者进行抗阻肩关节前屈时，在患者后面引导肩胛骨避免其前倾，并注意其是否有按肱肩率上旋（图 6-1-27）。

⑦如果患者是运动员，对上肢高举过头的动作有较高要求，可继续进行外展 90° 以上的抗阻力训练。

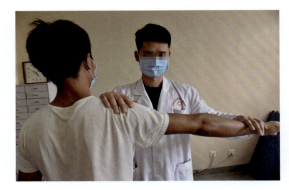

图 6-1-27　抗阻运动中肱肩率的维持

（4）神经松动治疗：在肩关节外展、肘伸直、腕中立位、手指伸直的情况下反复进行颈部的患侧侧屈—复原到中立位交替动作，逐渐过渡到上述体位下颈部患侧侧屈—健侧侧屈。然后可以在上述肢位加上腕背伸，进行颈部左右侧屈活动。

（5）肌内效贴布：对于耸肩能改善症状者可以使用肌内效贴布辅助肩胛骨维持上抬和上旋（图 6-1-28）。

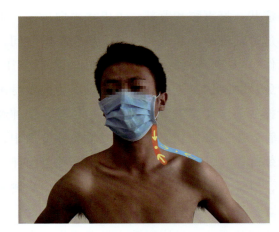

图 6-1-28　肌内效贴布治疗

（6）其他治疗：肩袖肌群和肩胛骨周围肌群的肌力训练是关键，但也要根据患者的具体情况选择配合其他治疗手段，以多方面改善症状，如颈椎松动、肩锁关节松动、第 1 肋骨松动治疗和胸小肌按摩等。如有肢体远端水肿可以考虑使用压力手套或气压治疗以消肿。如有神经损伤症状和体征，如肌力下降、感觉障碍等，可参照臂丛神经损伤的治疗进行。

（7）痛点封闭注射：可用于临时性镇痛，消除肌肉及筋膜扳机点，增加对锻炼的依从性。

3. 手术治疗

疾病早期，保守治疗可有效改善症状，多数患者取得了良好效果。仅少部分需要手术。手术适用于：①经过保守治疗1个月以上，症状加重、影响生活和工作，患者愿意手术者；②患肢肌力下降，有肌肉萎缩，或上肢有运动障碍者；③手部感觉明显减退，针刺痛觉明显减退甚至丧失者。

常用的手术方式有第1肋骨切除及前斜角肌切除治疗。经腋路行第1肋骨切除治疗下干型TOS和血管型TOS，取得了较好的近期效果，但远期复发率较高，对有灼性神经痛者，可联合交感神经切断术；经锁骨上斜角肌切除术适用于上干型TOS；前斜角肌、部分中斜角肌及第1肋骨联合切除可提高治愈率，降低术后复发率。发生栓塞或动脉血管瘤形成时，可行取栓术或动脉旁路术。为预防瘢痕形成和神经、血管粘连，术后当天开始进行颈肩部的活动和神经滑动松动治疗，坚持6个月。

（陈少贞）

第二节　神经卡压综合征

一、正中神经卡压综合征

正中神经卡压综合征包括腕管综合征、旋前圆肌综合征和骨间前神经卡压综合征，其中腕管综合征是最常见的正中神经卡压综合征。

正中神经（median nerve，C_5~C_8和T_1）在腋部由臂丛神经外侧束与内侧束共同形成，在臂部沿肱二头肌内行走，降至肘窝后，穿旋前圆肌二头之间后，行于前臂正中指浅、深屈肌之间到达腕管，穿掌腱膜深面至手掌，分成数支指掌侧总神经，每一指掌侧总神经又分为两支指掌侧固有神经沿手指两侧行至指尖。正中神经在通过旋前圆肌两头之间时，发出运动支支配旋前圆肌、桡侧腕屈肌、掌长肌、指浅屈肌。正中神经通过旋前圆肌两头之间后，发出前骨间神经，支配拇长屈肌和第1、2指深屈肌和旋前方肌。在腕管的远端，正中神经支配拇短展肌、拇对掌肌、拇短屈肌浅头和第1、2蚓状肌。感觉支分布于手掌桡侧半皮肤，拇指、示指、中指和无名指桡侧半掌面皮肤，并覆盖在相应手指的掌指关节掌面皮肤及示指、中指和无名指桡侧中、末节指骨背面的皮肤。

（一）旋前圆肌综合征

正中神经通过肘部周围的组织时受到卡压所致，并非都为旋前圆肌卡压，但临床长期将此类病变称为旋前圆肌综合征。旋前圆肌综合征有下列几种：①Struthers韧带为少见的结构，由此引起的旋前圆肌综合征较少见；②肥厚和紧张的肱二头肌引起的卡压；③旋前圆肌纤维束引起的卡压。

旋前圆肌综合征发病率远低于腕管综合征，发病年龄多在50岁左右，女性患者多于男性，为男性患者的4倍以上。旋前圆肌综合征的主要症状有：①疼痛：前臂近端疼痛，以旋前圆肌区疼痛为主，肘关节伸直抗阻力旋前时疼痛加剧。疼痛可向肘部、上臂放射。一般无夜间疼痛史。②感觉障碍：手掌桡侧和桡侧3个半手指麻木，但感觉减退比较轻，反复旋前运动可使感觉减退加重。③肌肉萎缩：手指不灵活，拇、示指捏力减弱，拇、示指对指时拇指的掌指关节与示指的近节指间关节过屈，而远节指间关节过伸，鱼际肌有轻度萎缩。

（二）骨间前神经卡压综合征

骨间前神经卡压综合征是正中神经骨间前神经支因指浅屈肌腱上缘的腱弓或纤维带卡压所致，又称Kiloh-Nevin综合征，表现为前臂和腕部痛，拇长屈肌、示指和中指的指深屈肌以及旋前方肌的肌力减弱,其远指间关节屈曲力减弱,用力对指时远指间关节过伸,捏握征呈阳性。屈肘时可发现旋前方肌肌力减弱,手内肌和手感觉正常。

诊断主要根据临床表现,结合下列特殊检查:①旋前圆肌触痛、僵硬。②旋前圆肌区Tinel征阳性,但通常较迟出现,常于发病4~5个月后出现。③旋前圆肌激发试验:屈肘、使前臂做抗阻旋前动作,肌力减弱者为阳性。④指浅屈肌肌腱弓激发试验:中指抗阻力屈曲诱发桡侧3个半指麻木为阳性。提示卡压发生在指浅屈肌腱弓处。⑤肱二头肌肌腱膜激发试验:屈肘120°,抗阻力旋后,诱发正中神经支配区感觉变化为阳性,提示卡压发生在肱二头肌肌腱膜或纤维束处。

影像学检查有助于进一步确诊:超声波和磁共振可以排除其他引起神经压迫的病因,如神经鞘瘤、囊肿、骨质增生、肌肉解剖变异等。磁共振可以在发病后24~48h内检测到神经水肿。肌电图虽然对神经损伤的诊断有很高的特异性,但往往需要在发病7~14d后才有阳性结果。

(三)腕管综合征

腕管是由弓状排列的两排腕骨和附着于其上的腕横韧带(也称为屈肌支持带)构成的骨纤维隧道。腕横韧带的一端附着于舟骨的掌侧结节和大多角骨结节,另一端附着于钩骨钩和豌豆骨。其内有指深、指浅屈肌腱,拇长屈肌腱及其腱鞘和正中神经通过。正中神经走行在屈肌支持带下方,紧贴屈肌支持带。在屈肌支持带远端,正中神经发出返支,支配拇短展肌、拇短屈肌浅头和拇对掌肌。其终支是指神经,支配拇、示、中指和环指桡侧半皮肤。腕管里的压力基本是恒定的,2~10mmHg,大角度屈腕时压力增加8倍,大角度伸腕时压力增加10倍。反复屈伸腕关节可使腕管内压增大,导致在其内反复滑动的肌腱受压、摩擦而引发腱鞘水肿,从而进一步增加腕管内压,使正中神经受压。正中神经在腕管里约有9.6mm的滑动距离以允许腕关节屈伸,并有一定的延展性。如果正中神经长时间受压则可产生瘢痕,使之与周围组织粘连,影响神经滑动。

1. 病因

腕管内内容物增加,或腕管容积减小,都可导致腕管内压力增高。最常见的原因是特发性腕管内腱周滑膜增生和纤维化,其他病因较少见,如屈肌肌腹过低、蚓状肌肌腹过高、类风湿等滑膜炎症、腱鞘囊肿,创伤或退行性变导致腕管内骨性结构异常卡压神经等。

2. 流行病学特征

腕管综合征发病率为0.4%~5%,好发于30~50岁人群,女性为男性的5倍,男性患者多有职业史。双侧发病者约占30%,绝经妇女双侧发病率达90%。危险因素有职业因素,如长时间背伸腕关节、手指反复屈伸的电脑操作者、手工劳动者、使用震动工具的工人等,甲状腺功能低下、酒精中毒、妊娠和哺乳期妇女。但生物学特征,如遗传易感性和人体工效学特征与腕管综合征有更强的因果关系。

3. 临床表现

腕管综合征的临床表现主要是正中神经在腕管部受压后其远端的神经功能受损,即患手桡侧半掌面和桡侧三个半手指掌面及其远中指节背面麻木、刺痛或呈烧灼样痛,特别是指腹。首发症状通常是夜间手指麻木,逐渐发展为白天痛,活动或甩手可减轻疼痛,劳累后夜间麻痛加剧,甚至睡眠中痛醒。疼痛有时放射到前臂,甚至肘部和肩部。拇指外展、对掌肌力差,偶有端物、提物时突然失手。病程长者,可有大鱼际肌无力、萎缩,或伴有手动作不灵活等。检查可发现上述皮区感觉减退,严重者感觉消失。

4. 诊断

腕管综合征的诊断主要结合病史和临床表现。疑有腕管综合征时除了行神经电生理检查、腕管超声检查外，应进一步行如下检查以明确诊断。①Tinel 征：在腕韧带近侧缘处用手指叩击正中神经部位，拇、示、中三指有放射痛者为阳性。②Phalen 试验：让患者手腕保持于最大屈曲位，如果 60s 内出现桡侧三个手指的麻木不适感，则为阳性。腕管综合征患者 Phalen 试验阳性率为 66%~88%，有 10%~20% 的假阳性率。③伸腕试验（反 Phalen 试验）：维持腕于过伸位，30s 内出现疼痛者为阳性。④止血带试验：将血压计充气到收缩压以上 30~60s 即能诱发手指疼痛者为阳性。⑤指压试验：在腕横韧带近侧缘正中神经卡压点用指压迫能诱发手指疼痛者为阳性。⑥可的松试验：在腕管内注射氢化可的松，若疼痛缓解则有助于确诊。⑦正中神经传导速度测定：正常时正中神经从近侧腕横纹到拇对掌肌或拇短展肌之间的运动纤维传导速度短于 5μs，如长于 5μs 为异常，腕管综合征者可达 20μs，表明正中神经受损。但电生理正常不能排除腕管综合征，如有典型临床表现，应开始进行治疗。⑧影像学检查：当怀疑腕管周围骨性异常导致正中神经卡压时，腕管切线位 X 线片有助于确定是否存在腕管容积的改变。二维超声波扫描可检查神经受压情况和腕管的容积，有助于确诊。

5. 鉴别诊断

腕管综合征需要与神经根型颈椎病、胸廓出口综合征和旋前圆肌综合征相鉴别。

（1）旋前圆肌综合征、腕管综合征与神经根型颈椎病的鉴别：C_5、C_6 椎间盘或 C_6、C_7 椎间盘突出导致的 C_6、C_7 神经根受压与前两者类似，都可出现桡侧几个手指麻木，不同之处在于颈椎病导致 C_6、C_7 神经根受压后感觉障碍是按照脊神经皮节分布的，但旋前圆肌综合征与颈椎病麻木及感觉减退范围还包括前臂外侧和鱼际部位，而腕管综合征患者鱼际部并无感觉障碍，因其受正中神经浅支支配，而浅支不经过腕管，是在腕横韧带浅面进入手部。颈椎病与前两者的区别还在于一般不会出现典型的鱼际肌无力和萎缩表现，腕管部和旋前圆肌处 Tinel 征阴性、Phalen 征阴性，而压顶试验和臂丛神经牵拉试样可呈阳性，并有颈部症状和颈椎间盘的影像学改变。

（2）胸廓出口综合征：如上文所述，可与腕管综合征并发。

（3）旋前圆肌综合征与腕管综合征的鉴别：感觉症状与腕管综合征相似，但旋前圆肌综合征无夜间痛，存在掌皮支区感觉减退，前臂反复旋前或肘关节反复屈伸可诱发症状；腕部 Tinel 征阴性，除了鱼际肌无力、萎缩外，还可出现拇长屈肌，示、中指深浅屈肌和桡侧腕屈肌，旋前方肌无力和前臂肌肉萎缩。应用针电极对卡压区正中神经支配肌群进行电刺激，通过判断肌肉失神经电位的变化，有助于诊断和鉴别诊断。部分患者可出现双卡压现象。

6. 评估

评估患侧前臂及手部疼痛范围、疼痛程度、疼痛时间，患侧前臂及手部深浅感觉检查，手部两点辨别觉、复合觉等检查；手部肌力检查，包括捏力和握力。注意拇长屈肌和示指、中指屈肌肌力的检查；手部精细功能的检查。

7. 治疗

（1）矫形器治疗：支具对于腕管综合征的疗效是肯定的，获得 A 类证据。中立位支具固定，夜间使用，白天可以根据情况选择使用或不使用，如果症状较为严重，白天也必须穿戴，每间隔 2~3h 取下，进行腕关节活动，以免关节僵硬。如怀疑有蚓状肌肌腹过高者，可把支具远侧缘延伸到近指间关节处（图 6-2-1），以避免在握拳时蚓状肌肌腹进入腕管,加重症状。穿戴时间为2~6周,炎症消退后可以去除支具。

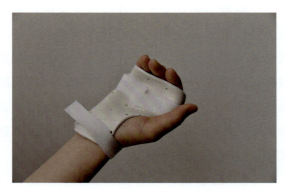

图6-2-1　掌指关节固定矫形器

（2）物理因子治疗：超声波治疗可以缓解肌肉紧张,放松旋前圆肌、肱二头肌、指浅屈肌。温热疗法,包括温热磁场治疗、超短波、蜡疗等也可以放松紧张的肌肉。腕管部可以进行超短波治疗帮助消除神经水肿。音频治疗可以防止粘连。可对瘫痪的肌肉进行神经肌肉电刺激治疗。

（3）肌肉能量技术和手法治疗：顺着肌肉的走行按摩紧张的肌肉使之放松。肌肉能量技术的收缩-放松方法可以放松紧张的肌肉、恢复肌肉的感觉、缓解疼痛。治疗者将患者的肘关节置于休息位,一手托住患者的肘关节,一手握住前臂远端,告诉患者"不要让我带动你",然后逐渐牵拉肘关节。患者用20%的力抵抗5~10s,然后放松,自然呼吸并重复3~5次。肘关节逐渐伸直,重复上述操作。同样进行旋前抗阻放松训练。

（4）神经松动治疗：正中神经滑动的进阶。①肩休息位、屈肘、前臂旋后、掌心向上,用健手压患手手掌使腕背伸,手指保持放松。进行节律性腕屈伸。②肩关节前屈90°,肘伸直、前臂旋后位,手指伸直位,腕屈伸。③肩休息位、屈肘、前臂旋后,用健手维持患侧腕关节于背伸位,节律性屈伸肘。④姿势同③,用健手维持患手示指于伸直位,进行肘关节节律性屈伸。然后换成其他手指（图6-2-2）。

（5）类固醇局部注射：可短期内缓解症状,但长期疗效不佳。一般在其他保守治疗无效后才采用。

（6）手部精细功能训练和感觉再教育：有肌肉萎缩者在疼痛减轻后应进行手部精细功能训练,如拇指对指对掌肌力训练。对感觉障碍区域进行感觉再教育,并指导患者避免烫伤。

（7）手术治疗：腕管综合征的手术指征为腕管内腱鞘囊肿、良性肿瘤、异位肌腹以及重度的、经8~10周保守治疗症状和体征不能改善、麻木和疼痛持续且有明显肌肉萎缩者。手术方式有囊肿切除、肿瘤切除和异常肌腹切除术、腕横韧带切除术、腕管松解术、内窥镜松解术等,如术中发现正中神经已经变硬或局限性膨大时,应做神经外膜切开,神经束间瘢痕切除神经松解术。手术治疗能有效释放腕管内压力、解除粘连、缓解症状,其近期效果优于支具,但远期效果与支具相似。

术后疏松包扎,松解术后2d内限制前臂旋转或腕关节活动。2d后开始进行前臂、腕、手和手指功能练习。腕管综合征术后3周内,可在夜间使用支具固定腕关节于中立位。1个月后恢复工作,但限制负重。术后6~8周,完全恢复活动。

（8）生活调适及预防：培养健康的生活习惯,避免重复的旋前、屈伸肘或长时间固定于伸腕或屈腕位的手部操作活动。采用人体工程学设备如腕托和鼠标垫等能使肱二头肌放松、腕部处于中立位的设备操作一段时间后应适当休息,用书写板、语音识别系统代替键盘。在活动之前和休息期间进行腕指屈肌腱牵伸有助于缓解肌腱与腕横韧带之间的压力。对手指屈肌进行等长收缩也有利于缓解腕部压力,具体做法是用力紧握拳头,维持5s,然后张开和

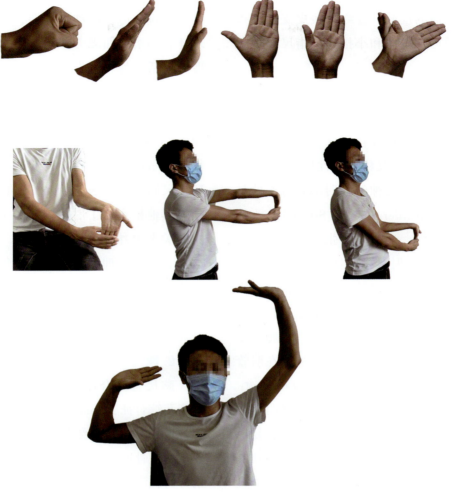

图 6-2-2　正中神经滑动系列图

伸展手指。但由于遗传易感性等因素的存在，只是避免某些活动或工作并不能完全避免腕管综合征的发生。

二、尺神经卡压综合征

尺神经卡压综合征主要包括肘管综合征和腕尺管综合征，肘部尺神经卡压仅次于腕管综合征，为上肢第二位常见的神经卡压。常给患者手功能，特别是手部精细功能造成较大的影响。

（一）解剖

尺神经起自臂丛神经内侧束，沿肱动脉内侧下行，至三角肌止点以下转至臂后面，继而行至尺神经沟内，再向下穿尺侧腕屈肌至前臂掌面内侧，于尺侧腕屈肌和指深屈肌之间、尺动脉内侧继续下降到达腕部。在腕部，尺神经于腕骨的外侧穿屈肌支持带的浅面和掌腱膜的深面进入手掌，在豌豆骨外下方分为浅、深两支。

尺神经在前臂的肌支支配尺侧腕屈肌（向尺侧屈腕）、第 3 和 4 指深屈肌（第 4、5 指末节指骨屈曲）、掌短肌（手尺侧近端的皮肤肌肉）、小指展肌（小指外展）、小指对掌肌（小指对掌）、小指屈肌（小指屈曲）、第 3 和 4 指蚓状肌（第 4、5 指掌指关节屈曲及近指间关节伸直）、骨间肌（掌指关节屈曲及近指间关节伸直）、拇收肌（拇指掌部内收）及拇短屈肌深侧头（拇指第 1 指节屈曲）。尺神经发出的感觉支有：①掌皮支：分布于小鱼际肌表面的皮肤；②背皮支：分布于手背尺侧和小指、环指尺侧半背面的皮肤；③终末浅皮支：分布于手掌尺侧面远端皮肤和小指、环指尺侧半掌面的皮肤。

（二）临床表现

1. 肘管综合征（cubital tunnel syndrome）

肘管综合征是尺神经在肘部受到卡压所产生的一组临床综合征，又称迟发性尺神经麻痹、迟发性尺神经炎等。尺神经在肘部共有5处易发生卡压。①Struthers弓处：Struthers弓状韧带在伸肘时松弛、屈肘时紧张，并随屈肘程度的加大而增大。屈肘时弓状韧带向近侧延伸，造成肘管上口狭窄，压迫神经。如弓状韧带肥厚更易引起神经受压。②内上髁附近：肱骨髁上骨折和外髁骨折后肘外翻畸形肘、骨痂过度生长、异位骨化等，关节屈伸时尺神经在肘管内滑动受到摩擦而损伤。③内上髁沟/鹰嘴沟：沟内因素包括骨折块、骨刺、囊肿、骨软骨瘤、类风湿滑膜炎等；沟外因素为长时间或反复屈肘关节；尺神经经常性脱位使神经经常受到摩擦，或尺神经脱出尺神经沟后位于皮下，伏案工作时肘部放在桌面上使神经受压。④尺侧腕屈肌两头之间：即狭义的肘管，屈肘时肘管外侧的尺侧屈腕肌起始部收缩，纤维腱膜皱缩变厚，肘管后侧壁的尺侧副韧带向管腔内突起，肘管内压增加7~20倍。⑤穿出尺侧腕屈肌处：尺神经在穿出点被筋膜卡压。正常情况下，肘关节活动时，内上髁近侧有10mm活动范围、远侧有6mm活动范围，屈肘时，尺神经本身可以拉长4.7mm，如肩关节外展、伸腕可以延伸更多。在神经行程的任意点发生粘连都可导致神经滑动受到限制，使屈肘时尺神经受到牵拉，神经营养血管在神经受到牵拉时也受到挤压，加重神经缺血。

肘管综合征的表现主要有前臂尺侧及手部尺侧1/3，第4和5指麻木、刺痛、感觉障碍、肘内侧疼痛，有时向肩颈部放射。早期肌力减退不明显，但手部动作笨拙、易疲劳。后期出现环、小指屈曲无力，小指对掌无力及手指收展不灵活。检查可发现环、小指指深屈肌、尺侧屈腕肌、小指展肌、骨间肌肌力减弱，小鱼际肌及骨间肌萎缩，严重者有爪形手畸形。尺神经沟内尺神经增粗、变硬、有压痛，Tinel征和Froment征阳性、夹纸试验阳性，小指及环指尺侧两点辨别觉增大。屈肘时症状加重。

其他检查：①肘关节屈曲试验阳性：当屈曲肘关节并维持1min以上时，手部感觉异常加重。②电生理检查：尺神经传导速度减慢，潜伏期延长。骨间肌及小鱼际肌肌电图见失神经电位。③影像学检查：肘部X线检查可发现有无肘外翻畸形，肘管区有无异常骨质增生。

2. 腕尺管综合征

腕尺管综合征又称Guyon管综合征、豆-钩裂孔综合征、Ramsay-Hunt综合征，是尺神经在腕尺管内受压所致的一系列临床表现。腕尺管起于豌豆骨近端，止于钩骨钩远端，长约1.5cm，前方为腕浅横韧带，后侧为腕深横韧带，内侧为豌豆骨和豆钩韧带，外侧为钩骨钩（图6-2-3）。

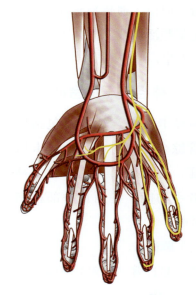

图6-2-3 Guyon管

尺神经和尺动、静脉从腕尺管中经过，尺

神经在豌豆骨的远端分为深浅2支。浅支支配掌短肌，手掌尺侧及小指、环指尺侧半；深支穿过小鱼际支配小鱼际肌及尺侧两条蚓状肌和全部骨间肌。腕尺管综合征分为三型：①Ⅰ型：Guyon管近侧尺神经受压，感觉和运动同时发生障碍。②Ⅱ型：Guyon管远侧单纯深支受压，单纯表现为运动障碍，拇指内收、四指收展无力，可出现手深部胀痛和灼痛，夜间疼痛显著，小鱼际和骨间肌萎缩，甚至出现典型的爪形手畸形。夹纸试验、Froment试验阳性。临床最为多见。③Ⅲ型：单纯浅支受压，单纯感觉障碍，尺侧一个半指感觉麻木、刺痛，并可向前臂放射，或感觉丧失。腱鞘囊肿是引起腕尺管综合征的最常见原因，慢性损伤和挫伤也是引起腕尺管综合征的主要原因之一，自行车赛手腕豆骨与自行车把手长期碰撞挤压，导致腕豆骨向远端压迫、钩骨钩骨折、尺动脉的真假性动脉瘤、类风湿关节炎、肌肉变位也是原因之一。

其他检查：①Guyon管处压痛；②电生理检查可发现瘫痪肌肉纤维颤动EMG，神经传导速度减慢。

（三）鉴别诊断

腕尺管综合征与肘管综合征的区别在于其尺侧屈腕肌及环、小指指深屈肌肌力正常，Guyon管处压痛；胸廓出口综合征伴有前臂内侧皮神经感觉障碍及锁骨下动脉受压的症状与体征，同时可能伴有其他神经损伤的表现。

（四）评估

记录病史、职业史、爱好等，评估疼痛范围，用视觉类比法评估疼痛程度、单丝感觉检查器检查前臂和手部感觉，腕手部徒手肌力、握力、捏力和关节活动度检查，手部精细功能评估和ADL评估。

（五）治疗

1. 矫形器和护具的使用

部分肘管综合征患者因屈肘而诱发症状，特别是夜间，睡眠时可用矫形器把肘关节固定在伸直位或轻度屈曲位，有助于减轻症状。白天活动时可穿戴尺侧有海绵护垫的护肘，既可以适当限制肘关节屈曲，也可以缓冲坚硬的桌面对肘部尺神经的压力（图6-2-4）。用尺掌侧有海绵软垫的护腕，避免在使用电脑、书写时腕豆骨受到挤压，使豆钩管更为狭窄。如果神经损伤严重引起爪形手者，可使用屈曲第4、5指掌指关节的动力型矫形器，以改善手部精细功能（图6-2-5）。

2. 神经松动治疗

通过帮助神经在关节运动时正常而有效地滑动，减少尺神经的压迫，有助于减轻症状。常用的尺神经滑动方法有：①在肩关节外展外旋前臂旋前位，屈肘同时屈腕伸指与伸肘伸腕伸指交替；②保持肩关节前屈90°和伸腕伸指，进行节律性肘关节屈伸；③保持肱骨于体侧外旋、肘屈曲、前臂旋前（掌心朝外）和手指伸直，进行节律性腕关节屈伸；④肩关节外展90°内旋、拇指朝下，屈肘使手背到胸前，然后伸肘，不断交替；⑤上肢自然下垂，到肩外展外旋最大角度，屈肘、前臂旋前，伸腕伸指，做手指尖朝下、掌心捂住耳朵的动作；⑥肩外展90°、外旋，屈肘90°、前臂旋前，伸腕伸指，然后上肢向上推举（图6-2-6）。

3. 关节松动的治疗和按摩

豌豆骨的松动有助于缓解腕尺管处神经受压。手内肌按摩，利用较强的点按刺激促进肌肉收缩。

4. 手术治疗

经2~4周的保守治疗无效，或病情严重，有肌肉瘫痪、萎缩，肌电图检查有异常表现，应及早手术解除压迫。腕尺管综合征可采用神经松解，肘管综合征多采用尺神经前移等术式，对伴有肘外翻者，还需进行肱骨髁上截骨矫正。腕尺管综合征非手术治疗无效者可手术切开

Guyon管，使尺神经充分减压、游离。

5. 其他治疗

早期短波治疗神经卡压的部位，促进水肿吸收。低频电刺激受累肌肉，进行手部捏力训练和精细功能训练，如捏衣夹、用镊子夹豆子完成贴豆画等，用手指撑开橡皮圈、用相邻两指夹扁橡皮泥等。疼痛严重者可口服非甾体消炎镇痛药，或局部封闭治疗。针灸也是有效的治疗方法之一。对感觉障碍的部位进行感觉再教育，并指导患者注意保护感觉障碍部位，避

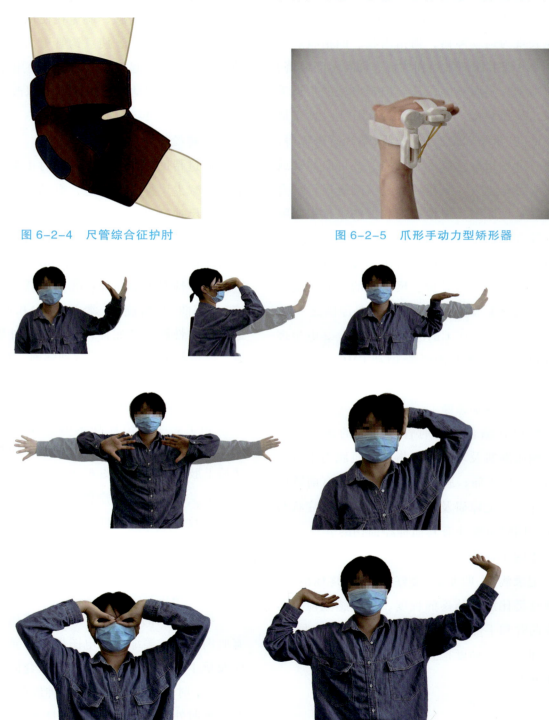

图 6-2-4　尺管综合征护肘

图 6-2-5　爪形手动力型矫形器

图 6-2-6　尺神经系列滑动图

免烫伤和压伤。

（六）生活调适

避免长时间或反复屈肘，比如接线员、前台接待员等需要经常接听电话的工作人员，可以使用电话免提键，减少手持电话听筒的动作。案前工作者可以适当调高电脑椅，避免工作时过度屈曲肘关节。避免把腕尺侧靠在坚硬的桌椅表面工作，自行车把手要包裹海绵垫，避免豌豆骨受压，避免使用震动的工具。

三、桡神经卡压综合征

桡神经卡压综合征相对于正中神经卡压综合征和尺神经卡压综合征来说发病率较低，其对手功能的影响也相对较小。

（一）解剖

桡神经由 C_5~C_8 和 T_1 神经的前支进入后束发出而形成。在腋窝内位于腋动脉的后方，并与肱深动脉一同行向外下，先经肱三头肌长头与内侧头之间，然后沿桡神经沟绕肱骨中段背侧旋向外下，在肱骨外上髁上方穿外侧肌间隔，至肱骨外上髁上方3~5cm处肱肌与肱桡肌之间，分为浅、深二支。浅支经肱桡肌深面，至前臂桡动脉的外侧下行；深支穿旋后肌至前臂后区，称为骨间后神经。桡神经在锁骨下区无分支，在腋部分支支配肱三头肌的三个头，在肱骨外上髁处分支支配肱桡肌，桡侧腕长、短伸肌。深支在Frohse弓近侧分支支配旋后肌，在Frohse弓远侧分支支配拇长展肌、拇长伸肌、拇短伸肌、示指固有伸肌、尺侧腕伸肌、小指固有伸肌、指总伸肌，其本干继续下行，称为骨间后神经终末支，该神经支跨过桡月关节，止于月头关节囊附近。浅支在肱骨外上髁上方3~5cm处发出后，进入肱桡肌深面，在前臂下1/3处浅出，支配前臂下段桡背侧和手背桡侧半及拇、示、中指近端指节背面。

（二）分类及特点

上臂易发生卡压的部位为腋臂角、桡神经沟、外侧肌间隔；肘部（桡管）易发生卡压的部位为桡返动静脉、桡侧腕短伸肌腱弓、旋后肌管（Frohse弓）；前臂易发生卡压的部位为肱桡肌、桡侧腕长伸肌腱。

1. 上臂桡神经卡压综合征

上臂桡神经卡压以外侧肌间隔最为常见，位置为肱骨外上髁近端约10cm处，桡神经被腱性组织包裹，相对比较固定，较容易被卡压。其发病以男性为主，激烈运动或劳累为主要发病因素。主要表现为：①肌肉无力、萎缩：前臂旋后困难，伸腕、伸拇和伸指困难。②畸形：呈垂腕和前臂旋前姿势。③感觉障碍：手背桡侧半和桡侧两个半手指近节指背感觉障碍，单一感觉区为虎口。

肌电图早期表现为神经传导速度正常或稍慢；晚期传导速度明显减慢，并见纤颤电位，严重者大量纤颤电位，无诱发电位。

根据临床表现和肌电图，排除外伤后可以诊断。

2. 骨间后神经卡压综合征

骨间后神经卡压综合征又称桡管综合征、桡弓综合征、旋后肌综合征。旋后肌浅层为一腱弓，即Frohse弓，是桡神经深支（骨间后神经）穿过旋后肌在桡管内被旋后肌浅层腱弓（Frohse弓）卡压所致。其诱因为劳累和激烈运动，主要动作为肘反复屈伸、抗阻旋后动作。孟氏骨折、桡骨小头脱位、桡返动脉压迫等均可诱发。临床表现为：①疼痛：肘外侧旋后肌管上方酸胀，向肩和腕部放射，夜间痛。②肌肉无力、萎缩：伸拇、伸指、前臂旋后无力，肌肉萎缩。③畸形：前臂旋前、腕关节桡偏、垂拇垂指。④局部压痛：肱骨外上髁下3~4cm处压痛，有时肱骨外上髁也有压痛。在Frohse弓可触摸到条索状改变，质地硬，有压痛。⑤中指伸直试验阳性：伸肘、伸腕姿势下抗阻力伸中指，引发肘部外侧伸肌群疼痛。肌电图可见骨间后神经运动神经传导速度减慢、伸指肌、伸拇肌和尺侧腕伸肌出现纤颤电位。

3. 骨间后神经终末支卡压综合征

骨间后神经终末支跨过桡月关节，止于月头关节囊附近，屈腕时神经被拉紧、呈"S"形。临床表现为：①疼痛：腕背钝痛、酸胀，握拳屈腕时加重，伸腕可缓解。诱发因素为天气原因和反复屈腕。②压痛：腕背横纹指总伸肌腱桡侧有压痛。

4. 桡神经浅支卡压综合征

桡神经浅支在肱骨外上髁上方3~5cm处分出，在肱桡肌深面下行，于前臂中下1/3处肱桡肌与桡侧腕长伸肌腱之间浅处，常有环形纤维包裹，桡神经位置固定，肌肉收缩时常受到压迫和牵拉，屈腕旋前时神经拉紧。其诱因为腕部反复屈伸牵拉神经，局部有瘢痕，病毒感染。临床表现：①感觉异常：前臂下段桡背侧和手背桡侧半麻木、疼痛，屈腕时加重。上述区域刺痛觉减退或消失或过敏。②无力：因疼痛引起手腕部屈伸无力。③Tinel征阳性：叩击前臂中下1/3交界处，麻痛向手背桡侧放射。肌电图可见桡神经浅支感觉传导速度下降。

（三）鉴别诊断

上臂桡神经卡压综合征应与其他部位桡神经卡压综合征进行鉴别：如上所述，其受累的范围不同。骨间后神经卡压综合征应与顽固性网球肘、上臂桡神经卡压综合征或损伤、颈椎病等相鉴别：①顽固性网球肘抗阻伸腕时疼痛加剧，无垂指垂拇。肌电图有助于鉴别。②上臂桡神经卡压综合征或损伤存在桡神经感觉支配区感觉减退。③颈椎病感觉障碍按颈神经根皮节分布，无明显垂拇垂指，中指伸直试验阴性，有颈部症状和影像学改变。肌电图有助于鉴别。

桡神经深支终末支卡压综合征应与桡骨茎突狭窄性腱鞘炎、伸肌腱腱鞘炎和腕背侧韧带损伤相鉴别：①桡骨茎突狭窄性腱鞘炎疼痛部位为桡骨茎突，该处可触及痛性结节，疼痛与拇指活动有关，握拳尺偏试验阳性。②伸肌腱腱鞘炎疼痛为针刺样和烧灼样，压痛范围较广，疼痛与腕部姿势无关。③腕背侧韧带损伤疼痛在屈腕和伸腕的活动度末端明显。

桡神经浅支卡压综合征应与桡骨茎突狭窄性腱鞘炎和前臂皮神经炎相鉴别：①桡骨茎突狭窄性腱鞘炎疼痛部位为桡骨茎突，该处可触及痛性结节，疼痛与拇指活动有关，握拳尺偏试验阳性。肌电图有助于鉴别诊断。②前臂外侧皮神经为肌皮神经的分支，在肘关节稍下方穿出深筋膜，分布于前臂外侧皮肤。前臂外侧皮神经炎也出现与桡神经浅支卡压综合征相似的疼痛感，但范围不同，桡神经浅支主要感觉障碍部位在虎口区，Tinel征在桡骨茎突上方约8cm处。肌电图有助于鉴别。

（四）评估

评估疼痛范围、程度、持续时间，有无夜间痛，疼痛与哪个姿势有关，哪个姿势可以缓解疼痛；前臂和手部感觉检查；前臂旋前旋后肌力检查、腕部伸肌肌力和伸指、伸拇肌力检查。手部精细功能和ADL评估。

（五）治疗

1. 休息

停止引发或加重疼痛的活动，适当休息。避免肘关节反复的屈伸、前臂旋后和屈腕。

2. 药物治疗

维生素B_1、B_6和地巴唑等神经营养药，疼痛严重者用非甾体消炎镇痛药。

3. 康复治疗

（1）矫形器治疗

①上臂桡神经和肘部卡压综合征患者一般把肘关节固定在屈肘和前臂半旋前、腕关节背伸位1周。

②上臂桡神经卡压综合征患者如已经出现

垂腕垂指，可使用动力型伸腕伸指矫形器，辅助伸腕伸指，代偿功能。

③骨间后神经终末支和桡神经浅支卡压综合征患者使用腕背伸矫形器。

（2）桡神经滑动

①肩休息位、肘屈曲90°、前臂旋前位，进行节律性腕屈伸。

②肩前屈90°、肘伸直、前臂旋前位，手指保持伸直，进行节律性腕屈伸。

③准备动作同②，进行节律性屈腕的同时屈指、伸腕的同时伸指。

④肩关节休息位、前臂旋前、屈腕、屈掌指关节、五指聚拢，保持该姿势，肩关节在肩胛骨平面上略上抬、复原。

⑤腕手保持如④的姿势，肩略前屈内收、肘屈曲，把手抬在胸前，然后上肢向后摆、肘伸直。

从①到⑤是一个进阶的过程，通常从①开始，每个动作重复10次，每天3组。在进行神经滑动时注意是否激发症状或引起症状加重，避免做引发症状的动作。

4. 局部封闭治疗

经过上述各种治疗效果欠佳者可以注射丁哌卡因、醋酸曲安奈德行局部封闭治疗。

5. 手术治疗

保守治疗效果欠佳者，肌肉萎缩者，肌电图显示有明显的神经损伤者应行神经探查松解术。

（陈少贞）

本章审稿作者： 姚黎清　陈　瑶　杨　青
　　　　　　　　 李琴英　刘婉君　刘美茜
　　　　　　　　 胡晓慧

第七章 骨骼、肌肉、软组织病损的康复

第一节 手与上肢关节炎的康复
 一、概述
 二、分类
 三、病理及临床表现
 四、诊断
 五、影像学检查
 六、评估
 七、治疗

第二节 手与上肢肌腱损伤康复
 一、概述
 二、肌腱的解剖学和损伤后的愈合
 三、屈肌腱
 四、伸肌腱
 五、影响肌腱滑动的因素
 六、肌腱转移术

第三节 腱鞘炎的康复
 一、De Quervain 腱鞘炎
 二、扳机指的康复

第四节 肱骨内上髁炎的康复
 一、概述
 二、病因
 三、临床表现
 四、体格检查
 五、辅助检查
 六、治疗方案

第五节 肱骨外上髁炎的康复
 一、概述
 二、病理机制
 三、临床表现
 四、体格检查
 五、辅助检查
 六、治疗方案
 七、康复治疗方法与辅具应用
 八、手术治疗

第六节 掌腱膜挛缩的康复
 一、概述
 二、流行病学
 三、解剖与病理
 四、临床表现
 五、评估
 六、治疗
 七、案例分析

第一节 手与上肢关节炎的康复

一、概述

关节炎（arthritis）是指主要累及滑膜、关节软骨及周围组织的关节疾病，由炎症、感染、退化、创伤或其他因素引起。我国骨关节炎（osteoarthritis，OA）的总患病率为15%，40岁以上人群的患病率为10%~17%，60岁以上人群的患病率为50%，75岁以上人群的患病率则高达80%，且患病率有逐年上升的趋势。类风湿关节炎（rheumatic arthritis，RA）的患病率为0.32%~0.36%，可发生在任何年龄，但40岁以上人群更为常见。临床表现为关节的红、肿、热、痛、功能障碍及关节畸形等（图7-1-1）。

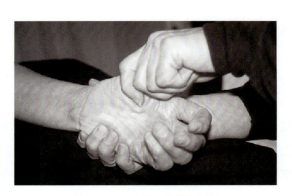

图7-1-1　类风湿关节炎

二、分类

关节炎的种类繁多，包括骨关节炎、类风湿关节炎、风湿性关节炎、反应性关节炎、感染性关节炎、创伤性关节炎等。其中以骨关节炎与类风湿关节炎最为常见。

（一）骨关节炎

据世界卫生组织统计，骨关节炎在女性患病率中排第4位，在男性患病率中排第8位。在我国，老年人口在1亿以上，约有8000万人口会有骨关节炎的X线表现，约有4000万人有症状。北京的一项调查显示，60岁以上的人群中，有症状的骨关节炎患者中，男性占5.6%，女性占15%，X线片上发现有骨关节炎者，男性占21.5%，女性占42.8%。放射学检查结果显示，在骨关节炎患者中，关节结构改变最多见的为手部关节。

（二）类风湿关节炎

1858年Garrod首先提出类风湿关节炎（rheumatic arthritis，RA）这个名词，它是以慢性对称性关节炎为主要临床表现，累及多器官系统、自身免疫紊乱的炎症性疾病。目前大多数学者认为RA是一种人体自身免疫性疾病，是由渗出性滑膜炎形成的慢性肉芽组织引起的关节损害，亦可视为一种慢性综合征。

类风湿关节炎多见于青壮年，30~50岁的患者占患者总数的80%，女性多于男性，其比例为2.5∶1。欧美国家发病率明显高于亚洲国家。

（三）其他关节炎

其他关节炎还有反应性关节炎、感染性关节炎、创伤性关节炎、银屑病关节炎、肠病性关节炎等。自身免疫病如系统性红斑狼疮、干燥综合征、硬皮病及肿瘤等疾病的发生、发展过程中也常常出现上肢关节炎的表现。

三、病理及临床表现

（一）骨关节炎

1. 发病因素

OA通常被称为磨损性疾病，但是研究表明该病对关节软骨的破坏是由于结构、遗传生物因素以及其他因素造成的。

（1）结构因素：①年龄。随着年龄的增长，软骨含有的少量的积液和软骨细胞减少，降低了关节腔内细胞的恢复和软骨的维持，增加了OA的发病概率。②肥胖。肥胖可明显增加负重关节负荷。③机械损伤性因素有关节损伤史的患者OA发病率会显著升高。④机械应力性因素。职业或非职业因素会导致关节过度使用，从而增加OA的风险，例如运动员或者长期从事重体力劳动的人患OA的概率会增加。

（2）遗传因素：遗传机制涉及常染色体单体基因异常。该基因受性别制约，男女比例为1:10。有研究表明，遗传因素与远指间关节OA（Heberden结节）的发生有关。

（3）生物因素：①营养。食物中的维生素如维生素A、C、D、E都与OA有关。②免疫学因素。关节软骨和软骨下骨的变化是由于软骨细胞不能保持必要的细胞外基质平衡。复杂的生物力学因素激活软骨细胞产生降解酶，这种降解酶降低了关节软骨的减震作用，导致疾病恶化。

（4）其他因素：肌力减弱、内分泌紊乱、骨质疏松、关节软骨代谢异常等均对OA的发病产生一定的影响。

2. 病理机制

关节软骨的病理改变是OA最早期的病理改变。关节软骨色泽变成淡黄色，失去光泽，软骨表面粗糙，出现局灶软化失去弹性，软骨表面出现碎裂、剥脱，形成溃疡，新生的显微组织或纤维软骨组织及微血管浸入溃疡面。关节软骨变得易损。软骨磨损部位软骨下骨密度增加，呈象牙白质改变，期间血管扩张充血，形成骨赘。骨赘脱落于关节腔，充满关节囊。关节囊可发生纤维变性及增厚，周围肌肉发生疼痛保护性痉挛从而导致关节活动受限，进而发生关节畸形。

3. 临床表现

（1）疼痛：关节活动后出现定位不明确的深部疼痛，呈钝性、弥漫性或关节酸胀感，休息后减轻，亦可出现持续性疼痛或静息痛，常与天气有关。

（2）晨僵：多发生在晨起或长时间静息后，程度较轻，活动20min左右缓解。

（3）肿大：受累关节肿大，皮纹减少。

（4）活动响声：主被动活动时出现摩擦音（感）。

（5）活动障碍：活动受限，活动无力。

（二）类风湿关节炎

类风湿关节炎的病因尚不明确，目前认为它是系统性自身免疫性的炎症反应。

1. 病理机制

滑膜增厚、充血和水肿，同时也会导致绒毛增生。在这期间，血管翳（肉芽组织）开始从关节软骨边缘逐渐覆盖关节软骨，并腐蚀骨质，导致滑液增多，变得稀薄、混浊，晚期会出现血管翳机化，形成厚的纤维组织，最终导致关节纤维性强直。关节会被多种酶（胶原酶、蛋白酶、弹性蛋白酶）腐蚀而变得粗糙、变薄，最后会导致局限性坏死。这种现象与骨关节炎恰恰相反。RA首先侵犯不负重的关节，然后可继发增生性改变，导致关节囊纤维化以及肿胀。

2. 临床表现

初期表现为持续性晨僵、肌肉酸痛，活动后减轻，晨僵程度和持续时间与活动程度相一致。随着病情进展，关节囊增厚，滑液增加和关节周围软组织肿胀，关节肿大日益明显，局部压痛，周围皮温升高，偶有发红。对称性关节疼痛，主被动疼痛加重。天气寒冷、气温低下、湿度升高或劳累后症状加重。常随病情进展由远端向近端关节累及，呈慢性固定性。少数患者长期停留在1~2个关节。手部近指间关节最常发病，其次为掌指关节及腕关节，远指间关节受累极少见。指尖关节呈梭形肿大，手指屈曲、握拳受限。由于慢性滑膜炎肌肉保护性痉挛，随着关节附近肌肉萎缩和僵硬，畸形加重，加上关节囊和韧带破坏，常造成病理性脱位，长时间处于紧张状态使得周围组织坏死，当水肿消退后，韧带因不可逆转的破坏呈松弛状态，韧带变化使肌腱力矩及方向变化从而导致关节畸形。

3. 常见畸形

①腕关节畸形（图7-1-2）：桡腕关节的侵蚀性滑膜炎可导致桡骨远端的腕骨半脱位。近排腕骨出现尺侧半脱位，而远排腕骨则向桡侧方向移动，其结果是形成桡偏。

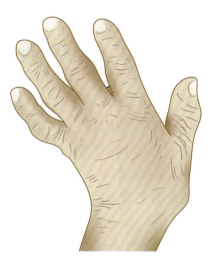

图 7-1-2　腕关节畸形

②掌指关节畸形（图7-1-3）：掌指关节向尺侧偏移并形成畸形。

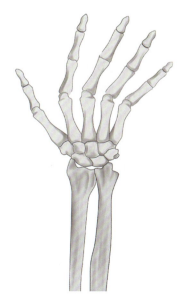

图 7-1-3　掌指关节

③指间关节畸形（图7-1-4）：鹅颈畸形和纽扣畸形是类风湿关节炎患者两种特征性的指间关节畸形。

鹅颈畸形：手指PIP关节过伸、DIP关节屈曲。

纽扣畸形：手指PIP关节屈曲、DIP关节过伸。

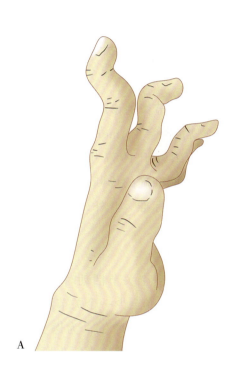

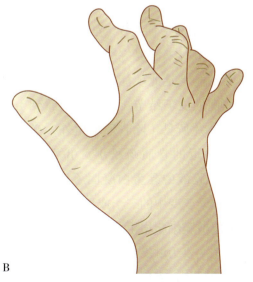

图 7-1-4　指间关节畸形

A. 鹅颈畸形；B. 纽扣畸形

④RA拇指畸形分类（表7-1-1）

表 7-1-1　RA 拇指畸形分类

类型	别名	腕掌	掌指关节	指间关节
Ⅰ	纽扣畸形	不涉及	屈曲	过伸
Ⅱ	（不常见）	屈曲或内收	屈曲	过伸
Ⅲ	鹅颈畸形	屈曲、内收、脱位	过伸	屈曲
Ⅳ	—	内收、屈曲	侧方偏移以及尺侧副韧带不稳定	不涉及
Ⅴ	—	可能涉及或不涉及	不稳定过伸	不涉及
Ⅵ	马蹄兰关节炎	骨质疏松，整个拇指不稳定		

四、诊断

（一）类风湿关节炎的诊断

美国风湿病学会（American College of Rheumatology，ACR）于 1987 年集合专家重新拟定了一套简单而准确的诊断标准，目前，很多国家都采用这一标准。此外，国内也提出了有关本病的诊断标准。

1. ACR 诊断标准

①晨僵。②至少一个关节活动时疼痛或有压痛（为医生所看到）。③至少一个关节肿胀（软组织肥厚或积液而非骨质增生，为医生所看到）。④至少另一个关节肿胀（为医生所看到，两个关节受累所间隔的时间应不超过 3 个月）。⑤对称性关节肿胀（为医生所看到），同时侵犯机体两侧的同一个关节（如果侵犯近指间关节、掌指关节时不需要完全对称）。远指间关节的累及不能满足此项标准。⑥骨隆起部或关节附近伸侧的皮下结节（为医生所看到）。⑦标准的 X 线片所见（除骨质增生外，必须存在受累关节附近的骨质疏松）。⑧类风湿因子阳性。⑨滑膜液中黏蛋白凝固不佳。⑩具有下述滑膜病理学改变中的三个或更多：明显的绒毛增生；表层滑膜细胞增生及呈栅栏状；明显的慢性炎细胞（主要为淋巴细胞和浆细胞）浸润及形成淋巴结的趋势；表层或间质内致密的纤维素沉积；灶性坏死。⑪皮下结节中的组织学改变应显示中心区细胞坏死灶，围绕着栅栏状增生的巨噬细胞及最外层的慢性炎细胞浸润。

典型类风湿关节炎的诊断需上述项目中的 7 项，1~5 项中关节症状至少必须持续 6 周。确诊类风湿关节炎的诊断需其中的 5 项，1~5 项中关节症状必须至少持续 6 周。可疑类风湿关节炎的诊断需其中的 3 项，1~5 项中至少有 1 项，其关节症状必须至少持续 6 周。

可疑类风湿关节炎的诊断需下列各项中的 2 项，而且关节症状的持续时间应不少于 3 周：①晨僵；②压痛及活动时痛（为医生所看到），间歇或持续至少 3 周；③关节肿胀的病史或所见；④皮下结节（为医生所看到）；⑤ESR 增快，C 反应蛋白阳性；⑥虹膜炎（除非儿童类风湿关节炎，否则价值可疑）。

2. 国内诊断标准（1988 年全国中西医结合风湿类疾病学术会议修订通过）

①症状：以小关节为主，多为多发性关节肿痛或小关节对称性肿痛（症状至少持续 6 周，单发者需与其他疾病相鉴别），晨僵；②体征：受累关节肿胀压痛，活动受限，或畸形，或强直，部分病例可有皮下结节；③实验室检查：RF（类风湿因子）阳性，ESR 多增快；④ X 线检查：X 线可见重点受累关节具有典型类风湿关节炎。

对具备上述症状及体征的患者，或兼有 RF 阳性，或兼有典型 X 线表现者均可诊断。并有如下分期。①早期：绝大多数受累关节肿痛及活动受限，但 X 线仅显示软组织肿胀及骨质疏松；②中期：部分受累关节功能活动明显受限，X 线片显示关节间隙变窄及不同程度骨质腐蚀；③晚期：多数受累关节出现各种畸形或强直，活动困难，X线片显示关节严重破坏、脱位或融合。

（二）骨性关节炎的诊断

诊断 OA 主要根据患者的症状、体征、影像学检查及实验室检查。目前采用美国风湿病协会 1995 年修订的诊断标准，该标准包含临床和放射学标准，其中手 OA 分类标准中无放射学改变，其敏感性为 92%，特异性为 98%（表 7-1-2）。

表 7-1-2　手 OA 分类标准（临床标准）

1. 近 1 个月大多数时间有手关节疼痛、发酸、发僵
2. 10 个指间关节中，有骨性膨大的关节 ≥ 2 个
3. 掌指关节肿胀 ≤ 2 个
4. 远指间关节骨性膨大 > 2 个
5. 10 个指间关节中，畸形关节 ≥ 1 个

满足 1+2+3+4 条或 1+2+3+5 条可诊断手 OA

注：10 个指间关节为双侧第 2、3 远及近指间关节，双侧第 1 腕掌关节

五、影像学检查

对于 RA 而言，传统 X 线检查仅可检查到疾病发生、发展的结构性变化，而 MRI 则可以直接观察 RA 的病理学变化，且其对于骨髓水肿、附着点炎症及侵蚀性等结构变化的敏感性远远高于 X 线，对早期诊断、治疗及预后评估均有较好的临床意义。

对于 OA 而言，X 线是常规检查，典型表现为：软骨下骨质硬化、软骨下囊性病变及骨赘形成、关节间隙变窄等，严重时关节变形及半脱位。MRI 有助于发现关节相关组织的病变，如软骨损伤、关节滑液渗出、软骨下脊髓水肿、滑膜炎和半月板或韧带损伤；还可用于排除肿瘤和缺血性骨坏死等。超声有助于检测关节少量渗出、滑膜增殖、骨赘、腘窝囊肿、炎症反应，也有助于鉴别手的侵蚀性和非侵蚀性 OA。放射学表现的严重程度与临床症状的严重程度和功能状态并没有严格的相关性。许多有明显影像学改变的关节并无典型症状，而有典型症状的关节仅发生轻微的影像学改变。

要注意，治疗应基于患者症状的严重程度，而不是简单地依赖影像学检查。

六、评估

针对患者疾病所处的阶段，ADL 的需求，是否存在畸形或者潜在的畸形，治疗师会有一套个性化和具体的治疗方案。只有在完成评估、了解患者的预期目标后，治疗师才能选择出个性化的治疗方案来满足患者的需求和期望。经过评估后治疗师需对由关节炎造成生活不便的患者给予康复宣教，包括自我锻炼及各种小技巧，以提高患者的日常生活活动能力，防止功能丧失。

（一）主观检查

患者就诊之初，评估就要开始，这个过程可以套用 PEO 模式来促进脑海中作业框架的形成。例如，P（person）：通过观察患者脱掉外套这个简单的功能性活动来了解其抓握和捏的能力。或者通过观察患者使用拐杖的情况来确定是否存在关节畸形以及畸形是否加重。患者进入诊室的速度通常提供了有质量的信息，包括疼痛水平和下肢的参与度。同时治疗师必须了解患者的家庭和支持系统，也就是 E（environment），例如，患者因手指畸形对是否做支具而犹豫不决，那么患者的护理人员就显得比较重要，照顾者的意见一方面可为患者提供参考，另一方面我们可以知道照顾者对患者给予的帮助程度，综合来看做支具的意义是否重要。治疗师需要明确评估患者的治疗目标，确保真正了解患者的作业活动，即 O（occupational）也是比较重要的，在询问中我们可以对患者的作业活动进行分析，其作业活动与关节炎是否有关以及该项活动是否会加重

关节炎。

有研究指出，患者的日记可以反映患者的需求。治疗师通过引导患者写日记让患者积极参与治疗，该过程可以帮助患者确定自身问题，包括涉及的关节和关节的活动困难是否由疼痛、力量或位置引起，以及自身的ADL。通过日记还可以让患者掌握自身问题，这种自主活动能够促进患者设定目标并予以坚持。

（二）客观检查

1. 肌力及耐力

关节炎患者的肌力检查，应以等长收缩的方式进行，这样可以避免因关节活动或者抗阻运动而加重关节处的疼痛。在评估时还应该注意检查关节周围的肌群，双侧对比观察是否有肌力及耐力减弱。手关节OA可以选择检测掌指关节、近指间关节、远指间关节与屈伸有关的肌肉肌力及与手指内收、外展有关的肌肉肌力。

2. 关节活动范围

测量ROM通常是测量主动活动范围（active range of motion，AROM），不推荐测量被动活动范围（passive range of motion，PROM），这对于缺乏关节稳定性的患者是一种保护性措施。类风湿关节炎患者具有典型的晨僵特征，所以在评估类风湿关节炎患者时，治疗师需要记录晨僵的持续时间和ROM检查时间。不严重影响日常生活活动的最低范围的关节活动度可以参考表7-1-3。

3. 疼痛

临床上许多患有关节炎的患者往往忽略疼痛。而疼痛是关节炎的常见症状，也是导致关节活动受限的原因，疼痛可在休息时测量，并用10cm视觉模拟量表（visual analogue scale/score，VAS）测量，0代表无疼痛，10代表极度疼痛。

4. 握力

Adams等报道，手握力是检测上肢功能的可靠性指标，Jamar测力计有较高的信度，美国手治疗师协会（American Society of Hand Therapist，ASHT）建议将其应用于临床。除此之外B&L捏力计也是测量上肢功能的"金标准"。

表7-1-3 不严重影响日常生活活动的最低范围的关节活动度

关节	动作	活动度
肩	前屈/外展	0°~75°
	内旋	0°~45°
腕	屈曲	0°~20°
	伸展	0°~20°
前臂	旋前	0°~60°
	旋后	0°~60°
掌指关节	屈曲	0°~70°
近指间关节	屈曲	0°~90°

5. 皮肤状况

皮肤状况的评价包括颜色、性质和肿胀区域。在初始阶段，皮肤通常是红色且温暖的。在后期阶段，皮肤会变薄且易损伤，这可能是由于长期使用类固醇和/或抗炎药物造成的，这将会影响术后愈合并降低其对矫形器使用的耐受度。

6. 畸形

畸形是关节炎患者发展到一定程度时的临床表现，治疗师需要评估患者有无畸形以及潜在的畸形可能，来确定患者是否需要使用支具及进行康复宣教来预防畸形的发展。通常畸形的发生是由于水肿或者炎症使韧带结构遭到破坏，肌腱的作用力以及力矩方向发生改变。具体的畸形表现见类风湿关节炎的临床表现部分。

7. 功能活动

ADL的评估应包括日常生活活动、工作和休闲活动。由于患者经常在活动受限时寻求帮助，明确患者的功能性活动可以帮助确定ADL限制程度以及设定治疗目标。

以下几个标准化测试可以采用,如加拿大作业活动测试量表(Canadian Occupational Performance Measure,COPM)和健康调查问卷(health assessment questionnaire,HAQ)(表7-1-4),以及关节功能障碍对日常生活影响的评定(表7-1-5)。对于类风湿关节炎患者,可以采用专门为社区患者设计的功能状况指数(the functional status index)进行评价(表7-1-6)。

其中,HAQ即健康调查问卷,是1978年由斯坦福大学的医学博士Fries等制作而成的,主要用来评估类风湿关节炎患者的功能状态。

HAQ使用方便、有效,因而在国际上应用广泛,现已至少翻译为28种语言,但对轻型患者不太适合。HAQ的评分标准为:每题0~3分,0分为毫无困难,1分为有些困难,2分为很困难或需要协助,3分为无法完成,需要借助工具才能完成的也评为2分。HAQ总分为8项问题得分的平均值,总分介于0~3分。HAQ问卷主要包括4个方面的内容,即残疾(20个提问,其中含8个日常活动)、不适症状(4个提问)、药物副作用和花费,其中最常用的是残疾问卷(表7-1-6)。每个问题得分0~3分,得分越高,功能或情绪越差。

表7-1-4 健康调查问卷(HAQ)

穿衣和梳理	个人卫生
能自己穿衣吗 能自己系鞋带和扣纽扣吗 能自己洗头吗	能自己洗澡并擦干身体吗 能洗盆浴吗 能自己上厕所吗
起身	触物
能从无扶手的直椅中直接站起吗 能上床、起床吗	能触到头顶高度2.5kg重的物体并把它拿下来吗 能弯腰从地上拾起衣服吗
进食	握物
能切肉吗 能将装满水的玻璃杯送到嘴边吗 能开启一盒未开封的牛奶吗	能开小汽车车门吗 能打开已开启过的罐头瓶吗 能开关水龙头吗
行走	活动
能在室外的平地上行走吗 能上5个台阶吗	能外出及购物吗 能上下小汽车吗

表7-1-5 关节功能障碍对日常生活影响的评定

让患者进行的动作	所检查的肌肉、骨功能	预计ADL受累的部位
Ⅰ.第1掌指关节与头顶接触	肩外展、屈曲、外旋、屈肘	清洁面、额、头发、口腔和进食、穿衣
Ⅱ.手触后腰	肩内旋	穿衣
Ⅲ.手掌放在对侧大粗隆上	屈腕	处理会阴部
Ⅳ.手指尖触掌横纹	指关节屈曲	抓捏
Ⅴ.示指垫触拇指垫	拇对掌、手指外展	抓握
Ⅵ.坐位手触鞋前端	伸肘;腰、髋、膝屈曲	穿衣、下肢功能
Ⅶ.不用手从椅上站起	股四头肌和骨盆带肌的力量	转移能力
Ⅷ.不用帮助站起,跨过15cm的木块,行走	髋、膝、踝、距下关节的屈和伸,足小关节,股四头肌的力量	步行、上楼

七、治疗

关节炎的发展过程分为急性期、亚急性期和慢性期阶段，急性期的主要目标是减轻疼痛和控制炎症，亚急性期的重点是增加关节活动度，增强肌力和耐力，炎症控制后日常生活能力的改善就更为重要。慢性期阶段，以改善畸形、增强功能为主。

（一）关节保护原则

早期在类风湿关节炎和骨关节炎中倡导关节保护原则是为了通过改变工作的方法来减轻关节压力和损伤，并教会患者正确使用辅具。表 7-1-7 罗列出了类风湿关节炎和骨关节炎的常规关节保护原则。有相关的系统评价表明关节保护教育可使 RA 患者受益。有临床随机对照实验表明在早期 RA 中接受了 8h 的关节保护指导教育的患者，最终疼痛、晨僵、就医率均降低，患者抓握的力量增加，改善了自我效能，提高了功能。关节保护的行为教育涉及实践技巧，目标的设定以及家庭教育，能够提高 ADL 的评估分数，这种以节省体力为指导的认知行为策略被证明能够减轻疼痛，提高身体的活动能力。类风湿关节炎的关节保护原则强调具体的畸形和潜在的畸形。比如，对一个有发

表 7-1-6 类风湿关节炎患者功能状况指数

评分标准：
辅助：1 分 = 独立；2 分 = 轻度疼痛；3 分 = 人力帮助；4 分 = 人力和辅具均需要；5 分 = 不能完成活动
疼痛：1 分 = 无疼痛；2 分 = 轻度疼痛；3 分 = 中度疼痛；4 分 = 重度疼痛
困难：1 分 = 无困难；2 分 = 轻度困难；3 分 = 中度困难；4 分 = 重度困难
评价的时间范围：过去 7d 的情况
活动 辅助 疼痛 困难 注释
1. 移动能力 　室内行走 　上楼梯 　从椅子上站起 2. 自理能力 　穿裤子 　系衣扣 　洗全身 　穿衬衫或套头衫 3. 做家务 　吸尘 　把手伸进低位橱窗中 　洗衣服 　整理院子 4. 手功能 　写字 　打开容器 　拨打电话 5. 社会活动 　工作 　驾车 　参加会议 　探亲访友

展成鹅颈畸形倾向的患者的关节保护应避免近指间关节的完全伸直，比如拿一本书。相反地，如果患者有可能发展成为纽扣畸形，应劝阻其近指间关节弯曲活动（如用钩状抓握的方式去提包）。对拇指而言，关节保护的重点在于减少捏握的力量。并且，一项系统性研究表明，（中度证据）关节保护与适应性的辅具联合使用能够增强手功能和减轻疼痛。骨关节炎的关节保护原则与类风湿关节炎类似。

表 7-1-7 掌指关节保护原则

加重掌指关节尺偏的活动	关节保护技术
用手拧瓶盖	使用开瓶器时用两只手操作
用前臂旋前和手指侧捏来搅拌东西	在中立位用柱状抓握的方法拿勺子搅拌
休息时用手托下巴	避免用手托下巴
举起一杯咖啡	用两只手举杯或者拿轻的杯子
切食物	用披萨刀、电动刀
侧捏钥匙打开车门或者启动发动机	使用带开关的钥匙
侧捏拿包	用腰包、背包、肩包
近指间关节	屈曲

（二）物理因子治疗

1. 中频脉冲电治疗

改善患者血液、淋巴循环，促进修复，松解粘连，促进炎症吸收，镇痛，刺激肌肉、神经，防止肌萎缩。常用治疗模式有神经肌肉电刺激疗法（NMES）、经皮神经电刺激（TENS）、干扰电疗法、调制中频电疗法、等幅中频电疗法。

2. 激光治疗

低水平激光治疗能减轻疼痛和晨僵。

3. 超声波治疗

利用超声波的机械作用和温热作用来松解粘连、缓解肌肉痉挛以及改善局部新陈代谢。

4. 磁疗

可有效缓解关节肿胀疼痛。有关节积液患者选用脉冲磁场疗法，无关节积液患者可使用交变磁场疗法。

5. 冲击波治疗

利用冲击波的机械应力效应、空气效应、压电效应以及代谢激活效应，治疗软组织病变及 OA 骨赘。

6. 蜡疗

利用石蜡的局部温度升高的机械作用促进血液循环、炎症消除以及组织愈合。这些物理因子手段运用的首要目的是减轻疼痛、保持或提高关节活动度。

注意事项：急性炎症期关节温度上升，不宜使用温度过高的物理因子治疗，否则会使炎症加剧。冷疗法可以降低关节温度，减轻疼痛，缓解炎症，在敏感期更适用，但也有很多患者无法忍受冷疗。在亚急性期和慢性期，热疗的运用能够缓解疼痛，促进肌肉放松，改善 ROM 及手功能。

（三）关节活动度的维持

为了维持关节活动度，需要避免大范围的关节活动，应在患者感到活动舒适的情况下工作。一般手部的运动包括腕、手指的轻柔屈伸以及拇指对掌。确保活动度训练过程中没有痛感，以防关节过度伸展，加重关节肿胀。急性期不宜进行牵拉性治疗以免进一步加重结构损伤，炎症控制后可以进行轻柔的活动以防止肌肉和结缔组织短缩而形成固定畸形。一般来说，关节活动练习所引起的疼痛在停止训练后 1h 应当缓解，否则为运动量过大或时间过长。

关节炎在不同时期可采用针对性的关节松动手法，急性期关节肿胀、疼痛明显可采用Ⅰ、Ⅱ级手法；慢性期关节僵硬、周围组织粘连可使用Ⅲ、Ⅳ级手法（表 7-1-8）。

(四)预防关节畸形

患者需要在治疗师的指导下掌握以下原则:维持肌力和关节活动度;避免可能引起畸形的体位和力量;使用大关节从事日常事务;负重时,要求负重关节处于最稳定的解剖和功能平面上;采用正确的运动模式;避免过长时间保持一种姿势;避免做超出自身能力又无法立刻停止的动作;疼痛应作为停止活动的信号;在急性期,使用固定夹板有助于减轻炎症和缓解疼痛,保护关节,保持解剖对线,间接地预防或减轻关节畸形;常规使用的夜间休息位夹板,如腕关节10°~30°背伸,轻度尺偏,手指略微屈曲自然排列。

(五)针灸疗法

针灸是中医治疗RA的主要手段。临床研究提示针灸治疗RA具有一定的疗效,可调节中枢镇痛递质的释放、改善皮质和海马的电活动、改善微循环状态、调整下丘脑-垂体-肾上腺皮质轴的功能、调节细胞因子和神经递质的释放,因此针灸对于RA在镇痛、消炎方面可能具有更好的效果。国内有人把针灸与西药做比较,发现针灸疗法在镇痛方面疗效明显,考虑可能与脑啡肽升高、调节自由基代谢以及免疫调节作用有关。

(六)作业活动能力训练

为了提高患者的生活参与能力,治疗师需要鼓励患者主动参与,适量运动,鼓励家属积极配合,给予患者正面的鼓励,促进患者的参与能力。同时治疗师需要为患者选择合适的作业活动来进行锻炼。改善肢体的活动能力、增强耐力、提高其灵活性的作业活动包括:①增强肌力训练:如利用木工、铜板、磨砂板等作业活动,为患者提供抗阻、抗重的主动运动;②维持关节活动度的训练:利用桌面推拉滚筒运动或擦拭运动,以及木钉盘的摆放等作业活动,可有效地维持关节活动度;③改善协调和灵巧度的训练:利用编纺、木刻、镶嵌等作业活动可充分改善协调和灵巧度;④增强耐力的训练:原则为少负荷、多重复,根据患者的状况、兴趣安排容易或较难、较复杂的作业活动。

(七)健康教育

在日常生活中需要注意休息、体位、病变关节保护等。营养方面应多进食富含蛋白质和维生素的食物;就业指导方面可根据患者的具体情况和能充分发挥工作技能而选择职业,一般可选择脑力劳动、办公室工作或缝纫、刺绣、编织、书写等工作;心理治疗方面应针对患者可能存在的心理问题进行评定和治疗。

(八)手术治疗

非手术治疗无明显疗效时可选择手术治疗。目前治疗关节炎的手术有早期滑膜切除术、关节清理术(关节镜、关节打磨清理术等)、截骨矫形术、关节切除术、关节融合术、软骨移植术等。对于严重者可采用全关节置换术。

表 7-1-8 Matland 分级标准及应用选择

	Matland 分级标准	应用选择
Ⅰ级	治疗者在患者关节活动的起始端,小范围、有节律地来回松动关节	疼痛
Ⅱ级	治疗者在患者关节活动允许的范围内,大范围、有节律地来回松动关节,但不接触关节活动的起始和终末端	疼痛+关节僵硬
Ⅲ级	治疗者在患者关节活动允许的范围内,大范围、有节律地来回松动关节,每次均接触到关节活动的终末端,并能感到关节周围软组织紧张	疼痛+关节僵硬
Ⅳ级	治疗者在患者关节的终末端,小范围、有节律地来回松动关节,每次接触到关节活动的终末端,并能感觉到关节周围软组织紧张	粘连,挛缩

其他还有肌腱修复、腕管减压手术等以改善关节畸形。但需要注意的是，术后应立即进行康复治疗以取得最佳治疗效果。

（姚黎清）

第二节　手与上肢肌腱损伤康复

一、概述

肌腱的修复和治疗在近几十年给外科医生和治疗师带来了诸多挑战。手指肌腱必须大距离的滑动才能满足手指全范围的屈曲和伸展。修复后肌腱粘连发展迅速，因为肌腱附着于周边组织形成瘢痕，特别是滑轮系统内修理时情况尤为明显。肌腱只有在主动屈曲和伸展时才会滑动，因而使得主动活动范围比被动活动范围更受限制。如果在修复手术后肌腱立即滑动，理论上可预防术后粘连，但在肌腱修复过程中有可能造成肌腱断裂。出于这个原因，在过去的50年中研究人员不断尝试大量解决方案，由此衍生出了众多的肌腱修复和康复手段。其主要目标是改善肌腱滑动，最大限度地减少肌腱粘连形成，同时避免修复的肌腱断裂。

二、肌腱的解剖学和损伤后的愈合

（一）概念

肌腱是由致密的胶原纤维和少量肌腱细胞组成的结缔组织结构，其作用是将肌肉和骨骼连接，并将肌肉的收缩力传递至骨骼从而产生运动。肌腱的近端连接肌肉，深入肌肉并和肌纤维连接，远端则和骨连接，连接处称为肌腱-骨结合处。

（二）肌腱的滑动

肌腱本身并不具备主动收缩的功能，只是在传递应力时发生轻度弹性伸长，要实现肌腱的功能则需要良好的滑动。滑动受到肌腱旁组织、滑膜鞘、纤维鞘、滑车结构的影响。

1. 肌腱旁组织

肌腱旁组织是包绕在非滑膜区肌腱段的网丝状的疏松结缔组织，血供丰富，将肌腱与其他周围组织隔离开，能够满足肌腱滑动。

2. 滑膜鞘

滑膜鞘又称腱鞘，是围绕在肌腱周围的特化组织，呈双盲封闭的中空管状结构，滑膜内可分泌滑液，以润滑肌腱。滑膜鞘分为脏层和壁层，脏层位于肌腱表面，壁层位于滑膜鞘外。脏层也有分泌滑液的作用，与非腱鞘段相比，在此结构中的肌腱滑动的阻力更小。

3. 纤维鞘

纤维鞘是一种纤维骨性通道，附着于骨表面，可以降低肌腱的滑动阻力，一般由纤维软骨床和纤维膜组成，通常对肌腱起支持作用。

4. 滑车结构

滑车结构是纤维鞘局部增厚加强部分，由致密结缔组织增厚形成的坚韧管状结构，其主要作用是限制肌腱的滑动轨迹，使肌腱在滑动时紧贴关节周围或骨面，可以防止弓弦样畸形。

（三）肌腱的营养

肌腱的营养供给由腱系带和滑液提供。腱系带是由在腱鞘的掌侧穿入滑膜层的血管形成的腱性结构，也称腱纽。腱系带直接为肌腱供血，多存在于手屈肌腱Ⅱ区。滑液是由滑膜鞘分泌，主要为腱鞘段的肌腱提供营养，依赖于手指运动时产生的泵效应，这也成为肌腱损伤修复后早期运动能促进肌腱愈合的依据之一。

（四）肌腱愈合

目前，公认的肌腱愈合分为炎症期、增殖期、重塑期，这三个时期彼此重叠，并无明显分界。

1. 炎症期

从肌腱损伤后即开始，伤后2~3d达到高峰，1周后逐渐下降。此时期最开始会在损伤区域形成纤维蛋白凝块，之后白细胞和巨噬细胞会向损伤区域迁移，吞噬坏死组织和纤维蛋白凝块，合成细胞因子，同时成纤维细胞也迁移进入损伤区域，合成细胞外基质成分，初步修复损伤肌腱的连续性。这个时期由于组织炎症反应，水肿严重，增加肌腱滑动阻力，过早运动可能导致肌腱再次断裂，一般认为出现关节僵硬是在术后的4~5d，2周后才会感觉到明显的粘连，因此主动运动应该在术后的4~5d开始。但极早期的消除水肿很有必要，对于水肿严重的患者，在术后10d左右也应进行活动，早期的活动以拮抗肌的主动运动为主，且应以小范围的运动开始，渐进性增大运动幅度。

2. 增殖期

从损伤后4~5d开始，持续至伤后6周左右，或称为成纤维期。此时期成纤维细胞增殖显著，胶原纤维无序排列，形成网状纤维，肉芽组织增生，新毛细血管网形成，胶原蛋白纤维束填充损伤区域，肌腱的强度开始逐渐增加。此时期是发生关节僵硬和肌腱粘连的主要时期，必须开始进行肌腱滑动训练。此外，有研究指出，控制性的拉伸运动能促进胶原合成，促进纤维排列，增加肌腱强度，提高愈合能力，在增殖期和重塑期未施加任何应力的肌腱胶原纤维显得杂乱无章且强度低。

3. 重塑期

从受伤后6周开始，可持续数月，在早期就进行活动的肌腱最早第4周就开始有重塑。这个时期细胞的数量逐渐减少，基质合成减慢，胶原纤维重新有规律地排列，肌腱组织重新塑型，并且强度逐渐提高，进而滑动有所改善。此时期肌腱强度虽然增加，但尚未恢复正常的力学特性，在损伤1年左右，能恢复到原先水平的70%~100%。

（五）肌腱的内源和外源愈合

在20世纪60年代前，肌腱愈合被认为只依赖于外源愈合，即以腱鞘滑膜组织和周围滋养血管中的成纤维细胞迁移进入损伤部位形成肉芽组织参与肌腱修复。这种愈合方式会使肌腱和周围组织形成粘连，影响肌腱滑动。但在之后的一些动物试验中，人们发现肌腱自身的静止细胞在损伤后会转变为活跃状态，增殖并合成胶原纤维，参与肌腱修复，这种愈合机制被称为肌腱的内源愈合机制。这种愈合方式可以保持肌腱表面的光滑，降低肌腱滑动的阻力及粘连的风险。而且，在保证安全的前提下，尽早进行功能锻炼可以促进肌腱的内源愈合，有效地避免肌腱粘连，在更大程度上恢复肌腱功能。

三、屈肌腱

（一）屈肌腱的定义

手部屈肌腱起自前臂的屈指肌群，通过腕管进入手，由每个手指的指浅屈肌（FDS）、指深屈肌（FDP）和拇指的拇长屈肌（FPL）组成。在前臂，手腕和手指部位指深屈肌腱比指浅屈肌腱位置要深。在近节指骨的水平位置上，指浅屈肌腱分离成为两个独立的单元，然后再次会聚在中节指骨处附着指浅屈肌屈掌指和近指间关节。指深屈肌腱出现在近节指骨的指浅屈肌腱分离部位，并继续嵌入在末节指骨远端。指深屈肌腱是唯一负责远端指间手指屈曲的肌腱。在拇指部位，末端掌长肌腱的嵌入是唯一的屈拇指指间关节。作为在手腕和手掌部位支持韧带和腕横韧带运动的肌腱，它们被滑膜囊所包围，滑膜囊内充满滑液，使肌腱滑动而不过度摩擦。在滑膜鞘包围肌腱的部分，运行一系列的相对滑动，防止屈肌出现因为主动屈曲而引发的弓弦绷紧状态。弓弦绷紧状态描述方式为，当肌腱之间的滑动不完整时，屈肌腱通过肌肉收缩从骨骼中拉出，而不是被有效地拉近。紧贴骨骼的肌腱滑动使得屈肌腱的近端滑移与肌肉收缩更有效。

(二)屈肌腱的分区及解剖学特点

(1)一般将指屈肌腱按解剖学特点从远端到近端分为Ⅰ~Ⅴ区(图7-2-1)。

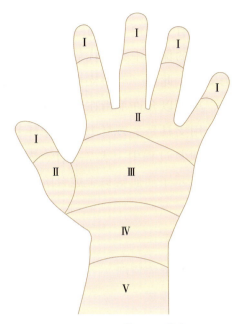

图7-2-1　指屈肌腱分区

1)Ⅰ区:指屈肌腱从中节指骨中部指浅屈肌腱止点到远节指骨掌侧指深屈肌止点,此区域只有一条指深屈肌腱,此段肌腱有腱鞘包绕。

2)Ⅱ区:从远端掌横纹指屈肌腱鞘的近端起点到指浅屈肌腱止点,此区域有指深屈肌腱和指浅屈肌腱走行,被包绕在骨纤维鞘管中。此区域受损时容易发生粘连,早期被称作"无人区"。

3)Ⅲ区:即掌区,位于手掌部,从腕横韧带远端到指骨纤维鞘的近侧。此段的指深屈肌腱是蚓状肌的起点。

4)Ⅳ区:即腕区,位于腕管内,有屈肌支持带包绕。此处由指深屈肌腱、指浅屈肌腱、拇长屈肌腱和正中神经共同走行。此区域损伤后,容易发生肿胀,纤维组织增生,其内部张力增高,增大肌腱滑动阻力,并有可能造成正中神经卡压。

5)Ⅴ区:即前臂区,从肌腱起点部位到腕横韧带近侧。此区域由腱系膜和腱旁组织包绕,组织松散,不易发生粘连,就算发生粘连,对于肌腱功能的影响也不大。

(2)拇长屈肌的解剖和指屈肌腱的解剖不同,分区也分为Ⅰ~Ⅴ区,其中Ⅰ~Ⅲ区有较大差异,Ⅳ区、Ⅴ区则基本相同。

1)Ⅰ区:即指区,由拇指近节指骨中部到拇长屈肌止点,此区域只有滑膜鞘,没有纤维鞘管。

2)Ⅱ区:即掌指关节区,由掌指关节到近节指骨中部。此区域有纤维管鞘包绕,从掌指关节掌面的籽骨间通过,损伤后容易发生粘连,影响拇指指间关节屈曲。

3)Ⅲ区:即鱼际区,由拇长屈肌腱鞘近侧缘到屈肌支持带远侧缘,在鱼际肌肉内侧通行,有滑膜鞘包绕。

(3)屈肌腱的解剖结构复杂,有滑膜鞘和纤维鞘覆盖。共有5个环形滑车(A_1~A_5)和3个十字滑车(C_1~C_3),主要起支持和保护滑膜鞘的作用,可以限制肌腱滑动方向,这些滑车病变时容易卡压肌腱或者发生弓弦样畸形。屈肌腱鞘内的血供较少,肌腱的营养主要靠滑液提供。

(三)屈肌腱康复

屈肌腱损伤修复后,首先应考虑的是肌腱能承受的力的大小,其受手术时间和手术方式的影响较大。因此,和手术医师沟通或查看手术记录是很有必要的,这样可以减小在进行功能恢复锻炼时肌腱再次断裂的风险。其次,了解肌腱愈合的时间也是极其重要的,肌腱愈合的分期已经在前面讨论过,此处不再赘述。

早期的肌腱愈合中,水肿往往较为严重。水肿会增大肌腱滑动的阻力,在功能锻炼前消除水肿有着极重要的意义。因此，在损伤后应该进行良好的体位摆放，避免过度水肿，体位摆放的时间应该在手术进行前就开始，手术后更应该尽早进行体位摆放。此外，手术结束后，若条件允许，可使用黏性绷带包扎，减少水肿程度，在手术结束后4~5d，也应该进行主动伸指被动屈指的训练。

屈肌腱康复的主要目的是恢复肌腱滑动功能，减轻肌腱粘连，促进肌腱愈合，避免肌腱再次断裂。下面讨论评估和治疗的方法。

1. 评估

（1）水肿的评估：可以直接观察，或者用测量肢体围度的方法来评估，对于伤口已经愈合的，可以使用排水法直接测量肢体体积，需要进行健患侧对比。

（2）手指活动范围评估：测量MP、PIP、DIP主动屈曲角度，进行健患侧对比。对极早期的患者或者不清楚肌腱愈合情况的患者，应慎用或者避免再次评估，防止二次损伤。

2. 治疗

（1）物理因子治疗：在术后立即使用超短波治疗可以有效防止肌腱粘连，消除肿胀，缓解疼痛。此外，激光治疗也可以促进伤口愈合。术后3周可以使用超声波治疗，防止肌腱粘连。

（2）运动训练：在早期进行主动伸指被动屈指训练可以防止肌腱粘连，促进肌腱的内源愈合，此外主动运动可以在一定程度上消除水肿。训练时，应该在腕屈曲的体位下进行，避免过早牵拉屈肌腱造成缝合处断裂。在适当的运动负荷下进行肌腱的滑动训练是安全的。训练应该呈渐进式，随着愈合时间的延长逐渐增大手指活动范围，由主动伸指被动屈指到主动辅助屈指，最后可进行主动屈指训练和屈指抗阻训练。在3周内，除非肌腱缝合稳固，否则尽量不要进行抗阻训练，但鼓励患者在无阻力情况下进行屈指训练；4周后可以视情况进行微小抗阻力训练；6周后可进行肌腱牵伸或轻度抗阻训练；8周后可进行完全抗阻和力量性抓握训练。

（3）支具的运用：支具也被称作"手夹板"，相比于石膏具有更轻便、容易穿戴、可调节的特点，在早期的保护中更具优势，应尽早将石膏替换为支具。此外，动力支具不但可以起到保护作用，也可以允许手指在安全的前提下进行活动。使用支具是手康复中的重要环节，贯穿于整个手康复过程中，表7-2-1、表7-2-2和表7-2-3显示了屈肌腱每个愈合阶段的矫形器和锻炼方法。

四、伸肌腱

（一）伸肌腱的解剖

1. 伸肌腱的组成

手部的伸肌腱由12根肌腱和伸腕肌腱支持带组成，从桡侧至尺侧的12根肌腱分别为：拇长展肌腱、拇短伸肌腱、桡侧腕长伸肌腱、桡侧腕短伸肌腱、拇长伸肌腱、4根指总伸肌腱、示指伸肌腱、小指伸肌腱和尺侧腕伸肌腱。而示指、小指的伸肌腱都位于各自指伸肌腱的尺侧。伸肌腱较屈肌腱扁平，也不像屈指肌腱那样有腱鞘存在（图7-2-2）。

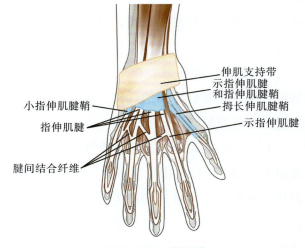

图7-2-2 伸肌腱

第七章 骨骼、肌肉、软组织病损的康复

表 7-2-1 屈肌腱修复后固定方案

	早期	中期	后期
矫形器	背侧限制动态矫形器 · 手腕屈曲 20°~30° · 掌指关节屈曲 50°~60°，指间关节中立位	· 调整背侧限制动态矫形器到手腕中立位 · 重复锻炼	· 无须保护矫形器 · 必要时夜间佩戴矫形器
运动	· 固定 在早期由治疗师被动屈曲	· 被动弯曲 · Duran 被动练习 · 带手腕弯曲的主动延伸 · 手腕肌腱固定锻炼 · 适当屈曲 · 3 周评估肌腱滑动；如果粘连，增加肌腱直勾拳滑动训练 · 制动练习	增加活动内容如下： · 完全主动弯曲和伸展 · 制动 · 轻微耐力训练

表 7-2-2 屈肌腱修复后的即刻被动屈曲训练

	早期	中期	后期
静态定位矫形器	背侧限制动态矫形器： · 手腕 20°~30° 屈曲 · 掌指关节 50°~60° 屈曲 · 指间关节中立位	· 去除矫形器并锻炼	· 无须保护矫形器 · 如果伸展受限，可使用夜间矫形器
弹性牵引矫形器	与静态定位矫形器相同，增加白天指尖弹性牵引	· 从指尖去除弹性牵引力 · 去除矫形器并锻炼	· 无须保护矫形器 · 如果伸展受限，可使用夜间矫形器
运动	· 被动弯曲 · Duran 被动练习 · 矫形器中的主动指间关节背伸运动	移除矫形器，并增加如下活动： · 手腕肌腱固定 · 主动保持弯曲 · 适当主动屈曲 · 手指伸展，手腕弯曲，逐渐将手腕到中立位 · 评估肌腱滑动 如果粘连，需进行缓慢的肌腱滑动运动	增加活动内容如下： · 手腕呈中立位，手指伸展，手腕逐渐背伸 · 如果肌腱粘连， · 如果有粘连，进行轻度肌力运动 · 在术后 12 周进行逐级的、进阶的肌力训练 · 被动 IP 扩展（必要时）

表 7-2-3 屈肌腱修复后的即刻主动弯曲训练

	早期	中期	后期
矫形器	· 腕关节矫形器和静态背侧制动矫形器 · 用或不用弹性牵引	继续穿戴矫形器 6 周；如果使用弹性牵引，在 4 周停止	不佩戴矫形器进行渐进式全范围主动活动或基于手部背侧的限制型动态矫形器进行训练 如果存在指间关节屈曲痉挛，8~10 周后使用指间关节延伸器
运动	· 手腕肌腱固定 · 被动屈指 · 掌指关节弯曲时指间关节伸展运动 · 放置并主动保持屈曲	继续进行早期练习，添加以下内容： · 轻微主动屈曲 · 直拳 · 复合拳 · 如果存在粘连，必要时予以被动指间关节牵伸	继续进行中期阶段练习，并增加以下运动内容： · 勾拳练习 · 如果存在粘连，8 周后进行适当抓握练习

2. 手指伸肌装置

手指伸肌装置由一根中央束和两根外侧束构成。中央束止于中节指骨底，外侧束在中节指骨背侧合并后止于远节指骨底。侧束的近侧部和骨间肌肌腱相连，远侧部和蚓状肌肌腱相连，指伸肌腱在和骨间肌、蚓状肌协同运动时，可做屈曲掌指关节伸直指间关节的运动，这个动作也被称为蚓状抓握。若中央束断裂，近指间关节不能伸；若两侧束断裂，远指间关节不能伸直，发生"锤状指"畸形。中央束和两侧束同时断裂时，手指发生屈曲位畸形。

3. 伸肌支持带

位于手腕背侧，由前臂深筋膜的一部分增厚形成，包裹在腕部伸肌腱的外侧，并和腕横韧带一同发挥作用。伸肌支持带的深面发出5个间隔附着于桡、尺骨远端的背侧面，并形成6个骨纤维管道，中间有前臂9根伸肌腱及腱鞘通过。其作用主要是保护通过腕背侧的伸肌腱，防止肌腱产生弓弦畸形。

（二）伸肌腱的分区

根据 Verdan 分法，将指伸肌腱分为8个区，拇指分为5个区。其中奇数区与关节对应，偶数区与骨干对应，从远至近依次为：远指间关节区（EⅠ）、中节指骨区（EⅡ）、近指间关节区（EⅢ）、近节指骨区（EⅣ）、掌指关节区（EⅤ）、掌骨区（EⅥ）、腕区（EⅦ）、前臂区（EⅧ）（图7-2-3）。

（三）伸肌腱的康复

1. 评估

可参照屈肌腱评估方法。

2. 治疗

（1）物理因子治疗：可参照屈肌腱治疗方法。

（2）运动治疗：总体训练原则和屈肌腱类似。早期可进行主动屈指被动伸指训练，渐进式扩大活动范围。4周后可进行无阻力主动伸指训练，渐进性增大伸指阻力。6周后可进行全范围屈指训练。

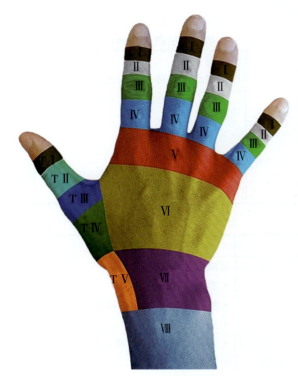

图 7-2-3　Verdan 伸肌腱分区

（3）康复流程可参照表7-2-4。

五、影响肌腱滑动的因素

（一）肌腱周围组织、腱鞘和滑车

特别指出的是，肌腱损伤时，在不光滑的肌腱修复处滑动，或是在滑膜腱鞘切除后的滑车边缘处滑动时容易受压，且会使阻力增大，严重者可导致修复的肌腱再次断裂。

（二）关节僵硬程度

肢体损伤后关节由于被固定而发生关节僵硬现象，而关节发生僵硬后需要很大的拉力才能使肌腱拉动关节。因此关节僵硬会大大增加肌腱滑动的阻力。

（三）肢体的水肿程度

水肿不但会使肌腱周围组织紧贴在损伤的肌腱上，水肿也会使弯曲关节对侧皮肤、皮下组织的张力增大，使腱鞘拉动关节的力量增大。有实验表明，水肿产生的阻力和肿胀的严重程

表 7-2-4 康复流程

切断区域	开始时间	支具类型	佩戴时间	活动
手指 1、2 区域	1~14d	长锤子支具 近端关节屈曲 40° 远端关节过伸 10°（如远端指骨背撕裂，远端关节保持在伸直位 0°）	全天	其他手指自由活动
	15~42d	短锤子支具 远端关节过伸 10° 近端关节主动屈伸	全天	近端关节及其他手指关节主动伸屈
	43~84d	短锤子支具	夜间	日间去除支具全部自由无阻力活动
	85d 后	去除所有支具		开始渐进式抗阻力运动
手指 3 区域	1~21d	手休息支具 手指近端及远端关节固定于伸直位 掌指关节屈曲 40° 手腕伸直 40°（如有神经损伤，保持 0° 伸直位）	全天	其他关节自由活动
	22~35d	被动式近端关节伸直支具 制动式手指伸直支具	日间 夜间	被动式近端关节伸直支具 近端关节主动屈曲及被动伸直 远端关节自由无阻力活动
	36~42d	制动式手指伸直支具	夜间	日间去除支具自由无阻力活动
	43d 后	去除所有支具		开始渐进式抗阻力运动
手指 4 区域	1~21d	手腕伸直 40°，掌指关节屈曲 40°；手指近端关节活动幅度为可改的掌板；第 1 周 0°~40°，第 2 周 0°~60°，第 3 周 0°~90°	全天	手指主动屈曲（在支具范围内）及被动伸直活动（每小时 10 次）
	22~35d	制动型支具 去除动力部分，改为手腕直伸支具（手腕固定于 40° 伸）	全天	手指主动伸直及屈曲活动 温和阻力的手指屈曲活动
	36~42d	手腕支具	夜间	手指及手腕主动伸直及屈曲活动
	43d 后	除去所有支具		开始渐进式抗阻力运动
手指 5 区域	1~7d	制动型支具 手指远端及近端关节固定于伸直位 掌指关节固定于屈曲 40°、手腕固定于 0° 伸直位（如有神经损伤）	全天	
	8~21d	制动型支具 掌指关节固定于屈曲 40°、手腕固定于 0° 伸直（如有神经损伤）	全天	手指远端及近端自由伸直屈曲
	22~35d	手腕制动型支具 手腕固定于 40° 伸直位	全天	手指远端、近端及掌指关节主动伸直及屈曲活动 适当阻力的手指屈曲活动
	36~42d	手腕制动型支具	夜间	手指及手腕主动伸直及屈曲活动
	43d 后	除去所有支具		开始渐进式抗阻力运动

续表 7-2-4

切断区域	开始时间	支具类型	佩戴时间	活动
手指6、7区域	1~7d	手腕制动型支具 手腕固定于背伸40°	全天	手指可以自由地屈曲及伸直
	8~27d	手腕制动型支具 手腕固定于背伸30°	全天	手指可以自由地屈曲及伸直
	28~42d	手腕制动型支具 手腕固定于背伸30°	夜间	手指可以自由地屈曲及伸直
	43d后	除去支具		开始渐进式抗阻力运动
拇指1、2、3、4、5区域	1~21d	动力型支具 拇指微外展及伸直的位置 手腕固定于背伸40°（0°伸直如有神经损伤） 第1周：掌指关节固定于伸直的位置，指关节屈曲0°~45° 第2周：掌指关节固定于伸直的位置，指关节屈曲0°~90° 第3周：掌指关节0°~45°屈曲，指间关节自由伸直屈曲	全天	手指在支具内主动屈曲及被动伸直（每小时10次）
	22~35d	腕关节制动型支具 腕关节固定于伸直位0°~40°	全天	拇指主动伸直及屈曲 适当阻力的手指屈曲活动
	36~42d	腕关节制动型支具	夜间	拇指及手腕主动地伸直及屈曲
	43d后	除去所有支具		开始渐进式抗阻力运动

度与水肿的面积成正比，严重的水肿可以使肌腱滑动阻力成倍增加。

（四）肌腱修复面的平整程度

肌腱缝合后的表面都会有一定程度的不平整，以及肌腱愈合后的肉芽组织和粘连组织都会使摩擦力增加。

（五）拮抗运动侧肌腱的紧张程度

固定时间较久的肢体拮抗侧的肌腱滑动会因为受伤后纤维蛋白渗出液在组织间隙沉积，或因为久不运动，而使肌腱的弹性下降，受伤处肌腱主动运动的阻力增加。

（六）肌力的影响

肢体受伤后由于各种原因导致的肌力下降会影响肌腱的滑动。因此在早期就应该做好消炎、消肿、预防粘连等措施。

六、肌腱转移术

（一）分支肌腱转移手术

分支肌腱转移手术是一个非常令人兴奋和有益的治疗方法。肌腱转移手术提供了改进和增强手功能的可能性。肌腱转移手术由团队合作完成，包括外科医生、患者、治疗师、社会工作者和心理学家。治疗师在整个康复过程中发挥重要作用。术前，治疗师需评估和准确记录患者的功能障碍。术后，需给出患者可做及不可做的动作细节，以及康复目标。作为外科医生，需要向患者及家属解释整个手术过程，包括术中会遇到的各种情况。作为治疗师，需要积极与医生合作，指出患者功能恢复中的重点。必要时咨询社会工作者或心理学家调整患者术后就业的心理不适应；可寻找一些额外的支持服务，如居家康复管理或保险公司等。与患者一起合作，实现功能的最大化。

（二）适应证

肌腱转移手术最重要的是重建手的功能。肌腱转移手术的适应证包括中枢神经系统引起的手功能严重障碍，如脊髓损伤或脑瘫，或创伤性上肢无法修复的神经和肌腱撕裂或压碎。长期受压迫的肌肉也会发生不可逆转的损害。肌肉反射性疾病的其他原因，如脊髓灰质炎，风湿性关节炎，或夏-马-图三氏肌萎缩（手的内在神经肌萎缩），以及先天性畸形，如发生臂丛神经麻痹或拇指发育不全。

整个单位肌肉-肌腱转移的前提是保存完整的神经和血液供给；神经再生与传递，包括供体运动神经植入去神经的血管、肌肉肌腱，这是一个邻近关节产生的不自主运动。例如主动伸腕时手指和拇指自然屈曲。

一般先考虑进行神经减压术，神经、肌肉或肌腱修复术等替代治疗。肌腱转移需要考虑以后的恢复和神经的重建，需要等待3~4个月，直到满足下列条件：①水肿和炎症消退；②有充分的软组织；③关节活动恢复正常。

（三）术前治疗

矫形器介入对周围神经损伤术前是有益的，矫形器可以大大提高患肢的功能，例如：①桡神经麻痹需要辅助手腕、掌指关节伸展；②正中神经麻痹需要支持和固定拇指；③尺神经麻痹需将掌指关节固定在屈曲位置。如果正中神经也牵涉其中，还需要额外的支持使拇指外展。

（四）评估

评估和面谈决定着患者的手术计划和术后恢复期望。

评估包括：①记录详细的损伤病史，从发生到目前为止所有的手术、治疗，这些都将决定能否行肌腱转移手术。②观察和记录皮肤瘢痕的位置，是否有粘连、萎缩，皮肤颜色。使用单丝测试、两点辨别觉和/或实体觉测试。在面对患儿时，治疗师需要仔细观察他们是如何使用患肢的。③功能性灵巧测试或Moberg收集测试。

（姚黎清）

第三节　腱鞘炎的康复

腱鞘炎（tenosynovitis）是由创伤、腱应力（扭伤或劳损）、细菌性疾病（淋病、结核病等）、风湿病和痛风等疾病引起的腱鞘滑膜内层的炎症反应。临床表现为炎症部位疼痛、水肿、关节活动受限。通常发生在手、腕、肩关节囊、髋关节囊、腿后肌和跟腱。根据病因分为感染性腱鞘炎、炎症性腱鞘炎及劳损性腱鞘炎。常见的为De Quervain腱鞘炎、扳机指。

一、De Quervain 腱鞘炎

（一）概述

De Quervain腱鞘炎又称桡侧茎突腱鞘炎、妈妈指/腕、打字指，是包裹于控制拇指活动的两个肌腱的腱鞘炎。为附着于第一背侧腕室内肌腱的韧带组织原发性的非炎症性增厚，影响拇长展肌和拇短伸肌腱的滑动及拇指的功能，并引起桡侧腕关节疼痛。男女发病率之比为1∶3。目前其确切的发病机制暂且不明。可能的原因是反复劳损或直接创伤拇长展肌和拇短伸肌腱，从而引起腱鞘炎。拇长展肌和拇短伸肌腱的起止点见图7-3-1，常见的发病部位见图7-3-2。

（二）诊断

在活动拇指后，腕关节拇指根部近第一伸肌间隔处突发或进行性疼痛，常常伴有第一伸肌间隔的肿胀（图7-3-3）。

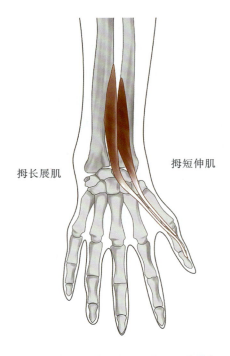

图 7-3-1　拇长展肌和拇短伸肌肌腱的起止点

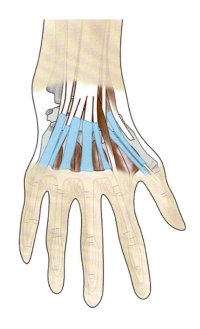

图 7-3-2　常见的发病部位

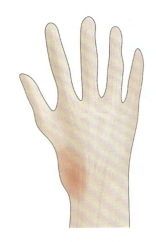

图 7-3-3　肿胀

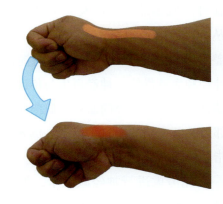

图 7-3-4　Finkelstein 试验主动活动

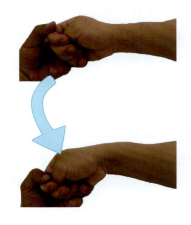

图 7-3-5　Finkelstein 试验被动活动

（三）体征

（1）活动拇指或/和腕关节或挤压第一伸肌间隔时疼痛加重。可伴有捻发音。

（2）Finkelstein 试验（最常用）。握住拇指并快速尺偏，从而引出茎突尖疼痛。此活动可为主动活动（图 7-3-4），也可为被动活动（图 7-3-5）。

注意事项：该试验阳性时，需排除以下三种疾病。①第 1 腕掌关节骨性关节炎：在轴向挤压关节下进行该试验所引起的疼痛；②桡神经浅支损伤：前臂感觉异常性疼痛（cheiralgia paraesthetica）、桡神经浅支卡压综合征（wartenberg's syndrome），Hoffman-tinel征阳性，即轻敲桡神经浅支引出神经分布区域刺痛感）；③交叉综合征（intersection syndrome）：疼痛偏向于前臂背侧正中腕关节下2~3cm。

（四）治疗

1. 非手术疗法

（1）宣教：通过指导患者避免受影响的肌腱机械摩擦以减轻疼痛和水肿。可从以下三个方面出发。①活动：告诉患者什么样的活动可加重症状，如抱孩子、拧毛巾、弹钢琴等；②功能：哪些单位负载需避免（力量、角度及重复运动）：尽可能避免拇指、腕关节的重复活动、静态训练、屈拇、尺偏、手部剧烈活动；③疼痛：避免引起手部疼痛的活动。

（2）非甾体抗炎药：减轻疼痛和水肿，如萘普生、扶他林、布洛芬等。

（3）夹板疗法：减少疼痛肌腱机械摩擦的次数。除了洗漱及在无痛范围内的运动训练外，佩戴时间持续3~8周。

（4）类固醇注射：缓解症状，一般应用甲泼尼龙或曲安奈德，结合局部麻醉用药（图7-3-6）。

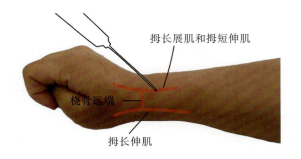

图7-3-6 局部用药

注意事项：①注射所引起的疼痛一般少于2d，若持续疼痛则应及时就诊；②患有糖尿病的患者需注意血糖的变化；③注射后手应休息1~7d，扭伤的组织应避免使用夹板疗法。

（5）针灸：针灸治疗时疼痛减轻不明显，但拔针后几小时内疼痛明显缓解。

（6）其他：①运动疗法。在无痛范围内缓和、有规律、全范围运动，疼痛时做等张运动。早期应避免抗张力训练、热水浴、炎症肌腱上加压绷带。②冷水浸泡。疼痛早期使用。③肌内效贴。以限制拇指活动度。④超声药物导入。缓解炎症、止痛。

2. 手术治疗

通过打开第一间隔来增大两肌腱的空间，减少第一间隔顶与两肌腱在桡侧茎突的机械摩擦，从而缓解症状。

（1）术后治疗：增加关节活动度、肌力，预防瘢痕粘连。

术后注意事项：①抬高患肢，超过心脏水平面，以避免水肿；②活动手指以防止瘢痕粘连；③术后2~6周后才能负重；④手部休息，避免拇指运动。

（2）综合治疗：根据病程及患者对疾病的耐受度选择相应治疗（图7-3-7，图7-3-8）。

二、扳机指的康复

（一）概述

扳机指又名屈指肌腱狭窄性腱鞘炎（digital stenosing tenosynovitis），因疼痛引起手指功能障碍，是由指屈肌腱通过位于掌指水平的狭窄滑车支持带时引起的机械损伤。可出现腱鞘增生、纤维软骨化，同时可有结节形成。该结节导致肌腱在滑膜鞘内不能正常滑行。当手指屈曲时，结节在滑膜系统内通过，并在通过狭窄环形腱鞘时发生嵌顿，从而使手指固定于屈曲位。这类患者通常有重复性损伤、糖尿病、类风湿关节炎、痛风病史，发病年龄多在40岁以上，女性多于男性。拇指及环指较其他指多见，可多指并发。小儿也可发病，以拇指多见。

（二）致病机制

当指伸时结节在滑车（pulley）远端。当指屈时，结节被固定于滑车近端（图7-3-9，图7-3-10）。

腱鞘炎的严重程度和持续时间是决定治疗类型的主要因素。严重程度和持续时间均分为五个亚组。对于每个患者来说，合适的治疗选择如下所示：

持续时间		1 症状非常轻微		2 症状轻微		3 中度症状		4 症状严重		5 症状十分严重	
5 慢性期 ≥6个月							IO		IO		IO
					ICS			ICS				
4 慢性期 3≤6个月			IC		IC		IC	IO		IO		IO
					ICS		ICS		ICS		ICS	
3 亚急性期 2≤3个月		IS		IS	IC	IS	IC	IO		IO	IC	IO
			INS		INS	ICS		INS	ICS		ICS	ICS
2 亚急性期 (1≤2个月)		IS		IS	IC	IS	IC		IC		IC	
		IN	INS	IN	INS		INS		ICS		ICS	ICS
1 急性期 (≤1个月)		IS		IS	IC	IS	IC		IC		IC	
			INS	IN	INS		INS					

非常轻微的疼痛其他症状 →→→ 难以忍受的痛苦其他症状

→ 严重程度

图 7-3-7　对疾病耐受度

分级治疗		
1	IN(非甾体抗炎药)	
2	IS(夹板固定)	
3	INS(非甾体抗炎药和夹板固定结合)	
4	IC(皮质类固醇)	
5	ICS(皮质类固醇注射和夹板固定结合)	
6	IO(外科手术)	

治疗层次结构并不意味着所有步骤都应该针对每个患者执行NSAID（非甾体抗炎药）

图 7-3-8　选择相应治疗

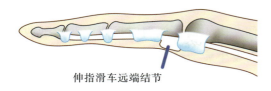

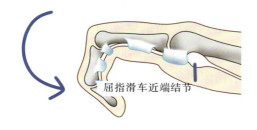

图 7-3-9　手指环形滑车

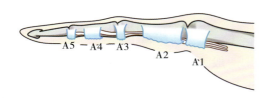

图 7-3-10　扳机指致病机制

（1）屈肌腱鞘增厚导致正常组织经过时摩擦力增大。

（2）腱鞘中的结节增大可导致肌腱在 A1 滑膜系统中滑行困难，导致手指活动受限。

（3）当结节通过腱鞘滑膜系统时有嵌顿或扳机感。

（4）当手指屈曲时，结节移至近端，从而妨碍手指再伸直。

（三）诊断

1. 症状

在发病初期，活动手指时有滴答声。随着病情发展，完全屈曲手指后，当试图伸指时手指有被绞索感或被迫嵌顿。这一过程通常伴随疼痛（图 7-3-11）。

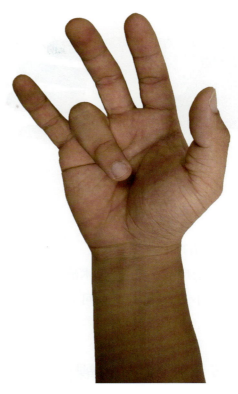

图 7-3-11　症状

2. 体征

在受限部位一般可触诊到明显的小结（需与肌腱包块，如肿瘤、神经节、脂肪瘤相鉴别）；触诊 A1 滑车支持带区域时有疼痛或水肿；主动复合指屈时可闻及捻发音；复合指屈时有绞索感。

（四）治疗

1. 非手术疗法

夹板固定、矫形器使掌指关节处于中立位。需保证指间关节可屈曲（图 7-3-12）；运动疗法在掌指关节中立位下（携带矫形器下）适当地进行指间关节全范围屈伸运动，每次重复做 20 次，间隔 2h 做一次。摘除矫形器后在无刺激症状下行握拳运动；按摩屈肌腱鞘及手掌。

上述治疗 3 周后症状有所好转者持续治疗 6 周。

上述方法治疗 3 周无改善者，予以类固醇注射剂注射；疼痛严重者，予以非甾体抗炎药

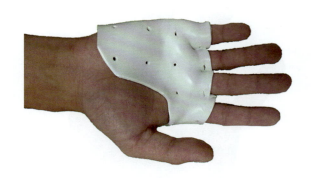

图 7-3-12　夹板治疗

2. 手术治疗

当保守治疗无效时考虑手术治疗。主要为松弛 A1 滑车。小儿拇长屈肌结节可通过手术纠正。

（姚黎清）

第四节　肱骨内上髁炎的康复

一、概述

肱骨内上髁炎（internal humeral epicondylitis）是指前臂屈肌总腱的起始部位疼痛和压痛的慢性劳损性疾病。好发于 30~50 岁人群，其发病率为 0.3%~1.1%，尤以腕关节需要重复屈曲、吸烟者以及肥胖者多见。进行打高尔夫球、垒球等运动时，肘关节存在明显的外展应力，而肘内侧有拉张应力，加之腕屈肌的突然收缩而致前臂屈肌止点劳损，故又称高尔夫球肘。其发病机制与肱骨外上髁炎相似，但远不及后者常见。

二、病因

肱骨内上髁炎的发病机制与肱骨外上髁炎类似，起源于肱骨内上髁处的肌腱反复的微撕裂是其首要原因，被累及的肌肉通常包括桡侧腕屈肌、旋前圆肌、掌长肌、指浅屈肌、尺侧腕屈肌等，主动或被动牵拉这些前臂屈肌总腱时，肱骨内上髁部出现牵引应力，当牵引应力超过其适应能力时，势必引起屈肌总腱肌筋膜损伤。由于前臂屈肘时反复、紧张地收缩、牵拉而发生疲劳性损伤。

三、临床表现

该病的主要表现为肘关节内侧疼痛或酸痛，尤其是在做前臂旋前并主动屈腕时疼痛加重，可沿尺侧腕屈肌向下放射，出现屈腕无力，提水桶困难等。

四、体格检查

前臂做对抗性旋前运动时，可诱发肱骨内上髁屈肌腱起始部剧烈疼痛。在主动用力伸指、伸腕的同时，前臂旋后也可诱发该部位疼痛。肘关节屈伸功能多无影响。

五、辅助检查

（一）X 线检查

一般无异常表现，肱骨内上髁附近可有钙化沉积。

（二）超声检查

超声主要表现为屈肌总腱肿胀、局部回声减低和撕裂，局部可探及血流信号。低回声提示胶原纤维变性、断裂、继发肉芽组织增生，而无回声区则提示纤维结构撕裂。

六、治疗方案

1. 非手术治疗

非手术治疗是肱骨内上髁炎最主要的治疗方案，保守治疗可以缓解 88%~96% 患者的疼痛。保守治疗方案包括休息、非甾体抗炎药、物理治疗、针灸、体外冲击波、注射富血小板血浆、注射皮质类固醇等。

有研究表明注射皮质类固醇在 6 周内可改善症状，但并不能改善长期症状。由于尺神经与肱骨内上髁相毗邻，因此局部注射皮质类固醇时需注意保护尺神经。富血小板血浆注射可能对慢性肱骨外上髁炎有益，但仍需进一步研究。大量的研究表明体外冲击波治疗肱骨内上髁炎是有限的，除了短期疗效外，其治疗作用可以持续至治疗后6个月。

2. 手术治疗

如果保守治疗6~12个月后症状仍然持续存在，建议进行手术干预，但是手术过程中损伤尺神经的可能性较大。因此，肱骨内上髁炎的手术治疗需慎重选择。

（姚黎清）

第五节 肱骨外上髁炎的康复

一、概述

肱骨外上髁炎又称"网球肘"，是临床上一种常见的软组织疾病。好发于35~50岁的人群，男女发病率相近。临床上以肘关节外侧疼痛最为常见，症状可持续6个月到数年，大约有89%的患者在12个月内缓解。

二、病理机制

典型肱骨外上髁炎的病理基础为肌腱组织的退行性改变，是一种肌腱炎而非常规意义上的炎症反应，炎症细胞仅仅在该病的早期出现。显微镜下观察病变组织主要是由幼稚无序的胶原纤维构成，同时有分化不成熟的成纤维细胞及血管、肉芽组织长入，取代了排列整齐的正常腱性纤维。肉眼观察，病变的肌腱组织颜色暗灰、水肿、质脆，类似于硬化的肉芽组织，合并不同程度的撕裂。过度使用以及重复创伤从而使得起源于肱骨外上髁处的伸肌，尤其是桡侧腕短伸肌、指总伸肌腱组织纤维化、微撕裂。

三、临床表现

该病主要表现为肘关节外髁处局限性疼痛，并向前臂放射，尤其是在内旋时。患者常主诉持物无力，偶尔可因剧痛而使持物掉落。静息后再活动或遇寒冷时疼痛加重。

四、体格检查

Conzen试验，即前臂伸肌张力试验。屈曲肘关节，前臂旋前，检查者将患侧腕关节屈曲，若患者肱骨外上髁处疼痛即为阳性，提示肱骨外上髁炎（图7-5-1）。

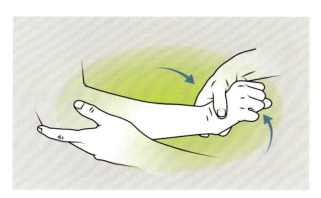

图7-5-1 Conzen试验

Mill试验，即腕伸肌紧张试验。患者伸直患侧肘关节，前臂旋前，检查者将患侧腕关节屈曲，若患者肱骨外上髁处疼痛即为阳性，提示肱骨外上髁炎（图7-5-2）。

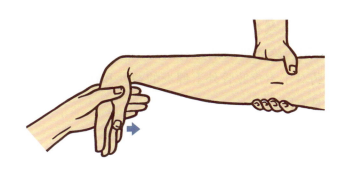

图7-5-2 Mill试验

五、辅助检查

（一）X线检查

一般无异常表现，发病时间长者可见骨膜反应，肱骨外上髁附近有钙化沉积。

（二）MRI检查

MRI不仅能清晰显示关节周围骨质信号，

还能清晰显示肌腱、关节囊、韧带、关节软骨等组织的细微结构。起源于肱骨外上髁的伸肌总腱在MRI所有序列上均表现为低信号。有研究表明，大部分肱骨外上髁炎并非单一的伸肌总腱的病变，通常会合并尺侧副韧带、桡侧副韧带等改变。冠状位MRI表现为T2WI抑脂像，合并桡侧副韧带损伤呈水样高信号，合并内侧副韧带损伤的可见韧带附着处水肿、增粗，内可见水样高信号，合并伸肌损伤的可见伸肌内条片状高信号。

（三）超声检查

伸肌总腱厚度多有增粗，回声减低或不均匀，部分患者伸肌总腱内见点状、斑块状强回声钙化灶，肱骨外上髁皮质早期一般无异常，慢性期患者会出现骨皮质不光滑甚至骨刺等表现。

六、治疗方案

（一）非手术治疗

肱骨外上髁炎非手术治疗的有效率达90%以上，休息可以缓解疼痛，并且可以减轻机械应力，从而为肌腱提供一个自我修复的环境。

（二）药物治疗

虽然有研究表明局部使用非甾体抗炎药在4周内疼痛进展期是有效的，但是非甾体抗炎药对于治疗肱骨外上髁炎的益处和伤害的证据是有限的。

（三）冲击波疗法

近年来国内外许多研究表明，体外冲击波治疗肱骨外上髁炎是一种安全、经济、有效的治疗方法。但是也有研究指出，冲击波在改善肱骨外上髁炎的疼痛及功能方面几乎没有作用。

（四）注射疗法

临床上有很多种药物被用来注射在肱骨外上髁周围，从而缓解疼痛。常用的注射治疗方法包括：局部注射类固醇、注射A型肉毒毒素、注射自体全血和富血小板血浆。尽管有研究表明，局部注射皮质类固醇在短期内是有效的，但是更多的证据表明长期使用并不能获益。而且，有证据表明，在接受局部注射皮质类固醇26周后，其症状会加重。并且这个发现在体外试验中也获得了证实。这可能是由于皮质类固醇可能不利于腱细胞的增殖、腱细胞的活性以及胶原的合成。虽然有较多的研究认为A型肉毒毒素可以缓解疼痛，但是所有的研究都指出注射A型肉毒毒素不能增强握力，而且由此引起的第3、4指伸肌的麻痹给患者带来的不适是否可以用其他的疗法来改善仍需进一步研究。另外，肉毒毒素注射的部位、注射的量、患者的期望也需进一步研究。有研究表明自体全血和富血小板血浆可以改善肱骨上髁炎的疼痛，但是也有系统综述指出注射富血小板血浆并没有改善功能。总之利用自体全血和富血小板血浆治疗肱骨外上髁炎证据仍然欠缺。

（五）针灸疗法

有大量的证据表明针灸治疗肱骨外上髁炎是有效的，它可以缓解疼痛并改善功能，但是其确切疗效仍需进一步研究。

七、康复治疗方法与辅具应用

物理疗法在缓解疼痛及改善功能方面有一定的作用，但是没有证据表明哪一种物理治疗方法最有效。有研究表明离心收缩结合牵伸训练、等长收缩训练对于治疗肱骨外上髁炎可能有效。辅具对于治疗肱骨外上髁炎而言是推荐的，但是其疗效仍有争议，也没有证据显示哪一种辅具更好。另外低强度激光、经皮神经电刺激、脉冲电刺激、超声波等对于治疗肱骨外上髁炎是推荐的。总之单一的物理疗法疗效有限，综合康复治疗可能会使患者更受益。

八、手术治疗

目前没有足够的证据证明手术治疗对于缓解肱骨外上髁炎有效。

（姚黎清）

第六节　掌腱膜挛缩的康复

一、概述

掌腱膜挛缩是一种影响手掌筋膜的良性结缔组织疾病。1614年由Plater首先发现，1831年Dupuytren较全面地描述了此病。但其原因尚不清楚，发病缓慢，主要侵犯掌腱膜，病理改变为纵行纤维结缔组织增生，临床表现为掌指关节和近指间关节的屈曲挛缩。目前对掌腱膜挛缩的治疗手段是有限的，首选手术治疗。术后治疗包括夹板、运动和瘢痕管理。但治疗师需对患者进行合理的临床判断和个体化治疗，而不是遵循传统的治疗方法。

二、流行病学

掌腱膜挛缩在全世界几乎所有种族群体中都可见。在全球白种人中的发病率是3%~6%，发病率随着年龄的增长而增加。该疾病10%~30%具有常染色体显性遗传模式的表现。与女性相比，男性在45~50岁的患病率更高，通常早女性10年出现峰值。掌腱膜挛缩常常表现为手掌筋膜和手指的孤立疼痛。受侵犯以环指最多，其次为小指，中、示、拇指的发病率依次减少。有研究报告指出，42%~98%的病例存在两侧对称性症状。

掌腱膜挛缩与遗传、种族有关，白种人的发病率高于黄种人与黑种人。也与其他几种疾病或病症之间存在显著关系，掌腱膜挛缩患者糖尿病发病率明显上升。酒精中毒在一些研究中显示出正相关。创伤后的掌腱膜挛缩通常是非进行性的，并且是可逆转的，这表明它是由不同的病理机制导致的。研究发现，掌腱膜挛缩的发生率在癫痫患者中明显较高。

三、解剖与病理

正常的掌腱膜为一种支持结缔组织，以维持手部的重要组织，如血管、神经、肌腱等处于正常位置以及防止手部遭受损伤。掌腱膜位于手掌中部，是皮肤下三角形筋膜样组织，被覆在屈指肌腱及蚓状肌的表面。掌腱膜从腕部向指根与屈指肌腱方向一致呈扇形散开，分成四条纵行的纤维束，止于掌远侧横纹以远的皮肤，部分纤维止于屈指腱鞘上。

掌腱膜延伸到手指部，其纵行纤维大体分成三束：中央束在手指掌侧，通过纤维脂肪组织与手指全长的皮肤相连；两侧束则连于肌腱的纤维鞘管、指骨膜和指关节囊上。除了纵行纤维外，在手指的近节与中节，Grayson韧带的横行纤维从腱鞘中线越过指神经血管束浅面止于皮肤。在指骨侧方又有Cleland韧带的短的斜行纤维，经指神经血管束背面止于皮肤。这两条韧带的纤维均与侧方指膜纤维混合。在掌指关节平面，腱前束两旁的纵行纤维位于指神经血管束的浅层及中央，然后斜向手指侧方，称为螺旋束。该束是造成手指屈曲挛缩的主要病变组织。

尺侧的远端指骨关节褶皱附近出现结节，通常是掌腱膜挛缩的第一表现，而后逐渐扩大或者也有可能稳定保持。出现索条状收缩导致单独的掌指关节挛缩或者掌指关节和近指间关节同时挛缩。

掌腱膜挛缩目前还没有一个统一的分期，可以根据病理、病程和受累手指关节进行分期分型（表7-6-1，表7-6-2，表7-6-3）。

表 7-6-1　根据细胞与胶原主要成分在病变组织中的分期

分期	细胞和胶原主要成分的变化
早期	繁殖阶段：成纤维细胞增生
活动期	浸润阶段：成纤维细胞浸润
晚期	残余阶段：主要是纤维化形成，造成挛缩

表 7-6-2　根据病程分期

分期	临床表现
早期	掌腱膜增厚，手掌手指凹陷出现皮下结节
进行期	此时的掌腱膜开始出现挛缩，皮肤和筋膜较稳定，结节明显变大，伸指时由于血管受压导致皮肤发白，并出现皱褶
晚期	结节消失被皮下条索取而代之，形成关节挛缩，不能主动或被动伸指

表 7-6-3　根据受累手指关节分型

分型	临床表现
Ⅰ型	可触及手掌的皮下结节
Ⅱ型	手掌触及结节出现挛缩束带，掌指关节与近指间关节未受累及
Ⅲ型	在Ⅱ型的程度上掌指关节受累，近指间关节正常
Ⅳ型	在Ⅲ型的程度上又累及近指间关节

四、临床表现

中老年人多见，双手同时发病较多见，单手少见。男性多发，男女比例为 8∶1，以环指多见，其次为小指，拇、示、中指少见（图 7-6-1）。

发病较缓慢，可达数年或十多年之久，也可以在几个月内较快进展，有时又会出现病变停止后再进展，一般多数人无任何不适，直到发现手指屈曲挛缩，无法伸直才会就诊。

尺骨侧的远端指骨关节褶皱附近出现结节，通常是掌腱膜挛缩的第一表现，而后逐渐扩大或者也有可能保持稳定。进一步发展出现条索状收缩导致单独的掌指关节挛缩或者掌指关节和近指间关节组合挛缩。

早期多在环指根部或与小指的轴线相连处的皮下脂肪垫区内出现小结节，会随着瘢痕组织增生而增厚，这些结节逐渐形成纵行条索状肿块而挛缩，或者使邻近的皮肤变厚，在远侧掌横纹处出现使皮肤皱起的横褶。瘢痕组织挛缩后可将皮肤的深层与其下的腱膜组织连成一片，皮下脂肪、汗腺、血管、淋巴管等组织被挤压而消失，然后在表皮和掌腱膜之间形成一坚韧的、边界模糊的硬团块，无明显压痛。病变继续发展，首先掌指关节的伸直会受影响，继而近指间关节也会受到影响而发生挛缩。

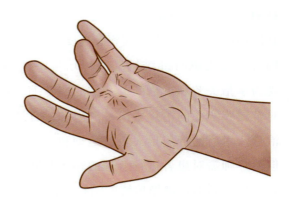

图 7-6-1　掌腱膜挛缩

五、评估

（一）患者的病史

1. 年龄

疾病在不同的年龄发生概率不同。

2. 职业

某些特定职业可能影响 MP、PIP 关节，如打字员较容易有反复拉伤性的损伤。

3. 目前可能做不到的功能

如打字、系鞋带等。

4. 发病时间

时常与功能障碍持续时间，既往是否存在外伤史、是否有类似症状，接受过何种治疗有关。

5. 患者惯用手

惯用手一般较容易发病，并且发病后功能障碍损伤较严重。

(二)查体

检查患者手背部和掌部。观察手休息位时的姿势。主要包括以下方面。

(1)对比两侧前臂、手腕、手部骨骼和软组织外部轮廓(观察是否有水肿、肌肉萎缩、关节畸形)。

(2)注意评估及记录手部伤口的状态,因为伤口感染是影响功能恢复的一个重要危险因素。治疗师需熟悉伤口愈合情况,及时发现问题,与医生进行协商。手部感染可迅速蔓延,因此一旦发现有可疑的症状或体征(例如,疼痛加剧、伤口发红、流液和散发恶臭气味)都应告知外科医生。

(三)检查

1. 疼痛的评估

用视觉模拟评分(VAS)来评估疼痛的等级。认真评估患者对疼痛的反应。

2. 肢体围度的测量

在腕横纹处、腕横纹上5cm及10cm、腕横纹下5cm,分别测量双侧肢体围度。

3. 循环和水肿测试

(1)Allen试验:用于检查手部的血液供应,桡动脉与尺动脉之间的吻合情况。步骤:让患者快速地开合手掌数次后紧握拳。检查者用拇指和示指同时紧压其腕部的桡动脉和尺动脉,此时患者打开手掌,检查手掌颜色变化。这时若手掌迅速(5s内)恢复红润,说明患者的桡动脉、尺动脉间有完善的侧支循环,在桡动脉血供消失的条件下不影响手部血供,为Allen试验阴性;反之,如果在5s内不能恢复红润,则为该试验阳性。

(2)指尖血流测试:检查者压迫患者指甲底部,观察指甲变回原来颜色所需时间。正常情况下,会在3s内变回。

(3)手部体积测试:准备1个较大量杯,装入适量水,将患者左右两手先后浸入水,没过手腕,分别观察及记录水位刻度。若手部肿胀,则刻度会有30~50ml的显著差异。

4. 关节活动度测量

(1)主动关节活动度(AROM):开始时以快速扫描的方式筛查,手先握拳再打开,注意患者有无任何动作限制、偏离、疼痛。根据以上结果,可以针对受影响的关节做更仔细的检查。

(2)被动关节活动度(PROM):若患者有完整的主动关节活动度,则此时检查者可在各动作的末端额外加阻力,以感受关节各个方向的终末感受。若主动动作无法达到最大限度,检查者必须施以被动运动,测量主被动的ROM。

(3)附属运动:如掌骨间关节前后向滑动。检查者固定其中一个掌骨,然后将与其相连的掌骨做相对的前后向滑动。每一掌骨关节重复此动作。掌指关节、近指间关节、远指间关节、附属检查方法一样。做沿长轴动作时,一手固定近端骨,另一手放置于远端骨沿骨头方向做长轴牵拉。还需检查前后滑动、侧向滑动。

5. 肌力的评估

(1)握力测试:检查者调整握力计,分别测量在五种不同位置下的握力,双手的握力都需测量并记录下来。

(2)捏力测试:利用捏力计测试,应测拇指与其他四指,指腹—指腹的捏握,指腹—指侧的捏握。一般而言测量三次取平均值。

(3)邻近关节的力量评定。

6. 功能性评估

(1)用力抓握:抓握是尺侧手指的主要功能,手指将物体紧靠在手掌面,此时拇指作用不明显,而前臂肌肉起较为重要的作用。

(2)钩状抓握:由前臂伸肌和屈肌控制,包括所有手指或第2、3指成钩状同时的指尖及掌指关节。

（3）柱状抓握：所有手指抓握于物体外围。握拳抓握：如抓细木棍。

（4）球形抓握：包括较多对掌动作。

（5）精细抓握：捏握、三点粉笔抓握、三指捏握、对指捏。

7. 神经系统筛查

（1）腕部 Tinel 现象：检查者轻拍手腕横纹的上方。若导致拇指、示指、中指及无名指的外侧（即正中神经的感觉支配区）感到刺痛或是感觉异常，则为阳性。

（2）Egawa 症候群：患者弯曲中指，然后轮流向桡侧与尺侧偏移，若无法做到，表示骨间肌已受到影响，提示尺神经受损。

六、治疗

（一）手术治疗

目前手术治疗仍然是治疗掌腱膜挛缩最有效的手段，包括挛缩腱膜切断术、挛缩掌腱膜切除术、掌腱膜彻底切除术。术后康复是掌腱膜挛缩手术预后的关键，在这个治疗过程中我们需要关注：瘢痕管理，关节活动度训练，水肿、支具的管理。在训练中主动训练比被动活动更为重要，可以通过主动的肌腱滑动改善关节活动度和减轻水肿，并且在训练中多次主动活动比少次多量的训练更有益。

术后患者早期更需要注意的是并发症的发生，此时需要治疗师和医生有密切的沟通，做到早发现、早干预。术后康复治疗是一个非常重要的环节，按手术后时间的不同分为三个阶段，每个阶段的康复的侧重点和注意事项各不相同。分别叙述如下：

1. 第一阶段的康复治疗

根据病程的恢复情况将术后 2 周定为第一阶段，前期是术后水肿的恢复期，向心手法按摩以及抬高患手，并高于心脏 20cm 可促进血液回流，减轻水肿。这个阶段以保护手术伤口为主，应密切关注手术伤口状态是否有感染和血肿，激光可促进伤口愈合，制作手夹板有助于减轻患者疼痛，需要注意手指是否有发白、发绀等缺血迹象。对关节活动度、水肿、感觉等评估结果进行记录。伤口的邻近关节进行主动活动，可减轻水肿；鼓励患者进行手指肌肉的等长收缩，先背伸后屈曲，注意有无剧烈疼痛。

经过数天的恢复，患者伤口附近水肿将得到减轻，这时可以鼓励患者尝试做屈曲和伸直的向心收缩，这一过程可能会出现伤口的少量的渗出，故需要在密切观察下训练，以及及时与医生沟通。训练过程中，伤口辅料需要保持清洁，避免感染。训练有助于肌腱滑动，同时降低屈曲时带来的应力。可选择柱状抓握、钩状抓握等功能性动作滑动肌腱。

早期康复的注意事项：患者的手不宜过度牵拉，过度牵拉可能会导致其血液循环加速和炎症反应加重，背侧支具可更好地观察伤口状况。密切关注患者伤口恢复情况，治疗师接触患者时间较长，保证干预时的手卫生，避免出现感染尤为重要。出现伤口感染可考虑使用紫外线灯照射控制感染。

2. 第二阶段的康复治疗

患者一般在第一阶段进行拆线，但也有因体质差异而延后至 2 周后的。此时水肿已经得到很大限度的控制，可以鼓励患者在去重力下主动进行向心收缩，恢复良好的患者此时可以在严格监控疼痛的条件下完成轻微的抗阻训练，同样先背伸后屈曲。

大约在第 3 周后可以鼓励患者参与轻负荷下的功能活动，作业治疗师开始关注作业活动完成情况，根据患者作业特点制订相应康复目标和计划，例如加强力量训练，提高关节活动度。掌内侧肌肉容易被忽略，个性化的定制训练方案会让患者参与积极性提高，改善心理状态以及使训练效果事半功倍，每隔 1~2h 进行一次主动活动，每天提高训练量，但是切记不可一次训练过量，这会导致水肿和炎症加重，可选择合适的刺激物对感觉异常区域进行感觉刺激。瘢痕管理可以先从伤口愈合的位置开始，需要严格注意避免污染，每天多次对瘢痕组织进行按摩，可最大限度地减少粘连。佩戴掌侧的支具较背侧支具更容易对瘢痕施加压力。

水肿仍然没有控制的患者可在伤口闭合后使用冰敷或者冷热水交替治疗。加压冰敷需要注意控制末端指尖血液循环及给予适当的压力。

注意事项主要包括：①患者的整体功能较上一阶段有了较大提高，此时需要关注患者心理变化，或因疼痛减少活动累及邻近关节，或因过度活动加重炎症和水肿。在加压冰敷消除水肿时，需要关注指尖血液循环，以控制加压量和加压时间。②手支具可以进一步改进，若伤口愈合良好，掌侧支具可以提供更多的牵拉力，同时对瘢痕增生也可施加压力。被动活动时可以在患者可接受的疼痛范围内进行适当牵拉。患者可能出现感觉过敏及减弱，故在进行感觉刺激时需注意伤口愈合情况。

3. 第三阶段的康复治疗

这个阶段大约在术后第5周以后，可能会出现瘢痕增生和关节组织粘连，肌肉力量不足，也可存在轻度的组织水肿。

治疗师的干预会较之前一个阶段更为积极，患者的训练也进一步增加，除去伸肌的肌力训练，屈曲训练负荷也逐渐增加。屈、伸均已达到最大的关节活动度，训练不再强调每小时训练，而是尽可能多地使用双手参与作业活动。此时患者可以更具体地提出日常生活中的困难，如哪些方面希望得到更多帮助，和治疗师共同制订训练计划，以求训练更加具有针对性，例如拧毛巾、端碗、使用筷子等目的明确的作业活动。提出"家庭作业"需要患者更多地在非治疗时间里自行保持主动运动，需要的时候可

以提供训练工具，伤口已经愈合的情况下建议开始超声治疗，以更好地治疗组织粘连。

部分瘢痕增生严重者可适配压力手套控制瘢痕发展。支具方面如果患者已经达到最大或满足的关节活动度，那么保持即可，若出现瘢痕挛缩，则可以适当增加压力。压力手套可以和支具配合使用。

注意事项主要包括：①瘢痕增生应该尽早控制，出现瘢痕增生趋势便可在伤口愈合后使用配套的压力手套，必要时可内置压力垫（这需要保持至瘢痕成熟）。为避免出现挛缩，治疗师需反复评估和重塑支具，挛缩严重者则需重新设计制作支具。每次治疗需要提前热敷以提供良好的肌肉状态。②术后三个阶段的康复治疗中都需根据病情、肿胀程度、疼痛、渗出液的多少选择物理因子治疗。各类物理因子的原理、适应证和禁忌证均见相关章节，掌腱膜挛缩手术后的常用物理因子治疗方法有以下几种：激光疗法（低强度激光和高强度激光）、磁疗、紫外线治疗、中频电疗法、超声波疗法等，可达到改善局部血液循环和营养，促进水肿吸收和炎症消散、松解粘连、减少渗出等作用。

（二）非手术治疗

黄硕鳞（1992年）根据受累手指关节，把掌腱膜挛缩分型为两型，并指出Ⅰ型和Ⅱ型掌腱膜挛缩患者可以选择非手术治疗，包括物理治疗、佩戴矫形器、局部药物注射等。根据患者功能恢复情况，可适当增加康复训练强度。

矫形器是非手术治疗中最重要的组成部分之一。其目的在于保护手部关节、肌腱、骨骼，预防肌肉萎缩及挛缩加重、矫正手部畸形。为应对肌张力升高提供持续牵引，为限制骨折活动提供稳定的愈合环境，为肌力不足提供辅助以提高日常生活能力。由于手需要从事复杂的功能活动，因此要求手支具有巧妙的设计思路，较高的精度和丰富的种类。常见的支具总体分

为静态支具和动态支具两大类（图 7-6-2，图 7-6-3）。

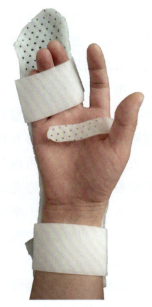

图 7-6-2　静态支具

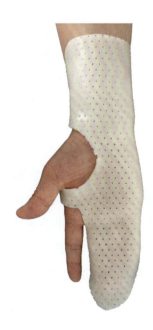

图 7-6-3　动态支具

材料常用低温热塑板，随着技术进步也有可能选择 3D 打印技术辅助制作支具，制作矫形器的过程中要特别注意不要在组织上产生过大的牵拉或者压迫，因为这可能导致局部缺血。如果可以，应尽可能选择背侧固定，选择弹性材料固定指间关节，经掌横纹固定，腕关节背伸 15° 近端固定至前臂 1/2，此时指间关节前臂由支具提供拉力，腕关节处提供推力，形成三点受力对手指手掌前臂伸直提供应力，由此我们需要对前臂提供软垫使其避免压迫，这样可以更好地观察伤口，也避免主动活动时带来过大的应力，同时由于术后早期康复介入，伤口需要更换辅料，背侧固定的支具将会更方便。支具设计时一般只限制第 4、5 指，给予患者尽可能多的主动伸直的动作，保留部分支具，以便日后修改。支具的设计可参考屈肌腱损伤支具。后期需要更换掌侧支具，掌侧支具将会提供更大的牵引，对于瘢痕也可以提供适当的压力。瘢痕增生严重者可以配合使用压力垫或穿戴压力衣，早期鼓励夜间穿戴，白天保持主动运动，增生挛缩严重者则需要延长白天的穿戴时间。

七、案例分析

陆某，男，44 岁，职业：工程师，掌腱膜挛缩约 1 年。双手中指、环指掌指关节和近指间关节活动受限，外科医生进行了部分筋膜切开术，切除了造成掌指关节受限的部分组织。

（一）手术后第 2d

治疗师将开始针对患者的日常生活功能、伤口管理、水肿控制、关节活动度（ROM）的锻炼和矫形器的设计和制作开展工作。首先出于保护患者伤口的目的，给陆先生适配一个手支具，将掌指关节屈曲以保护伤口和屈曲的应力，并且避免伤口受压而引起供血不足，这需要维持 1~2 周，这段时间内每隔 1~2h 进行轻柔的活动，且尝试主动伸直手指，活动目的是希望患者的肌腱能保持滑动状态，这样的活动要求尽可能在无痛或者在轻微疼痛下完成，同时还要保证伤口清洁。物理因子治疗也同时跟进，进行激光治疗以保证伤口顺利愈合，如果伤口出现感染，也可以考虑使用紫外线治疗（需要注意使用的剂量大小）。

（二）手术后 2 周

此时陆先生的伤口愈合状况良好，选择拆除外部缝合线，同时将对陆先生的支具进行调整，将掌指关节活动度扩大到中立位。物理治疗师选择适度的手法按摩，控制手掌的水肿。经治疗，陆先生双手水肿得到显著缓解，除了手法按摩外，肌内效贴也是不错的选择。同时主动的关节活动度锻炼量也需适当增加。活动时注意循序渐进。

（三）手术后 3 周

这时陆先生的伤口愈合良好，理疗师选择超声治疗以改善手掌组织状态，物理治疗师跟进训练，进行手法按摩以继续控制水肿和提高关节活动度。同时陆先生开始尝试完成抓握、对指等功能活动，在这个过程中我们选择折纸、抓握杯子，通过控制杯子里的水量实现训练负荷的控制。因为患者的职业是工程师，所以我们调整陆先生的支具，希望可以同时做到关节活动度的维持和使用电脑键盘等操作。这段时间里陆先生可能会感到疼痛的次数有所增加，我们提前与陆先生沟通并得到他的理解，当然训练过程中疼痛的负荷得到严格的关注和控制。

（四）手术后 5 周

经过治疗，目前陆先生的双手可以完成一定程度的抗阻训练，与此同时关节活动度得到很大提升，水肿已经得到了更好的缓解，可以完成很多日常生活所需的动作。我们对于陆先生的训练也开始加强，这时我们注意到陆先生通过骨间肌的训练，能更好地使用筷子。之后，治疗师又与陆先生共同设计了如何使用剪刀的骨间肌训练方案，并针对职业需求进行部分动作的加强训练与指导。

（五）最终出院时

陆先生双手关节活动度接近正常，屈指伸指肌肉力量较弱但是可以满足所有日常生活和职业需求，建议陆先生适配手指训练器，逐渐增加手指肌肉力量。

（姚黎清）

本章审稿作者：王金宇　杨延辉　陈　旦　程冰苑　刘智岚　闫志杰

第八章　骨折、外伤的康复

第一节　手部损伤
　一、远节指骨骨折后的康复
　二、近节及中节指骨骨折后的康复
　三、掌指关节脱位及韧带损伤后的康复
　四、掌骨骨折后的康复
　五、拇指掌指关节脱位及韧带损伤后的康复
　六、拇指掌骨骨折的康复
　七、拇指腕掌关节脱位及韧带损伤后的康复
第二节　腕部损伤
　一、腕骨骨折后的康复
　二、腕骨脱位及韧带损伤后的康复
第三节　前臂损伤
　一、colles 骨折后的康复
　二、Monteggia 骨折后的康复
　三、桡骨远端骨折后的康复
　四、桡、尺骨干双骨骨折后的康复
第四节　肘部损伤
　一、肘关节脱位韧带损伤后的康复
　二、肱骨髁上骨折后的康复
　三、肱骨髁间骨折后的康复
　四、肱骨远端全骨骺分离后的康复
　五、肱骨外髁骨折后的康复
　六、肱骨内髁骨折后的康复
　七、肱骨干骨折后的康复
　八、肱骨近端骨折后的康复
　九、肩关节脱位及韧带损伤后的康复

第一节　手部损伤

一、远节指骨骨折后的康复

（一）概述

远节指骨也称末端指骨，是指骨容易受伤的部位（图 8-1-1）。据统计，约 2/3 的手部骨折（以腕骨为分界线）发生在手指，其中以远节指骨骨折最为常见，占手部骨折的 25%~50%，引起骨折的常见因素多发生于工作和日常生活之中，如剪切、压砸、撕脱、切割等。

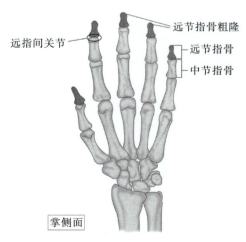

图 8-1-1　远节指骨

（二）受伤机制

一般分为直接暴力、间接暴力两种。

1. 直接暴力

如机器压伤、钝器伤、锐器伤等。

2. 间接暴力

如摔倒时手指远端撑地等。

（三）临床特点

常见的远节指骨骨折为粉碎性骨折，无明显的移位。远节指骨基底部背侧的撕脱骨折，通常存在锤状指畸形。由于挤压，指神经的许多细小终末分支受到损伤，导致指端疼痛、发凉、感觉过敏等。指神经部位越靠近手指远端，发生感觉过敏的概率就越大。

（四）分类

1. 按解剖部位分类

粗隆骨折、骨干骨折、基底骨折。

2. 按损伤机制分类

Dobyns根据损伤机制将骨折分为：纵裂、骨干横断、背侧撕脱、粗隆粉碎、背侧剪切、掌侧剪切以及双髁骨折（图8-1-2）。

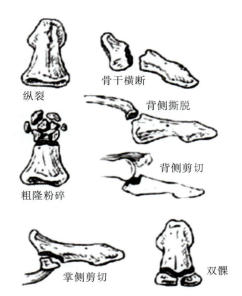

图8-1-2　远节指骨骨折按损伤机制分类

（五）诊断

1. 触诊

两骨折端相互摩擦撞击，会产生骨擦音或骨擦感。

2. 辅助检查

X线（图8-1-3）或CT检查。

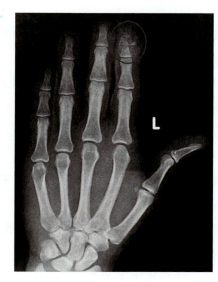

图8-1-3　远节指骨骨折X线片

（六）常见并发症的预防及治疗

远节指骨骨折常见的并发症为远节指骨背侧基底损伤后形成锤状指畸形，可分为腱性锤状指和骨性锤状指。锤状指会严重影响患者的日常生活，患者无法自行完成吃饭、洗衣等动作，严重者甚至不能完成穿衣等非精细功能活动。

1. 腱性锤状指

腱性锤状指是指伸肌腱在手指的DIP关节处发生断裂或撕裂。伸指时遭受突然的屈曲暴力易发生腱性锤状指。1956年，Watson-Jones将腱性锤状指分为3种类型。

Ⅰ型：伸肌腱在远节指骨背侧的止点处不完全撕裂，连续性并未中断。检查时可发现远节指骨处有轻度的低垂（15°~30°），并且仍保留有部分主动伸直的功能。但对抗外力的能力要弱于其他手指，并且伴有疼痛。

Ⅱ型：伸肌腱在远节指骨背侧的止点处完全撕裂，连续性中断。同时伴有背侧关节囊破裂。远节指骨处有明显的低垂（30°~60°），完全不能对抗重力主动伸指。

Ⅲ型：伸肌腱在远节指骨背侧的止点处完全被破坏，同时撕下薄片状骨片。

2. 骨性锤状指

1984 年，Wehbe 和 Schneider 将骨性锤状指分为 3 种类型。

Ⅰ型：伴有不同程度的骨损伤，但无指间关节半脱位。

Ⅱ型：骨折伴有指间关节半脱位。

Ⅲ型：儿童骨骺和骺板的损伤。

根据关节面的累及范围，各型又可分为以下 3 个亚型。

Ⅰ型：骨折块小于远节指骨关节面的 1/3。

Ⅱ型：骨折块占关节面的 1/3~2/3。

Ⅲ型：骨折块大于关节面的 2/3。

远节指骨掌侧基底的骨折，包括指深屈肌腱的撕脱骨折，常伴有指深屈肌腱的损伤（球衣指）。1979 年，Leddy 和 Packer 将指深屈肌腱撕脱骨折分为 3 型。在此基础上，1981 年 Smith 增加了第Ⅳ型。

Ⅰ型：肌腱在止点处断裂并回缩到手掌，没有发生骨折，腱纽均被破坏，肌腱血供中断。

Ⅱ型：肌腱回缩到近指间关节处，长腱纽完整，短腱纽断裂，X 线片显示远节指骨有薄片状骨折。

Ⅲ型：有大块的骨质被撕脱，肌腱回缩到中节指骨中部被 A4 滑车所阻止。

Ⅳ型：远节指骨掌侧基底含关节面的撕脱骨折，同时指深屈肌腱回缩到近节指骨基底处。

指深屈肌腱的撕脱骨折发生率低，但对功能影响很大，多需手术治疗。对于单纯的肌腱撕脱或小片骨折，可按照肌腱在骨上的固定方法将其重新附着于远节指骨基底，一般将缝线打结固定于背侧的指甲上。

（七）康复技巧

1. 指深屈肌腱的损伤

指深屈肌腱的损伤（球衣指）评定见表 8-1-1。

（1）第一、二、三指深屈肌腱损伤患者接受直接修补术后的早期康复。

基本条件：患者配合，伤口清洁、已愈合，在 14d 内接受修补。

①第一阶段（第 1~3d 至 4.5 周）：移除所有具有压力的敷料，使用弹力绷带。穿戴前臂背侧阻断支具（forearm-based dorsal blocking splint，DBS）。

需满足的条件：腕关节背屈 20°，掌指关节屈曲 50°，指间关节能完全伸直。

②第二阶段（4~5 周）：手指和手腕开始做主动的屈曲运动，并且手腕开始做主动的伸展运动，伸展到自然位置。

移除支具的情况下做重复多次的动作。例如：握拳、手腕弯曲、手腕伸直至自然位置以及手腕保持不动、手指屈曲的运动。

表 8-1-1 指深屈肌腱的损伤（球衣指）评定

Boyes 的术前分类	
分级	术前的情况
1	好：关节活动正常伴随极少的瘢痕，无营养障碍
2	瘢痕：既往受伤史或手术史导致严重的瘢痕形成；由于既往修补手术失败或感染造成深层的瘢痕产生
3	关节损伤：关节损伤导致的关节活动受限
4	神经损伤：指神经的损伤导致手指产生失能症状
5	多重损伤：多根手指合并有上述情况

让患者做由握拳到勾拳再到手指伸直的运动。

注意近指间关节能否伸直,须掌指关节保持屈曲,近指间关节做保护性的被动伸展。如果同时行远端神经修补术,3周内近端指尖关节的屈曲角度都要限制在30°以内。

③第三阶段(5周):通过功能性电刺激(functional electrical stimulation,FES)改善肌腱活动。

④第四阶段(5.5~6周):增加近指尖关节和远指间关节的限制性活动,停止使用DBS。开始做手指和手腕关节的被动式伸展运动。

(2)第四、五指深屈肌腱受伤患者接受直接修补术后早期康复

基本条件:患者配合,伤口清洁或痊愈,在受伤4d内接受了修补手术。

①第一阶段(第7~10d):去除所有具有压力的伤口敷料,使用弹性绷带。穿戴DBS,并将其调整至手腕屈曲30°,掌指关节屈曲50°,指间关节完全伸直。在DBS保护下开始做屈曲及伸展的被动关节活动。

②第二阶段(3周):开始主动关节活动,可使用DBS加以保护。

主动关节活动开始2d内,配合功能性电刺激和肌肉电刺激(electrical muscle stimulation,EMS)来改善肌腱活动。

③第三阶段(4~6周):停止使用BDS,手腕及手指进行被动活动并尝试进行主动活动。若外侧屈肌腱过于紧张,可以使用完全伸展的休息式支具。可以使用软皮球或油土(黏土)辅助训练。

④第四阶段(7~12周):进一步的肌力训练。

可以完全正常地使用受伤的手。

在受伤后的3周,主动式限制性活动(blocking exercise)配合主动式关节活动是非常重要的。

2. 腱性锤状指和骨性锤状指(图8-1-4)

Ⅰ类:肌腱撕裂伤。4周内继续使用远指间关节的伸展式支具,6周内夜间睡觉时使用支具保护。运动时使用支具保护6周。保持掌指关节及近指间关节的主动活动。

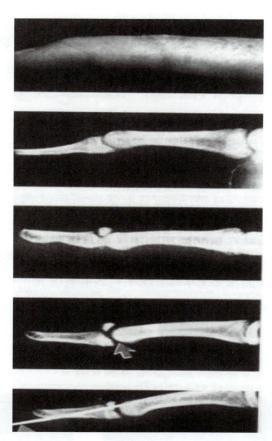

图8-1-4 腱性锤状指和骨性锤状指

Ⅱ类:伸肌腱撕裂伤。手术修补伸肌腱撕裂伤。

参照Ⅰ类的治疗方法。

Ⅲ类:深撕裂伤。参照Ⅰ类的治疗方法。

Ⅳ类:骨裂性损伤。骨折处复位并用支具保护6周。

(八)临床案例

患者:刘某,女,22岁。

主观资料:患者3周前不慎摔伤,手指远端着地。

客观资料:X线片显示骨折线清晰(图8-1-5,图8-1-6),主动关节活动度(AROM)60°,腕

关节屈曲65°，背伸40°。远指间关节无法伸直（图8-1-7），近指间关节主动屈曲20°。VAS：6/10分，肿胀明显。Barthel指数评分85分，其中修饰和穿衣需完全依赖他人。

评估：左手第二、三、四指骨远端骨折，并伴有指深屈肌腱部分断裂。由于术后炎症刺激、循环不畅引起疼痛，因指深屈肌腱断裂，无法主动伸直手指。因疼痛造成腕关节、近指间关节屈曲受限。

治疗方案：功能性电刺激+关节软组织松解+DBS+超声波疗法+运动疗法（图8-1-8~图8-1-10）。

二、近节及中节指骨骨折后的康复

（一）概述

近节指骨骨折以指骨骨干骨折居多，大多数为间接暴力所致，多为横行骨折，其次为斜行骨折。开放性骨折以粉碎性骨折多见。中节指骨骨折较近节指骨骨折少。

（二）受伤机制

1. 近节指骨骨折

多由间接暴力导致，以骨干的骨折多见。

2. 中节指骨骨折

直接暴力引起横断骨折，间接暴力可引起斜形或螺旋形骨折（图8-1-11）。

（三）临床特点

1. 近节指骨骨折

由于骨折近端会受到骨间肌、蚓状肌的牵拉，骨折远端会受到伸肌腱的牵拉，所以经常造成骨折向掌侧形成成角畸形。而颈部骨折，由于受伸肌腱牵拉，可向背伸旋转达90°，使远端的背侧与近端的断面相对，从而影响骨折的整复。

2. 中节指骨骨折

由于骨折部位的不同，可发生不同的畸形。骨折部位如果在指浅屈肌腱止点的近侧，则远侧骨折端被指浅屈肌腱牵拉，形成向背侧成角的畸形。如果骨折部位在指浅屈肌腱止点的远侧，由于指浅屈肌腱的牵拉，使近侧骨折端向

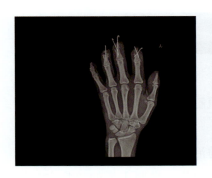

图8-1-5 X线片（背面）

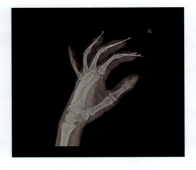

图8-1-6 X线片（侧面）

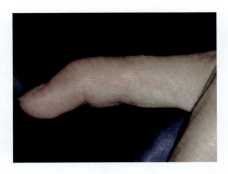

图8-1-7 远指间关节无法伸直

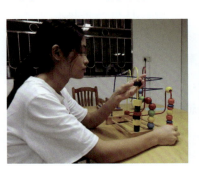

图8-1-8 协调绕珠训练

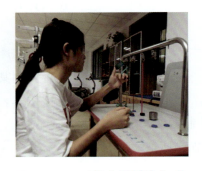

图8-1-9 手指力量训练（1）

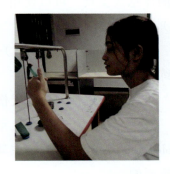

图8-1-10 手指力量训练（2）

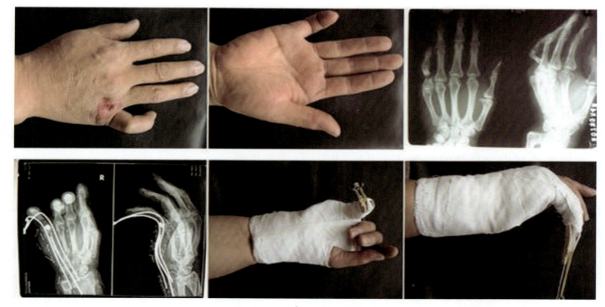

图 8-1-11 中节指骨骨折

掌侧移位，形成向掌侧的成角畸形。

（四）分型

1. 近节指骨骨折分型

根据骨折位置可将近节指骨骨折分为髁部骨折、指骨干骨折和关节内骨折。

（1）髁部骨折：近指间关节处的扭转力和外翻力产生的损伤可导致近节指骨头处发生髁部骨折。髁部骨折又分为单髁骨折、双髁骨折和粉碎性骨折。

单髁骨折又分为四型，每一种类型对应一种损伤机制。

Ⅰ型是指在冠状面和矢状面上均为短斜行骨折。骨折线的近端位于侧副韧带的稍近侧，此类型的骨折十分不稳定，最容易形成侧方的旋转畸形。

Ⅱ型是指矢状面的长斜行骨折，这种骨折同样很不稳定，骨折线比较长。

Ⅲ型是指背侧冠状面骨折，骨折块通常较小。主要原因是关节在背侧脱位时，骨折严重程度与其形态及周围软组织附离状态有关。

Ⅳ型是指掌侧冠状面骨折。通常是由于关节掌侧脱位时承受轴向力所造成。几乎所有Ⅳ型骨折都会影响近指间关节屈曲，并且骨折块的大小与暴力损伤的强度、损伤位置有直接的关系。

（2）指骨干骨折：根据骨折线及位置将指骨干骨折分为短斜行、横行、长斜行、螺旋形和指骨基底骨折。指骨基底骨折常因周围肌肉牵拉而不稳定，近节指骨的横行骨折常出现掌侧成角畸形。

（3）关节内骨折：对于近节指骨基底关节内骨折，尚无明确分类。目前根据四肢关节骨折的情况将其分为四种类型：Ⅰ型为单纯型骨折；Ⅱ型为粉碎性无移位骨折；Ⅲ型为粉碎性骨折伴移位或关节脱位；Ⅳ型为粉碎、压缩性骨折。

2. 中节指骨骨折分型

分型见表 8-1-2。

表 8-1-2 中节指骨骨折分型

分型	特点
Ⅰ型	掌侧骨折：Ⅰa 撕脱型、Ⅰb 裂缝型、Ⅰc 裂缝凹陷型
Ⅱ型	背侧骨折
Ⅲ型	基底部粉碎性骨折：关节表面掌背侧两个主要骨片与指骨干不连续
Ⅳ型	骨折未穿过关节面，仅为干髓端骨折，干髓端分离
Ⅴ型	其他

导致骨折的作用力的强度、方向以及骨折时指间关节位置的差异，都会造成不同的骨折分型。指尖纵轴方向的外力在远指关节微屈、鹅颈畸形位时，则以剪力形式传递到近指关节、中节指骨基底掌侧，产生Ⅰb、Ⅰc型骨折。受伤时远指关节过伸位则发生纽扣样畸形，作用力从背侧传递到中节指骨的背侧产生Ⅱb、Ⅱc型骨折。Ⅱb、Ⅱc型骨折很少见，可能是因为纽扣样畸形位的作用力需要轴向压力和中节指骨掌侧的压力，通常不容易发生。

（五）诊断

1. 触诊

两骨折端相互摩擦撞击，会产生骨擦音或骨擦感。

2. 辅助检查

X线（图8-1-12）或CT检查。

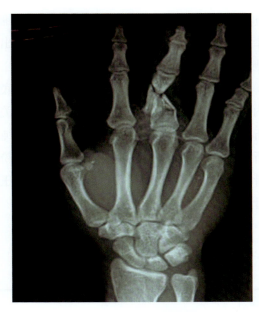

图8-1-12　X线检查

（六）常见并发症

手指损伤的最常见的并发症是活动能力的丧失，常见诱因包括关节内粘连、关节囊和韧带挛缩以及肌腱粘连。骨折及继发的肌腱的损伤会严重影响患者的生活，多发性近指间关节骨折的患者日常生活活动能力严重下降。受伤后3~4周内的活动练习有助于防止后期活动能力的丧失。

1. 畸形愈合

畸形愈合通常由于闭合未能复位、内固定失败或早期复位失败。畸形愈合会引起肌肉收缩的失衡，从而导致抓握及侧捏时的无力和疼痛。

2. 感染

开放性骨折、克氏针位置和骨折内固定有可能导致感染的发生。由于手部的血供相对较好，因此手部开放性骨折比身体其他部位开放性骨折的感染概率低。

3. 关节内粘连、关节囊和韧带挛缩（图8-1-13）

长期制动会导致关节内粘连以及关节囊和韧带挛缩。可通过功能位制动以防止关节挛缩，如掌指关节屈曲而指间关节伸直位，同时积极配合理疗。屈肌腱粘连导致主动屈曲障碍的患者则应该充分练习被动屈曲和主动伸直。如未能改善肌腱滑动，则需要行肌腱松解术改善功能。

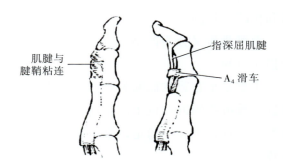

图8-1-13　关节内粘连、关节囊和韧带挛缩

（七）康复技巧

1. 评定

关节活动度、肌力、感觉、围度、疼痛的评估。

2. 第一、二、三屈肌腱受伤患者接受直接修补术后的早期康复

术后第2d，开始健指屈伸活动练习，若

健指与患指的屈伸活动没有牵连关系，则健指可以主动运动；若有牵连，则以被动活动为主。

第7d后，当患指疼痛、肿胀消退以后，患指开始被动屈伸活动练习，并逐渐增大活动范围。可以采用物理治疗以软化粘连组织，增加关节活动度。基本条件：患者配合、伤口清洁及已愈合、在14d内接受修补。

（1）第一阶段（第1~3d至4.5周）：去除所有具有压力的敷料，改为较为轻便的敷料，并使用弹性绷带预防水肿。

穿戴DBS并满足：腕关节背屈20°，掌指关节屈曲50°，指间关节完全伸直。

开始时控制下的被动运动是针对远指间关节或近指间关节的个别运动，包括被动的屈曲和伸展运动。

对于掌指关节和指间关节的联合运动，主动性伸展的动作应该在DBS的限制之下。如果没办法达到完全屈曲时，可以利用胶带来延长关节的屈曲。

每个近指间关节、远指间关节及掌指关节在DBS的保护之下，各重复8次被动屈曲、伸展运动。

（2）第二阶段（4~5周）：持续之前的运动，并且手指和手腕开始做主动的屈曲运动。同时可以联合手腕的主动伸展运动，伸展到自然位置或是到0°即可。

情况改善后可在移除支具的情况下频繁做运动，包括握拳、手腕弯曲、手腕伸直至自然位置以及手腕保持不动、手指的屈曲运动。

患者做由握拳到勾拳再到手指伸直的运动。

注意近指间关节是否存在无法伸直的情况，如果有则要增加这个动作：掌指关节保持屈曲，对近指间关节做保护性的被动伸展。这个动作要由治疗师来做。同时，如果有做远端神经修补术时，近指间关节的屈曲角度在3周内都要限制在30°内。

（3）第三阶段（5周）：使用功能性电刺激（FES）以改善肌腱活动。

（4）第四阶段（5.5~6周）：增加指间关节的限制性活动，停止使用DBS。

在关节被动活动度尚未全部恢复之前，不要做被动伸展。如果关节过于僵硬，可以使用限制型伸展式支具，位置固定在可以接受的范围内。

开始手指和手腕关节的被动伸展运动。

外侧屈曲肌腱太紧时，可以使用伸展型休息式支具使其维持在最大的伸展范围。

3. 第四、五屈肌腱受伤患者接受直接修补术后早期康复

基本条件：配合度高的患者，清洁或已愈合的伤口，在受伤4d内进行修补手术。

（1）第一阶段（第7~10d）

去除所有具有压力的伤口敷料，改用较为轻便的敷料。

使用弹性绷带预防水肿。

穿戴DBS并满足：手腕掌面屈曲30°，掌指关节屈曲50°，远指间关节和近指间关节完全伸直。

在DBS的保护限制下开始做屈曲及伸展的被动关节运动。

（2）第二阶段（3周）

开始主动关节活动，做运动时，可使用DBS加以保护。

主动关节活动开始2d内，配合使用FES和EMS以改善肌腱活动。

（3）第三阶段（4~6周）

停止使用DBS，手腕及手指进行被动活动并尝试进行主动活动。若外侧屈肌腱过于紧张，可以使用完全伸展的休息式支具或者背侧悬臂加上蚓状肌杆的支具。可以使用软皮球或油土（黏土）辅助训练。

（4）第四阶段（7~12周）

使用辅具加强肌肉力量训练。这一阶段手部已经可以恢复正常活动。

一旦受伤后3周内开始主动运动时，限制性运动和主动关节活动的配合是非常重要的。

（八）临床案例

患者：于某，男，64岁。

主观资料：患者6周前不慎撞伤，手指指尖撑地。

客观资料：X线片显示骨折线清晰（图8-1-14，图8-1-15），腕关节屈曲80°，背伸80°。近指间关节屈曲5°，伸展5°。远指间关节屈曲20°。VAS：3分（满分10分），无肿胀。Barthel指数90分。其中修饰为0分，需完全帮助；进食为5分，需要部分帮助。

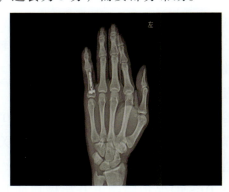

图8-1-14　X线片（伸直位）

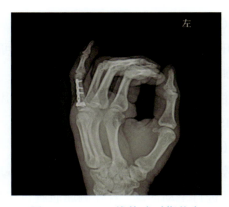

图8-1-15　X线片（对指位）

评估：右手第5指骨近节骨折。骨折未并发屈肌腱损伤，但由于术后患者长时间制动未进行康复治疗，导致指间关节活动受限。

治疗方案：关节软组织松解+功能性电刺激+超声波疗法+运动疗法（图8-1-16~图8-1-18）。

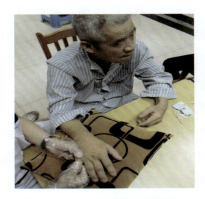

图8-1-16　关节软组织松解

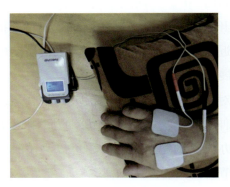

图8-1-17　功能性电刺激

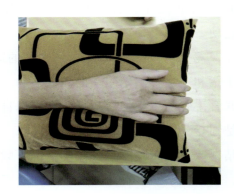

图8-1-18　运动疗法

三、掌指关节脱位及韧带损伤后的康复

（一）概述

掌指关节是由近节指骨基底、掌骨头、掌板、侧副韧带、副侧副韧带及关节囊所组成的双轴关节，能够做屈-伸、内收-外展和一定量的环绕回旋运动。其中，屈-伸运动幅度最

大。掌指关节脱位多见于拇指和示指,且多为掌侧脱位,背侧脱位者罕见。关节周围包绕的软组织,包括内在肌、指屈肌腱及指伸肌腱,所以掌指关节不易发生创伤性脱位。临床上手外伤术后掌指关节侧副韧带挛缩比较常见,主要表现为掌指关节伸直位强直畸形,屈曲受限。严重影响手部功能活动,对日常生活造成不便,增加了患者的家庭负担和社会负担。

关节囊自掌骨颈向前伸出至近节指骨基底,关节囊在背侧由结缔组织组成,有伸肌总腱加强,在掌侧,关节有掌板加强,侧方有掌骨横韧带(掌板间韧带)加固,侧副韧带、矢状束及内在肌提供额外保护。

(二)受伤机制

掌指关节脱位,多为暴力造成,常在跌倒、碰撞时引起掌指关节极度背伸,掌指关节囊撕裂,掌骨头穿过关节囊的破口,经屈肌肌腱的一侧滑向掌侧皮下,指骨基底移位于掌骨头背侧。如关节囊裂口较小,掌骨头像纽扣一样被交锁其中,造成复位困难。

(三)临床特点

(1)有外伤史,多数由杠杆作用及拇指掌指关节过度损伤引起。常表现为局部肿胀、疼痛,关节活动障碍。拇指短缩畸形并伴有局部隆起。

(2)局部肿胀、疼痛,掌指关节功能障碍。

(3)拇指短缩畸形。

(4)局部隆起。

(四)分类

掌指关节脱位一般分为两种类型:

1. 简单背侧脱位

简单背侧脱位又称半脱位或可复位性脱位。

2. 复杂背侧脱位

复杂背侧脱位又称完全脱位、嵌顿性脱位或不可复位性脱位。

(五)诊断

(1)掌指关节脱位的检查方法主要是X线检查。掌指关节伴韧带损伤主要的检查方法是MRI检查。

(2)关节完全脱位时掌指关节轻度伸直位,屈曲困难。其他关节稍屈曲,并向中指靠拢。掌侧触及掌骨头,看到皮肤皱褶,背侧可触及近节指骨近侧空虚感。

(3)X线检查。Brewerton位,手掌向上,掌指关节背侧放在片盒上,掌指关节屈曲65°,X线方向由尺侧向桡侧偏斜15°,可清楚显示掌骨头骨折(图8-1-19)。

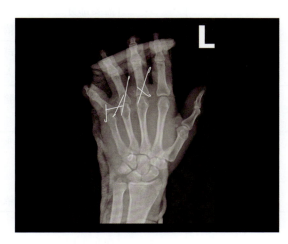

图8-1-19 掌骨头骨折X线片

(六)常见并发症

掌指关节脱位后复位比较困难且容易出现复位后畸形。对于一些闭合性损伤患者,早期治疗比较容易,但若超过了最佳治疗时机,会造成关节僵硬、疼痛,继而并发功能障碍,甚至致残。部分患者无法进行手法复位,只能选择手术治疗。术后部分患者会出现掌指关节侧副韧带挛缩的情况。

(七)康复技巧

1. 评定

手的活动对功能有着显著的影响,而在掌指关节脱位及韧带损伤后,医生通常会要求患者包扎固定一段时间,在手部被固定的这段时间里,手部的功能会受到明显的影响,如患者穿衣、进食、洗漱等日常活动自理能力会受到明显的影响。故在康复治疗过程中治疗师需关注患者完成日常生活活动的能力以及患者亟须解决的功能障碍。不能仅仅只关注损伤的康复，还要关注患者功能的康复。所以在治疗期间治疗师可以对患者进行 ADL 评估，主要通过改良 Barthel 指数评定量表（表 8-1-3）进行评估。

美国手外科学会推荐 TAM（total active movement，TAM）系统评定方法，用关节总体活动度测定法评定，即远指间关节主动屈曲度之和作为该手指总的主动活动度。各关节伸直以 0° 为准，过伸部分不计。

$$TAM = F(MP+PIP+DIP) - E(MP+PIP+DIP)$$

F：屈曲角度

表 8-1-3　改良 Barthel 指数评定量表

项目	分数	评定标准	评分
1. 进食	10 5 0	可独立进食 需要部分帮助 需极大帮助或完全依赖他人，或留置胃管	10 5 0
2. 洗澡	5 0	准备好洗澡水后，可自己独立完成洗澡过程 洗澡过程中需要他人帮助	5 0
3. 修饰	5 0	靠自己独立完成洗脸、刷牙、梳头、刮须等 需他人帮助	5 0
4. 穿衣	10 5 0	可以独立完成穿（脱）衣服，系扣子，拉拉链，穿（脱）鞋袜，系鞋带等 需部分帮助 需极大帮助或完全依赖他人	10 5 0
5. 大便	10 5 0	可控制大便 偶尔失控、或需他人提示 完全失控	10 5 0
6. 小便	10 5 0	可控制小便 偶尔失控、或需他人提示 完全失控，或留置导尿管	10 5 0
7. 如厕	10 5 0	可独立完成去厕所、解开衣裤、擦净、整理衣裤、冲水过程 需部分帮助 需极大帮助或完全依赖他人	10 5 0
8. 床椅转移	15 10 5 0	可独立完成床椅转移 需部分帮助 需极大帮助 完全依赖他人	15 10 5 0
9. 平地行走	15 10 5 0	可独立在平地上行走 45m 需部分帮助 需极大帮助 完全依赖他人	15 10 5 0
10. 上、下楼梯	10 5 0	可独立上、下楼梯 需部分帮助 需极大帮助或完全依赖他人	10 5 0
0~40 分为重度依赖；41~60 分为中度依赖；61~99 分为轻度依赖			

E：伸展角度

MP：掌指关节

PIP：近指间关节

DIP：远指间关节

总活动度 = 总关节屈曲度之和 – 各关节伸直受限之和

评定标准：优：活动范围正常

良：TAM＞健侧75%

可：TAM＞健侧50%

差：TAM＜健侧50%

2. 掌指关节脱位的康复

针对掌指关节简单背侧脱位通常采用闭合手法复位。对于复杂背侧脱位的病例也可尝试行手法复位，但闭合手法复位后掌指关节不稳定。目前学者普遍认为掌指关节复杂背侧脱位不应强求手法复位，一旦手法复位失败应尽快切开复位。

（1）简单背侧脱位

①手指掌指关节脱位：患者取坐位，术者一手控制患侧腕部，一手顺着患指畸形牵引，然后逐渐变成极度背伸位牵引，用握腕部手的拇指向背侧托顶掌骨头，同时用示指将指骨基底部压向掌侧，并逐渐将掌指关节屈曲，即可复位。牵引引起掌骨头周围组织紧张，卡住掌骨颈引起手法复位困难时，应先将掌指关节尺偏，使指屈肌松弛，再将掌骨头推向背侧，并缓慢屈曲掌指关节，可成功复位。

②指间关节脱位：患者取坐位，术者一手固定患指掌部，另一手握患指末节。先顺畸形方向牵引，然后用拇指推挤指骨基底部向前方，同时用示指托顶指骨头向背侧，逐渐屈曲指间关节，即可复位。

（2）复杂背侧脱位：采用平乐郭氏正骨手法，以抗阻力反复屈曲指间关节的方法治疗。方法：施术者拇指（以第1掌指关节脱位为例）置于患者患侧手掌骨头处，示指置于近节指骨背侧，握持患者手指，先极度背伸掌指关节，再用拇指及示指分别在掌侧固定掌骨头，背侧推挤近节指骨基底，同时嘱患者主动反复用力屈曲指间关节。施术者予以对抗，使屈肌腱如弓弦一样绷紧—松弛—绷紧于掌骨头处，类似弹弦，以使屈肌腱从掌骨头后解脱。当手下有一弹跳感时表明复位，主、被动屈伸掌指关节均活动正常表明复位成功。若上述方法仍难以复位，可在推挤近节指骨基底的同时，左右旋转近节指骨，以调整嵌顿的掌骨头与周围肌腱的位置关系，再同时给以弹弦法使屈肌腱从掌骨头背后解脱从而达到复位。

3. 掌指关节侧副韧带挛缩

（1）保守康复治疗：手法按摩，中药熏洗/蒸，蜡疗，物理因子治疗（红外线、超声、中频），器具训练。

（2）手法治疗：对韧带挛缩部位进行手法松解处理，同时，在关节稳定的情况下可进行掌指关节松动术，每天2次。

（3）超声波疗法：接触移动法，$2W/cm^2$，每次10min，每天1次。

（4）中频电处理：音频，电极贴于挛缩韧带上，每次20min，每天2次。

（5）蜡疗：浸蜡法，每次30min，每天2次。可在手法松解前使用。

有研究证明，支具对于治疗掌指关节侧副韧带挛缩也具有良好的治疗效果。支具安装时间越早越好。可以起到预防和治疗作用。一经发现出现掌指关节侧副韧带挛缩，或是长时间外固定出现掌指关节侧副韧带挛缩时，都应尽早予手部多功能支具以进行功能锻炼。支具安装时间：①有石膏外固定者，石膏拆除后（一般术后4周）即可佩戴手部支具；②无石膏外固定者，待伤口愈合（一般术后2周后）即可佩戴手部支具。训练方式以带动牵引及弹簧主动抓握伸展活动为主；白天需结合中药熏洗（早晚用舒筋药物熏洗患处，结合关节松动训练，每天2次）；能耐受者可夜间持续佩戴。

(八)临床病例

患者:黄某,女,58岁。

2016年2月28日

主观资料:患者4周前不慎摔伤致左手第3、4掌指关节背侧脱位,第5掌指关节开放性背侧脱位,已行闭合复位术,创口清理缝合。

客观资料:左手第3、4、5掌指关节可见肿胀,过伸畸形约15°,掌指关节活动受限,有压痛,VAS:5分(满分10分)。

评估:由于关节脱位后固定以及瘢痕组织增生的影响导致关节肿胀及关节活动受限和疼痛。

治疗方案:超声波疗法+音频电疗法+蜡疗+手法松解(图8-1-20,图8-1-21)。

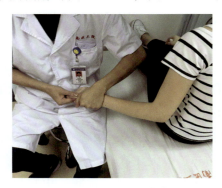

图8-1-20　手法松解

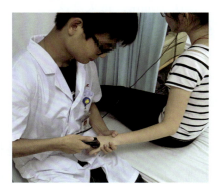

图8-1-21　超声波疗法

2016年4月15日

主观资料:患者第3、4、5掌指关节疼痛已明显减轻,当活动至关节活动末端时有轻微的疼痛,可以端碗吃饭。

客观资料:左手第3、4、5掌指关节无明显肿胀,无明显畸形,掌指关节轻度受限,VAS:1分(满分10分)。

评估:由于手指肌力下降,部分瘢痕组织影响关节活动及其精细运动。

治疗方案:红外线疗法(图8-1-22)+手指肌力训练+手法松解关节及瘢痕组织。

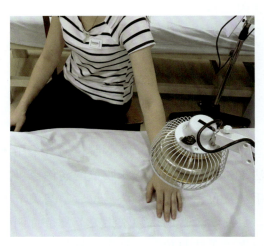

图8-1-22　红外线疗法

四、掌骨骨折后的康复

(一)概述

掌骨骨折多由直接暴力如打击或挤压伤所造成,可为单一或多个掌骨骨折。骨折以横断性和粉碎性多见,扭转和间接暴力亦可发生斜行或螺旋形骨折。治疗要充分固定、早期适当活动,有利于手功能的恢复。本节主要介绍第2~5掌骨骨折。图8-1-23为第3掌骨骨折术后X线片。

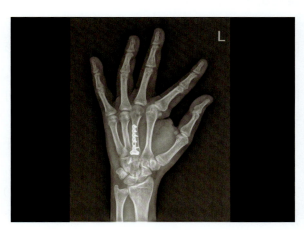

图8-1-23　第3掌骨骨折术后X线片

（二）受伤机制

有间接暴力和直接暴力两种。间接暴力较多见。当握拳击物时，若拇指在其他手指的外面，由于拇指的掌指关节和指间关节突出在外侧，容易造成第1掌骨基底骨折。

（三）临床特点

掌骨颈骨折断端因受骨间肌与蚓状肌的牵拉，而向背侧突起成角，掌骨头向掌侧屈转；又因手背伸肌腱牵拉，以致近节指骨向背侧脱位，掌指关节过伸，手指越伸直，畸形越明显。掌骨干骨折后因骨间肌及指屈肌的牵拉，使骨折向背侧成角及侧方移位，单根掌骨骨折移位较轻，多根骨折则移位较明显，且对骨间肌的损伤也比较严重。

（四）分类

掌骨骨折的类型多样，下面介绍几种常见的掌骨骨折类型。

1.掌骨颈骨折（拳击手骨折）

常见于拳击手用力击打对方之后，造成自身的骨折。最常见于第4和第5掌骨，骨折经常有向掌侧的成角，大多数没有旋转畸形。

2.掌骨干骨折

为单根骨折或多根骨折。由直接暴力所致者，多为横断性或粉碎性骨折。

3.掌骨基底部骨折

第一掌骨基底部1cm处骨折，多为横行或粉碎性骨折。

4.多掌骨骨折（图8-1-24）

多根掌骨同时骨折。

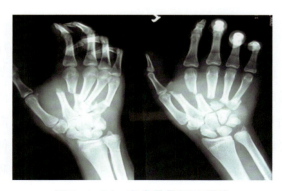

图8-1-24　多掌骨骨折X线片

（五）诊断

掌骨全长均可在皮下触及，骨折时局部肿胀、疼痛，功能障碍，有明显压痛，纵压或叩击掌骨头时疼痛加剧，如有重叠移位，该掌骨短缩，可见掌骨头凹陷。宜摄手掌的正位与斜位X线平片。

（六）常见并发症

不稳定的掌骨骨折选择手术治疗，若因手术操作不佳、内固定物选择不当、术后未进行及时康复功能锻炼等因素影响，术后易发生组织粘连、畸形愈合、愈合不佳等多种并发症，对患者术后功能恢复十分不利，有时甚至需要二次手术。

（七）康复技巧

1.评定

（1）主观感受采用Salgeback等方法评定（表8-1-4）。

（2）外观、挤压痛及弹响。

（3）肌力测试，包括握力、侧捏力及指腹捏力。

（4）第一腕掌关节X线片，取双侧做对比；按Eaton-little分期（表8-1-5）。

（5）骨折复位程度分级，采用Kjaer-petersen方法（表8-1-6）。

表8-1-4　主观感受评定（Salgeback法）

分级	症状
0	没有任何不适症状
1	轻度不适，正常工作或生活不受影响
2	中度不适，工作或生活受轻度影响

表8-1-5　创伤性关节炎分期（Eaton-littler法）

分级	症状
Ⅰ	没有关节炎的表现
Ⅱ	小于2mm骨赘
Ⅲ	大于2mm骨赘或关节间隙明显变窄
Ⅳ	关节间隙消失，舟状骨、大多角骨关节炎

表 8-1-6 骨折复位程度分级（Kjaer-petersen 法）

分级	症状
好	小于 1
中	1~2
差	大于 2

在掌骨骨折术后通常也会要求固定一段时间，在手部被固定的这段时间里，手部的功能会受到明显的影响，如穿衣、进食、洗漱等日常生活都会受到明显的限制。故在掌骨骨折的康复治疗过程中治疗师须关注患者完成日常生活活动的能力以及患者亟须解决的功能障碍。不仅仅只是关注损伤的康复，还要关注患者功能的康复。所以在治疗期间治疗师可以对患者进行 ADL 评估：主要通过改良 Barthel 指数评定量表进行评估。

2. 第一阶段：炎症/保护期（第 1 周）

（1）目标

①控制水肿；②伤口愈合。

（2）注意事项

①水肿消退后重塑夹板，以保持正确配合、定位调整和保护固定针。②避免使用弹力手套，以免在穿脱时对骨折施加无法控制的外力。③在经手术固定或骨折未愈合到稳定之前，防止活动邻近骨折部位的关节。④掌骨颈和掌骨体骨折：以前臂为基底，尺侧沟形支架用于固定第 3、4、5 掌骨，桡侧沟形支架用于固定第 2 掌骨（腕关节背伸 20°，掌指关节屈曲 70°~80°，指间关节除非特例，否则不固定）；包括邻近手指。

（3）治疗措置

①保护性制动；②冷裹、向心性按摩。

（4）晋级标准：

①骨折经手术固定或愈合已稳固；②术后急性炎症已消退。

3. 第二阶段：稳定期（第 2~6 周）

（1）目标

①控制水肿；②瘢痕无粘连；③屈、伸肌腱自由滑动；④邻近骨折各关节能够活动。

（2）注意事项

①无阻力练习；②避免对骨折处额外被动施压；③除进行个人卫生和活动练习外，应继续使用支具固定保护。

（3）治疗措施

①水肿控制：伤口愈合及骨折稳定后可增加冷热交替浴和弹力手套。②瘢痕处理：瘢痕按摩，硅酮瘢痕垫热敷；进行关节活动训练，为瘢痕处理做准备。③邻近骨折各关节主动活动训练。④屈伸肌腱的滑动和阻断练习。⑤在外固定保护下进行手的轻度功能活动，逐步进展到在无外固定时进行经过指导的轻度活动。

（4）晋级标准：经临床或影像学检查证实骨折已完全牢固愈合，表明骨折能承受压力和阻力。

4. 第三阶段：骨折愈合期（第 7~10 周）

（1）目标

①达到全范围或最大活动度且肌腱滑动自如。②达到功能需求的肌力和耐力。③日常生活活动能自理。

（2）注意事项

①在骨折充分愈合之前不要用对抗、背伸或静态渐进性支具；②避免对粘连肌腱过度牵伸。

（3）治疗措施

①继续进行水肿和瘢痕控制。②进行热疗（例如：蜡疗和中药熏蒸）：为软组织进行关节活动训练和瘢痕活动做好准备。③主动关节活动训练：包括屈肌和伸肌滑动和阻断练习，需要时加上阻断支具。④通过被动关节训练、伸展关节活动来治疗关节僵直。⑤用序列静态和静态渐进性支具治疗持续关节僵直。⑥腕部以

及手指内在肌和外在肌的抗阻力练习。⑦进行功能性活动和适用性活动，以实现ADL自理。

达到指腕部全范围主动活动（与健侧相比）；具有功能需求的耐力和肌力；日常生活能够自理；能够独立完成家庭训练计划。

（八）临床病例

患者钟某，男，30岁。

首次评估：2016年5月17日。

主观资料：患者于4周前与人斗殴致右手第5掌骨中部骨折，已行钢板及克氏针固定。

客观资料：患手活动受限，第5掌指关节：主动屈曲55°、被动屈曲70°，近指间关节轻度受限，疼痛VAS：4分（满分10分），轻度肿胀。

评估：患手由于长时间固定、关节周围肿胀及瘢痕导致关节活动受限和疼痛。

治疗方案：超声波+热敷+音频电疗+关节松动+瘢痕松解（图8-1-25，图8-1-26）。

中期评估：2016年6月14日

主观资料：患者未感疼痛、活动有所改善，能轻易完成屈伸活动。

客观资料：第5掌指关节：主动屈曲75°、被动屈曲83°，近指间关节主动屈曲90°，疼痛VAS：1分（满分10分），肿胀不明显。

评估：患者由于肌力不足导致关节活动轻度受限。

治疗方案：肌力训练+关节松动训练+牵伸疗法（图8-1-27）。

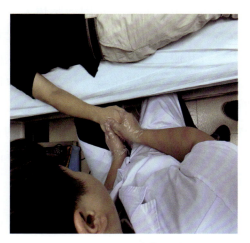

图8-1-27　关节松动

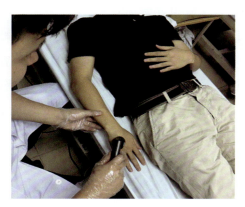

图8-1-25　超声波治疗

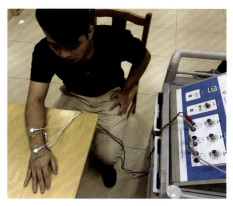

图8-1-26　音频电疗

五、拇指掌指关节脱位及韧带损伤后的康复

（一）概述

拇指解剖结构复杂，一旦受到损伤，手部功能都将受到严重影响。拇指掌指关节主要由球形的掌骨头与近节指骨凹陷的近端关节面构成的多轴性球窝关节，能够进行屈伸运动和一定程度的内收外展活动、旋前旋后活动，以完成复杂的捏持、抓握等重要功能。掌指关节近节指骨基底的曲率半径较大，拇指掌指关节稳定性较差。其稳定性依赖于静力性和动力性结构功能支持。当掌指关节受到外力时，骨骼-肌肉-肌腱系统为关节稳定的基本防御机制，

关节囊-韧带结构为关节稳定提供了第二道防御。部分拇指掌指关节脱位患者同时存在韧带损伤。以尺侧副韧带损伤为多见。拇指尺侧副韧带损伤，常见于滑雪及球类运动运动员，故又称"滑雪指"。

（二）受伤机制

拇指掌指关节脱位，多为过伸暴力所致。当跌倒时，拇指掌侧触地，拇指过度背伸，外力超过掌板膜张力的最大限度，使膜部破裂，拇指近节滑到掌骨头背侧，而掌骨头突出于掌侧的关节囊外，形成脱位。Alioto R.J.等人认为拇指掌指关节掌侧脱位是因为掌指关节过度屈曲或者在掌指关节屈曲时，近节指骨受到背侧应力导致其脱位。1997年Patel和Dave根据实验结果证实：掌板是维持掌指关节稳定性最重要的解剖结构，任何掌侧或者背侧的移位均涉及掌板的损伤。Smith等人则认为侧副韧带不仅维持侧方稳定，同时也限制了掌指关节向掌侧脱位。

（三）临床特点

（1）有外伤史，多数由杠杆作用及拇指掌指关节过伸损伤引起。

（2）局部肿胀、疼痛，掌指关节功能障碍。

（3）拇指短缩畸形，掌指关节弹性固定于过伸位置。可伴有局部隆起。

（四）分类

（1）简单背侧脱位（半脱位）。

（2）复杂背侧脱位（不可复位性脱位）。

（五）诊断

拇指掌指关节脱位的检查方法主要是X线检查（图8-1-28）。

（1）拇指间关节呈屈曲位。

（2）拇指近节指骨背伸：掌骨头呈圆形者生理状态下可背伸50°，而掌骨头扁平者则几乎不能过伸，轻微的过伸即为异常，所以拇指近节指骨背伸是半脱位最根本的表现。拇指掌指关节背侧半脱位X线表现很轻微，所以判断指骨过度背伸与否，掌骨头的形态与具体背伸角度同样具有重要的参考价值。

（3）拇掌指关节籽骨位置异常。

（4）拇掌指关节间隙不均匀，关节间隙异常由于拇指近节指骨过度背伸掌侧软组织嵌入引起。

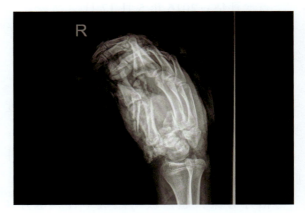

图8-1-28 拇指掌指关节脱位的X线检查

（六）常见并发症

因本病复位比较困难，可出现复位后畸形。对于一些闭合性损伤患者，早期治疗比较容易，若错过了最佳治疗时机，将会造成关节僵硬、疼痛，继而并发功能障碍，甚至致残。

（七）康复技巧

1. 评定

有研究表明，拇指功能占整个手功能的50%。而在拇指掌指关节脱位以后，对于整体的手功能都有比较大的影响。在评定的过程中需要进行手指精细功能和整体功能评定。而在康复治疗过程中，需要对患者拇指进行功能训练，包括患指的对掌、对指等活动的练习，以及相应的ADL训练，并在合适的时期进行ADL评估：主要通过改良Barthel指数评定量表进行评估。

2. 第一阶段

（1）拇长屈肌腱缠绕的复位手法：在臂丛神经局麻下，术者右手握住脱位拇指使其内、外旋转，左手拇指放在第 1 掌骨桡侧缘赤白肉际处，四指托患手背部，轻轻用力往尺侧反复推挤，使屈拇长肌腱从掌骨头髁部回到掌侧。当拇长屈肌腱复位时，手指往往有滑动感，但程度轻微。

（2）掌骨头嵌夹于拇长屈肌和拇短屈肌或拇长屈肌和拇收肌之间的复位手法：此种脱位，施用手法的关键在于加大原有畸形，即增加本来向背侧移位、向掌侧成角的指骨的度数，使其与掌骨接近于直角。术者右手握住患指内外旋转，在稍加牵引下尽量背伸，左手四指握患手大鱼际处，拇指顶住患指第 1 节指骨基底部用力向掌骨头处推，待肌腱从掌骨颈部解脱，即可自然复位。

（3）籽骨嵌夹于关节腔内的复位手法：术者右手握脱位的拇指轻微背伸，使脱位的拇指掌关节间隙稍微增大，左手示、中、环三指紧捏大鱼际，从尺侧向桡侧用力拨拉，当籽骨从关节腔内拉出时，可有较清晰的弹动感，关节同时复位。

3. 第二阶段

用短臂石膏或热塑性支具固定拇指 4 周，通常须保持拇指关节正常活动。

4. 第三阶段（3~4 周）

可以开始主动式及被动式的关节活动，但须避免外翻动作。移除厚重的敷料，如果存在钢针固定，也应当移除。

5. 第四阶段（6 周后）

开始握力训练。支具仍须佩戴约 2 个月以避免碰撞。开始主动式及温和的被动关节活动。每小时活动 10min。避免对拇指掌指关节施加外侧压力。需要时可以使用动态支具固定以增加拇指的被动关节活动度。逐渐增加周围肌群的肌力训练。

（八）临床案例

患者李某，男，39 岁。

初次评估：2016 年 6 月 5 日。

主观资料：患者于 5 周前由于左手拇指被机器夹住并旋转导致拇指掌指关节背侧脱位及尺侧副韧带损伤，已行克氏针固定，尺侧副韧带修复，背侧关节囊修补。

客观资料：患者拇指掌指关节、指间关节活动明显受限：掌指关节主动屈曲 30°、被动屈曲 38°；指间关节主动屈曲 56°、被动屈曲 72°；掌指关节轻度肿胀，疼痛 VAS：4 分（满分 10 分）。

评估：患者由于长时间固定及关节囊修补后瘢痕组织的影响，限制了关节活动及导致掌指关节的疼痛和肿胀。

治疗方案：被动牵伸关节周围软组织+关节松动+超声波+热疗（图 8-1-29）。

2016 年 7 月 4 日

客观资料：患者现手指活动，可配合其他手指进行对指及侧捏动作，但灵活性欠佳。无明显疼痛及肿胀，活动至关节活动范围末端时出现轻微疼痛，VAS：1 分（满分 10 分）。

客观资料：患者拇指掌指关节主动屈曲 43°，被动屈曲 57°；拇指指间关节主动屈曲 87°。

评估：由于患者关节囊及韧带损伤较重，恢复期间瘢痕组织增生明显，故其活动度仍受限。

治疗方案：关节松动+超声+音频电疗+肌软组织牵伸+肌力训练（图 8-1-30）。

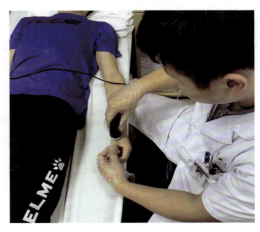

图 8-1-29　超声波治疗

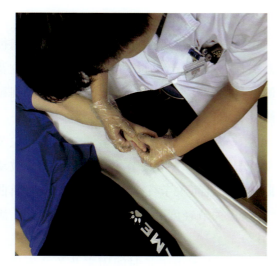

图 8-1-30 关节松动

六、拇指掌骨骨折的康复

(一)概述

拇指掌骨骨折包括掌骨颈、掌骨干以及基底部骨折,其中拇指掌骨基底部骨折是手部常见骨折,可分为关节内骨折和关节外骨折。在 Green 和 Obrien 分型中,拇指掌骨基底关节内骨折分为Ⅰ型和Ⅱ型,Ⅰ型即 Bennett 骨折,Ⅱ型即 Rolando 骨折。关节内骨折均为不稳定性骨折,影响第一腕掌关节功能。

(二)受伤机制

拇指掌骨骨折分直接暴力造成和间接暴力造成。由间接暴力造成较为多见。当握拳击物时,若拇指在其余四指的外面,拇指的掌指关节和指间关节突出在外面,拇指失去保护,当出击方向偏往桡侧时,容易造成拇指掌骨基底骨折。若捏拳时,拇指被其余四指保护在掌心时,就不容易受伤。

(三)临床特点

拇指掌骨有许多肌腱、肌肉附着,使拇指掌骨外展的有拇短伸肌、拇长展肌,内收的有拇收肌,背伸的有拇长伸肌,屈曲内旋的有拇短展肌、拇短屈肌、拇长屈肌和拇对掌肌,因此拇指掌骨干、基底部骨折后容易造成向背侧、桡侧成角畸形,拇指远端合并有内旋畸形。

拇指掌骨基底部骨折复位容易,固定难。其复位及外固定的要点:首先是在掌指关节屈曲情况下的拇指掌骨外展,若掌指关节过伸,必然导致拇指掌骨内收。其次骨折部位不能使用压垫。由于该部位皮肤比较薄,局部使用压垫容易压迫皮肤,影响局部血液循环。复位方法:以左手拇指掌骨基底部骨折为例,术者以右手的中、环指的近节夹住患者拇指近节的远端后屈曲中、环、小指,这样就能紧紧地夹住患者的拇指,并使掌指关节处于屈曲位进行牵引。在持续牵引下将示指置于患者拇掌骨头的掌侧向背侧推挤,并以拇指按压患者骨折部以纠正骨折向背侧、向桡侧成角,以达到解剖复位。对于稳定的第 1 掌骨基底部横断性骨折,复位后,单纯使用石膏托固定在患拇指关节屈曲、拇指掌骨外展对掌位 4 周。对于 Bennett 骨折和 Rolando 骨折采用 Orthofix 小型外固定架固定维持已整复的骨折位置,且不影响拇指掌指关节的活动,平均牵引时间为 4 周。该方法尤其适用于 Rolando 骨折和 Bennet 骨折。Bennett 骨折还可采用手法复位、经皮克氏针内固定,切开复位、克氏针内固定或加压螺丝钉内固定。Rolando 骨折则可采用加压钢板螺丝钉内固定。

(四)分类

拇指掌骨骨折包括掌骨颈、掌骨干及基底部骨折三类,其中主要是拇指掌骨基底部骨折。Green 的分类为:① Bennett 骨折,拇指掌骨基底半脱位,基底的掌尺侧缘骨折块保留在正常位置上。由于拇长展肌的作用使拇指掌骨向近侧移位并内收。② Rolando 骨折,拇指掌骨基底部"T"或"Y"形骨折,与大多角骨的关系可以正常,亦可有半脱位,它还包括基底背侧唇和掌侧缘骨折。③单纯基底关节囊外骨折,又分为横断和斜行两种。④骨骺分离。

（五）诊断

视诊：肿胀明显，多由急性期血肿导致，有软组织挫伤可见皮下瘀斑。可累及手部桡侧区域。

触诊和听诊：伤后拇指根部压痛、触诊，有骨摩擦感。

活动度检查：掌指关节屈、伸、内收以及腕关节活动均可因疼痛而受限，不能完成对指及对掌动作，对执笔、拿筷子、拧毛巾等动作造成一定的影响。

辅助检查：X线正位片。CT对诊断隐匿性骨折有高度敏感性。

（六）常见并发症

指掌骨骨折手术后易因手术操作不佳、内固定物选择不当、术后未进行及时康复功能锻炼等因素而发生组织粘连、畸形愈合、愈合不佳等多种并发症，对患者术后恢复十分不利。因此，对术后并发症的原因的准确分析和及时改进对于患者功能恢复具有重要意义。

1. 手术操作的影响

指掌骨骨折临床手术治疗具有精细、复杂的特点，对手术操作的要求较高，临床通常于伸肌腱与背侧沿辐射状旁边切开入路，肌肉切开后，将伸肌腱与背侧腱间联合牵开，使骨折面暴露。手术过程中，若操作不规范，如粗暴操作、大意操作、违反微创操作原则，过多地损伤指掌骨肌肉组织，易发生肌腱粘连等并发症。骨折愈合困难也是指掌骨骨折术后常见的并发症之一，多由于术中指掌骨折断端嵌入的软组织未彻底清理引起，因此，对患者骨折端软组织行彻底清理是保证患者预后的重要措施。

2. 内固定物的影响

指掌骨内固定术中常用钢丝捆扎、克氏针作为内固定物，临床应用广泛，但因其性能强度差、稳定性低等特点，易发生内固定不稳定，造成患者关节部位不愈合或畸形愈合的状况，对掌骨功能的恢复十分不利，术后须采取措施加以辅助固定，但易降低关节的活动能力。患者于骨折部位复位良好的情况下，行手部功能锻炼是掌指骨骨折手术患者早日恢复的重要手段，传统掌指骨骨折临床治疗多应用克氏针等内固定物，因材料性能的限制，患者骨折部位稳定性不能得到良好保障，阻碍了手部功能锻炼的及时开展。

3. 拇长伸肌腱断裂

此肌腱的断裂通常发生在伤后4周，有时出现更晚。造成拇长伸肌腱断裂的原因可能有两种：一种为原始损伤，伤及肌腱血运，造成肌腱缺血坏死而断裂；一为骨折波及Lister结节，该肌腱在不平滑的骨沟上经常摩擦而受损断裂。

4. Sudeck's 骨萎缩

Sudeck's骨萎缩或称反射性交感性骨萎缩、创伤后骨萎缩，特点是疼痛，腕及手指肿胀僵硬，皮肤红而变薄，骨的普遍脱钙、疏松。本病的发生有时是突然的，但常常是骨折后未能积极主动活动所致。

（七）康复技巧

早期康复介入拇指掌骨骨折畸形愈合继发腕关节运动障碍。临床发现拇指掌骨基底部骨折，即使切开复位骨折位置良好，随着时间的推移，患关节炎的概率仍会逐年增加。因此，即使复位不满意，只要坚持康复治疗，也可弥补复位上的缺陷。原则上说，康复介入越早，效果越好。采取积极态度，循序渐进，增加康复治疗的次数和时间，掌指关节功能一般都能得到改善。

1. 评定

（1）主观感受，采用Salgeback等方法评定（表8-1-9）。

表 8-1-9　主观感受评定

分级	症状
0	没有任何不适症状
1	轻度不适，正常工作或生活不受影响
2	中度不适，工作或生活受轻度影响

（2）拇指运动，采用Cannon法测量（图8-1-31）。

（3）外观、挤压痛及弹响。

（4）握力、侧捏力及指腹捏力。

（5）第一腕掌关节X线片，取双侧做对比，按Eaton-little分期（表8-1-10）。

（6）骨折复位程度分级，采用Kjaer-petern方法（表8-1-11）。

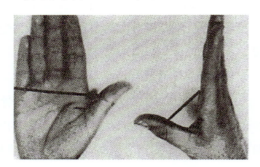

图 8-1-31　Cannon法测量拇指运动

表 8-1-10　创伤性关节炎分期（Eaton-littler法）

分期	X线表现
I	没有关节炎的表现
II	小于2mm骨赘
III	大于2mm骨赘或关节间隙明显变窄
IV	关节间隙消失，舟状骨、大多角骨关节炎

表 8-1-11　骨折复位程度分级

分级	关节面台阶或间隙（mm）
好	小于1
中	1~2
差	大于2
III	大于2mm骨赘或关节间隙明显变窄
IV	关节间隙消失，舟状骨、大多角骨关节炎

（7）分别在治疗前后，用量角器测量腕关节活动范围（range of motion，ROM）。

2. 第一阶段：骨折固定期（0~4周）

（1）讲解固定带（图8-1-32）的正确佩戴方法：教会患者自我检查固定带的松紧度，告知其手部远端尽量保持高于心脏的位置，以利于消除水肿。

教会患者用健手托住患侧前臂做肩及肘关节的主动运动，缓解制动引起的不适及降低静脉血栓形成的风险。固定2~3d后，每日需要屈曲患侧手其余4指数次，增加对指等活动能力，每次训练10min。

2周后，伸直型骨折患者增加手握拳屈腕等长收缩训练。屈曲骨折患者则需要增加伸指位伸腕等长收缩训练。每次10min，每日3~5次。

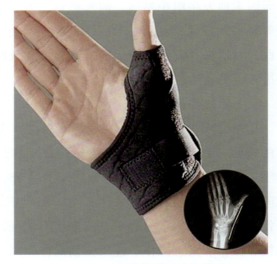

图 8-1-32　固定带的正确佩戴方法

（2）消肿止痛

超短波：对置、无热量，每次10min，每日1次，10次为1个疗程。

抬高患肢：将患肢持续性抬高，使患手高于心脏水平线。

按摩：在患肢抬高位，做向心性按摩，促进静脉回流。

等张压力手套：穿戴时应使指蹼区与手套贴紧，否则指蹼区没有压力，将成为水肿液滞留区。

（3）松解粘连、软化瘢痕

超声波疗法：接触移动法，1~1.5W/cm，每次5~15min，每日1次，15~20次为1个疗程。

音频电疗：用条状电极，并置摆放，每次20min，每日2次，20次为1个疗程。

蜡疗法：蜡饼法，每次30min，每日2次。

牵拉瘢痕组织的被动运动：牵拉力量要逐渐加大，牵伸到极限时应维持一定时间，然后再放松。这类运动适宜与蜡疗、按摩手法配合使用。

（4）改善关节活动度的治疗性锻炼：腕关节松动术：2/d。治疗前，先用蜡浴或蜡饼法，进行患部蜡疗，每次30min。该松动范围包括桡腕关节、下尺桡关节和腕间关节。继关节松动术后，患者进行腕关节和其余4指的掌指关节，指间关节的各运动方向的全范围主动活动，每日2次，每次15~20min。练习强度以患者的耐受量为宜。

①牵拉/挤压：一般松动，缓解疼痛。患者坐位，肢体放松，屈肘，前臂旋前放置于桌面，治疗师面对患者，一手固定前臂远端，另一手握持腕关节的近排腕骨处挤压、纵向牵拉桡腕关节（图8-1-33）。

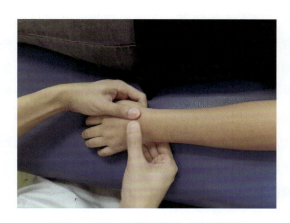

图8-1-33　关节的牵拉/挤压手法

②前后/后前滑动：增加屈腕和伸腕ROM。患者前臂中立位，治疗师一手固定前臂远端，另一手握持近排腕骨部，在轻微牵引下，分别向背侧、掌侧滑动近排腕骨。

③尺侧/桡侧方向滑动：增加桡偏和尺偏ROM。患者前臂旋前位，治疗师一手固定桡骨远端，另一手握持近排腕骨部，在轻微牵引下，分别向尺侧、桡侧滑动桡腕关节。

④旋前/旋后滑动：作用为增加腕关节旋转ROM。治疗师一手固定前臂远端，另一手握持近排腕骨部，分别将腕骨做旋后、旋前转动。

⑤下尺桡关节前后/后前位滑动：增加前臂旋前、旋后ROM。患者前臂旋后，治疗师双手分别握持桡尺骨的远端，拇指在掌侧，其余手指在背侧，尺侧手固定，桡侧手的拇指将桡骨远端向背侧推动。患者前臂旋前，治疗师的拇指在背侧，其余手指在掌侧。治疗师的桡侧手固定，尺侧手的拇指将尺骨远端向掌侧推动。

⑥腕间关节前后/后前位滑动：增加屈腕、伸腕ROM。患者前臂旋后，治疗师双手拇指分别放在相邻腕骨的掌面，示指放在相应腕骨的背面，一手固定，另一手向背侧推腕骨。患者前臂旋前，治疗师双手拇指分别放在相邻腕骨的背面，示指放在相应腕骨的掌面，一手固定，另一手向掌侧推腕骨。继关节松动术后，嘱患者进行腕、手指各关节的全范围主动活动，每日2次，每次30~60min，强度以患者能耐受为标准。

3. 第二阶段：骨折恢复期（4~6周）

固定物去除后，对于不能主动活动的患者可进行辅助性运动，加强肌力、灵巧度以及整体协调功能锻炼，从日常生活活动和职业劳动中有针对性地选择一些作业活动进行训练。强度由小到大，难度由易到难。如通过拧螺丝、用筷子夹绿豆训练拇指掌指关节对指功能，抓网球训练拇指掌指关节的对掌功能，用锤子训练腕关节屈伸和桡尺偏功能，从而增加主动活动能力。

（八）临床案例

患者张某，男，32岁（图8-1-34）。

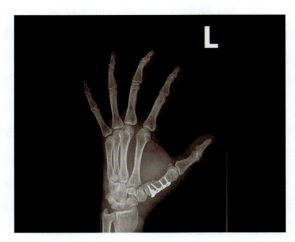

图8-1-34 拇指掌骨骨折的X线检查

主观资料：患者于2个月前拇指掌骨骨折，行内固定术后制动4周。关节稍有肿胀，拇指屈曲时有不适感，活动受限。

客观资料：掌指关节屈曲：主动30°、被动34°；指间关节：主动50°、被动58°。

拇指桡侧外展：主动50°、被动50°；拇指外展：主动50°、被动50°。

评估：拇指掌骨骨折。骨折端向桡背侧突起成角，远端指骨受拇长屈肌、屈拇短肌与拇指内收肌的牵拉，关节挛缩导致活动受限。

治疗方案：关节松动+指屈肌肌力训练，嘱患者在家进行抓握黄豆训练、使用筷子夹物件等作业活动。

反馈：治疗7d后患者拇指掌指关节屈曲：主动42°、被动46°；指间关节屈曲：主动60°、被动65°。

七、拇指腕掌关节脱位及韧带损伤后的康复

（一）概述

拇指腕掌关节（即第一腕掌关节）脱位在骨科中较为常见，创伤、骨折、大多角骨凹陷较浅及各种原因均可导致拇指腕掌关节脱位和半脱位。

（二）受伤机制

直接暴力损伤、关节本身骨折、先天性变异、慢性劳损等都可以引起拇指掌腕关节脱位或半脱位，外伤后拇指腕掌关节处肿胀、疼痛、拇指抓捏无力。临床检查时发现拇内收屈曲活动时拇指基底向桡背侧突起，关节背侧隆起，X线片示拇指腕掌关节向背侧脱位，可伴有拇指基底部骨折，如果没有外伤史一般是从鱼际肌近侧缘疼痛，若从远侧端对拇指基底施加剪应力可引起患者疼痛加重，病变晚期拇指基底部突起并明显失稳，捏持力下降，X线片示关节边缘破碎，严重的病变拇指基底明显向背侧滑脱。

（三）临床特点

第一腕掌关节由拇指底与大多角骨构成，关节面呈鞍状，可做屈伸、收展、旋转运动。关节与掌面呈45°，大多角骨远端关节面在背掌两面是凸面，在内外侧面是凹面；拇指底的关节面与之相反。当拇指外展、伸直并牵拉时关节面的掌侧有些分离；拇指内收并牵拉时，关节面的桡背侧面有些分离。关节囊肥厚松弛，附着于关节面周围1.5~2.0mm处，形成一关节内隐窝，允许关节有较大范围的活动。围绕关节有以下5条韧带：①前斜韧带，又名尺侧韧带，较肥厚，起于大角骨结节的掌侧，从近桡侧斜向远尺侧止于拇指基底的掌尺侧结节，紧靠关节面。当拇指掌侧外展对掌时，此韧带紧张；当其松弛时，可以限制掌指关节的过伸。②后斜韧带，起于大多角骨的尺侧结节，从近桡侧斜向背尺侧呈弧形，与前斜韧带共同止于拇指掌骨基底的掌侧结节的尺侧，在拇指内收时紧张。③第1掌骨间韧带：为关节囊外韧带，在桡侧伸腕肌止点的桡侧，起自第2掌骨底桡背侧结节，横行向外，止于第1掌骨基底背侧面的尺侧结节或基底的整个尺侧。韧带厚而紧，

在关节外展及旋前时紧张。④掌侧韧带（尺侧韧带），类似关节的侧副韧带，起于拇指基底掌侧，止于屈侧网状结构的松弛。它对于维持第一腕掌关节的稳定性最重要。⑤拇指间韧带，起于第2掌骨基底靠近桡侧腕长伸肌腱止点的背桡侧，向前、桡侧在拇指基底尺侧变成宽扁束，与后斜韧带混合，止于拇指基底的掌尺侧结节或基底的整个尺侧。拇指关节腕掌关节脱位及韧带损伤影响拇指的对掌和外展功能。

（四）诊断

视诊：拇指腕掌关节周围肿胀，拇指基底部略突出（图8-1-35）。

触诊：有关节脱臼无力感，伴疼痛，拇指对指无力，持物不稳，拇指内收至手掌时可在腕掌关节处触及掌骨基底弹跳突出。

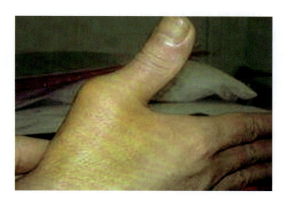

图8-1-35 共同止于拇指掌骨基底的掌侧结节的尺侧

活动度检查：掌指关节屈伸内收，腕关节活动均可因疼痛而受限。

X线：正位片、斜位片（图8-1-36）。

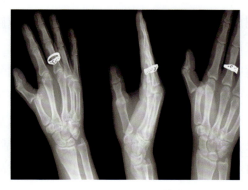

图8-1-37 X线检查

（五）常见并发症

1. 拇指腕掌关节固定出现松动

拇指腕掌关节脱位的治疗方法很多，根据其创伤病理特点，外固定要维持骨折复位后的对位，必须保持拇指外展，并在拇指基底部桡侧给予一个持续的压力。传统外展弓形夹板从理论上符合上述要求，但由于固定带容易松弛，力点难掌握及小夹板容易滑动移位等问题，实际运用时很难达到有效固定。此外，管型石膏制作复杂，固定过程中容易再移位，且需要固定近节指骨，使掌骨外展较困难，容易把指骨背伸误当成掌骨外展。实际上指骨背伸时由于推顶作用，常易使掌骨处于内收位，反而加重骨折移位，造成治疗过失。且使用传统的弓形夹板、石膏、鸭形铁丝及绷带卷等外固定法局部压迫过紧，患者极度不舒适，甚至出现压疮及皮肤坏死，因腕关节未能完全固定，在固定期间常因手部重力作用而出现小幅度下垂，再加上肿胀消退，固定部位会出现松动。

2. 拇长伸肌腱断裂

此肌腱的断裂通常发生在伤后4周，有时出现更晚。造成拇长伸肌腱断裂的原因可能有两种：①原始损伤，伤及肌腱血运，造成肌腱缺血坏死而断裂；②骨折波及Lister结节，该肌腱在不平滑的骨沟上经常摩擦而受损断裂。

3. Sudeck's 骨萎缩

Sudeck's 骨萎缩或称反射性交感性骨萎缩、创伤后骨萎缩，特点是疼痛，腕及手指肿胀僵硬，皮肤红而变薄，骨的普遍脱钙、疏松。本病的发生有时是突然的，但常常是骨折后未能积极主动活动所致。

（六）康复技巧

1. 评定

分别在治疗前后，用量角器测量腕关节ROM。

2. 第一阶段：腕掌关节固定期（0~4周）

（1）讲解固定带的正确佩戴方法：教会患者自我检查固定带的松紧度，告知其手部远端尽量保持高于心脏位置以利于消除水肿。

教会患者用健手托住患侧前臂做肩及肘关节的主动运动，减少制动引起的不适及降低静脉血栓形成的风险。

固定2~3d后，每日需要屈曲患侧手和其余4指数次，增加对指等运动活动能力，每次训练10min。

（2）消肿止痛

超短波：对置、无热量，每次10min，每日1次，10次为1个疗程。

抬高患肢：将患肢持续性抬高，使患手高于心脏水平线。

按摩：在患肢抬高位，做向心性按摩，促进静脉回流。

等张压力手套：穿戴时应使指蹼区与手套紧贴，否则指蹼区没有压力，将成为水肿液滞留区。

（3）松解粘连、软化瘢痕

超声波疗法：接触移动法，1~1.5W/cm²，每次5~15min，每日1次，15~20次为1个疗程。

音频电疗：用条状电极，并置摆放，每次20min，每日2次，20次为1疗程。

蜡疗法：蜡饼法，每次30min，每日2次。

牵拉瘢痕组织的被动运动：牵拉力量要逐渐加大，牵伸到极限时应维持一定时间，然后再放松。这类运动适宜与蜡疗、按摩手法配合使用。

（4）改善关节ROM的治疗性锻炼：腕关节松动术，每日2次。治疗前，先用蜡浴或蜡饼法，进行患部蜡疗，每次30min。该松动范围包括：桡腕关节、下尺桡关节和腕间关节。继关节松动术后，患者进行腕关节和其余4指的掌指关节，指间关节的各运动方向的全范围主动活动，每日2次，每次15~20min。练习强度以患者能耐受为宜。

①牵拉/挤压：一般松动，缓解疼痛。患者坐位，肢体放松，屈肘，前臂旋前放置于桌面，治疗师面对患者，一手固定前臂远端，另一手握持腕关节的近排腕骨处挤压、纵向牵拉桡腕关节。

②前后/后前滑动：增加屈腕和伸腕ROM。患者前臂中立位，治疗师一手固定前臂远端，另一手握持近排腕骨部，在轻微牵引下，分别向背侧、掌侧滑动近排腕骨。

③尺侧/桡侧方向滑动：增加桡偏和尺偏ROM。患者前臂旋前位，治疗师一手固定桡骨远端，另一手握持近排腕骨部，在轻微牵引下，分别向尺侧、桡侧滑动桡腕关节。

④旋前/旋后滑动：作用为增加腕关节旋转ROM。治疗师一手固定前臂远端，另一手握持近排腕骨部，分别将腕骨做旋后、旋前转动。

⑤下尺桡关节前后/后前位滑动：增加前臂旋前、旋后ROM，患者前臂旋后，治疗师双手分别握持桡尺骨的远端，拇指在掌侧，其余手指在背侧，尺侧手固定，桡侧手的拇指将桡骨远端向背侧推动。患者前臂旋前，治疗师的拇指在背侧，其余手指在掌侧。治疗师的桡侧手固定，拇指将尺骨远端向掌侧推动。

⑥腕间关节前后/后前位滑动：增加屈腕、伸腕ROM。患者前臂旋后，治疗师双手拇指分别放在相邻腕骨的掌面，示指放在相应腕骨的背面，一手固定，另一手向背侧推腕骨。患者前臂旋前，治疗师双手拇指分别放在相邻腕骨的背面，示指放在相应腕骨的掌面，一手固定，另一手向掌侧推腕骨。继关节松动术后，嘱患者进行腕、手指各关节的全范围主动活动，每日2次，每次30~60min，强度以患者能耐受为标准。

3. 第二阶段：固定物拆除后

固定物去除后，对于不能主动活动的患者可进行辅助性运动，增强主动活动能力。增强肌力、灵巧度及整体协调功能。从日常生活活动和职业劳动中有针对性地选择一些作业活动进行训练。强度由小到大，难度由易到难。如通过拧螺丝、用筷子夹绿豆训练拇指掌指关节对指功能，抓网球训练拇指掌指关节的对掌功能（图8-1-37），用锤子训练腕关节屈伸和桡尺偏功能。

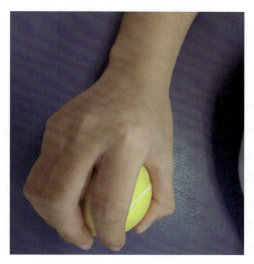

图8-1-37　抓网球训练

（七）临床案例

患者王某，男性，45岁。

主观资料：患者于1个月前拇指掌骨骨折，关节稍有肿胀，拇指屈曲时有不适感，活动受限（图8-1-38）。

客观资料：掌指关节屈曲：主动50°、被动50°；指间关节：主动50°、被动58°。

拇指桡侧外展：主动50°、被动50°；拇指外展：主动50°、被动50°。

评估：拇指腕掌关节脱位固定术后。患者因为脱位后制动引起软组织粘连，肌腱挛缩。

治疗方案：超声波+热敷+关节松动+指屈肌肌力训练。嘱患者拧螺丝以增强掌指关节的灵活性，以及增强指屈肌肌力。

反馈：治疗5d后，患者拇指屈伸等活动度基本正常，无明显功能障碍。

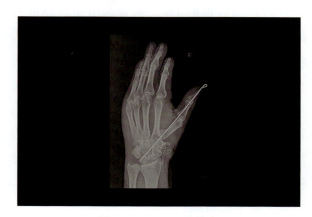

图8-1-38　X线检查

（刘　刚　董安琴）

第二节　腕部损伤

一、腕骨骨折后的康复

（一）概述

腕骨由桡侧到尺侧，近排腕骨包含舟骨、月骨、三角骨及豌豆骨，远排腕骨包含大多角骨、小多角骨、头状骨、钩骨。近排腕骨之间的关节比较松散，远排腕骨之间的关节有强壮的韧带紧密地绑住骨头。腕骨骨折几乎全部发生于青壮年，常由间接暴力导致。8块骨头当中，舟骨骨折比较常见。

舟骨骨折：舟骨骨折占所有腕骨骨折的60%~70%，在腕部骨折中其发病率仅次于桡骨远端骨折，居第二位。舟骨骨折诊断较为困难。通常其治疗过程较长，而且即使在最好的治疗下，也会对患者产生较大的影响，而其中很多人正处于劳动能力最强的年龄。最近一份欧洲学者的研究表明，舟骨骨折患者伤后平均6个月不能参加劳动。在美国，据估计每年有34.5万人发生舟骨骨折，而且即使经过正确的治疗，仍有至少5%的患者发生骨不连。这对社会的影响很大。因此，目前对无移位的舟骨骨折往往也采用外科治疗。

月骨骨折：急性月骨骨折相当少见，大约占总体腕部骨折的1%。通常是由于高动能过伸或轴向损伤造成的，可能伴有桡骨远端、头状骨或腕掌关节的骨折。有的骨折很细微，只有在高度怀疑的情况下，CT检查才能有所显示。急性月骨骨折分为五型。掌侧端骨折最为常见，并且可能伴有腕关节半脱位。其次为边缘骨折，此型是稳定骨折。背侧端、矢状以及横断骨折相当罕见。移位性体部骨折以及骨折-半脱位是手术指征。

头状骨骨折：头状骨骨折相当罕见，报道的826例腕骨损伤中头状骨骨折占0.8%。当伴有舟骨骨折时，头状骨骨内的血供会减少。然而，更多的情况是头状骨骨折出现在复合型损伤之中。石膏固定足以治疗无移位的单纯头状骨腰部骨折。大部分头状骨骨折有移位或伴有复合损伤，或者二者兼有，因此要手术治疗。手术方法是通过背侧入路显露头状骨，使之解剖复位，然后用多根克氏针或用一枚无帽的螺钉（平头螺钉或称埋头螺钉）固定。

钩骨骨折：钩骨骨折并不常见，大多伴有第4、5腕掌关节骨折脱位。矢状位CT扫描非常有助于诊断。如果骨折无移位、关节对位良好，通常闭合治疗已足够。如果骨折有移位或不稳定，则应该施行经皮关节穿针或切开复位内固定术。到目前为止，单纯钩骨骨折的报道少见。如有移位的骨折片应予以切开复位内固定。

三角骨骨折：单纯的三角骨骨折在腕骨骨折中的发生率排在舟骨和月骨骨折之后，占第三位。最常见的情况是，当腕关节强力背伸及尺偏时，位于三角骨近端背面的尺骨茎突撞击三角骨产生的剪力或直接暴力而造成骨折。在侧位片上可以看到游离的骨折片。通常采用石膏制动4~6周的保守治疗方法，但在数月内骨折仍可有残留症状。如果症状持续存在，可将骨折片切除。

大多角骨骨折：单纯大多角骨骨折并不常见，占全部腕骨骨折的2%~5%。分为两型：大多角骨体部骨折和大多角骨嵴部骨折。大多角骨体部骨折是因作用于拇指的强大轴向暴力所造成的，表现为纵向的骨折线或是粉碎性、压缩性骨折。而大多角骨嵴部骨折较为少见，它可因直接暴力造成，如摔倒时手部着地；或是当手掌撑在坚硬的平面上并且掌横弓被强力展开时，由屈肌支持带造成撕脱骨折。

豌豆骨骨折：这类骨折也相当少见，占全部腕骨损伤的1%~3%。几乎一半伴有桡骨远端、钩骨或三角骨骨折。局部疼痛及压痛和手尺侧面的直接打击病史可提示骨折诊断。可能会出现尺神经症状。30°旋后斜位片、腕管位片或CT扫描能进一步证实诊断。治疗可采取腕关节屈曲30°尺偏位短臂石膏制动6周。晚期可出现豌豆三角关节游离体。如果出现疼痛性骨不连或游离体，切除豌豆骨效果较好。纵行劈开尺侧腕屈肌后可以看到豌豆骨。应仔细进行骨膜下切除，然后修复尺侧腕屈肌腱。注意不应把未成年患者出现的不规则骨化中心与骨折相混淆。

小多角骨骨折：由于小多角骨位于腕骨弓的中心位置以及它由韧带紧密地与周围连接，因此小多角骨骨折极其罕见，只占全部腕骨骨折的0.2%。虽然爆炸冲击伤或挤压伤能够造成小多角骨骨折，但损伤机制通常是沿着第2掌骨的轴向暴力造成骨折。在X线片上很难发现骨折，所以建议做CT检查。石膏制动治疗通常已足够。对于移位性骨折或伴有韧带损伤的病例可行手术治疗。小多角骨脱位也曾有报道。

（二）受伤机制

常由间接暴力导致。当人体跌倒，手臂前

伸、腕背伸桡偏，以大鱼际部最先着地时，腕骨在大、小多角骨推挤下过度背伸，桡背侧被桡骨茎突及背侧关节缘阻挡，近端掌侧有紧张的桡腕韧带压迫不能移动，在重力及地面反作用力的共同作用下易导致骨折。

（三）临床特点

舟骨位于自然跨过腕关节力量的直接通道，因此舟骨骨折比起其他的腕骨骨折更为常见；桡动脉的分支分别从舟骨的背侧、远侧 1/3 以及掌外侧进入舟骨。近侧 1/3 舟骨的血供仅来自骨内血供，因此近侧发生缺血坏死的风险较高。骨不连也是这种骨折的常见并发症。月骨上没有肌肉附着，而且只有少数的韧带附着到此骨头，因此与月骨形成的关节较为松散，为最常出现脱位的腕骨。与舟骨相似的是，月骨的血流供应常会因为外伤而受到阻碍，造成缺血性坏死。三角骨是以其三角形的外形命名的。豆状骨并不是一块真实的腕骨，其实是位于尺侧屈腕肌肌腱里的籽骨。因此，技术上来说，腕关节有七块骨头，与踝关节有七块跗骨相同。大多角骨远端马鞍型的表面与第 1 根掌骨的基部形成关节。形成的腕掌关节是一个高度特化过的关节，可以允许拇指有很大范围的关节活动度。小多角骨镶嵌在大多角骨与头状骨之间，作为第二掌骨的基底部，可以使第二掌骨保持稳定。头状骨是所有腕骨中最大的一块，占据腕关节中央区域。所有腕关节动作的转动轴都会通过整块骨头。钩状骨以其掌侧面钩状突起而命名。腕骨骨折影响手掌的抓握功能及手腕的屈伸，患者无法抓握重物，甚至无法完成日常刷牙、拧毛巾等活动。

（四）分类

1. 舟骨骨折分类

虽然没有一种公认的舟骨骨折分类标准，但目前存在一些指导性的分类原则（图 8-2-1）可以帮助医生为患者制订最好的治疗方案。

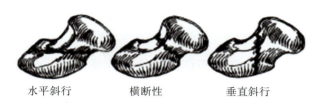

水平斜行　　　横断性　　　垂直斜行

图 8-2-1　舟骨骨折分类

（1）病程：急性骨折指 3 周以内的骨折。Langhoff 和 Anderson 指出，对骨折患者延迟到 4 周后再进行石膏治疗，其骨折愈合率会明显下降。骨折延迟愈合是指 4~6 个月内骨折仍未愈合。超过 6 个月骨折仍未愈合则可认为是骨折不愈合（骨不连）。

（2）位置：骨折又可以依据解剖位置分为远 1/3（端部）、中 1/3（腰部）和近 1/3（端部）。腰部骨折最常见，大约占所有舟骨骨折的 80%。近端骨折和远端骨折则分别占 15% 和 5%。这种分类法有助于判断预后。近端骨折比远端骨折愈合率低，可能是因为骨的血供被破坏，舟骨的血供位于骨的中 1/3 或更远处。Gelbermaii 和 Menon 指出，舟骨的血供主要来自桡动脉分支，此分支从舟骨的腰部或更远的背侧嵴进入。整个骨的血供 70%~80% 来自此分支，而近端的血供 100% 来自于此。舟骨近端骨折的骨坏死率达到了 100%。

（3）方向：Russe 和后来的 Herbert 与 Fisher 提出骨折断面的方向很重要，并提出了水平斜行、垂直斜行和横断性骨折。他们得出的结论是垂直方向的骨折比较不稳定，因此很少能愈合。

（4）移位：Cooney 及其同事以及 Weber 认为，可依据移位来确定骨折的稳定性。有以下任何一种表现可认为是移位性骨折：在任意 X 线片上骨折错位超过 1mm，舟月角超过 60°，月头角大于 15°，或侧位舟骨内角超过 20°。如果对舟骨腰部骨折行保守治疗，移位会显著影响骨折愈合，有报道称骨折不愈合率高达 92%。

（5）粉碎与否：粉碎性骨折是内在的不稳定因素。

（6）联合损伤：舟骨骨折经常合并月骨周围脱位。对这些不稳定损伤需要切开复位内固定。

2. 其他骨折分类

月骨、三角骨、豆状骨、大多角骨、小多角骨、头状骨、钩骨骨折可根据稳定程度、骨折走线以及损伤程度参考舟骨骨折进行分类。

（五）诊断

视诊：腕关节局部肿胀。

触诊：有腕部鼻烟窝区疼痛及压痛，压痛点可位于腕背侧或是掌侧的舟骨结节部。

关节活动度检查：腕部因疼痛导致腕关节屈伸、桡尺偏及环转活动受限。

辅助检查：X线检查仍然是确诊骨折的最好方法。研究者们推荐了不同体位的X线检查方法，初期诊断较有用的一系列X线片（图8-2-2，图8-2-3）包括：标准后前位（PA）、尺偏PA、真正侧位（即桡骨、尺骨和头状骨在同一条线上）以及45°旋前PA。侧位片有助于发现腕骨排列异常，这多见于移位型舟骨骨折。在尺偏及45°旋前位片中，舟骨长轴更加平行于X线底片，从而骨折线也更加平行于X线，同时尺偏也容易使骨折端分离。这两种X线片都有助于发现骨折，如果这些X线片检查显示阴性或可疑，而临床表现又非常支持诊断，应进一步拍摄其他斜位片。Stechei W推荐拍摄从远端到近端垂直倾斜20°的PA片。这种检查同样能使X线更加平行于骨折线。据报道，起初的X线片假阴性率在2%，如果舟骨骨折可能性较大，可以进行经验性治疗或者进行其他影像学检查，如CT、MRI或者骨扫描。如果选择经验性治疗，可行拇指人字形石膏固定2周并进行复查。虽然当骨折部位发生吸收时，隐性骨折会在接下来的X线片上变得明显，

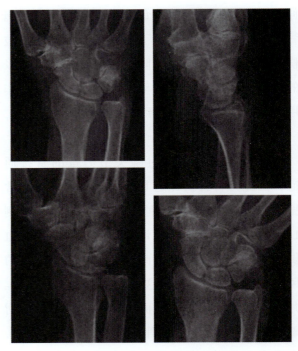

图8-2-2 X线检查

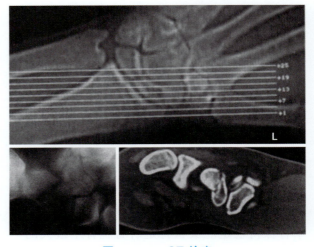

图8-2-3 CT检查

但是总体看来意义不大。传统认为，骨扫描具有最敏感但特异性最小的成像特征。然而，最近一项研究认为，CT在发现隐性骨折方面优于骨扫描。而且，如果骨扫描提示舟骨骨折，附加影像学CT检查是必要的，可以更好地界定骨折。因此，对于类似病例，推荐用CT扫描。当行CT扫描时，因为腕部横断面扫描是常规检查且阅读这些照片难以说明骨折情况，所以还要请求放射科医生进行舟骨矢状面扫描。换

句话说，平片所用的体位同样适用于 CT。为了获得最佳效果，射线一定要平行于可疑骨折线或者垂直于舟骨长轴。图像应有 1mm 的间隔。另外，在这样的侧位片上也能得到腕骨间排列信息，因为桡骨 – 尺骨 – 头状骨的关系以及舟骨成角骨折都能被很好地显示出来。根据实践经验，MRI 适用于那些关节严重损伤的患者以排除舟骨骨折。

（六）常见并发症

腕骨骨折常见并发症有：骨折不愈合、畸形愈合、骨不连等，这些都会造成腕部生物力学改变，引起腕部疼痛、关节活动度不足、肌力不足以及腕关节的骨性关节炎。

1. 骨折不愈合

舟骨骨折的部位明显影响骨折愈合的时间。结节部骨折的平均愈合时间为 4~6 周，腰部骨折为 10~12 周，近端骨折为 12~20 周。因此，普遍认为的 4 个月为"正常"愈合的时间上限这一观点应视具体的骨折部位而定。对于骨折治疗失败者，一些研究者曾建议使用非侵入性电刺激治疗。根据电刺激治疗后的经验，Osterman 和 Mikulics 认为，电刺激治疗最适合没有进行植骨、对位良好的腰部骨折，并且不伴有骨折端萎缩、近端没有小的骨折块或没有明显的骨性关节炎。因为缺乏可对照的实验研究证实电刺激治疗有效，所以我们推荐植骨术作为石膏固定治疗失败的下一步措施。

2. 骨不连

骨折未能在其平均时间内愈合（通常 3~6 个月）称为延迟愈合；损伤和骨折至少 9 个月，并且已经有 3 个月没有进一步愈合倾向称为骨不连。

3. 畸形愈合

畸形愈合在临床上表现为双腕不对称、骨折的成角畸形愈合，改变了相关肌肉的力学作用方向，关节活动受限，关节之间的运动失调，但是并非所有的畸形都需要进行处理，如果情况不严重，不影响外观且对日常生活无较大的影响可以不处理。如果畸形明显，影响正常的生活则需要矫正，手腕关节主要是要恢复关节的方向及活动，可以利用内固定或外固定矫正，如果畸形较轻，时间较短且软组织条件好的人可以一次矫正，如果畸形较重则需要考虑逐渐矫正。对于畸形愈合矫正需要定期随访，根据畸形程度及治疗的情况不同随时改变随访周期，如果出现石膏松脱、手指末端感到麻木、局部感到疼痛或明显的压迫等情况，应及时处理。

（七）康复技巧

1. 评定

评定腕关节活动度，包括腕的屈伸、桡尺偏的关节活动度；疼痛的评定、感觉功能的评定等。

2. 第一阶段：保护期（第 0~4 周）

保护性制动：定制的掌侧或两片式前臂拇指热塑支架，腕关节背伸 0°~20°，拇指制动但其指间关节可活动。

水肿/疼痛控制：抬高，休息，冰敷/冷敷；轻质加压外衣或外套，例如用 Coban 弹力自粘绷带、Isotoner 手套和 Tubigrip 弹力绷带进行未受累关节活动度练习。

分别进行肌腱滑动训练：拇长屈肌、指总伸肌、指浅屈肌、指深屈肌、手内在肌（即骨间肌）练习；肘关节、前臂及肩关节活动范围训练，从术后第 1d 开始。

3. 第二阶段：稳定期（第 4~16 周）

保护方法：继续使用拇指前臂固定支具，进行瘢痕护理。

水肿/疼痛控制：冷敷，逆行按摩，如果水肿硬实，可使用温水浴或冷热交替浴。

腕部主动活动度练习：开始拇指活动度练习，对指，掌指关节屈曲、外展。

进展到主动辅助关节活动和轻柔的被动关

节活动。

为促进功能性抓握，应早期开始单独进行伸腕练习，以避免指长伸肌在伸腕时起辅助作用，做一些轻微的功能性活动。

精细动作协调性练习，以促进拇指对掌功能，如小物体的抓握、写字、打字等。

恢复正常的运动方式和日常生活活动，如吃饭、穿衣、个人卫生等。

4. 第三阶段：骨折愈合期（8~21周）

注意事项：渐进性肌力练习，避免发生疼痛及代偿性活动；可采用夹板制动；进行被动伸展及主动关节活动，以达到最终可能的活动范围；应用序列静态或静态渐进性夹板，例如：腕屈曲或背伸静态渐进性夹板，以达到最终可能的活动范围。

肌力训练：等长及动力抓捏肌力训练，如捏粉末、手辅助器；腕部及前臂渐进性抗阻力训练，如哑铃、沙袋、弹力带（图8-2-4，图8-2-5）；工作适应性训练，如特殊活动训练及BTE PRIMUS训练。

（八）临床案例

患者李某，男性，41岁（图8-2-6）

主观资料：1个半月前因在雨天劳作摔倒手部背伸撑地，腕部疼痛和明显肿胀，腕部各向活动受限，尤其是背伸时出现剧烈的疼痛。

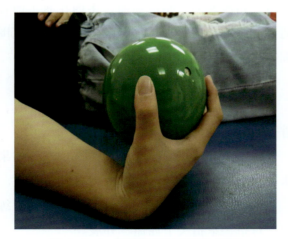

图8-2-4　腕部渐进性抗阻力训练

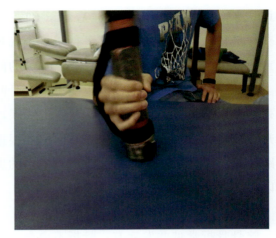

图8-2-5　前臂渐进性抗阻力训练

客观资料：X线片（图8-2-6）示舟骨骨折及软组织的挫伤，已行内固定术。腕屈曲为45°，伸展约30°，桡偏10°，尺偏25°，并伴有疼痛，VAS评分4分，手臂部的肌肉肌力下降。

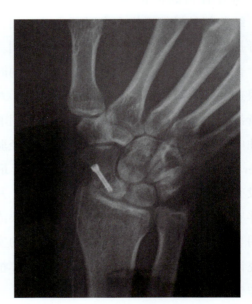

图8-2-6　X线片示舟骨骨折内固定术后

评估：考虑腕关节部软组织的粘连挛缩导致关节活动受限和疼痛。

治疗方案：给予患者腕关节松动术、前臂的肌肉牵伸技术、软组织的松动术，以及配合超声波软化瘢痕组织，低频电刺激促进肌力恢复，以及适当的肌肉抗阻训练。

反馈：首次治疗后疼痛明显减轻，治疗坚持5d后腕关节部的疼痛基本消失，关节活动度明显改善。肌肉力量有所好转。嘱其坚持自我牵伸，适当的关节活动以及渐进性的抗阻训练，可以促进关节功能恢复。

二、腕骨脱位及韧带损伤后的康复

（一）概述

1. 腕关节的功能理论

腕关节可被看成是一个机械系统，它的功能是提供运动，以及在远端的手和近端的前臂之间传导动力。为了能以最小的体积完成动态和静态这样一对看似矛盾的功能，腕关节进化成一个由7块腕骨组成的复合关节（豌豆骨是支撑尺侧腕屈肌的一块籽骨），腕骨间由复杂的韧带结构连接。腕骨与韧带之间的相互作用使这个独特的复合关节能很好地完成运动以及传导能量的功能。目前，主要有几种理论来解释腕关节的功能，包括横排理论、纵柱理论和椭圆环理论。

（1）横排理论：这个理论可以概括如下：腕关节由3个近排腕骨（舟骨、月骨、三角骨）和4个远排腕骨（大多角骨、小多角骨、头状骨、钩骨）组成。这种排列形成了两个主要关节：桡腕关节和腕中关节。舟骨桥接两排腕骨，为腕中关节提供了稳定的连接。近排腕骨是远排腕骨和近端的桡骨及三角纤维软骨之间的中介部分。虽然近排腕骨坚硬不会变形，但通过舟骨、月骨和三角骨之间有限的运动改变近排腕骨的排列外形，从而适应腕关节的任何位置。这样就可以使压力从远排腕骨通过作为中介的近排腕骨到达桡骨和三角纤维软骨。

（2）纵柱理论：这个理论从不同的角度来描述腕骨。Taleisni重新引入并修正了Navarro的理论，他认为腕关节由三个柱组成。中间柱包括近端的月骨、头状骨和其余的远排腕骨，是主要的屈伸柱；桡侧运动柱完全由舟骨构成；尺侧或称旋转柱由三角骨构成。

（3）椭圆环理论：Lichtman及其同事描述了椭圆环理论，椭圆环理论综合了横排理论和纵柱理论，是由近排的三块腕骨和全部的远排腕骨共四部分组成。腕骨间结构的完整性和腕骨间韧带对腕关节功能非常重要。骨折或者骨间韧带损伤都会破坏椭圆环而造成腕关节功能障碍。

这些腕关节功能的主要理论都是建立在尸体研究基础上的。近来报道了一项利用CT实施的无创性骨成像技术，应用这项技术能在一定程度上清楚地显示出活体腕关节的运动，早期数据显示正常腕关节活动非常复杂，而且包括上述各种理论。这项新技术可能会帮我们更好地理解腕关节正常和病理的活动。

2. 韧带解剖

腕骨间的彼此连接以及腕骨和掌骨及前臂之间的连接是通过一套复杂的韧带装置实现的。Taleisnikm、Mayfield及其同事、Berger及其同事在这方面做了广泛的研究，他们的研究成为我们目前的理论基础。简而言之，腕部有三组韧带：腕背、腕掌和骨间韧带。两条腕背韧带，背侧腕骨间韧带（dorsal intercarpal ligament，DIC）和背侧桡腕韧带（dorsal radiocarpal ligament，DRC）相对较细，形成横"V"形结构。DIC有助于保持近排腕骨的横向稳定，而DRC有助于保持近排腕骨相对于桡骨的稳定，并且防止其向尺侧移位。DIC和DRC组合在一起有类似于背侧桡舟韧带的功能，间接稳定舟骨的近端掌侧韧带位于关节内，可以很容易地在关节镜下看到。掌侧韧带的形状是一个"V"形内又有一个"V"形，它们之间有一个薄弱区被称为Poirier间隙，它恰好位于头月关节处。近端的"V"形韧带连接腕骨到前臂，远端的"V"形或三角形韧带连接远排腕骨到近排腕骨以及桡骨。桡舟头韧带是唯一跨越两排腕骨的韧带。

最重要的掌侧韧带有桡舟头韧带、长桡月韧带、短桡月韧带、尺月韧带和尺三角韧带。远端的"V"形或三角形韧带是由桡舟头韧带和三角头韧带组成的。总体来讲，掌侧韧带非常重要，其作用不仅是稳定腕中关节，而且使腕骨稳定于桡骨和尺骨。需要重视的是，掌侧韧带加厚了掌侧腕关节囊，并且在掌侧面很难将韧带组织单独区分开来。近排腕骨间靠舟月骨间韧带和月三角骨间韧带进一步连接在一起，这些韧带使近排腕骨间活动被限制在远排腕骨通过其骨间韧带连接得更加紧密，远排腕骨间活动小于9°，且活动多发生在呈弓形的小多角骨、头状骨和钩骨之间。腕关节可能并不存在侧副韧带，而是由桡侧第一背伸肌间室和尺侧第六间室的腱鞘发挥类似作用。

（二）受伤机制

临床上大多数重要的腕关节脱位以及骨折脱位都是腕关节过伸纵向压应力的损伤结果，造成此损伤的原因为摔倒时手掌张开着地。损伤程度取决暴力大小、作用方向以及腕关节的组织韧性。常见的损伤是远排腕骨向近排腕骨的背侧移位。如果发生此型损伤，那一定存在两排腕骨间的韧带撕裂。如果有舟月关节脱位，则可能存在舟骨骨折或舟月骨间韧带撕裂。如果暴力较严重，可能发生月骨周围完全脱位。

腕部韧带损伤机制：腕周围韧带损伤多由外力引起，摔倒时手掌或手背着地，腕部处于极度背伸位或者背屈位，合并桡偏或者尺偏位，引起周围韧带不同程度的损伤。

（三）临床特点

在正常的腕关节，腕背伸和屈曲的活动弧约15°，腕中关节和桡腕关节活动度基本相同，共同构成腕关节活动。然而，当腕关节从中立到完全屈曲时，腕中关节对屈腕的作用（62%）大于桡腕关节的作用。相反，当腕关节从中立到完全背伸时，桡腕关节的作用（62%）大于腕中关节的作用。另外，腕关节的桡、尺偏也由腕中关节和桡腕关节的运动共同承担，运动主要发生在腕中关节（55%）。当腕关节运动从桡偏到尺偏时，近排腕骨在尺偏的同时也有背伸。当腕关节运动是从尺偏到桡偏时，近排腕骨发生屈曲和桡偏。同样，在腕关节尺偏运动时，远排腕骨移向背侧，桡偏时移向掌侧。远排腕骨的移动可能是引起近排腕骨屈伸的原因。同时，在每一排腕骨之间也发生小幅度的运动。所有腕骨正常的平滑一体化运动保证了整个腕关节运动的同步和流畅。腕关节运动轨迹从掌尺侧到桡背侧，称作"标枪"轨迹运动，这也可能是腕关节运动最自然的方式。故腕骨脱位可能会导致腕关节的屈伸活动受限，尺偏、桡偏活动受限，影响腕关节的灵活性。

（四）分类

1. 腕骨脱位分类

（1）月骨背侧及月骨掌侧脱位。

（2）舟骨半脱位。

（3）月骨中段不稳定。

（4）经舟骨、月周骨背侧脱位。

（5）月周骨掌侧脱位及月骨背侧脱位。

（6）经桡骨茎突月周骨脱位。

2. 腕部韧带损伤分类

（1）桡腕掌侧韧带损伤。

（2）桡腕背侧韧带损伤。

（3）桡侧副韧带损伤。

（4）尺腕复合组织损伤。

（5）复合韧带损伤。

（五）诊断

视诊：检查腕部是否有肿胀和擦伤。

触诊：触诊确认压痛点，如第一背侧间室（Quervain腱鞘炎）、腕鼻烟部（舟骨骨折）、第一腕掌关节（关节炎）、舟月间隙（舟月韧带撕裂或腱鞘囊肿）、月三角关节（LT韧带撕裂）、桡骨背侧（骨折）、桡尺关节（不稳）、尺侧腕伸肌腱（肌腱炎或半脱位）、尺侧伸腕肌和尺侧屈腕肌间隙（尺－腕骨撞击，三角纤维软骨破裂）。掌侧触诊豌豆骨部（骨折、关节炎）和钩骨钩部（骨折）。

活动度检查：记录腕关节主、被动活动情况，应该注意有无腕骨同步运动失调或撞击声。可伴或不伴关节活动范围减小。

握力测量：测量双侧握力也很重要，因为任何腕关节疾病通常都会使握力减弱。

X线检查：确诊仍要依靠X线检查。在诊断腕关节不稳时一定要清楚，X线片通常反映的是关节动力学疾患的静态影像。常规平片应该包括PA（后前位）、标准侧位和45°旋前位片。在所有平片上第3掌骨都应与桡骨在一条直线上。Bellinghausen、Gilula及其同事指出，在正常腕关节正位片上能够显示出三条平滑的曲线（Gilula曲线）。如果这些曲线断开，可能存在关节不稳定。位于近端的曲线是近排腕骨的近端关节面，位于中间的曲线是近排腕骨的远端关节面，位于远端的曲线是远排腕骨的近端关节面。在正位片中要注意头状骨与其余腕骨，特别是月骨的重叠是否增加。如果月骨呈三角形而不是四边形，则应怀疑有月骨周围不稳。舟骨正常显示为长条形。如果X线片中舟骨变短并呈现"环状"双皮质密度（双边影），表明舟骨相对于桡骨变得异常的垂直，在舟月骨脱位以及VISI中可出现这种表现。检查者还应该注意舟月骨间隙是否增加（舟月骨脱位时其间隙＞3mm）并估计腕骨高度。如前所述在侧位片上也应该注意头状骨、月骨和桡骨的正常线性关系。同样，应该测量舟月角，以确定有无舟月骨脱位（角度＞60°或VISI/角度＜30°）。必须强调的是，因为正常腕关节的近排腕骨桡偏和尺偏时可伴有屈曲和背伸，所以只有在所有的平片中第3掌骨与桡骨纵轴平

行时才能进行测量。

月骨背侧脱位时，X线侧位片示头状骨向月骨背侧移位，舟骨极部向背侧旋转。前后位片可见近远二排腕骨影像重叠，特别是头状骨与月骨重叠，腕骨投影缩短，舟、月骨间有一间隙。有时头状骨和其他远排腕骨自行复位时迫使月骨掌侧脱位，则侧位X线片可见头状骨与桡骨远端相关节，而月骨向掌侧移位至桡骨掌缘，在前后位片中月骨不是正常的梯形而是三角形或楔形。

CT检查：单纯CT对诊断腕关节不稳意义不大，因为图像清楚，所以更多地用来诊断骨折，在评估骨折的偏转或骨折不愈合、在测量侧位像上舟月角和桡月角的微小改变方面用处较大。关节造影和多层螺旋CT联合在诊断舟月韧带和月三角韧带撕裂上要比未增强MRI有优势。

（六）常见并发症

1. 正中神经麻痹

及时复位可使正中神经早期即完全恢复。若延期复位，恢复可能不完全，但很少需做其他处理。

2. Sudeck骨萎缩

此为本病常见的并发症。Sudeck骨萎缩或称反射性交感性骨萎缩、创伤后骨萎缩，特点是疼痛，腕及手指肿胀僵硬，皮肤红而变薄，骨的普遍脱钙、疏松。其发生有时是突然的，但常常是骨折后未能积极主动活动所致。

3. 缺血性坏死

可导致月骨塌陷及继发性骨关节炎，后者进展很快。所有月骨脱位患者在伤后6个月内均应每月复查X线，以便及时发现此并发症。若早期发现，可予切除月骨，以防发生进行性骨关节炎。对于许多病例，尤其是晚期患者，倾向于行腕关节固定术。注意，腕部反复损伤而不伴有月骨脱位也可有相似的X线表现

（Kenbock 病）。其多见于体力劳动者，如木匠、鞋匠及反复使用铁锤者。

（七）康复技巧

1. 评定

评定腕关节活动度，包括腕的屈伸、桡偏和尺偏的关节活动度；疼痛的评定、感觉功能的评定等；测量手腕的围度，等等。

2. 第一阶段：固定期（0~3 个月）

目的是减轻疼痛、肿胀，早期行肌力训练、关节活动度训练以避免关节粘连及肌肉萎缩，促进骨折愈合。关节固定后第 1d 即开始肩关节、肘关节各个方向全范围关节活动度练习。逐日增加动作幅度及用力程度。肩部周围肌肉力量练习，肩关节前屈、后伸、内收、外展等各方个方向主动运动，可使用皮筋等有弹性器材提供阻力，每方向每组 40~60 次，每天 1~2 组。主动屈伸肘关节，缓慢用力。手部在疼痛耐受范围内，做握拳、伸拳、对指、对掌主动练习。逐日增加动作幅度及用力程度。

3. 第二阶段：恢复期（3 个月以后）

继续肩、肘关节主动运动，开始腕、手部 ROM 训练。腕关节被动 ROM 训练。腕掌屈：患侧前臂置于桌面固定，手心向下，健侧手握住患侧手背，向下压手腕，至感到疼痛处停止 2~3min，待疼痛减轻后继续加大角度。10 次/组，每天 2 组。腕背伸：患侧前臂置于桌面固定，手心向下，健侧手握住患侧手心，向上抬手腕，缓慢用力，至动作极限保持 10s。10 次/组，每天 2 组。腕桡侧偏：手臂平放于床上或桌上，手悬出床或桌面之外，手心向内侧，手指并拢，向上偏到极限，缓慢用力至动作极限保持 10s，10 次/组，每天 2 组。腕尺侧偏：手臂平放于床上或桌上，手悬出床或桌面之外，手心向内侧，手指并拢，向下偏到极限，缓慢用力至动作极限保持 10s，10 次/组，每天 2 组。腕关节主动 ROM 训练：手臂平放于床上或桌上，手悬出床或桌面之外，分别进行腕关节屈伸及尺桡偏训练，缓慢用力，至动作极限保持 10s，逐步增加角度。继续肩、肘关节肌力练习。可增加阻力。15~20 次/组，组间休息 1min，每天 2~4 组，连续练到疲劳为止。

4. 第三阶段

开始手、腕部肌力训练。

（1）屈腕抗阻训练：坐位，前臂放于桌面，手心向上，手中握一物作为负荷，如哑铃等，腕屈曲到最大范围坚持 5s，再缓慢放下为 1 次。10 次/组，组间休息 30s，连续练习 2~4 组，每天 1~2 次。

（2）伸腕抗阻训练：坐位，前臂置于桌面，手心向下，手中握一重物作为负荷，如哑铃等，腕背伸到最大范围坚持 5s，再缓慢放下为 1 次。10 次/组，组间休息 30s，连续练习 2~4 组，每天 1~2 次。

（3）桡偏腕抗阻训练：坐位，前臂置于桌面，腕关节伸直，拇指在上，手中握一重物作为负荷，如哑铃等，向桡偏到最大范围坚持 5s，再缓慢放下为 1 次。10 次/组，组间休息 30s，连续练习 2~4 组，每天 1~2 次。

（4）尺偏腕抗阻训练：体位同上，手握重物向尺侧偏到最大范围坚持 5s，再缓慢放下。10 次/组，组间休息 30s，连续练习 2~4 组，每天 1~2 次。

（5）拧毛巾练习：双手握住毛巾，同时向相反方向转动手腕到最大范围，双手再互换方向到最大范围为 1 次。此练习加强腕关节环转，提高腕关节灵活性（图 8-2-7）。

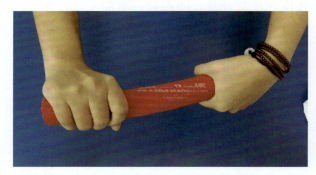

图 8-2-7　拧毛巾练习

（6）拧杯盖练习：患侧环状抓握瓶盖，向顺时针方向转动到极限后再向逆时针方向转动为一次。此练习能加强腕关节屈伸，提高腕关节灵活性。

（八）临床案例

患者，女，31岁，因骑自行车跌倒。

主观资料：患者因骑自行车时跌倒，入院拍片后提示为舟骨骨折及月骨周围腕骨脱位，诊断为经舟骨骨折月骨周围腕骨脱位，复位后进行石膏固定4周。

客观资料：VAS：2分，屈曲：AROM 25°，PROM 27°；背伸：AROM 17°，PROM 22°；MR报告显示腕部局部关节间隙仍有积液。

评估：除有一般的创伤反应外，肿胀较严重，而且有腕关节区软组织增厚，运动幅度及握力明显下降，出现正中神经受压症状。正中神经损伤因腕管容积变小，神经受压而出现手指麻的症状，解除卡压后一般在2个月左右消失，不需做特殊处理。

治疗方案：石膏拆除后，给予患者相应的软组织松解术及低频神经电刺激促进神经肌肉恢复，腕部力量训练。

反馈：经过2周治疗后患者肿胀明显消除（图8-2-8），活动度基本恢复正常（图8-2-9，图8-2-10）。

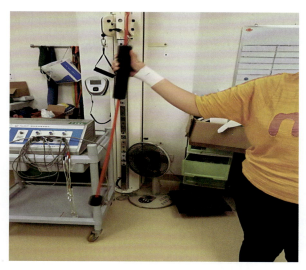

图8-2-9　飞力士棒稳定性训练

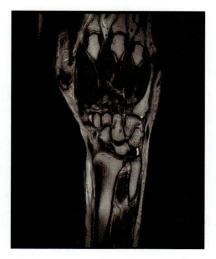

图8-2-10　治疗后MRI检查

（刘　刚　董安琴）

第三节　前臂损伤

一、colles骨折后的康复

（一）概述

1783年Pouteau提出发生于桡骨远端的松质骨骨折，且向背侧移位的现象（图8-3-1）。1814年由Abranham Colles详细研究并描述，并以Colles命名该类骨折至今。Colles骨折是桡骨远端，距腕关节面2.5cm以内的骨折，常伴有远侧骨折断端向背侧倾斜，前倾角度减少

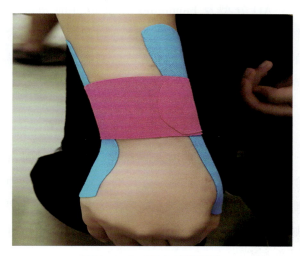

图8-2-8　肌内效贴消肿

或呈负角，典型者伤手呈银叉畸形。此类骨折占所有骨折的6.7%~11%，多发生于中老年女性。

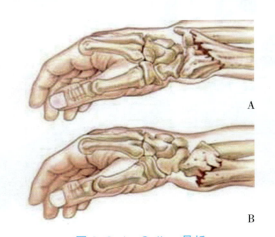

图8-3-1　Colles骨折
A. 反Colles骨折；B. Colles骨折

（二）受伤机制

Colles骨折多为间接暴力，常见于肘部伸展、前臂旋前、腕关节背伸，手掌着地跌倒、高处坠落应力作用于桡骨远端导致。

Frykman对新鲜人类尸体桡骨静力学及动力学骨折试验发现，腕背屈于40°~90°易发生桡骨远端的松质骨骨折。背伸角度越小，骨折所需载荷力越小。当腕背伸小于40°，试验产生的骨折为近端骨折；而腕背伸大于90°时，多产生腕骨骨折。

（三）临床特点

正常桡骨下端关节面向掌侧倾斜（掌倾角）10°~15°，向尺侧倾斜（尺倾角）20°~25°。当桡骨远端发生骨折时，不但掌倾角和尺倾角角度发生改变，而且背侧伸肌腱鞘管也随之扭曲错位，如骨折复位不良，可造成腕与手指功能障碍。所以，骨折治疗成功的关键包括恢复断端平整愈合，维持桡骨正常长度及掌倾角，避免手指僵硬。

（四）分类

Colles骨折分类目前尚未统一，Colles、Smith及Barton等都曾对不同类型的桡骨远端骨折进行过描述。

1. Femandez分型

1993年Femandez依据创伤机制将桡骨远端骨折分为5型（表8-3-1，图8-3-2）：Ⅰ型是关节外干骺端的折弯骨折；Ⅱ型是关节内骨折，由于剪力所致；Ⅲ型是由于压缩性损伤所引起的关节内骨折和干骺端嵌插；Ⅳ型是桡腕关节骨折-脱位并有韧带附着处的撕脱骨折；Ⅴ型是由于多个力和高速度造成的广泛损伤。

2. AO分型

AO内固定协会提出了关节外骨折、简单关节内骨折、复杂关节内骨折三个基本类型。

AO分型是将桡骨远端骨折分为A、B、C 3大类，每类有3个组，每组又分为3个亚组，共有27个亚组（图8-3-3）。

（1）A型为关节外骨折：①A1为孤立的尺骨远端骨折；②A2为桡骨远端骨折，无粉碎、嵌插；③A3为桡骨远端骨折，粉碎、嵌插。

（2）B型为简单关节内骨折：①B1为桡骨远端矢状面骨折；①B2为桡骨远端背侧缘骨折；③B3为桡骨远端掌侧缘骨折。

（3）C型为复杂关节内骨折：①C1为关节内简单骨折（2块），无干骺端粉碎；②C2为关节内简单骨折（2块），合并干骺端粉碎；③C3为粉碎的关节内骨折。

AO分型及Femandez分型是目前公认的较全面实用的两种分型方法，它们对选择手术的入路和固定方法及判断预后具有重要的指导意义。

（五）诊断

1. 视诊

肿胀明显，常波及前臂之下1/3，手向背侧移位，腕部出现畸形。尺骨远端也可突出肿胀。因从侧面看似餐叉，被形象地称为"银叉样"畸形。多由急性期血肿导致，有软组织挫伤可见皮下瘀斑。

表 8-3-1 桡骨远端骨折分型

分型	稳定性	移位	骨折块	合并伤	治疗建议
Ⅰ.干骺端有成角骨折	复位后稳定	无移位	2	不常见	非手术治疗、经皮克氏针固定、外固定
Ⅱ.关节面剪切骨折	不稳定	背、桡、掌、近	2或3部分，粉碎	更少见	切开复位钢板螺钉固定
Ⅲ.关节面粉碎骨折	不稳定	无移位或背、桡、掌、近	2、3、4部分，粉碎	常见	非手术，闭合，关节镜下或切开复位有肉固定经皮针结合外、内定，植骨
Ⅳ.撕脱崩折，用针或螺钉固定桡腕骨折脱位	不稳定	背、桡、掌、近	2部分桡、尺骨茎突，3部分掌、背缘粉碎	经常	闭合或切开复位张力钢丝
Ⅴ.粉碎性骨折，高能损伤	不稳定	背、桡、掌、近	粉碎和/或骨缺损经常为关节内，开放，偶尔关节外	常发现	各种方法联合使用

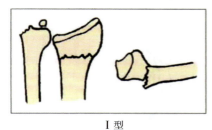
Ⅰ型

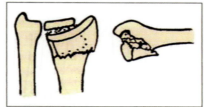
Ⅱ型

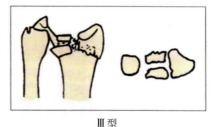
Ⅲ型

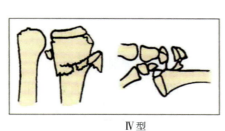
Ⅳ型

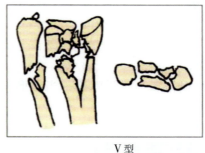
Ⅴ型

图 8-3-2 桡骨远端骨折的 Fernadez 分型

2.触诊

伤后腕部压痛、触诊有骨摩擦感。

3.活动度检查

腕关节、前臂旋转，手指活动均可因疼痛而导致活动受限。

4.辅助检查

X线：腕关节正、侧、斜位片（图8-3-4）。

CT：对诊断隐匿性骨折有高度敏感性。

（六）常见的并发症

Colles 骨折虽是一简单而常见的损伤，但仍可发生多种并发症。较为常见的有以下几种。

1.腕部神经损伤

由于骨折畸形而引起的腕管压迫，出现正中神经受压症状。当尺管受压时亦可出现尺神

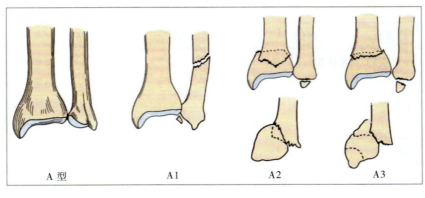
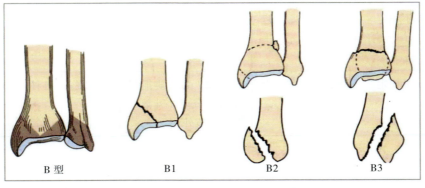
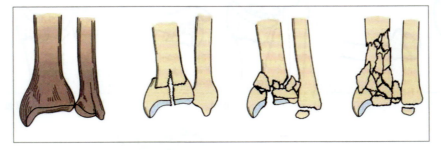

图 8-3-3　Colles 骨折的 AO 分型

经症状。此种神经损伤多为感觉障碍，当畸形纠正后，往往能逐渐恢复。

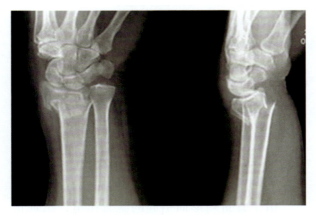

图 8-3-4　X 线检查

2. 拇长伸肌腱断裂

此肌腱的断裂通常发生在伤后 4 周，有时出现得更晚。造成拇长伸肌腱断裂的原因可能有两种：一种为原始损伤，伤及肌腱血运，造成肌腱缺血坏死而断裂；另一种为骨折波及 Lister 结节，该肌腱在不平滑的骨沟上经常摩擦而受损断裂。

3. Sudeck 骨萎缩

Sudeck 骨萎缩或称反射性交感性骨萎缩、创伤后骨萎缩，特点是疼痛，腕及手指肿胀僵硬，皮肤红而变薄，骨脱钙、骨质疏松。本病的发生有时是突然的，但常常是骨折后未能积极主动活动所致。

4. 肩手综合征

与上述情况相似，但波及范围甚广，以致肩关节亦僵硬。一旦发生，治疗比较麻烦。

5. 骨折畸形愈合

各种原因造成的整复固定失败，均可导致骨折畸形愈合，发生率较高。一般而言，畸形较轻，腕部功能障碍不显著，患者多能安于此种状态而不求进一步的治疗。如畸形较重，下尺桡关节脱位时即会引起前臂旋转障碍和腕部活动痛，此种情况可通过尺骨小头切除等加以改善。

6. 痛性骨质疏松

骨折后由于早期固定导致钙质流失，局部骨质疏松，引起疼痛为痛性骨质疏松。其特征为关节突出部位压痛明显，X线片显示局部骨质疏松。为Colles骨折最常见的并发症之一。

7. 骨折延缓愈合、不愈合

Colles骨折后，其关节面的掌倾角、尺偏角及下尺桡关节稳定性的恢复非常重要。三者不能有任何损失，否则都会影响腕关节的正常功能。所以，在治疗时需要全面考虑。

保守治疗：对于简单、稳定的关节外骨折及部分关节内骨折，通过手法整复后夹板石膏固定，于掌屈5°~15°及最大限度尺偏3周即可。3周后改成腕关节中立位固定6周。

手术治疗：不稳定骨折，采用穿针外固定的方法。例如，在前臂近端和掌骨横穿细钢针，牵引复位，然后将钢针固定在管形石膏内，起维持牵引、防止骨折移位的作用。手术方法有：①尺骨下端切除术，适用于因下尺桡关节炎或脱位引起腕部疼痛和旋转受限者；②桡骨下端截骨植骨术及Campbell手术，适用于桡骨下端骨折畸形愈合，关节面向背侧倾斜和桡骨短缩明显者。

（七）康复技巧

早期康复介入对Colles骨折畸形愈合继发腕关节运动障碍有十分重要的意义。临床发现老年Colles骨折患者大多有骨质疏松，暴力使桡骨远端长度压缩及关节面破坏，很难达到解剖复位或功能恢复。因此，后者即使复位不满意，只要坚持康复治疗，就可以弥补复位上的缺陷。从原则上说，康复介入越早，效果越好。采取积极的态度，循序渐进，增加康复治疗的次数和时间，一般腕关节功能都能得到改善。对老年Colles骨折患者应标本兼治，对症治疗的同时给予骨质疏松症的病因学治疗，才能收到良好的效果。

1. 评定

（1）分别在治疗前后，用量角器测量腕关节活动度。

（2）评定腕部及手部的肌力，测量肌肉围度，左右两侧对比。

2. 第一阶段：骨折固定期

（1）教会患者自我锻炼的方法：教会患者用健手托住前臂做肩及肘关节的主动运动，减少制动引起的不适及降低静脉血栓形成的风险。固定2~3d后，每日需要屈曲患侧手指数次，增加对指等运动活动能力，每次训练10min（图8-3-5）。

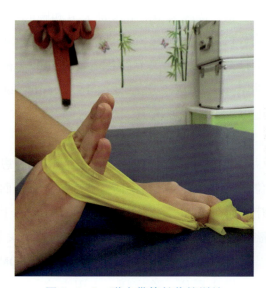

图8-3-5 弹力带等长收缩训练

（2）消肿止痛

超短波：对置、无热量，每次10min，每天1次，10次为1个疗程。

抬高患肢：将患肢持续性抬高，使患手高于心脏水平线。

按摩：在患肢抬高位，做向心性按摩，促进静脉回流。

等张压力手套：穿戴时应使指蹼区与手套紧贴，否则指蹼区没有压力，将成为水肿液滞留区。

（3）松解粘连、软化瘢痕

超声波疗法：接触移动法，1~1.5W/cm，每次5~15min，每天1次，15~20次为1个疗程。

音频电疗：用条状电极，并置摆放，每次20min，每天2次，20次为1个疗程。

蜡疗法：蜡饼法，每次30min，每天2次。

牵拉瘢痕组织的被动运动：牵拉力量要逐渐加大，牵伸到极限时应维持一定时间，然后再放松。这类运动适宜与蜡疗、按摩手法配合使用。

（4）改善关节活动度的治疗性锻炼：腕关节松动术，每天2次。治疗前，先用蜡浴或蜡饼法，进行患部蜡疗，每次30min。该松动范围包括：桡腕关节、下尺桡关节和腕间关节。继关节松动术后，患者进行腕关节和其余4指的掌指关节、指间关节的各运动方向的全范围主动活动：每天2次，每次15~20min。练习强度以患者能耐受为宜。

①桡腕关节松动术

a.牵拉/挤压：一般松动，缓解疼痛。患者坐位，肢体放松，屈肘，前臂旋前放置于桌面，治疗师面对患者，一手固定前臂远端，另一手握持腕关节的近排腕骨处挤压、纵向牵拉桡腕关节。

b.前后/后前滑动：增加屈腕和伸腕ROM。患者前臂中立位，治疗师一手固定前臂远端，另一手握持近排腕骨部，在轻微牵引下，分别向背侧、掌侧滑动近排腕骨。

c.尺侧/桡侧方向滑动：增加桡偏和尺偏ROM。患者前臂旋前位，治疗师一手固定桡骨远端，另一手握持近排腕骨部，在轻微牵引下，分别向尺侧、桡侧滑动桡腕关节。

d.旋前/旋后滑动：作用为增加腕关节旋转ROM。治疗师一手固定前臂远端，另一手握持近排腕骨部，分别将腕骨做旋后、旋前转动。

②腕间关节前后/后前位滑动：增加屈腕、伸腕ROM。患者前臂旋后，治疗师双手拇指分别放在相邻腕骨的掌面，示指放在相应腕骨的背面，一手固定，另一手向背侧推腕骨。患者前臂旋前，治疗师双手拇指分别放在相邻腕骨的背面，示指放在相应腕骨的掌面，一手固定，另一手向掌侧推腕骨。继关节松动术后，嘱患者进行腕、手指各关节的全范围主动活动，每天2次，每次30~60min，强度以患者能耐受为宜。

3. 第二阶段：骨折恢复期

固定物去除后，对于不能主动活动的患者可进行辅助性运动，增强主动活动能力。此阶段的目标是增强肌力、灵巧度及整体协调功能锻炼。从日常生活活动和职业劳动中有针对性地选择一些作业活动进行训练。强度由小到大，难度由易到难。如用腕力球训练腕关节屈伸和桡尺偏功能（图8-3-6）；使用门把关开门，训练前臂旋转。练习梳头和向后背抓痒，训练整个上肢的协调动作。

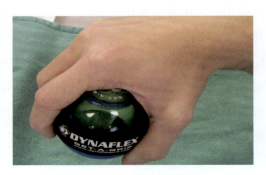

图8-3-6 腕力球训练

（八）临床病例

患者，女，51岁。

诊断：左手部colles骨折，内固定术后2月余。

主观资料：2个月前被车门夹到，发生桡骨远端骨折+软组织挫伤，行内固定术后，患侧局部疼痛剧烈，肿胀明显。右手手指及手腕屈伸不能、僵硬及手部麻木。

客观资料：右手腕部桡侧有3cm×6cm大小的瘢痕，拇指、示指、中指及手背部肿胀明显，手指及手背组织明显僵硬，瘢痕处较平整。手指远指间关节活动度为10°，近指间关节、腕关节活动度极小，无法完成抓握、对指等功能性活动。

评估：右手部挫裂伤血肿机化，colles骨折内固定术后疼痛活动受限并引起远端桡尺关节、腕关节、腕掌关节、指间关节周围软组织、关节囊挛缩，关节粘连，指屈肌群肌力下降。

治疗方案：软组织松动术+关节松动术+MET技术+肌肉牵伸技术+超声波+低频电刺激+贴扎疗法（图8-3-7）。

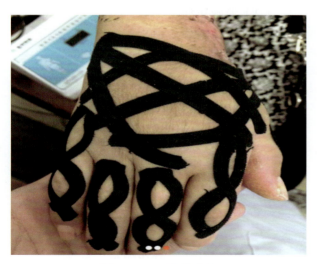

图8-3-7 贴扎疗法

反馈：治疗2周后患者可完成抓握及对指、对掌动作，水肿减轻，手部麻木感消失（图8-3-8）。

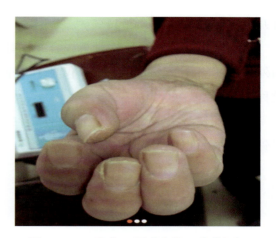

图8-3-8 治疗2周后患者可完成抓握

二、Monteggia骨折后的康复

（一）概述

Monteggia骨折（孟氏骨折）指尺骨上1/3骨干骨折合并桡骨头脱位。前臂骨由尺骨及桡骨组成。尺骨近端的鹰嘴窝与肱骨滑车构成肱尺关节。桡骨头与肱骨小头构成肱桡关节。尺桡骨之间由坚韧的骨间膜相连。由于尺骨和桡骨均有一定的弯曲幅度，使尺、桡骨之间的宽度不一致，最宽处为1.5~2.0cm，前臂处于中立位时，骨间膜最紧张；处于旋转位时，则较为松弛。骨间膜的纤维走向由尺侧下方斜向桡侧上方，当单一尺骨骨折时，暴力可由骨间膜传导至桡骨，发生桡骨头脱位。

（二）受伤机制

由来自背侧的直接暴力和手腕着地的间接暴力所致。

（三）临床特点

受伤后，前臂肿胀、疼痛、局部压痛、活动受限，可出现畸形、骨摩擦音和骨折处的异常活动。

（四）分类

Bado将孟氏骨折分为以下四型。

Ⅰ型：尺骨任何水平的骨折，向前成角，合并桡骨头前脱位，约占60%。

Ⅱ型：尺骨干骨折，向后侧（背侧）成角，

合并桡骨头后脱位，约占15%。

Ⅲ型：尺骨近端干骺端骨折，合并桡骨头向外侧或前侧脱位，约占20%，仅见于儿童，故称为儿童型。

Ⅳ型：桡骨头前脱位，桡骨近1/3骨折，尺骨任何水平的骨折，约占5%。

（五）诊断

1. 视诊
前臂肿胀、畸形。

2. 触诊
受伤后触诊有压痛、骨摩擦感。

3. 活动度检查
肘关节活动、前臂活动、腕关节活动、手指活动均可因疼痛而受限。

4. 辅助检查
（1）X线：腕关节正、侧位片，尺骨上1/3骨干骨折可合并桡骨头脱位。

（2）CT：对诊断隐匿性骨折有高度敏感性。

（六）常见并发症

1. 前臂筋膜间隔区综合征
前臂筋膜间隔区综合征是肢体创伤后发生在四肢特定的筋膜间隙内的进行性病变，即由于间隙内容物增加，压力增高导致间隙内容物主要是肌肉与神经干发生进行性缺血性坏死。预防筋膜间隔区综合征的方法主要是正确复位和外固定，及时检查和早期发现缺血的早期表现以及时解除固定，必要时切开筋膜减压，同时将受累的肌肉外膜切开，减轻肢体缺血造成的永久性损害，挽救肢体的功能。

2. 迟缓愈合和不愈合
尺骨下1/3骨折容易发生迟缓愈合和不愈合，必须保证固定没有松动并适当延长固定时间。

3. 骨桥形成
骨桥形成，即骨质的异常增生。进行两骨质固定期间必须密切注意前臂和手的感觉、活动和血液循环情况，随时调整扎带的松紧度。

4. Sudeck骨萎缩
Sudeck骨萎缩或称反射性交感性骨萎缩、创伤后骨萎缩，特点是疼痛，腕及手指肿胀僵硬，皮肤红而变薄，骨的普遍脱钙、疏松。本病的发生有时是突然的，但常常是骨折后未能积极主动活动所致。

（七）康复技巧

1. 评定
（1）在治疗前后，用量角器测量腕关节、前臂关节ROM。

（2）评定腕部及手部的肌力，测量肌肉围度，左右两侧对比。

2. 第一阶段（0~6周）
（1）教会患者自我锻炼的方法：教会患者用健手托住前臂做肩及肘关节的主动运动，减少制动引起的不适及降低静脉血栓形成的风险。

手术结束后，每日需要屈曲患侧手指数次，增强对指等运动活动能力，每次训练10min。

（2）消肿止痛

超短波：对置、无热量，每次10min，每天1次，10次为1疗程。

抬高患肢：将患肢持续性抬高，使患手高于心脏水平线。

按摩：在患肢抬高位，做向心性按摩，促进静脉回流。

等张压力手套：穿戴时应使指蹼区与手套紧贴，否则指蹼区没有压力，将成为水肿液滞留区。

（3）松解粘连、软化瘢痕

超声波疗法：接触移动法，1~1.5W/cm，每次5~15min，每天1次，15~20次为1个疗程。

音频电疗：用条状电极，并置摆放，每次20min，每天2次，20次为1个疗程。

蜡疗法：蜡饼法，每次30min，每天2次。

牵拉瘢痕组织的被动运动：牵拉力量要逐渐加大，牵伸到极限时应维持一定时间，然后再放松。这类运动适宜与蜡疗、按摩手法配合使用。

（4）改善关节活动度的治疗性锻炼：腕关节松动术，每天2次。治疗前，先用蜡浴或蜡饼法，进行患部蜡疗，每次30min。该松动范围包括桡腕关节、下尺桡关节和腕间关节。继关节松动术后，患者进行腕关节和其余4指的掌指关节、指间关节的各运动方向的全范围主动活动，每天2次，每次15~20min。练习强度以患者能耐受为宜。

①桡腕关节松动

a.牵拉/挤压：一般松动，缓解疼痛。患者坐位，肢体放松，屈肘，前臂旋前放置于桌面，治疗师面对患者，一手固定前臂远端，另一手握持腕关节的近排腕骨处挤压、纵向牵拉桡腕关节。

b.前后/后前滑动：增加屈腕和伸腕ROM。患者前臂中立位，治疗师一手固定前臂远端，另一手握持近排腕骨部，在轻微牵引下，分别向背侧、掌侧滑动近排腕骨。

c.尺侧/桡侧方向滑动：增加桡偏和尺偏ROM。患者前臂旋前，治疗师一手固定桡骨远端，另一手握持近排腕骨部，在轻微牵引下，分别向尺侧、桡侧滑动桡腕关节。

d.旋前/旋后滑动：作用为增加腕关节旋转ROM。治疗师一手固定前臂远端，另一手握持近排腕骨部，分别将腕骨做旋后、旋前转动。

②下尺桡关节前后/后前位滑动：增加前臂旋前、旋后ROM，患者前臂旋后，治疗师双手分别握持桡尺骨的远端，拇指在掌侧，其余手指在背侧，尺侧手固定，桡侧手的拇指将桡骨远端向背侧推动。患者前臂旋前，治疗师的拇指在背侧，其余手指在掌侧。治疗师的桡侧手固定，尺侧手的拇指将尺骨远端向掌侧推动。

③腕间关节前后/后前位滑动：增加屈腕、伸腕ROM。患者前臂旋后，治疗师双手拇指分别放在相邻腕骨的掌面，示指放在相应腕骨的背面，一手固定，另一手向背侧推腕骨。患者前臂旋前，治疗师双手拇指分别放在相邻腕骨的背面，示指放在相应腕骨的掌面，一手固定，另一手向掌侧推腕骨。继关节松动术后，嘱患者进行腕、手指各关节的全范围主动活动，每天2次，每次30~60min，强度以患者能耐受为宜。

④肘关节松动：增加肘关节屈曲伸直的ROM，患者手置于肘关节休息位，治疗师首先进行肘关节后侧的软组织放松，在固定骨折部位的前提下做1级、2级关节松动手法，每天1次，每次3~5min（图8-3-9）。

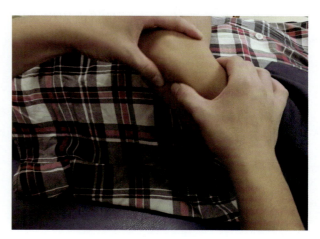

图8-3-9　肘关节松动

4. 第三阶段（6~12周）

对于不能主动活动的患者可进行辅助性运动，增强主动活动能力。增强肌力、灵巧度及整体协调功能的锻炼。从日常生活活动和职业劳动中有针对性地选择一些作业活动进行训练。强度由小到大，难度由易到难。如使用门把手关开门，训练前臂旋转。练习梳头和向后背抓痒，训练整个上肢的协调动作（图8-3-10）。

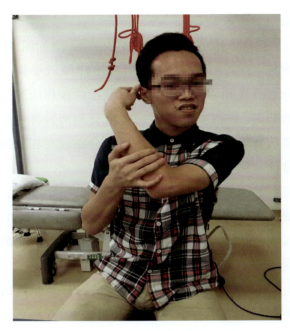

图 8-3-10　上肢的协调动作训练

（八）临床病例

患者，男，34岁。

诊断：右手部 Montaggia 骨折内固定术后 2 月余。

主观资料：患者 2 个月前因跌倒导致桡骨骨折，行内固定术后，患侧局部疼痛剧烈，肿胀明显，肘关节屈伸活动受限。

客观资料：右手前臂桡侧有 2cm×6cm 大小的瘢痕，肘关节处瘢痕较平整。肘关节屈曲：AROM 90°，PROM 95°，伸直：AROM −35°，PROM −33°；X 线片见图 8-3-11 和图 8-3-12。

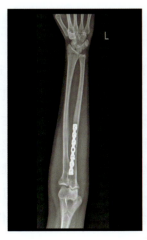

图 8-3-11　X 线检查（伸肘）

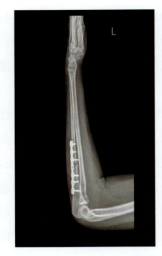

图 8-3-12　X 线检查（屈肘）

评估：术后血肿机化，关节粘连，周围软组织、肌肉关节囊挛缩，肘关节肌力下降。

治疗方案：软组织松动术＋关节松动术＋MET 技术＋关节持续牵伸技术＋超声波＋低频电刺激

反馈：治疗 2 周后，肘关节屈曲：AROM 100°，PROM 113°；伸直：AROM −25°，PROM −22°。

三、桡骨远端骨折后的康复

（一）概述

桡骨远端骨折非常常见，约占平时骨折的 1/10。多见于老年妇女，青壮年发生多由外伤、暴力伤所致。骨折发生在桡骨远端 2~3cm 内，常伴桡腕关节及下尺桡关节损坏。

（二）受伤机制

常由于跌倒时，手背着地，腕关节屈曲受压导致受伤，也可由于腕背部受到直接暴力打击而发生。或是在腕背伸、前臂旋前位跌倒，手掌着地，暴力通过腕骨传导，撞击桡骨关节背侧发生骨折，腕关节也随之向背侧移位。

（三）临床特点

远端骨折一般预后较好，少数损伤较重、且治疗不当而引起骨骺早期闭合者，数年后可出现尺骨长、桡骨短、手腕桡偏的曼德隆样畸形。此种畸形给患者带来的不便和痛苦，可行尺骨茎突切除术矫正。

（四）分类

1. 伸直型骨折（Colles 骨折）

Colles 骨折最常见，多为间接暴力导致。1814 年由 Colles 详加描述。跌倒时腕关节处于背伸及前臂旋前位、手掌着地，暴力集中于桡骨远端松质骨处而引起骨折。骨折远端向背侧及桡侧移位。儿童可为骨骺分离；老年人由于骨质疏松，轻微外力即可造成骨折且常为粉碎性骨折，骨折端因嵌压而短缩。粉碎性骨折可累及关节面或合并尺骨茎突撕脱骨折及下尺桡关节脱位。

2. 屈曲型骨折（Smith 骨折）

Smith 骨折是属于桡骨远端骨折的一种，是指距桡骨远端关节面 3cm 以内的骨折。这个部位是松质骨与密质骨的交界处，为解剖薄弱处，一旦遭受外力，容易骨折。桡骨远端关节面呈由背侧向掌侧、由桡侧向尺侧的凹面，分别形成掌倾角（10°~15°）和尺倾角（20°~25°）。桡骨茎突尺侧与尺骨小头桡侧构成尺桡下关节，与尺桡上关节一起，是前臂旋转活动的解剖学基础。桡骨茎突位于尺骨茎突平面以远 1~1.5cm。尺、桡骨远端与近排腕骨形成腕关节。

3. Barton 骨折

Barton 骨折是桡骨远端关节面骨折伴腕关节脱位，为桡骨远端骨折的一种特殊类型，是指距桡骨远端关节面 3cm 以内的骨折。这个部位是松质骨与密质骨的交界处，为解剖薄弱处，一旦遭受外力，容易发生骨折。

（五）诊断

1. 视诊

腕部下垂，局部肿胀，腕背侧皮下瘀斑。

2. 触诊

受伤后腕部触诊有压痛、骨摩擦感。

3. 活动度检查

腕关节、前臂旋转、手指活动均可因疼痛而受限。

4. 辅助检查

（1）X 线：腕关节正、侧位片，近折端向背侧移位，远折端向掌侧、桡侧移位。

（2）CT：对诊断隐匿性骨折有高度敏感性。

（六）康复技巧

1. 评定

在治疗前后，用量角器测量腕关节 ROM，评定腕部及手部的肌力，测量肌肉围度，左右两侧对比。

2. 第一阶段：骨折固定期

（1）教会患者自我锻炼的方法：手部远端尽量保持高于心脏位置以利于消除水肿。教会患者用健手托住前臂做肩及肘关节的主动运动，减少制动引起的不适及降低静脉血栓形成的风险。固定 2~3d 后，每日需要屈曲患手其余 4 指数次，增加对指等运动活动能力，每次训练 10min。

2 周后，伸直型骨折患者增加手握拳屈腕等长收缩训练。屈曲骨折患者则需要增加伸指位伸腕等长收缩训练。每次 10min，每天 3~5 次。

（2）消肿止痛

超短波：对置、无热量，每次 10min，每天 1 次，10 次为 1 个疗程。

抬高患肢：将患肢持续性抬高，使患手高于心脏水平线。

按摩：在患肢抬高位，做向心性按摩，促进静脉回流。

等张压力手套：穿戴时应使指蹼区与手套紧贴，否则指蹼区没有压力，将成为水肿液滞留区。

（3）松解粘连、软化瘢痕

超声波疗法：接触移动法，1~1.5W/cm，每次 5~15min，每天 1 次，15~20 次为 1 个疗程。

音频电疗：用条状电极，并置摆放，每次 20min，每天 2 次，20 次为 1 个疗程。

蜡疗法：蜡饼法，每次 30min，每天 2 次。

牵拉瘢痕组织的被动运动：牵拉力量要逐渐加大，牵伸到极限时应维持一定时间，然后再放松。这类运动适宜与蜡疗、按摩手法配合使用。

（4）改善关节活动度的治疗性锻炼：腕关节松动术，每天2次。治疗前，先用蜡浴或蜡饼法进行患部蜡疗，每次30min。该松动范围包括：桡腕关节、下尺桡关节和腕间关节。继关节松动术后，患者进行腕关节和其余4指的掌指关节、指间关节的各运动方向的全范围主动活动，每天2次，每次15~20min。练习强度以患者能耐受为宜。

①桡腕关节松动

a.牵拉/挤压：一般松动，缓解疼痛。患者坐位，肢体放松，屈肘，前臂旋前放置于桌面，治疗师面对患者，一手固定前臂远端，另一手握持腕关节的近排腕骨处挤压、纵向牵拉桡腕关节。

b.前后/后前滑动：增加屈腕和伸腕ROM。患者前臂中立位，治疗师一手固定前臂远端，另一手握持近排腕骨部，在轻微牵引下，分别向背侧、掌侧滑动近排腕骨（图8-3-13，图8-3-14）。

c.尺侧/桡侧方向滑动：增加桡偏和尺偏ROM。患者前臂旋前，治疗师一手固定桡骨远端，另一手握持近排腕骨部，在轻微牵引下，分别向尺侧、桡侧滑动桡腕关节。

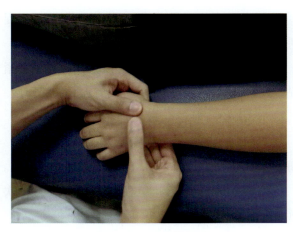

图8-3-13　腕骨松动

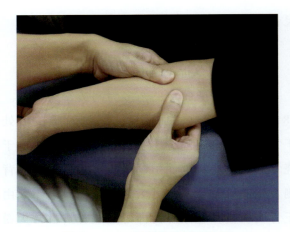

图8-3-14　近端桡尺关节松动

d.旋前/旋后滑动：作用为增加腕关节旋转ROM。治疗师一手固定前臂远端，另一手握持近排腕骨部，分别将腕骨做旋后、旋前转动。

②腕间关节前后/后前位滑动：增加屈腕、伸腕ROM。患者前臂旋后，治疗师双手拇指分别放在相邻腕骨的掌面，示指放在相应腕骨的背面，一手固定，另一手向背侧推腕骨。患者前臂旋前位，治疗师双手拇指分别放在相邻腕骨的背面，示指放在相应腕骨的掌面，一手固定，另一手向掌侧推腕骨。继关节松动术后，嘱患者进行腕、手指各关节的全范围主动活动，每天2次，每次30~60min，强度以患者能耐受为宜。

3.第二阶段：骨折恢复期

对于不能主动活动的患者可进行辅助性运动，增强主动活动能力。增强肌力、灵巧度及整体协调功能的锻炼。从日常生活活动和职业劳动中有针对性地选择一些作业活动进行训练。强度由小到大，难度由易到难。如用锤子训练腕关节屈伸和桡尺偏功能；使用门把关开门，训练前臂旋转；练习梳头和向后背抓痒，训练整个上肢的协调动作。

（八）临床案例

患者，男，54岁。

主观资料：患者6周前跌倒时撑地导致桡

骨远端骨折，行内固定术后，患侧局部疼痛剧烈，肿胀明显。左手无名指、尾指及手腕屈伸不能，僵硬。

客观资料：左手腕部桡侧有3cm×6cm大小的瘢痕，拇指、示指、中指及手背部肿胀明显，瘢痕处较平整。无名指、尾指近指间关节活动度为30°，腕关节活动度极小，无法完成抓握、对指等功能性活动，X线片见图8-3-15和图8-3-16。

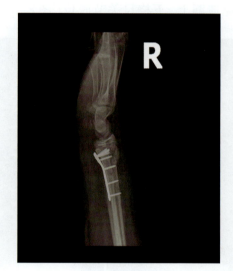

图8-3-15　X线检查，侧位

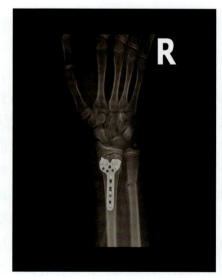

图8-3-16　X线检查（掌侧面）

评估：Smith骨折内固定术后疼痛活动受限并引起远端桡尺关节、腕关节、腕掌关节、指间关节周围软组织、关节囊挛缩，关节粘连，指屈肌群肌力下降。

治疗方案：软组织松动术＋关节松动术＋MET技术＋肌肉牵伸技术＋超声波＋低频电刺激。

反馈：治疗2周后患者可完成较大幅度的屈腕及伸腕动作，水肿减轻，无名指及尾指屈曲功能有明显改善。

四、桡、尺骨干双骨骨折后的康复

（一）概述

桡尺骨干双骨骨折属于前臂常见骨折之一，发生率约占全身骨折的6%，多见于青少年，多发生于前臂中1/3和下1/3。由于肌肉的牵拉，骨折后常出现重叠、成角、旋转及侧方移位，故整复难度较大（图8-3-17）。

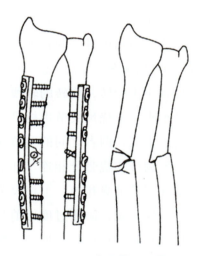

图8-3-17　桡尺骨干双骨折

（二）受伤机制

直接暴力打击、碰撞、刀砍伤、机器或车轮的直接压扎作用于桡尺骨造成骨折，可为开放性骨折。骨折多为横断或粉碎，桡尺骨骨折线多在同一平面，多伴有不同程度的软组织损伤，包括肌肉、肌腱断裂、神经血管损伤等。

1. 传达暴力损伤

跌倒时手掌着地，暴力由掌面沿桡骨纵轴向上传达，在桡骨中段或上段发生横断或锯齿状骨折，残余暴力通过向下斜行的骨间膜牵拉尺骨，造成尺骨斜行骨折。桡尺骨骨折线多不在同一平面，桡骨骨折线在上，尺骨骨折线在下。儿童多发生在下 1/3 段，为青枝骨折，桡骨骨折线高于尺骨骨折线，骨折端多向掌侧成角，其背侧骨膜多完整。

2. 扭转暴力损伤

扭转暴力所致者多为前臂被旋转的机器绞伤，或跌倒时手掌着地，躯干过分朝一侧倾斜。在遭受传达暴力的同时，前臂又受到扭转暴力，造成桡尺骨旋转形骨折，骨折线方向一致，多数是由尺侧内上斜向桡侧外下。但骨折线的平面不同，尺骨骨折线在上，桡骨骨折线在下。完全骨折时，由于受到肌肉、骨间膜和暴力影响，骨折端多有重叠、成角、侧方和旋转移位。

（三）临床特点

前臂有并排排列的尺骨和桡骨，两骨均稍向外侧弯曲，中间由骨间膜相连。桡骨可围绕尺骨做 150°的旋转活动，桡骨近端自转，而远端绕尺骨小头旋转，旋转的轴线是由肱骨小头至尺骨小头。上桡尺关节由桡骨小头与尺骨的桡骨切迹组成，两者之间的关节囊又称方形韧带。方形韧带与桡骨颈相连。环形韧带绕桡骨小头，并与关节囊相连。上桡尺关节旋转活动时，关节囊紧张，防止过度旋前与旋后。骨间膜自桡骨斜向下达尺骨，连接于桡骨远端 3/4 与尺骨远端 2/3。骨间膜在中立位时最紧张，距离也最宽，上下尺桡关节最稳定。旋前位与旋后位骨间膜最松弛，间距最小，上、下桡尺关节最不稳定。旋前位时，桡骨在尺骨上 1/3 部位交叉，两骨相距最近。

（四）分类

参考桡骨远端骨折的分类。

（五）诊断

1. 视诊

骨折处有成角、旋转、短缩畸形，有明显的肿胀。

2. 触诊

局部有压痛、骨摩擦感和异常活动，局部压痛明显，有纵向叩击痛。

3. 活动度检查

肘关节屈伸活动障碍，前臂旋前旋后不能。

4. 影像学检查

X 线片正位片可确诊，可确定骨折类型、移动方向，拍摄时应包括肘关节和腕关节，以避免遗漏上、下桡尺关节脱位（图 8-3-18）。

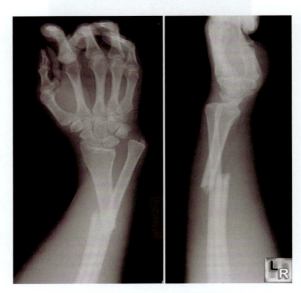

图 8-3-18 X 线片检查

（六）常见并发症

1. 前臂筋膜间隔区综合征

前臂筋膜间隔区综合征是肢体创伤后发生在四肢特定的筋膜间隙内的进行性病变，即由于间隙内容物增加，压力增高导致间隙内容物主要是肌肉与神经干发生进行性缺血性坏死。预防筋膜间隔区综合征的方法主要是正确复位和外固定，及时检查和早期发现缺血的早期表现以及时解除固定，必要时切开筋膜减压，同时将受累的肌肉外膜切开，减轻肢体缺血造成的永久性损害，挽救肢体的功能。

2. 迟缓愈合和不愈合

尺骨下 1/3 骨折容易发生迟缓愈合和不愈

合，必须保证固定没有松动并适当延长固定时间。

3. 骨桥形成

骨质的异常增生导致两骨质固定期间必须密切注意前臂和手的感觉、活动和血液循环情况，随时调整扎带的松紧度。

4. Sudeck 骨萎缩

Sudeck 骨萎缩或称反射性交感性骨萎缩、创伤后骨萎缩，特点是疼痛，腕及手指肿胀僵硬，皮肤红而变薄，骨的普遍脱钙、疏松。本病的发生有时是突然的，但常常是骨折后未能积极主动活动所导致的。

（七）康复技巧

1. 评定

早期可测量前臂的围度，以及在治疗前后，用量角器测量前臂旋前旋后 ROM。

2. 第一阶段：骨折固定期

（1）教会患者自我锻炼的方法：手部远端尽量保持高于心脏位置以利于消除水肿。教会患者用健手托住前臂做肩及肘关节的主动运动，减少制动引起的不适及降低静脉血栓形成的风险。每日需要屈曲患侧手指数次，增强对指等运动活动能力，每次训练 10min。

（2）消肿止痛

超短波：对置、无热量，每次 10min，每天 1 次，10 次为 1 疗程。

抬高患肢：将患肢持续性抬高，使患手高于心脏水平线。

按摩：在患肢抬高位做向心性按摩，促进静脉回流。

等张压力手套：穿戴时应使指蹼区与手套紧贴，否则指蹼区没有压力，将成为水肿液滞留区。

（3）松解粘连、软化瘢痕

超声波疗法：接触移动法，1~1.5W/cm，每次 5~15min，每天 1 次，15~20 次为 1 个疗程。

音频电疗：用条状电极，并置摆放，每次 20min，每天 2 次，20 次为 1 个疗程。

蜡疗法：蜡饼法，每次 30min，每天 2 次。

牵拉瘢痕组织的被动运动：牵拉力量要逐渐加大，牵伸到极限时应维持一段时间，然后再放松。这类运动适宜与蜡疗、按摩手法配合使用。

（4）改善 ROM 的治疗性锻炼：腕关节松动术，每天 2 次。治疗前，先用蜡浴或蜡饼法，进行患部蜡疗，每次 30min。该松动范围包括桡腕关节、下尺桡关节和腕间关节。继关节松动术后，患者进行腕关节和其余 4 指的掌指关节、指间关节的各运动方向的全范围主动活动，每天 2 次，每次 15~20min。练习强度以患者能耐受为宜。

①桡腕关节松动

a. 牵拉/挤压：一般松动，缓解疼痛。患者坐位，肢体放松，屈肘，前臂旋前放置于桌面，治疗师面对患者，一手固定前臂远端，另一手握持腕关节的近排腕骨处挤压、纵向牵拉桡腕关节。

b. 前后/后前滑动：增加屈腕和伸腕 ROM。患者前臂中立位，治疗师一手固定前臂远端，另一手握持近排腕骨部，在轻微牵引下，分别向背侧、掌侧滑动近排腕骨。

c. 尺侧/桡侧方向滑动：增加桡偏和尺偏 ROM。患者前臂旋前位，治疗师一手固定桡骨远端，另一手握持近排腕骨部，在轻微牵引下，分别向尺侧、桡侧滑动桡腕关节。

d. 旋前/旋后滑动：作用为增加腕关节旋转 ROM。治疗师一手固定前臂远端，另一手握持近排腕骨部，分别将腕骨做旋后、旋前转动。

②下尺桡关节前后/后前位滑动：增加前臂旋前、旋后 ROM，患者前臂旋后，治疗师双手分别握持桡尺骨的远端，拇指在掌侧，

其余手指在背侧，尺侧手固定，桡侧手的拇指将桡骨远端向背侧推动。患者前臂旋前，治疗师的拇指在背侧，其余手指在掌侧。治疗师的桡侧手固定，尺侧手的拇指将尺骨远端向掌侧推动。

③腕间关节前后／后前位滑动：增加屈腕、伸腕ROM。患者前臂旋后，治疗师双手拇指分别放在相邻腕骨的掌面，示指放在相应腕骨的背面，一手固定，另一手向背侧推腕骨。患者前臂旋前，治疗师双手拇指分别放在相邻腕骨的背面，示指放在相应腕骨的掌面，一手固定，另一手向掌侧推腕骨。继关节松动术后，嘱患者进行腕、手指各关节的全范围主动活动，每天2次，每次30~60min，强度以患者能耐受为宜。

④肘关节松动：增加肘关节屈曲伸直ROM，患者手置于肘关节休息位，治疗师首先进行肘关节后侧的软组织放松，在固定骨折部位的前提下做1、2级关节松动手法，每天1次，每次3~5min。

3. 第二阶段：骨折恢复期

对于不能主动活动的患者可进行辅助性运动，增强主动活动能力。增强肌力、灵巧度及整体协调功能的锻炼。从日常生活活动和职业劳动中有针对性地选择一些作业活动进行训练。强度由小到大，难度由易到难。如使用门把关开门，训练前臂旋转；练习梳头和向后背抓痒，训练整个上肢的协调动作。

（八）临床案例

患者，女，43岁。

诊断：桡尺骨干双骨骨折内固定术后。

主观资料：患者9周前因跌倒导致桡尺骨干双骨骨折，行内固定术后不敢活动前臂，导致前臂屈肘、旋转受限。

客观资料：肘关节屈曲：AROM 80°，PROM 90°；前臂旋前：AROM 22°，PROM 31°。前臂旋后：AROM 20°，PROM 32°；X线片见图8-3-19和图8-3-20。

评估：由于组织机化及制动引起的关节僵硬，关节活动受限。

治疗方案：低频脉冲电刺激＋热敷＋软组织松解＋关节松动＋指屈肌肌力训练＋关节持续牵伸治疗＋冰敷（图8-3-21，图8-3-22）。

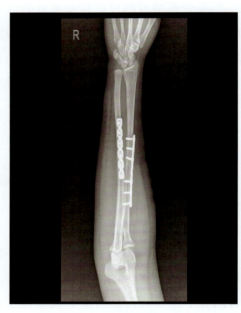

图8-3-19 X线检查（伸肘）

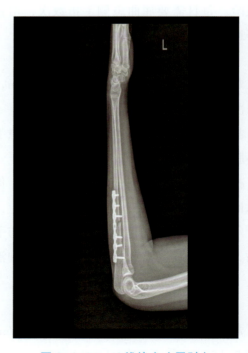

图8-3-20 X线检查（屈肘）

骨后外侧脱位。当肘关节脱位合并桡骨头、鹰嘴突和冠状突关节内骨折，称为复杂性脱位，无关节内骨折称为简单型脱位。

（二）受伤机制

脱位常见于在外展伸直位受到轴向向后的对冲力，尺骨被撬出肱骨滑车发生后脱位，前关节囊和韧带肌肉结构张力随之增加，最终发生撕脱或断裂。

（三）临床特点

肘关节是人体内稳定性最强的关节之一，骨性结构和软组织结构复杂。单纯肘关节脱位时没有骨折，但常伴有关节囊、韧带和其他软组织损伤。复位后常比较稳定，很少出现慢性失稳和关节退行性改变。相反，复杂肘关节脱位时，不仅有关节囊、韧带的损伤还合并下列一处或多处主要稳定结构的骨折：桡骨头、冠状突或尺骨鹰嘴。

（四）分类

1. 肘关节后外侧旋转不稳定

绝大多数复杂性骨折脱位是高能量损伤，如摔倒时手部撑地或车祸伤。90%的脱位同时受到外翻、旋后和轴向的应力，使尺骨近端相对于滑车发生向后或后外侧移位。接着发生一系列损伤，自外侧开始，向前或向后旋转至内侧，此种损伤类型通常称为Horii环。外侧副韧带（lateral collateral ligament，LCL）复合体常自其外上髁止点撕脱，是最早损伤的结构之一，肘关节内侧副韧带（medial collateral ligament，MCL）前束前束是最后的受损结构。伸肌总腱和屈肌总腱止点同样可有不同程度的损伤。根据能量消散的方式不同，这种损伤可能造成单纯关节囊韧带损伤或单纯肘关节脱位，或伴有桡骨头或冠状突骨折的复杂性骨折脱位。

2. 肘关节脱位伴桡骨头骨折

不超过10%的桡骨头骨折伴有肱尺关

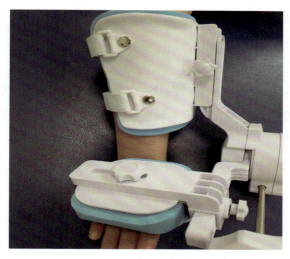

图 8-3-21　关节持续牵伸治疗

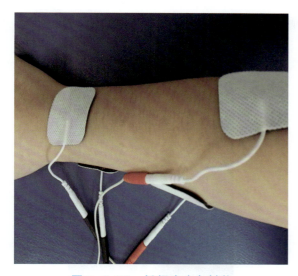

图 8-3-22　低频脉冲电刺激

反馈：治疗7d后患者拇指MP屈曲：AROM 42°，PEOM 46°；IP：AROM 60°，PROM 65°。

（刘　刚　董安琴）

第四节　肘部损伤

一、肘关节脱位韧带损伤后的康复

（一）概述

肘关节脱位是一种常见的损伤，占全部肘关节损伤的10%~25%，常合并骨折，最常发生在桡骨头和冠状突，90%的肘关节脱位向肱脱位。导致此类损伤的能量比单纯肘关节脱位更高，肘部也更不稳定，后期发生关节退变的风险也更高。

3. 肘关节脱位伴桡骨头骨折和冠状突骨折

此类损伤常可导致陈旧性持续性不稳定和创伤后关节退变，需要积极治疗。可根据冠状突骨折的部位和大小进行分型，分为冠状突尖部骨折、前内侧面骨折和基底部骨折。尖部骨折第 1 亚型骨折块大小不超过 2mm；第 2 亚型大于 2mm，但不累及高耸结节。前内侧面骨折和基底部骨折常见于内翻与后内侧旋转损伤，以及鹰嘴骨折脱位。LCL 和 MCL 常发生损失，但有时 MCL 前束可保持完整。肘关节稳定性与冠状突骨折的部位、大小，桡骨头骨折的粉碎程度，以及韧带损伤的严重程度相关。

4. 鹰嘴骨折脱位

鹰嘴骨折脱位包括半月切迹断裂、桡骨头骨折和/或脱位、冠状突骨折，即肘部所有骨性稳定结构均发生损伤，但此类损伤关节面常对合尚好，并不是真正的脱位。冠状突骨折通常是一大块（>50% 高度），但也可能是粉碎性的；冠状突基底部骨折第 2 亚型鹰嘴骨折的发生率最高。分为向前和向后两种类型。

5. 内翻后内侧旋转不稳定

该损伤与鹰嘴骨折脱位相似，关节面对合尚好，并不是真正的脱位。摔倒受伤时，肩部外展前伸、上肢伸直、手部撑地，使前臂受到内翻和后内侧旋转应力，从而造成 LCL 复合体自外上髁止点撕脱；同时，冠状突内侧缘撞击内侧滑车，导致冠状突前内侧面骨折。冠状突骨折可累及前内侧缘（第 1 亚型），冠状突尖部或骨折粉碎（第 2 亚型），累及高耸结节和 MCL 前束止点（第 3 型）。前内侧面骨折时常有肘关节脱位，有时还有鹰嘴骨折，但很少伴桡骨头骨折。可仅表现为轻度的关节不匹配，易漏诊，很快导致关节退变。

（五）诊断

1. 视诊

关节置于半屈曲状，如肘后脱位，则肘后方空虚，鹰嘴部向后明显突出；侧方脱位，肘部呈现肘内翻或外翻畸形。肘窝部充盈饱满。肱骨内、外髁及鹰嘴构成的倒等腰三角形关系改变。

2. 触诊

肘关节疼痛明显，屈伸活动受限。

3. 影像学检查

常规 X 线检查可获得初步的诊断（图 8-4-1，图 8-4-2），CT 及三维重建可获得准确的骨折脱位信息。

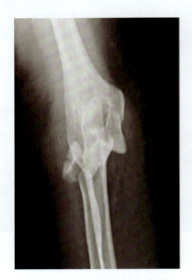

图 8-4-1　X 线检查（伸肘）

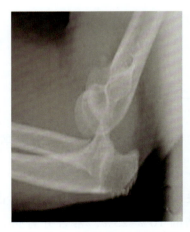

图 8-4-2　X 线检查（屈肘）

（六）常见并发症

1. 关节肿胀疼痛，活动受限

脱位后肘关节容易出现肿胀，影响关节活动。采用多种物理因子治疗（如音频电疗、超声波及蜡疗）及淋巴引流手法均可改善血液循环、促进静脉及淋巴液回流、消除肿胀和疼痛、防止组织粘连及挛缩、软化瘢痕。

2. 关节僵硬，活动受限

关节脱位后的制动可造成机体关节囊、韧带、肌肉等组织发生形态结构、生物化学及生物力学等方面的病理改变，其关节功能恢复将更加困难。采用物理因子治疗（如音频电疗、超声波及蜡疗）可松解粘连，使用手法牵伸等治疗手段可拉长短缩的肌肉。

3. 尺神经卡压

肘关节脱位可导致尺神经卡压，造成前臂尺神经皮区麻木。采用超声波及手法松动可取得一定的治疗效果。

4. 异位骨化

约75%肘关节脱位患者会出现异位骨化，最常见于前肘关节和侧副韧带关节周围钙化，但很少会限制关节活动度。

5. 肘关节不稳定

少于1%~2%的患者会发生肘关节不稳定。检查发现肘关节不稳定时必须尽早使用外固定护具。

（七）康复技巧

1. 评定

上肢围度、肌力、关节活动度的检查。

2. 第一阶段（1~4d）

使用外固定护具将肘关节维持在屈曲90°位；进行轻微的抓握训练，保持手指肌力等功能性活动；使用冰敷，避免前臂旋后及外翻。

3. 第二阶段（4~14d）

将外固定护具调整到15°~90°（图8-4-3）；可进行肘关节及腕关节的主动活动（避免外翻）；进行肘关节多角度的等长收缩；在保持肘关节稳定的情况下进行肩关节的运动。

4. 第三阶段（2~6周）

使用外固定护具将肘关节维持在完全伸展位，可逐步增强肘伸直等主动活动，逐渐向正常运动靠拢；可通过锻炼增强肌力。

（八）临床案例

患者，女，32岁。

主观资料：患者4周前因跌倒导致肘关节脱位，复位后进行石膏固定

客观资料：肘关节屈曲：AROM 96°，PROM 105°；前臂旋前：AROM 90°，PROM 90°；前臂旋后：AROM 45°，PROM 49°；肌骨超声如图8-4-4，图8-4-5所示，显示肘关节韧带损伤。

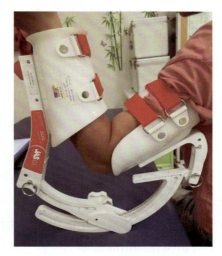

图8-4-3　肘关节外固定护具

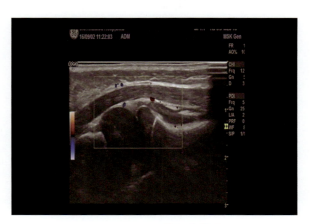

图8-4-4　肌骨超声检查

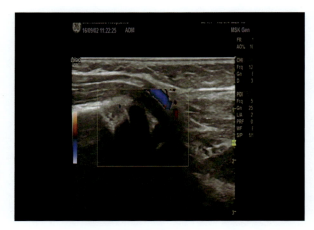

图 8-4-5　彩色多普勒显示血流信号，提示炎症反应

评估：由于组织机化及制动引起关节僵硬，关节活动受限。

治疗方案：低频脉冲电刺激＋热敷＋软组织松解＋关节松动＋肱二头肌肌力训练＋关节持续牵伸治疗＋冰敷。

反馈：治疗 2 周后患者肘关节屈曲：AROM 114°，PROM 120°。

二、肱骨髁上骨折后的康复

（一）概述

肱骨髁上骨折是指肱骨干与肱骨髁交界处发生的骨折。多发于 10 岁以下儿童。肱骨干肘线与肱骨髁肘线之间有 30°~50° 的前倾角，这是容易发生肱骨髁上骨折的解剖因素。肱骨髁上骨折多发生于交通事故、生活伤和运动伤。各个类型的骨折损伤均由间接暴力所致，根据暴力来源及方向可分为伸直型和屈曲型（图 8-4-6）。

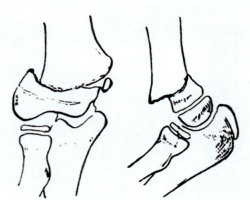

图 8-4-6　肱骨髁上骨折

（二）受伤机制

肱骨髁上骨折临床常见。多发于儿童，成年人少见。由于受伤机制不同，可分为伸直型与屈曲型两种不同类型的骨折。这两种骨折的局部表现不同，移位方向相反，整复与固定方法有原则性的区别。

此外，若暴力较小，可形成青枝骨折。肘部有丰富的血管网，故骨折后肘部肿胀比较严重，较易出现水疱。肱骨髁上骨折，可引起前臂供血障碍，尤以伸直型骨折最常见。其原因大多由于近侧骨折端对血管的直接压迫或刺激所致。血肿导致肘前深筋膜下的张力过大而压迫动脉等。前臂缺血造成的后果极为严重。骨折损伤神经者，常可伤及正中神经，其次是尺神经和桡神经。伤后则出现相应的征象。

（三）临床特点

伤后局部迅速肿胀，疼痛，功能丧失，压痛点明显，完全骨折者很容易察觉骨折摩擦征。

肘部畸形：伸直型者，肘后突畸形，但肘三点的关系未变。这与肘关节后脱位不同，以此鉴别。肘前窝很容易触及向前移位的骨折近端。屈曲型者，肘后平坦，肘前饱满。有侧方移位者，肘尖偏向一侧。

应特别注意检查前臂动脉搏动、末梢循环、手的运动与感觉等，以确定有无血管和神经损伤。有血管损伤者，桡动脉、尺动脉搏动减弱或消失，末梢循环障碍。

正中神经损伤时，拇、示二指不能屈曲，拇指不能对掌，腕不能桡屈。桡侧 3 个半手指及手掌桡侧皮肤感觉障碍，日久则大鱼际肌萎缩。

尺神经损伤时，小指与环指的指间关节屈曲，掌指关节过伸，腕不能尺侧屈，各指不能分开及并拢。拇指内收障碍，小指与环指的尺侧半皮肤感觉障碍。日久则小鱼际肌、骨间肌萎缩。桡神经损伤则常见于肱骨干骨折。

X线片非常必要，可区分骨折类型、观察移位程度，有助于鉴别诊断。注意勿将肱骨下端骨骺线误认为骨折。

（四）分类

1. 伸直型

最多见，占90%以上。跌倒时肘关节处于半屈曲位或伸直位，手掌着地，暴力沿前臂传导至肱骨下端，将肱骨髁推向后方，而重力将肱骨干推向前方，造成肱骨髁上骨折。骨折线由前下斜向后上方，骨折远端向后上移位，近端向前下移位，严重时可损伤正中神经和肱动脉。按骨折的侧方移位情况，又可分为尺偏型和桡偏型。其中尺偏型骨折肘内翻的发生率可高达74%（图8-4-7）。

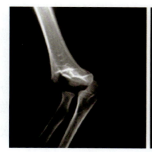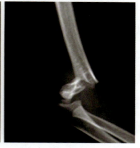

图8-4-7 伸直型骨折

2. 屈曲型

较少见，约占5%。肘关节在屈曲位跌倒，暴力由后下方向前上方撞击尺骨鹰嘴，髁上骨折后远端向前移位，骨折线由后下斜向前上方。明显外伤史，患肢疼痛，活动受限。X线片可确诊及判断骨折类型为上臂短缩、前臂正常型和上臂正常或前臂短缩型（图8-4-8）。

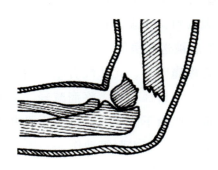

图8-4-8 屈曲型骨折

（五）诊断

全面的体格检查包括：软组织的肿胀程度、皮肤有无撕裂伤及擦伤，全面的神经和血管评估，有无其他合并骨折。桡骨远端骨折是最常见的合并骨折。外伤史，以生活及运动意外为多发，且多见于学龄前儿童。

本病的辅助检查方法主要是X线检查。对患者进行X线检查时，除正、侧位X线摄片外，还应根据伤情拍摄特殊体位片，酌情行体层片或CT检查。伸直型肱骨髁上骨折的特点是：骨折线位于肱骨下段鹰嘴窝水平或其上方，骨折的方向为前下至后上，骨折向前成角，骨折远端向后移位。屈曲型肱骨髁上骨折的骨折线可为横断，骨折向后成角，骨折远端向前移位或无明显移位。

（六）常见的并发症

1. Volkmann缺血性肌挛缩

Volkmann缺血性肌挛缩是肱骨髁上骨折常见而严重的并发症。其早期症状为剧烈疼痛、桡动脉搏动消失或减弱、末梢循环不良、手部皮肤苍白发凉、被动伸直屈曲手指时发现剧痛等。应立即将肘伸直，松解固定物及敷料，经短时间观察后血运无改善者，应及时探查肱动脉。痉挛的动脉可用温盐水湿敷，用普鲁卡因封闭。有血管损伤者，应行修补手术。前臂肿胀加重，骨筋膜间室压力高者，应切开骨筋膜间室减压。

2. 肘内翻

肘骨翻是常见的髁上骨折晚期畸形，发生率达30%。在骨折复位后1周，拍X线正位片，可根据骨痂在骨折端内、外分布情况预测肘内翻发生与否。若预知有肘内翻发生，在充分麻醉下，用轻揉的手法矫正并于伸直位固定。肘内翻畸形并不影响肘关节的伸屈活动，但影响外观及患者心理。畸形超过20°以上，伤后1~2年畸形稳定者则可行肱骨髁上外侧楔形截骨术矫正。

3. 肘外翻

肘外翻很少发生，可见于肱骨外髁骨折复位不良病例。严重时引起尺神经炎，应及早行神经前移或截骨矫正术。

4. 血管神经损伤

肱骨髁上骨折合并血管损伤多与骨折端移位、软组织肿胀等对肱动脉形成机械压迫或刺激，使血管发生痉挛相关。骨折复位后血供多可恢复正常。正中神经损伤较多见，桡神经及尺神经损伤少见，主要因局部压迫、牵扯或挫伤，断裂者少见。随着骨折整复大多数患者伤后数周内可自行恢复，若伤后8周仍无恢复，可考虑手术探查并做适当处理。

5. 骨化性肌炎

在功能恢复期，强力被动伸屈肘关节，可导致关节周围出现大量骨化块，致使关节肿胀，主动屈伸活动逐渐减少。遇到这种情况，应制动数周，以后再重新开始主动练习关节屈伸运动。儿童很少有手术切除增生骨性组织的必要。

6. 骨筋膜室综合征

骨筋膜室综合征是肱骨髁上骨折的严重并发症，软组织创伤过重，外固定过紧，合并肱动、静脉损伤以及多次手法复位均可导致其发生。

（七）康复技巧

常规进行患肢的康复锻炼，一般根据伤情及伤程，循序渐进地进行三阶段的训练。

1. 第一阶段：石膏固定术后1~7d

此期骨折部位疼痛、肘部肿胀较甚，骨折断端较不稳定，不宜进行肘关节功能活动，康复锻炼的主要形式以手指伸屈和肌肉伸缩锻炼为主，从开始时每天3~5次，每次5~10min，逐渐增加活动次数，以促进肿胀消退。进行肱二、三头肌等长收缩训练，每组10~15个，每次5组，每天4~5次。行伸指总和屈指总等长收缩训练，每组20~30个，每次5组，每天4~5次。行桡侧和尺侧伸屈腕肌的等长收缩训练，每组20~30个，每次5组，每天2次。腕手功能训练：每次做四个方向的最大限度的主动活动，每天2~3次，每次20个。加强手骨间肌和内在肌的练习，采用夹指抗阻，皮筋抗阻，握拳抗阻等方法，每天5~6次，每次20个。

2. 第二阶段：7d至拆除石膏前

此期局部疼痛明显减轻或消失，肘部肿胀逐渐消退，骨折断端初步稳定，可在原活动的基础上增加活动幅度和活动量，并练习肩关节前屈、后伸、外展、内收以及小范围的旋转运动，以及腕关节的掌屈和背伸功能。

3. 第三阶段：拆除石膏后

此期骨折处已有明显骨痂生长，骨折断端相对牢靠，功能锻炼主要进行肘关节伸屈活动，以恢复肘关节功能。嘱其用力屈伸肘关节至最大幅度，每组20个，每次2~3组，每天2次。其中伸屈肘的比例为1∶2。双手平握一木棍，用健侧上肢带动患肢伸屈肘关节，每次力求做到最大范围，并停留1min，每组20个，每次2~3组，每天3~4次。

物理因子治疗：以蜡疗法为主。采用盘蜡法，每次30min，在运动疗法之前进行。蜡疗时用塑料薄膜和毛巾分层包裹蜡和肘部，使蜡和肘部充分接触。采用自制保鲜袋里加入2∶1的冰水混合物进行冰敷，保证其温度控制在0℃~4℃，冰敷时间为15~20min。

（八）临床案例

患者陈某某，男，12岁。

主观资料：该患者在跑步的过程中被撞倒受伤，伤后被送往医院。第4d进行手术治疗，术后患者疼痛明显，无法配合康复治疗，回家自行训练。术后3个月，疼痛减轻，关节活动受限严重，肌力下降明显。患侧手没办法进行洗脸、拿筷子、穿衣服等动作。

客观资料：VAS 1分；屈肘：AROM 85°，

PROM 95°；伸肘：AROM −20°，PROM −10°；肌力下降明显，伸肘 3+ 级，屈肘 4− 级，肩前屈外展均 4− 级。

评估：肱骨髁上骨折术后；术后疼痛明显，未进行瘢痕松解及主动活动，导致关节活动受限。患者屈伸均受限，选择关节松动及牵拉作为主要治疗手段。治疗早期关节松动从Ⅰ~Ⅱ级开始，根据患者反应逐步增加（图 8-4-9~ 图 8-4-11）。

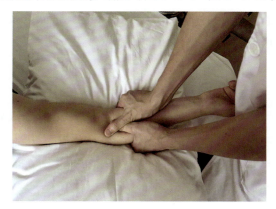

图 8-4-9　关节松动（伸直位）

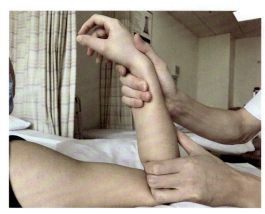

图 8-4-10　关节松动（屈曲位）

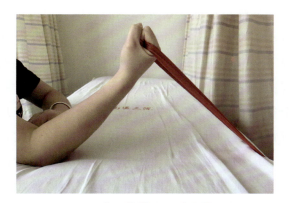

图 8-4-11　弹力带辅助下肘关节肌力训练

治疗方案：中药封包热敷后，利用低频电刺激对肱三头肌、肱二头肌、前臂肌肉进行刺激，对桡尺关节、肱尺关节、肱桡关节进行松动，利用 JAS 持续牵伸 30min，最后冰敷。

三、肱骨髁间骨折后的康复

（一）概述

肱骨髁间骨折是肘关节的一种严重损伤，好发于青壮年，骨折常呈粉碎性，闭合复位困难，开放复位缺乏有效的内固定，出现肘关节功能障碍、骨不连或畸形愈合者并不少见，无论是采用闭合手法复位，还是手术开放复位，其最终效果都不十分满意。

（二）受伤机制

直接及间接暴力均可引起肱骨髁间骨折。导致肱骨髁间骨折的外力是相当复杂的，故骨折的类型也是多种多样的。

（三）临床特点

关节外伤后有剧烈疼痛，压痛广泛，肿胀明显，可伴有皮下淤血。骨折移位严重者可有肱骨下端横径变宽，重叠移位严重者可有上臂短缩畸形。肘关节呈半伸位，前臂旋前，肘后三角关系骨性结构紊乱，可触及骨折块，骨擦感明显。有时可合并神经、血管损伤，检查时应予以注意。

（四）分类

1. Riseborough 和 Radin 分型

（1）Riseborough 和 Radin 按照骨折的移位情况将骨折分为 4 型（图 8-4-12）。

（1）Ⅰ型：骨折无分离及移位。

（2）Ⅱ型：骨折轻度分离及移位，但两髁无旋转。

（3）Ⅲ型：骨折有分离，两髁有旋转移位。

（4）Ⅳ型：骨折为粉碎性，关节面严重破坏。

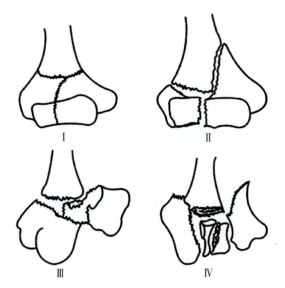

图 8-4-12　Riseborough 和 Radin 分型

2. 根据外力作用方向和骨折移位进行分类

从现有的临床资料观察，虽然骨折的形状很复杂，但还是有一定的规律性。根据外力作用方向及骨折移位情况和形状，可将错位型肱骨髁间骨折分为伸直内翻型及屈曲内翻型两大类。

（1）伸直内翻型：肘伸直位受伤，伴有明显的肘内翻应力作用，骨折块向尺侧及后方移位，根据损伤程度而将其分为三度。

（2）屈曲内翻型：肘关节在屈曲位受伤，同时伴有肘内翻应力，骨折块向尺侧及肘前方移位。

（五）诊断

1. 询问伤情

询问伤情包括询问受伤原因、时间、地点、受伤时身体姿势及先着地的部位，如有创口或出血，还应询问创口处理经过，是否用过止血带及用止血带的时间。

2. 全面体检

注意有无休克、软组织伤、出血、检查创口大小、形状、深度及污染情况。有无骨端外露，有无神经、血管、颅脑、内脏损伤及其他部位骨折。对严重患者必须快速进行查体。

3. 影像学检查

除正、侧位 X 线摄片外，还应根据伤情拍摄特殊体位相，如开口位（上颈椎损伤）、动力性侧位（颈椎）、轴位（舟状骨、跟骨等）和切线位（髌骨）等。复杂的骨盆骨折或疑有椎管内骨折者，应酌情行体层片或 CT 检查。

（六）常见的并发症

容易发生骨不连、固定段骨质疏松、神经血管损伤、肘部骨与关节、软组织感染以及去除内固定后再骨折等并发症。

（七）康复技巧

1. 保护期术后或伤后 0~2 周

（1）保护性制动：经尺骨鹰嘴截骨入路这一术式复位精确，固定稳妥，常不需外固定，可早期行肘关节功能锻炼（术后 3d 内可开始活动肘关节）。

（2）水肿及疼痛控制：患肢抬高，冰敷，加压（弹力绷带），激光及药物，提高患者舒适度。

（3）未受累关节活动

肩：仰卧位在健手保护下进行主动辅助肩关节活动度练习。

腕：在无痛或疼痛能耐受的情况下进行缓慢的腕关节屈、伸练习。

手部：通过"张手握拳"系列动作促进手部肌腱滑动，保障后期手部抓握能力。

（4）肘关节活动度练习：此期骨折组织处于炎症反应期，对外界刺激敏感，但仍可进行小幅度主动屈、伸肘关节活动（疼痛耐受情况下）。另外可借助肘关节 CPM 机在获得角度范围内慢速无痛的情况下进行，1~2min 一个循环，每次使用 30min，或视患者关节反应情况增加使用时间和次数。该训练可改善关节周围骨与软组织血供，加快关节内滑液循环及血肿消除。治疗结束后即刻冰敷患处 15~20min，注意防止污染伤口。

前臂旋前及旋后练习：情况允许时可在患者屈肘时无痛或能耐受疼痛的情况下轻柔进行，注意上臂贴紧体侧，运动到极限角度并保持10s，放松10s，重复10次为一组，每组2~3次，旋前旋后依次练习。

2. 术后3~4周

（1）继续上一期水肿疼痛控制及未受累关节活动度练习。

（2）瘢痕处理：伤口拆线后行瘢痕及其周围组织按摩，防止瘢痕粘连。

（3）肘关节活动度练习

①肘关节屈曲角度练习

方法1（适用于早期肘关节屈曲小于90°）：床上卧位，肩关节屈曲90°（即上臂与床面近垂直），健手做好支撑保护工作，患侧充分放松（前臂中立位），借前臂自身重量（或于手腕处负重少许）下垂被动增加屈肘角度，在自身能耐受疼痛的情况下尽量保持此体位10~15min。此阶段每天练习一次即可，结束后冰敷患处15~20min。

方法2（适用于肘关节屈曲大于90°）：健侧手握住患侧腕关节，患手在健侧手固定下做低强度等长收缩，每次持续5~10s，休息半分钟，重复2~3次。结束后，接着进行主动屈肘练习，每次持续5~10s，休息半分钟，重复2~3次。在最后一次主动屈肘动作结束后，健手可稍用力推进少许（以耐受疼痛反应为宜），并在此位置保持3~5min。待疼痛缓解或减轻后再次推进少许，并保持3~5min。结束后冰敷。

②伸展练习（即伸直肘关节）：坐位，伸肘，掌心向上，肘部软垫支撑并使前臂及手悬于桌外。肌肉完全放松，在借助前臂重力作用下缓慢伸直肘关节（必要时可于手腕处加载少许负荷，加大练习力度）。注意不要引起关节明显疼痛反应，以自身能耐受为宜，一般每次持续10~15min，每天1~2次。

注意：肘关节屈曲和伸直训练为两种不同的运动模式，二者在练习时应间隔3~4h，或视组织反应情况适当延长间隔时间。

③肘关节屈、伸肌群等长收缩练习，以不引起明显疼痛为宜，将肘用力伸直或弯曲到现有终末角度并保持，通常保持10s，放松10s，重复10次为1组，每天2~3组，伸直和弯曲间隔2~3h。

④ADL练习：鼓励患者用患肢进行轻度日常生活活动（操作手机、电脑键盘等），逐步恢复日常生活活动能力。

3. 术后5~8周

（1）被动关节活动练习：继续以上练习，逐渐恢复正常关节活动度。

（2）静力性抗轻阻力肌力练习

①屈肘肌力练习：坐位或站立位，上臂可在现有角度范围内的不同角度位置依次练习（30°、45°、60°、90°等）。手握哑铃等重物，掌心向上，前臂向内弯曲（即弯曲肘关节），坚持至力竭后放松为1次，5~10次/组，每天2~4组。此动作可在屈肘练习结束后，关节疼痛反应明显减轻或消失后进行。最初可选取某一个角度练习，后期可选取多个角度练习。

②伸肘肌力练习：坐位，上身前倾，上臂紧贴于体侧向后伸直至与地面平行。屈肘手握哑铃等重物，抗重物阻力伸直肘关节至所获得极限角度，上臂始终贴于体侧。坚持至力竭后放松为1次，5~10次/组，每天2~4组。

（3）ADL练习：鼓励患者用患肢进行轻度日常活动（走路正常摆臂、操作手机、电脑键盘等）。此期结束患肢可适当负重，逐步恢复日常活动。

注意：肘关节活动度练习并无规定的角度和进度，由于个体间组织条件差异很大，练习中的反应也会有很大不同，不能盲目追求进度。争取在不增加关节肿胀疼痛的前提下每周可见明显进步即可。同时此期也要注意防护和监测异位骨化（肘关节异常红肿、疼痛、发热）、神经卡压（某个或几个手指及手掌的麻木无力等）以及关节屈曲或伸直挛缩和僵硬（关节固定在某一角度没有进展或进展缓慢）的发生，发现问题及时与医生沟通并解决。

4. 术后 9~12 周

（1）继续关节角度训练，最终实现：主动活动范围与被动活动范围接近，达到正常活动范围。

（2）强化肌力练习：进行肘关节屈伸肌群及前臂肌肉渐进性抗阻训练（借助弹力带或哑铃等阻力单元）。

（3）鼓励患者参与大部分的功能活动及工作和适当的休闲活动。

5. 术后 3~6 个月

全面恢复关节活动角度及肌肉力量，可参与所有的功能活动、工作及休闲活动。

注意：肱骨髁间骨折常见后遗症为肘关节活动受限。功能性活动范围应尽量达到伸屈 30°~130°。

（八）临床案例

患者黄某，男，10 岁。

主观资料：患者由于重物撞击导致骨折，骨折后经简单包扎来医院手术。术后由于家庭方面原因回家康复 1 个月，疼痛减轻，活动受限明显。回家之后，未进行太多训练动作，只是简单进行一些屈伸肘练习，吃饭不能端饭碗，洗澡不能拧毛巾。

客观资料：VAS 2 分；屈肘：AROM 90°，PROM 100°；伸肘：AROM-10°，PROM -5°；肌力：伸肘、屈肘均为 4- 级，肩前屈、外展均为 4- 级，伸腕屈腕均为 4+ 级。

评估：肱骨髁间骨折术后，肘关节囊粘连导致活动受限。

治疗方案：超声波治疗使肘关节周围硬结软化，中药封包热敷促进局部循环，利用低频电刺激对肱三头肌、肱二头肌、前臂肌肉进行刺激，对桡尺关节、肱尺关节、肱桡关节进行松动，持续牵伸 30min，最后冰敷（图 8-4-13~图 8-4-15）。

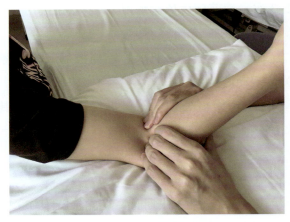

图 8-4-13　桡尺关节松动

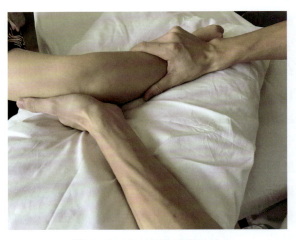

图 8-4-14　肱桡关节松动

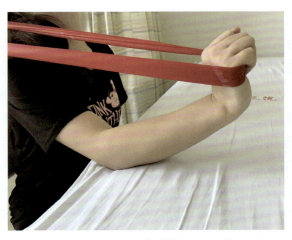

图 8-4-15　前臂屈肌抗阻训练

四、肱骨远端全骨骺分离后的康复

（一）概述

肱骨远端全骨骺分离是儿童肘关节比较少见的骨骺损伤。该部骨骺的骨化中心尚未完全出现之前发生骨骺分离，极易与肱骨外髁骨折和肘关节脱位相混淆；骨化中心全部出现后的全骨骺分离则容易误诊为经髁骨折。通常，暴力可引起肱骨外髁软骨连接处断裂，为肱骨外髁骨折。但有时外力作用可使整个肱骨远端骨骺分离。二者在治疗上不完全一样，前者往往需要手术开放复位，而全骨骺分离多可采用闭合手法复位（图8-4-16）。

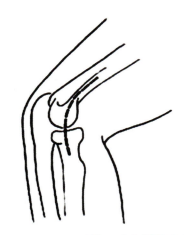

图8-4-16 肱骨远端全骨骺分离

（二）受伤机制

骨折块包括外上髁、肱骨小头、滑车和内上髁4部分骺软骨，故解剖上称之为全骺分离。损伤机制与髁上骨折相同，但骨折线通过冠状窝或鹰嘴窝以下，肱骨远侧干骺端分离处具有相对光滑平整的轮廓。肱骨远端4块骨骺借软骨连成一体，经研究证实，骺板的强度较肌腱、韧带弱，是其1/5~1/2。故儿童肘关节损伤时，外力作用下肱骨远端全骨骺分离的概率远较肘关节脱位大。

（三）临床特点

肱骨远端全骨骺分离的典型表现为分离的肱骨远端连同尺桡骨一并向后、内侧移位，而外髁骨骺与桡骨近端始终保持良好的对位关系。若肱骨外髁骨骺尚未骨化，容易与肘关节脱位相混淆。移位轻度者，应摄健侧X线片进行对比。肱骨外髁骨化后，其X线影像是诊断依据。

（四）分类

1. 伸展尺偏型

由间接外力引起。多为摔倒时患臂伸展位撑地所致。与此同时，躯干向患侧旋转，肘关节过伸，身体重心落于患臂致肘部承受一强烈内旋（实际上是上臂外旋）、内翻与过伸应力。儿童骺板强度较关节囊韧带弱，因而容易发生全骨骺分离，而非肘关节脱位。

2. 屈曲型

屈曲型全骺分离较为少见。在屈肘位外力撞击鹰嘴再传向髁部造成。此型损伤多发生于较大儿童，可能与骺板方向改变有关（倾斜度增加）。

（五）诊断

本病的典型表现为分离的肱骨远端连同尺桡骨一并向后、内侧移位，而外髁骨骺与桡骨近端始终保持良好的对位关系。若肱骨外髁骨骺尚未骨化，容易与肘关节脱位相混淆。移位轻度者，应摄健侧X线片进行对比。肱骨外髁骨化后，其X线影像是诊断依据，其X线特点如下：

（1）肘关节正位及侧位片均显示桡骨纵轴线通过肱骨小头。

（2）肱骨内外髁只是与肱骨干骺端之间的关系发生变化，而与尺骨鹰嘴间关系并无变化。

（3）尺桡骨带肱骨干骺端骨折片或肱骨外髁移向内侧。

（4）上尺桡关系不变。

（六）常见的并发症

本病严重者可以引发肘内翻畸形或肘关节功能障碍，原因之一是由于骨折本身移位所造成的，特别是尺偏、旋转移位，其次是骨骺损伤及血供障碍后造成的发育失衡，这就是骨折即使解剖复位仍出现关节畸形的原因。骨折不愈合的因素为骨折再移位后形成局部纤维连接，因此骨折2周内如有再移位，即应行手术切开复位治疗。迟发性尺神经炎，尺神经麻痹，是由于长期牵拉刺激尺神经所致。

（七）康复技巧

1. 评定

分别在治疗前后，用量角器测量肩关节、肘关节及腕关节ROM。

2. 康复锻炼

常规进行患肢的康复锻炼，一般根据伤情及伤程，循序渐进地进行三阶段的训练。

（1）第一阶段：石膏固定术后1~7d。此期骨折部位疼痛、肘部肿胀较甚，骨折断端较不稳定，不易进行肘关节功能活动。康复锻炼的主要形式以手指伸屈和肌肉伸缩锻炼为主，从开始时每天3~5次，每次5~10min，逐渐增加活动次数，以促进肿胀消退。进行肱二、三头肌等长收缩训练，每组10~15个，每次5组，每天4~5次。行伸指总和屈指总等长收缩训练，每组20~30个，每次5组，每天4~5次。行桡侧和尺侧伸屈腕肌的等长收缩训练，每组20~30个，每次5组，每天2次。腕手功能训练：每次做四个方向的最大限度的主动活动，每天2~3次，每次20个。加强手骨间肌和内在肌的练习，采用夹指抗阻、皮筋抗阻、握拳抗阻等方法，每天5~6次，每次20个。

（2）第二阶段：7d至拆除石膏前。此期局部疼痛明显减轻或消失，肘部肿胀逐渐消退，骨折断端初步稳定，可在原活动的基础上增加活动幅度和活动量，并练习肩关节前屈、后伸、外展、内收以及小范围的旋转运动，以及腕关节的掌屈和背伸运动。

（3）第三阶段：拆除石膏后。此期骨折处已有明显骨痂生长，骨折断端相对牢靠，功能锻炼主要进行肘关节伸屈活动，以恢复肘关节功能。嘱其用力屈伸肘关节至最大限度，每组20个，每次2~3组，每天2次。其中伸屈肘的比例为1：2。双手平握一体操棒，用健侧上肢带动患肢伸屈肘关节，每次力求做到最大范围，并停留1min，每组20个，每次2~3组，每天3~4次。

（八）临床案例

患者王某某，女，15岁。

主观资料：患者玩耍时不慎摔倒，手掌撑地，扶起后疼痛明显，外涂扶他林2d，无明显改善。入院手术治疗后，石膏固定1周，局部疼痛，关节活动受限。近段时间，夜间经常会因为疼痛而影响睡眠，导致白天精神状态不佳。处于保护体位，拆除石膏后患侧手没有进行任何功能性活动。

客观资料：VAS 4分；AROM屈肘80°、伸肘-15°；肌力伸肘为3级，屈肘为3级，肩前屈外展均为4-级，伸腕屈腕均为4-级。

评估：肱骨远端全骨骺分离内固定术后，术后肿胀、疼痛致关节活动受限。

治疗方案：利用低频电刺激对肱三头肌、肱二头肌、前臂肌肉进行刺激，用关节松动Ⅰ、Ⅱ级手法对肘关节松动，淋巴回流手法对其肿胀部位消肿，最后冰敷（图8-4-17~图8-4-19）。

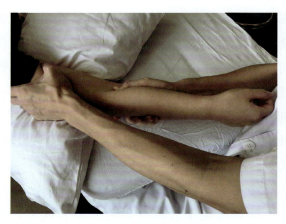

图8-4-17　肘关节松动

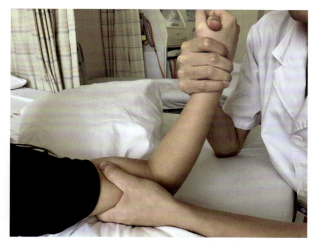

图 8-4-18　肘关节徒手抗阻训练

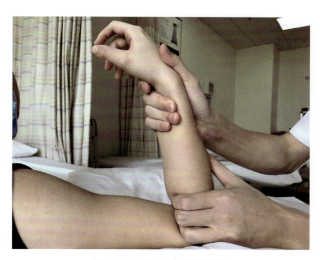

图 8-4-19　肘关节松动

五、肱骨外髁骨折后的康复

（一）概述

肱骨外髁骨折主要是指肱骨外髁带肱骨小头或肱骨外髁带肱骨小头和部分滑车骨骺的关节内骨折。因其中部分患者仅单纯是肱骨小头骨骺部骨折，故又称为肱骨小头骨骺分离。肱骨外髁骨折比内髁骨折多见，是儿童常见的一种肘关节损伤，多见于 5~10 岁的儿童，发生率略低于肱骨髁上骨折。肱骨外髁包含非关节面（包括外上髁）和关节面两部分，前臂伸肌群附着于肱骨外髁。肱骨外髁骨折后，由于伸肌群的牵拉，骨折块可发生不同程度的移位（图 8-4-20）。

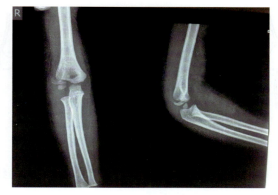

图 8-4-20　肱骨外髁骨折

（二）受伤机制

肱骨外髁骨折多系间接暴力所致，如跌倒手掌撑地时，桡骨头与肱骨外髁（肱骨头）相互撞击及前臂伸展肌的猛烈收缩和牵拉，造成肱骨外髁骨折及移位。实际上撞击不仅是桡骨头，尺骨冠状突也参加撞击，故骨折块是肱骨外髁包含半个滑车。由于肘关节在致伤瞬间所处的位置不同，骨块移位的方向及大小有明显不同。移位的严重程度与外力和肌肉牵拉作用关系密切。在前臂伸指总肌腱起点及覆盖骨折端的上方的骨膜未完全断裂时，骨折块仅向外侧移位而无旋转。当关节处于内收位时，骨折块可能完全分离并向前下方移位，伸肌收缩可使骨折块进一步移位及旋转移位，可向外翻 90°，向后方翻 90°。

（三）临床特点

外侧肿胀，并逐渐扩散至整个关节。骨折脱位型肿胀最严重。肘外侧出现瘀斑，逐渐扩散可达腕部。伤后 2~3d 皮肤出现水疱。肘外侧明显压痛，甚至可发生肱骨下端周围压痛。移位型骨折者可能触到骨擦感及活动骨块。可发生肘外翻畸形，肘部增宽，肘后三角关系改变，肘关节活动丧失。被动活动时疼痛加重，旋转功能一般不受限。

（四）分类

根据病理变化将肱骨外髁骨折分为 4 型（图 8-4-21）。

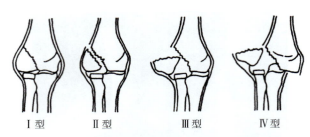

图 8-4-21　肱骨外髁骨折分型

Ⅰ型：无移位骨折型。骨膜未撕裂，X线片可见干骺端有骨折线。

Ⅱ型：侧方移位型。骨块向侧方、前方或后方移位。骨折端间隙增大轻度移位者，骨膜部分撕裂；重度移位者，完全撕裂，复位后骨块不稳定，在固定中可发生再移位。

Ⅲ型：旋转移位型。骨折块向侧方、前方或后方移位，并旋转移位。由于局部伸筋膜骨膜完全断裂，加之前臂伸肌的牵拉，骨折块纵轴向外旋转移位可达90°~180°。在横轴上也可发生向前或向后的不同程度的旋转。肱尺关节无变化。

Ⅳ型：骨折脱位型。骨折块可侧方移位、旋转移位，同时肘关节可向桡侧、尺侧及后方脱位。关节囊及侧副韧带撕裂，肘部软组织损伤严重。

（五）诊断

X线摄片显示肱骨小头的骨折线多超过骨化中心的1/2，或不通过骨化中心，而通过肱骨小头与滑车间沟的软骨在干骺端处有一骨折线。骨折块可向外侧移位。骨折脱位型X线正位片显示骨折块连同尺桡骨可向桡侧或尺侧移位；侧位片显示可向后侧移位，偶可见向前移位者。肱骨外髁骨折在X线片上表现多种多样，在同一骨折类型中表现也不太一样。

除肘关节正、侧位X线片外，还应根据伤情拍摄特殊体位图像，酌情行体层片或CT检查。

（六）常见的并发症

1. 肘外翻畸形

肱骨远端桡侧骨骺软骨板损伤，可导致早期闭合。致使肱骨远端发育不均衡造成肘外翻，肱骨远端呈鱼尾状畸形。

2. 尺神经炎或麻痹

由于肘外翻畸形的牵拉，或尺骨鹰嘴对尺神经的撞击，均可导致尺神经炎。

（七）康复技巧

由于手术治疗后必然会出现肿胀、疼痛、肌肉痉挛与功能障碍等创伤性反应，加之术后固定时间较长，肘关节活动受限是最易发生的并发症。当骨折愈合后，肘关节功能的恢复必须要通过锻炼及其他辅助疗法来完成，这是完成治疗与功能复原的不可缺少的重要环节，因此术后有效的功能锻炼非常重要。

早期的自主性功能锻炼可以增进患肢的血循环量，有利于创伤的修复及骨折愈合过程的正常发展，而肌肉的活动可以活跃关节及其周围组织血液循环，促进关节滑液的分泌与流动，保证关节软骨的正常营养，防止其萎缩及变性。功能锻炼应贯穿骨折治疗的全过程，是一个连续的过程。

自术后第2d起，即要求患者对未固定的肩、手关节进行充分的自主性活动，并注意保持患肢的有效抬高，同时对被固定范围内的肌肉进行静力性肌紧张（等长收缩）。由于患者术后疼痛明显，因此必须反复向患者及其家属讲明自主性功能锻炼的好处与方法，在家属的配合下，调动患者的主观能动性，使其自觉主动认真地进行锻炼。

去除石膏及内固定后，肘关节的功能往往是明显受限的，严重者肘关节内出现粘连与机化，关节僵硬已形成，此时依靠单纯的自主性功能锻炼来恢复肘关节的功能是不可能的，应辅以适当的被动性功能锻炼。采取肘关节功能康复器（CPM机）辅助锻炼7~10d。

（八）临床案例

患者梁某某，男，18岁。

主观资料：该患者在奔跑的过程中不小心摔倒，伤后几天肿胀加剧，疼痛明显。1周后进行肱骨外髁内固定术，术后肘关节活动障碍。患侧手无法配合学习和生活，不能利索地完成洗衣服、洗碗等活动。

客观资料：VAS 3分；屈肘：AROM 80°，PROM 95°；伸肘：AROM -25°，PROM -15°；肌力伸肘为3+级，屈肘为3+级，肩前屈外展均为4-级，伸腕屈腕均为4级。

评估：肱骨外髁骨折术后，术后肿胀、疼痛导致关节活动受限。

治疗方案：中药封包热敷后，利用低频电刺激对肱三头肌、肱二头肌、前臂肌肉进行刺激，对桡尺关节、肱尺关节、肱桡关节进行松动，利用JAS持续牵伸30min，最后冰敷（图8-4-22~图8-4-25）。

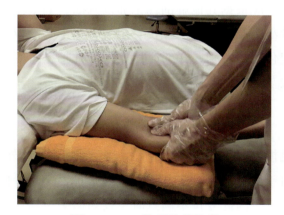

图8-4-22　桡尺关节松动

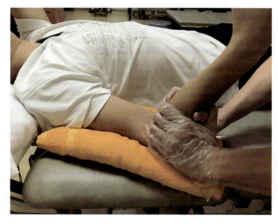

图8-4-23　肱尺关节松动

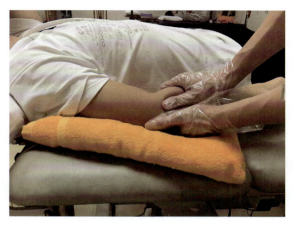

图8-4-24　肱桡关节松动

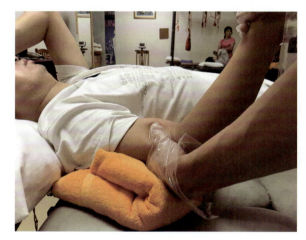

图8-4-25　肘关节肌力训练

六、肱骨内髁骨折后的康复

（一）概述

肱骨内髁骨折比较少见，好发于儿童，波及范围包括内上髁与滑车的大部分。受伤后肘内侧和内上髁周围软组织肿胀，或有较大血肿形成。临床检查肘关节的等腰三角形关系存在。

（二）受伤机制

间接外力致伤者占多数，摔倒后手掌撑地，外力沿前臂传导到肘部，尺骨鹰嘴关节面与滑车相撞击，可导致骨折。也可以是肘屈曲位着地伴有肱骨下端内翻的应力，使尺骨鹰嘴与滑车相撞而致骨折。

（三）临床特点

周围软组织肿胀，疼痛，特别是肘内侧局

部肿胀、压痛、正常内上髁的轮廓消失。肘关节活动受限，前臂旋前、屈腕、屈指无力。合并肘关节脱位者，肘关节外形明显改变，功能障碍也更为明显，常合并有尺神经损伤症状。

（四）分类

该骨折类型与肱骨外髁骨折相似，可将其分为三型（图8-4-26）。

Ⅰ型骨折：骨折无移位，骨折线由内上髁上方斜向外下达滑车关节。

Ⅱ型骨折：骨折线与Ⅰ型相似。骨折块有侧方或伴有轻度向上移位，但无旋转。

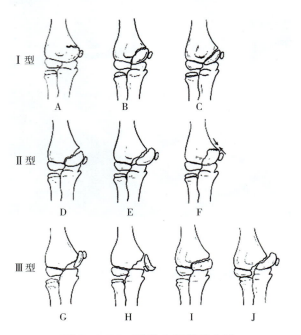

图8-4-26 肱骨内髁骨折分型

Ⅲ型骨折：骨折块有明显的旋转移位。最常见的是在冠状面上的旋转，有时可达180°，致使骨折面完全对向内侧。也可在矢状面上旋转，导致骨折面向后，而滑车关节向前。有时尺骨可随骨折块向内移位而导致肘关节半脱位。

（五）诊断

本病的诊断除了详细询问外伤病史、临床表现及一些体格检查外，对临床疑诊患者应加拍对侧肘关节X线片，有时患侧可见肘部"脂肪垫征"阳性，对于骨化中心出现以前，伤后肘关节内侧明显肿胀者应高度警惕，并仔细检查压痛范围及内髁部有无异常活动，必要时可做手术探查，以明确诊断。但需注意，在肱骨内上髁骨骺骨化中心出现之前发生的肱骨内髁骨折诊断则较困难。因为骨骺尚未骨化，其软骨于X线片上不显影，通过软骨部分的骨折线也不能直接显示，此类损伤于X线片上不显示任何阳性体征（既无骨折又无脱位影像）。因此，临床上必须详细检查以防漏诊、误诊发生。对于诊断确有困难的病例可拍健侧相同位置的X线片加以鉴别，必要时可行CT或MRI检查以明确诊断。

正位X线片可显示骨折线方向、骨折块大小和移位的程度，侧位X线片能提示骨折块向前、后方向的移位状况。在X线诊断时必须注意，小儿肱骨内髁骨化中心出现之前，在该部骨折应根据其他解剖标记加以判断，如根据肱骨小头肱骨内上髁及桡骨小头骨化中心的位置变化加以鉴别，必要时以相同条件拍摄对侧肘关节正侧位X线片，以便对比观察。

（六）常见的并发症

可并发肘关节半脱位。本病还可以合并其他损伤，如桡骨头、颈、尺骨鹰嘴骨折等。此外，由于肱骨内髁骨折既是关节内骨折，又是骨骺损伤，因此复位不满意时不仅妨碍关节功能恢复，而且可能引起生长发育障碍，继而发生肢体畸形（如肘外翻）及创伤性关节炎。在一些严重的情况下，还可以发生骨折块完全游离，进而导致骨折块缺血性坏死。

（七）康复技巧

1. 功能锻炼

早期合理的功能锻炼可以促进患肢血液循环，减少肌肉萎缩，保持肌肉力量，防止关节僵硬，促进骨折愈合。被固定的肢体，均要做适当的肌肉收缩和放松锻炼。对于没有固定的关节，应及时做主动的功能锻炼，当骨折端已达到临床愈合标准可逐渐增加负重锻炼。

功能锻炼的注意事项如下：

（1）功能锻炼必须在医务人员的指导下进行。

（2）功能锻炼应根据骨折的稳定程度进行，可从轻微活动开始逐渐增加活动量和活动时间，不能操之过急，若骤然做剧烈活动可导致骨折断端再移位。

（3）功能锻炼是为了加速骨折愈合与恢复患肢功能，所以对骨折有利的活动应鼓励患者坚持进行，对骨折愈合不利的活动要严加预防，如外展型肱骨外科颈骨折的外展活动、内收型骨折的内收活动、伸直型肱骨髁上骨折的伸直活动、屈曲型骨折的屈曲活动、前臂骨折的旋转活动、胫腓骨干骨折的内外旋转活动、桡骨下端伸直型骨折的背伸桡屈活动等都应预防。

2. 被动运动

（1）按摩：适用于骨折断端有肿胀的肢体，通过轻微按摩帮助肿胀消退。

（2）关节被动活动：骨折固定初期，对早日消除肿胀，防止肌肉萎缩粘连，关节囊挛缩有一定作用，但操作时要轻柔，不能使骨折再度移位和加重局部创伤。

3. 主动运动

主动运动是功能锻炼的主要形式，在不影响骨折断端移位的前提下，应尽早进行肌肉收缩放松运动及未固定关节的各向运动，以促进血液循环，增强体质，减轻创伤的全身反应，防止关节僵硬，因此主动运动应自始至终贯穿在整个骨折修复过程中。具体可分为以下两个阶段。

（1）第一阶段：骨折1~2周内断端虽经整复，但不稳定，此时锻炼的主要形式是通过肌肉收缩和放松运动及在不影响断端再移位的情况下，进行上下关节屈伸活动，以帮助血液回流，促进肿胀消退，防止肌肉萎缩，同时也通过肌肉收缩和舒张使压力垫效应增强，对稳固断端和逐渐整复残余畸形有一定作用。

骨折2~3周后肢体肿胀疼痛已明显减轻，软组织创伤已基本修复，此时除加强肌肉收缩与放松运动外，其他关节均可逐渐加大主动活动度，在牵引架上的患者，也可通过肌肉收缩、放松和身体其他部位的运动来带动患肢的活动。

（2）第二阶段：此时骨折已达到临床愈合标准，外固定和牵引拆除后，除了固定期间所控制的关节活动须继续锻炼修复外，某些患者由于初期锻炼比较差，固定拆除后，还可能存在关节粘连、关节囊挛缩、肢体水肿等症状，那么必须继续加强功能锻炼，配合中药外洗和推拿来促进关节活动与肌肉力量的迅速恢复。

（八）临床案例

患者彭某，男，15岁。

主观资料：该患者在骑车过程中不小心摔伤，伤后在家涂药3d未见消肿，肿胀加剧。来院后收入院择期手术，术前5d进行消肿，肩关节、腕关节灵活性训练。术后2周康复训练介入。术后患者比较好动，没有做好保护措施，对于一些危险性的动作也没有注意，在跑步、玩玩具及一些需要双手配合或者需要用到患侧手的时候，患者会忽略患手的功能，特别是患手手指的一些活动。

客观资料：VAS 2分；屈肘：AROM 90°，PROM 105°；伸肘：AROM −15°，PROM −5°；肌力下降明显，伸肘为3+级，屈肘为3+级，肩前屈外展均为4+级。

评估：肱骨内髁骨折术后，术后肿胀、疼痛导致关节活动受限。

治疗方案：中药封包热敷后，利用低频电刺激对肱三头肌、肱二头肌、前臂肌肉进行刺激，对桡尺关节、肱尺关节、肱桡关节进行松动，利用JAS持续牵伸30min，最后冰敷（图

8-4-27～图 8-4-29）。

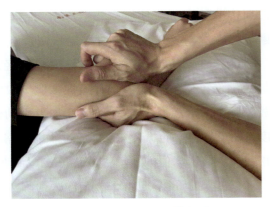

图 8-4-27　肱桡关节松动

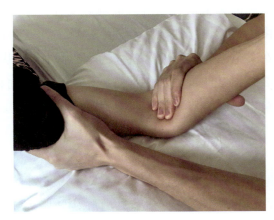

图 8-4-28　肱尺关节松动

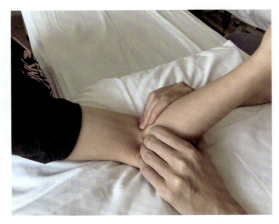

图 8-4-29　桡尺关节松动

七、肱骨干骨折后的康复

（一）概述

肱骨干骨折系指肱骨外科颈以下 1~2cm 至肱骨髁上 2cm 之间的骨折。多发于骨干的中部，其次为下部，上部最少。中下 1/3 骨折易合并桡神经损伤，下 1/3 骨折易发生骨不连（图 8-4-30）。

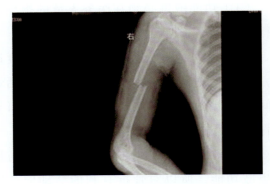

图 8-4-30　肱骨干骨折

（二）受伤机制

直接暴力、间接暴力、旋转暴力均可导致该骨骨折。

1. 直接暴力

如打击伤、挤压伤或火器伤等，多发生于中 1/3 处，多为横行骨折、粉碎性骨折或开放性骨折，有时可发生多段骨折。

2. 间接暴力

如跌倒时手或肘着地，地面反向暴力向上传导，与跌倒时体重下压暴力相交于肱骨干某部即发生斜行骨折或螺旋形骨折，多见于肱骨中下 1/3 处。此种骨折尖端易刺插于肌肉，影响手法复位。

3. 旋转暴力

如投掷手榴弹、标枪或翻腕赛时扭转前臂，多可引起肱骨中下 1/3 交界处骨折，所引起的肱骨骨折多为典型螺旋形骨折。

肱骨干骨折后，由于骨折部位肌肉附着点不同，暴力作用方向及上肢体位的关系，肱骨干骨折可有不同的移位情况。如骨折于三角肌止点以上者，近侧骨折端受到胸大肌、大圆肌和背阔肌的牵拉作用而向内侧移位；远侧骨折端因三角肌的牵拉作用而向外上移位。如骨折于三角肌止点以下者近侧骨折端因受三角肌和喙肱肌的牵拉作用而向外向前移位；

远侧骨折端受到肱二头肌和肱三头肌的牵拉作用，而发生向上重叠移位。如骨折多发生于下1/3部，由于患者常将前臂悬吊于胸前，引起远侧骨折端内旋移位。手法整复时均要注意纠正。

（三）临床特点

1. 疼痛

表现为局部疼痛及传导叩痛等，一般均较明显。

2. 肿胀

完全骨折，尤其粉碎性骨折局部出血可多达200ml以上，加之创伤性反应，因此局部肿胀明显。

3. 畸形

在创伤后，患者多发现上臂出现成角及短缩畸形，除不完全骨折外，一般多较明显。

4. 异常活动

多于伤后立即出现。

5. 血管神经损伤症状与体征

患者神经干紧贴骨面走行，易被挤压或刺伤；周围血管亦有可能被损伤。因此在临床检查及诊断时务必对肢体远端的感觉、运动及桡动脉搏动等加以检查，并与对侧对比观察。

（四）分类

根据骨折与外界交通分为开放性骨折与闭合性骨折。因骨折部位不同可分为三角肌止点以上及以下，胸大肌止点以上及以下，骨折线可分为纵形、横行、斜行、螺旋形、多段、粉碎性等。临床将骨折分为3类：

1. 简单骨折

螺旋形、斜行（≥30°）、横行（<30°）。

2. 楔形骨折

螺旋形带横行骨折块。斜行带楔形骨折块，横行带破裂楔形骨折块。

3. 复杂骨折

螺旋形粉碎性、多段骨折、不规则粉碎性。

（五）诊断

本病的辅助检查方法主要是X线检查。对患者使用X线检查时，除正、侧位X线摄片外，尚应根据伤情拍摄特殊体位片，酌情行体层片或CT检查。伸直型肱骨髁上骨折的特点是骨折线位于肱骨下端鹰嘴窝水平或其上方，骨折的方向为前下至后上，骨折向前成角，远折端向后移位。屈曲型肱骨髁上骨折的骨折线可为横断性，骨折向后成角，远折端向前移位或无明显移位。

诊断主要依据以下内容。

（1）外伤史，以生活及运动意外为多发，且多见于学龄前儿童。

（2）临床表现，以肘部肿胀（多较明显）、剧痛及活动受限为主，并应特别注意有无血管损伤。

（3）影像学检查，常规正、侧位X线片即可确诊及分型。

（六）常见的并发症

1. 神经损伤

以桡神经损伤最为多见，肱骨中下1/3骨折，易由骨折端的挤压或挫伤引起不完全性桡神经损伤，在如无神经功能恢复表现，再行手术探查。在观察期间，将腕关节置于功能位，使用可牵引手指伸直的活动支架，自行活动伤侧手指各关节，以防畸形或僵硬。

2. 血管损伤

在肱骨干骨折并发症中并不少见，一般肱动脉损伤不会引起肢体坏死但也可造成供血不足，所以仍应手术修复血管。

3. 骨折不愈合

肱骨中、下1/3骨折易发生骨折不愈合，导致骨折不愈合的原因有很多，其中与损伤暴力、骨折的解剖位置及治疗方法有较大关系。骨折愈合是一个连续的过程，在整个过程中应无发生再移位的不良应力的干扰，尤其是剪切及旋转应力，因此骨折端必须得到合理的固定。

4. 畸形愈合

因为肩关节的活动范围大，肱骨骨折虽有些成角、旋转或短缩畸形，也不大影响伤肢的活动功能，但如肱骨骨折移位特别严重，达不到骨折功能复位的要求，严重破坏了上肢生物力学关系，以后会继发肩关节或肘关节创伤性关节炎，因此对青壮年及少年伤员，在有条件治疗时，还是应该施行截骨术矫正畸形愈合。

5. 肩、肘关节功能障碍

多见于老年伤员。对老年伤员不宜长时间使用广泛范围固定，应尽早加强肌肉、关节功能活动，若已经发生肩或肘关节功能障碍，则更要加强其功能活动锻炼，并辅以理疗和体疗，使之尽快恢复关节功能。

6. 医源性骨折

肱骨大结节骨折、外科颈骨折、骨折端劈裂骨折、进钉入点处劈裂常与操作不当有关。

7. 锁钉断裂

若患者多发伤，双下肢不能随意活动，床上活动主要靠上肢支撑，骨折未愈合，过多负重可导致近端锁钉断裂。

8. 其他

中、下 1/3 骨折易合并桡神经损伤，下 1/3 骨折易发生骨不连。

（七）康复技巧

康复评定分别在治疗前后，用量角器测量肩关节及肘关节 ROM。

（1）术后麻醉消退后即可练习指、掌、腕关节活动，并做上臂肌肉的主动等长收缩练习，以增加两骨折端在纵轴的挤压力。禁止做上臂旋转运动。

（2）2~3 周后开始练习肩、肘关节活动。方法：伸屈肩、肘关节，健手握住腕部，使患肢向前伸展，在屈肘时后伸上臂；旋转肩关节，身体向患侧倾斜，屈肘 90°，使上臂与地面垂直，以健手握患侧腕部，做画圆圈动作；双臂上举，两手置于胸前，十指相扣，用健肢带动患肢，先屈肘 45°，然后屈肘 120°。

（3）6 周以后进行功能锻炼，方法：肩关节环转，向前弯腰，上臂自然下垂，患肢在水平面做顺、逆时针的画圆圈动作；肩内旋，患侧手置于背后，然后用健侧手托扶患侧手去触摸健侧肩胛骨；肩外展外旋，患侧手摸头后部；肩外展、内旋、后伸，用患侧手背碰触患侧腰部；肩内收、外旋，患侧手横过面部触摸对侧耳朵。

（4）指导和督促患者在日常生活中使用患肢，发挥患肢功能。早、中期即可要求患者用患肢端碗、夹菜、刷牙、系裤带等，解除外固定后，再视功能恢复情况逐步达到生活自理。

（八）临床案例

患者陈某，女，21 岁。

主观资料：患者肱骨干骨折术后 2 月余，夜间偶有痛醒，术后制动 4 周，目前肘关节及肩关节活动均受限。患侧肘关节总保持屈曲状态（图 8-4-32~图 8-4-33），不敢大范围活动肘关节，特别是配合一些肩关节的活动，比如摸对侧肩膀、做复合性的动作时肘关节会出现拉扯痛。

客观资料：VAS 3 分；AROM 肩前屈 50°、外展 40°、后伸 45°，屈肘 110°、伸肘 -10°；肌力下降，伸肘为 4- 级，屈肘为 4- 级。

评估：肱骨干内固定术后，肩、肘关节活动受限，上臂肿胀明显。

治疗方案：利用低频电刺激对三角肌、肱三头肌、肱二头肌等肌肉进行刺激，采用超声波治疗软化瘢痕，用关节松动Ⅱ级手法减轻肩肘关节疼痛，松解瘢痕周围粘连，最后冰敷（图 8-4-31~图 8-4-33）。

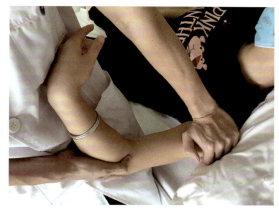

图 8-4-31　肩关节松动

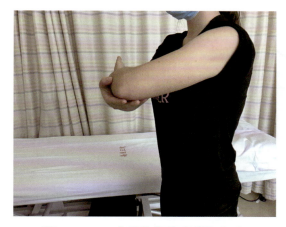

图 8-4-32　肩肘关节活动受限（1）

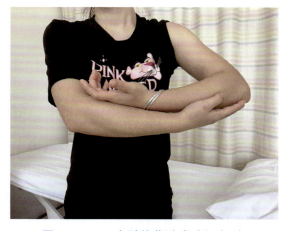

图 8-4-33　肩肘关节活动受限（2）

八、肱骨近端骨折后的康复

（一）概述

肱骨近端骨折（proximal humeral fractures，PHF）是临床常见的骨折，约占全身骨折的5%，其发病因素主要是骨质疏松及跌倒损伤。在65岁以上的老年人中，其发生率仅次于髋关节及桡骨远端骨折，是人体三大骨质疏松骨折（其余两个是椎体压缩性骨折、桡远骨折）之一（图8-4-34）。

（二）受伤机制

1. 间接暴力

跌倒时手或肘部着地，暴力通过肱骨干向上传导至肱骨近端，对于青壮年患者常易导致关节脱位，但对于老年患者，由于骨质疏松的存在容易造成骨折。

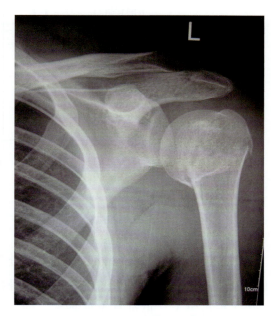

图 8-4-34　肱骨近端骨折

2. 直接暴力

多见于交通事故及高速运动时损伤，因暴力较大，损伤一般较重，多为Neer分型三、四部分骨折。

（三）临床特点

术后局部肿胀、疼痛、功能丧失、压痛点明显、异常活动、血管神经损伤症状等。

（四）分类

1970年Neer在Codman的四部分骨块（肱骨头、肱骨干、大结节、小结节）分类基础上提出此分类方法。Neer分类方法结合骨折的部位和骨折的数目（图8-4-35）。

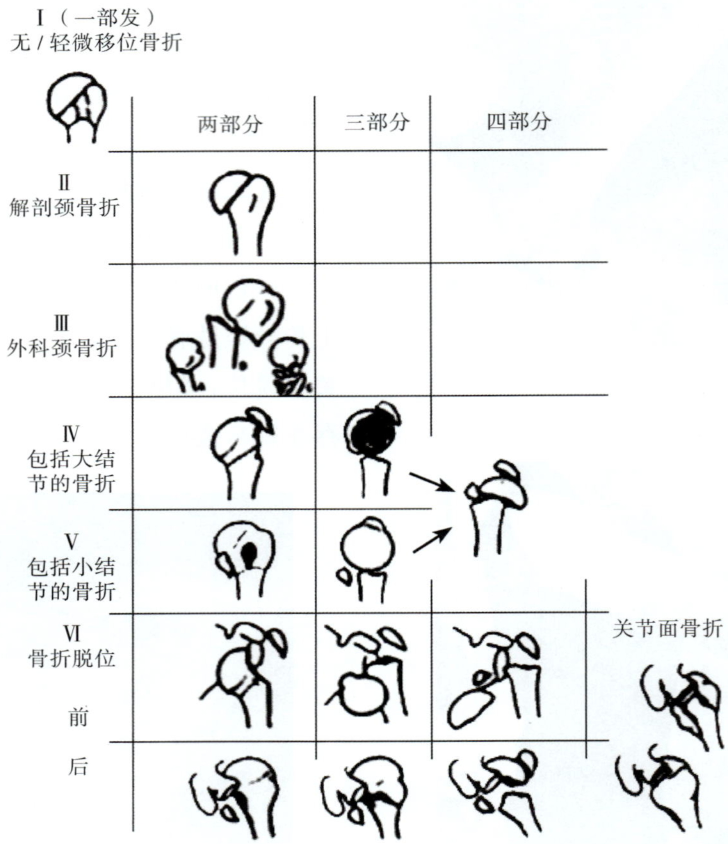

图 8-4-35　肱骨近端骨折 Neer 分型

Ⅰ型：轻度移位骨折肱骨上端可为一处骨折（如单一肱骨外科颈骨折、单一大结节骨折或小结节骨折等），也可是多处骨折，即同时有两处或两处以上部位骨折（如外科颈骨折合并大结节骨折等），但任何一处骨折的移位都不大于 1cm，骨端成角不大于 45°。从病理损伤的角度考虑，这种骨折软组织损伤较轻，或骨端间有紧密的嵌插，骨折比较稳定，一般骨折愈合较快。这种类型的骨折占肱骨上端骨折的绝大多数。这种没有明显移位的骨折，由于仍有软组织将骨折块连为一体，因此称为一部分骨折。

Ⅱ型：关节段移位骨折按解剖部位命名即为肱骨解剖颈骨折，且骨端间移位大于 1cm 或成角大于 45°。此种骨折肱骨头的血循环受到破坏，常发生肱骨头缺血坏死。这种一处骨折因有明显的移位（或同时有轻度移位的大、小结节骨折），从而使肱骨头与肱骨干上端形成分离的两部分，因此属于二部分骨折。

Ⅲ型：骨干移位骨折按解剖部位命名即为外科颈骨折。骨折移位大于 1cm 或成角畸形大于 45°。单一骨干移位，肱骨上端分成两个分离的部分，因此也属于二部分骨折。如同时再合并一个结节骨折且移位也大于 1cm 时，肱骨上端分成三个各自分离的部分，因此应属于三部分骨折。如同时合并两个结节的骨折，且均有大于 1cm 的移位，肱骨上端则分成四个各自分离的骨块，即肱骨头、大结节、小结节和肱骨干上端。这种骨折属于四部分骨折。

Ⅳ型：大结节骨折且移位大于 1cm。大结节有三个面作为冈上肌、冈下肌和小圆肌的附着点。外伤时可造成整个大结节骨折移位，也可为大结节的一个面撕脱骨折。如为部分撕脱骨折且有明显移位时，则说明肩袖有纵行撕裂。如大结节移位骨折同时有外科颈的移位骨折，则关节段骨块由于受附着于小结节的肩胛下肌的牵拉而发生内旋。

Ⅴ型：小结节移位骨折可为单独小结节撕脱骨折，移位大于1cm，即属于二部分骨折。如同时合并有外科颈骨折且有明显移位，则属于三部分骨折。此时关节段由于只受附着于大结节的肩袖牵拉，因此可发生外展、外旋移位。

Ⅵ型：肱骨上端骨折合并盂肱关节脱位。肱骨上端骨折脱位是指肱骨上端骨折同时合并盂肱关节的真正完全脱位，而不是指肱骨头的旋转移位或关节内的半脱位现象。在二部分或三部分骨折脱位的病例中，肱骨头仍可能有一定的血循环。如发生四部分骨折脱位时，肱骨头血循环遭受破坏，易造成肱骨头缺血坏死。

（五）诊断

肱骨近端骨折多见于老年人低处跌落伤；也可见于年轻人高能量损伤，常伴多发损伤。诊断除患者主诉及查体外，需行X线摄片检查，一般要求拍摄肩胛骨正位、侧位（切线位）及腋位三个位置，必要时行CT扫描和三维重建，进一步了解损伤和移位情况，怀疑肩袖、二头肌腱、盂缘的损伤时可行MRI检查。

（六）常见的并发症

切口裂开、切口及深层软组织感染、骨髓炎、创伤性关节炎、肱骨头坏死、关节活动受限、关节僵硬、移位骨化、下肢深静脉血栓形成、骨折延迟愈合、骨不连、骨折畸形愈合、再骨折、内固定失效、二期返修或者肱骨头置换手术。

（七）康复技巧

骨折的严重程度、骨折愈合情况、血管和周围软组织情况都会影响患者的康复治疗。通常可以将骨折的愈合过程分为3个独立但又相互重叠的阶段：炎症期、修复期、晚期重建塑形期。结合患者生理年龄和活动能力，使患者获得早期最大的被动关节活动范围，然后是主动关节活动范围，再进行渐进式抗阻力训练，尽可能恢复至正常功能。

早期注意三角巾悬吊保护，不应负重。否则将影响组织愈合及功能恢复。术后0~3周应用三角巾舒适体位悬吊保护，手术当天在麻醉消退后，开始活动手指、腕关节。卧床时于手术一侧手臂下垫枕头，使手臂保持稍前屈位，以减轻疼痛。

1. 术后1d

"张手握拳"练习：用力、缓慢、尽可能地张开手掌，保持2s，用力握拳保持2s，反复进行，在不增加疼痛的前提下尽可能地多做练习（对于促进循环、消退肿胀、防止深静脉血栓具有重要意义）。

2. 术后3~7d

（1）继续以上肌力练习。

（2）腕关节主动屈伸练习：尽量大范围活动腕关节，30次/组，每天3~4组。要求：练习在无痛或微疼痛的前提下进行；动作宜用力，稍慢。

（3）尝试肱三头肌等长收缩练习：患肢上臂背侧肌肉等长收缩练习，可在健侧肢体协助保护下进行，30次/组，每天3~4组。要求：练习在无痛或微疼痛的前提下进行；动作宜用力，稍慢。

3. 术后2~3周

（1）活动肘关节：在有保护下去除三角巾，主动、缓慢、用力全范围屈伸肘关节，20~30次/组，每天2组。练习后戴三角巾保护。

（2）耸肩练习：耸肩至可耐受的最大力量，保持2s，放松后重复，30次/组，每天3~4组。

4. 术后4~6周

（1）继续以上肌力练习。

（2）由医生决定开始"摆动练习"：体

前屈（弯腰）至上半身与地面平行，在三角巾和健侧手的保护下摆动手臂。首先是前后方向的，待患者适应且基本无痛后，增加左右侧向的，最后增加绕环（划圈）动作，逐渐增大活动范围，但不超过90°，每个方向20~30次/组，每天1~2组，练习后即刻冰敷15~20min。

（3）"扩胸"练习：健侧手拖住患侧肘部保护，在不加重肩部疼痛的前提下，双肩后张做扩胸动作，于最大位置保持5s，放松为1次，反复进行，每组5min，每小时1组。"含胸"练习：健侧手托住患侧肘部保护，在不加重肩部疼痛的前提下，双肩向前做含胸动作，于最大位置保持5s，放松为1次，反复进行，每组5min，每小时1组。

（4）被动关节活动度练习：①肩关节前屈练习：平卧，去除三角巾保护，健侧手握紧患侧肘部（患侧肢体完全放松，由健侧用力完成动作），经体前沿垂直方向向上举起患侧手臂。角度控制在90°范围内。至感到疼痛处保持并轻轻颤动1~2min为1次，3~5次/组，每天1~2组。逐渐增加被动活动角度。②肩关节外展练习：姿势及要求同前，在体侧沿水平方向举起患侧手臂。角度控制在90°范围内。至感到疼痛处保持并轻轻颤动1~2min为1次，3~5次/组，每天1~2组。逐渐增加被动活动角度。③肩关节后伸：平卧，健侧手握紧患侧手腕，在体侧将小臂逐渐放至床面。至感到疼痛处保持并轻轻颤动1~2min为1次，3~5次/组，每天1~2组。逐渐增加被动活动角度。

（5）肌力练习：①肩关节前屈肌力练习——前平举：屈肘90°，手臂在体前抬起至无痛角度，不得耸肩。以静力练习为主，于最高位置保持2min，休息5s，连续10次为1组，每天2~3组。力量增强后伸直手臂进行。②肩关节外展肌力练习——侧平举：手臂在体侧抬起至无痛角度，不得耸肩。以静力练习为主，于最高位置保持2min，休息5s，连续10次为1组，每天2~3组。③负重"耸肩"练习：动作同耸肩练习，但是要提重物进行，30次/组，组间休息30s，2~4组连续进行，每天1~2次。

5. 术后7~10周

继续加强活动度练习：①前屈至170°~180°（接近上举的角度），肩0°外展位外旋练习：仰卧位，上臂贴紧体侧，屈肘90°，健侧手握紧患侧手腕（患侧肢体完全放松，由健侧用力完成动作），在体前沿垂直方向向外推患侧小臂。至感到疼痛处并轻轻颤动1~2min为1次，3~5次/组，每天1~2组。逐渐增加被动活动角度。角度控制在外旋到75°~85°。②肩外展位内/外旋练习：平卧，屈肘90°，摆放好外展位，健侧手握紧患侧腕部（患侧肢体完全放松，由健侧用力完成动作），向内和外两个方向下压。至感到疼痛处保持并轻轻颤动1~2min为1次，3~5次/组，每天1~2组。逐渐增加被动活动角度。外旋角度控制在30°~40°。术后8~10周基本达到全范围活动。

6. 术后10~12周

强化肌力，开始各方向的抗阻肌力练习，并逐渐增加负荷。

（1）前平举：屈肘90°，手臂在体前抬起至无痛角度，不得耸肩。以静力练习为主，于最高位置保持2min，休息5s，连续10次为1组，每天2~3组。力量增强后伸直手臂进行。

（2）侧平举：手臂在体侧抬起至无痛角度，不得耸肩。以静力练习为主，于最高位置保持2min，休息5s，连续10次为1组，每天2~3组。

（3）抗阻内旋：手握弹性皮筋一端，皮筋另一端固定于某处，向内侧用力牵拉皮筋，使手接近身体。至最大角度保持一定时间或完成动作为1次。可通过皮筋的松紧调节阻力的大小，30次/组，组间休息30s，连续进行2~4组，1~2次/组。

（4）抗阻外旋：手握弹性皮筋一端，皮筋另一端固定于某处，向外侧用力牵拉皮筋，使手接近身体。至最大角度保持一定时间或完成动作为1次。可通过皮筋的松紧调节阻力的大小，30次/组，组间休息30s，2~4组连续进行，1~2次/组。

7. 术后13~21周

（1）用哑铃等进行肩关节和上肢抗阻肌力练习。①仰卧"飞鸟"（水平内收）：中等负荷（完成20次动作即感疲劳的负荷量），20次/组，连续练习2~4组，组间休息60s，每天2~3次。②俯身"飞鸟"（水平外展）：中等负荷，20次/组，连续练习2~4组，组间休息60s，每天2~3次。③俯卧前平举：可空手、单手或握重物抗阻练习。中等负荷，20次/组，连续练习2~4组，组间休息60s，每天2~3次。

（2）不可参加对抗性训练。

（3）18~21周开始间断体育活动。

8. 术后21~26周

继续力量及活动度练习；进行肌力检查，决定是否恢复运动或体力劳动。

（八）临床案例

患者黄某某，女，32岁（图8-4-36~图8-4-38）。

主观资料：患者6周前被人撞倒后侧倒在地，产生剧烈疼痛，立即送往急诊。5d后手术，术后制动4周，关节活动障碍，被动活动疼痛明显。患侧手不能完成摸背、洗澡擦背、扣内衣等动作，对患者日常生活影响极大。

客观资料：VAS 3分；AROM肩前屈45°、外展45°、后伸40°、内旋35°、外旋10°；肌力伸肘为4-级，屈肘为4-级。

评估：肱骨骨折内固定术后，由于制动及疼痛等原因，拆掉固定物后，肩关节活动受限明显。

治疗方案：中药封包热敷15min后，利用低频电刺激对冈上肌、三角肌、小圆肌、肱三头肌进行刺激，接着采用关节松动技术缓解患者疼痛症状，松解术后粘连位置，最后冰敷15min。

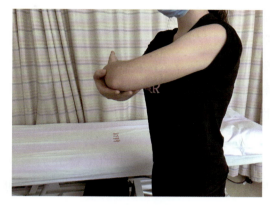

图8-4-36　健手辅助下肩关节前屈活动

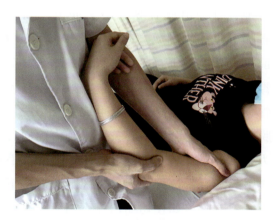

图8-4-37　肩关节分离松动

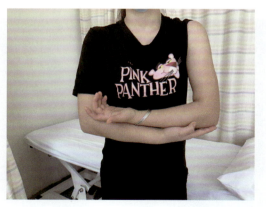

图8-4-38　健手辅助下肩关节内收外展活动

九、肩关节脱位及韧带损伤后的康复

（一）概述

肩关节脱位（又称脱臼）即组成关节各骨

的关节面失去正常的对合关系。肩关节是全身大关节中运动范围最广而结构又最不稳定的一个关节，外伤时很容易引起脱位，在全身关节脱位的发生率中，肩关节居第二位，它可分为前脱位和后脱位两种，常见的是前脱位。肩关节脱位是最常见的脱位，约占全身关节脱位的50%，这与肩关节活动范围大，遭受外力的机会较多等有关。肩关节脱位多发生在青壮年，男性较多（图8-4-39）。

（二）受伤机制

肩关节脱位按肱骨头的位置分为前脱位和后脱位。肩关节前脱位者很多见，常因间接暴力所致，如跌倒时上肢外展外旋，手掌或肘部着地，外力沿肱骨纵轴向上冲击，肱骨头自肩胛下肌和大圆肌之间薄弱部撕脱关节囊，向前下脱出，形成前脱位。肱骨头被推至肩胛骨喙突下，形成喙突下脱位，如暴力较大，肱骨头再向前移至锁骨下，形成锁骨下脱位。后脱位很少见，多由于肩关节受到由前向后的暴力作用或在肩关节内收内旋位跌倒时手部着地引起。后脱位可分为肩胛冈下和肩峰下脱位，肩关节脱位如在初期治疗不当，可发生习惯性脱位。

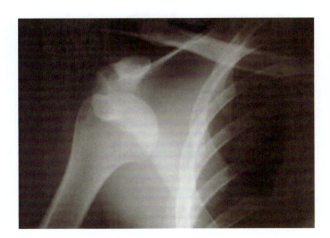

图8-4-39 肩关节脱位X线表现

（三）临床特点

外伤性肩关节前脱位均有明显的外伤史，肩部疼痛、肿胀和功能障碍，伤肢呈弹性固定于轻度外展内旋位，肘屈曲，用健侧手托住患侧前臂。外观呈"方肩"畸形，肩峰明显突出，肩峰下空虚。在腋下、喙突下或锁骨下可摸到肱骨头。伤肢轻度外展，不能贴紧胸壁，如肘部贴于胸前时，手掌不能同时接触对侧肩部（Dugas征，即搭肩试验阳性）。上臂外侧贴放一直尺可同时接触到肩峰与肱骨外上髁（直尺试验）。

局部肿痛，在喙突下或锁骨下可摸到肱骨头，肩关节活动受限。主要有以下几种表现。

1. 一般表现

外伤性肩关节前脱位主要表现为肩关节疼痛，周围软组织肿胀，关节活动受限。健侧手常扶持患肢前臂，头倾向患肩，以减少活动及肌牵拉，减轻疼痛。伤肩肿胀、疼痛、主动和被动活动受限。患肢弹性固定于轻度外展位，常以健手托患臂，头和躯干向患侧倾斜。

2. 局部特异体征

（1）弹性固定：上臂保持固定在轻度外展前屈位，任何方向上的活动都会导致疼痛。Dugas征阳性：患肢肘部贴近胸壁，患手不能触及对侧肩；反之，患手已放到对侧肩，则患肢不能贴近胸壁。

（2）畸形：从前方观察患者，患肩失去正常饱满圆钝的外形，呈"方肩"畸形，肩峰到肱骨外上髁的距离多增加；肩三角肌塌陷，呈方肩畸形，在腋窝、喙突下或锁骨下可触及移位的肱骨头，关节盂空虚。

（四）分类

1. 肩关节半脱位

关节间隙上宽下窄。肱骨头下移，尚有一半的肱骨头对向肩盂。

2. 肩关节前脱位

最多见。其中以喙突下脱位尤为常见。正位片可见肱骨头与肩盂和肩胛颈重叠，位于喙突下 0.5cm~1.0cm 处。肱骨头呈外旋位，肱骨干轻度外展。肱骨头锁骨下脱位和盂下脱位较少见。

3. 肩关节后脱位

少见。值得注意的是正位片肱骨头与肩盂的对位关系尚好，关节间隙存在，极易漏诊。只有在侧位片或腋位片才能显示肱骨头向后脱出，位于肩盂后方（图 8-4-40）。

（五）诊断

（1）有肩部或上肢外伤史。

（2）有上述症状和体征。

（3）X线摄片可明确脱位类型及有无骨折。

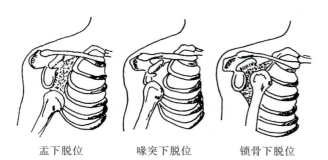

图 8-4-40　肩关节脱位的常见类型

（六）常见的并发症

1. 骨折

肩部骨折包括大结节骨折、关节盂骨折、肩胛骨骨折三种，肩关节脱位时，有 30%~40% 合并大结节骨折。

2. 肩袖损伤

肩袖损伤是肩关节脱位常见的并发症。由于不能在 X 线片上直接显示而常被忽略。好发于 40 岁以上人群，X 线片显示无肱骨大结节骨折的肩关节前下脱位，应考虑肩袖损伤的可能。

3. 血管损伤

肩关节脱位可合并腋动脉或静脉损伤，常见于老年人或血管硬化的患者。

4. 神经损伤

肩关节脱位合并神经损伤，最常见者为腋神经损伤，偶尔可见臂丛神经损伤。单纯腋神经损伤多为挫伤或牵拉伤，肱骨头复位 3~5 个月后多可恢复。多根臂丛神经损伤一般暴力较重，可残留永久性功能障碍。

5. 肩关节僵直

肩关节脱位后制动时间过长，或未及时正确地进行功能锻炼，特别是在中年人或老年人中，可造成关节囊粘连和肌肉萎缩，从而造成肩关节活动受限。

（七）康复技巧

1. 早期（复位或手术后 1 周以内）

为减轻疼痛及炎症反应，防止肩关节周围肌肉萎缩。运动治疗应在无痛或微痛的前提下进行，动作宜稍慢，有控制。

（1）伸指、握拳练习：用力张开手掌保持 2s，然后以最大的力量握拳，保持 2s，放松后重复，每小时练 5~10min。

（2）腕关节的主动屈伸练习：每组 30 次，每天 3~4 组。

（3）肱三头肌等长收缩练习：每组 30 次，每天 3~4 组。

（4）耸肩练习：耸肩至可耐受的最大力量，保持 2s，放松后重复，每组 30 次，每天 3~4 组。

2. 中期（复位或手术后 1 周至 3 个月）

恢复关节周围肌肉力量，关节活动度逐渐恢复至正常水平。

（1）肩关节"摆动练习"：身体前屈位，在三角巾和健侧手的保护下摆动手臂。先前后方向，再左右侧向，最后绕环（画圈）动作，并逐渐增加活动范围，但不超过 90°，每个方向每组 20~30 次，每天 1~2 组，练习后冰敷 15~20min。

（2）上臂肌力训练

①肱二头肌：坐或站立位，上臂保持一定的位置不使之移动，手握哑铃等重物，拳心向上，屈肘关节，保持 10~15s，增强屈肘肌力

及控制能力。每组30次,组间休息30s,2~4组连续进行,每天2~3组。

②肱三头肌:坐位,上臂紧贴于体侧向后伸直与地面平行,屈肘手握哑铃等重物伸直肘关节,保持10~15s,锻炼肱三头肌及肩的后伸肌力与控制能力。每组30次,组间休息30s,2~4组连续进行,每天2~3组。

(3)肩关节主动力量练习

①前平举:手臂在体前抬起至最高位置(无疼痛感、不耸肩),保持2min,休息5s,连续5次为1组,每天2~3组。从屈肘位置开始,力量增强后进行伸肘位练习。

②侧平举:手臂在体侧抬起至最高位置(无疼痛感、不耸肩),保持2min,休息5s,连续5次为1组,每天2~3组。从屈肘位置开始,力量增强后进行伸肘位练习。

③肩后伸:手臂体侧向后抬起至最高位置(无疼痛感、不耸肩),保持2min,休息5s,连续5次为1组,每天2~3组。从屈肘位置开始,力量增强后进行伸肘位练习。

④抗阻外旋:站立位或坐位,上身保持正直,手臂贴紧体侧,屈肘90°,手握一根弹性皮筋的一端,皮筋的另一端固定于某处(可用健侧手握住固定),向外侧用力牵拉皮筋至最大角度并保持一定的时间。

⑤抗阻内旋:站立位或坐位,上身保持正直,手臂贴紧体侧,屈肘90°,手握一根弹性皮筋的一端,皮筋的另一端固定于某处,向内侧用力牵拉皮筋,使手接近身体,至最大角度保持一定时间。

(4)肩关节活动度的训练

①前屈:仰卧位,去除三角巾,健侧手握紧患侧肘部,向上举起患侧手臂,至感到疼痛处停止2~3min,待疼痛减轻后继续加大角度。

②后伸:仰卧位,屈肘90°,健侧手握紧患侧手腕,至上臂可以平放于桌面,再将上身移动到床边,使手臂在床外自然下垂。

③外展:坐位,上体保持正直,不得耸肩,去除三角巾保护,健侧手握紧患侧肘部,沿水平方向举起患侧手臂,至感到疼痛处停止2~3min,待疼痛减轻后继续加大角度。

④内收:坐位或仰卧位,手臂向正上方伸出,以健侧手握住患侧肘部,向身体中线移动患侧手臂,患侧手尽量去触摸对侧肩头。

⑤内旋:仰卧位,上臂紧贴体侧,屈肘90°,健侧手紧握患侧手腕,向内拉患侧小臂,至感到疼痛处停留2~3min,待疼痛减轻后继续加大角度。

⑥外旋:仰卧位,上臂紧贴体侧,屈肘90°,健侧手紧握患侧手腕,向外推患侧小臂,至感到疼痛处停留2~3min,待疼痛减轻后继续加大角度。

⑦"手背后":健侧手握住患侧手臂的手腕,向上移动,使患侧手尽量接触对侧肩胛骨。可以增加肩关节后伸、内旋、内收的活动度。

3. 功能恢复期(术后3个月至半年)

肩关节主动活动能力达到正常水平。强化肩关节各活动方向肌群的肌力,通过哑铃或皮筋进行抗阻力量练习,中等负荷(完成20次动作即感疲劳的负荷量)。逐渐增加负荷的重量,全面恢复关节功能水平,恢复正常生活、训练。

(八)临床案例

患者周某,女,30岁(图8-4-41~图8-4-44)。

主观资料:患者1个月前由于跌倒时手部撑地,当时疼痛难忍,第2d在某医院入院进行手术,术后关节活动障碍,疼痛明显。在家完成一些简单的爬墙及双手上抬动作,但是经常耸肩导致肩膀及脖子出现酸胀感觉。

客观资料:VAS 4分;AROM肩前屈30°、外展30°、后伸45°、内旋30°、外旋20°;肌力下降明显,伸肘为3+级,屈肘为4-级。

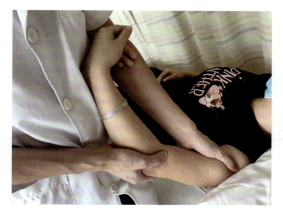

图 8-4-41　肩关节分离松动手法

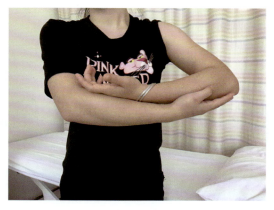

图 8-4-43　辅助下肩关节外展活动

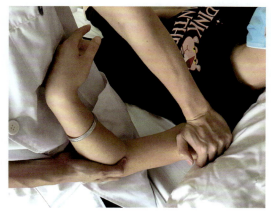

图 8-4-42　肱骨头 AP（由前往后）松动手法

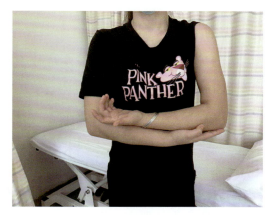

图 8-4-44　辅助下肩关节内收活动

评估：肩关节韧带修补及复位术后，由于制动及疼痛原因，肩关节活动受限。

治疗方案：中药封包热敷后，利用低频电刺激对未激活肌肉进行刺激，接着采用关节松动、松解部分粘连的手法，最后冰敷。

（刘　刚　董安琴）

本章审稿作者：陈少贞　董新春　张林玲
　　　　　　　　李　阳　阮璎璐　程冰苑
　　　　　　　　徐　硕　何洁莹

第九章 手部烧伤康复

第一节 概述
第二节 手部烧伤的康复治疗
　一、手部烧伤不同时期的康复治疗方法
　二、病例分析
第三节 手部烧伤康复的循证依据

第一节 概　述

手,是心灵与世界连接的媒介,为暴露部位,是机体最容易受伤的器官。据美国烧伤学会统计,手部烧伤的发生率占所有烧伤的39%,近九成大面积烧伤患者的手部均有受累,大多数手部烧伤发生在工作场所,多见于火焰烧伤或电灼伤,另一部分烧伤常发生在家中,常见的受害者为儿童,其中多数属于烫伤、爆炸伤或明火烧伤。手功能包括灵敏的感觉、精细运动、灵活性、稳定性、协调性及力量,大部分日常活动均依靠双手去完成,虽然双手只占人体体表面积的5%~6%,但是严重烧伤后手功能障碍则会影响整个机体功能的57%。大部分日常生活活动需要手与上肢的参与,包括吃饭、穿衣、个人卫生等,因此手与上肢烧伤所致的功能障碍会严重影响患者的生活、工作和社交。

手部烧伤后的处理不仅仅是简单的伤口愈合,还包括手功能的恢复与重建。因此,临床医生必须牢记,手是人体的一个重要且复杂的器官,其任何组织的损伤,均会造成整个器官的功能受损。康复治疗师必须全面了解手部解剖、运动机制、与伤口愈合不同时期的治疗原理,并且能够及时地与临床医生进行沟通,参与制订治疗方案。

手与上肢烧伤后常见的功能问题包括疼痛、水肿、感觉障碍、瘢痕形成与增生、肌肉萎缩、肌腱挛缩、关节畸形等,这些问题均不同程度影响手与上肢的功能活动。烧伤患者的挛缩体位、瘢痕增生等原因常造成烧伤患者关节处挛缩畸形。常见的烧伤手与上肢畸形包括肩关节屈曲挛缩畸形、伸肘畸形、前臂旋前挛缩畸形、腕关节屈曲尺偏畸形、蹼状手、手指屈曲挛缩畸形、手指伸展位畸形、爪形手畸形、纽孔畸形、虎口挛缩畸形、手指并拢畸形等。水肿和疼痛是烧伤患者最常见的并发症,长期的水肿、挛缩畸形、疼痛、瘢痕增生等常造成患者功能障碍,活动受限和生活能力下降,因此,手部烧伤的康复治疗对于治疗师来说是一个巨大的挑战,其需要外科医生、康复医师和治疗师、心理专家、护工及家属之间的密切合作,最大限度地恢复患者的手部功能。手部烧伤康复治疗的首要目标包括防止额外损伤或创面加深、加速创面愈合、预防感染或组织功能丧失。早期功能性康复能够减轻水肿、维持关节活动范围、减少挛缩与畸形的发生、重建手部的最大功能，使患者早日重返社区、家庭、学校或原工作岗位。

手部烧伤后康复治疗应尽早开始，治疗方法应根据初次评估的内容制订，既要考虑烧伤的类型、深度与面积，又要关注受伤的环境、患者的社会地位、家庭背景，以及患者的既往病史与心理健康史，这些因素均会影响康复治疗的效果。在康复过程中，连续性的手功能评估将会显示手功能的变化，可指导治疗师为患者制订和调整更为适当的训练方案。

（董安琴）

第二节　手部烧伤的康复治疗

手部烧伤康复的治疗流程包括功能评估、制订康复目标和干预计划。烧伤康复是由医生、护士、物理治疗师、作业治疗师、假肢矫形师、心理治疗师、社工等共同参与完成的。另外，还需要患者和家属的密切配合，一起制订目标和特定性干预计划。手部烧伤康复的目标是最大限度地恢复患者的手功能和心理健康，帮助患者回归家庭和社会生活。手部烧伤康复治疗可根据烧伤各期分为急性期康复、创面修复期康复和恢复期康复。

烧伤的程度一般采用三度四分法，即Ⅰ度、Ⅱ度（又分为浅Ⅱ度、深Ⅱ度）和Ⅲ度烧伤。Ⅰ度（红斑）烧伤达表皮角质层，有红、肿、热、痛，感觉过敏，表面干燥等症状，一般2~3d后脱屑痊愈，无瘢痕残留。浅Ⅱ度烧伤达真皮浅层，部分生发层健在，创面剧痛、感觉过敏、有水疱形成，基底部呈均匀红色、潮湿，局部肿胀，创面1~2周愈合，无瘢痕残留，但有色素沉着。深Ⅱ度烧伤达真皮深层，有皮肤附件残留，痛觉迟钝或消失，有水疱，基底苍白，间有红色斑点、潮湿，创面3~4周愈合，可有瘢痕形成。Ⅲ度烧伤达皮肤全层（产生焦痂），甚至伤及皮下组织、肌肉和骨骼，镇痛，无弹力，坚硬如皮革样，蜡白焦黄或炭化，干燥。干后皮下静脉阻塞如树枝状，2~4周后焦痂脱落，形成肉芽创面，除小面积外，一般均需植皮才能愈合，可形成瘢痕增生和挛缩。

一、手部烧伤不同时期的康复治疗方法

（一）急性期康复

手部烧伤急性期康复关注的重点是处理创面、预防感染、促进创面愈合，预防并发症，疼痛的处理等。烧伤早期，患者因意外或烧伤后的容貌改变，可能会产生一定程度的心理障碍，包括狂躁、否认、焦虑、伤后抑郁综合征等。康复治疗师应及早关注和进行心理干预，为之后的康复治疗过程中患者的积极配合打下基础。手部烧伤早期康复的目的是预防和控制感染、促进创面愈合、减轻疼痛、预防关节挛缩等并发症的产生，以及帮助患者正确地面对创伤和康复。

手部烧伤急性期的手功能评定内容包括：创面评定、手部运动功能评定（如关节活动度测量、肌力与肌腱功能的检查）、水肿测定、疼痛评定及心理评定等。

手部烧伤急性期康复治疗的主要措施包括以下几个方面。

1. 健康宣教

在烧伤急性期，首先要对患者及其家属进行健康宣教，其目的是使患者和家属了解烧伤后躯体的病理性变化过程，以及烧伤康复治疗包含哪些内容，让患者做好心理应对准备，积极配合康复治疗。健康宣教旨在让患者和家属

了解烧伤后对整个躯体均有重要影响，包括呼吸系统、心肺功能、循环系统、皮肤、运动系统等。由于大量表皮的损伤极易出现创面感染，所以烧伤急性期皮肤护理很重要。此外，急性期康复中，患者和家属应积极配合治疗师进行正确的体位摆放和手与上肢关节活动等，以预防关节挛缩畸形的发生。

早期康复的宣教亦包括烧伤后瘢痕形成过程和结局的影响。随着创面的逐渐修复，瘢痕开始增生，瘢痕的增生主要分为两个时期：一是增生期，即初期瘢痕的颜色会逐渐变深、硬度变硬、厚度增加、弹性下降、瘙痒等异常感觉加重，瘢痕增生会限制关节活动范围；二是成熟期，成熟期的瘢痕开始逐渐软化，但过程非常缓慢，通常1~2年，甚至3~4年。瘢痕成熟的标准为颜色由深红或紫红转化为紫色或褐色，瘢痕表面变平滑，厚度变薄，开始逐渐与周围皮肤颜色、厚度保持一致。瘢痕在成熟过程中，其表面的异常感觉也会逐渐消失，最先消失的为疼痛，瘙痒会随着瘢痕成熟逐渐减轻，至完全成熟后消失。瘢痕增生过程的宣教旨在让患者了解烧伤康复是一个漫长的过程，患者和家属应做好应对准备，积极配合康复治疗，缩短康复时长。

此外，患者和家属应在治疗师的指导下尽早开始呼吸训练、ADL训练等，为早日回归家庭打下良好基础。对于照顾者的宣教，要明确过度照顾的危害性，对于照顾者在护理过程中不明确的地方，积极进行指导和教育，以达到良好协作的目的。

2. 创面处理和预防感染

首先应观察创面的大小、深度、创面污染程度、创面分泌物等情况，注意及时清洗伤口，清除创面分泌物与死皮等。若创面渗液过多，应及时更换敷料或衣服等。也可适当使用电吹风机吹干或烤灯照射以促进创面干燥，减少感染的发生。另外，在进行水疗或沐浴后一定要重新换药，以预防创面感染。手指烧伤后，包扎手指时应注意用纱布隔开，敷料要定时更换，注意观察敷料或创面出现潮湿等情况，以预防感染的发生。创面经消毒处理后，注意安全使用全身抗炎、局部抗炎药物和促进创面伤口愈合的外用药物，预防破伤风等。还可以采用水疗，因为水疗对烧伤患者创面的清洗和预防感染有很重要的作用。在手部，内在肌位于较为封闭的骨筋膜室内，在深度烧伤急性期，烧伤创面下的组织会产生水肿，可引起骨筋膜室综合征，因此烧伤急性期尽早行骨筋膜室切开减压术，保持手部组织灌流。

烧伤患者早期创面的大小与烧伤深度、部位有直接的关系。深Ⅱ度烧伤因损伤到浅皮层、真皮层和部分皮肤附属结构，常发生凝固坏死，出现的水疱较小。浅Ⅱ度烧伤损害表皮全层和真皮的浅层，表皮与真皮分离，毛细血管通透性增加，渗出物积聚其中，形成表皮下水疱，水疱较大，受损区皮肤越薄，水疱越大。水疱形成后，应尽可能不去破坏；如果水疱已破，疱皮皱缩，应将其剪去并用敷料覆盖。大水疱（直径大于1cm）可用无菌注射器吸出疱液，或剪口引流，尽量保留疱皮，处理完毕后局部消毒处理。疱皮的存在可以减少创面水分的蒸发，减轻疼痛，有效预防创面的感染。但疱皮一般只能保留3~5d，若保留时间长可能会形成疱内感染。小水疱无须处理，待其自然吸收。

3. 镇痛治疗

手部烧伤后，2~3d内疼痛较为剧烈，疼痛主要是由于烧伤造成皮肤、黏膜甚至深部组织的结构和完整性受损，皮肤的神经末梢损伤、暴露或受到刺激，以及各种诊疗性操作所引起的。烧伤后疼痛贯穿创面愈合的整个过程。创面修复过程中因局部干燥、皮肤神经末梢暴露受到刺激、局部炎症反应、创面受压、感染等，均可以导致疼痛的持续存在。对于严重烧伤急性期的疼痛，可采用镇痛药物。镇痛性药物包括：非类固醇类抗炎药、阿片类药物、非阿片类药物和局部麻醉药等。研究表明，经皮神经电刺激（transcutaneous electrical nerve stimulation，TENS）对烧伤后疼痛的抑制具有一定的疗效，在烧伤的治疗中，可在皮肤移植部位、常规切除部位、烧伤残肢的部位或末梢神经疼痛处使用。除此之外，物理因子治疗，如低频脉冲电疗法、超声疗法、磁疗等也可以用来缓解疼痛。低频脉冲电疗法作用于疼痛可能的机制为通过增加循环或减轻水肿来缓解疼痛，超声疗法通过增加血液循环以及提升痛阈有效镇痛，磁疗镇痛的作用与中枢神经的抑制有关。

4. 体位的摆放

烧伤急性期，应注意手部良肢位的摆放，以预防关节挛缩畸形的发生，防止水肿加重。严重烧伤患者在急性期常采取舒服的摆放体位，即挛缩体位，随着创面愈合，瘢痕增生，易出现关节挛缩畸形。因此正确的体位摆放在烧伤急性期康复中非常重要。在进行良肢位摆放前，康复宣教是后期康复治疗的基础。进行良肢位摆放时，治疗师可利用环境或各种辅具，如支具等。常见的手与上肢良肢位摆放如表9-2-1所示。

对于腋窝区域烧伤的患者，要注意预防肩关节的内收畸形，烧伤早期可采用的摆放体位有肩关节外展120°并适当外旋，密切观察有无臂丛神经损伤。肘屈侧烧伤者，要注意预防肘屈曲挛缩畸形，可使用肘伸直支具进行体位摆放，可适当屈曲5°~10°（图9-2-1）。对于腕背侧的烧伤，应预防腕背伸挛缩畸形，可采用矫形器将腕关节置于中立位。对于腕掌侧的烧伤，常出现腕屈曲挛缩畸形，同样可采用腕背伸矫形器。手背侧烧伤后易出现爪形手畸形，需使用手功能位矫形器，即掌指关节屈曲70°~90°、指间关节伸直、拇指外展对掌位（图9-2-2）。对于手掌侧的烧伤，要注意预防手指挛缩畸形，可采用手掌伸展位矫形器，或使掌指关节适度过伸。还可以借助现有的支具进行体位摆放，如肩部吊带、手外展支架、三角支架等。

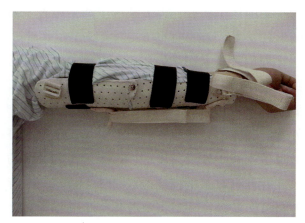

图 9-2-1　伸肘位矫形器

表 9-2-1　烧伤后体位摆放和矫形器类型

烧伤部位	体位摆放	矫形器类型
颈前部	移开枕头，头部充分后仰，适当调整床垫伸展颈部	颈托或塑胶海绵低温热塑颈围
腋窝	肩关节外展120°，适度外旋，两肩胛骨间垫枕	上肢牵引或腋部矫形器
肘部	肘关节屈侧烧伤时取肘伸展位，伸侧烧伤时允许肘屈曲10°~20°，前臂取中立位	肘伸展位矫形器
腕部	腕背侧烧伤时腕关节置于中立位，腕屈侧烧伤时取腕背伸位	腕中立位或腕背伸25°~40°位矫形器
手背侧	腕关节背伸20°~30°，掌指关节屈曲70°~90°，拇指外展对掌位，指间关节伸直，手指单独包扎	手功能位矫形器，必要时可做间断固定，白天取下进行主动活动
手掌侧	腕关节背伸20°~30°，掌指关节0°伸展位，拇指外展伸直位，指间关节伸直	掌伸矫形器，掌指关节可适度过伸

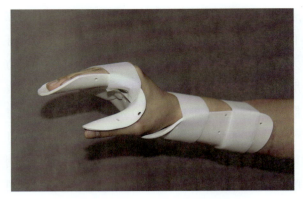

图 9-2-2　手功能位矫形器

研究表明，早期使用矫形器能有效降低瘢痕挛缩发生率，且长期使用（6个月及以上）比短期使用疗效更加显著。除了矫形器外，还可以利用生活中的物品来帮助患者进行体位摆放，例如可选择较小的枕头放置在腋窝处，防止肩关节的内收畸形；可让患者柱状抓握毛巾卷，用于保持手的功能位。矫形器的使用和早期正确的体位摆放，大大减少了烧伤患者挛缩畸形的发生，为后期的功能恢复奠定了基础。

周围神经损伤是烧伤后不良摆放体位的常见并发症，因此在手与上肢的体位摆放过程中，要注意对周围神经的保护。例如，肩外展90°外旋时，应注意避免臂丛神经的过度牵拉，可通过适当减小外展角度加以缓解。而腕关节的过度背伸会对正中神经造成挤压，故应调节背伸角度。此外，矫形器对肢体产生的压迫亦会造成周围神经损伤，故康复治疗师需不断地跟进矫形器的使用情况，及时进行调整。

5. 运动疗法

急性期烧伤患者，若关节持续处于制动状态，常造成关节活动受限、软组织短缩等不良影响，导致后期活动受限，影响日常生活活动能力，且易出现一系列并发症，如深静脉血栓、关节僵硬、肌力不平衡等。因此，早期鼓励患者进行肩、肘关节和手指各关节的活动尤为重要。早期的主、被动活动可通过牵伸软组织有效改善关节活动范围，增强肌肉力量，改善血液循环，减轻水肿等。对于一般情况较差的患者，运动过程中要注意监测患者血压的变化，如果收缩压增高超过20mmHg，则应该暂停运动，根据患者的状态适当调整运动的强度。病情稳定的患者，可选择在仰卧位下做肩外展、肘屈伸、前臂旋转、腕屈伸和手指抓放等活动。若患者主动活动困难或不配合，可进行被动活动。对于前臂进行焦痂切开术后无活动性出血的患者，可适当进行被动活动，防止肌腱粘连。当烧伤患者出现关节暴露、新鲜的皮肤移植等不稳定情况时，应在限制范围内进行关节活动。

烧伤急性期手部的主动运动和助力运动是手部治疗技术的最佳选择，其既能够维持关节活动范围和肌肉力量，又可以保持手部的正常运动模式。若患者拒绝或不愿意主动活动患手，治疗师可以利用辅助装置，协助患者完成手部运动。对于那些手部完全不能主动活动的患者，治疗师需要帮助其进行被动活动。在康复训练过程中，治疗师必须严格遵守无菌原则，因为烧伤后的创面很容易被环境或者未受损的组织所感染。部分烧伤患者可采取隔离护理，所有的医务人员必须严格遵守烧伤病区的感染控制规定，进出病区需要穿戴无菌衣、手套和口罩。

6. 心理治疗

心理治疗是烧伤后康复的重点。烧伤后，患者由于自身疼痛以及恢复期面容损毁等原因，常存在不同程度的心理障碍，心理障碍的存在对患者的康复，以及回归家庭和社会生活均会产生消极的影响。因此，早期进行心理问题的评估和干预非常重要。康复治疗师首先要给患者和家属树立正确的康复理念和信心，详细了解患者事故发生前和目前的心理状态。进行焦虑和抑郁的评估，指导患者舒缓焦虑的方法或转移患者的注意力等。作业治疗师还可以尝试使用认知行为疗法进行干预。在治疗过程中，治疗师应运用专业知识，详细地讲述康复的过程，增强患者的信心，减轻其焦虑情绪，调动患者康复的积极性。同时，应尽可能给患者提供一个舒适安静的治疗环境。作业治疗师还可以通过了解患者的兴趣爱好，有针对性地对患者进行心理干预，也可以与音乐治疗师合作进行心理干预。

临床上常用的方法为焦虑自评量表（self-rating anxiety scale，SAS）和抑郁自评量表（self-rating depression scale，SDS），受试者根据自身感受自行填表，然后由自己或由专业人员进行分数计算。这种方法有利于受试者在不受外界及其他心理因素的干扰下较准确地反映自身状态。SDS 50 分以上为抑郁状态，需请医生进一步进行诊断并给予治疗。除此之外，因很多烧伤是意外造成的，所以也可使用创伤后应激检查表进行心理功能的评价。

心理干预疗法包括认知行为疗法、放松训练、催眠疗法和音乐疗法。认知行为疗法（cognitive behavior therapy，CBT）是一种有结构的、短程的、认知取向的心理疗法，最初用于抑郁症、焦虑症等心理疾病，或由不合理认知所致的有心理问题的患者。其主要理论基础在于，着重治疗患者不合理的认知问题，通过改变患者对人、对事、对己的看法和态度来改变问题。现有研究认为，CBT 可用于治疗创伤后应激障碍，主要包括暴露、系统脱敏、生物反馈、认知重构和焦虑管理等。暴露一般是指通过和患者详细讨论创伤细节，让患者直接面对他们的创伤回忆。暴露次数和每次持续时间可不尽相同，暴露疗法可结合放松疗法和心理学教育一起运用。系统脱敏与暴露有异曲同工之妙，不同的是系统脱敏一般会通过现场刺激来进行，例如，用煤气做饭等。心理干预之初，可采用暴露疗法和放松疗法渐进进行；一旦暴露疗法引发患者焦虑情绪，应立即启动心理放松疗法；随着治疗的进展，可适当将暴露疗法过渡到系统脱敏治疗上。

放松疗法已被广泛应用于各种类型的心理障碍的干预中，放松疗法类别广泛，常用的有渐进式肌肉放松疗法、呼吸放松训练、太极、瑜伽等，简单易行，应用较广泛。

研究表明，催眠疗法可通过减轻患者的焦虑水平、减少疼痛感知来进行烧伤患者的心理干预。催眠疗法是指用催眠的方法，通过暗示改变患者感觉、知觉、情感和思维过程等以产生治疗效果。催眠疗法可以帮助烧伤患者正确面对创伤事件，并通过承认痛苦的情绪来增加对现实情况的接受度。

一般用于言语康复和精神科的康复，音乐疗法起源于放松疗法，音乐疗法是近几年迅速发展起来的新型康复疗法，通过音乐治疗师的引导，教会患者积极适当地表达情绪，减缓心理焦虑抑郁情绪。音乐治疗的形式包括个体音乐治疗和小组音乐治疗。个体音乐治疗可通过治疗师和患者一对一的交流互动建立相互信任和坦诚的医患关系。小组音乐治疗则可以帮助患者建立一个和谐愉快的社交环境，帮助患者恢复或重建社交能力。并且音乐治疗可有效提高患者的专注度、记忆力、自信心等，潜在地改变患者的认知行为，从而达到干预的目的。

7. 其他物理因子治疗

紫外线治疗能抑制细菌生长、预防感染、促进坏死组织的脱落、加快组织的血液循环、刺激结缔组织和上皮细胞生长。小剂量紫外线可以促进肉芽组织和上皮生长，加速伤口愈合，但大剂量会破坏酶、蛋白质等，创面坏死组织或脓性分泌物增多，肉芽组织生长不良。烧伤72h 后，即可进行紫外线治疗（表 9-2-2）。此外，还可以进行红外线治疗，红外线治疗能促进创面干燥结痂，减少渗出，防止感染，小面积烧伤可用红外线进行照射治疗。

表 9-2-2　烧伤后紫外线应用的参数与作用

烧伤程度	红斑量参数	作用
烧伤创面	1级，1~2次	止痛
浅Ⅱ度烧伤	2级，2~3次	消除肿胀，缓解疼痛
深Ⅱ度烧伤	3级，3~5次	杀菌，控制感染
Ⅲ度烧伤	4级，7次左右	促进坏死组织脱落

（二）创面修复期康复

创面修复期康复跨度时间长，对康复结局有重要影响。创面修复期的手功能评定内容包括：创面评定、手部运动功能评定（如关节活动度测量、肌力与肌腱功能的检查）、手部感觉评定、水肿测定、疼痛评定、心理评定等。此外，手部灵活性及其功能性活动评定也非常重要，包括Jebsen手功能评定、Minnesota操作能力测试、Purdue钉板测试等。创面修复期康复的主要目标是减轻疼痛、控制水肿、预防关节挛缩，以及维持肌力和耐力等。

1. 控制水肿

烧伤后8~12h会出现水肿，大约于烧伤后36h水肿达到高峰。如果水肿未能得到很好的控制，烧伤手部常于伤后48~72h呈现爪形手畸形（图9-2-3），即腕关节屈曲、桡偏、掌指关节伸展或过伸、指间关节屈曲及拇指内收。临床上水肿程度一般使用水容积分析法进行测定（图9-2-4），即通过溢出的水的容积，定量测出手部的水肿程度。

（1）体位摆放：水肿的控制重点是体位摆放。在烧伤急性期应抬高患手以减轻水肿，如果水肿不能及时消除，患手将会继续维持在爪形手的位置，影响手功能的恢复。抬高患手常用的方法包括：用枕头垫高患侧手臂，使用肩部悬吊带，用枕头套或卷起的毛巾包住患手后再悬吊在挂衣架上。医护人员必须向患者强调抬高肢的重要性，并指导门诊患者在家中自行抬高患手。研究证明，烧伤早期冷疗也能有效减轻局部水肿，加速创面愈合。冷疗减轻水肿的原理是低温能使毛细血管收缩从而降低血流灌注，并能改善毛细血管通透性，减少组胺的产生，从而减轻水肿。

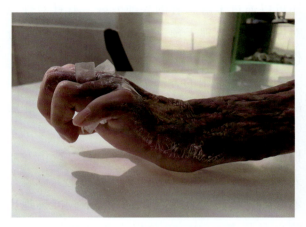

图 9-2-3　烧伤后爪形手畸形

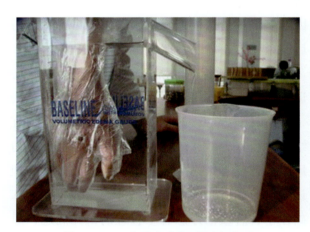

图 9-2-4　水容积分析法测定水肿

（2）压力治疗：随着烧伤手部位创面的愈合，水肿将有所缓解但会继续存在，此时除了抬高患手高过心脏的位置外，持续的加压与主动的手部运动亦同样重要。研究表明，加压可促进血液和淋巴液回流，减轻水肿。对于各种原因所导致的水肿，如淋巴回流障碍所导致的肢体肿胀、手术后的残端肿胀，均可以采用压力治疗。压力治疗一般要求压力达到25mmHg（有效压力为10~40mmHg），压力过小，起不到良好的作用，压力过大，会导致皮肤溃烂及感觉异常。还可以通过密切观察肢体远端皮肤的颜色温度等观察压力的大小。创面未愈合或者皮肤移植早期，应避免采用压力治疗。常见的加压方法为绷带缠绕，即使用自黏性弹力绷带，由手指的远端向近端缠绕，直至手腕部（图9-2-5）。应暴露手指甲与指尖，以便观察手部的血运情况。缠绕时第二圈应压在第一圈绷带一半的位置，即为"8字带"的缠绕方法，避免两圈绷带完全重叠，以防压力过大，影响手部血液循环。手与上肢烧伤常用的压力治疗方法包括压力手套和压力臂套。

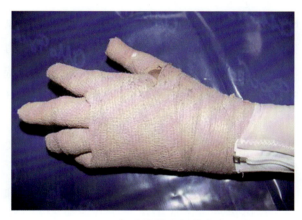

图9-2-5　自黏性弹力绷带包扎手指

（3）淋巴引流技术：淋巴引流也可用于减轻烧伤后上肢水肿。淋巴引流通过增加淋巴管与淋巴结的重吸收来减轻水肿。淋巴引流的机制主要是充分刺激表浅淋巴系统，加速淋巴回流。淋巴引流可用于烧伤康复的各个阶段，烧伤早期的淋巴引流，应注意从创伤近端开始按压，避免炎性的加重。烧伤恢复期，淋巴引流能促进间质液中蛋白成分的吸收，减少水肿的复发。

（4）主动运动：主动运动是减轻水肿较有效和常用的手段。主动运动有增加液体吸收、加强血液循环、促进淋巴回流的作用。主动运动要根据患者的情况适当进行。一般遵循的原则为从单关节的活动到联合关节的活动，活动量逐渐增加。早期可以采用静力性肌肉收缩或被动活动为主，随着创面的逐渐恢复，可以以主动运动为主，但要注意创面的保护。进行手部的主动运动时要注意防止薄弱组织的损伤。浅Ⅱ度烧伤后手指各关节的主被动活动均可进行，但对于深度烧伤患者，被动的屈曲活动可能会造成手指伸指肌腱损伤，此时，可单独进行近指间关节、远指间关节和掌指关节的主被动活动。研究表明，反复的手指间内收、外展对于减轻手指水肿有积极效果。此外，烧伤早期对于手与上肢的水肿控制，以及保持肌腱活动和维持关节活动度具有重要意义。

2. 抑制瘢痕增生

瘢痕是烧伤创面愈合过程中胶原合成失去平衡所形成的，主要表现为色红质硬的良性肿块，因瘢痕会伴随不同程度的瘙痒、疼痛且外形不雅，因而对患者的心理造成巨大影响。瘢痕还可能会限制患者躯体功能，对日常生活活动产生不良影响。临床上常用温哥华瘢痕量表（Vancouver scar scale，VSS）评定烧伤后瘢痕的增生情况，包括色泽（melanin，M）、厚度（height，H）、血管分布（vascularity，V）和柔软度（pliability，P）四个方面。该量表是主观性评估量表，治疗师通过观察和触诊进行评定，操作简单，内容较全面，且具有良好的信效度，临床使用广泛。VSS的评分标准前文中已有详细叙述。

烧伤后增生性瘢痕的成熟时间为12~18个月，有些瘢痕甚至需要2年方可成熟。瘢痕成熟前增生活跃，并且容易收缩，唯有持续的康复训练、牵伸训练、穿戴支具，以及穿戴压力衣和硅酮瘢痕贴，方能够抑制瘢痕的增生和收缩。增生性瘢痕占所有瘢痕的70%~80%，特别是自然愈合的深层真皮烧伤、植皮区及植皮区周边皮瓣缝合处，最容易形成增生性瘢痕（图9-2-6）。实验证明，压力疗法配合牵伸技术可以改变增生性瘢痕的形状，促进瘢痕的早日成熟，成熟后的瘢痕颜色变淡、质地变软、厚度变平。常见压力治疗的方法包括穿戴压力制品，同时佩戴压力垫和硅酮胶瘢痕贴（图9-2-7）。

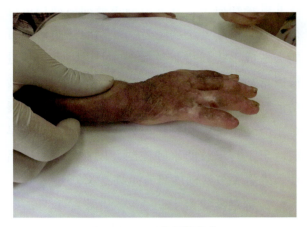

图9-2-6　增生性瘢痕

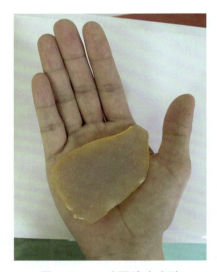

图9-2-7　硅酮胶瘢痕贴

（1）压力治疗：压力治疗是抑制增生性瘢痕最有效的方法之一。加压疗法对于治疗瘢痕的机制尚不清楚，但目前普遍认为持续加压会使局部的毛细血管受压萎缩，内皮细胞破损，从而造成瘢痕组织局部缺血、缺氧，使成纤维细胞增生受阻，合成胶原等细胞外基质障碍，产生胶原的能力降低，或肌纤维母细胞发生退行性病变，释放出水解酶，使胶原纤维减少，从而抑制了瘢痕的生长。烧伤发生后，应尽早开始加压疗法，其最理想的开始时间是创面愈合后3周以内。压力手套通常由作业治疗师负责量制，首先度量患者手的尺寸，再计算压力手套的尺寸并裁剪，最后为患者量身定做出莱卡弹性布料或涤纶氨纶的压力手套，再配合手部的压力垫，能够更有效地抑制瘢痕的增生与挛缩。

①压力手套：手部烧伤后增生性瘢痕，需要从创面基本愈合开始压力治疗，患者需坚持穿戴压力手套，压力手套的压力应足够，但不能限制手部的自由活动与血运。通常情况下，患者需穿戴压力手套1~2年，持续加压至瘢痕成熟。每日穿戴时间不少于23h，包括在做家务、日常生活活动、体育运动和工作时。压力手套只能在患者洗澡、进行皮肤护理、接受特殊物理因子治疗和关节松动术时方可取下，且每次解除压力的时间不超过30~60min。通常，每个患者至少应制作两副手套，而且手套需要每2~3个月修改或更换一次。

②硅酮胶瘢痕贴：硅酮胶瘢痕贴常用于抑制手部烧伤后增生性瘢痕，用以减缓瘢痕的增生与挛缩。硅酮胶瘢痕贴是由化学反应不活泼的硅酮所制成的一种简单、舒适且有效的治疗方法。治疗师可以根据瘢痕的大小和部位剪切硅酮胶瘢痕贴，通常用于虎口处和指蹼间（图9-2-8）。硅酮胶瘢痕贴柔软且有弹性，不会限制关节活动，且能够保持瘢痕区的皮肤湿度。对于有创面的瘢痕区域，可以将硅酮胶瘢痕贴和压力手套联合使用，作为创面屏障，避免创面由于直接接触压力衣而被感染。临床实践发现，患者使用硅酮胶瘢痕贴后，其增生性瘢痕会变得柔软、扁平且光滑，色泽亦会由红色转变为接近皮肤的白色。为避免皮肤过敏，建议患者每日使用硅酮胶瘢痕贴的时间为1~8h。无论是应用压力衣、压力垫或是硅酮胶瘢痕贴，保持皮肤卫生非常重要。治疗师应指导患者及

其家属定时清洁皮肤和压力材料，保持皮肤清洁、湿润。

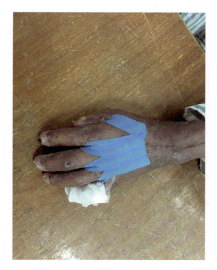

图 9-2-8　硅酮胶瘢痕贴用于指蹼间瘢痕

③ 压力垫：由于手部解剖结构不规则，进行压力治疗时需考虑指蹼位置的压力是否足够，穿戴压力手套是否会影响掌弓的形状等，因此临床上通常联合使用压力垫和压力手套对烧伤后的手部进行加压。常见的手部压力垫包括单纯手背部压力垫（通常使用硅凝胶压力垫，图9-2-9）、单纯手掌部压力垫、指蹼部压力垫（"八爪鱼"垫，图9-2-10）、虎口部压力垫。

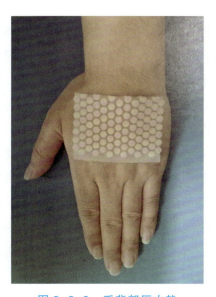

图 9-2-9　手背部压力垫

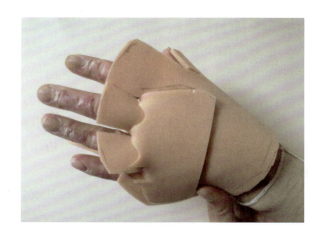

图 9-2-10　指蹼部压力垫

使用压力垫时应注意，压力垫的大小要覆盖整个瘢痕区域，包括瘢痕组织外的3~5mm。为建立所需要的曲度，压力垫不宜过大，靠近关节的压力垫要适当做出符合动力因素的处理。除此之外，指蹼部位还可以使用橡筋带（图9-2-11），施加外部向指蹼方向的压力，用于防止指蹼部瘢痕增生，注意避免压力过大引起血液循环障碍。

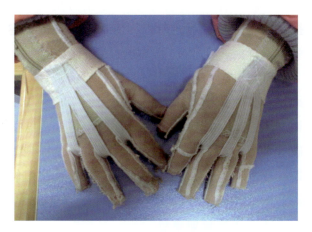

图 9-2-11　指蹼部使用橡筋带加压

④ 物理因子治疗：常用的抑制增生性瘢痕的物理因子治疗包括超声疗法和磁疗。研究表明，超声疗法可通过增加组织温度，增加胶原纤维的延展性。磁疗有软化瘢痕的作用，磁场作用可改善血液循环，加速渗出物的吸收和消散，为减少瘢痕形成创造了条件，同时使成纤维细胞内水和盐类物质增加，破纤维细胞内溶

酶体增加，促进细胞吞噬作用，减缓瘢痕增生。

⑤ 特定的康复训练：患者病情稳定后即可进行适当的康复训练，可以有效预防瘢痕增生挛缩，维持手与上肢的关节活动度和肌肉耐力。

a. 腋部烧伤后，患者可侧身做患侧上肢爬墙动作，或患侧手拿毛巾等模仿擦背，以牵拉腋部瘢痕。

b. 肘部烧伤，肘屈侧瘢痕可通过腕部绑沙袋或提重物等方法，利用重力进行对抗瘢痕挛缩方向的牵拉；肘伸侧瘢痕可将双前臂平放于桌子上支撑，利用躯干的重力向屈曲位牵拉肘关节。

c. 腕部烧伤，患者取站立位将手掌平放置于桌面上，利用自身重力进行腕关节背伸的牵拉。如果手指不能伸直，可以将手指伸出桌子边缘。

d. 手部烧伤，可进行拇指对掌训练，健手辅助或主动握拳活动。对于指蹼部位增生性瘢痕，可采取左右手指交叉练习。虎口瘢痕，可在虎口处握小毛巾卷进行练习，亦可以做柱状抓握、球状抓握、钩状抓握、手指对指捏、侧捏和三指捏等练习；此外，可根据患者的兴趣爱好选择园艺、手工等功能性活动训练。

⑥ 按摩疗法：按摩瘢痕可以增加瘢痕的柔韧度，促进瘢痕成熟，预防瘢痕挛缩。植皮初期不宜使用按摩疗法，以预防水疱或皮肤擦破等情况的出现。按摩疗法一般用于创面恢复期或创面愈合后，实施按摩疗法时，手法应轻柔，循序渐进。

（三）恢复期康复

恢复期康复的重点是继续进行功能锻炼和瘢痕治疗。恢复期常见的手与上肢功能障碍包括手部挛缩畸形（肌腱/瘢痕挛缩）、截指、关节活动受限、瘢痕增生、肩关节内收畸形、肘关节屈曲或伸展畸形、腋下瘢痕增生挛缩、肌肉萎缩、感觉异常等。烧伤恢复期的主要目的是恢复机体的关节活动度、肌力、耐力和协调能力，促进瘢痕的成熟，调整心理状态，恢复日常生活活动能力，提高休闲娱乐和职业参与能力。

1. 挛缩畸形和关节活动障碍

烧伤后不恰当的肢体摆放、长时间制动等因素易造成关节的挛缩畸形和关节活动障碍，其中手、肘、肩是被累及最多的部位。

手部烧伤恢复期的功能评估包括关节活动受限的程度、关节挛缩程度、手部力量（握力、捏力）、功能性活动障碍水平，以及患者的特殊需求。关节活动度的评定是用来表述手与上肢挛缩畸形最常用的方法，是功能性活动的基本要素和主要保证，也是烧伤评定中最基础的评定内容之一，为制订相应的治疗目标和计划提供支持。此外，Jebsen 手功能测试、Minnesota 操作能力测试、Purdue 钉板测试等，也可以用来检查手与上肢功能的受限程度。

烧伤恢复期患者的功能训练将由烧伤病区转移至康复治疗部门，患者所暴露的烧伤皮肤影响美观，可引起负向心理问题。此时需要关注患者的敏感心理状态，必要时在独立的空间对患者进行康复训练。为防止关节挛缩畸形，达到恢复关节正常活动度的目的，在早期指导患者和家属正确的体位摆放后，随着功能的恢复，可适当地进行关节主、被动活动。常规的手部锻炼方法是对抗挛缩的软组织进行主动运动和牵伸，以抑制挛缩形成和减轻挛缩的程度。患者应该清楚挛缩在瘢痕成熟的全过程中均会出现，潜在的挛缩形成可能持续数月，因此，创面愈合后，手部的主动训练和牵伸必须每日执行数次，并且持续数月，直至瘢痕完全成熟。

关节活动度训练的最终目的是恢复正常的关节活动度，烧伤恢复期烧伤手部每日均需进行维持关节活动度的练习。烧伤早期，疼痛和水肿会限制关节活动，但是随着症状的消除，关节活动范围将会扩大。以下的训练活动，将由治疗师与患者一起，每日执行数次，直至患手恢复正常的关节活动度或最大限度的活动范围。训练活动包括：①腕关节屈伸、桡尺偏；②掌指关节屈伸；③指间关节屈伸；④拇指对掌、对指；⑤手指内收、外展。随后便可以指导患者进行握力和捏力训练，所有的训练活动均应缓慢、轻柔地进行，避免引起疼痛和软组织损伤。手背与指背深度烧伤和全部软组织烧伤，应避免紧握拳头和近指间关节屈曲，以免伸肌腱因过度屈曲而被拉伤。为了预防创面感染，患者在做手部运动时，应在一个无菌的手袋内进行，这样既能够防止细菌感染、又能够保持创面的水分不被蒸发，加速创面愈合。此外，应鼓励患者在日常生活中使用患手，将治疗性活动逐步转化成手部功能性活动（图9-2-12）。值得注意的是，即使患者仅仅是手部烧伤，亦应鼓励患者进行肩、肘与腕部的主动运动，以及前臂的旋转运动，预防关节因长期制动而僵硬。此外，手功能训练的过程中必须遵循感染控制的原则，病区内所有的训练器材必须经过严格的清洁和消毒。

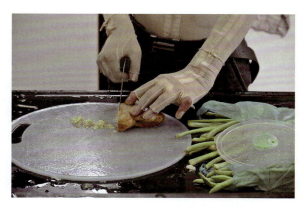

图 9-2-12　手部功能性活动训练

烧伤恢复期还应进行手与上肢的肌力与耐力训练。如果手部运动能够在水中或硅酮油中进行则最为有利，其不仅能够减轻皮肤的紧绷感，扩大手部牵伸的范围，而且能够有效预防皮肤干燥，避免主、被动活动引起皮肤裂开或水疱的形成。此外，恢复期手部训练应更注重进行比较复杂的作业活动与手指灵活性的训练、操纵日常生活物品的训练、紧握泡沫球、抗重力和滑轮训练、手部感觉训练和负重练习等，此类活动均有利于提高手功能及手与上肢的肌肉耐力。

对于易造成关节活动受限的瘢痕部位，可实行牵引技术。最初的牵引可关注单关节的活动度，如果出现跨关节的烧伤时，应采用组合的方式共同牵伸所涉及的关节，以牵拉瘢痕组织，增加关节活动度。除了手法牵拉外，可尝试使用滑轮等方式被动牵拉（图9-2-13）。作业治疗师可适当将日常生活活动加入训练过程中，如梳头、洗脸、刷牙等增加肘关节屈曲的关节活动度，穿衣、进食（图9-2-14）、握笔等增加手指屈伸的关节活动度。

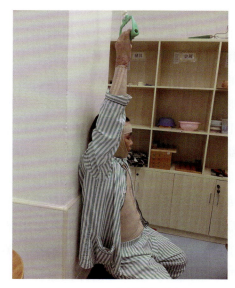

图 9-2-13　肩关节滑轮训练

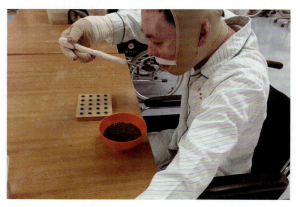

图 9-2-14　进食训练

尽管手部烧伤后患手及早接受治疗，包括抬高放置、使用支具、手部活动、密集的康复训练以及压力治疗，但仍然有可能出现关节挛缩和活动受限，永久性挛缩将严重限制手功能，必须小心预防。对于极其严重的手部挛缩，外科医生可以与患者商议，考虑手术处理。手与上肢烧伤后常出现的挛缩类型包括：①前臂旋前位挛缩，形成原因为前臂旋前旋后位时骨间膜处于放松状态，且前臂旋前功能较强；②腕关节屈曲、偏位挛缩，其原因是因为屈曲肌群力量大于伸肌肌群力量，在屈曲肌群中，尺侧屈腕肌力量大于桡侧屈腕肌力量。所以，可使用矫形器将前臂固定在中立位，腕关节固定在轻度过伸位。

手指的挛缩畸形常有爪形指畸形、纽扣指畸形和鹅颈指畸形等。爪形指畸形表现为掌指关节的过度背伸、指间关节的屈曲。爪形指畸形的形成一般与组织水肿有关。对于爪形指畸形的干预，应以早期的预防为主，可利用压力疗法减轻水肿或利用支具将手固定在功能位。如果是因为手背的烧伤造成掌指关节过伸畸形，可利用掌指套或动态弹力支具牵拉掌指关节呈屈曲状态（图9-2-15）。纽扣指畸形表现为手的近指间关节过度屈曲、远指间关节过度伸展。形成纽扣指畸形的原因是伸指肌腱在近指间关节水平的损伤，如手背、指背或拇指背侧的深度烧伤均可引起伸指肌腱在近指间关节水平的损伤，伸指肌腱的断裂造成中央束无法伸直近指间关节，而侧束由于滑向两侧时近指间关节屈曲、远指间关节伸展，形成纽扣指畸形。对于纽扣指畸形可使用三点位手指支具进行固定。鹅颈指畸形表现为远指间关节屈曲、近指间关节过度伸展。形成鹅颈指畸形的原因是伸指肌腱在远指间关节水平的损伤。与纽扣指畸形相似，伸指肌腱损伤可能是由于热力因素或不恰当的挤压造成的坏死。远指间关节的屈曲是由于侧束滑向两侧造成的，而近指间关节的过度伸展可能是由于伸指总腱的粘连、骨间肌的缺血痉挛、不恰当的固定、烧伤后瘢痕挛缩等引起的。与纽扣指畸形不同，用于鹅颈指畸形的三点位支具主要是预防远指间关节的屈曲和近指间关节的过度伸展。

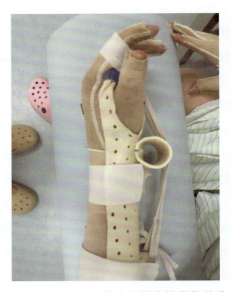

图9-2-15　动态弹力支具牵拉掌指关节

2. 烧伤后截肢的处理

截肢常见于深度肢体烧伤和电击伤。深层肌肉和骨骼的损毁性烧伤或环形肢体Ⅲ度烧伤未及时切开减张，导致远端血运障碍和肢体坏死，常需行截肢手术。行截肢手术时，尽可能保留肢体长度是基本原则。如果残肢的长度小于残肢的直径，残肢的肌力会明显下降，后期进行假肢的安装和康复训练时会受到明显影响，这时肢体残端控制假肢的能力和带动假肢的活动力均降低。但随着电子技术的发展，盲目追求残端的长度已无必要。重要的是根据烧伤处理的需要正确选择截肢平面。

理想的残肢长度要便于假肢的安装和使用假肢时能达到较好的功能，同时也要为再次修正或截肢做好准备。所以，截肢时要尽可能地保留主要肌肉的附着区；要根据假肢关节远近长度合理设计截骨的高度。手与上肢常用的标准的较为理想的截肢长度如下：上臂截肢后的残端，最长为20cm，最短为13cm，12~20cm为较为理想的长度；前臂截肢后的长度，最长为18cm，最短为8cm，8~18cm为较为理想的长度；手部的截肢，应尽可能保留长度，尤其是拇指的长度，因为拇指对于手功能的恢复和重建具有重要的作用。

手与上肢的截肢以上臂截断、肘关节离断、前臂截断、腕关节离断、掌部截断、手指截断和手指切除为多见。对于儿童和青少年，因为假肢技术的限制和儿童、青少年的特殊发育情况，在关节附近进行截肢时，如果关节远端过短，一是没有较好的功能，二是可能因后期骨骼继续生长，因而骨突出产生压迫，导致疼痛、溃烂甚至骨外露；如果是在关节近端截骨，则可能造成残肢骨生长明显受限，随健肢的正常生长而导致残肢相对进一步缩短。所以对于儿童和青少年进行截肢时，若在腕部截肢应争取行腕关节离断，在肘部截肢时行肘关节离断。

截肢后残肢的护理和康复治疗：首先要促进残肢的修复，要定时更换药物，采用抗生素等药物治疗，采用紫外线照射治疗等，主要目的是促进残端愈合，预防感染。因炎症反应等，残端常常出现水肿，对残端的肿胀可采用弹力绷带包扎法、压力套、蜡疗、超短波治疗等。弹力绷带包扎还可用来对残肢进行塑形，以便于之后假肢的佩戴，理想的残端近似于圆柱状。因持续的包扎会使绷带弹力减弱，一般每2~4h重新包扎一次，夜间应持续包扎。对于残端的清洁，应注意无污垢、无水疱等，注意每天清洁。弹力绷带的包扎或弹力套的穿戴应无褶皱，并注意每日更换，压力适当等，防止感染或擦伤等情况出现，如果有损伤要定时换药，清除坏死组织。为适应之后的假肢佩戴，残端要进行耐压、耐磨训练，用掌心抚摸或用粗布、棉纱擦磨残端，增强感觉刺激，使残端皮肤增厚，提高耐受力。早期还可借助临时假肢在站立或行走训练中对残端施加压力。

3. 肌肉萎缩

烧伤患者因长期制动或肢体运动不足常表现为失用性肌萎缩，也有因切痂等导致的肌肉损伤所造成的肌力减弱或因伴有周围神经损伤而出现的神经源性肌萎缩。

对烧伤患者进行针对性的肌力训练可以有效预防失用性肌萎缩，增加肌肉力量，维持关节的动态稳定，患者早期的康复和生活功能活动具有重要意义。在患者的早期训练项目中可进行肌肉的等长收缩训练，等长收缩训练可有效增加肌力，促进局部血液循环，进行训练时应遵循无痛原则。由于没有扭转和剪切力，在新皮肤移植后也可以进行等长收缩循环。当烧伤患者能进行主动关节活动，且具有较好的新陈代谢能力和灵活性时，可适当独立完成一些活动项目。当患者的运动范围达到正常关节活动范围并能较连贯、平滑地完成时，可适当进行抗阻训练。

手部抗阻训练亦是康复项目的一个重要组成部分，其不仅可以提高肌肉力量和增加握力，而且能够有效对抗潜在的关节挛缩，常见的抗阻练习包括橡皮泥、MULE手与上肢功能电脑辅助训练、手指重锤训练器、举哑铃、推磨砂板、上肢捆绑沙袋后进行关节活动度的训练等。手部无创面及水疱时，橡皮泥是较为有效的手部力量训练的工具。在进行肌肉力量的强化训练时，应该增强训练抵抗瘢痕组织挛缩的肌肉。除此之外，在整个康复过程中，要注意关节活动度末端的肌力训练，为患者早日回归家庭和社会做准备。作业治疗师可通过功能性活动训练提高患者的肌力。早期可以做一些较轻松的家务活动，如擦桌子、拖地等，提高患者的自信心，为患者顺利转换角色做准备。在治疗过程中，治疗师也可以适当安排一些患者感兴趣的休闲娱乐活动，如木工、陶土等活动，既增加患者的肌力和关节活动度，又可以帮助患者维持一个较好的心理状态，增强患者的自信心。在康复治疗后期，作业治疗师可以通过与患者交流，共同制订出符合患者实际情况的职业康复训练。如通过 BTE 训练（图 9-2-16）和 Valpar 训练（图 9-2-17）等进行工作模拟或搬箱子，增加患者的肌力、改善手与上肢的灵活性和协调性、提高工作耐力、增强整体功能，为正确过渡到工作模式做准备。训练过程中，要注意患者的体力和耐力，适当调整工作强度，避免二次损伤。

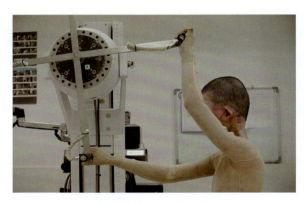

图 9-2-16　BTE 训练

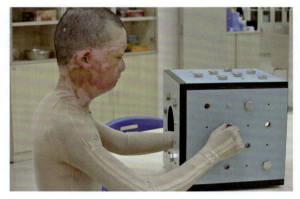

图 9-2-17　Valpar 训练

4. 感觉异常

烧伤后患者常出现各种感觉异常，如感觉过敏、感觉减退、感觉缺失、感觉异常等。不同程度的烧伤常导致不同程度的感觉障碍，感觉是运动功能的基础，疼痛明显或长期的感觉异常会导致患者情绪低落甚至心理障碍，从而影响患者的康复结局。感觉的评估包括浅感觉、深感觉、复合感觉的评估。除了基础的评估，视觉模拟评分法（visual analogue scale，VAS）和 45 区体表面积评分法是用于评估烧伤患者疼痛的常用方法。通过对感觉的评定确定感觉障碍的部位、类型和范围，为制订康复目标和计划奠定基础。同时需要做好安全宣教，确保患者的安全。

瘙痒是烧伤患者常见的一种异常感觉。目前对于瘙痒的评定常采用数字分级法，其类似疼痛评估方法，即用 0~10 个数字代表不同的瘙痒程度，数字越大代表瘙痒程度越重：0 级，无痒感；1~3 级，轻度痒感；4~6 级，中度痒感；7~10 级，重度痒感。此项评定主观性强，常用来判定患者瘙痒程度的变化情况。在临床上也可采用主诉瘙痒程度伴皮损症状分级来评定，此方法采用 0~5 级线性评分。数字越大，表示皮痒程度越剧烈，同时皮损也加重，并伴发其他症状：0 级，无痒感；1 级，有瘙痒感，可忍受，皮肤无抓痕，不需要外用止痒药，不影响生活和睡眠；2 级，轻度瘙痒，有痒感但可以忍受，生活正常，轻度干扰睡眠，皮肤可有或无抓痕，有时需用外用止痒药；3 级，中度瘙痒，瘙痒明显，但能忍受，生活可正常，干扰睡眠，皮肤有明显抓痕，有新发皮损，需外用止痒药，服用抗组胺药；4 级，重度瘙痒，不能忍受，不能睡眠，影响工作、生活，皮肤有较深抓痕或血性抓痕，皮损加重，可伴有其他症状，除需使用外用止痒药、服用抗组胺药，还需肌内或静脉用药；5 级，剧烈瘙痒，无法忍受，睡眠受严重干扰而不能入睡，皮肤出现血性抓痕，皮损加重，并伴发其他症状，影响正常生活、工作，需外用止痒药、服用抗组胺药，肌注或静脉用药。

对于瘙痒的处理首先是要做好患者的教育

工作，防止搔抓产生新创面，延迟愈合。对瘙痒处可尝试用轻拍或温水冲或湿敷等方法来缓解瘙痒症状。在创面愈合过程中，要尽可能避免暴晒、出汗、尘埃等不利刺激。

对瘙痒可通过超声波或音频电疗等理疗或局部加压（压力垫等）方法软化瘢痕，促进瘢痕愈合，来达到缓解瘙痒的目的。除此之外，还可以运用冷疗进行干预，如用冰水或冰袋等局部冷敷，温度控制在5℃左右，每次大概30min，该方法被证实可有效缓解瘙痒。经皮神经电刺激被证明对于烧伤后瘢痕的瘙痒也有一定作用，其机制为连续地刺激神经，使机体产生内源性阿片肽，从而舒缓或阻断疼痛、瘙痒等异常感觉。还可以通过了解患者的兴趣爱好，有针对性地指导患者看书听音乐等来转移注意力，缓解患者的瘙痒感。

5. 皮肤的护理

烧伤后新生的皮肤较为脆弱，容易干燥和裂开，所以治疗师需要指导患者经常在皮肤上涂抹润肤膏或润滑油，并且轻柔地按摩，以保持皮肤清洁、湿润。当烧伤后皮肤或手术皮瓣成熟后，可以增加按摩的深度，目的是软化纤维组织和放松已经挛缩的软组织，按摩时应避免过度摩擦皮肤而产生水疱。对于那些强度大、韧性差的纤维组织和挛缩的软组织，可以配合使用超声波疗法。

烧伤恢复期通常开始于病情稳定期，此阶段大部分伤口已经愈合，瘢痕开始形成，患者自觉手部关节紧绷感，且活动受限，不能完成抓握或正常范围的伸展运动，大部分日常活动不能完成。一旦皮肤伤口愈合，便可以去除无菌手袋，植皮区皮肤亦可以去除轻薄的油纱布敷料。由于新生的皮肤和移植的皮瓣较薄弱，容易破损和产生水疱，因此，在进行手部康复训练的同时，应保护新鲜的皮肤，避免过度牵伸与皮肤摩擦。如果有水疱形成，应使用消毒针头将水疱抽吸干净，然后用薄层的油纱布或者创可贴敷在创面上，直至创面干燥且愈合。

烧伤恢复期手部皮肤护理的目的是保护烧伤后皮肤的完整性与柔韧性，避免压力治疗与牵伸运动所致的皮肤破损，去除死皮，保持皮肤干净、湿润，降低皮肤敏感性。润滑与瘢痕按摩即按摩的同时需要在瘢痕区皮肤涂抹润肤露，每日3~4次，或者每当患者感觉手部干燥、紧绷、瘙痒时，即刻进行瘢痕按摩。瘢痕按摩能够有效降低瘢痕区皮肤的敏感性，保持瘢痕组织柔软湿润，缓解关节被动牵伸时所致的紧绷感。对条索状瘢痕进行按摩前，治疗师必须确定瘢痕已经最大范围地牵伸，并润滑瘢痕，以预防不成熟、不稳定的瘢痕组织因牵伸而裂开或破损。按摩瘢痕时，治疗师用拇指在瘢痕区向同一方向循环移动，按压深度逐渐递增，在患者耐受范围内进行维持性加压按摩。

6. 矫形器和辅具的应用

矫形器的应用可贯穿烧伤康复的全过程。从早期的保护和协助肢体摆放、预防挛缩畸形、维持关节活动度，到中期的对抗痉挛和改善关节活动度，以及后期矫正畸形和辅助日常生活活动的参与，矫形器均起到了重要作用。

（1）肩部及腋下烧伤矫形器：腋部是最容易发生烧伤后瘢痕挛缩的部位之一。严重烧伤时，瘢痕组织甚至可覆盖正常组织，互相连通，造成严重的功能障碍。瘢痕挛缩可造成肩关节不同程度的功能障碍，最为常见的是肩关节外展和前屈障碍。因此，伤后早期良肢位摆放是预防腋部瘢痕挛缩最有效的方法。通常需使用肩外展矫形器将肩关节固定于外展90°并水平内收10°位置；对已发生挛缩的肩关节，应将矫形器固定于最大外展（120°）并稍前屈（10°）位。

肩外展矫形器（airplane splint）：由低温或高温热塑材料制作的用于固定或支撑肩关节

的矫形器，固定于躯干侧方，从髂前上棘向上延伸至肘部或腕关节。可应用于烧伤后治疗的任何阶段以保持肩关节外展并轻度水平内收，防止因瘢痕挛缩而致肩关节功能障碍。通常需要在患者身上直接塑型或取型，其优点为较合适，可分散压力到整个矫形器，不易产生局部压迫；缺点为不易调整。

（2）肘部烧伤矫形器：肘部烧伤是比较常见的烧伤，临床上以屈侧烧伤为多见。另外，上臂或前臂的烧伤也可能影响肘关节的活动和功能。由于烧伤位置的不同，上肢和肘部烧伤既可导致肘关节屈曲挛缩，也可导致伸展挛缩。肘部烧伤早期需使肘关节固定于对抗可能发生挛缩的位置。如为上肢屈侧烧伤，则肘部应固定于伸展位，伸侧烧伤肘部应固定于屈曲位，若整个上肢烧伤；通常将肘关节固定于功能位。对于已发生的瘢痕挛缩或关节挛缩，通常需要使用持续静态或动态矫形器予以纠正。

屈肘矫形器（图9-2-18）用于肘部伸侧烧伤早期摆位，将肘关节固定于屈曲90°功能位，以矫正伸肘挛缩畸形。伸肘矫形器用于肘屈侧烧伤早期维持肘部伸直位或微屈10°~15°位，预防可能出现的屈曲挛缩，亦可用于矫正肘关节屈曲挛缩畸形。维持体位多使用静态矫形器，矫正畸形白天多使用动态矫形器（图9-2-19），夜间使用静态矫形器。

（3）腕手部矫形器：手部为最易发生烧伤的部位之一，且手部烧伤易发生挛缩和畸形。手背烧伤可使手背横向挛缩，引起手横径缩窄，拇指内收，虎口狭小并向背侧移位，使手掌横弓由凹变平甚至反弓，而瘢痕的纵向挛缩又可引起掌指关节背伸。若有伸指肌腱中央束断裂，可出现近指关节屈曲，远指关节过度背伸，手部正常纵弓消失，腕关节掌屈形成严重的"爪形手"畸形。手掌烧伤较手背少见，主要表现为一指或数指屈曲粘连于掌部，或仅有蹼条状的瘢痕挛缩，妨碍手指伸展。

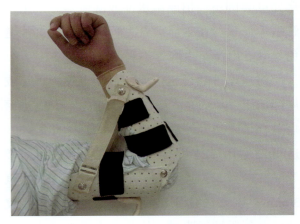

图 9-2-18　屈肘矫形器

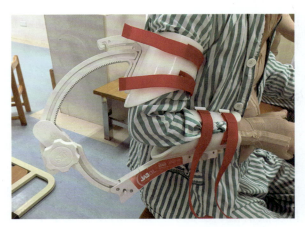

图 9-2-19　动态矫形器

手部烧伤严重影响手的功能和工作、生活能力。早期使用矫形器预防是十分重要的措施。当已发生挛缩或畸形时，亦可应用矫形器纠正。手部烧伤常用的矫形器包括手保护位矫形器、拇指外展矫形器、对掌矫形器、屈指矫形器、分指矫形器等。

手保护位矫形器用于手部尤其是手背烧伤的早期，预防因瘢痕挛缩而引起的侧副韧带挛缩所出现的掌指关节过伸、指间关节屈曲畸形，保持腕关节背伸30°~40°、掌指关节屈曲45°~70°、指间关节伸直、拇指对掌位。屈指矫形器主要用于已出现了手背瘢痕挛缩而致掌指关节屈曲受限时，多使用渐进行性静态矫形器。

拇指对掌矫形器的主要作用是将拇指固定于外展对掌位，以保证拇指的对掌功能，多使用渐进性静态矫形器。拇指外展矫形器主要用于虎口挛缩而导致拇指不能外展者，此矫形器要求拇指尽量外展，制作时注意外展的力应加于拇指近节指骨及腕掌关节，而不是加于远节指骨，避免导致指间关节过伸，同时矫形器的长应超过示指近指关节以保证对虎口施加足够的牵拉力度（图9-2-20）。分指矫形器常用于早期预防指蹼增生或粘连，出现指蹼瘢痕增生或挛缩时可用于纠正（图9-2-21）。

手部烧伤康复期应用支具的目的是限制或矫正手部的挛缩与畸形，维持正常的关节活动范围，以及辅助手功能。常用的支具包括静态支具、动态支具和夹板，治疗师应根据患者的需求进行选择。此阶段，治疗师通常为患者制作夜间穿戴的静态支具，将患手置于抗挛缩位，而白天患者穿戴动态可调节的手部支具，或者取下支具进行手部功能性训练。

（4）辅具的应用：在烧伤康复过程中，患者如果不能很好地完成日常生活活动，作业治疗师可根据患者情况选择适当的辅具帮助其进行自我照顾活动，例如带弹簧的筷子、加长手柄的勺子（图9-2-22）、歪脖勺、掌部万能套、长柄梳子、长柄沐浴刷、拾物器、拉链圈、扣扣子辅助器、穿袜器、改良的指甲刀和简易版的挤牙膏器等，以提高患者的日常生活活动能力。除此之外，还可以使用特制砧板、单手切菜板、水果削皮器等辅具完成家务活动，还有学习、娱乐和通信类辅具，例如C形夹持笔器、打字棒、加C型片的电话筒（图9-2-23）、盛放扑克的条状器具、电动翻页机等。

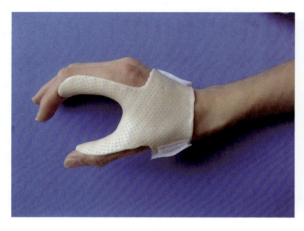

图 9-2-20　拇外展矫形器

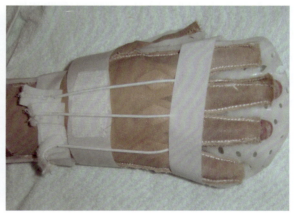

图 9-2-21　分指矫形器

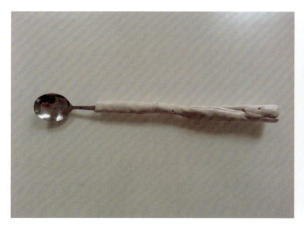

图 9-2-22　加长手柄的勺子

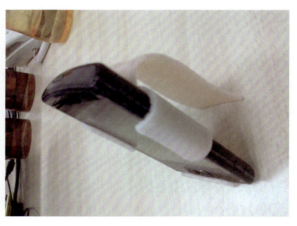

图 9-2-23　加C型片的电话筒

7. 功能性活动障碍

较大面积或深度烧伤会严重影响患者的肢体功能，如关节的挛缩畸形、肌力下降、协调能力下降等。创面的不美观等因素也会对患者的心理等造成严重影响，患者自信心下降、焦虑抑郁，无法完全参与日常生活活动、休闲娱乐和职业中。所以在烧伤康复的恢复期，可以有针对性地进行日常生活活动训练、休闲娱乐、职业康复等。在烧伤患者的康复过程中，ADL 的训练贯穿始终，通过改善关节活动度、肌力耐力等训练，尽可能使患者参与日常生活活动。如果因躯体能力无法改善，患者依然存在 ADL 依赖的情况，作业治疗师可通过指导患者使用辅具完成日常生活活动，尽可能做到日常生活活动能力完全独立。休闲娱乐的开展也可以贯穿烧伤康复始终，早期的园艺等活动可以帮助患者改善关节活动度，增加手部的灵活性和协调性。烧伤康复后期的休闲娱乐应尽可能根据患者感兴趣的活动进行开展，主要目的是使患者缓解心理压力、抑郁等情绪，增强自信心，也通过小组开展的形式，增强患者的社交能力。对于烧伤患者的职业康复，可以根据患者回归工作的可能性开展相应的职业培训。

（四）出院前指导

首先教会患者和家属进行家庭康复训练，主要包括主被动关节活动训练、肌力训练、耐力训练、日常生活活动训练、休闲娱乐活动训练等。在回归家庭后患者要密切关注瘢痕的生长情况，坚持使用压力用品，定期更换清洗压力衣；压力用品有挤压或不舒服等问题，应主动咨询康复治疗师。回归家庭生活前，对患者宣教创伤处的清洗方法，再次强调定期清洁和保持创面干燥的重要性。作业治疗师要了解患者的家庭生活环境，适当提出家居环境改造意见，如日常生活用品的改造、厨具的改造等，尽可能地让患者参与家庭活动。除此之外，鼓励患者尽早回归工作岗位或进行自主创业，积极参与社会活动。最后，根据患者情况，为患者制订定期门诊时间。

二、病例分析

罗某，男，18岁，诊断：①电击伤；②Ⅲ度电弧烧伤（60%TBSA）。患者烧伤后3个月入院进行康复治疗，入院后功能评估情况如下。

1. 关节活动度（ROM）

左侧肩关节前屈90°、外展60°，肘关节屈曲45°、伸展 –10°，腕关节掌屈30°、背伸20°、尺偏0°。

2. 握力

握力、捏力明显下降，L/R：NT/29.0kg，侧捏：L/R：NT/5.5kg；双上肢肌力减退，MMT 为4级。

3. 日常生活活动能力（ADL）

MBI 评分40分，生活自理能力为重度依赖。

4. 手功能

左侧拇、环指纱布包裹，中指远节指骨屈曲畸形；左手主动握实心拳不能完成，握空心拳示、中、环、小指指尖距掌横纹距离分别为：5.0cm、4.5cm、2.0cm、1.5cm，左拇指不可对指、对掌。

5. 瘢痕评定

躯干、上肢与手部散在残余创面、水疱，手部、双上肢可见增生性瘢痕，色泽鲜红、质韧硬、凸于体表；VSS 评分：右侧大腿和左前臂 M3V3H1P2，双侧腋窝及躯干 M2V2H1P1。

6. 感觉

瘢痕瘙痒评分 7/10 分。

（一）康复训练计划

1. 手与上肢主被动关节活动

被动关节活动涉及肩、腕、手指的屈伸练习。

（1）主动关节活动训练：肩关节前屈、外展，例如左右手配合做搓背动作、双手抱头动作等；肘关节屈曲训练，双前臂支撑在桌面，躯干前倾利用自身重力牵伸肘关节，扩大肘关节屈曲活动度；腕关节背伸训练（图9-2-24），将腕关节支撑在桌面上,利用自身重力进行腕关节牵伸活动;手部抓握(图9-2-25)、对指、对掌、交叉手(图9-2-26)等动作练习。

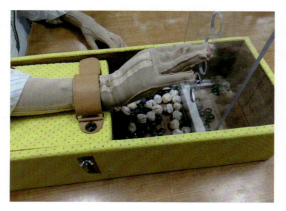

图9-2-24　腕关节背伸训练

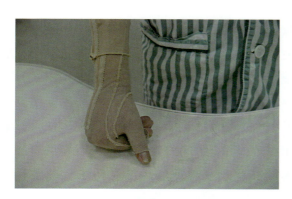

图9-2-25　手部抓握训练(屈曲掌指关节)

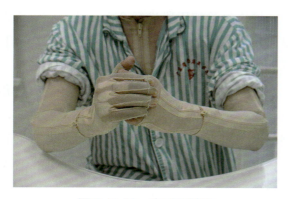

图9-2-26　交叉手训练

(2)肌耐力训练:如果关节处有创面未愈合,建议患者借助等长肌力训练仪器进行康复训练,亦可以使用手部握力器(图9-2-27)、MULE电脑辅助训练设备(图9-2-28)、BTE等进行肌耐力训练。

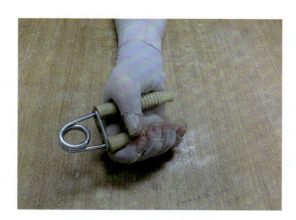

图9-2-27　手部握力器

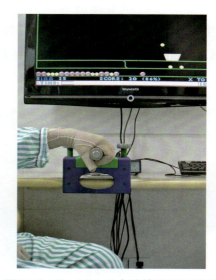

图9-2-28　MULE电脑辅助训练设备

(3)日常生活活动训练:指导患者在治疗时间外积极进行主动关节活动训练,并配合日常生活活动同时进行,如进食、洗澡、梳头、洗脸等。

2. **体位摆放**

指导患者及其家属进行良肢位摆放,例如肩外展90°~120°、肘关节屈曲90°、手部功能位。可借助肩外展矫形器、手功能位矫形器、肘屈曲动态矫形器进行体位摆放。

3. **皮肤护理**

清洁残余创面,穿戴压力制品前用无菌纱布覆盖创面,可配合使用抗炎药物。关节处如遇水疱,指导患者避免抓破,使用无菌注射器将水疱抽吸干净并涂药消毒。出现瘢痕皮肤瘙痒时，指导患者避免抓挠，而是采用轻拍和冰敷瘙痒部位等方法缓解瘙痒。

（二）压力治疗

（1）患者入院后即可开始压力治疗，为患者量身定做压力手套、压力上衣，并指导患者坚持每日穿戴压力制品不少于23h，持续穿戴1~2年，直至瘢痕完全成熟。

（2）为患者制作手部压力垫，包括虎口区压力垫、指蹼部压力垫（八爪鱼垫）、指蹼部橡筋带。对于肘屈侧的瘢痕，配合使用压力垫（图9-2-29），以增加肘部压力。对腋部瘢痕增生，建议患者在穿戴压力衣的同时使用肩部"8"字带（图9-2-30），以保证腋部的压力。

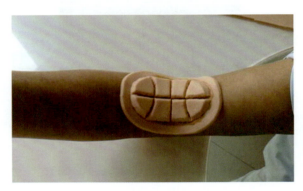

图9-2-29　肘部压力垫

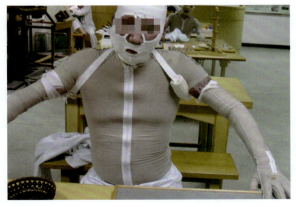

图9-2-30　肩部"8"字带

（三）心理疏导

患者对烧伤后长期的康复治疗和瘢痕预后较为担心，且瘢痕的瘙痒严重影响了患者的睡眠质量，治疗师可对患者进行放松疗法和音乐治疗，缓解其焦虑症状，同时采用超声和TENS等疗法治疗瘢痕的瘙痒感。此外，鼓励患者积极参与社区适应小组训练，提高其社交能力，为患者回归社会奠定基础。

（董安琴）

第三节　手部烧伤康复的循证依据

（1）近几年关于手部烧伤康复治疗的研究表明，手烧伤治疗不应该以治愈创面为总体目标，而应把康复治疗延续下去，尽一切可能减轻或消除手烧伤后的瘢痕挛缩、肌腱粘连、关节僵硬、肌肉萎缩等后遗症，并且早期开展康复训练以最大限度地恢复手功能。

（2）近期一项系统性回顾综述详细阐述了手部烧伤后不同康复时期的治疗方法及其临床疗效，并强调急性期和创面修复期的康复介入能够有效改善重度手部烧伤患者的生存质量，促进手功能早日恢复。

（3）李曾慧萍教授等对儿童手部烧伤后的不同康复治疗手段进行全面介绍，重点强调早期体位摆放、水肿处理、压力治疗、支具应用、早期主动功能训练等对手功能恢复的重要性。

（4）Dunpath教授等对急性期手部烧伤患者进行调查发现，患者存在恐惧、焦虑等心理问题，严重影响患者康复治疗的积极性和社交，因此，烧伤急性期健康宣教和心理干预非常重要。

（董安琴）

本章审稿作者： 庄卫生　金　豪　付江红　庄金阳　刘承弘　潘涌泉　徐明蓝

第十章 系统性疾病的手功能康复

第一节　系统性硬化病的手功能康复
  一、概述
  二、诊断要点
  三、康复评定
  四、药物治疗
  五、康复治疗
第二节　类风湿关节炎手功能障碍的康复
  一、概述
  二、诊断要点
  三、康复评定
  四、康复治疗
第三节　痛风引起的手与上肢功能障碍的康复
  一、概述
  二、诊断要点
  三、康复评定
  四、康复治疗
第四节　糖尿病手综合征的康复
  一、概述
  二、临床表现
  三、康复评定
  四、康复治疗

第一节　系统性硬化病的手功能康复

一、概述

系统性硬化病（systemic sclerosis，SSc），曾称硬皮病、进行性系统性硬化，是一种原因不明，以小血管功能和结构异常，皮肤、内脏纤维化，免疫系统活化和自身免疫为特征的全身性疾病。本病呈世界性分布，发病高峰年龄为30~50岁；女性多见，男女比例为1:(3~5)。患病率为19/10万~75/10万。

二、诊断要点

（一）症状

1. 早期表现

SSc最多见的初期表现是雷诺现象和隐袭性肢端和面部肿胀，并有手指皮肤逐渐增厚。约70%的患者首发症状为雷诺现象。多关节病同样也是突出的早期症状。胃肠道功能紊乱或呼吸系统症状等，偶尔也是本病的首发表现。

2. 皮肤病变

几乎所有病例的皮肤硬化都从手开始，呈对称性，手指、手背发亮、紧绷，手指褶皱消失，汗毛稀疏，继而面部、颈部受累。临床上皮肤病变可分为水肿期、硬化期和萎缩期。水肿期皮肤呈非可凹陷性肿胀，触之有坚韧的感觉；硬化期皮肤呈蜡样光泽，紧贴于皮下组织，不易捏起；萎缩期浅表真皮变薄变脆，表皮松弛。疾病晚期，当患者手部关节出现僵直时，易在关节屈曲处发生溃疡，主要见于指间关节（图10-1-1）。

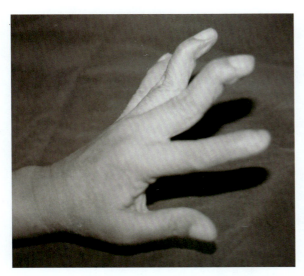

图 10-1-1　系统性硬化病的手部典型表现

3. 关节、肌腱、肌肉表现

60%~80%的病例关节周围出现肌腱、筋膜、皮肤纤维化，可引起关节疼痛，多关节痛和肌肉疼痛常为早期症状，也可出现明显的关节炎，约29%可有侵蚀性关节病。由于关节周围的皮肤增厚且与其下关节紧贴，致使关节挛缩和功能受限。此外，由于腱鞘纤维化，当受累关节主动或被动运动时，特别是在腕、踝、膝处，可觉察到皮革样摩擦感。在SSc晚期，皮肤紧致、苍白、蜡状，腱鞘纤维化，使患者手指逐渐屈曲，发生关节挛缩，随后导致关节僵直固定在畸形位置，使手指呈爪状。

SSc早期可有肌痛、肌无力等非特异性症状，晚期可出现肌肉萎缩，这是由于皮肤增厚变硬限制指关节的活动，造成局部肌肉失用性萎缩，在弥漫性皮肤型SSc此种情况可发生于任何关节，以手指、腕、肘关节多见；另外也与从肌腱向肌肉蔓延的纤维化有关。弥漫性失用性萎缩是SSc患者最常见的肌肉的变化。

4. 胃肠道病变

约70%的患者出现消化道异常。表现为吞咽食物后有哽噎感、饱餐后随即躺下有"烧心"感、夜间胸骨后痛，均为食管下段功能失调、括约肌受损所致。此外，十二指肠、空肠、结肠均可受累，最终因全胃肠低动力而导致吸收不良综合征。

5. 肺病变

早期多以无症状为主。最早出现的症状为活动后气短。咳嗽为晚期症状。最常见的肺部病变为肺间质纤维化，另一较为多见的病变是肺动脉高压。肺病变是本病的死亡原因之一。

6. 心脏病变

多见于晚期患者，与心肌纤维化有关，最常见的为缓慢发展的无症状心包积液，发生率为30%~40%。心肌受损多见于弥漫皮肤型SSc，表现为呼吸困难、端坐呼吸、夜间阵发性呼吸困难、心悸和心前区疼痛等，还可见不同程度的传导阻滞和心律失常。另外，有肺动脉高压者可导致肺心病。

7. 肾病变

15%~20%的患者可能出现肾病变，多见于弥漫型早期。主要原因是小动脉内皮细胞增生导致肾缺血、肾功能受损。表现为蛋白尿、镜下血尿、高血压、内生肌酐清除率下降、氮质血症等，有时可突然出现急进型恶性高血压和/或急性肾衰竭。上述两种情况均称为硬皮病肾危象，也是本病的主要死亡原因。

8. 其他

在弥漫性皮肤型SSc的早期阶段可出现正中神经受压、腕管综合征。在急性炎症期过后，这些症状常能自行好转。可出现孤立或多发单神经炎（包括脑神经），以及口干、眼干、甲状腺功能低下等症状。

（二）分型

根据皮肤受累情况，分为以下三种类型。

1. 弥漫型

特点是对称性广泛性皮肤纤维化。除累及肢体远端和近端、面部和颈部外，还可累及胸部和腹部皮肤。本型病情进展快，预后较差，多伴有内脏病变。

2. 局限型

特点为皮肤病变局限于手指、前臂远端，可有颜面和颈部受累，内脏病变出现较晚。CREST综合征指手指软组织钙化（calcinosis）、雷诺现象（Raynaud's phenomenon）、食管运动功能障碍（esophageal dysmotility）、硬指（sclerodactyly）、毛细血管扩张（telangiectasis），是本病的一种特殊类型，ACA阳性率高，预后相对较好，年生存率达70%以上。

3. 重叠型

特点为伴有另一种或一种以上的其他结缔组织病，且为弥漫型或局限型的系统性硬化病。

（三）实验室检查

血沉正常或轻度升高，半数病例有高丙球蛋白血症和类风湿因子阳性，70%抗核抗体阳性，抗Scl-70抗体为弥漫型的标志性抗体，见于50%~60%的病例，阳性者较阴性者肺损害多见，指骨末端骨吸收也多。抗核仁抗体阳性率为30%~40%，以弥漫型多见。ACA多见于局限型，其他如抗RNP、抗SSA抗体等时有出现。

（四）诊断要点

分为主要指标和次要指标。

1. 主要指标

近端硬皮病：对称性手指及掌指或跖趾近端皮肤增厚、紧硬，不易提起。类似皮肤改变同时累及肢体的全部、颜面、颈部和躯干。

2. 次要指标

①指端硬化：硬皮改变仅限于手指；②指端凹陷性瘢痕或指垫变薄：由于缺血指端有下陷区，指垫组织丧失；③双肺底纤维化：标准X线胸片示双下肺出现网状条索、结节、密度增加，亦可呈弥漫斑点状或蜂窝状，并已确定不是由于原发肺部疾病所导致的。

有上述主要指标或至少两项次要指标者，可诊断为SSc。后可再根据皮损分布和其他临床特点进一步分为弥漫型、局限型或CREST综合征。

三、康复评定

（1）需根据患者病史、症状、体征及辅助检查对患者的生理功能做出评定，包括疾病分期的评定、疼痛评定等。

（2）用功能病损信号评定法（SOFI评定法）、Fries功能障碍调查法及日常生活能力评定进行功能障碍评定。

（3）还需要对患者做出心理功能评定。

（4）手功能的康复评定，特别是肿胀期上肢与手的围度测定，硬化期、萎缩期上肢与手的肌力评定。由于手指及掌指或跖趾近端皮肤改变，特别注意对手部感觉功能及灵活性、ADL及工作能力障碍等方面进行评定。

（1）肌力评定：进行徒手肌力检查、握力计及捏力计检查，应该包括手的握力、指尖捏力、侧指捏力、三指捏力。

（2）手指关节活动度评定。

（3）肌腱功能评定：可用手指肌腱总活动度（total activity measurement，TAM）测定。

TAM=（MP关节屈曲度数+PIP关节屈曲度数+DIP关节屈曲度数）-（MP关节伸直受限度数+PIP关节伸直受限度数+DIP关节伸直受限度数）。

正常TAM=（80°+110°+70°）-（0°+0°+0°）≈260°

（4）手感觉功能评定：①痛触觉检查：Sunderland针刺感觉功能分级评价；②温度觉评定：Sunderland温度觉功能分级；③轻触~

深压觉检查：SW 单丝法。

（5）手灵活性评定：评估手部精细动作，可用 Purdue 钉板测试。

（6）手 ADL 评定：可用中华医学会手外科学会上肢功能评定标准。

（7）手工作能力障碍评定：可用 Swanson 手工作能力障碍评定。

四、药物治疗

（一）抗炎及免疫调节治疗

糖皮质激素对本症效果不显著。通常对于皮肤病变的早期(水肿期)、关节痛、肌肉病变、浆膜炎及间质性肺病的炎症期有一定疗效。免疫抑制剂对皮肤、关节或肾脏病变可能有效，与糖皮质激素合用常可提高疗效和减少糖皮质激素用量。氨甲蝶呤可能对改善早期皮肤的硬化有效，而对其他脏器受累无效。

（二）血管病变的治疗

应戒烟，手足避冷保暖。为减少雷诺现象，常用的药物为二氢吡啶类钙离子拮抗剂，可作为 SSc 相关的雷诺现象的一线治疗药物；伊洛前列腺素可用于治疗 SSc 相关的严重的雷诺现象和局部缺血。氧疗、利尿、强心、肺动脉血管扩张剂，用于治疗 SSc 相关的肺动脉高压方案。肾危象是 SSc 的重症，应使用血管紧张素转换酶抑制剂 (ACEI) 控制高血压。

（三）抗纤维化治疗

虽然纤维化是 SSc 病理生理的特征性表现，但迄今为止尚无一种药物(包括 D 青霉胺)被证实对纤维化有肯定的疗效。氨甲蝶呤被推荐用于治疗弥漫性 SSc 的早期皮肤症状。环磷酰胺被推荐用于治疗 SSc 的间质性肺病，环磷酰胺冲击治疗对控制活动性肺泡炎有效。研究显示抗胸腺细胞抗体和霉酚酸酯对早期弥漫性病变包括间质性肺病可能有一定疗效。乙酰半胱氨酸对肺间质病变可能有一定的辅助治疗作用。

（四）其他脏器受累的治疗

SSc 的消化道受累很常见。质子泵抑制剂对胃食管反流性疾病、食管溃疡和食管狭窄有效。促动力药物如甲氧氯普胺和多潘立酮可用于治疗 SSc 相关的功能性消化道动力失调。抗生素可用于治疗小肠细菌过度生长所致的胃胀气和腹泻，但需经常变换抗生素种类，以避免耐药。

五、康复治疗

（一）皮肤

对皮肤损害进行康复治疗的目的是预防或延迟这种进化，从疾病早期开始干预。

1. 关节活动

关节活动可以防止皮肤萎缩，以及有利于皮肤血管的形成。可以进行主动关节活动度训练及被动关节活动度训练。

2. 按摩

由于血管闭塞，SSc 患者皮肤氧合大幅度减少。在进行关节活动的基础上，按摩可以刺激血管功能，减少皮肤水肿，并通过局部或反射作用扩大微循环来增加皮肤温度，还可以通过增加疼痛阈值来产生局部镇痛作用。基本的动作是滑动，抚摸，揉捏和挤压。建议在按摩的同时使用凡士林或羊毛脂润滑剂来保护皮肤。

3. 热疗法

一方面 SSc 患者手部需要避冷保暖，提高手指的皮肤温度。另一方面，在治疗上传导热疗法可增加手部皮肤温度，改善皮肤弹性，促进手部血液循环。表面湿热疗法应用 3min 可作用至 1cm 深度的软组织，增加温度约 3℃。由于 SSc 患者皮肤灌注差、缺氧，低灌注皮肤容易过热，导致组织损伤，故建议使用石蜡疗法、泥疗、沙疗等，确保温度不宜过热，以免引起烫伤。

4. 理疗

针灸或电针以及经皮神经电刺激(TENS)可通过激活血管活性神经肽、反射血管舒张的作用增加皮肤温度，改善皮肤血管形成；针刺可增加皮肤血流量，并且对控制炎症有一定的作用。

5. 光疗

窄谱中波紫外线（narrowband ultraviolet）适用于较表浅的皮损，宽谱长波紫外线/长波紫外线1(broadband ultraviolet/ultraviolet A-1)由于波长更长，穿透力更深，适用于深部的皮损。一般治疗10~20次开始起效，20~30次为一疗程。有研究表明，选择中等剂量治疗局限性硬皮病疗效更佳。

光疗可以防止或阻止新发、潜在性皮损的发生与发展，适合应用于局部硬皮病，而对于深达筋膜、肌肉的病例疗效甚微。

（二）关节，肌腱和肌肉

1. 运动疗法

其目的主要是保持手部关节活动度。主要内容包括主动及被动屈伸手指关节活动度训练。在训练前首先应评估患者关节受限和炎症的程度，关节周围皮肤受累程度，以及肌肉状况。硬化期、萎缩期患者可进行作业治疗、手功能锻炼等精细动作的锻炼，保持日常生活活动能力。训练原则是缓慢、循序渐进的，并根据疾病的进展定期重新评估和调整。

虽然被动活动有益于关节活动受限的患者，但也有加重严重关节病患者的关节炎症状的风险，故主动肌肉收缩（等长或等张）对保持和/或改善关节活动度非常重要。等长运动所需时间短，通常易于执行，最适合有关节病患者。等张力运动可能引起肌肉酸痛，不适用于有生物力学损伤关节的SSc患者。

2. 热疗

热可有效改善关节活动度，将手暴露在40-45℃的温度下可使掌指关节活动度提高20%，增加5℃-7℃可显著增加关节的延展性，相对较高的温度应谨慎使用，因为有皮肤损伤的风险。

3. 辅助支具的应用

典型的手部畸形包括掌指关节失去屈曲，近指间关节伸展，拇指外展、对位和屈曲，导致腹板缩小。虽然动态夹板治疗适用于挛缩，但有21%的患者有夹板加重的雷诺现象，故建议SSc患者不要使用动态夹板矫正近指间关节挛缩或维持近指间关节伸展。

（三）疼痛

在一些患者关节疼痛成为主要症状之一。虽然镇痛药物可能是有效的，抗炎和镇痛治疗可能会引起额外的问题，

1. 经皮神经电刺激（TENS）和针灸

对于存在多关节自发性疼痛的患者，高强度、低频率针灸式TENS对激活弥漫性内啡肽，控制疼痛更有效。因疼痛而引起的被动和主动活动受限的患者，在疼痛关节和/或相关神经干施加高频、低强度的神经刺激，可通过脊髓节段性抑制或缓解疼痛。此外，针灸可通过激活不同的内源性痛觉调制系统发挥作用，有助于缓解患者的关节疼痛。但值得注意的是，实施针刺需注意患者的皮肤情况，避免引起进一步的损伤。

2. 局部治疗

如在皮肤上摩擦起泡液体，已广泛用作治疗关节疼痛的家庭疗法。它们产生过度刺激镇痛。辣椒素被认为是控制骨关节炎关节疼痛的有效外用治疗方法。在SSc中，由于辣椒素对血管舒缩型无髓鞘c纤维的作用，辣椒素的使用在将来可能被考虑不仅作为疼痛控制剂，而且作为血管舒张药物。

（四）其他

腕管综合征是最常见的神经系统病变。在SSc中原动力肌肉力量减弱，例如手部肌肉，可能导致掌指关节畸形的发展。未能认识到原

动肌的特点可能导致低估潜在的神经病变和不适当的康复。周围神经损伤在 SSc 中可能以感觉为主。在肌肉力量充足的情况下，未被发现的感觉缺失可能是手功能低下的原因。这种情况可能发生在本体感觉受损的复发性关节炎症患者。需针对不同的外周运动障碍、感觉障碍和自主神经障碍量身定制康复计划。

（庄卫生）

第二节 类风湿关节炎手功能障碍的康复

一、概述

类风湿关节炎（rheumatoid arthritis，RA）是一种以累及周围关节为主的多系统炎症性的自身免疫性疾病。特征性症状为对称性、多个周围性关节的慢性炎症病变。发病呈全球性分布，我国患病率为 0.32%~0.34%，发病高峰年龄为 35~60 岁，女性发病率为男性的 2~3 倍。

二、诊断要点

RA 的主要临床表现为对称性、持续性关节肿胀和疼痛，常伴有晨僵，受累关节以近指间关节，掌指关节，腕、肘和足趾关节最为多见。

（一）关节症状

可分为滑膜炎症状和关节结构破坏的表现。前者经治疗有一定的可逆性，后者一旦出现很难逆转。

1. 晨僵

病损的关节在夜间或日间静止不动后出现较长时间的僵硬，如胶黏着样的感觉。但也有许多早期 RA 患者晨僵并不明显，晨僵持续时间和关节炎症的程度成正比，常被作为观察本病活动的指标之一，只是主观性很强。

2. 关节痛与压痛

关节痛往往是最早的关节症状，常见于腕关节、近指间关节及掌指关节，其次是足趾、膝、踝、肘、肩等关节。多呈对称性、持续性，但时轻时重，伴有压痛。不仅如此，颈椎、颞颌关节、胸锁和肩锁关节也可受累。

3. 关节肿

多因关节腔内积液或关节周围软组织炎症引起。病程较长者可因滑膜炎症增生肥厚而肿胀。多为对称性，常见于腕、近指间关节、掌指关节及膝关节。

4. 关节畸形

多见于较晚期患者。因滑膜炎侵蚀下层软骨和骨，造成关节纤维化或骨性强直，又因关节周围肌腱、韧带受损使关节不能保持在正常位置。常见的畸形是腕和肘关节的强直，掌指关节半脱位如尺偏歪斜、屈曲畸形、"天鹅颈"样畸形等。

类风湿关节炎手部典型表现见图 10-2-1。

5. 关节功能障碍

关节肿痛和结构破坏都可引起关节活动障碍。美国风湿病学会将因本病而影响生活的程度分为四级：Ⅰ级：能照常进行日常生活和各项工作；Ⅱ级：可进行一般的日常生活和某种职业工作，但参与其他项目活动受限；Ⅲ级：可进行一般的日常生活，但参与某种职业工作和其他项目活动受限；Ⅳ级：日常生活的自理能力和参与工作的能力均受限。

（二）关节外症状

1. 类风湿结节

见于 20%~30% 的患者，多位于关节隆突部和经常受压部位的皮下，结节直径自数毫米至数厘米，质硬、无压痛、呈对称性分布。它的存在提示本病的活动。

2. 类风湿血管炎

可出现在血管的任一系统，如指端小血管炎、巩膜炎等。

3. 其他

如肺间质变、胸膜炎、心包炎等。

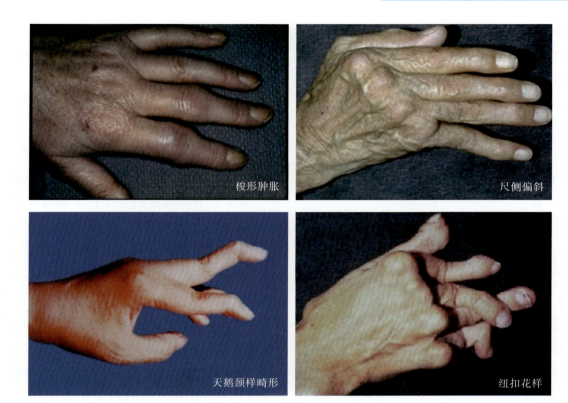

梭形肿胀　尺侧偏斜　天鹅颈样畸形　纽扣花样

图 10-2-1　类风湿关节炎手部典型表现

（三）实验室检查

1. 红细胞沉降率（简称血沉）

无诊断特异性，是观察滑膜炎症活动性和严重性的指标。

2. C- 反应蛋白

C- 反应蛋白增高说明疾病的活动性和血沉正相关。

3. 自身抗体（类风湿因子，抗角蛋白抗体谱）

类风湿因子（RF）：见于约 70% 的患者的血清，其数量与本病的活动性和严重性呈正比例。但 RF 也出现在部分正常人及恶性肿瘤、寄生虫病等患者中，因此 RF 阳性诊断本病必须结合临床表现。

抗角蛋白抗体谱：有抗核周因子（Antiperinuclear factor，APF）抗体、抗角蛋白抗体（Antikeratin antibody，AKA）、抗环瓜氨酸肽抗体（抗 CCP 抗体），其中抗环瓜氨酸抗体（anti-cyclic peptide containing citrulline，anti-CCP）抗体对 RA 诊断的敏感性和特异性较高。

4. 影像学检查

临床应用最多的主要为手指及腕关节 X 线检查。早期可见关节周围软组织肿胀影、关节端骨质疏松（Ⅰ期）；进而关节间隙狭窄（Ⅱ期）；关节面出现虫蚀样破坏性改变（Ⅲ期）；晚期出现关节半脱位和关节破坏后的纤维性和骨性强直（Ⅳ期）。

但 X 线片有组织重叠影，不利于发现早期病变。

5. 磁共振成像（MRI）超声检查

对早期判断关节炎症、评估关节情况有重要意义。MRI 可以显示关节炎性反应、初期出现的滑膜增厚、骨髓水肿和轻度关节面侵蚀，在显示关节病变方面优于 X 线，有益于 RA 的早期诊断；而高频超声检查能清晰显示关节腔、关节滑膜、滑囊、关节腔积液、关节软骨厚度及形态等，彩色多普勒血流显示像（color Doppler flow imaging，CDFI）和彩色多普勒能量图（color Doppler energy，CDE）能直观地检测关节组织内血流的分布，反映滑膜增生的情况，并具有很高的敏感性。超声检查还可以动态判断关节积液量的多少和距体表的距离，用以指导关节穿刺及治疗。

6. 其他

关节滑液的实验室检查及类风湿结节活检等。

（四）诊断标准（2009年美国风湿病学会分类标准，表10-2-1）

表10-2-1　2009年美国风湿病学会分类标准

受累关节	得分（0~5分）
1中大关节	0
2~10中大关节	1
1~3小关节	2
4~10小关节	3
>10至少一个为小关节	5
血清学抗体检测	得分（0~3分）
RF或抗CCP均阴性	0
RF或抗CCP至少一项低滴度阳性	2
RF或抗CCP至少一项高滴度阳性	3
滑膜炎持续时间	得分（0~1分）
<6周	0
≥6周	1
急性期反应物	得分（0~1分）
CRP或ESR均正常	0
CRP或ESR至少一项增高	1
6分或以上肯定RA诊断	

三、康复评定

由于RA进程较长，必须仔细采集病史并深入评定，才能取得康复治疗的成功。

（1）明确诊断后，对患者的生理功能做出评定，包括临床活动性评定、疾病分期评定、疼痛评定、关节活动度测量、肌力评定及步态评定。

（2）对患者做出心理功能评定，可用心理评估表评估心理功能障碍的程度。

（3）用功能病损信号评定法（SOFI评定法）、Fries功能障碍调查法进行功能障碍评定；采用改良Barthel指数（MBI）进行日常生活活动能力评定。

（4）采用问卷调查形式进行生活质量评定，包括心理、生理、社会生活三个方面。

（5）应特别注意关节活动范围、肌力评定、疼痛评定、功能障碍及其严重程度的评定等。

1）关节活动度的评定：采用通用量角器法测定。应注意避免在按摩、运动及其他康复治疗后立即进行。对所观察到的内容要记录在备注中，如关节变形、肿胀、疼痛、痉挛、挛缩及测定时患者的反应。

2）肌力评定：主要评定握力等手部肌力，多采用握力计法。手的小关节畸形时，可改用血压计法测定握力。将水银柱式血压计袖带卷折后再充气，压力达4kPa（30mmHg）后，令患者用手在无依托情况下紧握气囊，将得出的读数减去4kPa（30mmHg）即为实测握力数。取连续测量3次的平均值。以同样方式可测出手指捏力和夹力。

（3）疼痛的评定：除了可采用目测类比法、简化McGill疼痛问卷和压力测痛法等疼痛评定外，尚有专门针对RA关节压痛而设计的各种关节指数评定方法。常用的有：①Ritchie关节指数：通过对指定关节（双侧手近指间关节、腕关节、肘关节、肩关节28个关节或更多关节）进行压诊，视其产生的反应对每一关节进行评分。评定标准：0分，无触痛；1分，有触痛；2分，有触痛且触之患者有躲避；3分，有触痛且触之患者躲避并回缩。将各关节评分合计即为Ritchie关节指数。②Fuchs 28个关节定量关节指数：评定关节包括双侧手近指间关节10个、腕关节2个、肘关节2个、肩关节2个、膝关节2个。评定标准：肿胀分4级——0分，正常；1分，轻微；2分，关节区域内有肿胀；3分，超出正常范围的肿胀。

压痛分 5 级——0 分，无压痛；1 分，轻微压痛；2 分，按压时肢体有退缩现象；3 分，按压时肢体有躲闪现象；4 分，患者拒绝按压。活动受限分 5 级——0 分，活动正常；1 分，活动受限达 25%；2 分，活动受限达 50%；3 分，活动受限达 75%；4 分，关节强直。

（4）功能障碍及其严重程度的评定：有关 RA 功能障碍评定的量表较多，其中最为常用的是类风湿关节炎功能指数，即美国风湿病学会分级：Ⅰ级，能照常进行日常生活和各项工作；Ⅱ级，可进行一般的日常生活和某种职业工作，但参与其他项目活动受限；Ⅲ级，可进行一般的日常生活，但参与某种职业工作和其他项目活动受限；Ⅳ级，日常生活的自理和参与工作的能力均受限。

日常生活包括穿衣、进食、洗澡、梳妆、修饰和如厕等；职业活动包括工作、学习、家务活动；其他项目活动主要指业余活动，包括娱乐（消遣性）和/或闲暇活动。职业活动和业余活动与患者的愿望、年龄、性别有一定关系。

（5）SOFI 评定法：类风湿关节炎患者功能障碍的评定也可采用功能病损信号评定法（SOFI 评定法），SOFI 评定法见表 10-2-2，总分越高，病损程度越重。

（6）手灵巧度测试：采用 9 柱试验或普渡钉板测验或明尼苏达操作评估。

四、康复治疗

（一）治疗方法

（1）药物治疗。用药原则为选用可迅速控制炎症、预防关节损害的药物，可长期使用，必要时联合用药。常用药物大体分为非甾体抗炎药、糖皮质激素、慢作用抗风湿药、生物制剂等。

（2）采取正确的休息措施。无论是活动期还是稳定期，患者均需足够的休息时间。特别是急性期、发热及内脏受累患者。

表 10-2-2　功能病损信号评定法（主要是手与上肢）

部位	方法	得分
手	1.能握住直径 6cm（女性）或 8cm（男性）的管子，手指与手掌均能紧贴管壁	0
	手能紧贴管壁，手掌不能	1
	仅能用 1~4 个手指抓住	2
	2.手指能捏紧铅笔	0
	手指能握紧直径 2.5cm 的管子	1
	手指不能紧握物体	2
	3.拇、示指能对指并呈圆形	0
	拇、示指能对指呈半圆形	1
	拇、示指不能对指	2
	4.拇指可对掌并达到小指掌指关节处	0
	拇指可对掌并达到示指掌指关节处	1
	拇指不能对掌并达到示指掌指关节处	2
上肢	1.肩外展 90° 时屈肘，手能触及颈部棘突	0
	肩外展 < 90° 时屈肘，手能触及颈部棘突	1
	不能完成以上动作	2
	2.肘屈曲 90°，前臂处于正中位并旋后时整个手背能平放于桌上	0
	肘屈曲 90°，前臂处于正中位并旋后时第 4、5 掌指关节能平放于桌上	1
	不能完成上述动作	2
	3.肘关节伸直可达 180°	0
	肘关节不能完全伸直 ≤ 5°	1
	肘关节不能伸直 > 15°	2

休息包括全身性休息、局部休息，减少对关节有牵拉的活动。急性炎症渗出的关节可采用低温热塑板材等制作的夹板制动。

（3）保持良好的关节位置和功能，教育患者注重病变关节的保护。

（4）康复训练及物理因子治疗，目的在于恢复和保持运动功能。

（5）手术治疗。包括关节置换术和滑膜切除手术。

（二）不同阶段的康复方法

1. 急性期

（1）目的：缓解疼痛和肌肉痛性痉挛；预防畸形；保护非受累关节的关节活动范围；

受累关节的休息；保持肌力；预防心肺并发症；逐渐恢复受累关节的活动和功能。

（2）康复方法：包括休息、夹板、运动疗法、水疗等物理治疗，并可逐渐应用冷疗、温热疗法、蜡疗、短波等其他物理治疗。

休息：根据炎症的严重程度和范围，绝对安静休息1~3周。卧床时注意保持良好体位，尽力避免用软床垫，仰卧位、侧卧位交替。急性炎症渗出的关节可采用低温热塑板等制作的夹板固定以消肿止痛，此时关节应置于最佳功能位置。炎症控制后应立即开展运动疗法。

夹板：主要用于关节的支持和休息，注意避免过度矫正畸形。

运动疗法：一旦有炎症消退的迹象，即可开始受累关节的等长训练。一般每日2次，每次重复3~4次收缩，与畸形相反的肌肉宜多收缩些。训练应逐渐增加次数，并改变为主动训练，增大关节活动范围并增加阻力。进行呼吸训练，保持肺功能。

水疗法：开始为浮力辅助训练，逐渐开展浮力反向平衡训练和抗浮力运动训练。

冷疗：手指及腕关节肿胀可适当采用冰袋、冷水浸浴。

紫外线疗法：采用Ⅱ~Ⅲ级红斑量照射病变关节，每天一次，病变关节较多时可轮流进行，3~5次为一疗程。

超短波疗法：板状电极对置法于病变关节，无热量，每次10~15min，每天一次，10~15d为一疗程。

超声波疗法：采用受累关节局部移动法。$0.5~1W/cm^2$，每次5~15min，每天一次，20d为一疗程。

离子导入法：水杨酸离子导入法，阴极浴槽内放入水杨酸，浓度为1%，电流强度为20~30mA，每次20min，每天一次，20次为一疗程。一般大关节可用衬垫法离子导入。

2. 恢复期

（1）目的：缓解疼痛，恢复和增加日常生活活动能力。

（2）康复方法

运动疗法：旨在恢复和保持运动功能。训练前为减少疼痛，可应用温热疗法、超声波疗法或系列夹板。

可通过主动、被动关节活动度训练及牵张训练恢复和保持关节活动范围，但要注意活动范围及训练量以患者稍感疼痛和稍有引起或加重关节肿胀为限，避免加重畸形可能的情况。腕关节病变者应防止强力抓握或提捏。在训练中不应引起患者的疲劳，若出现疲劳则需要较长时间的休息。

RA患者肌力减退和功能受限十分常见，为了保持和增强肌力可进行等长收缩训练及动力性抗阻训练。还可以进行有氧训练、娱乐性活动，如水中运动。

作业疗法：主要以促进患者能独立完成日常生活所需的ADL训练为主。其中手指训练的项目包括利用温热箱黏土作业、手工艺加工、编制、手游戏等。

紫外线疗法：采用Ⅱ~Ⅲ级红斑量照射病变关节，每天一次，3~5次为一疗程。为防止骨质疏松，采用亚红斑量或阈红斑量全身照射，隔日一次，3~6次为一疗程。

蜡疗：具体方法有刷法、浸法及蜡饼法，每次20~30min，每天一次。

水浴疗法和水中运动：可采用氡水、硫化氢浴，并可在水中进行水中运动。温水泳池的温度和浮力提供了无痛训练的环境。规律的水中运动可改善肌力、促进机体的修复和提升运动表现。

泥疗法：可采用全身泥疗、局部泥疗等。

超声波疗法：采用受累关节局部移动法。$0.5~1W/cm^2$，每次5~15min，每天一次，20d为一疗程。

离子导入法：水杨酸离子导入法，阴极浴

槽内放入水杨酸，浓度为1%，电流强度为20~30mA，每次20min，每天一次，20次为一疗程。一般大关节可用衬垫法离子导入。

3. 慢性期

目的：进一步缓解疼痛，预防畸形，提高生存质量。

（1）缓解疼痛：通过药物、夹板、运动疗法和放松疗法缓解疼痛。

（2）预防畸形：通过运动疗法、休息、夹板等预防畸形。

（3）提高生存质量：①通过运动训练保持关节活动度和肌力。②运用质轻、简单、易于固定的功能夹板，以保持患者的功能性独立。③利用辅具完成日常生活活动。④积极开展社交、休闲娱乐活动，提高生存质量。

（三）特殊的手和腕的损害

1. 天鹅颈畸形

应用蜡疗松弛软组织并镇痛；手指按摩以降低水肿，减少纤维化形成；"环夹板"主要用于近指间关节，改变远指间关节的被动屈曲和补偿掌指关节屈曲畸形；牵张训练促进掌指关节和近指间关节伸展。

2. BoutonnIere 畸形

手指按摩和蜡疗法是有用的治疗方法。牵张训练促进掌指关节屈曲、近指间关节伸展和远指间关节屈曲。内在肌的牵张训练可以促进近指间关节伸展，并给掌指关节的屈曲带来部分帮助。矫形器可促进近指间关节伸展，以产生远指间关节屈曲运动或通过三点压力和逆转近指间关节屈曲提供远指间关节屈曲运动。

3. 掌指尺侧偏和腕桡侧偏

应用持续的管型石膏有效地预防韧带挛缩并将关节置于休息位，但这一过程可造成近端或远端关节的畸形，因此必须小心监测。功能夹板可使关节处于休息位，但使用不方便；腕管夹板可能会造成神经损害。物理治疗包括蜡疗法、水肿的按摩和超声波疗法等。在关节腔及腱鞘注射氢化可的松可极大缓解疼痛并加速功能恢复。关节保护对有腕、掌病理改变的患者特别重要。作业治疗主要是对家庭和工作场所进行再设计。

4. 扳机指

治疗方法主要是氢化可的松腱鞘内注射，情况严重时可对纤维索条进行松解治疗。

5. 内在肌紧张

①应用掌指关节伸展和近指间关节屈曲牵张缩短的内在肌和支持连接组织。②应用蜡疗法和水疗法促进牵张。③强调运用避免掌指关节屈曲和近指间关节伸展的功能技巧（如避免坐在手掌上和用手掌面携物等习惯性活动），可减缓内在肌紧张。

（庄卫生）

第三节 痛风引起的手与上肢功能障碍的康复

一、概述

痛风是嘌呤代谢紊乱和/或尿酸排泄障碍所致血尿酸增高的一种代谢性疾病。特点是高尿酸血症、痛风性急性关节炎反复发作、痛风石沉积、特征性慢性关节炎和关节畸形，常累及肾引起慢性间质性肾炎和肾尿酸结石形成。痛风可分为原发性痛风和继发性痛风两大类。

二、诊断要点

（一）临床分期

1. 无症状期

仅有血尿酸持续性或波动性增高，从血尿酸增高到症状出现的时间可长达数年或数十年，有些终生无症状。

2. 急性关节炎期

急性关节炎为痛风的首发症状。常表现为夜间突发下肢远端单一关节红、肿、热、痛和功能障碍。病情缓解后，受累关节局部皮肤呈暗红色，皮肤皱缩，或出现脱屑和瘙痒，患者可有发热，血沉增快，伴高尿酸血症。数日或数年后可再发，以后转入慢性期。

3. 间歇期

无关节炎临床症状而有尿酸钠晶体沉积和（或）痛风性骨侵蚀影像学证据。

4. 慢性痛风石及慢性痛风性关节炎

痛风石是痛风的一种特征性损害，其形成与高尿酸血症的程度及持续时间密切相关。多见于耳轮、前臂背面、第一跖趾、手指、肘部等处。结石起初质软，以后质地越来越硬，并可溃破形成瘘管（图10-3-1）。

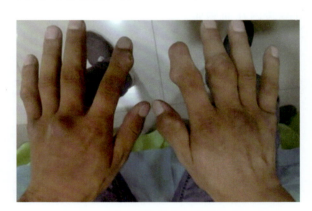

图10-3-1 痛风患者手部典型表现

5. 其他

长期高尿酸血症患者还可出现肾脏损害，包括慢性尿酸盐肾病、肾结石等。

（二）实验室检查及其他检查

1. 血尿酸测定

通过血清标本进行尿酸酶法测定，正常男性为150~380μmol/L（2.4~6.4mg/dL），正常女性为100~300μmol/L（1.6~5.0mg/dL）。男性>420μmol/L（7mg/dL）、女性>350μmol/L（6mg/dL）可确定为高尿酸血症。由于存在波动性，应反复监测。

2. 尿尿酸测定

限制嘌呤饮食5d后，每日尿酸排出量仍超过3.57mmol/L，可认为尿酸生成增多。

3. 滑囊液或痛风石内容物检查

行关节腔穿刺或结节自行破溃物及穿刺结节内容物，在旋光显微镜下，白细胞内可见双折光的针形尿酸钠结晶为本病的诊断依据。

（三）X线检查

急性关节炎期可见软组织肿胀，慢性期及反复发作后可见软骨缘破坏，关节面不规则，典型者由于尿酸盐侵蚀骨质，使之呈圆形或不整齐的穿凿样、虫蚀样或弧形、圆形骨质透亮缺损。

三、康复评定

痛风早期不影响运动功能。当炎症反复发作使关节发生僵硬畸形时，则应进行疼痛评定、关节活动范围评定和肌肉功能评定，以了解关节功能和肌肉功能。

痛风慢性关节炎期的上肢与手的损害主要是痛风石对肌腱的侵蚀，后期关节破坏后遗留关节功能障碍。其具体评定方法如下。

1. 肌力评定

进行徒手肌力检查、握力计及捏力计检查，应该包括手的握力、指尖捏力、侧指捏力、三指捏力。

2. ROM评定

进行掌指关节和指间关节的主动和被动关节活动度评定。

3. 肌腱功能评定

可用TAM评定。

4. 手灵活性评定

评估手部精细动作，可用Purdue钉板测试。

5. 手ADL评定

可参照中华医学会手外科学会上肢功能评定标准。

6. 手工作能力障碍评定

可用Swanson手工作能力障碍评定。

四、康复治疗

原发性痛风目前不能根治。患者的综合管理在治疗中尤为重要，包括对所有患者去除引起高尿酸血症的诱因及给予非药物干预（生活方式和饮食调整、减轻体重、适度饮酒、停用引起尿酸增高的药物等），有效控制并发症。除急性关节炎发作期合理应用非甾体抗炎药或糖皮质激素外，对反复发作的、间歇期或慢性痛风患者给予降尿酸药物治疗以维持血尿酸水平低于327μmol/L。

（一）急性发作期

1. 一般治疗

卧床休息，患肢制动，局部冷敷，休息至关节痛缓解48~72h后恢复活动。随后可根据患者情况，适当进行关节周围肌肉等长收缩训练。

2. 药物治疗

秋水仙碱或非甾体抗炎药（NSAIDs）是痛风急性发作的一线治疗药物，需要尽早使用，若秋水仙碱和NSAIDs有禁忌证，可考虑选择糖皮质激素。

3. 物理因子治疗

该期患者关节肿痛明显，可通过如下方法促进周围组织炎症吸收，达到消肿、镇痛、减轻症状的作用。

（1）直流电离子导入疗法：选用醋离子或中药导入，极性随药物而变。衬垫法，电极置于患处，对置或并置，每次20min，1/d。

（2）超短波疗法：患部对置，急性期用无热量，每次10~15min，1/d。

（3）磁疗法：脉冲电磁疗法或旋磁疗法，每次20min，1/d。

（4）低频调制的中频电疗法：患部对置，用止痛或改善血液循环的处方，每次15~20min，1/d。

（5）激光疗法：疼痛部位照射，以局部有舒适的热感为度，每次照射10~20min，1/d。

（二）慢性期

慢性期患者急性关节炎症状消退，但高尿酸血症及其继发损害存在，因此降尿酸治疗是该期的主要治疗措施。主要药物为排尿酸药和抑制尿酸生成的药物。其中别嘌醇为临床首选药物。

此期存在关节障碍患者可进行关节活动度训练；对于关节功能受限严重的患者，指导关节周围肌肉训练和关节活动度训练。伴有关节畸形者，可选用合适的支具；有肌肉功能障碍者，可进行肌肉功能训练。

（三）其他

痛风石破溃形成瘘管者应予以手术治疗。体重管理与规律运动：目标 $BMI<24kg/m^2$；男性腰围<90cm，女性腰围<80cm。每周>5d、每天>30min、中等强度（快走、慢跑、跳舞、太极拳等）体育活动，应循序渐进，量力而行。

（庄卫生）

第四节　糖尿病手综合征的康复

一、概述

糖尿病（diabetes mellitus）是一组以慢性血葡萄糖（简称血糖）水平增高为特征的代谢性疾病群。

糖尿病手具体发病机制尚不明确，可能的因素如下：①局部缺血因素：手部闭塞性血管病变引起局部缺血；②神经病变因素：糖尿病周围神经病变可能参与糖尿病手的形成，有研究表明糖尿病患者发生手指屈曲挛缩的严重程度与手部肌肉消瘦和神经传导速度的减慢相平行；③高血糖因素：糖尿病的高血糖环境致使患者的皮肤和肌腱等结缔组织中胶原蛋白交联增加，并使氨基酸残基糖基化，从而导致挛缩；④遗传因素：遗传可能是一个重要因素。总之，有关糖尿病手的确切机制有待进一步研究，目前多认为与高血糖有关，但缺血因素、神经病变因素及遗传因素等也可能参与其中。

二、临床表现

糖尿病手的三个运动肌肉典型临床表现是关节活动受限、掌腱膜挛缩症和扳机手。除此之外还有周围神经病变最常见的手部感觉障碍。

1. 关节活动受限（limited joint mobility，LJM）

LJM 也称为糖尿病手关节病变。其特点是手部僵硬，皮肤尤其是手背部皮肤特别厚、紧，通常双手对称，一般第五指受影响最严重，拇指指间关节患病率较低。临床表现可伴有肢端感觉异常及痛觉过敏、疼痛。

2. 掌腱膜挛缩症（dupuytren's contracture，DC）

DC 的特点是增厚、缩短和手掌筋膜纤维化，常表现为手指屈曲挛缩，通常是无痛的，可有掌结节，主要影响第3、4手指，双侧受累。

3. 扳机手

扳机手也称为屈肌腱鞘炎，表现为手指屈曲的锁定现象，主要影响第1、3和4手指，常多个手指同时受累。糖尿病患者手部表现见图 10-4-1。

4. 糖尿病周围神经病变 (diabetic peripheral neuropathy，DPN)

DPN 是糖尿病最常见的并发症，是血糖升高导致的代谢紊乱和/或微血管损伤，约 60%~90% 的糖尿病患者伴随有神经病变。该病在临床上多表现为疼痛、异样感、感觉减退、肢端麻木，其中以远端多发性对称性神经病变最常见。DPN 伴手部感觉功能障碍比较常见，患者出现"手套样"感觉，手部感觉功能障碍，更易于损伤皮肤。

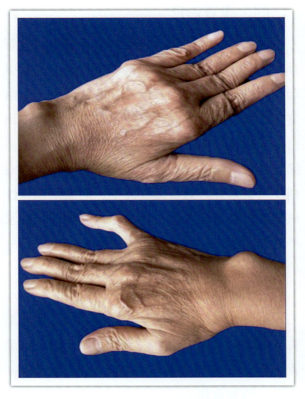

图 10-4-1　糖尿病患者手部表现

三、康复评定

糖尿病手应进行肌力评定、ROM 评定、手感觉功能评定、生活能力评定和手灵巧度测试。

1. 肌力评定

进行徒手肌力检查、握力计及捏力计检查，应该包括手的握力、指尖捏力、侧指捏力、三指捏力。

2.ROM 评定

进行掌指关节和指间关节的主动和被动关节活动度评定。

3. 手感觉功能评定

①痛触觉检查：Sunderland 针刺感觉功能分级评价；②温度觉评定：Sunderland 温度觉功能分级；③轻触~深压觉检查：SW 单丝法。

4. 生活能力评定

晚期因关节活动受限影响日常生活活动能力，且末梢血管、神经病变后出现感觉障碍，可进行日常生活活动能力评定和社会参与能力评定。日常生活活动能力评定主要采用改良 Barthel 指数评定表、功能独立性评定量表；社会参与能力评定主要进行生活质量评定、劳动力评定和职业评定。

5. 手灵巧度测试

采用9孔柱试验或普渡钉板测验或明尼苏达操作评估。

四、康复治疗

糖尿病手综合征的治疗多采用综合治疗的方法，包括物理治疗和外科治疗。

（一）物理治疗

在药物控制血糖水平的基础上，治疗的重点在于通过运动减少高血糖水平对神经的损伤，预防肌肉萎缩，维持关节活动度，预防挛缩畸形的发生。

1. 运动疗法

通过有氧运动控制血糖，对因治疗：采用低至中等强度的有氧运动，如步行、慢跑、游泳、有氧体操等。运动时间可自10min开始，逐步延长至30~40min，每周3~5次。

手部给予主动与被动运动，保持和增加腕关节、掌指关节的活动度，防止肌肉挛缩变形，保持肌肉的生理长度和肌张力，改善局部循环。

2. 物理因子治疗

应用短波、超短波、微波透热疗法，可以消除炎症，修复受损的神经组织。应用蜡疗、红外线等热敷疗法，可以改善局部血液循环、缓解疼痛、缓解肌肉挛缩；应用低中频电疗锻炼手部肌肉可以预防肌肉萎缩，促进感觉功能的恢复。

3. 辅具的应用

可使用矫形器等辅具固定关节，或者代偿瘫痪肌肉功能，达到预防挛缩、矫正畸形和助力运动的目的。

（二）外科治疗

病变特别严重者可手术治疗，如腱鞘松解术可恢复手指关节的完全活动并预防继发性关节挛缩。

（庄卫生）

本章审稿作者： 卢　哲　王建晖　阮璎璐　刘智岚　朱瑶瑶

第十一章 儿童常见手功能障碍的康复

第一节 分娩性臂丛神经损伤康复
 一、概述
 二、分娩性臂丛神经损伤的临床诊治
 三、分娩性臂丛神经损伤的康复
 四、分娩性臂丛神经损伤临床常见问题康复解决策略
 五、分娩性臂丛神经损伤合并脑损伤的诊治与家长心理支持
 六、分娩性臂丛神经损伤康复的临床总结

第二节 脑性瘫痪儿童手与上肢功能障碍的康复
 一、概述
 二、脑性瘫痪儿童手与上肢康复治疗原则
 三、训练要领
 四、脑性瘫痪患儿手功能形态与治疗
 五、临床案例

第三节 儿童书写障碍的评估与治疗
 一、握笔方式的发育
 二、评估
 三、书写干预
 四、案例分析
 五、总结

第四节 发育迟缓患儿的手功能康复
 一、概述
 二、发育迟缓患儿上肢与手功能的评估
 三、发育迟缓患儿上肢与手功能康复的治疗原则及方法
 四、发育迟缓患儿手功能训练的家庭康复

第五节 手部先天畸形的功能康复
 一、概述
 二、手部正常解剖
 三、手部主要功能
 四、常见的手部先天畸形
 五、手部先天畸形的康复策略
 六、病例分析（拇指发育不良Manske Ⅱ型）

第一节 分娩性臂丛神经损伤康复

  分娩性臂丛神经损伤（obstetric brachial plexus palsy，OBPP）又称产瘫，主要是指在分娩过程中胎儿的一侧或双侧臂丛神经因受到头肩分离的牵拉而发生的神经损伤。近年来一些报道显示，OBPP的发生率在0.4‰~4‰。有些国家与地区由于孕期检查诊疗不规范、孕期营养过剩造成巨大儿出生增加等各种原因，导致新生儿臂丛神经损伤呈逐年递增趋势。轻度分娩性臂丛神经损伤常可自行恢复，但严重

的损伤常可导致慢性功能障碍。目前可以通过物理治疗、显微外科神经移植重建等方法对OBPP进行治疗与康复。但是继发的肌肉萎缩、骨骼与关节发育异常、畸形等后遗症会影响患儿上肢功能和生活质量，乃至独立生活能力（图11-1-1）。因此，探索出针对OBPP患儿综合全面、有效的康复治疗方法是目前康复的热点。

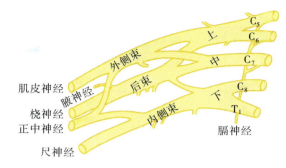

图11-1-2　臂丛神经的解剖结构

臂丛根、干、束部有多个神经分支发出，支配肩胛带附近的肌肉，而股部无分支。这些分支对臂丛损伤的定位诊断有重要意义。

根部分支：胸长神经（C_5~C_7），支配前锯肌；肩胛背神经（C_4~C_5），支配肩胛提肌及大小菱形肌；膈神经（C_3~C_5），支配膈肌。

干部分支：肩胛上神经（C_5）从上干发出，支配冈上、下肌；锁骨下神经（C_5~C_6）从上干的前股发出，支配锁骨下肌。

束部其他分支：胸前外侧神经（C_5~C_7）：从外侧束起点出发，支配胸大肌锁骨部；胸前内侧神经（C_8~T_1）：从内侧束起点发出，支配胸小肌及胸大肌胸肋部；肩胛下神经（C_5）：从后束发出，支配肩胛下肌和大圆肌；胸背神经（C_5）从后束发出，支配背阔肌；臂内侧皮神经（C_8~T_1）前臂内侧皮神经（C_8~T_1）均由内侧束发出。

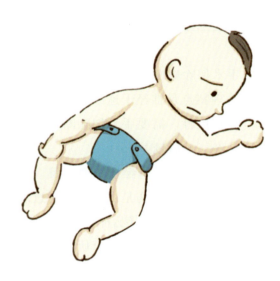

图11-1-1　分娩性臂丛神经损伤患儿

一、概述

（一）臂丛神经的解剖结构（图11-1-2）

臂丛的解剖组成可以简单地用"555"来记忆。臂丛由第5~8颈神经前支和第1胸神经前支，共5条神经根组成；向远端依次排列为根、干、股、束、支5部分；最后组成腋神经、肌皮神经、桡神经、正中神经、尺神经5大分支。臂丛包括5根3干。C_5~C_6神经根在前斜角肌外缘相合组成上干，C_7组成中干，C_8~T_1形成下干，位于第1肋骨表面，每干长约1cm。每干又分成前后两股，位于锁骨表面，每股长约1cm。每股组成3束，长约3cm。各束在相当于喙突水平分为神经支，形成终末神经。臂丛神经全长约15cm，约150 000根轴突。

（二）神经损伤与修复

电信号沿着躯体运动神经纤维传递到达运动终板，触发乙酰胆碱的释放，产生骨骼肌的兴奋性收缩。运动神经损伤可妨碍或阻滞兴奋的正常传导而影响神经功能，并减少或阻滞神经-肌接头信号传导。神经损伤导致细胞体与轴突末端之间信号传导异常，进而可在损伤部位远端发生瓦勒氏（Wallerian）变性。Seddon、Sunderland对神经损伤进行了全面的归纳与分类（表11-1-1）。

1. Seddon分类（3级）

（1）神经麻痹：神经暂时失去传导功能，

表 11-1-1 神经损伤的分类

Sunderland		Seddon	损伤的描述	恢复期
轻度 ↓ 重度	Ⅰ	神经失用（neurapraxia）	神经传导阻滞，神经连续，无Wallerian变性	≤3个月恢复
	Ⅱ	轴索断裂（axonotmesis）	神经轴突不连续，神经在体，神经轴突萌芽，Wallerian变性	每月再生1英寸（1英寸=2.54cm）
	Ⅲ		恢复期，神经内膜形成大量瘢痕，限制神经轴突再生	瘢痕处神经再生每月小于1英寸，速度取决于形成瘢痕和损伤的肌束的多少
	Ⅳ		神经连续，大量瘢痕生成，神经再生受阻	通过切除瘢痕，神经吻合和神经移植，恢复神经传导功能
	Ⅴ	神经断裂（neurotmesis）	神经断裂，神经纤维不连续	需外科手术恢复

而神经的轴突、髓鞘以及支持性结构保持完整。这种损伤通常在3d后逐渐恢复，持续时间一般小于3周。

（2）轴突断伤：断裂的轴索远侧段发生瓦勒氏（Wallerian）变性，而周围支持结构保持完整，神经再支配以1mm/d的速度自行恢复。

（3）神经断伤：神经完全断裂，损伤的远侧段发生瓦勒氏变性，神经干（束）完全断裂，需手术修复。

2. Sunderland 分类（5级）

Ⅰ：病理特点是神经传导中断，损伤远端不发生瓦勒氏变性，相当于Seddon分类中的神经麻痹。这种损伤通常在3周内自行恢复，预后良好。

Ⅱ：病理特点是神经轴突中断，损伤远端发生瓦勒氏变性。这种损伤其周围的支持结构保持完好，神经可以以1mm/d的速度向远端再生，功能可自行恢复，预后较为良好。

Ⅲ：病理特点是轴突与神经内膜中断，但神经束膜连续性存在。这种损伤有自行恢复的可能，但由于内膜瘢痕化，恢复常不完全，预后尚可。

Ⅳ：病理特点是束膜严重损伤或中断，外膜也在一定程度上受损，但神经干本身的连续性存在。由于神经束广泛损伤，很少能自行恢复，常需手术切除瘢痕后修复，预后一般。

Ⅴ：病理特点是神经干连续性丧失，没有自行恢复的可能性。需要手术切除断端的纤维瘤，修复神经，预后较差。

（三）分娩性臂丛神经损伤的原因

分娩性臂丛神经损伤是由于分娩时过度牵拉或侧屈胎儿颈部，致使臂丛神经挫伤或断裂，引起完全性或不完全性瘫痪。有研究报道，肩难产、巨大儿（体重≥4kg）是产瘫的主要危险因素，其他因素还有臀位产、阴道手术助产、妊娠糖尿病、活跃期停滞、硬膜外麻醉、引产等。复旦大学附属华山医院与复旦大学公共卫生学院流行病学教研室合作，对上海市3家三级、5家二级医院从1988年至2002年确诊的32例产瘫患儿及其母亲进行了病例对照（1:4）的流行病学研究。结果发现上海市产瘫发生的主要因素依次为产钳助产（OR值40.22）、大于4kg的巨大儿（OR值31.25）及母亲的孕前体重指数≥21（OR值24.81）。在31个病例中，1例（3.22%）具备3个危险因素，16例（51.62%）具备2个危险因素，12例（38.21%）具备1个危险因素，2例（6.45%）不具备危险因素。此外，该研究和国外的相关研究结果都表明，剖宫产能相对减少产瘫的发生。国外研究报道的危险因素还包括臀位分娩、急产、妊娠糖尿病及高龄经产妇等。

1. 肩难产、巨大儿

几乎所有的文献都支持肩难产、巨大儿是产瘫首要的危险因素。肩难产发生最可能的原因是婴儿躯体和肩膀大小与母亲骨盆的直径不相称。婴儿体重偏大虽然导致肩难产发生率增高，但并不是唯一原因。产程中胎儿下降过快，导致胎儿没有足够时间在产道内完成正常分娩所需的一系列旋转动作：产道扩张不足，胎肩不能以最合适的位置入盆，都会导致臂丛损伤。持续性枕横位、枕后位等各种胎位不正造成头盆不称，胎儿宫内受力不均，通过产道时软组织的挤压，头肩角过大，也会导致臂丛神经损伤。

目前认为胎儿低体重是预防产瘫的关键。巨大儿是肩难产的明确危险因素，其他一些因素如肥胖、糖尿病、孕期增重、孕末体重指数、经产妇等很有可能造成胎儿体重过大而发生产瘫。所以控制出生体重是预防产瘫的关键。

值得注意的是出生体重常被低估，这是一个容易被忽视的危险因素。国内仅有个案报道中提及出生体重被低估。Weizsaecker 等的病例对照研究发现产瘫组和对照组体重均被低估，且产瘫组体重低估量大于对照组，但并未计算该差异是否有统计学意义，也未计算低估是否有统计学意义。作者发现有 85% 出生体重大于 5000g 的新生儿在超声检查时，体重被低估，而 5000g 是剖宫产的指征，因此作者认为可能需要调整剖宫产的体重阈值。

2. 臀位

臀位是产瘫公认的危险因素之一，其危险性是头位的 5 倍。但也有报道臀位并不增加产瘫风险。臀位产瘫有自己的特点，包括出生体重偏低、双侧多见。C_5、C_6（包括或不包括 C_7）神经根撕脱伤多见等，提示臀位产瘫损伤更重，并且发生的机制与头位不同。体重较大的臀位多数已经剖宫产，剩下的臀位体重低，组织更脆弱，胎儿头部分娩困难，牵拉双肩、躯干、手臂等会引起双侧产瘫。

3. 产钳、负压吸引

Brimacombe 等分析 333 例合并肩难产的持续神经损伤病例，35% 使用了产钳和/或负压吸引。两者是独立危险因素，作者不建议应用于估计体重 ≥ 4000g 的胎儿。联合使用产钳、负压危险性更大，所有情况下都应避免使用。Gilbert 等发现出生体重 >4500g，糖尿病加产钳或负压组产瘫发生率最高

4. 宫内损伤

在 20 世纪 90 年代以前，一般认为产瘫都是肩难产、臀位产、过度牵拉（包括产钳、负压吸引）引起的。Jennet 等首先提出"宫内适应不良"是分娩时没有以上高危因素，但仍发生产瘫的原因，认为臂丛在宫内已经损伤。

（1）第二产程顺利，一般不存在过度牵拉的可能。但过快的胎儿下降，导致胎儿没有足够时间在产道内完成正常分娩所需的一系列旋转动作，产道扩张不足，胎肩不能以最合适的位置入盆，进而导致臂丛神经损伤。

（2）Gherman 等发现无肩难产产瘫后肩受累的比例高于肩难产产瘫，一年后仍有症状的比例更高，恢复时间更长，锁骨骨折及第二产程短于 15min 的情况更多见。前肩难产，后肩未受牵拉而发生后臂产瘫，原因是骨盆前部直径 5cm，后部直径 13cm。即使没有前肩难产，后肩也有可能受阻于骶骨岬，肩臂部需要下降 13cm 的距离才能娩出，此过程可能已经造成臂丛神经损伤。

（3）有报道产瘫侧肢体合并有上肢萎缩、下肢旋转、耳郭折叠等畸形或存在失用性骨质疏松，提示分娩前肢体在宫内曾长期受压。臂丛及起保护作用的周围组织发育不良，分娩时损伤机会加大。

（4）出生后18d肱二头肌、三角肌、冈下肌无自发电活动而有巨大新生电位，提示损伤发生于分娩之前的一段时间。

（5）子宫畸形（如子宫肌瘤双角子宫），加上强烈宫缩、产妇用力屏气，可使子宫内压力异常增高。实验发现内源性产力是助产士牵拉力的4~9倍，可能是产瘫的原因。

（6）持续性枕横位、枕后位等各种胎位不正造成头盆不称，胎儿宫内受力不均，通过产道时的软组织挤压，头肩角加大，致使臂丛损伤。

（7）部分研究者认为住院医师、助产士接生与主治医生接生产瘫发生率一样，直接松解肩难产与间接松解肩难产，产瘫的发生率一样，提示医生资历及助产技术与产瘫无关，产瘫或可能发生于接产之前。

5. 感染因素

单核细胞增多症、弓形体病、柯萨奇病毒、流行性腮腺炎、百日咳、支原体肺炎可能与新生儿臂丛神经病变有关。

6. 基因因素

有报道称家族性多代多个单侧先天性臂丛神经损伤，系谱分析提示常染色体隐性遗传伴变异表达。

7. 解剖因素

发现解剖的变异：如颈肋、纤维束带造成肋锁上间隙狭窄，其附近神经易受牵拉损伤。Uysal等学者发现婴儿的臂丛存在很大的生物学变异（53.5%），周边起保护作用的组织如肌肉韧带等，随胎儿的发育程度而不同，导致某些胎儿臂丛神经易受损。

8. 肥胖及糖尿病

妊娠期糖尿病或虽没有糖尿病但GCT血糖水平偏高的糖代谢异常与高孕期增重、高出生体重及新生儿头躯干生长不协调（肩围更宽）有关。

9. 引产

目前引产是否引起内源性产力增加、产瘫增加尚无定论。

10. 经产情况

目前认为初产妇更容易出现产程的延长，需要缩宫素加强产程进展，内源性的产力增加可能与产瘫有关。有研究报道不伴肩难产的产瘫第二产程过短、胎头下降过快可能是损伤原因，而经产妇常常第二产程过短。

11. 剖宫产

剖宫产发生产瘫的概率极低，为0.042‰~0.95‰，相对于阴道分娩，剖宫产是产瘫的保护因素。产妇常常选择自己承担潜在的剖宫产危险来保证新生儿安全，这种可能是剖宫产越来越常见的原因。但剖宫产仍存在以下两方面的问题，一方面剖宫产不能完全避免产瘫发生，另一方面损伤可能来自宫内或通过腹部切口娩出胎儿时的过度侧牵。因此如何同时降低剖宫产率及产瘫发生率是产科医生面临的难题之一。

（四）分娩性臂丛神经损伤的预测

分娩性臂丛神经损伤的预测仍是难题。一般认为危险因素的预测能力很弱，尚没有单个因素或多个因素联合就可以预测分娩性臂丛神经损伤。

二、分娩性臂丛神经损伤的临床诊治

（一）分娩性臂丛神经损伤的临床诊断

诊断性检查可以明确臂丛神经受损的部位与程度，并有助于临床诊断。

肌电图（EMG）在生理学中用于检测肌肉是否具有生理活性，有助于鉴别神经麻痹与神经断裂。EMG检测结果分析如下。

1. 轻度失神经支配

肌电图可见自发电活动，运动单位电位波幅、时限基本正常，募集相为混合相和干扰相，神经传导速度正常，波幅可下降。

2. 中度失神经支配

肌电图出现较多自发电活动，募集相为单纯至混合相，神经传导速度下降不超过20%，波幅下降不超过50%。

3. 重度失神经支配

肌电图出现大量自发电活动，仅见单个运动单位电位，运动单位电位波幅可增高，时限可增宽。

4. 完全失神经支配

肌电图出现大量自发电活动，无运动单位电位出现，电刺激神经干，相应肌肉检测不到符合肌肉动作电位。

5. 神经传导速度的测定

可判断神经损伤的部位、神经再生和恢复情况。

6. 临床上经常使用的辅助影像学诊断方法

包括B超、计算机断层扫描（CT）和磁共振成像（MRI）、脊髓造影术，若显示神经撕脱的阳性结果即可精确确诊。

（二）分娩性臂丛神经损伤的神经修复

婴儿的神经系统处于生长发育中，拥有很强的自我修复和适应能力。神经中的结缔组织包绕轴突并使其具有一定的承载能力。此外，臂丛神经因复杂的网络联系有助于神经损伤的修复。

很多技术可以让机体充分发挥这一强大的适应能力，促进神经损伤最大限度地修复，使患儿免于手术。是否需要手术治疗，一般在患儿6月龄时决定。神经修复的速度是每月1英寸（2.54cm）。在12~18月龄患儿中，神经损伤累及的肌肉如果无神经支配，肌肉将会萎缩。神经修复时间被延迟的越长，则最终功能恢复的结果越差。修复时间超过12~18个月，将导致永久性瘫痪，此时需进行神经移植和功能性肌肉移植等复杂性重建手术。神经损伤的修复取决于损伤的程度和损伤的类型。如果是臂丛神经上干损伤，并且是神经麻痹型，重建手术对其继发畸形的运动功能恢复多可获得很好的疗效。神经根下干易造成神经结构完整性的破坏，不仅需要施行高难度的重建手术，而且易出现上肢显著短缩和生理畸形。

（三）分娩性臂丛神经损伤的定位与分型

临床通过检查肌肉麻痹的部位来确定臂丛神经损伤的部位，基于临床观察，Narakas定义了包括严重损伤的四型分类法，见表11-1-2。

神经根上干（C_5~C_6）在颈部位置表浅，极易受到外力冲击损伤，在分娩性臂丛神经损伤严重的患儿中，常见有C_5~C_6的神经根脊髓发生撕脱损伤。神经根下干因从脊髓发出并向颈部平行穿行的关系，其损伤后累及肢体损伤面积肌肉较多。与成人臂丛神经损伤不同，儿

表11-1-2 Narakas分型

分型	新生儿临床表现	恢复的典型表现	可能的损伤（Sunderland分度）
1	肘屈、外展外旋和前臂旋后不能	1个月内开始恢复，4~6个月完全恢复	上干Ⅰ和Ⅱ损伤
2	与第一组类似，下肘部主动伸展能力减弱	肩和肘屈曲的恢复大于1个月。愈合稳定，但挛缩的肌肉会限制运动	上干Ⅱ和Ⅲ损伤，C_7神经根Ⅰ和Ⅱ损伤
3	连枷臂畸形，肘屈曲不能，肌力减弱，腕屈曲，拳头紧握	缓慢部分型恢复需15个月，有轻微活动受限和继发性畸形的发生	上干Ⅳ和Ⅴ损伤，C_7神经根Ⅲ和Ⅳ损伤
4	连枷肩畸形，手半开，手指仅能微动	肩功能受限，手臂静息状态呈外展位，肘屈曲、内旋，前臂反掌，外旋功能丧失	各种类型的严重损害（Ⅱ~Ⅴ）累及上干、中干、下干

童处于生长发育快速阶段，会引起更多复杂的后遗症（图11-1-3）。

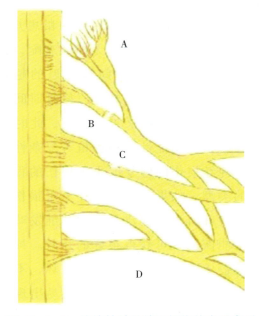

图11-1-3 分娩性臂丛神经损伤的常见类型
A.撕脱伤；B.断裂；C.部分断裂；D.牵拉损伤神经仍保持连续

（四）分娩性臂丛神经损伤的临床康复路径（图11-1-4）

1.初期临床监护

婴幼儿臂丛神经损伤的修复指征是肱二头肌抗重力修复速度。肱二头肌功能恢复被证明是一种有效的神经修复指标，也是是否进行臂丛神经修复手术的指征。肱二头肌和三角肌受C_5~C_6神经根发出的神经支配。多数由C_5损伤所致的分娩性臂丛神经损伤要比其他神经根损伤后果严重（除神经下干撕脱伤外），这意味着C_5损伤后，其所支配的肌肉恢复神经支配与其他神经损伤相比需要更长的时间。肱二头肌和三角肌功能恢复可用来衡量神经损伤修复速度。

在婴儿期，肱二头肌较三角肌容易检测，因为三角肌功能的增强常被其拮抗肌的收缩所掩盖。一些学者认为，患肢的主动外旋和旋后功能也可因神经根上干损伤而累及，尽管在3月龄时难以进行检测。臂丛神经损伤修复的研究常按患儿月龄进行描述，并选择肱二头肌抗重力功能作为研究的指标。一些研究显示，增加手和脑功能恢复的指标，会提高早期预后判断的准确性。

有研究显示，婴儿分娩性臂丛神经损伤的自然转归和预后，大致与其肱二头肌功能的恢复有关。在2~3月龄内，患儿臂丛神经上干支配的肌肉，在恢复神经支配后，其抗重力功能优先恢复，而神经损伤的完全恢复则需1~2年。当然，这种修复不一定总是恢复至正常状态。部分患者肱二头肌功能在3~6个月内有所恢复，并会产生有限的运动和肌力。对于6~9月龄肱二头肌仍无功能的患儿，其肢体将会在以后出现明显畸形。

2.外科手术治疗

分娩性臂丛神经损伤的治疗措施因情况不同而采用不同的方案。对患者的随访评估有利于今后对新的病例进行早期测评和治疗，并最大限度地恢复相关肌肉的功能。目前，关于外科施行神经重建术的时机仍然存在争议。外科医生根据自身治疗患者的多年实践经验，已经提出了许多建议。其中两条重要原则已经被反复论证，即损伤的程度和修复的速度。Narakas神经损伤的四型分类中，其损伤修复均以不同的速度进行，并与以上两条重要原则有关。

Gilbert等首先提出，对3月龄后而肱二头肌仍无功能的患儿，应行外科手术治疗，但多数患者肱二头肌功能的明显改善可以推迟到9月龄。Waters，Kline和Noetzel等都提出，如果等不到9~12月龄，至少要等到6月龄，方可对患儿施行神经外科手术治疗。

神经损伤的愈合有许多因素参与，包括神经修复、肌肉挛缩和复合性收缩的进展，以及物理疗法的作用等。即使修复延迟，没有进行

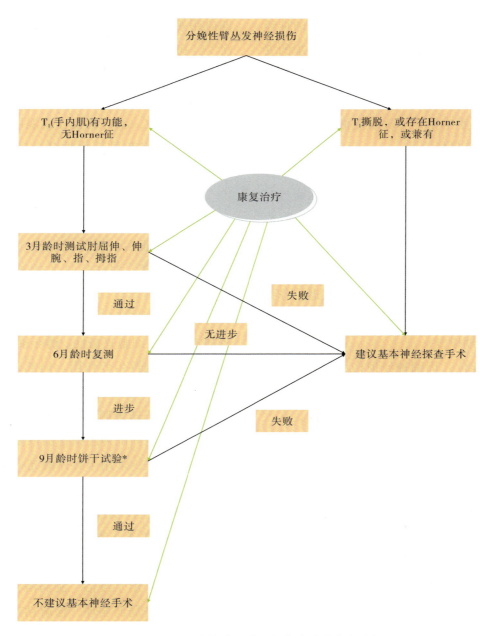

图 11-1-4 分娩性臂丛神经损伤的临床康复路径

神经修复手术的患儿与同期进行了外科手术的患儿相比，他们的活动功能并没有明显差别。

有研究结果表明，进行神经修复术的患儿与自然恢复的患儿相比，他们远期功能的恢复仅有很小的差别或者几乎没有差别。当然，这些研究因样本量少、治疗方案缺乏统一的标准及神经损伤的多样化等，而有其局限性。因此，目前还没有确定修复缓慢是否是所有神经损伤患者进行外科手术的指征，也没有充分的证据证明，手术治疗的效果优于保守治疗。

基于这些原因，许多外科医师主张对分娩性臂丛神经损伤的患儿进行保守治疗，尤其是 Narakas 1 型和 Narakas 2 型损伤的病例。已达 6 月龄，而肱二头肌肌力仍然没有恢复的患者（大约占 10%）应施行神经重建术。肱二头肌和三角肌肌电图检测，在很大程度上增加了保守治疗的可信度。综合采用 A 型肉毒杆菌素（BTX-A）治疗、肌肉和骨科外科手术，已能达到良好的功能恢复（而不是通过直接的神经修复术），这为患儿的健康提供了进一步的安全保障。而且多种证据显示，保守治疗的疗效与神经重建术相同。

3. 非外科手术治疗——康复治疗概要

（1）康复目标

短期目标：早期康复目标主要是及早消除炎症、水肿，促进神经再生，防止肢体挛缩；恢复期目标主要是促进神经再生，恢复神经的正常功能，矫正畸形。

远期目标：使患者最大限度地恢复功能，恢复正常的日常生活和社会活动，重返工作岗位，进行力所能及的劳动，提高患者的生活质量。

（2）早期康复

保持功能位：周围神经损伤后，为了预防关节挛缩，保留肢体的良好功能，应保持损伤部位及神经所支配的关节在良好的体位。在大多数情况下，应保持在功能位。患侧上肢外展外旋90°平放，可以使用一些简易的腕关节背屈夹板固定。

被动运动：在早期可进行被动运动。注意运动量不能过大。运动是一种生理性刺激，使得中枢神经系统保持紧张性和兴奋性，并能改善周围神经髓鞘本身的血液循环，减少周围组织水肿。被动运动的主要作用是保持和增加关节活动度，防止肌肉挛缩变形。其次，能保持肌肉的生理长度和肌张力、改善局部循环。被动活动时应注意：①只在无痛范围内进行；②在关节正常范围内进行；③运动速度要有节奏，切记不要过快；④若合并发生锁骨或肱骨骨折的情况，一定要在充分固定后进行。

物理因子治疗：神经肌肉电刺激可以促进神经再生，从而促进周围神经损伤的恢复。周围神经损伤后1周内行功能电刺激治疗，配合肌肉主动和被动锻炼，可以达到促进轴突再生、促进周围神经对肌肉再支配的效果。另外，早期应用短波、微波透热疗法（无热，每日1~2次），可以消除炎症、促进水肿吸收，有利于神经再生。应用热敷、蜡疗、红外线照射等，可改善局部血液循环、缓解疼痛、松解粘连、促进水肿吸收。治疗时要注意温度适宜，尤其是有感觉障碍和局部血循环差时，容易发生烫伤。

磁刺激治疗：有研究证实磁刺激可保护神经组织，并能促进神经的修复和再生。在动物实验中证实，局部磁刺激可促进神经轴突的再生速度，对伤后恢复的神经功能有促进作用。

诸多研究证实磁刺激具有改变细胞膜的离子通道、改变细胞兴奋性、诱导轴突侧支生芽、促进神经细胞再生等作用。局部磁刺激还可影响神经膜除极化诱导的钙内流、钙波、与神经生长有关因子转录调控以及受体构型改变等过程，从而促进周围神经损伤的恢复。

激光疗法：常用半导体激光（80~200mW）照射损伤部位（锁骨上窝、大椎穴）或沿神经走形选取穴位（肩三针、手五里、曲池、手三里，内外关等）照射治疗，每个部位照射3~10min，有消炎、促进神经再生的作用。

水疗法：温水浸浴、旋涡浴，可以缓解肌肉紧张，促进局部循环，松解粘连。在水中进行被动运动和主动运动，可防止肌肉挛缩。水的浮力有助于瘫痪肌肉的运动，水的阻力可减慢运动速度，防止运动损伤发生。

高压氧治疗：临床实践中有将高压氧治疗用于周围神经损伤的康复中。

矫形器治疗：早期预防关节挛缩畸形。常选用腕背伸固定支具、前臂旋前或旋后矫正支具等。

中医治疗：①针刺治疗：以选取损伤经络穴位为主，循经取穴，配合具有止痛活血、通经活络等作用的穴位。②推拿治疗：以祛瘀消肿、通经活络为原则，推拿按摩的主要作用是改善血液循环、防止软组织粘连，同时也能延缓肌肉萎缩。但手法要轻柔，强力的按摩对软瘫的肌肉多有不利，长时间的按摩也有加重肌肉萎缩的危险。选穴参照针刺穴位，手法施以滚法、按法、揉法、搓法、擦法等。③其他治疗：电针、艾灸、火罐、中药治疗等。

药物治疗：主要作用是促进神经再生。神经营养因子（eurotrophic factor，NTFs）：NTFs是一组能对中枢和周围神经系统发挥营养作用的特殊物质。这类特异蛋白分子经过轴突逆行运转至神经胞体，并与特定的受体结合，激活细胞代谢，从而发挥作用。根据其来源和特点，目前可将NTFs分为十余个类别，其中神经生长因子（nerve growth factor，NGF）和成纤维细胞生长因子（fibroblast growth factor，FGF）研究得最早和最多，并已在临床应用。NGF对神经的生物效应为：保护神经元、促进神经元生长和轴突长芽、促进移植的神经组织生长。FGF分为酸性（aFGF）和碱性（bFGF）两类。目前临床应用的为基因重组的bFGF，能促进神经再生和晶体再生、加速伤口愈合，因此bFGF对创伤引起的周围神经损伤很适用。给药途径有两种，一种为肌注，另一种为局部导入。局部导入的方法为阳极导入，电流可采用直流电、极性较强的低频电流或中频电流。阳极衬垫中加入适量药物，置于神经损伤部位，阴极与之对置或并置于远端。每次20~30min，每天一次。神经节苷脂也有促进神经再生的作用。B族维生素（B_1、B_6、B_{12}）参与神经组织的糖和脂肪代谢，也可用于周围神经损伤的辅助治疗。

（3）术后（或非手术）恢复期康复

减缓肌肉萎缩：神经肌肉电刺激不能促进神经再生，但可以通过刺激失神经肌肉以减慢肌肉萎缩。恢复期神经肌肉电刺激一般在损伤后2~3周进行，对肌肉进行刺激、按摩、被动活动。

增强肌肉力量和促进神经功能恢复：①运动疗法。②电疗法：包括神经肌肉电刺激和肌电生物反馈治疗。③作业疗法。

促进感觉功能恢复：①感觉过敏：采用脱敏疗法，如刷擦。②感觉丧失：在促进神经再生的基础上，采用感觉重建的方法。③局部麻木、灼痛、痛痒：手术和非手术治疗。感觉训练时间不宜过长，以每天训练10~15min为宜。

心理康复：臂丛神经损伤的患儿，往往伴有一些焦虑、抑郁、自卑或自负等心理问题。主要表现有情绪急躁、焦虑、忧郁、躁狂等。可采用医学教育、心理咨询、集体治疗、患者示范等方式来消除或减轻患儿的心理障碍，使其发挥主观能动性，积极地进行康复治疗。也可通过集体作业治疗来改善患者的心理状态。

患儿及家长的再教育：首先必须让患儿家长认识到单靠医生和治疗师，不能使受伤的肢体完全恢复功能，家长应积极主动地参与治疗。早期就应在病情允许的情况下，在肢体受限范围内尽早活动，以预防水肿、挛缩等并发症。患儿常伴有感觉缺损，因此失去了对疼痛的保护机制，无感觉区容易被灼伤、烫伤、挫伤等。一旦发生了创伤，由于伤口有营养障碍，较难愈合。必须教育患儿不要用无感觉的部位去接触危险的物体，如运转中的机器、烧水壶、热水袋等。对有感觉丧失的手、手指、手掌，应经常保持清洁、注意保暖。无感觉区也容易发生压迫溃疡，使用夹板或石膏时，应注意皮肤是否发红或破损，若出现石膏、夹板的松脱、碎裂，应立即就诊。

康复护理：注重体位护理，根据神经损伤的性质和部位予以良肢位摆放，保持肢体功能位。

康复延伸治疗：根据康复治疗师的意见，

监督和指导患儿及家长在家中进行关节活动度、肌力、感觉、日常生活活动能力等延续性训练。

并发症的预防及护理：预防继发性损伤的护理（如摔伤、烫伤等）；预防关节挛缩及失用综合征的护理；周围循环障碍、肢体肿胀、疼痛的预防和护理等。

社会康复：主要采用个案管理的方式进行，由个案管理员（社会工作者或康复治疗师、残联助残员）对患儿提供由入园、入学直至工作岗位或社区生活的全程个案服务。

康复辅导：采取"一对一"或"小组"治疗的形式。根据患儿实际情况，给予出院后的家庭康复计划与具体技术的指导。

三、分娩性臂丛神经损伤的康复

（一）神经肌肉解剖详述（臂丛 C_5~T_1 支配的肌肉与功能）

1. 臂丛神经根椎孔内的结构

臂丛神经由 C_5~C_8 神经根前支及 T_1 神经根前支大部分纤维组成。在椎管内，相应颈胸部脊髓节段的腹外侧沟及背外侧沟发出神经根丝，分别组成脊神经的前根和后根。后根在椎间孔附近有椭圆形膨大，称为脊神经节，其中含假单极的感觉神经元。前根在后根的前下方进入椎间孔，在后根神经节外侧与后根合成脊神经根。臂丛神经根性损伤依据其损伤部位和性质分为根性撕脱伤（又称节前损伤）和臂丛神经根断裂（又称节后损伤），不同的节段之间以及同一节段的前根和后根之间在神经根根丝的数目和直径上都有所不同。此外，还发现 C_5 后根神经节前根复合体更容易受到神经节供血动脉的压迫，因此认为 C_5 更容易受到损伤。前后根在椎管内仅以直径为 1.3~1.9mm 的根丝与脊髓相连，很容易在暴力牵拉下将脊髓根丝从脊髓中拔出，造成臂丛根性撕脱伤。

背根根丝之间常存在交通支，在硬膜内垂直行于根丝之间，当脊神经根受到牵拉时这些交通支被拉紧。损伤这些交通支则会引起相应神经支配区的疼痛。

臂丛神经有交感神经纤维参加，其中支配面部如瞳孔开大肌的交感神经纤维，在 C_8、T_1 平面脊髓灰质侧角处的睫状脊髓中枢发出，并加入前根，因此 C_8、T_1 神经根断伤时可出现同侧瞳孔缩小、眼睑下垂、眼球内陷及面部无汗，即 Horner 综合征。

2. 臂丛神经根椎管段及椎管外的结构

C_5~T_1 前后神经根根丝在椎管入口处合成神经根，神经根出椎间孔后发出前支、后支和脊膜支，其中前支于前后横突间肌之间发出，构成臂丛的根部，在横突外缘与前斜角肌起点相连，随后走行于由前中斜角肌构成的斜角肌间隙内。上半椎韧带发自上一颈椎横突下缘及后横突间肌前缘，从外上方到内下方在臂丛 C_5~C_6 前支穿椎间孔处与神经的外膜融合。此半锥形韧带结构的存在大大加强了 C_5~C_6 神经根的抗张能力，C_8、T_1 前支在穿椎间孔时因无此韧带的支持作用，减少了神经根的抗牵拉能力，与 C_5~C_6 相比更容易在暴力下引起根性撕脱。临床研究显示在全臂丛根性损伤病例中，最常见的类型为 C_5~C_6 断裂、C_7~C_8 和 T_1 撕脱。

此外，还需注意 C_4~C_5 根部与膈神经的关系。C_4 神经根加入臂丛的纤维可分为前后两束，前束发于神经根根丝的上侧部和下侧部，沿 C_5 前支的前股纤维进入肩胛上神经和上干前股，并参与组成膈神经，后束仅来自神经根丝的下侧部，沿上干后部纤维进入肩胛神经和上干后股，与膈神经不相连。这可能是部分臂丛损伤患者 C_5 神经根撕脱而肩胛上神经功能部分保存的原因。

臂丛神经根部发出两个分支——肩胛背神

经和胸长神经。胸长神经由 C_5~C_7 神经根距椎间孔 1cm 处发出细支行走在中后斜角肌之间组成，沿胸廓表面下行，支配前锯肌，损伤后可出现"翼状肩胛"（图 11-1-5）。臂丛损伤患者若出现翼状肩胛伴副神经功能完整，则高度提示 C_5~C_7 根性撕脱。

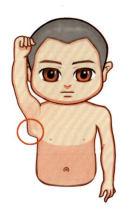

图 11-1-5　翼状肩胛

从电生理研究结果来看，不同神经根在肌肉支配中存在内在联系。其中，C_5 神经主要支配的肌肉与 C_6 相同，均为三角肌、肱二头肌、肱桡肌；C_8 与 T_1 相同，主要支配指深屈肌及手内肌，这些神经根的区别在于肌肉优先支配顺序不同。而 C_7 与 C_5、C_6、C_8、T_1 不同，其支配的肌肉均可被其他神经根代偿，如背阔肌可被 C_6、C_8 代偿，肱三头肌可被 C_5、C_6、C_8、T_1 代偿。因此，臂丛功能可分为三组：C_5~C_6 支配肩肘，C_8、T_1 支配手，C_7 支配肩肘腕手。从理论上讲，单一神经根损伤不会引起明显的上肢功能障碍，而 C_7 神经根由于有上下神经根的双重代偿作用，因此可用健侧 C_7 神经根作为移位神经供体，对健侧上肢不会产生明显的影响。

3. 臂丛分支

臂丛根、干、束部有多个神经分支发出，支配肩胛带附近的肌肉，而股部无分支。这些分支对臂丛损伤的定位诊断有重要意义。

（1）根部分支：①胸长神经（C_5~C_7），支配前锯肌；②肩胛背神经（C_5、C_4），支配肩胛提肌及大小菱形肌；③膈神经支（C_3~C_5），支配膈肌。

（2）干部分支：①肩胛上神经（C_5），从上干发出，支配冈上、下肌；②锁骨下神经（C_5、C_6），从上干的前股发出，支配锁骨下肌。

（3）束部其他分支：①胸前外侧神经（C_5~C_7）：从外侧束起点处发出，支配胸大肌锁骨部；②胸前内侧神经（C_8、T_1）：从内侧束起点处发出，支配胸小肌及胸大肌胸肋部；③肩胛下神经（C_5）：从后束发出，支配肩胛下肌和大圆肌；④胸背神经（C_5）：从后束发出，支配背阔肌；⑤臂内侧皮神经（T_1）、前臂内侧皮神经（T_1），均由内侧束发出。

4. 功能特点（表 11-1-3）

（1）C_5 神经根：①主要组成腋神经，支配三角肌，主管肩外展；②主要组成肩胛上神经，支配冈上、下肌，主管肩上举；③独立组成肩胛背神经，支配肩胛提肌。

（2）C_6 神经根：主要组成肌皮神经，支配肱二头肌，主管屈肘。

（3）C_7 神经根：主要组成桡神经等，支配上肢伸肌群，主管肘、腕、指的伸直。C_7 支配广泛，无独特性。

（4）C_8 神经根：①主要组成正中神经，支配掌长肌、拇长屈肌、指深屈肌等指屈肌群，主管手指屈曲；②独立组成肩胛下神经，支配肩胛下肌。

（5）T_1 神经根：①主要组成尺神经。支配手内在肌群，主管拇指对掌、对指，手指内收、外展，掌指关节屈曲及指间关节伸直；②独立组成臂内侧皮神经、前臂内侧皮神经。

（二）康复评估

1. Mallet 评估（肩关节）（表 11-1-4，图 11-1-6）

该标准对肩外展、外旋、内旋等 5 个基本

表 11-1-3　上肢肌肉臂丛神经支配一览表

肌肉	主要神经	神经支配	运动
三角肌	$C_5 \sim C_6$	腋神经	肩外展，屈曲／伸展
肩胛下肌	$C_5 \sim C_6$	肩胛下神经	肩内旋、内收，臂抬高位屈曲，稳固前部肩关节
冈上肌	$C_5 \sim C_6$	肩胛上神经	协助三角肌外展，稳固肩关节
冈下肌	$C_5 \sim C_6$	肩胛上神经	肩关节外旋，协助臂后伸、内收
小圆肌	C_5	腋神经	外旋
大圆肌	$C_5 \sim C_6$	肩胛下神经	上臂内收、内旋、后伸
背阔肌	$C_5 \sim C_6 \sim C_7$	胸背神经	肩关节内收、旋内和后伸，上肢上举时可上提躯干
肱二头肌	C_5	肌皮神经	屈肘，前臂屈曲旋后，协助屈肩关节
肱肌	C_5（C_6、C_7、C_8）	肌皮神经	屈肘
喙肱肌	C_5	肌皮神经	肩关节屈曲、内收
肱三头肌	$C_5 \sim C_6 \sim C_7$	桡神经	伸肘，肩外伸和内收

动作进行量化评价，每个动作根据患儿的完成情况给予 1~5 分，1 分无任何动作，5 分正常。该评定标准根据肩关节外展、外旋角度大小，同时依据患儿日常生活中几个有用的功能如手到背（内旋功能）、手到嘴以及手到颈后进行综合评定，各项指标分值的界定比较容易。因此，其成为临床上产瘫常用的肩关节功能评定标准。

表 11-1-4　Mallet 评分

	2 分	3 分	4 分
肩外展	<30°	30°~90°	>90°
肩外旋	<0°	0°~20°	>20°
手到颈后	不能	困难	容易
手到脊柱	不能	S_1 水平	T_{12} 水平
手到嘴	喇叭征	部分喇叭征	外展 <40°

2. Gilbert 评估（肩关节）

该标准将肩外展及外旋作为评定指标。该标准由法国学者 Gilbert 提出，分为 0~5 级，评分界定标准清楚、容易掌握，临床上亦常用。

0 级：无主动外展及外旋；

1 级：外展 0°~45°、无外旋；

2 级：外展 45°~90°、外旋到中立位；

3 级：外展 90°~120°、外旋 0°~30°；

4 级：外展 120°~160°、外旋 30°~60°；

5 级：正常外展及外旋。

3. Gilbert 评估（肘关节）

屈肘挛缩畸形是产瘫常见的后遗畸形。Gilbert 肘关节功能评分系统不仅考虑了屈肘及伸肘功能，同时涉及肘关节的屈曲畸形。

屈曲：无主动屈曲或伴挛缩：1 分；

　　　不完全屈曲：2 分；

　　　完全屈曲：3 分。

伸展：无主动伸肘：0 分；

　　　微弱伸肘：1 分；

　　　完全伸肘：2 分。

欠伸：0°~30°：0 分；

　　　30°~50°：−1 分；

　　　>50°：−2 分。

4. Raimondi（手功能）

意大利学者 Raimondi 通过观察大量产瘫患儿早期神经修复后手功能恢复情况，提出手功能分级标准。该标准比较贴近实际，评分界定标准清楚、容易掌握，是目前临床上常用的

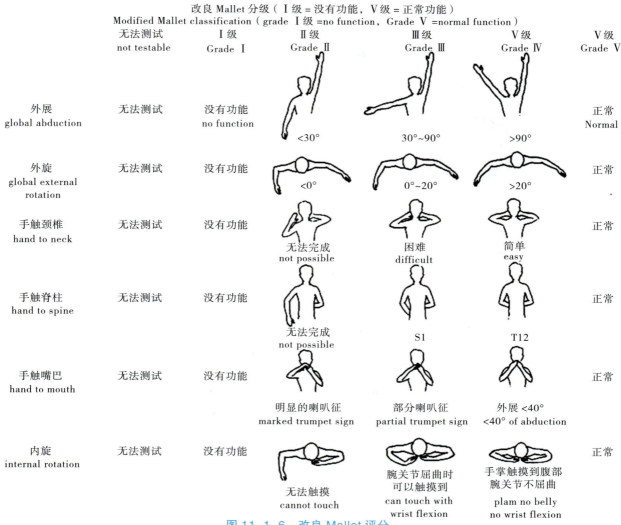

图 11-1-6 改良 Mallet 评分

产瘫手功能分级评定标准。

0级：手瘫痪或有手指微弱屈曲，但无对捏。可有一些知觉。

1级：有限的主动屈指，可有拇指对捏。

2级：主动伸腕伴被动屈指（腱固定作用）。

3级：主动完全屈腕屈指并完成对掌，手内肌平衡。

4级：主动完全屈腕屈指及伸腕，但无伸指；对掌功能佳（尺侧手内肌有力）；有部分前臂旋转功能。

5级：上述4级+主动伸指及完全的前臂旋转功能。

四、分娩性臂丛神经损伤临床常见问题康复解决策略

（一）肩胛上移（图 11-1-7）

肌肉挛缩和肩内旋是肩胛上移最重要的病理生理学因素。肩峰和锁骨远端冲压肱骨头，组织结构的畸形导致运动异常（肘外展、后旋困难，外展不能，手臂短缩，肱二头肌挛缩和桡骨头异位常见）。肩胛上移可能与菱形肌无力有关。临床康复中采用肌电生物反馈电刺激、运动疗法的方式进行。

1. 大菱形肌

伸展技术A：患儿俯卧，两手上举过头，治疗师双手交叉放在对侧肩胛骨，借由身体前

倾下压肩胛骨的内侧缘以分开肩胛骨。

紧绷－放松技术：患儿试着内收肩胛骨，治疗师给予阻抗，约5s后告知患儿逐渐放松肌肉，治疗师互推肩胛骨至两侧。

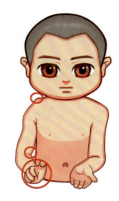

图 11-1-7　肩胛上移

2. 小菱形肌

伸展技术B：患儿健侧卧位，患侧的手上举过头，治疗师的前臂扶住其上臂，抓住肩胛骨内缘并往斜上拉，另一只手的拇指与手掌按压在肌肉处，往终点的对侧伸展。

（二）肩内旋

上臂内旋是分娩性臂丛神经损伤的常见类型。常规治疗方法是肩胛下肌牵伸方法。

伸展技术（外旋）：患儿仰躺，上臂放在身旁且手肘屈曲90°，治疗师以外侧手掌按压在喙突下方、靠近小结节处，往肌腹方向推，另一手抓住手肘并外旋其上臂（图11-1-8）。

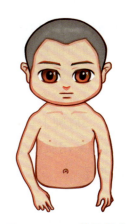

图 11-1-8　伸展技术

紧绷－放松技术：患儿试着内旋上臂，治疗师给予阻抗，约5s后告知其逐渐放松肌肉，治疗师再进行伸展。

注意：手臂仅稍微外展，以免造成胸大肌的紧绷而阻碍牵拉到肩胛下肌的徒手伸展。

（三）产瘫肩

目前有两种学说可解释肩胛下肌内旋挛缩导致产瘫肩的形成。一种是以Zancolli等为代表的创伤学说，即由于分娩过程中暴力牵拉直接损伤肩胛下肌，使其纤维化，最终导致患侧肩关节内旋畸形。另一种是Gillbert等提出的肩关节内旋肌与外旋肌因恢复不同步而导致肌力不平衡的学说，即患儿臂丛神经损伤后，肩外旋外展肌（冈下肌、小圆肌、三角肌、冈上肌）麻痹，而内旋肌（肩胛下肌）则受损伤较轻或恢复较快。由于外旋外展肌不能提供足够的拮抗，使内旋肌长期处于失拮抗的收缩状态而逐渐发展成为挛缩畸形。朱越等提出肩胛下肌及其拮抗肌支配的神经丛来源和血供特点是形成肩胛下肌挛缩的主要原因。产瘫的病理学特点：在产瘫恢复过程中，C_7~T_1的损伤常较C_5、C_6轻，因肩胛下肌支配的神经有一部分来源于C_7，其恢复较快，而来源于C_5、C_6的肩外旋肌恢复较慢。肩胛下肌得不到很好的拮抗收缩，易发生肌肉挛缩现象。根据以上观点，产瘫肩的形成可能是多重因素综合产生的特殊症状，存在肩胛下肌损伤、肌力恢复不平衡以及多重神经支配三个特点。而针对以上3个相关因素的分析，肌内效贴的运用可能会起到不同的作用。

治疗方法：

1. 运动疗法

（1）前锯肌肌力训练：患儿面朝墙壁双臂支撑或在别人辅助下肘关节伸直，推墙50次。

（2）背阔肌训练：患儿俯卧位，双手置于体后，头部后伸，使胸部抬离床面，肩胛骨内收内旋，颈背部后伸 50 次。

（3）扩胸训练：患儿双肘屈曲双手摸肩，以肩部为中心做双肩的向后划圈摆动 30~50 次。

（4）肩胛下肌的牵伸：患侧上肢肘部屈曲 90°，肘关节贴于胸壁，掌心向前，前臂向后摆动，可在他人辅助下完成。

（5）肩关节活动度训练：使用肩关节外展爬墙训练、肩关节前屈推滚筒训练、双手拉吊环训练等，每天训练 1~3 个项目，每次 20~30min。

2. 肌内效贴治疗

以肩胛骨内侧缘为起点，用 1 条或 2 条 3~4 爪形贴布，爪形贴布如双手交叉状重叠于肩胛骨外侧缘，不在贴布上施加任何拉力或仅施 10% 以下的拉力。

将单条肌内效贴起点贴于肩胛骨内侧缘，止于肩胛骨外侧缘。肌内效贴每 2~4d 贴扎治疗 1 次（图 11-1-9）。

3. Y 型贴布

采用倒 Y 字贴扎法，肩胛骨内侧上段为起点，一侧贴于肩胛骨内侧缘，一侧止于肩胛骨上。

（四）肩关节活动度小，肩胛下肌挛缩

臂丛损伤导致肩关节水平运动丧失，使手臂外旋和旋后障碍。由于腋窝和胸部肌肉挛缩，肩关节垂直运动丧失。

1. 肩胛下肌

伸展技术（外旋）：患儿仰躺，上臂放在身旁且手肘屈曲 90°，治疗师以外侧手掌按压在喙状突下方、靠近小结节处，往肌腹方向推，另一手抓住手肘并以前臂外旋其上臂（图 11-1-10）。

紧绷-放松技术：患儿试着内旋上臂，治疗师给予阻抗，约 5s 后告知其逐渐放松肌肉，治疗师再进行伸展。

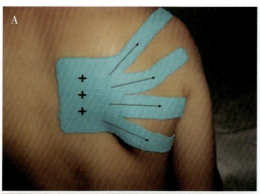
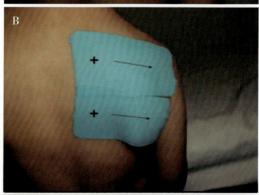
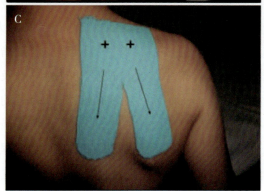

图 11-1-9　贴扎方法

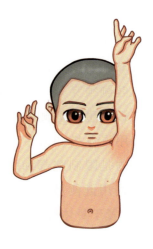

图 11-1-10　伸展技术

注意：手臂仅稍微外展，以免造成胸大肌的紧绷而阻碍牵拉到肩胛下肌的徒手伸展。

肩外展和屈曲运动困难也可通过外科软组织手术，进行挛缩松解和肌肉移位。手臂不能做自主抬高超过头顶（120°左右）的运动，在做环绕150°的运动时，手臂不能做被动的抬高超过头顶的运动（约150°左右），是非常有意义的体征，也是外科手术的指征。

（五）长短手臂，前臂短小（图11-1-11，图11-1-12）

临床康复中推荐使用强制诱导式训练，即进行强制性诱导运动治疗（constraint-induced movement therapy，CIMT）。"习得性失用"是一种条件性运动抑制的学习现象，其理论基础来源于神经科学和行为心理学。强制限制患儿健肢的活动，迫使其使用患肢，经常反复地使用患肢的习惯可获得一定抗力，能克服"习得性失用"。"塑形"技术是指通过对患肢进行集中、大量、重复的练习以及与日常生活相关的活动，达到功能训练的目的。近年来的研究表明，CIMT的机制可能是强制性运动改变了患侧上肢的失用性强化过程，广泛的大强度训练引起控制患肢的对侧皮质代表区扩大和同侧皮质募集，产生很大的功能依赖性皮质重组。上述康复治疗均在治疗师指导下进行，每天1次，每次约1h，每周治疗5次，连续4周，共治疗20次。在取得患儿家长的同意和配合后，限制健侧肢体动作，要求患儿的健侧须穿戴一个固定前臂和手的夹板。该夹板将患儿健侧的前臂和手固定在休息位，并用尼龙搭扣束带沿前臂和手的背侧固定，目的是限制腕部和手指的屈曲活动并防止患者使用健侧肢体，最后用吊带将夹板两端固定并置于身体健侧。除此之外，还需要对患儿进行"一对一"的强制性使用运动疗法和作业治疗（图11-1-13）。

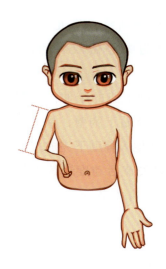

图11-1-11　长短手臂，上臂变化不明显

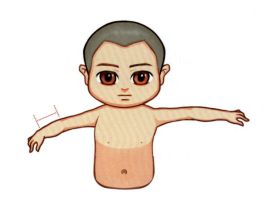

图11-1-12　长短手臂，前臂短小

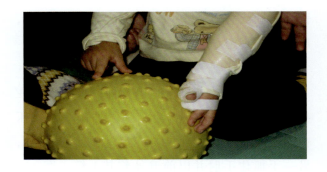

图11-1-13　"一对一"的强制性使用运动疗法和作业治疗

手臂严重短缩使功能活动受限，而延长患肢并使之与健侧完全匹配是不可能的。这

一情况由骨骼畸形所致。因此，需采用骨延长术进行矫正。适当的方法是 lIizarov 骨延长术。在这个手术中，截断肱骨并允许其部分愈合。在手术截断部位的两侧安置金属固定架，并渐进性牵拉骨和肢体。随着新生骨长入缺损部位，患肢得以延长。

（六）肘关节不能屈曲（图 11-1-14）

患儿屈肘功能丧失常由 C_6 神经根受损所致。这种损伤对肱三头肌的影响较小，因此，多数取决于肱二头肌和肱三头肌的复合收缩。治疗屈肘功能丧失应检查肱二头肌和肱三头肌的复合同步收缩是否存在，如果存在，注射 BTX-A 到肱三头肌会产生令人满意的结果；临床上采用运动疗法、低频电刺激、肌电生物反馈治疗等方法。如果存在 C_6 神经根完全受损的严重情况，那么可能需要做神经移植术或神经移位术。

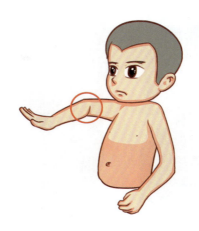

图 11-1-15　肱三头肌肌力训练

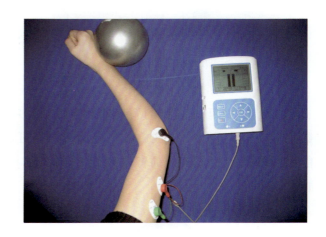

图 11-1-16　肌电生物反馈电刺激

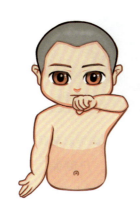

图 11-1-14　肘关节不能屈曲

（七）肘关节屈曲位挛缩

肘关节屈曲位挛缩是由肱三头肌肌力不足，肱二头肌肌力相对过高引起的。其原因是 C_7 神经根的恢复比 C_6 神经根慢，或者根本不能恢复。可采用 BTX-A 注射、肱三头肌肌力训练（图 11-1-15），肌电生物反馈电刺激（图 11-1-16），也可同时采用伸肘低温热塑板材（图 11-1-17，图 11-1-18）或高分子石膏固定。

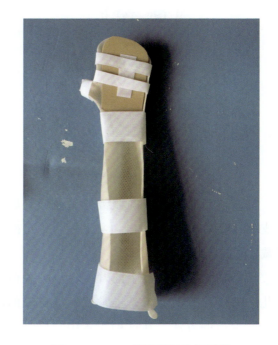

图 11-1-17　伸肘低温热塑板材

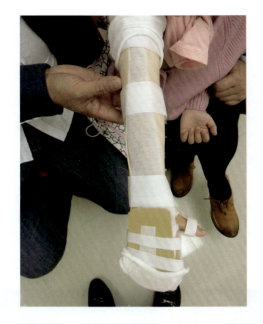

图 11-1-18　佩戴伸肘低温热塑板材

（八）前臂不能旋前，不能旋后

由于产程延长所致的臂丛神经损伤的多数患者表现为前臂居中或旋前。当然，也有可能出现相反的情况，如前臂过度旋后（图11-1-19）。

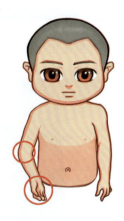

图 11-1-19　前臂过度旋后

临床治疗时采用夜间佩戴伸肘前臂旋后位长支具（图11-1-20、11-1-21），每天夜间佩戴4~8h。

年龄较大，已经发生前臂桡骨小头脱位的患儿，进行前臂截骨术是最常用、最有效的治疗前臂旋后的方法。在这种手术中，桡骨（有时是尺骨）被手术截除并旋转到中间位置。

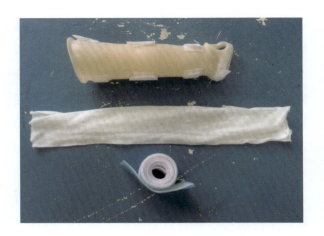

图 7-1-20　伸肘前臂旋后位长支具

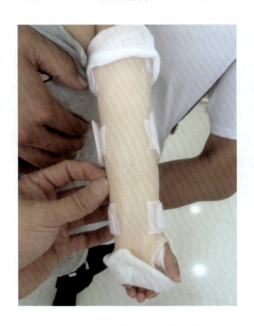

图 11-1-21　佩戴伸肘前臂旋后位长支具

（九）腕下垂，尺侧偏

（1）腕下垂、手指和拇指伸展功能丧失（图11-1-22），是由 C_7 神经根严重损伤所导致的。康复治疗采用增强腕背屈肌力的方法，同时考虑患儿年龄较小、依从性差的情况，采用作业治疗结合肌电生物反馈的任务导向性训练（图11-1-23）。健侧肌腱移位术，至少能够部分恢复腕部和手指的主动伸展活动以及手指的主动背伸活动。一般来说，这种方法到6、7岁时才有效，因为在这个年龄之前，肌腱结构相当薄弱。如果需要早期固定，肌腱固定术或者关节囊紧缩术可以作为暂时性方法。

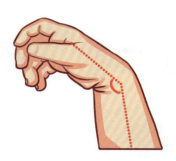

图 11-1-22 腕下垂、手指和拇指伸展功能丧失

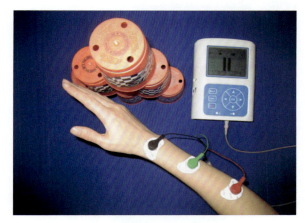

图 11-1-23 作业治疗结合肌电生物反馈

病程长的患者，肌肉游离移植术有助于腕部背伸。

（2）尺侧偏是由于肌肉、肌腱的不均衡分布，腕关节向前臂尺侧偏离所致（图11-1-24）。这种情况的常规疗法是相应的治疗（如肌内效贴，见图11-1-25）和矫形夹板固定（图11-1-26、11-1-27），但有时需用骨科手术（桡骨前臂楔形截骨术治疗）来纠正桡骨过长和尺骨过短的长度差异。

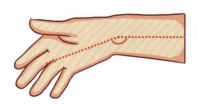

图 11-1-24 尺侧偏

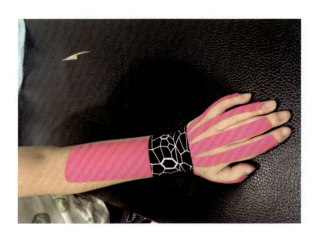

图 11-1-25 肌内效贴

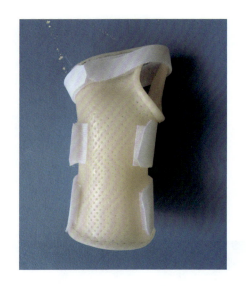

图 11-1-26 矫形夹板

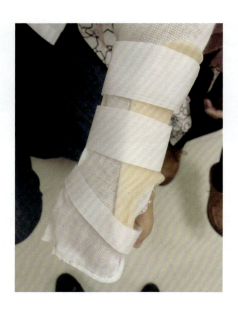

图 11-1-27 佩戴矫形夹板

（十）掌指关节挛缩（图 11-1-28）

低位臂丛神经根损伤可导致手功能障碍。另外，肌力失衡使得掌指关节屈曲不能。初期治疗方案是被动牵拉，辅以动态夹板固定，以松解掌指关节。

这种畸形最终的治疗方法是，在强化治疗和夹板固定的同时（图 11-1-29~11-1-32），通过手法松解挛缩的掌指关节韧带。此外，该畸形复发率高，是低位臂丛神经根损伤的严重后遗症。

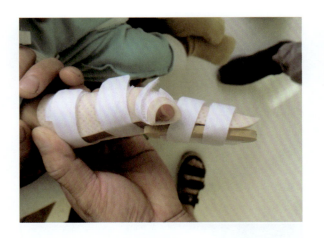

图 11-1-30　夹板固定桡侧示意图

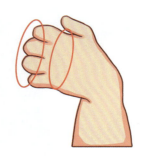

图 11-1-28　掌指关节挛缩

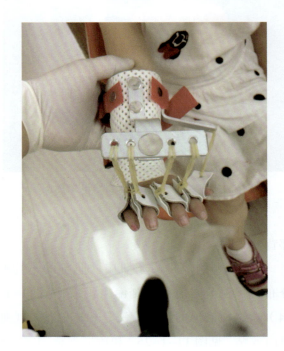

图 11-1-31　动态夹板固定 1

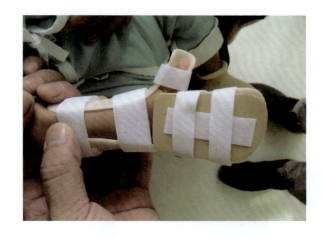

图 11-1-29　夹板固定背侧示意图

（十一）屈指能力丧失（图 11-1-33）

屈指能力丧失是儿童臂丛神经损伤极其严重的后果。主要是由于前臂和手的神经支配缺失，伴随着前臂和手的肌肉终末端萎缩所致。外科治疗需要对侧 C_7 神经移植和功能性股薄肌移植，辅以强化治疗（图 11-1-34）和夹板固定。

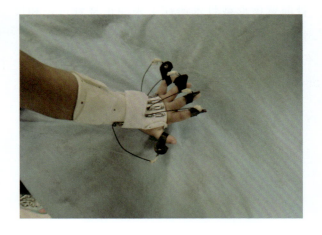

图 11-1-32　动态夹板固定 2

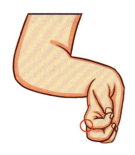

图 11-1-33　屈指能力丧失

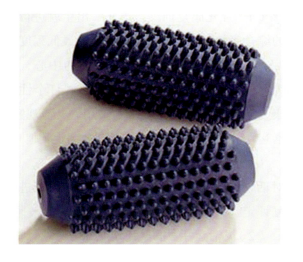

图 11-1-34　强化屈指训练工具

（十二）手指屈曲无力（图 11-1-35）

对于儿童，臂丛神经损伤的灾难性后果是手指屈曲无力。主要原因是前臂和手神经支配缺乏，肌肉明显萎缩。在一些手指活动尚存的病例中，手指屈曲无力的主要原因是手的掌指关节挛缩。其治疗措施是松解掌指关节，并结合被动伸展和夜间夹板固定。

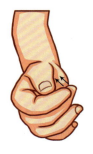

图 11-1-35　手指屈曲无力

畸形严重时，可以手术松解掌指关节处高张力的韧带，并辅以作业治疗时的手法牵伸（图 11-1-36）和夹板固定。

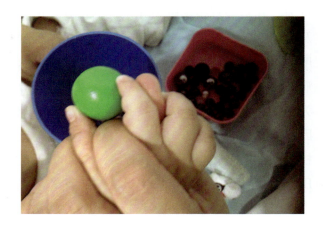

图 11-1-36　作业治疗时的手法牵伸

五、分娩性臂丛神经损伤合并脑损伤的诊治与家长心理支持

分娩性臂丛神经损伤患儿，往往在母亲妊娠期及分娩期，合并出现过窒息、缺血缺氧性脑病等影响患儿生长发育和机体功能的高危因素。因此，患儿家长需要密切关注患儿在运动生长发育、情绪、智力方面的发展。医护人员应积极宣传高危儿管理和早期干预的重要性，增强家长的认识和配合，提高家长的主动性和依从性。同时，尽量采用手-脑结合方式，即在认知引导下运动、在运动下提高认知能力的双重康复治疗，早发现、早诊断、早干预、早康复，使患儿得到及时有效的综合康复治疗。

分娩性臂丛神经损伤的治疗是一个长期的过程，患儿年幼，母亲在患儿的康复过程中起着重要作用。患儿患病期间母亲的焦虑、抑郁程度的高低不仅影响自身的身心健康，更重要的是还会影响患儿的情绪以及患儿的治疗与康复。因此，关注患儿母亲的焦虑和抑郁情况，也是康复过程的一部分。有研究发现患儿家长或多或少存在心理情绪、行为方面的障碍，尤其是那些病程长的患儿家长。儿童患病不但给家长带来经济负担，而且还造成一定的心理应激，可表现出人际关系敏感、抑郁、焦虑、敌对性等应激症状，同时伴随着某些不良情绪、行为，其结果直接影响患儿疾病的治疗、康复及心理健康的发展。患儿母亲的焦虑、抑郁程度与年龄、性别、文化程度、医疗费用支付方式、病情程度有关。在调查中发现患儿母亲大部分为中年女性，在对35~45岁抑郁女性及其影响因素的研究中显示，35~45岁女性是家庭的支柱，她们正处于人生的满负荷期，长期的紧张、压力、疲劳，使她们更易于产生抑郁情绪。

有研究发现在某些病程较长或慢性疾病患儿的父母中，焦虑是主要的情感障碍。儿童正处于成长阶段，身心发育尚不成熟，对父母的依赖性较强，父母的心理情绪变化很容易影响他们。家长的高焦虑水平，不仅会影响对医护人员提供的信息的有效利用，减少对患儿的支持，而且影响家长与医护人员之间的合作，以及对治疗、康复的依从性，从而影响患儿治疗效果（图11-1-37）。

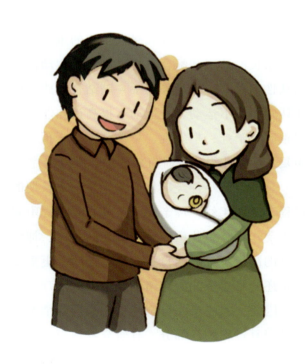

图 11-1-37　心理支持

六、分娩性臂丛神经损伤康复的临床总结

分娩性臂丛神经损伤的治疗应遵循以下原则：

（1）对有指征者应早期手术干预。

（2）定期随访。

（3）及时进行后遗症的手术治疗以避免骨性畸形。

（4）强化康复训练。患儿一出生就进行有效的综合康复治疗，可使后遗症降到最低程度。

在临床康复治疗中，应以患儿为中心，根据患儿年龄、性格、肢体功能障碍制订个性化的康复治疗方案。具体实践中采用"灵活观察，灵活运用，灵活组合"的3L康复治疗原则。

（1）灵活观察：观察患儿身体姿态、言语对话、面部表情、精细手功能操作，并进行康复评定。

（2）灵活运用：根据评定结果，合理分析，制订治疗方案，有针对性地选择运用各种康复治疗方法。

（3）灵活组合：针对患儿功能障碍肢体的关节、肌肉或肌群，我们可以灵活地选择评估方法。康复治疗方法亦可以灵活地以多种最佳组合的方式安排。

（李新剑）

第二节　脑性瘫痪儿童手与上肢功能障碍的康复

一、概述

脑性瘫痪（简称脑瘫）儿童的姿势与运动逐渐演变为固定模式，具有整体性及强制性特征，阻碍了多样、部分、分离的正常运动发育。随着年龄增长，运动发育逐渐呈现出"迟滞"现象，并偏离正常发展方向。

异常的神经反射，尤其是姿势紧张性颈反射残存对运动发育有较大影响，身体可以呈现出整体伸展协同运动和屈曲协同运动两种局限性运动模式，上肢与手也会表现出姿势的非对称性及屈曲与伸展共同运动模式。痉挛型脑瘫患儿早期会表现出拇指屈曲内收、腕指屈曲，甚至肘关节伸展受限等问题；不随意运动型患儿则常表现出难以保持在中线位，姿势、动作非对称性特征。

一般在婴儿早期，患儿姿势、运动异常通常表现得不明显，但到婴儿后期至幼儿期，随着心理、精神活动的增多，自发活动活跃起来，其异常性也逐渐明显。他们在游戏、进食等日常活动中常出现异常姿势和运动模式，而且这些异常的姿势和运动感觉会反复向中枢神经系统反馈，进而形成异常的感觉运动固有模式。

进入幼儿期后，长期存在的异常姿势、运动会导致继发性肌肉挛缩、失用性萎缩，进而可能造成骨和关节的变形、脱臼、发育障碍等肌肉、骨骼系统的问题。肌肉、骨骼系统的问题一旦出现，又会进一步影响姿势和运动，逐渐形成运动障碍固定化，进而形成异常姿势、运动与变形、挛缩之间的恶性循环，运动发育越来越往异常方向发展。

二、脑性瘫痪儿童手与上肢康复治疗原则

脑性瘫痪患儿手与上肢运动障碍多种多样，而且随着年龄增长和成长，富有变化，所以采取适当的、个性化的康复治疗措施显得十分必要。

（一）以神经-肌肉系统为对象

对脑性瘫痪患儿来说，最重要的是抑制异常的姿势、运动，促进正常的神经-肌肉系统发育的促通训练。尤其在婴儿期，脑的可塑性强，是促进正常运动发育的神经-肌肉系统促通训练的最佳时期。

（二）早期发现、早期治疗

有学者认为，婴幼儿的脑性瘫痪患儿在中枢神经系统发育进程中本身不存在明显缺陷，如果在早期实施合理化的康复治疗，可提高脑自身的成熟能力，可期待通过脑的可塑性来弥补器质的损伤。而一旦挛缩、变形，肌肉-骨骼系统的继发性障碍形成，一方面要纠正患儿已形成的外周继发性障碍，另一方面还要改变已经养成的异常姿势和运动模式，治疗就变得困难了。

（三）活动能力受限的处理

正常发育的儿童在3岁前后，进食、大小便、穿脱衣服基本都能自理，移动也自由，将加入集体生活中去。而处在这个年龄段的脑性瘫痪患儿，多表现为日常生活活动能力受限，常需他人协助，从而限制他们进入普通托幼机构以及参与其他社会活动。

到幼儿后期，为了使患儿能适应集体活动，应注意培养患儿自理能力，特别是移动和如厕能力的获得。在这些活动中，不仅会用到上肢与手，如操纵轮椅、整理衣服、个人卫生等日常活动能力，在特定情形下，还需要进行体位转移、平衡维持等活动。因此指导患儿学会应用轮椅操作、进食等辅具，以补偿活动能力缺陷也是很重要的策略。

（四）肌肉-骨骼系统的管理

由于脑性瘫痪姿势和运动存在定型性、强制性问题，随着病程进展，肌肉-骨骼系统容易出现变形、挛缩，须采取积极的措施进行预防或矫正。应用支具是预防肌肉骨骼变形的重要手段，必要时需采取外科手术治疗。

对脑性瘫痪患儿来讲，特别需要注意的是在关节活动度改善训练中，对痉挛肌、挛缩关节被动牵伸时，存在诱发牵张反射及肌腱断裂的危险。为避免诱发牵张反射，给予持续的伸

张十分重要。在伸张四肢挛缩肌时，四肢骨骼起着杠杆样作用，用力过大、过猛，也可能会导致骨折。

（五）日常生活情景中的管理

如果患儿只在限定的时间、场所进行功能训练，而在家庭生活，以及学校环境中不进行训练和要求，那么运动训练效果将会大打折扣，甚至他们的运动功能有恶化的可能。所以，应当重视对日常生活情景中的姿势管理。只有这样，才能维持并巩固训练获得的效果，进而使训练效果进一步泛化。对运动发育迟缓的婴幼儿，适当地加以姿势管理，就可以改善运动发育迟缓。日常生活中姿势管理主要针对仰卧位、侧卧位、俯卧位、坐位、膝立位、立位姿势进行。

三、训练要领

在脑性瘫痪患儿的手与上肢运动功能训练中，除要掌握上述理论和原则外，具体训练中还要注意以下几方面。

（一）中枢向末梢方向

即首先训练控制躯干以及上肢近端的稳定性，再训练支持性或操作协调性与灵活性。

（二）抑制与促通相结合

中枢神经损伤所致运动功能障碍受整体性伸展协同运动模式或屈曲协同运动模式的影响，且随年龄增长，形成定型特点。康复治疗过程中，在采取抑制手法控制异常模式的同时，还须诱导其正常运动发育。

（三）维持姿势训练

维持姿势功能是运动功能发展的前提条件。有了维持姿势的能力，才能更好地完成运动功能训练的要求，并尽最大可能沿着正常发育轨迹发展。

（四）促进姿势和运动的对称性

正常运动和姿势都有左右基本对称的特征，这是正常运动的基础。进食、书写、体操和各种比赛活动等都必须从对称姿势出发，进一步获得非对称的"技巧"运动。脑性瘫痪患儿多呈现非对称性姿势，导致其运动模式也是异常的。

（五）诱发与强化

首先要诱导出现模式化的运动反应方法，进而向泛化的方向发展。在训练过程中，先诱发出达成目标所需的基本动作，再进行反复的强化训练，力图将运动模式稳固下来。进而将这些训练获得的动作，在日常生活活动中泛化。

当已经诱发出阶段性目标的反应时，还应尽可能使之持续。可从"时间的积累"和"空间的增加"两个方面进行。就肌肉收缩而言，长期、长时段等长收缩训练就属于"时间的积累"。而刺激部位或活动内容的增加会产生"空间的增加"。随着运动应答的强化，将获得的稳定姿势和动作模式，泛化到生活活动以达到康复目的。

（六）训练前放松肌肉

在做任何训练动作时，必须注意缓解肌肉紧张，否则训练难以进行。对整个身体都紧张的患儿，可使患儿身体侧卧，轻轻将手放在患儿的肩和腰部，先用一手固定腰部，然后另一手前后摇动肩，使之松软，除去紧张后再进行训练。还可先固定肩后摆晃腰部，这样交替进行。为了使患儿自身体验这种弛缓的感觉，要反复来做。

四、脑性瘫痪患儿手功能形态与治疗

从婴幼儿期开始，手与上肢就开始探索并做有目的性的活动。但当患脑性瘫痪时，动作的节律及协调受到干扰，成长受到阻滞，一些简单的动作都不能准确地完成，妨碍日常生活活动和学习。

手与上肢的精细和粗大动作都需要躯干与肩胛带提供稳定支持，如从卧到坐、从坐到站，都需要手支撑着躯体来完成，所以说手对正常儿

童和脑性瘫痪患儿发育都非常重要。手也是一个重要的感觉器官，它能分辨质地、大小、形状、干湿、冷热、轻重等，这些感觉由手部传至大脑皮质感觉区，然后大脑做出决策，支配手如何去操作及用多大力量完成。当儿童语言得不到正常发展时，我们会用手语及符号等协助儿童发展沟通技能，手势也是人类沟通的重要一环。脑性瘫痪患儿利用手势多出现困难，会以刻板的动作模式与外界交流。概括来讲：手是感觉器官、行动的诱发器，同时也是沟通工具。

（一）脑性瘫痪患儿常见的手形态

脑性瘫痪患儿的动作模式常常不为大脑控制，具有刻板的及无意识的特征。例如举起双手时，身体向后倾，同时抬高双脚；举起一只手，会同时举起两只手来，呈整个联动式动作；向左右张望时，可能同时引出不对称性颈反射的姿势；严重不随意运动型患儿受到突然的响声惊动时，会表现出全身运动模式：手臂提高，双脚离地，身体向后倾。

患儿的举手动作可能是僵硬伸直，手臂内旋，握拳，拇指内收，肘与手腕屈曲，手指屈曲或过度伸展而不能抓握（图11-2-1）。可通过仰卧、俯卧、坐位及站立位姿势观察脑性瘫痪患儿手部是否异常，观察其是否有抓握反射，能否抓握，能否放手，能否用手指做环状绕，拇指是否常内收在掌内。

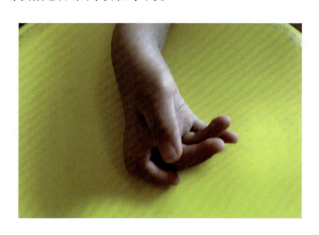

图11-2-1　腕关节屈曲、拇指内收、手指屈曲

脑性瘫痪患儿手可能会有动作和抓握延迟。比如一个3岁患儿，仍然用手掌抓握，对这类患儿治疗的短程目标是改善手动作和抓握方式。一个6岁患儿，前臂旋前和手腕屈曲，掌骨-指骨关节过分伸直，拇指内收，以及末端拇指关节伸直。对这种情况，短程治疗目标是矫正每个手指的不正常形态。

（二）治疗

1. 运动发育的促进

在婴幼儿脑性瘫痪治疗中，物理治疗师与作业治疗师常不做严格区分，可相互代替或配合工作。物理治疗师的工作重点是抑制异常姿势运动，同时促进控头、竖颈、翻身、爬行、坐位、立位、步行等正常运动发育。作业治疗师则主要是促使患儿随着自己的成长，不断认识与理解自己的障碍和能力，养成自我处理问题的习惯。

（1）姿势保持功能：在训练过程中，患儿需保持恰当的姿势。如俯卧位，首先要以保持头颈、躯干、骨盆及两上肢支撑的姿势稳定与对称为基础，当两前臂、两手支持体重时就难保持俯卧位姿势。在仰卧位上，为了能够伸手在空中抓或玩玩具，还需要固定肩胛带。

（2）上肢功能发育的促进：对于婴幼儿期的患儿，家长要多注意爬、站、走等粗大运动。如何促进上肢功能发展，能否随意地运动，是影响日常生活自理与职业能力的关键。

手功能的发育不仅依赖肩胛带、上肢、手的运动控制，还与视觉、知觉、感觉运动及认知的发育相关联。

手的主要运动形式为握、伸、抓、放等动作，这些动作的功能与各种体位的粗大运动发育有直接关联。上肢与手与粗大运动的关系主要包括：①手眼协调对头部控制动作的完成极为重要。②肩胛带的固定是在俯卧位、仰卧位、坐位、立位、步行的发育中，用肘与手的支持体重动作而获得。而伸手、抓握对协调地取物品等动作极为必要。③只有保持颈部、躯干、骨盆在正确的姿势，才能确立坐位、立位的稳定性，才有使用手的可能。④手、腕的各种各样的姿势变化的目的是在粗大运动的发育过程中维持姿势。

（3）上肢运动模式：促进正常的上肢运动，视觉的协调十分重要。患儿应训练良好注视，用自己的手去抓取目标物。运动模式可单用一侧手抓取，或用双侧手同时向同方向活动，也可训练交叉性活动，以及学习用自己的上肢向相反方向去活动的两侧性动作。训练中要善于使用各种玩具，如积木、小球、塑料插具、拼凑玩具等。要以游戏的形式来进行，使儿童在玩耍中得到上肢功能的训练。

（4）手的抓握：小儿脑性瘫痪最常见的问题是手关节掌屈或抓握困难。应训练手关节伸展与抓握动作。当难以做出伸展位时可以配合用手关节辅具。痉挛型脑性瘫痪完全伸展手部时可有手指屈曲的情况，以致不得不将手关节停于中间位。这时可以采用敲打木棍、鼓棒，拔取插棒来训练握、放动作，以达到伸展手关节的目的。

抓握时常见手指过度屈曲，应指导先握大的物件，后握小物件的来矫正。

脑性瘫痪患儿常因拇指内收而以尺侧握持多见，可用支具矫正拇指的内收。当拇指能外展时，便可从桡侧来握持物品。对十分严重的拇指内收者，可用辅具使其保持外展位。

2. 促进感觉、知觉运动功能的发育

脑性瘫痪不只是运动的随意性障碍，还存在感觉运动的障碍。这一点从运动障碍的儿童比正常儿童接受意识性整合训练少的事实中可以反映出来。适合的运动行为有赖于各感觉器官的传入性刺激的整合，而这只有在下位感觉传入通路的良好整合前提下才有可能。

其中痉挛型的脑性瘫痪患儿，尤其是偏瘫型多有手指判别立体觉、触觉、位置觉等障碍。

3. 日常生活活动能力训练

脑性瘫痪上肢与手治疗的最终目标，是实现患儿的生活活动自理。促进运动发育及上肢功能、知觉和认知功能改善的训练，必须和日常生活活动训练结合进行。日常生活动作训练应该从家长抚育小儿时就要开始，如抱持方法、协助进食、衣服的穿脱等，因此应指导家长对脑性瘫痪患儿进行家庭疗育。家长是最好的老师，康复治疗师就如下具体内容给予指导。

（1）进食：进食动作的独立进行必须具备以下技能：①能控制头部、躯干、上肢和坐位平衡。②手眼协调。③手的屈伸、抓握、放开功能。④咀嚼、吞咽时的下颌、口唇、舌的活动。

在做口腔器官的功能训练时，言语治疗师的协作十分必要。从评价口腔反射、摄食时的咀嚼、咽下状态开始，以躯干、头部的控制为基础，最终获得口腔器官控制。口唇的开闭、舌的转动以及下颌开合的能力训练极为重要。此外，在指导脑性瘫痪患儿进食或饮水时，应注意在使用的餐具上下功夫，分析其进食动作，协助使用自助用具。

①握持用具：不能抓握餐具而用手进食者，要想办法在手、腕上固定有把柄的勺，也可以用粗柄勺、回旋勺、带套的勺。

②协助手靠近食物：当肩与肘不能像想象的那样活动、活动范围小、手够不到食具或脚也够不到时，则要指导制作长柄叉子、勺子，并注意扭动角度。

③切、夹、捞、分开食物：当脑性瘫痪患儿手无力切开食物或动作不准确而取不到食物、夹不住时，应想办法加重盘子或固定盘子在桌上使之能进餐。

④训练送食物到口的动作：保持勺处于水平位，可使食物在送到口的途中不易漏，根据情况改善勺柄，制作回转柄或长柄的勺。

⑤饮用：当患儿握持杯子困难时，可以改进杯子或使用固定吸管。

（2）更衣动作：指导更衣动作时，要使之认识身体的部位，辨别颜色、形状、大小、顺序及前后、上下等。可以利用布娃娃玩具来教导，然后进行实际训练。

正常小儿要3岁半至4岁，才能达到一只手抓拽、脱拉的功能。其次至少要训练一只手够到脑后、腰后。并且能自己坐，保持稳定，以及能理解指示，服从指示去做。

指导的顺序应先从脱开始，再练习穿。应从容易穿脱的宽大衣服开始，尽量考虑患儿的不便，多利用胶带、拉锁或按扣来代替扣子、带子。尽量鼓励患儿自己动手实践，完成较好时予以赞扬。

（3）修饰动作：修饰动作是指洗脸、刷牙、整理头发、剪指甲等日常生活活动。如洗脸时动作不准确、易洒水，可在地上铺设塑料布或给其带上围裙。关节受限、手够不到脸时可以使用长柄的海绵。手不能握牙刷时，可以用贴膏或特制固定物来刷牙。可用改进过的梳子来梳头。培养日常生活修饰的习惯，不仅可充实其生活内容，也有利于身心健康。

（4）排泄动作：自己完成排泄是日常生活所必需的。虽然可以由家属协助完成，但这对患儿来讲心理负担极大，故应努力训练其早日自己进行。其内容包括：①向便器移动。②衣服的穿脱。③便器的移动。④排泄。⑤手纸的使用。⑥用水冲洗、洗手等。其中携带式便器可以省去患儿移动。手纸应放在患儿可以取到的地方。可以通过改换水箱按阀位置来简化放水过程。

（5）洗浴动作：患儿需掌握的洗浴动作包括向浴室移动、穿脱衣服、到洗浴场地、洗浴身体和洗发、出浴池等。一般进入浴室常有人照顾，应注意腰部扭损和跌伤。立位平衡不好者，应倚靠墙壁进行衣服穿脱或坐在椅子上进行。浴池地面可辅用厚海绵来防止跌倒。洗澡、洗头时也可坐在椅子上进行。最好使用淋浴，年龄较小的患儿可坐在浴盆中，安全又方便。洗浴海绵或洗澡巾可以缝上布套以防脱落。

（6）书写动作等：脑性瘫痪患儿学习时应注意铅笔要粗大易握，以使用轻圆珠笔为宜；也可以在笔上套胶皮套以便于持握；设法固定笔记本。训练中必须同时改善患儿的认知、识别功能。写字时从画纵线、横线、方块、四边形着手，根据自身情况先写大字，再写小字，要注意速度，最好配合图片、实物教学。

对不随意运动型脑性瘫痪上肢功能明显障碍者，有条件者可用电动打字机作为交流手段。因手指变形、无力者也可以将打字棒固定在头上、足趾间来叩击键盘。对使用电话有困难者，应设法改变听筒位置或对电话进行改装，使患儿容易抓握。

4. 日常生活活动援助方法

在发育阶段的各个时期，有必要对有关任务的学习和实践经验采取相应的援助。使脑性瘫痪患儿从运动功能发育改善向游戏、日常生活活动的熟悉，以及向社会性方面来发展，协助患儿完成成长过程不同时期的发展任务。

（1）痉挛型四肢瘫

特征：肢体痉挛，活动受限，对姿势变化感到不快，对外界活动应变力弱，常被动承受，易形成变形与挛缩。

基本对策：使躯干与上肢伸展，体验体轴回旋。活动要从中枢部位开始，力求缓慢。

日常生活活动：

①育儿游戏：在游戏过程中，要慢慢期待患儿做出反应。在协助下，增加其能做的项目，

让其获得自信。伸展身体，在抗重力姿势下做游戏。注意不要过度用力，避免引起手与上肢屈曲。

②进食：在进食姿势稳定的基础上，使患儿能灵活用勺、叉子、碗等进食。

③更衣：边训练穿衣，边提示其穿衣动作中经常出现的不良姿势，训练伸展、外展、回旋、抗重力姿势。可用语言指导患儿从会穿的部分开始练习。

④移动：培养自己移动的能力，如推车、三轮车、电动轮椅等。

（2）痉挛型偏瘫

特征：无论是运动、感觉都表现为左右非对称性，忽略瘫痪侧。非瘫痪侧可充分游戏，呈过度运动倾向。

基本对策：使之有对称的感觉运动体验/感受。要设法使瘫痪侧肢体参加运动，避免联合反应。

日常生活活动：

①育儿游戏：可从正面进行交流，改善对称姿势下的双侧活动。要让瘫痪侧进入视野。控制非瘫痪侧的过度活动。游戏场地宜隔离，注意不玩绕转游戏。宜做适当大距离的抓握、松开动作，要用两手玩。

②进食：保持对称姿势（瘫痪侧手放桌上），使用比较重和易抓握的食具以防止滑动。

③更衣：穿脱衣服先从瘫痪侧开始，以不强化联合反应的程序、姿势为宜。

④移动：患儿几乎都可以独自步行。可考虑用三轮车、带辅助轮的自行车来训练对称性的移动。

（3）痉挛型双瘫

特征：与上肢比较，下肢瘫痪重，活动受限。常用较好的上肢来代偿，对下肢的认识不足。多数患儿存在视觉的问题。

基本对策：缩小患儿上肢与下肢的差距感十分重要。应提高下肢的运动性、支持性，尽早使之体验自由地运用手，下肢宜做多样性运动。训练视觉和运动的统一，促进手眼协调。

日常生活活动：

①育儿游戏：给下肢以感觉刺激，关注下肢的活动。用手来触摸下肢，给予双手一些活动的体验。逐渐向周围扩大游戏活动范围，开展能很好看见并进行操作的游戏。

②进食：两手不要离口太近，在正中线上使用。早期开始选用适于患儿的餐具。

③更衣：以稳定的姿势更衣。使患儿理解前、后、左、右等衣服的方向。

④移动：能以自己满意的方式移动，尽可能地诱发下肢正常的运动模式。

（4）不随意运动型

特征：运动过程不稳定，有不随意运动，且上肢比下肢功能差，头难以保持中立位，注视困难。手-手、手-眼协调困难，动作受情绪影响大。

基本对策：保持对称姿势，使头部、上肢指向中立位，重心置于前下方，促进持续的注视与抓握动作。对年长儿应训练自我控制能力。

日常生活活动：

①育儿游戏：从婴儿期起就要让婴儿反反复复地参与功能活动。将玩具摆在视线下、中线位置，选择大一些的玩具，以促使患儿注视。为了发现其技能和智能方面的能力，应着重观察应激反应。

②进食：设定重心向前方的姿势。加粗勺柄，可装胶皮，使勺不离手以便固定食器。若一侧上肢向后方背时，可使用固定带等固定。

③更衣：可利用椅子来协助做更衣动作。从后方脱衣，不触碰颜面部。

④移动：可利用电动车、椅子、助行器、拐杖移动，最大限度地保持头、上肢的对称性，

发展现有的移动能力。

五、临床案例

（一）基本情况

小可，男孩，3岁7个月，脑性瘫痪（痉挛型四肢瘫），GMFCS Ⅱ级。

出生史：G1P1，怀孕32周，剖宫产，出生体重1800克。Apgar评分3~5分。

发育史：头部控制1岁，翻身1岁半，独坐2岁，腹爬2岁半，四爬3岁，独走3岁2个月，手抓物易紧张，讲话1岁半。

家长的期待：能上幼儿园。

（二）评估

1. 环境因素

家庭经济状况良好，家里有宽敞的空间供他玩，爷爷奶奶对孩子比较宠爱，迫切希望孩子能走路，当然也希望孩子能生活自理。

2. 辅具需求与使用

已使用双下肢动态踝足矫形器（AFO），使用良好。

3. 家庭或社区活动的执行与参与

目前患儿生活自理都是由奶奶帮他完成，未上幼儿园。

4. 动作控制、协调与学习能力（包括功能性行走能力、姿势控制与转移能力等）

可独走6步，行走速度缓慢，上下楼梯需在大人监督下扶扶手执行。可从蹲到站，从站到蹲，但跌倒概率为60%。独立站可维持1~2min。手抓物时动作不协调，呈全手抓，且腕指关节呈现出过度紧张的状态。

5. 警觉性、注意力、认知、行为

警觉性方面，对楼梯等障碍物可以保持警觉，避免摔跤。对一项活动的注意力通常小于6min，但看电视或玩乐高游戏可以持续20min以上。认知方面，有数字的概念，但数量的概念还不清楚。行为方面，情绪起伏大，容易受挫折而逃避不做，以大哭来表示。

6. 体适能（包括身体组成、心肺耐力、肌力与肌耐力、柔软度等）

（1）心肺耐力：可用跑步机行走20min。

（2）肌力：上肢徒手肌力为4级。

（3）柔软度：上肢腕肘关节屈肌短缩，但可拉至正常。

7. 身体功能构造（包括关节角度、关节与姿势变形、感知觉、肌张力等）

（1）被动关节活动度：正常。

（2）无关节变形。

（3）感知觉：可能有异常。

（4）肌张力：双侧肘、腕、指关节屈肌肌群肌张力高，MAS2级。

8. 发育评估

Gesell婴幼儿发育量表：发育年龄/发育商：认知30个月，语言35个月，粗大动作12个月，精细动作11个月，社会功能24个月，生活自理16个月。

（三）主要问题

（1）上肢与手的问题。

（2）手臂屈肌肌张力较高。

（3）手指分离运动、协调性较差。

（4）注意力维持不佳，对一般活动只能维持在6min左右。

（5）对于活动缺乏追求成就的动机，大多需要大人督促才能从事活动。

（6）生活自理能力欠佳，大部分需要照料。

（7）照护者态度与互动有待加强。家属对孩子的能力不够清楚，认为先学会走路比较重要，爷爷奶奶通常给予过度协助与指导。

（四）治疗目标

1. 长期目标（6个月）

（1）上肢屈肌肌张力下降至MAS1级，有正常范围的上肢柔软度。

（2）精细动作达到18个月。

（3）对于活动的注意力维持时间可达25min。

（4）对于活动有主动寻求成就的动机。

（5）生活自理在饮食上可基本独立，脱衣服在监督下可执行，穿衣服在轻微协助下可执行，穿鞋袜在中度协助下可完成。

2. 短期目标（3个月）

（1）上肢屈肌肌张力下降至MAS1~2级，有接近正常范围的上肢柔软度。

（2）精细动作达到15个月。

（3）对于活动的注意力维持时间可达20min。

（4）对于活动有主动初步建立寻求成就的动机。

（5）生活自理在饮食上可减少一半的协助，脱衣服在轻微协助下可执行，穿衣服、鞋袜在中度协助下可完成。

（五）治疗计划

（1）与家属进行沟通与卫生宣教，让家属对患儿的能力有正确的期待及适当的态度。鼓励家长让孩子去幼儿园，学习一般小朋友在这个阶段应该学习的能力，包括行为规范、生活自理能力、同伴间的互助技巧等。

（2）上肢精细动作训练，包括翻书、拼图、搭积木及串珠训练（图11-2-2~11-2-5）。

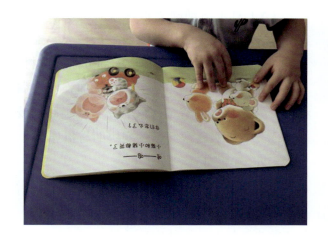

图11-2-2　翻书

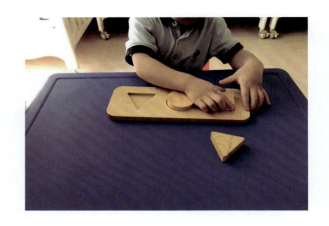

图11-2-3　拼图

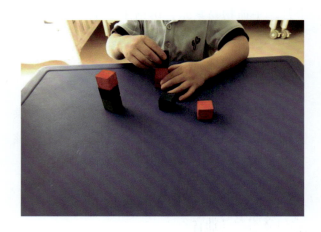

图11-2-4　搭积木

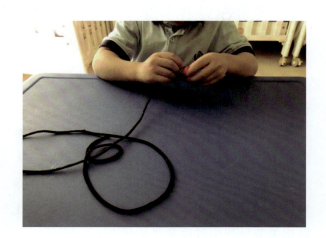

图11-2-5　串珠训练

（3）增进对上肢肌肉的柔韧度，屈肘腕肌群的主动与被动牵伸训练。

（4）改善站立位平衡能力，包括跨步反应的诱发及规律性重心移动训练，并加强蹲位与站立位间的姿势转换及控制。

（5）延长对活动的注意力，利用行为改变技术中的操作制约以及活动的工作分析原则，提供适当的增强物和给予适当难度的活动，来鼓励他的正向行为并延长活动的注意力，并期望能逐步养成他主动寻求成就动机的行为。

（6）改善生活自理能力，包括饮食、穿脱衣服及鞋袜的训练，并指导家属如何给予适当协助及训练方法。

（六）居家训练计划

（1）适度安排活动，并加以协助，使其练习生活自理能力，如饮食、穿脱衣服及鞋袜。

（2）牵拉肘、腕、指关节的屈曲肌群每次10下，每天2次。

（孙克兴）

第三节　儿童书写障碍的评估与治疗

一、握笔方式的发育

正常发育的儿童，其握笔姿势的发育会遵循一个可预期的过程，但也会受到不同文化背景的影响。儿童最初一般用较原始的握笔方式来握笔，这种未成熟型握笔方式的特点是用全手掌，或将手指全部伸直来握笔。握笔的同时，手臂呈内旋，运用肩膀的动作来运笔。接下来会出现过渡型握笔方式，握笔时手指呈屈曲状态，开始时前臂内旋，之后前臂会转向外旋。出现成熟型握笔方式时，笔杆主要是由拇指、示指及中指的远端指骨稳定住，无名指也可能会参与。手腕呈轻微背伸，但仍有相当的弹性活动空间。

老师和康复治疗师一般会强调动态式三点握笔。使用动态式三点握笔时，笔杆会靠在中指远端指骨桡侧，拇指及示指的指腹则是用来控制书写工具。研究发现，遵循一般发育规律的成人和儿童会使用相当多种类的握笔方式，最常出现的是成熟型握笔，即动态式三点握笔（图11-3-1）、侧边式三点握笔（图11-3-2）、动态式四点握笔（图11-3-3）以及侧边式四点握笔（图11-3-4）。

一般认为动态式四点握笔及侧边式四点握笔，对小学高年级学生而言是有功能性且成熟的握笔方式。相对于传统所接受的动态式三点握笔，目前认为侧边式三点握笔、动态式四点握笔以及侧边式四点握笔都是可接受的替代握笔方式。

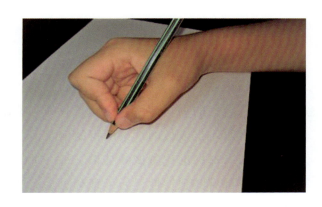

图 11-3-1　动态式三点握笔

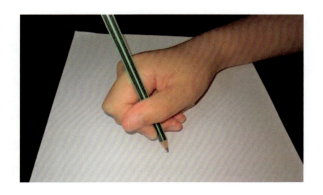

图 11-3-2　侧边式三点握笔

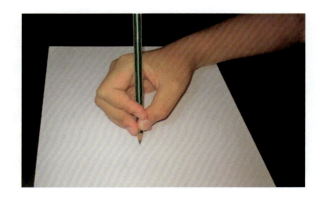

图 11-3-3　动态式四点握笔

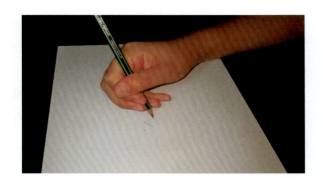

图 11-3-4 侧边式四点握笔

二、评估

（一）书写评估

对书写困难学生的评估，由教师和康复治疗师进行综合性的书写评估，应涵盖教师、家长和其他教育小组成员的观察所得的信息，以及标准化或者非标准化测试的结果。每一个书写困难儿童都有其独特性，为了理解感觉运动功能、认知功能、社会心理行为、环境因素，以及技巧获得等造成书写困难的原因，需要教师和治疗师实施个别化评估。

一个全面性的儿童书写评估包括书写活动档案和书写活动表现分析。

1. 建立书写活动档案

书写活动档案主要描述学生的作业治疗史、经验、日常生活方式、兴趣、价值观以及需求。通过书写活动档案可获取患儿的想法和背景。档案中所需要的信息，可通过与儿童、家长、老师和其他团队成员面谈收集。在这个过程中，也可以建立融洽的关系。

与儿童进行面谈可以帮助治疗师了解什么是对其最重要且有意义的。这些信息能帮助治疗师从儿童的想法及背景来了解儿童。教师能观察到学生每天在教室内的表现，因此可与治疗师分享有关学生的能力和成就，以及其对于指导的回应。有研究认为，教师所认定书写不佳的学生，手眼协调、视觉动作整合以及手内部操作能力等三种感觉动作表现分数比书写好的学生低。此外，研究者发现，通过这三种表现技巧评估出来的分数，可作为书写表现的预测因子。

对治疗师来说，家长是重要的信息来源。家长可以为教学团队提供儿童发育、医疗、家庭背景、儿童兴趣、社交能力，以及儿童对于学习和学校的态度等重要信息。

2. 分析书写活动表现

儿童书写评估包括：检查书写样本；与教师、家长以及其他团队成员共同对儿童表现进行深入探讨；检查儿童的学业及医疗记录；在儿童书写的自然情境下进行观察；评估儿童实际书写表现；评估影响书写的表现技巧。

（1）审查作业：作业是评估过程的一部分，治疗师需要评估儿童的书写作业。书面作业包括拼字、数学和作文。这些作业基本上可以代表儿童平时的书写表现。在审查学生的书写作业时，可以使用同学的作业作为比较的标准，这样也可以确认班级老师的期待。在非正式的评估书写作业样本中，字的空间安排、大小、字母的结构、易辨读性以及流畅度等，有可能会透露一些值得进一步评估的信息。

（2）审查档案：通过审查学校教育档案，可以了解儿童过去的学业表现，以及所接受的特殊测验、特殊服务等情况。与儿童课业表现相关的医学报告，也会夹存在儿童正规的或特殊教育档案中。家长可能会与医疗机构的治疗师分享儿童的学业记录及报告。这些文件会促使家长及团队成员更深入地进行面谈。

（3）直接观察：在教室或在家中直接观察学生执行书写活动是必不可少的（图 11-3-5）。评估重点主要针对儿童在执行该任务时的表现、注意力、问题解决能力以及行为。评估者需要对儿童的行动和参与独立书写任务的可能性进行探讨。另外，还需要对儿童的视觉、听觉注意、专注力以及书写带来的挫折感进行评估。通过观察，也可以掌握儿童书写任务的难易度。与书写任务有关的作文、文章阅读，以及文字书写等，还需要其他的感觉运动和认知技能。教室环境、儿童在教室的位置、教师与同学的相互影响等方面，也可以提供儿童书写困难的有关信息。

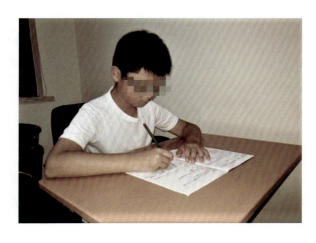

图 11-3-5　小学生在书桌上完成作业

（二）测量书写表现

1. 书写范畴

应确认在书写过程中，哪些任务对儿童来说是存在困难的，并将这些任务列入治疗计划中。

字母、文字与数字：在书写大小写字母、文字或阿拉伯数字时，儿童需要记得这些内容的结构、动作的书写轨迹，可以将字母、文字和数字排序，并使用一致的字体。

抄写：即将数字、字母或文字从范例中复制的能力。分为近端抄写和远端抄写。近端抄写是指从近处的范例中抄写过来，通常是抄在书写页面的同一页或是同一水平位置，如钢笔或毛笔字帖临摹纸。远端抄写是指从有一定距离的范例中抄写过来。如美术课上，一年级学生将黑板上的"六一节快乐"抄写在美术卡纸上。比一般抄写更难的是在抄写时转换字体，如范例中均是大写字母，在抄写时自动转换为小写字母。

听写：听写是儿童在学校及在家中需要掌握的技巧，是结合了听觉定向以及动作反应整合的高阶书写任务。

写作：写作是指写出一句句子或是一段文字，如儿童写字条、写诗、写故事。写作的过程需使用认知功能完成句子的产生和校订，这种书写任务包含了较复杂的语言认知、组织技巧以及感觉动作技巧的整合。

2. 书写易辨读性

书写易辨读性通常是由字母、字与数字的结构、排列、空间、大小，以及倾斜度决定的，但其根本在于可读性。在字体结构方面，写字时初笔画和结束笔画不佳、字母的圆弧及闭合不佳等问题均会影响易辨读性。字母、字与数字的排列表示在该书写准则中应该处于的位置规范；空间包括单字中偏旁部首或字母的间距、句子中单字间距，以及文字在纸张上的分布状况；字体大小和倾斜度在于是否和正文中的其他字体保持一致。不论写的内容是什么，关键是要儿童本人、家长或老师看得懂才行。一般来说，书写易辨读性取决于在一个书写材料中，可辨读出来的字数占全部书写字数的比例。一般建议使用 75%~78% 的等级范围来划分易辨读性的满意与不满意，但这并不是儿童是否需要接受治疗的参照标准，比如一名学生的书写易辨读性为 75%，但仍有可能无法看懂他写的内容。决定是否需要介入治疗，需要家长、老师等整个团队一起参与，不能仅仅根据测验的分数来确定。

3. 书写速度

儿童书写的速度，以及易辨读性是具有功能性书写能力的重要基础。需花费较长时间才能完成书写作业的学生，在课堂上记笔记时会遇到困难，这会削弱其书写动力。当书写量或难度提高时，书写的速度也会下降。小学高年级及年龄较大的学生，不仅需要以较快的速度进行书写，还需要写得整齐。由于儿童的书写速度差异大，应个性化考量其书写速度。另外，老师的期待，以及教室的规范可能会影响儿童书写的速度，可以通过与同班同学的书写速度表现进行比较以消除这些因素的影响。一般而言，学生如果无法在规定时间内完成学校布置的作业，那就被认为是存在书写速度问题。当学生书写表达能力（如口语、拼字）超过书写速度时，就应该考虑其他替代方案（如键盘等）。

4. 生物力学

对儿童书写活动进行评估时，需要分析其书写姿势、上肢稳定度、上肢活动度，以及握笔方式等生物力学因素。适度的肩、肘及腕关节的稳定度和活动度是手能够灵敏操作书写用具的重要前提条件。儿童在书写时是否整个手臂在活动？躯干与手臂的相对位置如何？非惯用手是否能将纸张固定？书写时是否过于用力？要分析这些因素就必须要观察儿童的坐姿。还要观察书桌和椅子的高度是否合适，书写时头是否离前臂或桌面过近，是否会从椅子上跌落或弓背坐，是靠在桌子旁还是跪在椅子上。大部分治疗师比较关注的是儿童的握笔方式，书写表现不佳者的握笔方式变异性较大，但非常规的握笔方式并不一定会影响儿童的书写速度和易辨读性。

（三）标准化评估与测量

正式的、标准化的检查工具对评估儿童表现是相当重要的，它能提供客观的测量以及量化的分数，辅助观察儿童的进步，方便跨专业交流，并能促进相关领域的科学研究。目前已有许多标准化书写评估用具。康复治疗师常用的书写评估工具有：儿童书写评估量表（children's handwriting evaluation scale）、儿童书写评估量表-印刷字体（children's handwriting evaluation scale-manuscript）、Denver书写分析（denver handwriting analysis）、Minnesota书写测验（minnesota handwriting test）、儿童书写评估工具（evaluation tool of children's handwriting）、书写技巧测验（test of handwriting skills）、印刷字体工具（the print tool）等。

治疗师在选择使用这些评估工具时，应掌握每个工具的特点，如适用年龄、信度和效度研究。大多数评估工具的缺点是评估易辨读性、信度较低，这是由判断易辨读性的主观环境不同造成的。因此在选择评估工具时，需要考虑影响儿童书写的相关领域，进而制订有效的干预方案。

三、书写干预

在学校环境下，治疗师可以在提高儿童功能性书写沟通能力方面给予指导，通常采用治疗型或代偿型干预方式，或两者结合。代偿型策略可以改善学生在学校的参与度，包括调节、适应及改变某些任务、规则和环境；而治疗型策略主要是改善或建立学生在特定区域的功能性技巧。当治疗目标确定为提高书写沟通的能力时，一般会两种策略同时使用。

治疗师所采用的治疗模式和策略，对儿童、家长和老师来说可能不是那么熟悉，因此治疗师需要对干预技巧、活动，以及教室调整内容等进行清楚的说明。在对儿童限制最小的环境中，与教师及教学助理合作，实施干预；提供治疗型策略以改善书写沟通能力；培训教学助理及家长和儿童共同解决问题；关注儿童书写技巧进步情况，及时调整干预计划。

（一）神经发育学疗法

神经发育学疗法基于神经发育学原理，重点关注个人执行任务时的姿势反应以及动作控制能力。这种方法主要适用于存在神经发育问题的儿童，可从儿童姿势控制不良、自发反应或肢体动作控制来判断。异常的肌张力、矫正与平衡反应，以及近端稳定度不佳，会影响书写动作的表现。

对于存在轻微神经肌肉受损及感觉处理问题的儿童，姿势调整及手臂准备活动是整个书写治疗计划中相当重要的一部分。从神经发育学疗法来说，可从调节肌张力、提高近端关节稳定度、改善手功能等三个方面使身体做好书写准备。

1. 调节肌张力

提高肌张力的活动包括坐在瑜伽球上或在蹦床上弹跳。在教室里，学生可以利用桌椅做多种活动，例如维持坐姿，将手臂伸展做支撑动作。针对需要降低肌张力的儿童，可两脚跨坐在大的滚筒上，规律且缓慢地左右摆动，可同时伴随朗诵诗歌或是打音乐节拍。开始书写前，也可以坐在摇椅上听一些舒缓的音乐，并随节奏缓慢摇摆，或进行可以放松的视觉想象训练。

2. 提高近端关节稳定度

书写有困难的儿童，常表现出近端稳定度和力量下降。为了提高儿童的肩、肘和腕关节附近肌肉的共同收缩能力，可让学生模仿动物爬行，如螃蟹横行、熊猫走路、虫爬、袋鼠蹦跳等。年龄稍大的儿童可能更喜欢体操运动，可俯卧位或面对墙做俯卧撑，使用弹力带做抗阻运动，或练习需要上肢承重的瑜伽动作。在学校环境中，也可以通过积极参与校园活动来改善关节稳定度，如擦黑板、清理桌面、移动桌椅等。

3. 改善手功能

在准备书写的时候，为了改善手功能，需诱发更多的手内外肌肉协调运动。在教室内，可进行提高手部力量的活动，如握住较粗的把手提重物、练习用粗的绳子打结等。提高儿童手腕背屈的稳定性，对有书写问题的儿童而言是非常有意义的。将书写工具从掌心移动到手指，在掌内移动书写工具的笔杆至适当的握笔位置，以及将铅笔翻转至适合用顶端橡皮擦擦拭的位置，都是书写时重要的掌内操作技巧。

（二）生物力学方法

从生物力学角度看，坐姿、握笔方式、笔的种类、纸张质地，以及纸的摆放位置，都会影响书写的品质及速度。代偿策略包括可以改善儿童能力与书写任务需求间关系的代偿工具、代偿程序及环境调整，并使两者相互配合。此策略强调改善学生所处的情境以改善书写及其书写作品。

1. 坐姿

治疗师应直接修正学生在教室的坐姿。当学生进行书写时，应取端坐位，且双脚平放在地面上，以提供姿势稳定与姿势调整的支撑。学生坐在课桌前座椅上，髋膝踝关节均应保持90°；上臂自然下垂，肘关节屈曲时，桌面应位于肘上2.5cm左右。学生在此姿势下进行书写时，可以感受到动作是自然且稳定的。为了让学生更好地适应恰当的坐姿，可以调整桌椅的高度、提供搁脚物、增加椅垫及靠垫，或调整书桌位置使之面对黑板。

2. 纸张的位置

当儿童书写时，其前臂靠在桌面上且手部握起。应将纸张倾斜地摆在桌面上，让纸张侧缘能与书写手臂平行，方便学生看到笔尖以及其他写出来的字，且避免弄脏字迹。惯用右手的学生可将纸张向左侧旋转25°~30°，并置于身体中线的右侧；惯用左手的学生，则需将纸张向右旋转30°~35°，并置于身体中线的左侧。书写过程中还需要用非惯用手将纸张固定。

3. 握笔方式

当儿童出现以下几种不同的握笔方式，使书写困难性增加以及缺乏功能性时，需要考虑修正学生的握笔方式：①出现肌肉紧绷或易疲劳，常称为书写痉挛；②字体结构不佳或书写速度慢；③手的虎口呈现闭合状态，使手指精细动作控制受到限制；④握笔手指对捏力量过大，或笔尖压在纸面的压力过大。握笔方式一旦稳定了，要改变相当困难。在小学二年级时，要改变握笔方式就已经很困难了。因此，试图改变儿童握笔方式时，需要慎重考量其年龄、配合度，以及学习新的握笔方式或使用辅具的动机。帮助儿童摆放握笔手指的辅具有很多，对治疗师而言，应该有足够的手功能知识来决定使用哪种代偿性工具及技巧。当儿童使用笔杆适度加粗的笔进行书写时，可能会减轻肌肉的紧张与疲劳。为了使儿童的桡侧手指获得更多的活动度，可在掌内放一个小橡皮擦或软的纸团，以尺侧的二指握住。这样，儿童就能更灵活地执行更多运笔的动作。运用拇指对掌、笔杆握在示指及中指间的方式握笔，可使患有低张力，且年龄较大的儿童能够握笔书写。若儿童能力较弱，难以掌握手的稳定度和活动度之间的平衡，可以使用透气胶带、橡皮筋、低温热塑板等作为外在支持。

4. 书写工具

可让儿童尝试多种多样的书写用具，帮助其选择适合自己的、高效且舒适的书写用具。幼儿园及小学低年级的教师往往建议儿童使用笔杆较粗的铅笔。不过研究显示，粗笔杆未必适合所有的幼儿园及小学低年级小朋友。

5. 纸张

可以使用的书写纸张的种类很多。小学低年级儿童较常使用空白纸和田字格纸。治疗师可让儿童自己去体验，以帮助孩子找到格线宽窄、大小与质感适中的纸张。

（三）获得性策略

书写是一个包含练习、重复、反馈、增强、改善步骤的复杂动作技巧获得过程。运动学习理论可以运用到书写训练中。获得一个新技巧需要经过三个阶段，即认知期（cognitive phase）、融合期（associative phase）以及自动期（autonomous phase）。在认知期，儿童试图了解书写任务的内容，并建立起一套认知策略来完成书写动作任务。在这个阶段，手部精细动作过程中的视觉控制是很重要的。儿童在这个阶段能学会书写一些较简单的字符。在融合期，儿童已经习得书写的基本原则，且继续调整、适应，并凝练其书写技巧。在这个阶段本体感觉的反馈变得很重要，对于视觉的依赖则逐渐减少。在自动期，儿童对于字符的结构已经很熟悉，但仍需要通过书写练习，使字词间距、临摹更加规范，或维持字符一致，以完善其书写作品。儿童仍需持续不断地练习、接受书写指导，以及使用自我监测书写表现的策略。在自动期，儿童只需投放少量知觉注意就可以自动地进行书写。儿童日常表现的差异是比较小的，而且能感知并修正发生的任何小错误。一旦达到这个书写阶段，孩子的注意力就能扩大到其他更高级的书写元素。

通过以上措施获得书写技巧并在校园情景下加以运用。另外需要注意训练的目标不只是要将重点放在字符的结构上，还应重视学生书写的易辨读性和速度。

（四）多重感觉策略

多重感觉策略是指通过选择促进皮质感觉系统整合的活动，提供多重感觉输入。在儿童可接受的限度内，提供各种有意义的感觉机会，使神经系统可以更高效地整合这些信息并产出一个令人满意的动作输出（例如在一定时限内写出可辨读的字）。在所有感觉系统中，尤其是本体觉、视觉、触觉和听觉，均可整合进书写训练计划中。运用感觉整合进行书写训练，要使用多种不同的感觉体验、媒体以及教学资源，还要提供新颖有趣的学习资源来练习字体，以让儿童觉得更有动力且具有挑战性，从而促进成功及学习。有过一般纸笔训练受挫经验的书写困难儿童，一般更喜欢使用独特且具有多重感观模式的书写教育形式。

书写用具、书写平面以及书写的姿势，对于感觉运动干预都是不可或缺的部分。会用到的书写工具如中性笔（黑色或蓝色的、可替换的）、钢笔、圆珠笔、荧光笔（有气味的，彩色的、荧光的）、油性蜡笔、自动铅笔、粉笔等。不同的书写用具不会影响书写的易辨读性，但可以产生不同的书写感受。使用粉笔、油性蜡笔，或是其他可产生较大阻力的书写工具时，或者需要提供更大的压力，或者需要克服工具移动过程中的较大阻力，可以提供更多的本体感觉输入；中性笔、铅笔、钢笔等常用的书写工具，更容易融入学校书写活动中。书写的表面可以是水平的、竖直的或是有一定倾斜角度的。常见的竖直书写表面，包含黑板、布告栏以及在墙面上贴的纸张。这些平面可以促成较成熟的握笔方式，因为在书写的过程中，手腕背屈，手掌呈较大程度的弓形，拇指以及其他手指间会有更多的空间。在竖直平面上书写时，可以让初期学习书写的人减少在方向性的困惑。通过上、下方位的学习，可以进一步较自然地转移到在水平平面上书写时远离与接近身体的"上"和"下"。站在竖直平面前，身体呈现完全伸展状态，且与书写平面平行，这样可以增加躯干稳定度、增强意识的警醒水平，并借助手臂和肩提供本体感觉输入，也可以使手的动作更充分地与手臂分离出来。在水平面上练习书写时尽量使用各种不同的媒体，以提供更多的感觉输入。在布满颗粒大小不同的沙子、湿的泥土或橡皮泥平面上书写，可以提供特别的感觉刺激。在特殊质地的壁纸、有细小孔洞的板子或是室内、室外的地垫上写字，也可以提供独特的本体觉体验。

（五）动机策略

动机策略主要用以改善患儿自我控制能力、问题处理技巧以及社交行为。当儿童知道如果他能将自家的住址写整齐，再誊写到快递邮单上，治疗师或老师就会给他"小惊喜"时，他写字的劲头是不一样的。对儿童来说，接收到这样一个"惊喜"，是一种正向强化刺激。

通过与儿童分享可辨读的书写的重要性，并形象地解释干预原理，进而提供正向的、有意义的，且每天都有的书写经验，可引导并促使儿童去执行易辨读书写的行为。在学校和家里可使用一些简单的游戏，如填字、猜字游戏。当儿童在家里制作新年卡片时，如果能够灵巧地书写或画画，家长可以提供奖励以达到社会性增强的目的。当儿童的作业内容可辨读时，可提醒老师对其进步给予特别的表扬。治疗师可在自然环境中向儿童提供表现自己的机会、体验成功的愉悦、责任感，并给予鼓励，让学生领悟出书写其实是一个具有功能性，且有社会价值的重要技巧。

此外，可由4~6个学生组成一个书写小组，共同进行书写训练，互相监督书写行为，评估书写作品，同时在书写过程中还可以发展出社交技巧。存在书写障碍的儿童，常发现其社交表现也不佳。影响社交活动的行为多表现为眼神接触不佳、不跟人打招呼，以及无法察觉口语和非口语的社会性暗示等。进行小组书写活动时，治疗师可以向小组成员提供团队协作经验，并教导他们所需要的社交技巧，如赞美他人、勇于接受负面回馈、维持个人空间，以及给予和接受道歉。

在活动开始时要对整个小组书写活动做出概要说明，讲清活动开始以及结束的状况，这样可以帮助有问题的儿童在活动和课堂间转换。小组名称、口号以及握手方式等，鼓励由小组成员共同讨论决定，以形成小组的凝聚力和建立小组成员间的信任感。活动结束时，治疗师或教师需要将合理的小组书写活动的规则以及训练的结果做出清楚的说明,以方便与其他小组成员分享,并持续性地温和管理儿童的书写行为。通过书写干预小组的方式来帮助儿童建立社交技巧,有助于促进其与同伴和成人互动时的社交能力,并提高书写流畅性和书写效率。

(六)作业疗法实施

咨询及训练其他人来执行干预策略是治疗师在改善儿童书写时最常用的模式,教师或社工通常有能力且愿意在治疗师的监督下执行这些策略和计划。对此,治疗师要为其提供示范策略,并清楚地说明此计划中所使用的工具及干预方式的原理,设计一套易于实施且架构完整的计划。一个让使用者觉得简单易懂的计划,可以提高他人实施的可能性。

四、案例分析

小明,10岁,男孩,3岁时曾发生跌落意外,出现脑损伤。写符号时会出现重叠现象、容易越过格子线,且经常有橡皮擦拭的痕迹,导致辨认不良。治疗师在教室内观察发现,小明坐位姿势不良,呈弓背坐位,导致容易出现疲劳和上肢紧张,书写表现技巧有些受限,特别是手的精细动作比较笨拙。手内操作动作较差,导致小明从书写姿势转换成橡皮擦拭姿势,调整书和纸以及擦拭动作都出现明显困难。在听课时,注意力维持时间较短,手上小动作较多,且老师提醒效果不佳。在写作文时,发现小明不习惯使用格子线,写的字忽上忽下,难以辨认。小明在上小学前一直随父母在美国生活,中文是第二语言,因此,可能是小明的文化背景影响了他在教室内的表现。

在进行书写干预时应首先提醒小明调整坐姿,必要时应在座椅上安放一个靠垫。还要进行手的精细动作训练,尤其是转笔训练、翻硬币训练等。另外,也可以利用座椅,做手臂支撑负重训练(图11-3-6)。

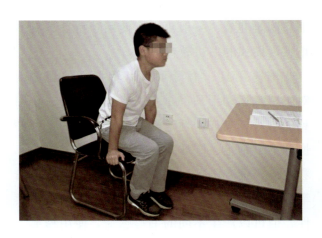

图11-3-6 利用座椅进行手臂支撑负重训练

限制书写的因素是相当复杂的,治疗师要抽丝剥茧,找出各种影响因素,并了解各种因素间是如何相互影响的。小明注意力持续时间短、多动等个体因素,以及其上小学前所处的文化背景(中文是第二语言),两者交互作用,限制了他的书写表现。小明的注意力问题不仅降低了其书写学习的能力,也降低了学习新概念的能力,包括作为第二语言的中文学习能力。如果小明识字量比较少,无法理解中文语法,则其在阅读时也会遇到困难。此外,由于阅读和书写是两个平行的学习过程,因此当小明出现阅读困难时,也会阻碍其书写活动。如果通过药物干预或训练来提高小明的注意力,提高其对中文知识的理解和运用能力,则其书写能力将获得较大改善。

五、总结

书写对儿童,尤其是学龄期儿童来讲是一个非常重要的学习能力,与学业成就有密切关系。神经系统及肌肉骨骼系统病损、注意力缺陷、多动障碍、抽动障碍、学习障碍,以及发育迟缓儿童,通常会存在书写问题。康复专业人员需要评估儿童书写前期以及书写技巧的功能性表现,同时还要考虑执行该任务的要求以及环境因素。

书写干预强调全面性,可以借鉴神经发育、感觉运动、生物力学,以及心理社会模式,将治疗技巧及活动运用在儿童所处的自然环境中。代偿技巧也是一种儿童执行功能性书写的有效办法。

（孙克兴）

第四节　发育迟缓患儿的手功能康复

一、概述

运动发育迟缓，又称精神运动发育迟缓，常用来描述运动或智力的落后，达不到正常发育里程碑的要求。儿童运动发育迟缓的病因很多，包括脑损伤、先天缺陷、遗传性疾病、周围神经损伤、肌肉病变、染色体病变、遗传代谢缺陷疾病等。

（一）常见原因

（1）由围生期脑损伤引起，包括新生儿缺氧缺血性脑病、脑出血、宫内窘迫、高胆红素血症等，可能出现原始反射，肌肉无力，常伴有不正常的动作模式；可伴有感觉功能障碍、动作协调困难等；最常见的疾病为脑性瘫痪、智力低下。

（2）由先天缺陷引起，包括肢体畸形、残缺或瘫痪。

（3）由遗传疾病导致，可能出现肌肉萎缩及较严重的功能障碍。

（4）由周围神经损伤或肌肉系统病变引起。

（5）染色体病，如脆性X染色体综合征。

（二）临床表现

尽管发病原因不同，儿童运动发育迟缓最主要的特征是运动方面的明显损害，表现为明显的运动迟缓，如独坐、爬行、捏物落后。采取标准化运动技能测验评定发现，其技能低于两个标准差以上。

（1）身体发软及自发运动减少，这是肌张力低下的表现，在一个月时即可见到。如果持续4个月以上，则应注意重症脑损伤、智力低下或肌肉系统疾病的发生。

（2）身体发硬，这是肌张力亢进的表现，在一个月时即可见到。如果持续4个月以上，应注意脑瘫的发生。

（3）反应迟钝及叫名字无反应，这是智力低下的早期表现。

（4）头围异常。头围是脑的形态发育的客观指标，脑损伤患儿往往存在头围异常。

（5）体重增加不良、吮乳无力。

（6）固定姿势。往往由脑损伤导致肌张力异常所致，如角弓反张、蛙位、倒U字形姿势等。

（7）不笑。如果2个月不能微笑、4个月不能大声笑，应注意智力低下的发生。

（8）手握拳。如果4个月手还不能张开，或拇指内收，尤其是一侧上肢存在此现象，有重要的诊断意义，要注意偏瘫的发生。

（9）身体扭转。3~4个月的婴儿如有身体扭转，往往提示锥体外系损伤。

（10）头不稳定。如4个月俯卧不能抬头或坐位时头不能竖直，往往是脑损伤的重要标志。

（11）斜视。3~4个月的婴儿有斜视及眼球运动不良时，提示有脑损伤的存在。

（12）不能伸手抓物。如4~5个月不能伸手抓物，要注意智力低下或脑瘫的发生。

（13）注视手。如6个月后仍然存在，要注意智力低下的发生。

（三）共患障碍

除了运动障碍外，由于病因不同，运动发育迟缓的儿童还可共患智力、语言、社交等方面的异常。

人类的随意运动是大脑皮质支配的，每个手指都可以灵巧地进行活动，活动离不开手和眼睛的密切配合，因而手眼协调显得至关重要。

而运动发育迟缓的患儿，动作模式各不相

同，这些模式不是由大脑控制，而是反射作用的结果，很多动作是刻板无意识的，表现的强弱则取决于脑损伤的程度。

无意识的模式，是指不随意地指挥，是为达到某功能或动作模式所需而组成。如让孩子完成举手动作，表现为僵直的手臂内旋、拇指内收握拳，肘、腕屈曲，手指伸直而不能抓握，这种动作模式往往没有功能作用。

此外，还要看运动发育迟缓患儿是否依然存在有抓握反射，在各个体位下能否很好地移动、抓握，能否完成抓握与释放的转换，能否完成对指以及双手的协调动作等。

（四）诊断

一般情况下，采用标准化运动技能测验评定，发现受测儿童的技能低于其年龄期望值2个标准差以上，就可诊断为运动发育迟缓。但为了发育迟缓患儿的恢复及预后，可从以下几方面进行早期判断及筛查。

（1）观察婴幼儿发育能否达到运动发育里程碑。

（2）父母对儿童发育的整体回顾及描述。

（3）生活中与同龄儿童各方面表现有无明显差异。

（4）临床医生的判断以及辅助检查的结合。

1）Gesell发育量表（Gesell developmental scales，GDS）：Gesell发育量表是由Gesell于1940年编制，适合4周至3岁的婴幼儿，分大运动、精细运动、语言能力、个人社交能力、适应行为5个维度，检测结果用发育商数表示。完成一次检测需时约60min。

2）Bayley婴儿发育量表（Bayley scales of infant development，BSID）：BSID于1969年编制，1993年进行修订，分为智力量表、精神运动量表、行为记录三部分，修订后的版本适用年龄为0~42个月。国内1995年根据第一版修订2~30个月月龄的发育迟缓检测标准。每次检测需时40~60min。

3）Harris婴幼儿神经运动测验（Harris infant neuromotor test，HINT）：HINT的常规模型研究显示其适用于美国、加拿大，国内目前尚无应用HINT的报道。HINT是用于早期检查高危儿有无认知及运动发育迟缓的筛查工具，适用年龄为1岁以内。HINT除了可以发现运动发育迟缓外，还可以检测认知发育迟缓，且可以在30min内完成测试，简便、快捷、有效。另外，HINT可用于判别婴幼儿运动发育迟缓危险性的高低。

二、发育迟缓患儿上肢与手功能的评估

对于发育迟缓的患儿，应该早期发现，早期诊断，早期治疗，但目前没有专门针对发育迟缓患儿制订的手功能评估量表，可依据正常婴儿精细发育里程碑进行早期诊断及筛查。

表11-4-1为儿童手精细发育功能筛查量表，评估项目少，可用于早期筛查，以此来判断孩子是否存在发育迟缓。表11-4-2为3~12个月儿童精细运动发育过程，表11-4-3为0~1岁儿童精细运动发育过程，若婴幼儿在6个月时还未出现伸手握物的表现等，则为预警征，需引起高度重视。

三、发育迟缓患儿上肢与手功能康复的治疗原则及方法

病因对治疗至关重要，解除病因，同时进行手功能的康复治疗，才能事半功倍。

（一）治疗原则

1. 遵循人体发育规律

因儿童处于发育期，所以在制订计划时应结合其发育规律。如精细运动发育建立在粗大运动发育完善的基础上，对于无法钳式捏物者，在对其进行精细训练时同时应结合肌力训练。并且应该根据其发育里程碑制订相符的训

表 11-4-1　儿童手精细发育功能筛查量表

筛查项目	50%及格年龄（个月）	90%及格年龄（个月）
视线跟着过中线	0.7~1.1	1.8~2.3
两眼能跟随180°	1.8~2.7	3.2~4.1
手握着手玩	2.9	4.0~5.0
握着拨浪鼓	2.7	2.5~3.7
握着两块小方木	4.9~5.8	6.8~7.6
方木从一手递交到另一手	6.8~7.1	8.1~9.7
手握两块小方木向桌面敲击	7.5~8.8	10.6~11.4
叠起两块小方木	13.6~14.4	15.6~17.3
从瓶中倒出小丸（示范后）	12.7~13.5	15.0~21.4
模仿乱画	14.7~14.9	21.2~22.5
叠起四块小方木	16.1~16.3	21.5~21.9
从瓶中倒出小丸（自发地）	16.5~19.3	24.4~30.3
叠起八块小方木	22.2~30.0	29.1~44.0
画圆形	34.5~39.0	43.9~50.4
画十字形	38.8~41.4	48.4~51.9
模仿画方形	47.6~48.6	56.4~62.0
画人体三部分	48.6~51.4	56.3~64.5
画人体六部分	53.5~54.2	59.0~67.5

练计划。

2. 改善手眼协调能力

手是认识事物的重要器官，手的活动可以促进大脑的发育。良好的手功能虽然是精细运动的基础，但在完成很多运动时，还需其他感官的参与，如写字、拉小提琴、吹笛子等，只有手眼协调才能真正有效地推进孩子各项能力的全面发展。因此，手眼协调能力的发展对促进孩子的运动能力、智力和行为起着重要的作用。所以在对儿童进行训练时需注重手眼协调训练。当儿童在成长的过程中建立了眼、手及足之间的充分联系时，一些简单的技能，如脱袜子便很容易就能做到。

3. 注重日常生活活动能力训练

要以发展的眼光看待孩子，在给孩子进行训练时应注重其日常生活活动能力，不但要分析孩子的身体结构，更应以提高其参与能力为核心，增强其独立性，为进入学校和社会做准备。运动发育迟缓患儿，往往由于整体发育乃至手功能精细能力的落后，导致日常生活活动难以独立完成，因此需要治疗师予以帮助，使他们尽早回归家庭，回归学校，回归社会。

4. 以康复训练为主，注重综合康复与家庭康复相结合

患儿的障碍不是单一的，治疗必须采用综合康复治疗模式，才能取得较满意的康复效果。运动发育迟缓患儿的恢复，需要漫长的过程，且必须将医疗康复与社会康复、家庭康复相结合，将康复治疗贯穿于小儿的日常生活之中，才能更有效地全面改善发育迟缓患儿的综合能力。在治疗师的辅助下完成行走、穿衣、进食等，是远远不够的，更需要将之融入日常生活当中，因此，家庭康复是很重要的一环。

5. 寓教于乐，适时进行小组训练

因治疗的对象是儿童，所以需把治疗与游

表 11-4-2　3~12 个月儿童精细运动发育过程

月龄	检查项目	检验方法
3.0	看着及玩自己的手指	视线可以集中于双手，两手的手指可以互相触摸。在 5 个月以后，跟自己的手指玩多是不正常的
3.0	双手主要是打开的	在超过一半的检查时间里，婴儿的手都是要打开的（当他没有握着任何东西的时候）。在整个测试时间里应密切观察婴儿的双手
3.5	握持反射消失	当手掌受到刺激或者用手指向尺侧面按压手掌表面，婴儿的手指可以屈曲及紧握测试者的手指，可以自愿地打开。随着年龄的增长，会越来越难跟自愿的握持行为相区别
3.5	当给他圆环时可以握着	将圆环递给婴儿，但不要接触他的手掌，以免引起掌反射，可以用环轻轻触碰婴儿的手，来吸引他的注意，婴儿一定可以很从容地自己握着圆环
4.6	当圆环拿近时他可以伸手握住圆环，并将它送到口边	将圆环拿到大约距离婴儿双手 5cm 处，他会伸手去拿并紧握圆环及保留它，而且可将它送到口边
5.0	桡侧手掌握持	婴儿可以用拇指、示指及手掌桡侧部分做部分对掌功能来握持物件
5.3	伸手拿悬挂着的圆环并紧握	摆动悬挂的圆环，慢慢移进婴儿视野能触及的范围内，婴儿一定要看着圆环，可伸出一只手或双手拿着圆环并紧握它。能够紧握于短距离内的物件是重要的发育里程碑
5.6	能拿着两块积木至少 3s	当婴儿拿着一块积木时，再递给他另外一块积木，他会接过来而不丢下手上的积木，并且可拿着两块积木
6.2	抓自己的脚和玩自己的脚趾	当躺着的时候，婴儿可用单手或双手去触摸自己的脚，他会看着并与自己的脚趾玩耍
7.0	可将玩具由一只手转移到另外一只手	当他可熟练地使用一个玩具的时候，婴儿可以将玩具从一只手转移到另外一只手而不需用口、身体及桌子来帮助转移物件，这是重要的发育里程碑
8.0	剪刀样握持	拿物时是用伸展的拇指内收到伸展示指的桡侧面，就好像剪刀的两个锋面一样
9.0	示指旁拇指拈握	握持小物件时是用示指指尖与拇指的掌面来完成，但是还没有到完全的对指动作
10.1	精巧指尖拈握	可用示指指尖和拇指指尖来精巧地握持小物件，已有完全的对指动作。精细指尖握持是大脑皮质的特性，它的出现体现锥体系的成熟
10.4	用示指指物	婴儿现在可用示指指物
12.0	随意释放	婴儿可以不需要任何辅助而放下物件，当要求时或作为友善的表现时，他能递给你玩具。随着年龄增长，这个释放动作会越来越熟练

戏相结合，增加趣味性，引导孩子主动积极配合训练，同时应多给予孩子鼓励、表扬。其次，可以将病情、年龄相仿的孩子集中起来进行集体游戏，增加其竞争意识，产生一定程度的社会适应能力和自信，为孩子日后踏入校园打下基础。

（二）治疗方法

1. 早期的训练

早期的训练，注意纠正错误的动作和不良姿势习惯是必要的，否则将来难以纠正。当患儿能完成独坐时，直接训练手功能。

（1）仰卧位的训练：使患儿仰卧在稳定且宽敞的床面上，便于进行活动，按肩、肘、腕、手指的顺序做关节活动。如果治疗师不能独立完成，可由其家人在一旁协助。

这种关节活动有两个意义：一是缓解处于痉挛期（一旦伸展肌肉就反射性收缩的症状）不随意运动的肌肉。二是婴儿期的抚摸、伸手、紧握是将来做复杂手部动作的基础。

（2）俯卧位训练：俯卧位下，帮助患儿完成手支撑。当负重能力提高后，可协助患儿完成单手支撑，在其前方放有趣的玩具教其抓

表 11-4-3　0~1岁婴儿手精细运动发育过程

月龄	检查方法
新生儿期	两手紧握 明显的手把握反射
1~2	移行相：两手频繁半张开
3	把半张开的手伸向出示的红色物品方向
4	两手主要半张开 两手一起玩 把玩具拿到口边（手口协调）
5	伸手触摸玩具
6	有意抓握玩具 手掌握：用全手掌和伸展的拇指握 两手交换玩具
7~8	两手各抓握一块积木，并短时间有意用力保持不扔掉 用伸展的拇指及其他各指抓小圆板，不碰手掌
9	故意扔掉物品
10	镊子握：用伸展的示指及拇指捏小物品 多次搭起 2 块立方体积木
11~12	钳子握：用屈曲的示指及拇指指尖捏小物品

取、触摸。

也可以采取抱位姿势使患儿突然向前倾倒，患儿会反射性地诱发双上肢伸向前方，或使其俯趴在巴氏球上，向前滚球，双上肢会向下做出两手着地的样子。

2. 上肢与手部力量训练

（1）0~4 个月以仰卧位被动挤压、叩击以及点按穴位为主；在俯卧位下，可适当施加垂直于床面的压力于肩部。

（2）5~6 个月采取俯卧位，一侧手支撑，另一手取物，增强手握物的准确性及稳定性；俯卧位手支撑姿势保持，于肩、肘、腕关节垂直加压。

（3）7~12 个月四点支撑体位下姿势保持，用玩具引导，使患儿完成三点支撑，继而引出爬行能力，以提升四肢力量，增强肢体的协调能力。

（4）1~3 岁根据患儿肌力水平施加负荷于肩、肘或腕关节（近端或远端关节）的力，使其往目标容器投放物体，重复数次。治疗师引导患儿双手协调地揉捏橡皮泥，做成小动物的形状；练习解开食品包装；打开和拧紧瓶盖；使用适当阻力的握力器等。

肌力训练应遵循阻力原则、超量恢复原则、疲劳度原则。进行力量训练的目的是增强患儿上肢肌肉力量及关节的稳定性，为手功能康复打下良好的基础。

3. 手眼协调能力训练

（1）利用玩具进行训练：2~3 个月的孩子常常注视自己的手或眼前的物体，这时家长可摇动或弄响玩具，引起他的注意，然后抓住他的手臂伸向他注视的玩具，使他能够抓握和触摸。

（2）4~5 个月时孩子已能自如地抓取他所看到的摆在眼前的玩具，这时可拿出带声响的玩具攀悬在孩子略够不到的地方，吸引他手眼的追踪。

（3）5~6 个月时可以让孩子拿着玩具进行敲打练习，并训练其双手同时握两个玩具。

（4）7~8 个月时可训练他撕纸、照镜子指认五官、拿取小糖丸等。

（5）10~12 个月可训练他玩套环玩具，把小球放进盒子里或从盒子里拿出来，旋转瓶盖等。

（6）1 岁以上可让孩子练习翻书、穿珠子等，使孩子视觉活动与触觉活动协调一致。

手眼协调能力训练见图 11-4-1~11-4-5。

4. 日常生活活动能力训练

通过训练使儿童初步具备基本的生活自理能力和卫生习惯。主要从进食、大小便、衣着、个人卫生、睡眠和安全常识 6 个方面进行训练。在进行任何一项技能训练时，治疗师必须清楚地了解患儿目前的能力，把整体任务分解，使每一步的训练都足够明确。

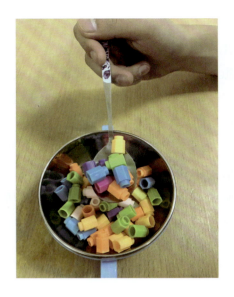

图 11-4-1　训练患儿使用勺子

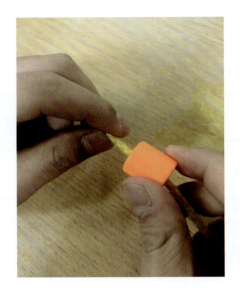

图 11-4-4　训练患儿串珠子

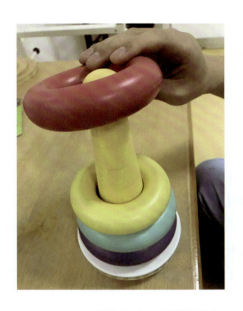

图 11-4-2　训练患儿手眼协调能力

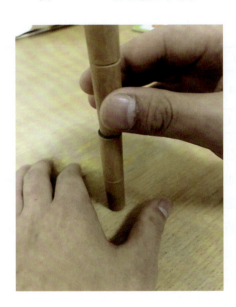

图 11-4-5　训练患儿搭木棒

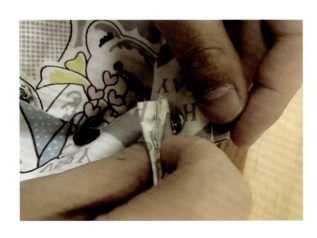

图 11-4-3　训练患儿扣扣子

举例：

（1）引导患儿完成洗脸的动作：①靠近卫生间里的脸盆；②将一个小毛巾放进脸盆，打开水龙头冲洗毛巾；③双手紧握毛巾将其拧干；④拧干后平放在手掌上擦脸；⑤重复②~④步骤，直到认为脸已洗净。

（2）引导患儿剥开香蕉的步骤：①取下香蕉；②一手拿着香蕉，另一手捏香蕉顶端；③开始剥皮，对捏手指向下方拉动；④重复②~③步骤，直至剥掉香蕉皮；⑤吃香蕉。

（3）引导患儿如厕的步骤：①走进厕所，接近坐便器；②将裤子从臀部脱至大腿中部；③坐到坐便器上；④便后用厕纸从臀部后面由前向后完成清洁；⑤起身，用双手将裤子拉到臀部上并整理衣服；⑥走到冲洗装置边冲水；⑦冲完后离开厕所。

四、发育迟缓患儿手功能训练的家庭康复

当患儿在治疗师的引导下获得与自己年龄段相当儿童的能力时，家庭干预将发挥重要作用，目的在于引导患儿，使技能融入环境与生活当中。原则如下：

（1）增加患儿日常生活中的活动量，在家庭中进行亲子互动游戏，如比赛揉面团等。

（2）平时帮助家人完成适量的家务劳动，如擦桌子、扫地等，均可增加患儿上肢与手功能。

（3）养成独立进食的好习惯，并适当予以奖励强化。

（4）多与小朋友互动，常参与手工艺品的制作。

（王家勤）

第五节 手部先天畸形的功能康复

一、概述

手部先天畸形是指由于某种因素引起的手部发育异常，即出生时就能发现的、明显的、大的手部结构异常。多由遗传因素和环境因素两者相互作用所致。最常见的手部畸形是多指及并指畸形/蹼指畸形、拇指发育不良、分裂手等。少见的有蜘蛛指。

手部的先天畸形会影响患儿的手功能、日常生活水平和心理状态等，在条件允许时应尽早进行治疗。

二、手部正常解剖

人类双手能做复杂而灵巧的捏、握、持、抓、夹、提等动作，有极其精细的感觉。手的这些复杂功能与其解剖结构有密切关系。

（一）皮肤

手的掌面皮肤有较厚的角化层，皮下有较厚的脂肪垫，有许多垂直的纤维小梁，将皮肤与掌腱膜、腱鞘及指骨骨膜相连，使掌侧皮肤不易滑动，有利于捏、握动作。手的背部皮肤较薄，皮下脂肪少，有一层疏松的蜂窝组织，有较大的移动性。

（二）肌腱

1. 屈肌腱

指深、浅屈肌分别附着于远节及中节指骨基底部，分别屈曲远指间关节和近指间关节。在接近肌腱处，有三角形的膜状组织，连接于肌腱与骨膜，为短腱纽。在近节指骨处有带形膜状组织与肌腱相连，为长腱纽。它们是腱鞘滑膜脏层、壁层交接部分。从掌骨头到中节指骨，屈肌腱被包围在纤维骨管内，该管叫腱鞘，起滑车作用，其中掌骨头、近节指骨中部、中节指骨中部的腱鞘明显增厚，称腱鞘的滑车。

2. 伸肌腱

手背的伸肌腱仅被皮肤及一层疏松网状组织覆盖，肌腱外有腱旁膜，有较好的循环。示指及小指各有一条固有伸肌腱，均位于指总伸肌腱的尺侧。在掌指关节背面，肌腱扩展成膜状，称为腱帽。两侧连接来自骨间肌（桡侧还有蚓状肌）的纤维，腱帽有保持伸肌腱不向两侧脱位的作用。紧靠掌指关节的远侧，从腱帽的深面分出一些纤维止于近节指骨的基底部。在近节指骨，伸肌腱分成三股继续向前，即中央和两侧束。

拇指有拇长伸肌及拇短伸肌，分别附着于远节指骨及近节指骨的基底部，分别伸拇指指

间关节及掌指关节。

（三）肌肉

位于手掌的肌群可分为外侧群、内侧群和中间群3群。外侧群位于手掌的外侧部，形成丰满的隆起，称大鱼际。此肌群可使拇指做内收、外展、屈和对掌运动。内侧群位于手掌的内侧部，形成小鱼际。其主要作用是使小指做屈、外展运动。中间群位于掌心、掌骨之间。

（四）血管

手部的动脉血管供应主要来源于尺动脉、桡动脉、骨间前动脉和骨间后动脉的分支，这些血管在外部形成动脉网，在掌部形成动脉弓。动脉网与动脉弓之间，存在许多交通支吻合，构成交通舒畅通道，保证手在捏、持、抓、握等多种功能位上仍能保持充分的血供。

手部的静脉分深浅两层。手掌的深静脉多与动脉伴行，回流至尺、桡静脉或手背静脉网。手的浅静脉在背侧，远较深静脉重要，最后回流至头静脉及贵要静脉，是断指再植或拇（手）指再造的主要血液回流通道。

（五）神经

手部主要由正中神经及尺神经支配，桡神经仅支配手背桡侧及桡侧两个半指背面的皮肤。

正中神经肌支支配除肱桡肌、尺侧腕屈肌和指深屈肌尺侧半以外所有的前臂屈肌、鱼际肌及第1、2蚓状肌；皮支分布于手掌桡侧2/3的皮肤、桡侧三个半指的掌面皮肤。

尺神经肌支支配尺侧腕屈肌、指深屈肌尺侧半、小鱼际肌、第3、4蚓状肌；皮支分布于掌面小鱼际皮肤和尺侧一个半指皮肤，手背尺侧半及尺侧两个半指背面皮肤。

（六）骨关节及韧带

桡腕关节由桡骨、手舟骨、月状骨及三角软骨盘构成，尺骨不直接参与，桡腕关节是一个球窝关节，能做多轴运动。

腕掌关节中以拇指最为重要，由大多角骨与第一掌骨基部构成，是鞍状关节，关节囊较松弛，可做拇指屈、伸、内收和外展，是拇指对掌——外展运动的主要关节。

掌指关节由掌骨头与近节指骨基底部构成。拇指的掌骨头较扁，活动度不及其他掌指关节大。每个掌指关节由侧副韧带及掌侧韧带加强。两侧的侧副韧带由近背侧斜向远掌侧走行。指间关节只做屈伸运动，两侧也有副韧带加强，结构与掌指关节相同。掌指关节是手指运动的主要关节，若在伸直位或过伸位强直时，虽指间关节屈伸正常，但也难以与拇指捏和握，功能严重受限。若能屈曲到35°~45°，则可发挥指间关节的作用，手功能明显改善。

三、手部主要功能

手部通常可以进行以下运动：力性抓握，对掌运动、精准抓握。又分为13种基本形式：悬垂、托举、触摸、推压、击打、动态操作、球形掌握、球形指间握、柱状抓握、拉钩、二指间捏、多指间捏、侧捏。

四、常见的手部先天畸形

手部先天畸形在新生儿中的发病率约为2‰。近年来，手部先天畸形的就诊率有逐年上升的趋势，也越来越引起临床相关科室的重视。然而，由于手部先天畸形的致病机制复杂、表现多样，使得全面掌握手部先天畸形的诊断和治疗非常困难，但对于常见的手部先天畸形而言，目前已有较为成熟的疾病分型和手术方案。临床常见的手部先天畸形主要包括多指、并指、拇指发育不良及分裂手等。

（一）多指

多指包括尺侧多指、中央多指和桡侧多指，此外还包括特殊类型的多指，如镜影手和多指并指等。多指在新生儿中的发生率为0.3‰~0.4‰，是最常见的手部先天畸形之一。不同类别多指的表现特点和分型均有所差异。

尺侧多指可以分为 A 型和 B 型，A 型为发育良好的尺侧多指，B 型为发育较差或呈蒂状的尺侧多指（图 11-5-1）。

中央型多指相对少见，有时该型多指伴有并指畸形。中央型多指建议进行多指的序列切除。合并并指时，可以在分指的同时进行多指切除。

桡侧多指即多拇，是最常见的多指类型（图 11-5-2）。少数发育较差的多拇呈蒂状，多数多拇为发育相对较好的分叉型。分叉型多拇的分类目前仍然采用 Wassel 分型，即根据多拇分叉的平面进行分型，将多拇畸形分为 7 型。其中，Wassel Ⅳ 型是最常见的多拇类型。对于等大的 Ⅰ 型、Ⅱ 型和 Ⅲ 型多拇，可以考虑进行传统或改良的 Bilhaut-Cloquet 术式，即将两个等大的拇指进行合并和重建，以增加拇指的宽度。该术式术后常见的并发症包括拇指甲板和甲床畸形、指间关节活动受限以及拇指发育受阻等。对于不等大的多拇常规行赘拇切除、拇指重建术。多数情况下，位于尺侧的分叉型多拇发育相对较好，称为主干拇。远期随访结果显示，术后掌指关节和指间关节成角>20°的成角畸形发生率为 28%~32%，关节不稳定的发生率为 69%。经过平均 17 年的随访发现，多拇术后进行二次手术的概率为 23%，再次手术的原因多为指间关节畸形和疼痛。

（二）并指

并指在新生儿中的发病率为 0.2‰~0.3‰。并指主要依据并指的范围、程度和累及结构进行分类。当皮肤相连的范围未及手指全长时，称为不完全并指；若累及手指全长，则称为完全并指；若存在指骨融合，称为复杂并指；若表现为并指多指等更为复杂的情况，则称为复合并指。由于并指不但影响患儿手部的外观，而且对手部功能，尤其是大把的抓握功能影响较大，因此需要手术分指（图 11-5-3~11-5-5）。

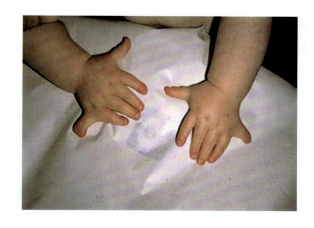

图 11-5-1　尺侧多指

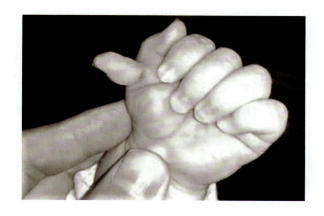

图 11-5-2　桡侧多指

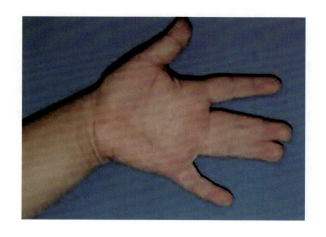

图 11-5-3　并指 1

分指手术的时机主要取决于并指所累及的部位和结构。当受累手指为明显不等长的拇示指并指和环小指并指时，手术应当尽早进行，否则容易影响较长手指（示指和环指）的发育，并造成该手指的旋转和屈曲畸形。若麻醉无特殊禁忌，建议1岁左右进行分指手术。而对于长度相近的示指、中指和环指间的并指或者复杂及复合型并指，建议1.5~2.0岁进行手术。在2岁以内，手部体积会增大一倍，因此2岁手术时，手术的难度会明显降低，有助于取得更好的疗效。

（三）拇指发育不良

拇指发育不良属于肢体桡侧纵列发育不良，该类型在新生儿中的发病率为0.03‰，男性与女性的发病率相近，累及双侧的比例约为50%（图11-5-6）。Blauth将拇指发育不良分为5型。而Manske又进一步将Ⅲ型分为两个亚型。Ⅰ型表现为患侧拇指略小于正常拇指，但功能正常；Ⅱ型表现为虎口狭窄、大鱼际肌肉发育不良和掌指关节不稳定；ⅢA型的表现除Ⅱ型的临床特点外，还包括手外肌（拇长屈肌和拇长伸肌）的发育异常以及掌骨的发育不良；ⅢB型除上述表现外，还存在拇指腕掌关节不稳定；Ⅳ型为漂浮拇；Ⅴ型为拇指缺如。当拇指发育不良合并严重的桡侧纵列发育不良时，可能会伴发其他系统的疾病，包括脊柱侧弯、TAR综合征、VACTERL、Fanconi贫血、Holt-Oram综合征、Charge综合征等。因此术前需要进行相关辅助检查，包括脊柱的影像学检查、心脏和肾脏的超声检查、血液的实验室检查等。

（四）分裂手

分裂手，也称手部纵列缺如，是手部中央型一个或多个纵列的缺如导致的畸形（图11-5-7，11-5-8）。典型的分裂手外观呈"V"型，多数患者伴有虎口狭窄、并指、多指、屈指和手指发育不良等其他畸形。经典的分裂手为常染色体显性遗传模式，常累及双侧并伴有分裂足畸形。分裂手不但影响患者的手部功能，更因为其特殊的外观常使患者产生心理障碍，患者很难进行正常的社交活动。

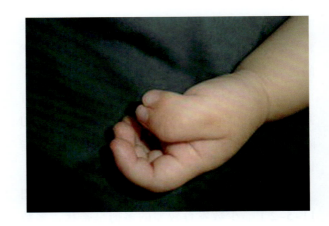

图11-5-4 并指2

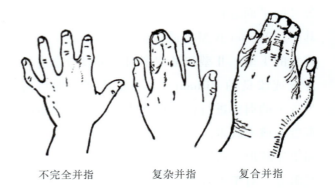

图11-5-5 并指3

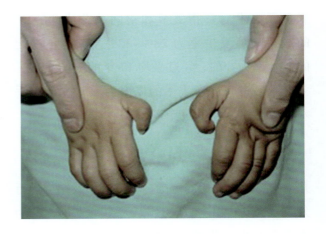

图11-5-6 拇指发育不良

分裂手畸形表现多样，手术方式复杂。临床常用的分裂手分型为Manske分型。该分型是基于虎口的形态进行分型，Ⅰ型表现为虎口正常；ⅡA型为虎口轻度狭窄；ⅡB型为虎口重度狭窄；Ⅲ型表现为拇示指并指；Ⅳ型表现为示指序列发育不良，虎口与分裂间隙融合；Ⅴ型表现为桡侧3指发育不良或缺如，尺侧序列存在。

（五）蜘蛛指

马方综合征（Marfan syndrome）是一种遗传性结缔组织疾病，为常染色体显性遗传，患病特征为四肢、手指、脚趾细长不匀称，身高明显超出常人，并有心血管系统异常，特别是心脏瓣膜异常和主动脉瘤。该病同时可能影响其他器官，包括肺、眼、硬脊膜、硬腭等。马凡综合征患者手部手指细长不匀称的表现被形象地称为蜘蛛指（图11-5-9）。

五、手部先天畸形的康复策略

以上介绍的几种常见手部先天畸形术后常有指间关节畸形、疼痛及瘢痕等并发问题，甚至需要行二次手术。所以为了更好地维持手部外观及功能，术后的康复治疗就显得尤为重要。

对于可行保守治疗的轻症患者，为保障手部功能最大化，还需要康复治疗的介入。

（一）原则

1. 早期

发现手部存在先天畸形后，施行矫形手术前即建议及早进行康复介入，例如等大的Ⅰ型、Ⅱ型和Ⅲ型多拇，类型常见且对手功能影响较大。术后也建议及早行术后的手功能康复，以降低并发症的出现率及二次手术的风险。

2. 无痛或少痛

进行手功能康复锻炼时，建议施行无痛或少痛治疗原则，即在不增加患者痛苦与不适感的前提下稳步推进功能康复进程。

3. 功能

手部先天畸形的康复一切以功能为出发点和落脚点，一切活动的施行以功能为目标。在进行评估与治疗时综合考虑身体结构与功能、

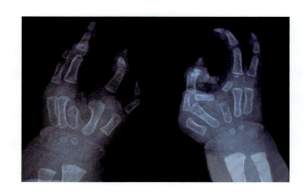

图 11-5-7　分裂手 X 线检查

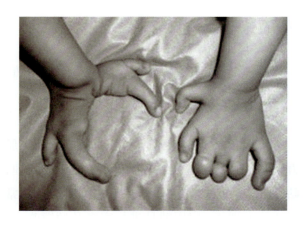

图 11-5-8　分裂手

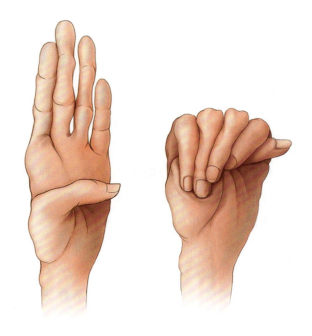

图 11-5-9　蜘蛛指

活动与参与、社会能力、家庭及周边环境等，以功能环绕手部先天畸形的整体诊疗过程。

4. 综合

寻求综合康复治疗手段，包括运动疗法、物理因子治疗、虚拟现实技术、辅具应用，甚或中医药治疗手段。

5. 个性化

根据评估结果建议保守治疗或行术前术后康复；术前维持关节活动度，增加肌力训练；术后急性期消肿止痛，瘢痕护理；恢复期注意关节活动度、疼痛、瘢痕、日常生活活动能力等。

（二）评估

手部形态、ROM、握力、疼痛、瘢痕评估。ADL、环境及利手判定。

（三）治疗

可以行关节松动术，主被动关节活动，肌力训练，筋膜松解术，瘢痕软化、加压等处理，贴扎技术，虚拟现实技术。手部灵活性及日常生活能力训练。应用辅具进行家庭及环境改造。采用心理干预。

进行中药熏洗、针灸、湿热罨包等。

六、病例分析（拇指发育不良 Manske Ⅱ型）

（一）基本情况

丰××，男童，5个月10天，左侧拇指发育不良。

现病史：于5个月时家人发现患儿抓物时左侧拇指外展受限，常呈内收状。

既往史：出生时有黄疸，程度不详。

个人史：第3胎，第3产，孕40周，顺产，出生体重3800g，孕母健康，为高龄产妇（35岁），母乳喂养，预防接种按免疫程序进行。

家族史：父母健康，非近亲结婚，其两姐体健，其余家族成员中无传染病及遗传病史。

体格检查：左侧拇指内收，外展受限，够物欠灵活；伴第一掌指关节不稳定。

辅助检查：MRI示脑白质发育不良。

（二）评估

1. 身体结构和功能

患儿神志清，精神良好，双手可至中线。劣势有拇指内收、外展受限。

2. 活动与参与

优势有患儿情绪稳定、主动配合意识较好。劣势有够物欠灵活。

3. 环境因素

优势有家庭经济状况良好，父母配合程度较好，有医疗机构提供全面康复。劣势有爷奶奶过度保护，与父母康复意见未达成统一，家庭康复延续性较差。

4. 发育评估

Gesell 发育诊断量表：适应性16周，大运动20周，精细动作16周，语言20周，社交16周。

（三）治疗目标

1. 长期目标

①患儿可独站；②左手可拇示指指间对捏；③左手可参与日常生活活动。

2. 短期目标

①患儿够物灵活；②患儿出现保护性伸展反应；③患儿可四处爬。

（四）治疗计划

1. 身体结构和功能

手部关节活动度训练，各方向够物训练，增强拇外展力量。俯卧位伸臂支撑训练，翻身训练。

2. 活动和参与

触觉球、刷擦等感觉信息输入。辅助下俯卧位支撑训练。

（王家勤）

本章审稿作者： 吴　文　李琴英　杨　青
　　　　　　　于　洋　何洁莹　林奕芳
　　　　　　　邓建林　朱　宁　朱俞岚

第十二章 乳腺癌术后手与上肢功能障碍的康复

第一节 乳腺癌术后手与上肢感觉障碍的诊断与评估
第二节 乳腺癌术后上肢感觉障碍的康复治疗
 一、警惕乳腺癌术后上肢感觉障碍
 二、乳腺癌术后上肢感觉障碍的原因
第三节 乳腺癌术后手与上肢运动功能康复
 一、乳腺癌术后手与上肢运动功能障碍的原因
 二、乳腺癌术后手与上肢运动功能障碍的分类
 三、乳腺癌术后手与上肢运动功能障碍的康复
 四、乳腺癌术后运动障碍病例
第四节 乳腺癌术后上肢淋巴水肿的评估与治疗
 一、概述
 二、乳腺癌术后上肢淋巴水肿的发病原因
 三、乳腺癌术后上肢淋巴水肿的分期
 四、乳腺癌术后上肢淋巴水肿的危险因素
 五、乳腺癌术后上肢淋巴水肿的评估
 六、乳腺癌术后上肢淋巴水肿的治疗

第一节 乳腺癌术后手与上肢感觉障碍的诊断与评估

一、乳腺癌术后手与上肢感觉障碍的评估（图12-1-1）

（一）感觉障碍的临床表现

感觉是各个感受器对机体内各种刺激在人脑中的直接反映。感觉障碍是指在反映刺激物个别属性的过程中出现困难和异常。常见的感觉障碍分为两类，一类表现为抑制性症状，另一类表现为兴奋性症状。

1. 抑制性症状

感觉路径受破坏或功能被抑制时出现感觉缺失或减退为典型的抑制性症状。

（1）感觉缺失：是指在意识清楚的情况下，患者对刺激不能感知。根据感觉种类的不同又可分为痛觉缺失、触觉缺失、温度觉缺失和深感觉缺失等。在同一部位各种感觉都缺失者称为完全性感觉缺失。如在同一部位某些感觉缺失而另一些感觉正常者，称为分离性感觉障碍。一般感觉正常，在无视觉参与的情况下，对刺激部位、物体形状、重量等感觉信息不能辨别者，称皮质感觉缺失。

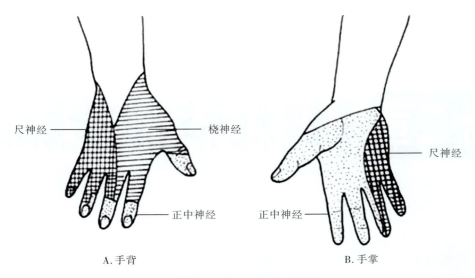

图 12-1-1 手部感觉的神经支配

（2）感觉减退：指感觉的敏感度降低，对刺激感受力低下但程度上较感觉缺失轻，由于神经的兴奋阈值增高而导致的感觉反应减弱。当某一神经分布区有自发痛，同时在此神经痛分布区内痛觉又减退者，称痛性痛觉减退或痛性麻痹。当存在深感觉与识别性触觉障碍而痛、温觉和原始触觉良好的情况时，提示后索的损害。

2. 兴奋性症状

感觉路径受到刺激或兴奋性增高时可出现感觉过敏、感觉过度、感觉倒错、感觉异常、对应感觉等症状。

（1）感觉过敏：感觉阈值低下，表现为轻微（外界或病理性）刺激出现强反应。感觉过敏常见于浅感觉，尤以痛觉过敏多见。痛觉过敏除了触觉刺激或痛觉刺激可引起外，温度刺激也可引起。

（2）感觉过度：浅感觉出现功能障碍会出现此症状。感觉过度一般具备：①潜伏期长，即由刺激至感知之间有较长的潜伏期，此期有时可达 5~30s；②感受性降低，兴奋性增高，即刺激必须达到较强的程度才能感觉到；③所感到的刺激具有爆发性，呈现一种剧烈的、定位不明的、难以形容的不愉快感；④刺激有扩散的趋势，单点刺激患者可感到是多点刺激并向四周扩散；⑤刺激停止后在一定的时间内患者仍有刺激存在的感觉，即出现"后作用"。一般表现为强烈难受的感觉。常见于灼性神经痛、带状疱疹疼痛、丘脑的血管性病变等。

（3）感觉倒错：对刺激产生错误的感觉。如对痛觉刺激误认为触觉或其他刺激。感觉倒错在临床上少见，多数为浅感觉。

（4）感觉异常：在没有任何外界刺激的情况下，患者经常地在某些部位感到蚁走感或不适感，如麻木感、冷热感、潮湿感、震动感、蚁走感、肿胀感、电击感、束带感等。

（5）对位感觉：指当刺激一侧肢体时，对侧相对称部位也感到刺激。

（二）上肢感觉障碍的评估

乳腺癌术后常见的感觉障碍有感觉过敏、感觉减退和内感性不适。感觉过敏主要表现为疼痛。

1. 疼痛

根据疼痛的分布范围、性质、程度、是否表现为发作性以及加重和减轻等因素，临床上将疼痛分为以下几种：①局部疼痛：指疼痛和病变部位相符。②放射痛：指神经干、神经根受到刺激时，疼痛不仅发生于局部，且可扩展到受累感觉神经的支配区。③烧灼性神经痛：是一种烧灼样的剧烈疼痛，迫使患者用水浸湿患肢，常见于正中神经和坐骨神经损伤后。④反应性疼痛：是一种由压迫或牵伸神经干引起的疼痛。如直腿抬高试验。⑤扩散性疼痛：是刺激由一个神经分支，扩散到另一神经分支而产生的疼痛。当三叉神经某一支受刺激时，疼痛或扩散到其他分支（如牙痛）；⑥牵涉性疼痛：也是一种扩散性疼痛。内脏有病变时，刺激经交感神经传入交感干，再经后根进入脊髓后角感觉细胞，在该节段所投射的相应的皮肤分布区所发生的疼痛称牵涉性疼痛。该区内常伴有感觉过敏，此种现象有时对内脏疾病的诊断有一定意义。如肝胆病变可引起右肩痛等。⑦心因性疼痛：其特点为疼痛呈多样性，疼痛的分布不符合解剖生理学生理规律；症状矛盾，疼痛的程度跟受损程度不相符；易受暗示的影响或经暗示治疗很快恢复。

2. 疼痛的诊断

目前疼痛已被WHO列入人体五大生命体征之一。慢性疼痛在降低人们生活质量的同时，还带来了一系列问题，故疼痛医学应运而生。2007年以来，我国二级以上综合性医院大多成立了疼痛专科。疼痛学是一门以症状命名的综合医学，这就决定了疼痛病因的复杂性，疼痛绝不是一个脏器或组织的问题，很可能与其他临床专科有交叉。然而，疼痛症状本身又是主观、复杂、多元的，很多时候致病因素较多，加之疼痛性质多变，患者病程较长，伴随症状复杂，因此慢性疼痛的病因诊断具有一定的挑战性，临床误诊误治现象亦不少见。当前，慢性疼痛治疗技术发展日新月异，每种治疗手段都有其适应证，只有在正确诊断的基础上，才能选择适宜的治疗方案，切实减轻患者痛苦。

疼痛是癌症患者常见的不适症状之一，随着肿瘤发病率越来越高，因疼痛就诊的癌痛患者也越来越多。然而，肿瘤并非癌症患者疼痛的唯一致病因素，其中非癌性疼痛占有相当比例。但许多肿瘤患者疼痛时常主观认为是由肿瘤复发转移所致，进而采取不恰当的治疗方法，极大地增加了患者的痛苦程度和心理负担。因此，当出现了疼痛时，一定要冷静对待，及时就诊，得出正确的诊断，然后才能对症治疗。

（1）癌性疼痛的诊断：癌性疼痛的诊断需要注意：①明确癌症患者疼痛是否为肿瘤本身引起、是否由癌症治疗导致以及是否与癌症完全相关。不能盲目用任何一种原因去解释患者所有的疼痛症状。②癌性疼痛通常是慢性的、持续性的疼痛。往往在静息状态下发生疼痛，而且在晚上疼痛比较厉害，有时候还会出现突然之间的爆发性疼痛。癌性疼痛需借助影像学技术检查疼痛部位或者神经支配的区域内有没有肿瘤转移的病灶来确诊或排除。

（2）神经病理性疼痛的诊断：神经病理性疼痛是由于神经系统损伤或者功能障碍所致，诊断要点为：①病理学已知的神经损伤。对于乳腺癌患者常见的病理学损伤包括放射性臂丛神经损伤、瘢痕卡压神经、神经肿胀。病理学损伤，神经磁共振检查和肌电图的检查可以辅助诊断。②疼痛的性质：对于神经病理性的神经损伤或者功能障碍所导致的疼痛，疼痛一般是比较尖锐的。如果患者感受到的疼痛是像用火烧一样的疼痛、疼痛会不断扩散向周围组织放射、有时候像用针扎一样的刺痛，甚至像被电击一样的痛,此时就要警惕神经病理性疼痛。

（3）心因性疼痛的诊断：首先要排除其他的精神障碍及器质性的疼痛。心因性疼痛一般都表现严重，且持续时间长。器质性的疼痛都会有其神经系统解剖分布定位点，而心因性疼痛的症状不符合神经系统的解剖分布，对患者进行详细检查后，找不到器质性的疾病或者病理生理机制解释；或者说虽然患者的疼痛与器质性的病变有某些联系，但是患者所描述的疼痛大大超过了检查所发现的病变所能导致的疼痛的程度。

一般心因性疼痛的发生有特定的诱导因素，即有明显的社会心理原因。例如：对癌症恐惧，看到其他患者的疼痛，对自己起到了暗示作用，所以自己也感觉到疼痛或者自己的疼痛加剧。予以心理安慰或者得到社会家庭的心理支持后这种疼痛可以缓解。且这种疼痛有时会使患者回避他所讨厌的活动。

3. 感觉减退的诊断

（1）轻触觉：让患者闭目，检查者用棉花或软毛笔对其体表的不同部位依次接触，询问患者有无感觉，并且在两侧对称的部位进行比较。刺激的动作要轻，刺激不应过于频繁。检查四肢时刺激的方向应与长轴平行，检查胸腹部的方向应与肋骨平行。检查顺序为面部、颈部、上肢、躯干、下肢。

（2）痛觉：让患者闭目，检查者用大头针或尖锐的物品（叩诊锤的针尖）轻轻刺激皮肤，询问患者有无疼痛感觉。对痛觉减退的患者要从有障碍的部位向正常的部位检查，而对痛觉过敏的患者要从正常的部位向有障碍的部位检查，这样容易确定异常感觉的范围与边界。

（3）压觉：让患者闭眼，检查者用拇指用力地去挤压肌肉或肌腱请患者说出感觉。压觉检查常从有障碍部位到正常部位的方向进行。

（4）温度觉：包括冷觉与温觉。冷觉评估用装有5℃~10℃冷水的试管，温觉评估用装有40℃~45℃温水的试管。在闭目的情况下交替接触患者皮肤，嘱患者说出冷或热的感觉。选用的试管直径要小。管底面积与皮肤接触面不要过大，接触时间以2~3s为宜，检查时两侧部位要对称。

（5）本体感觉：是指关节所处的角度和运动方向的感觉，包括位置觉和运动觉。

①位置觉：患者闭目，检查者将患者手指或一侧肢体被动摆在某一位置上，让患者说出肢体所处的位置，或用另一侧肢体模仿出相同的角度。

②运动觉：患者闭目，检查者以手指夹住患者手指两侧，上下移动5°左右，让患者辨别是否有运动及移动方向。如不明确可加大幅度或测试较大关节，让患者说出肢体运动的方向。患肢做4~5次位置的变化，记录准确回答的次数，将检查的次数作为分母，准确地模仿出关节位置的次数作为分子记录（如上肢关节运动觉4/5）。

（6）震动觉：让患者闭目，用每秒震动128次或256次的音叉置于患者骨突部位，请患者指出音叉有无震动和持续时间并做两侧、上下对比。检查时常选择的骨突部位：胸骨、锁骨、肩峰、鹰嘴、桡、尺骨小头、棘突等。

（7）重量识别觉：让患者闭目，给患者有一定重量差别的数种物品，嘱其用单手掂量后，比较、判断各物品的轻重。

（8）质地识别觉：让患者闭目，分别将棉、毛、丝、橡皮等不同质地的物质放入患者手中，让患者分辨。

（三）评估注意要点

检查者需耐心细致，使患者了解检查方法并充分配合，注意调整患者的注意力；患者取舒适体位，检查部位应放松，以提高检查的准确性；先检查正常的一侧，让患者知道什么是"正常"；然后让患者闭上眼，或用东西遮住双眼；在两个测试之间，请患者睁眼，再告诉新的指令；避免任何暗示性问话，以获取准确的临床资料；所给的刺激以不规则的方法由远及近；先检查整个部位，如果一旦找到感觉障碍的部位，就要仔细找出该部位的范围。

通过对感觉检查的结果分析，治疗师应能

判断引起感觉变化的原因，感觉障碍对日常生活、功能活动及使用辅具的影响，以及采取哪些安全措施可防止患者由于感觉上的变化而受到损伤；要能预测将来的变化，判断何时需要再次检查。

乳腺癌术后疼痛的评估，需要采集疼痛类型、功能是否缺失、疼痛是否影响睡眠等病史。临床检查应重点排除其他因素所导致的疼痛，如神经根病变、肋骨骨折、肋间肌劳损、蜂窝织炎及系统感染。

对于乳腺癌术后肩关节疼痛的评估，应该了解术后制动持续时间、疼痛主诉、功能受限、无力和感觉障碍等病史。需要在分析病史中鉴别癌症复发的危险信号，如全身症状、疼痛的进展、并发神经丛病变或不正常的淋巴水肿表现。体格检查，应辨别肌肉萎缩，局部关节活动受限，评估肩胛巩固和盂肱关节的活动度，全面检查肌力和神经功能。

（贾　杰　李　丽　谢　娜）

第二节　乳腺癌术后上肢感觉障碍的康复治疗

一、警惕乳腺癌术后上肢感觉障碍

乳腺癌对于患者来说，无疑是一场重大打击。无论医生还是患者在面对乳腺癌时，重点都会放在肿瘤大小、是否发生转移、病理类型等关键问题上，往往忽视掉感觉异常和肢体功能障碍等情况。

感觉异常包括疼痛、感觉减退、感觉过敏等情况，通常由神经病变、炎症、瘢痕等原因导致。早期的感觉异常是很轻微的，可能只是偶然发生，如果不能及时得到治疗，症状可能会逐渐加重，持续的时间和感觉异常的范围会逐渐延长和扩大。随着异常感觉的加重，可能会影响患者的日常生活和社交活动，并由此引发疲劳、沮丧、易怒、焦虑、孤独感和压力感。在很多情况下，在疾病的早期，可以通过各种治疗手段来阻止和延缓病程发展。但是晚期严重的病变，通常没有非常有效的治疗方法，即使能够找到相应的治疗手段，治疗过程和花费的精力也会大大增加。所以，我们在面对乳腺癌术后的各项身体改变时，也要密切观察肢体的异常感觉变化，及时发现疾病的苗头，积极治疗，避免无法挽回的后果。

二、乳腺癌术后上肢感觉障碍的原因

（一）炎症

患者在手术后伤口尚未愈合时，局部炎症会引起疼痛症状，此时可以给予非甾体抗炎药。若患者伤口已经愈合，排除了手术切口炎症等情况，突然出现患侧上肢红肿热痛、皮肤张力增高等情况时，需要注意是否有皮肤破损或者手足癣等情况导致感染而发生淋巴管炎。疼痛如果是由感染导致的，需要给予足量抗生素治疗，避免淋巴管炎进一步发展，导致淋巴水肿以及关节活动受限等情况。

病例一

患者，女性，48岁，2016年9月因左侧乳腺肿瘤，行左乳全切手术＋左侧腋窝淋巴结清扫。辅助放疗＋化疗＋内分泌治疗。2017年6月无显著诱因发生左上臂内侧皮肤红肿热痛，界限清晰，至社区医院就诊，口服3d"头孢"，红肿减退后停药。遗留上肢压陷性水肿以及肩关节活动时上臂内侧牵拉痛，致使肩关节活动受限，上臂内侧可触及皮下条索形成。

患者因左上肢水肿以及肩关节活动受限于2017年7月来我科就诊。专科评估检查后考虑患者淋巴管炎、腋网综合征以及淋巴水肿，给予淋巴引流治疗以及肩关节活动度训练。

患者住院期间再次发生网状淋巴管炎，追

问病史，自诉化疗之后出现手足癣，未予重视，未坚持治疗（发作时用药，症状缓解后停药）。完善血液化验，给予青霉素＋衣替米星静脉滴注，嘱患者坚持用抗真菌药物治疗，3d后患者症状缓解。给予10d药物治疗后，复查血液化验，结果正常，停止静脉用药。给予阿莫西林口服，嘱患者1周后门诊复查血液化验，若正常可停止口服用药。

（二）放射性臂丛神经损伤

放射性臂丛神经损伤机制未明，一旦发生，难以治疗。对于有放疗病史的患者，需要特别警惕上肢麻木、感觉减退、无力、疼痛等症状的发生，尽量做到早诊断，早干预，延缓疾病进展。检查方法主要有肌电图、臂丛神经MRI、臂丛神经超声等，并需要定期随访，观察疾病进展。

放射性臂丛神经损伤的治疗，主要包括营养神经药物治疗、三环类抗抑郁药物、抗癫痫药物、镇痛药物等，也可尝试糖皮质激素治疗、抗凝治疗、神经松解＋肌肉皮瓣移植等治疗。

病例二

患者，女性，64岁，2014年11月16日行左侧乳腺癌改良根治术，2015年4月1日—2015年5月12日予左胸壁、左锁骨上放疗，DT 5000cGy/25次。2015年5月开始用来曲唑内分泌治疗至今。2016年6月出现左上肢运动受限，伴有肿胀及麻木疼痛感，肿胀主要局限在左上臂，疼痛麻木感主要局限在左上臂及左手。予中药治疗，未见好转，并呈进行性加重。

查体：左侧乳房缺如，右侧上象限乳房凹陷性缺如。左侧胸部可见大片状瘢痕，色黑。左上肢较右上肢肿胀，质地硬，温度偏高。左上肢运动受限，前屈90°，外展90°。左上肢肌力肩外展5－，屈肘3－，伸肘4－，屈指4级，右上肢肌力为5级。双上肢感觉正常，对称。

检查：

2015年1月6日肌电图：提示左侧臂丛神经锁骨上损伤的电生理表现，累及上干为主。

2016年7月5日肌电图：左侧正中神经运动支及尺神经运动支波幅降低，考虑为腋深部瘢痕卡压。

2016年8月12日SPECT/CT检查：左侧第2、4、5、6前肋前缘病变，建议结合病史排除损伤性病变。

2016年11月28日肋骨CT平扫＋重建：左乳切除术后改变，T_7右后肋、T_9、T_{10}、L_1椎体内见结节状致密灶，T_8椎体下缘许莫氏结节形成；胸腰椎退变。右下肺微小结节及钙化结节，左上肺炎症伴胸膜增厚。双肺散在结节。

2016年12月28日超声检查：中上腹肠胀气明显；左侧乳腺癌已切除，右侧乳腺癌局部切除术后；肝显像欠清；双肾囊性灶，考虑肾囊肿；胆囊结石；脾未见明显异常；右侧腋窝、右侧锁骨上未见明显异常肿大淋巴结。

2016年1月5日臂丛神经MR扫描：左侧颈5~8臂丛神经中远段略增粗，提示有损伤可能，周围软组织肿胀。

2017年1月11日左侧肩关节MR平扫：左侧冈上肌肌腱轻度损伤，关节积液，肱骨退变，软组织肿胀，建议结合临床随访。

2017年1月13日头颅MR平扫＋增强：头颅MR平扫及增强扫描未见明显异常。随访，结合患者放疗病史、检查结果以及症状、体征，诊断为放射性臂丛神经损伤。

（三）肿瘤复发或转移

乳腺癌肿瘤转移或复发通常累及肺、骨、对侧乳腺等部位，定期复查可以及早发现肿瘤，及时治疗。若肿瘤侵袭臂丛神经，则会表现为剧烈疼痛，上肢运动、感觉功能障碍等情况。当患者有放疗病史时，需要与放射性臂丛神经损伤相鉴别。

病例三

患者，女性，75岁，左上肢疼痛无力1年

余,逐渐加重,2016年6月22日就诊。患者于2014年10月突发左侧肩部不适,至外院就诊,颈椎MRI提示"$C_{3/4}$、$C_{4/5}$、$C_{5/6}$、$C_{6/7}$椎间盘突出",诊断为"颈椎病",予牵引、针灸等治疗。至2014年12月开始出现左上肢无力,由近端向远端发展,并伴有手部麻木症状,以及左侧眼裂缩小、左半脸少汗等表现,症状逐渐加重。2015年6月行肌电图、神经B超等一系列检查,并康复科、手外科会诊后,结合其32年前有左侧乳腺恶性肿瘤切除及局部放疗病史,考虑系"左侧臂丛神经压迫综合征"。综合考虑患者病情后认为宜保守治疗,给予激光、超声及运动疗法等治疗,自觉肢体无力症状仍有加重,左手部出现肿胀、关节僵直、剧烈刀割样、针刺样疼痛,需间断口服曲马朵控制疼痛。患者发病以来一般情况可,胃纳可,睡眠极差,二便正常,有明显的体重减轻(体重减少约15kg)。

入院后经过臂丛神经MRI、臂丛神经超声、肌电图检查等,考虑放射性臂丛神经损伤,给予营养神经治疗以及关节活动度训练。1个月后患者出院。12个月后电话随访,家人诉因癌栓脱落,肺部栓塞去世。该例患者因放射治疗病史掩盖了肿瘤侵犯臂丛神经的可能性,值得临床医生注意。

肿瘤侵犯臂丛神经与放射性臂丛神经损伤的鉴别要点见表12-2-1。

表12-2-1 肿瘤侵犯臂丛神经与放射性臂丛神经损伤的鉴别要点

	潜伏期	早期症状	淋巴水肿	Horner征	肌电图表现
放射性臂丛神经损伤	较长时间无症状,数月至数年	感觉减退或发麻,束缚感	通常伴有淋巴水肿	较少伴有Horner征	纤颤波、正尖波
肿瘤侵犯臂丛神经	相对而言较快	持续而剧烈的疼痛	如果曾有放疗史,也可伴有淋巴水肿	多数出现Horner征	通常无纤颤波表现

(四)瘢痕

乳腺肿瘤术后手术瘢痕收缩,可能会导致患者有皮肤牵拉感,若因为害怕牵拉切口而限制运动,可能会导致肩、肘关节活动受限。瘢痕牵拉感无须特殊治疗,嘱患者保持正常的关节活动,避免制动。若已经出现关节活动受限,则需要康复治疗以恢复关节活动度。

(五)颈椎病

患者因一侧乳房切除而导致身体不平衡、长期使用手机、电脑,以及本身有颈椎病等原因,可能会出现上肢麻木、疼痛、肌力减退等症状,可通过颈椎MRI检查来诊断。但是借鉴前面的案例,临床中患者出现上述情况时,首先要结合病史,排除肿瘤侵犯臂丛神经及放射性臂丛神经损伤等情况,然后再做出颈椎病的诊断。

(六)肩周炎

乳腺癌患者多在45岁以上,经过手术治疗后,患侧肌肉组织可能部分切除,会影响肩关节的运动,更容易引起肩关节周围软组织损伤和炎症,导致肩关节疼痛。此时需要给予力量训练和肩关节活动度训练,恢复肩关节活动的正常节律。康复训练中可以结合非甾体抗炎药物消炎镇痛。

(贾 杰 李 丽 谢 娜)

第三节 乳腺癌术后手与上肢运动功能康复

一、乳腺癌术后手与上肢运动功能障碍的原因

(一)手术瘢痕

乳腺癌手术切口根据肿瘤所在部位及乳

房的大小、形态设计，切除乳腺时自下内开始向上外将乳腺连同其深面的胸大肌筋膜一并分离，直至胸大肌外缘下。由于目前乳腺癌手术的创口普遍较长，因此术后的瘢痕增生对乳腺周围关节运动功能造成了明显的影响。

我们常见的手术创口通常是在腋窝下等肩关节附近的皮肤阴面处。选择皮肤阴面处可以使患者的手术创口不暴露在常见服装外，从而起到美观的作用。但不可避免的是，瘢痕的存在及瘢痕的增生都会造成皮肤的长度和弹性受到限制，进而限制了肩关节的活动范围，造成了肩关节运动受限。

（二）肿胀

淋巴水肿是临床上最常见的肿胀之一，当淋巴液积聚在皮下组织时就会产生淋巴水肿。淋巴液由水、蛋白质以及代谢废物构成。正常情况下，人体组织器官产生的淋巴液会通过淋巴管道进行循环。可当淋巴液无法自由流动的时候，就有可能产生淋巴水肿。淋巴水肿可能发生在乳腺癌淋巴结清扫术后，也可能发生在乳腺癌患者接受放疗后。

乳腺癌手术中，需要清扫周围胸大肌间淋巴结、腋淋巴结等所有或部分淋巴结，从而对乳腺周围组织的淋巴系统造成了损伤，造成肢体水肿。当肢体发生水肿时，会导致原有关节活动范围自初始端与终末端开始逐渐减少关节活动度。若是患者不加以重视，不能从早期开始干预，最终会造成不可忽视的运动与感觉功能障碍。

（三）疼痛

手术后的创口疼痛对患者而言永远是无法忽略的，无论是麻醉刚过还是形成瘢痕后。对大部分患者而言，在他们想要进行一些活动时，伤口的疼痛会阻止运动的进行。如果患者没有听从专业医生的建议在一定范围内逐渐尝试进行关节活动，那么疼痛除了直接导致患者运动功能障碍以外，还会导致长期制动下的肌肉关节挛缩等问题，从而间接造成患者的运动功能障碍。

（四）长期制动

乳腺癌手术以后创口疼痛造成患者对关节活动有心理上的阴影，使患者从心底恐惧、拒绝任何在患者眼里会造成疼痛的关节活动。如果患者没有在专业的医护人员的指导下进行循序渐进的运动逐渐改善运动功能情况，则患者的关节将处于长期制动的状态，长期不活动将导致关节挛缩，从而造成患者运动功能的进一步损失。

二、乳腺癌术后手与上肢运动功能障碍的分类

（一）肩关节的运动障碍

肩关节的运动方向包括前屈后伸、外展内收及内外旋，比较常见的运动功能障碍常见于肩关节的前屈、外展与外旋。容易造成肩关节运动功能障碍的原因主要有疼痛、水肿、长期制动与手术瘢痕。

（二）肘关节的运动障碍

肘关节的运动方向相对单一，主要是屈肘、伸肘两个方向。常见的运动障碍的原因主要为水肿与长期制动。

（三）前臂的运动功能障碍

前臂的运动方向为前后旋，由于前臂与乳腺癌手术创口距离较远，因此常见的容易造成前臂运动功能障碍的原因主要是水肿。

（四）腕关节的运动障碍

腕关节的运动比较灵活，但腕关节距离乳腺癌手术创口较远，因此直接受到手术本身影响造成的运动功能障碍较少，多为间接原因。造成腕关节运动功能障碍的主要原因常为水肿及长期制动。

（五）掌指及指间关节活动受限

掌指及指间关节的运动比较灵活，但与腕

关节相近，掌指及指间关节距离乳腺癌手术创口较远，因此直接受到手术本身影响造成的运动功能障碍较少，多为间接原因。造成掌指及指间关节运动功能障碍的主要原因为水肿与长期制动。

三、乳腺癌术后手与上肢运动功能障碍的康复

（一）淋巴按摩

淋巴按摩主要针对的是水肿造成的肢体运动功能障碍。淋巴按摩通过对人体淋巴系统的轻手法按摩和刺激来改善人体的淋巴循环，从而使人体的水肿得到缓解。

（二）蜡疗

目前蜡疗一般会使用浸润法来进行治疗，对改善末端循环、帮助消除人体水肿有很大的帮助。

（三）关节松动技术

关节松动技术是治疗者在关节活动可动范围内完成的一种针对性很强的手法操作技术，属被动运动范畴，其操作速度比推拿速度慢，在应用时常选择关节的生理运动和附属运动作为治疗手段，主要治疗因力学因素（非神经性）引起的关节功能障碍。

1. 被动活动

被动活动是指一种完全依靠外力帮助来完成的运动。外力可以是机械的，也可以是他人或本人健康肢体的协助。进行被动活动时，被动运动的肢体肌肉应放松，利用外力固定关节的近端和活动关节的远端，根据病情需要尽量做关节各方向的全幅度运动，但要避免动作粗暴。适用于各种原因引起的肢体运动功能障碍，能起到放松痉挛的肌肉，牵引挛缩的肌腱、关节囊和韧带，恢复和保持关节活动度的作用。

2. 主动运动

依靠患者自身的肌力进行运动的方法称主动运动。主动运动治疗是指在嘱咐患者运动的过程中训练自身的相关肌力，牵伸维持相关的关节活动度并有效地提升肢体的末端微循环。

四、乳腺癌术后运动障碍病例

病例一

（一）基本信息

姓名：李××（双侧乳腺癌）

性别：女

年龄：65岁

婚姻状况：已婚

职业：退休

入院时间：2017年8月7日

主诉：左侧乳腺癌术后肩关节疼痛伴活动受限4月余。

现病史：2017年3月30日患者于当地医院行左侧乳腺癌切除术，术前术后未行放化疗及内分泌治疗，术中病理示导管原位癌，前哨淋巴结4枚，未见转移。术后患者发生伤口积血，制动1月余，此后左侧肩关节进行性疼痛伴活动受限，疼痛不影响睡眠，有时可伴有左侧幻乳痛及侧胸壁疼痛。日常生活中肩关节前屈、外展、内旋、外旋均受限，伴左侧肘部及手指麻木疼痛约1个月，麻木影响睡眠。发病以来，饮食可，明显焦虑，不易入睡且易醒，二便正常，体重无明显减轻。

既往史：患者2002年行右侧乳腺癌切除加腋窝淋巴结清扫，术后无肢体关节活动受限、疼痛等并发症。

（二）查体

患者神清，明显焦虑。皮肤营养状态良好，双侧胸前见约8cm手术瘢痕，左侧瘢痕较新鲜，周围无破损，无红肿热痛及压痛，左肩关节轻压

痛，前屈、外展、外旋、内旋均受限。右上肢较左上肢增粗。臂围测量（从尺骨茎突开始每隔10cm测量1次），右上肢：16.4cm-21.5cm-26.2cm-28.0cm-32.0cm，左上肢：16.1cm-20.3cm-25.3cm-27.4cm-31.5cm。生物电阻抗测量BIS（左手）-3.3，（右手）-4.3，提示双侧手臂均无水肿。视觉疼痛评分为5分，HRSD焦虑量表15分，提示患者有焦虑症状。双上肢肌力无明显减退，深浅感觉对称（图12-3-1）。

（三）关节活动度检查

患者肩关节活动明显受限，同时伴有疼痛，严重影响其日常生活质量。

交流过程中患者不自觉流眼泪，评估人员可以明显感受到其焦虑情绪（图12-3-2，12-3-3，12-3-4）。

（四）辅助检查

1. 2014年6月22日右肩关节磁共振

右肩关节退行性改变，右肩袖损伤，关节内有少量积液；右肩外侧皮下异常信号，提示良性囊性病变机会大。

2. 2017年6月16日左肩关节磁共振

左侧肩袖损伤，肩峰-三角肌下滑囊、喙突下滑膜及肱二头肌长头腱周围少量积液，左肩关节退变。

3. 2017年7月8日左肱骨正侧位X线片

左股骨骨质增生，骨质疏松，且结合临床，

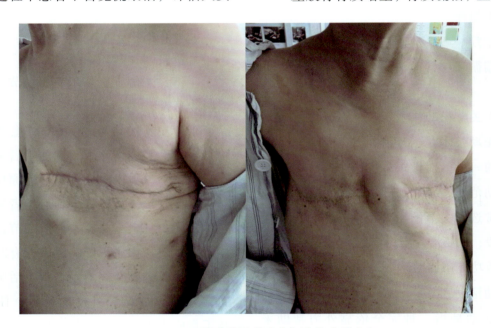

图12-3-1　双侧胸前见乳腺癌切除术术后瘢痕

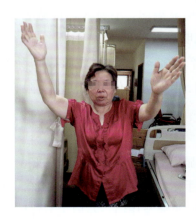

图12-3-2　肩关节前屈

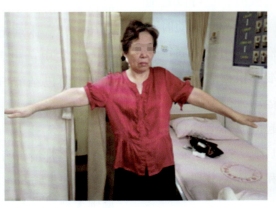

图12-3-3　肩关节外展

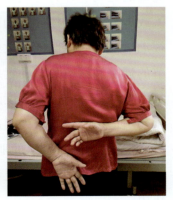

图12-3-4　手触腰椎

建议必要时做进一步检查；左肩关节退变。

4. 2017年7月17日行全身骨扫描

脊柱放射性分布欠均匀，未见新病灶。

5. 2017年8月10臂丛神经根MRI成像

两侧臂丛神经根未见明显异常。

6. 2017年8月11日肌电图

本次肌电图检测未见明显异常，请结合临床。

（五）疾病诊断

1. 乳腺癌术后肩关节活动受限

经全身骨扫描、关节X线、肌电图、臂丛神经磁共振等检查显示无明显异常，患者肌力、肌张力正常，深浅感觉基本正常，排除肿瘤转移、骨质破坏、臂丛神经损伤。肩关节磁共振提示有肩关节周围炎，结合患者术后因伤口积血制动1月余，故诊断。

2. 乳腺癌疼痛综合征

此诊断为排除性诊断。患者描述疼痛部位广泛，包括幻乳痛、胸壁侧面、肩关节、肘部、手指等处疼痛。全身骨扫描、关节X线、肌电图、臂丛神经磁共振不能解释其症状。此外患者有明显焦虑抑郁情绪，较符合该诊断。

（六）治疗处方

（1）推拿治疗（左上肢）。

（2）运动疗法（左上肢ROM被动+主动）。

（3）关节松动（左上肢）。

（4）物理因子（左上肢激光照射）。

（5）针刺（左上肢）。

（6）舍曲林，口服。

（7）加巴喷丁，口服。

（七）治疗前后对比

1. 肩关节前屈（图12-3-5、12-3-6）

2. 肩关节外展（图12-3-7、12-3-8）

3. 肩关节内旋（图12-3-9、12-3-10）

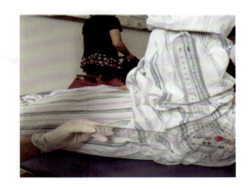

图12-3-5　治疗前：肩关节前屈0°~80°

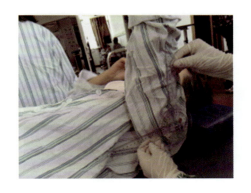

图12-3-6　治疗后：肩关节前屈0°~100°

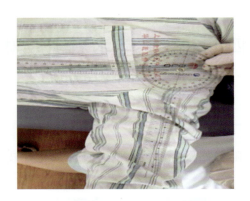

图12-3-7　治疗前：肩关节外展0°~80°

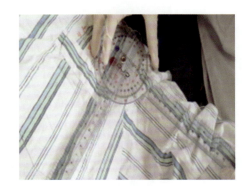

图12-3-8　治疗后：肩关节外展0°~90°

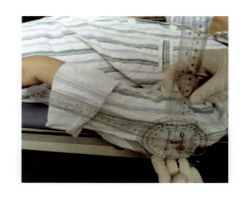

图 12-3-9　治疗前：肩关节内旋 0°~65°

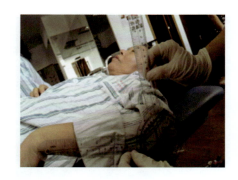

图 12-3-10　治疗后：肩关节内旋 0°~75°

（贾　杰　阮璎璐　陈　旦）

第四节　乳腺癌术后上肢淋巴水肿的评估与治疗

一、概述

随着外科手术技术的改良和放化疗技术的进展，乳腺癌患者的生存率越来越高。在此背景下，乳腺癌患者开始不仅仅关注"生存"，也愈发注重"生活质量"。而作为康复服务的提供者，我们也需要"换位"站在患者的角度来考虑影响患者日常生活的诸多因素，并设法通过多学科合作、多途径干预来针对性地改善患者的生活质量。

乳腺癌的手术和放化疗等临床处理会遗留一系列的手与上肢的并发症和功能障碍，例如运动功能障碍、感觉功能障碍等，而处理这些问题时，康复医学扮演着至关重要的角色。乳腺癌术后上肢淋巴水肿（图 12-4-1）是乳腺癌术后常见的并发症之一，其发病率在文献的报道中保守估计在 20% 以上，尤其是腋窝淋巴结清扫的患者，其发病率要明显高于仅进行前哨淋巴结活检的患者。

淋巴水肿给乳腺癌术后患者的生活质量带来了巨大的影响。肢体肿胀会让患者感觉不适，肢体外观形象的巨大改变则会让患者陷入焦虑和自卑等消极心理中，愈发沉重的肢体还会导致患者的运动功能受损。患者因为惧怕淋巴水肿加重会不自觉地减少个人的活动，水肿病情的反复迁延不愈和寻医无门更是让患者的心理承受着巨大的压力。

乳腺癌术后上肢淋巴水肿的康复治疗给患

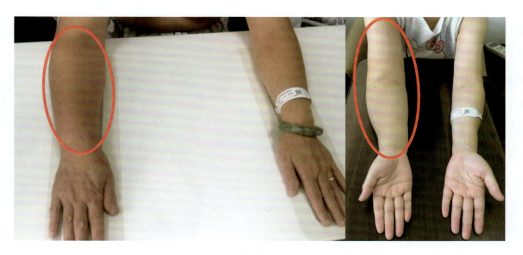

图 12-4-1　乳腺癌术后上肢淋巴水肿

者及其家属、康复人员等带来了极大的挑战。有研究表明，淋巴水肿是乳腺癌术后患者生存质量的独立预测因子，淋巴水肿的严重程度和处理好坏，直接影响着患者的生活质量；患者家属在淋巴水肿的监测、预防和治疗中发挥着举足轻重的作用，而家庭支持、情感依托、心理疏导等任务往往只有患者的亲近家属才可以胜任；康复人员在对乳腺癌术后淋巴水肿的患者进行治疗时需要关注的不仅仅只有水肿本身，还需要对癌症的治疗、患者的病史、患者的工作生活环境和个体需求进行全面的了解，更需要关注患者的心理诉求、淋巴水肿的细致评估、水肿综合治疗的可行性和潜在风险评价等情况。为了保证淋巴水肿治疗效果的延续性，健康宣教、定期随访、远程信息支持等措施非常重要，然而这些措施依赖于更完善的康复治疗体系构建，但该体系目前仍不够健全，可谓任重而道远。

本节从乳腺癌术后上肢淋巴水肿的发病原因、水肿的分期、危险因素、淋巴水肿的评估与治疗等方面展开陈述，希望给乳腺癌术后上肢淋巴水肿的临床康复提供参考。

二、乳腺癌术后上肢淋巴水肿的发病原因

淋巴系统是血液循环系统的辅助系统，协助静脉系统引流组织液（图12-4-2）。淋巴系统起始于表皮下层的毛细淋巴管，然后相互吻合成网，如同溪流汇入江河般逐渐汇合形成较粗的淋巴管、淋巴干，从而收集全身的淋巴液，并途经众多的淋巴结集团，最终通过右淋巴导管和胸导管回流到右心房。

组织液和毛细淋巴管内淋巴液之间的压力差是促进组织液进入淋巴管的动力。因此，凡是增加组织液压力的因素都能增加淋巴液的生成。如毛细血管血压升高、血浆胶体渗透压降低、组织液胶体渗透压增高以及毛细血管通透性增高等。正常人之所以不会出现淋巴水肿，是因为进出组织间隙的体液维持在动态平衡状态，此外，淋巴系统本身有着一定的功能储备，以适应各种情况下的体液变化。

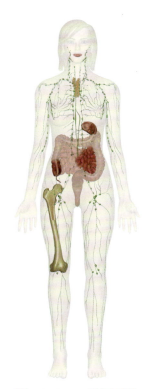

图 12-4-2　淋巴系统

图12-4-3形象地表现了淋巴水肿的发生机制。其中，淋巴运输能力是指淋巴系统所能承载的最大运输量，而淋巴负荷指的是人体正常情况下所要承载的淋巴液。当个体的淋巴系统被完全调动起来，其所承载的负荷就是淋巴运输能力，此时淋巴系统在单位时间内运输的淋巴液量可高达静息状态时的10倍之多。淋巴运输能力和淋巴负荷之间的差值，就叫淋巴系统的功能储备。在手术前，淋巴系统的运输能力要远远高于淋巴系统的实际负荷，因此不会发生淋巴水肿；当乳腺癌手术清扫了腋窝淋巴结后，淋巴系统受损，淋巴系统的运输能力显著下降，但此时的淋巴负荷并未发生显著变化，仍低于淋巴运输能力，人体淋巴系统仍能

正常运转,不会发生水肿,称代偿期;但如果发生特殊的事件,例如患侧肢体发生了感染或放疗进一步损伤了淋巴系统,导致淋巴系统的运输能力低于淋巴负荷,此时淋巴系统无法将组织产生的淋巴液运离,导致淋巴液积聚于组织间隙,发生淋巴水肿,此时称失代偿期。淋巴水肿是一种慢性渐进性疾病,疾病病程伴随着组织变性等不完全可逆的改变。因此,一旦淋巴水肿出现,往往不会自愈。

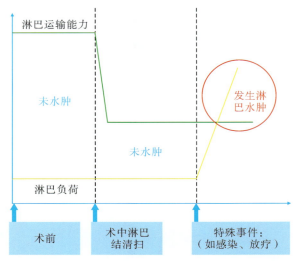

图 12-4-3　乳腺癌术后上肢淋巴水肿的发生机制

三、乳腺癌术后上肢淋巴水肿的分期

明确淋巴水肿的分期是制订康复方案的基础,也是评价各种治疗方案疗效的依据。而在淋巴水肿相关的临床研究中,科学、客观、可信的评价标准尤为重要,它是研究结果具有可比性的前提。淋巴水肿的分期和其严重程度相对应,目前淋巴水肿的分期大多是建立在临床症状和体格检查的结果上,其中最经典的分期是国际淋巴协会淋巴水肿分期。

(一)国际淋巴协会淋巴水肿分期

国际淋巴协会淋巴水肿分期标准将淋巴水肿分成四个阶段。

0级:潜伏期或亚临床阶段,在该阶段由于手术或者放化疗,乳腺癌患者的淋巴系统功能已经受到损伤,但此时测量患者患侧肢体的体积并没有发生异常,也没有明显的临床症状出现,该阶段可以持续数月甚至数年。

Ⅰ级:富含蛋白的淋巴液在结缔组织中积聚,可以看到明显的肢体肿胀。若抬高肢体肿胀可以暂时消退,在该期有可能会有Pitting征。

Ⅱ级:上抬肢体时肿胀不会消退,组织开始纤维化,导致肢体质地变硬。随着脂肪和纤维的堆积,Pitting征逐渐消失。

Ⅲ级:该阶段最典型的特征是淋巴滞留性象皮肿,此时脂肪沉积和组织纤维化更加严重,按压不会出现Pitting征。皮肤由于营养异常出现色素沉着,皮肤上可能会出现疣状增生,感染愈加频发。在该阶段,强化物理消肿治疗虽然也可以缓解症状,但是很难恢复到发病前的形态,有时会选择手术介入来治疗严重肿大的肢体。

(二)美国物理治疗协会水肿分期标准

其他的淋巴水肿分级标准,例如基于上肢臂围测量的乳腺癌术后上肢淋巴水肿分级标准,其在临床上应用也比较方便。美国物理治疗协会根据肿胀肢体和健侧肢体的围度差进行分级:小于3cm属于轻度淋巴水肿,3~5cm属于中度水肿,大于5cm属于重度水肿。该方法在运用过程中需要注意患者原本的身高、体重和身形,因为同样的围度差值对于原本手臂就较粗的人来说,其实际肿胀的程度是相对减小的。

四、乳腺癌术后上肢淋巴水肿的危险因素

乳腺癌术后上肢淋巴水肿的危险因素是指增加淋巴水肿发生的可能性的因素。我们可以这样理解,淋巴水肿的发生与该因素有一定的因果关系,但是尚无可靠的证据能够证明该因素的致病效应,但是当消除该因素时,淋巴水

肿的发生概率也随之下降，这就是危险因素的内涵。了解乳腺癌术后上肢淋巴水肿的危险因素对于我们了解淋巴水肿的发生原因，以及预防乳腺癌术后上肢淋巴水肿有着重要的参考意义。目前有研究表明，乳腺癌术后上肢淋巴水肿的危险因素包括手术、放化疗、术后并发症、个人因素、其他因素等。

（一）手术因素

乳腺癌术后上肢淋巴水肿发生的根本原因在于手术过程中清扫了腋窝淋巴结，导致手术侧上肢淋巴引流不畅，淋巴液聚集在组织间隙，引起手臂淋巴水肿。因此，腋窝淋巴结的损伤程度大小和淋巴水肿的最终发生与否密切相关。有研究表明，行腋窝淋巴结清扫的患者发生淋巴水肿的风险是非腋窝淋巴结清扫患者的3倍以上。同时，前哨淋巴结活检（sentinel lymph node dissection，SLND）可以缩小腋窝淋巴结清扫范围，从而在一定程度上降低淋巴水肿的发生率。

（二）放化疗因素

放疗会造成放射野内静脉闭塞、淋巴管破坏，还会因局部肌肉纤维化压迫静脉和淋巴管而影响上肢淋巴回流，因而被认为是淋巴水肿的危险因素之一。目前已有大量研究表明乳腺癌术后加放疗会明显增加淋巴水肿的发生率。因此，在临床中我们需要严格把握放疗的指征，目前推荐腋窝淋巴结转移多于3个、行保乳手术且肿块大于5cm的患者才需要进行术后放疗。

关于化疗是否是淋巴水肿的危险因素一直存在争议。有研究显示，以紫杉类为基础的化疗会增加上肢淋巴水肿的发生，其机制主要为紫杉醇会导致组织液分泌增多和体液潴留。但又有研究显示这种肢体的轻度肿胀和淋巴水肿并不完全相同，肢体的轻度肿胀是可逆的，往往不会最终发展成淋巴水肿。而Coriddi、Kilbreath等的研究则提示，以紫杉醇为基础的化疗是乳腺癌术后上肢水肿的明确危险因素。除了药物的类型，化疗的周期、患者的病情差异最终可能都会影响淋巴水肿发生的可能性。

（三）术后并发症因素

术后早期常见的并发症有伤口延迟愈合、感染、皮下积液、皮瓣积液等，这些并发症的出现有可能会导致腋区组织水肿、粘连、纤维化，从而致使腋窝淋巴引流与颈、胸部之间的淋巴管道不能建立良好的交通，最终诱发淋巴水肿的发生。除了术后伤口的感染，上肢的蚊虫叮咬、皮肤破损都有可能导致丹毒及淋巴管炎。临床上，很多患者就是由于上肢的感染而诱发了淋巴水肿的发生。其机制可能是由于感染导致肢体组织液积聚而超过了淋巴系统的承载负荷。

（四）个人因素

肥胖是乳腺癌相关淋巴水肿的确切危险因素（$BMI>28kg/m^2$或者$BMI>25kg/m^2$），其机制尚不明确。有学者认为，肥胖影响淋巴管生成与发育，增加了淋巴管通透性，降低了淋巴管吸收和转运淋巴液的能力。还有人发现在乳腺癌患者中，淋巴水肿会造成上肢的脂肪化、纤维化，而脂肪化、纤维化又加重淋巴水肿，这是一个恶性循环。很多流行病学研究都确认了肥胖是淋巴水肿的危险因素，因此肥胖的乳腺癌术后患者应当健康饮食、加强运动锻炼，从而降低淋巴水肿发生的可能性。

还有研究发现，年龄也是淋巴水肿发生的危险因素。因为随着年龄增长，淋巴通路的代偿能力也随之下降，因此当一侧腋窝淋巴结摘除后更容易发生淋巴液瘀滞进而产生淋巴水肿。因此，对于50岁以上的患者，我们更加要告知其淋巴水肿发生的可能性，并做好定期的复查和随访。

（五）其他因素

长期以来，医务工作者及乳腺癌患者都严格遵守着避免术侧静脉采血、术侧皮肤划伤及术侧测血压，但近期的研究提示上述操作并不会导致淋巴水肿的发生。有的患者主诉是上肢重复性的较高强度的活动诱发了水肿的发生，但临床研究并未支持这一说法。在临床治疗中，我们对于任何可能的危险因素都需要加强警惕，而对于确切的危险因素更要慎之又慎。

五、乳腺癌术后上肢淋巴水肿的评估

在本书前面的内容中我们已经对各类水肿的评估进行了比较细致的陈述，此处专门针对乳腺癌术后的上肢淋巴水肿，就关键的和容易被遗忘的问题再次进行梳理。

（一）淋巴水肿的症状评估

详细的乳腺癌病史询问结合彻底的体格检查，对于淋巴水肿的精准评估非常有必要。针对乳腺癌术后上肢淋巴水肿的患者，需要询问的病史通常包括：患者的个人信息，如年龄、体重、一般健康状况；乳腺癌诊治的相关信息，如乳腺癌的发病时间、部位、分型、手术方式、术后放化疗；淋巴水肿相关的病史，如淋巴水肿出现的时间、水肿进展过程、淋巴水肿的临床表现等。其中症状的评价是评估的重要组成部分，大部分时候在门诊初次检查就可以实施，从症状的评价过程中可以得到很多有关淋巴水肿的信息。需要详细评估的症状包括患者双侧肢体的肿胀外观的对比，肿胀侧皮肤的颜色，是否有纤维化，皮肤表面是否完整、是否有感染、是否有角质增生，皮肤是否干燥脱皮等等。除了上述肿胀肢体的大致性状以外，以外某些特征性的表现可以给我们提供很多信息，例如淋巴水肿的肢体的骨突常常因为水肿而模糊不清，肌肉的轮廓、血管的痕迹也会变得很浅很淡、Pitting 征和 Stemmer 征阳性等。在临床上我们还常常使用问卷来进行评估，常用的问卷有 Armer 设计的淋巴水肿和乳腺癌问卷（lymphedema breast cancer questionnaire，LBCQ），Normal 电话调查问卷，Devoogdt 设计的淋巴水肿功能、残疾和健康问卷（lymphoedema functioning, disability and health questionnaire，Lymph-ICF），Keeley 设计的肢体淋巴水肿生活质量问卷（lymphedema quality of life questionnaire，LYMQOL）等。目前很多问卷尚未翻译成中文版，因此需要对问卷进行翻译并对中文版进行信效度研究后方可在国内逐渐应用。

（二）淋巴水肿的定量评估

在本书前面的内容中我们已经讲述了水肿的定量评估包括体积测量法和体液分析法。基于体积测量的评估方法又可以分为排水测量法、围度测量法以及 Perometer，而体液分析的方法则主要依赖于各类生物电阻抗分析设备。在各类淋巴水肿客观测量工具中，臂围测量法临床应用最广泛，但仍缺乏标准化测量步骤。水置换法由于步骤繁杂，虽然被称为"金标准"，但临床已逐渐弃用。Perometer 国内尚未引进，但精度非常可靠，在欧美已被认为是评定淋巴水肿的新的"金标准"。生物电阻抗分析凭借着良好的敏感性，成为早期淋巴水肿筛查的重要手段。

（三）影像类辅助检查

除了淋巴水肿的症状评估和基于体积或者体液分析的淋巴水肿定量测量法，影像工具在淋巴水肿的评估中也有着广泛的应用。常见的淋巴水肿相关的影像学检查有淋巴闪烁显像、磁共振淋巴成像、近红外荧光成像等。

1. 淋巴闪烁显像

淋巴闪烁显像又称同位素淋巴造影或淋巴核素造影（图 12-4-4），只要将物质分子量大于 37 000 或颗粒直径大于 4~5nm 的淋巴显像剂通过手背第 2、3 指蹼注射到皮肤内，即可显示

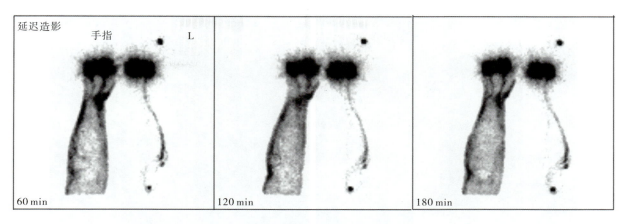

图 12-4-4　淋巴闪烁显像

引流淋巴结、淋巴管的形态、分布及功能状态。检查时采用 γ 射线照相机来探测淋巴管和淋巴结中结合的放射核素。乳腺癌术后上肢淋巴水肿的早期表现为淋巴扩张、多条侧支淋巴管显影，水肿后期则表现为大片造影剂滞留在手部和前臂。淋巴闪烁显像的优点是无创、安全、易重复，但分辨率明显不足，对淋巴管结构的显像也不如新近发展的磁共振淋巴成像，因此只能提供淋巴系统结构功能的初步资料。

2. 磁共振淋巴成像

作为传统的多参数影像检查，磁共振成像（MRI）用于淋巴水肿的诊断和评估的时间并不长。MRI 淋巴成像可分成非造影剂成像和造影剂成像，前者又称淋巴管水成像，扫描时采用显示静止水为高信号的扫描参数，TSE 序列包括脂肪信号抑制快速 SE、HASTE 序列。此项检查可以用于淋巴管扩张增生性病变，也可以用于继发性淋巴水肿例如乳腺癌术后上肢淋巴水肿的治疗前检查，可以知晓淋巴管断端的位置，从而为手术定位。

3. 近红外荧光成像

2007 年 Unno 等提出近红外荧光成像（Near-infrared fluorescence，NIRF）技术，该技术的特点是可以动态地、定量地、实时地观测淋巴回流的状态。NIRF 淋巴显像技术利用荧光探针在特定波长的红光激发下发出近红外荧光，然后通过成像设备再现淋巴水肿肢体组织内部的荧光分布。在评价上肢淋巴水肿的患者时，通常在第 2、4 指蹼间，腕部掌面 2 处，前臂内外侧等 6 处皮内注射吲哚菁绿，注射后 15min，患者佩戴激光防护眼镜，进行肢体的淋巴系统动态采集，从远端至近端，每帧时间为 200ms。乳腺癌术后上肢淋巴水肿患者的淋巴管外往往有显像剂的滞留，并会出现极度弯曲的侧支淋巴管及毛细淋巴网影，同时还有淋巴流速减慢、搏动频率降低甚至反流现象（图 12-4-5）。

六、乳腺癌术后上肢淋巴水肿的治疗

自 20 世纪七八十年代德国的 Ethel 和 Michael Foeldi 将 Vodder 的淋巴回流手法进行改良，同时结合绷带、运动疗法和皮肤护理，并将改良后的治疗体系称为"综合淋巴消肿治疗（complete decongestive therapy，CDT）"，这种叫法一直延续至今，且仍然被广泛使用。如今 CDT 被认为是各类淋巴水肿的标准治疗方案。为了突出健康宣教的重要性，教育也被纳入 CDT 的治疗体系中。有一篇文章系统回顾分析了自 2004—2011 年发表的 26 篇临床随机对照研究，结果证实了 CDT 可以减小肢体肿胀的程度并改善患者的整体生活质量。

（一）徒手淋巴回流手法

在前文中，我们已经详细地陈述了淋巴

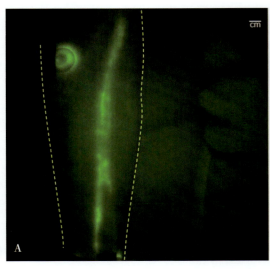 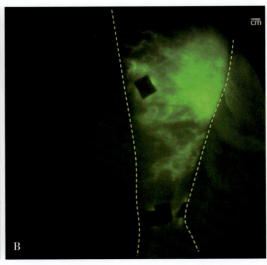

图 12-4-5　近红外淋巴系统荧光成像
A.健康肢体；B.肿胀肢体

引流手法的作用原理、基本手法特点和临床手法实施路径，此处就不再赘述。需要补充的是，在临床上我们通常不推荐单独使用淋巴回流手法，在手法完成后通常需要使用绷带或者压力衣来维持治疗效果。Tan通过近红外荧光成像（NIRF）观察淋巴回流手法对于乳腺癌术后上肢淋巴水肿患者的淋巴系统生理状态的影响，共有10位患者被纳入，在淋巴回流手法前后分别采用NIRF进行检测。结果显示，肿胀侧肢体的淋巴系统的搏动速率平均增加了23%，这样的结果提示徒手淋巴回流可以立刻增加淋巴系统的运输生理功能，从而为其治疗淋巴水肿提供了依据。该研究者还发现徒手淋巴回流可以提高健康人的淋巴流速（平均增加28%），这表明徒手淋巴回流对于淋巴系统健全或受损的个体都有效果。

（二）绷带包扎

在整个乳腺癌术后上肢淋巴水肿的治疗方案里，压力疗法担当着"基石"的重要作用。"基石"是指压力疗法是整个CDT治疗体系的基础，在患者刚刚开始接受水肿的强化治疗阶段和治疗后期的维持阶段，压力疗法都发挥着无可替代的效用。绷带包扎作为压力疗法中最重要的组成部分，是强化治疗期的"中坚力量"。

根据目前对国内研究性论文的检索和实际对国内开展淋巴水肿治疗的各医疗机构的初步认知，我们认为绷带包扎在国内并未被完全推广应用。很多机构都在进行以徒手淋巴回流为主的治疗方案，这跟徒手淋巴回流不需要设备器材以及绷带包扎需要购买比较昂贵的绷带有关系。从短期看，淋巴回流手法可以发挥一定的消肿治疗效果，但从长远来看，缺少压力治疗的配合，水肿很容易反弹和复发。有关绷带包扎的相关事项，介绍如下。

1. **压力绷带材料**

临床上目前最常使用的压力绷带属于低弹性的绷带（low-stretch bandage），该型绷带不同于常见的运动员经常使用的弹力绷带。弹力绷带弹性比较好，而淋巴水肿使用的低弹性绷带延展性很小。淋巴水肿的治疗切不可使用弹力绷带，因为在休息的时候，弹力绷带会持续压迫皮下表浅的淋巴组织，妨碍其正常回流，而当肌肉收缩的时候，弹力绷带又会随着肢体一起变大变小，从而无法给淋巴组织以反向的压力。

我们所采用的淋巴水肿绷带包扎又称多

层绷带包扎体系，会用到各种类型的绷带（图12-4-6），在包扎时有着特定的顺序和技巧，且每种绷带又发挥着各自独特的作用。包扎前衬在最里层的是棉质薄纱状底衬，我们称之为管型绷带，其为袖套状，直接接触患者肿胀肢体的皮肤，有着吸收汗液和保护皮肤的作用；第二层是软绵衬垫，为全棉材质，以特定的方向缠绕在管型绷带之上，用于均衡压力，保护神经、血管以及骨隆突等组织；第三层是发挥主要治疗效果的低弹力绷带，其包扎在软绵衬垫外，在静息状态下为低压力，在肌肉收缩活动状态下为高压力，主要发挥消肿作用。针对手部的肿胀，我们还会使用特殊的手指绷带，可以直接包扎在手指上，质地柔软，透气性良好，不妨碍手指的正常活动（只在手指或手背部有肿胀时使用）。

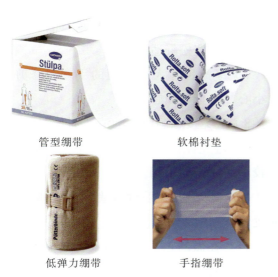

图 12-4-6　各种类型的绷带

2. 绷带包扎原理

如图12-4-7所示，多层压力绷带包绕在肿胀的肢体外，共同形成了一个只有很小延展性的"半刚体"支撑。所谓"半刚体"，指的是当患者休息的时候，多层绷带其实只是围在肢体的四周，并不会给肢体施加很大的压力，皮肤、肌肉、淋巴管、结缔组织等都不会被压扁，这样患者的淋巴液就可以正常地流动。只有当肌肉收缩的时候，由于肌肉横截面积增大会向外压迫淋巴组织，但低弹力的绷带包扎体系限制了肢体往外膨胀，从而将压力反向作用于肌肉和绷带之间的组织，这一刺激会促使整个淋巴系统的流动。上述作用机制可以用八个字简要概括，就是"低静息压，高工作压"。

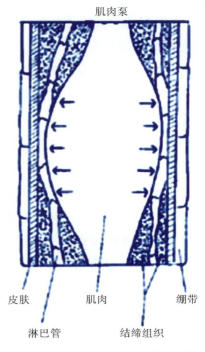

图 12-4-7　绷带包扎的消肿原理

3. 压力绷带包扎方法

绷带包扎通常需要由经过专门训练的淋巴水肿治疗师来完成。在欧美，只有经过有资质的淋巴水肿治疗培训机构训练并获得证书的人员才可以进行临床的绷带包扎。主要原因是包扎的技巧性比较强，很多细节性的地方都会直接影响水肿的治疗效果，例如包扎的力度、接缝的对接、包扎需要的梯度压力差，这些对疗效的影响都是关键性的。

在强化治疗期，患者每天都需要进行绷带包扎。患者在前一天的淋巴回流手法完成后需要立刻进行绷带包扎，然后一直佩戴绷带直到第2d的手法之前方可脱下，然后在手法完成后再次包扎，如此反复，一直持续 2~4 周（直到肿胀明显消退，可晋级到维持期）。

下面介绍具体的绷带包扎方法：

（1）套上管型衬垫：通常我们会裁剪长约 1.5 倍需要包扎的上肢肢体段长度的管型衬垫，并均匀地套在患者的肢体上。在拇指处剪一个小小的开口，然后让拇指穿过该孔从而固定好衬垫。

（2）手指包扎：如果手指或手背有肿胀的话，需要进行手指包扎。手指绷带一般 3cm 左右宽，纱布状，手指绷带的起始固定在腕背部，然后依次从拇指开始沿同一旋转方向由远及近地包扎好每个手指。

（3）衬垫：衬垫通常是纯棉质的较厚的软垫，宽度在 6~8cm，从手部开始往手臂近端缠绕，厚度不能太厚且需要均匀铺开，通常采用 50% 的覆盖方法，即后一圈覆盖上一圈的 50%。衬垫垫在低弹性绷带的下方起均匀填平肢体表面，保护皮肤、血管、神经和骨突的作用。

（4）低弹力绷带：最后包扎的是低弹性绷带，其尺寸有 6cm，8cm，10cm 不等。一般手部用 6cm，手臂远端用 8cm，上臂用 10cm。在包扎的时候遵循"8"字绷带包扎法，远端绷带重叠的地方需要密一点，然后往近端密集程度下降。需要注意的是，压力的大小是由包扎的层数决定的，包扎的时候，只需要将绷带沿肢体往上滚就可以了。不能用力拉扯使劲地绑在肢体上，这会影响淋巴液的正常回流，达不到"低静息压，高工作压"的效应。

（三）皮肤护理

皮肤护理是淋巴水肿 CDT 综合治疗的重要组成部分。皮肤是人体最大的器官，是人体抵御外界侵袭的第一道屏障。对于淋巴水肿的肢体而言，我们尤其要注意皮肤的保护。由于淋巴水肿本身的特点，患者的皮肤组织变得比较疏松，表皮会很干燥，很容易受到细菌、真菌的感染，引起蜂窝织炎等皮肤病症。而一旦发生感染，会导致局部组织液生成增多，肿胀在短时间内迅速加重，因此对于皮肤的护理必须高度重视。

患者在生活中需要注意以下内容：

（1）保持皮肤清洁干燥。用温水擦浴，擦浴后保持皮肤干燥，防止潮湿及摩擦等刺激，擦浴时动作轻柔，不可用力。

（2）适当使用保湿乳保持皮肤滋润，但避免使用有香味及含酒精的乳液。

（3）保持皮肤完整无破损，防止蚊虫叮咬、外伤等。

（4）患肢皮肤若有破溃或突然出现红、肿、痛等感染迹象，应尽快就医，积极进行消炎抗感染治疗。

（5）患肢不宜热敷或冷敷，不宜蒸桑拿或泡温泉，防止烫伤和冻伤。

（6）保持卧室内的床单被褥清洁干净无尘屑，推荐穿宽松舒适的衣物。

（7）穿戴尺寸大小合适的手套，修剪指甲要小心，防止破损感染。

（8）避免接触刺激性的清洁剂。

（9）避免佩戴勒紧肢体的珠宝首饰等，例如较小的戒指和手镯。

（10）不要去除手臂或者手指的角质层（死皮）。

（11）在做园艺、洗碗筷或者其他家务活动的时候佩戴合适的手套。

（四）运动疗法

关于淋巴水肿的患者是否可以进行各种类型的锻炼是一个备受争论的议题。美国国家综合癌症网络组织最近出台的关于癌症患者的健康生活指南里面提到了淋巴水肿的患者属于运动疗法的"中度风险"人群。所谓中度风险，不是指不可以进行运动，对于癌症患者来说，肥胖是一个较为严重的问题，必须加以控制。对于淋巴水肿的患者而言，如果想要安全地运动，就需要接受科学安全的指导。在指南中提到，淋巴水肿患者在运动之前需要进行运动风险评估，需要有专业人员设计运动方案，需要定期进行淋巴水肿的筛查。此外，只有处于稳定期的淋巴水肿患者才可以进行肿胀侧的力量型训练。

常见的适合淋巴水肿患者的运动有以下几种。

1. 伸展运动

此类运动可以活动患者患侧的皮肤、肌肉和一些其他组织，并且能够缓解和改善因为淋巴水肿而引起的紧绷感。

2. 腹式呼吸训练

有研究表明静脉回流和胸部淋巴管的淋巴引流会受呼吸引起的胸膜腔内压变化的影响。因此由治疗师引导患者进行腹式呼吸训练可以加速患者胸腔的淋巴回流。

3. 力量训练

力量训练能够提升肌肉力量，增加韧带、肌腱和骨头的承载能力，而且可以改善患者对力量的控制。淋巴水肿患者在淋巴肿胀较为严重的时期不推荐进行力量锻炼，但也有研究表明抗阻训练以及一些其他方面的力量训练能够帮助淋巴水肿患者改善症状，并且非常安全。此外，力量训练配合绷带反而可以加速淋巴回流，充分起到"肌肉泵"的作用。因此，力量训练是否可取尚有争议，有待进一步的临床研究。

4. 有氧运动

有氧运动通常是大肌肉群的重复运动，长期进行有氧运动的好处有降低静息心率、提高肌肉力量、加强力量控制、增加静脉和淋巴液的回流。

很多淋巴水肿的治疗机构都拍摄了各有特色的淋巴水肿消肿体操，患者可以在专业人士的指导下学习。

（贾　杰　王鹤玮）

本章审稿作者：吴建贤　王建晖　王景信
　　　　　　　　金　豪　阮祥梅　王传凯
　　　　　　　　王云龙

第十三章 手与上肢各类疼痛的评估与治疗

第一节 概述
第二节 手与上肢疼痛的发生及病理生理学基础
第三节 手与上肢疼痛的临床表现及康复评估
  一、疼痛
  二、伴随症状
  三、体征
  四、疼痛的评估
第四节 手与上肢疼痛的康复治疗
  一、疼痛的药物治疗
  二、疼痛的物理因子疗法
  三、疼痛的运动疗法
  四、神经阻滞疗法
  五、痛点局部阻滞
  六、微创治疗
  七、针刀疗法
  八、体外冲击波疗法
  九、脊髓电刺激术
  十、中医中药与针灸治疗
第五节 复杂性区域疼痛综合征
  一、CRPS 的分型
  二、CRPS 的起始原因
  三、CRPS 的病因和发病机制
  四、CRPS 的临床表现
  五、CRPS 的评估
  六、CRPS 的诊断标准
  七、治疗
第六节 肩手综合征
  一、发病机制
  二、临床表现
  三、康复评定
  四、康复治疗
  五、肩手综合征的预防
第七节 颈椎病
  一、概述
  二、临床症状
  三、颈椎的检查
  四、鉴别诊断
  五、康复治疗
第八节 颈肩肌筋膜疼痛综合征
  一、病因与病理
  二、颈肩肌筋膜疼痛综合征的临床表现
  三、颈肩肌筋膜疼痛综合征的诊断
  四、颈肩肌筋膜疼痛综合征的治疗
第九节 前斜角肌综合征
  一、概述
  二、临床特点
  三、康复评定
  四、康复治疗
第十节 腕管综合征
  一、临床表现
  二、诊断
  三、康复评定
  四、治疗
第十一节 肩关节周围炎
  一、病因和病理
  二、临床表现及诊断
  三、康复评定
  四、治疗
第十二节 肱骨外上髁炎
  一、病因
  二、病理
  三、诊断
  四、治疗

第一节　概　　述

手与上肢功能对人类生活自理能力及其能否重返社会具有举足轻重的作用，其运动功能的重要性不言而喻。对于手与上肢整体功能来说，感觉功能同样不容忽视，感觉与运动功能相互配合、相互协调，共同组成了精细的手功能闭环控制系统。痛觉是一种特殊感觉，对机体具有保护意义。然而，过度、持久的疼痛可导致全身炎症反应综合征（systemic inflammatory response syndrome，SIRS），引起机体功能紊乱、恐惧、焦虑、抑郁等不良后果。例如，肩手综合征是脑损伤后并发的以肩部及同侧手与上肢运动障碍和疼痛为主要表现的综合征，疼痛与运动功能障碍互为正反馈，产生恶性循环，控制肩手综合征的疼痛症状有利于手与上肢运动功能恢复。

疼痛是由于组织损伤或潜在组织损伤引起的不愉快的躯体主观感觉和情绪体验。疼痛包括两重含义：痛觉和痛反应。痛觉属于主观知觉体验，受心理、性格、情绪、经验和文化背景的影响；痛反应是指机体对疼痛刺激产生的一系列生理病理变化，如呼吸急促、血压升高、瞳孔扩大、出汗、骨骼肌收缩以及脑疼痛神经网络功能改变等。疼痛是导致机体应激反应的主要因素之一。

手与上肢的疼痛同其他部位的疼痛一样，可概括为三大类型：伤害性疼痛、神经性疼痛及心因性疼痛。伤害性疼痛的常见原因主要包括：局部急慢性炎症、缺血缺氧、软组织损伤、劳损、关节炎、肌筋膜炎、肌肉痉挛、肌腱挛缩，常见疾病包括肱骨外上髁炎、肩关节周围炎、冈上肌断裂、胸廓出口综合征等。神经性疼痛的常见原因主要包括：中枢神经损伤引起的中枢性疼痛、外周神经损伤引起的外周性疼痛、交感神经损伤引起的复杂性区域疼痛综合征等，常见疾病包括肩手综合征、颈椎病、前斜角肌综合征、肘管综合征、腕管综合征、臂丛神经损伤等。少部分手与上肢疼痛是心因性的，心因性疼痛是无器质性病因或无足够器质性理由可以解释的慢性疼痛，与心理因素有关，是伤害性疼痛与神经性疼痛加重的因素之一。

（吴　文）

第二节　手与上肢疼痛的发生及病理生理学基础

一般认为游离神经末梢（痛觉感受器）受到各种伤害性刺激（物理刺激或化学刺激）后，经过传导系统（脊髓）传至大脑，从而引起疼痛感觉。同时，中枢神经系统对疼痛的发生及发展具有调控作用。

根据痛觉感受器在身体分布部位及接受刺激程度的不同，可将痛觉感受器分为皮肤、肌肉、关节和内脏痛觉感受器。这些感受器将接收到的刺激信息，转化为神经冲动传到脊髓，进而通过上行传导束传入大脑，形成疼痛感觉。痛觉传入纤维分为两类：Aδ有髓纤维传导速度快，传导针尖样刺痛；C类无髓纤维传导速度慢，传导钝痛和烧灼痛。疼痛通过Aδ有髓纤维和C类无髓纤维传导至脊髓后角的T细胞，兴奋后的T细胞再通过脊髓丘脑束将疼痛传导至大脑。感觉神经粗纤维不直接传导痛觉，但其传入的冲动可通过"闸门"机制抑制痛觉向中枢传导。另外，由脑干网状结构发出的与疼痛有关的下行抑制通路，主要通过缝际核产生的5-羟色胺以及网状结构产生的脑啡肽和内啡肽，使脊髓后角的传入信号减弱。脊髓对疼痛的调节主要有两条途径：①经脊髓丘脑束到丘脑再逐渐传至大脑皮质，引起机体感知疼痛和发生部位；②经脊髓网状系统传至脑干网状结构、丘脑下部及大脑边缘系统，引起机体对疼痛刺激的情绪反应和自主神经系统反应。疼痛冲动传入中枢后，其感知和识别需要经过整合分析。其中，中央后回负责感知疼痛部位；网状结构、大脑边缘系统、额叶、顶叶、颞叶等广泛大脑皮质负责综合分析，并对疼痛产生情绪反应，发出反射性或意识性运动（图13-2-1）。除了上述疼痛机制外，近年来的研究表明，外周敏化和中枢敏化过程在疼痛的发生机制中起着重要作用。

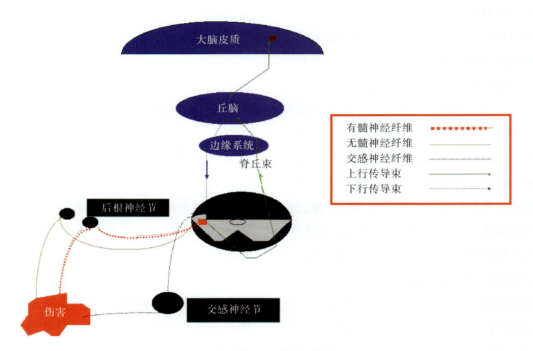

图13-2-1　疼痛的传导与发生机制

（吴　文）

第三节　手与上肢疼痛的临床表现及康复评估

一、疼痛

手与上肢的常见疼痛包括以下几种。

1. 钝痛

酸痛、胀痛、闷痛、坠痛。

2. 锐痛

刺痛、切割痛、绞痛、闪电样痛。

3. 烧灼痛

多由交感神经系统病变或血管病变引起。

4. 放射痛

疼痛随神经支配放射到肢体远端，如颈椎间盘突出引起的根性痛。

5. 紧束样痛

患者疼痛伴随束带样感觉。

6. 牵涉痛

内脏疼痛可引起躯体特定部位的疼痛感觉，如心绞痛可引起左侧肩背部疼痛，胆囊炎可引起右侧肩部及上肢疼痛。

二、伴随症状

除了疼痛外，患者手与上肢常常伴随肿胀、麻木、异物感、无力、不自主运动，部分患者伴有睡眠障碍、焦虑、抑郁或烦躁情绪，工作和生活能力、社会适应力降低。

三、体征

外伤、感染、冻伤、烫伤、循环障碍、肿瘤等伤害性原因导致手与上肢疼痛时，除疼痛及伴随症状外，还会出现红、肿、缺血、溃疡、糜烂等原发疾病的体征。

神经性疼痛可表现出浮肿、缺血、皮肤光亮、皮肤绯红、肌肉萎缩、关节活动受限、猿手、爪形手等体征。

四、疼痛的评估

疼痛是一种主观感受，只能依靠患者描述疼痛程度和性质。由于患者对疼痛的耐受程度具有个体差异，使得临床疼痛评定缺乏标准化和精确化标准。临床评估疼痛程度的常用方法包括主观评估法和客观评估法。

（一）视觉模拟评分法（visual analogue scale，VAS）

VAS是临床手与上肢疼痛的常用评估方法，数字量表评分法与NRS类似，应用0~100mm的标尺，0端代表无痛感，10端代表最剧烈的疼痛，让患者根据疼痛强度标出相应的位置，由医生读出尺子背面相对应的数值（图13-3-1）。视觉模拟评分法评估疼痛操作简便，在手与上肢功能评定中广泛使用。

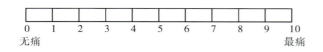

图13-3-1　疼痛视觉模拟评分法

（二）McGill疼痛问卷（McGill pain questionnaire，MPQ）

MPQ为多因素自控测痛表，调查表从生理和心理学角度，将疼痛的性质分为感觉、情绪与评价三维结构，各制成一个分量表。MPQ由78个疼痛描述词组成，分3大组20个亚组，即感觉组1~10亚组，情感组11~15亚组和评价组16亚组，其他类17~20亚组，每个亚组由2~6个疼痛描述词组成，这些词按疼痛强度递增的方式排列。从这个调查表中可以得到疼痛评定指数（pain rating index，PRI）和目前疼痛强度（present pain intensity，PPI）。MPQ的局限性在于只有具有一定文化程度的患者才能完全理解、掌握和应用。常用于评估手与上肢疼痛感觉及情绪感受。

（三）面部表情疼痛量表（Wong-Baker faces pain rating scale，FPRS）

FPRS由六张从微笑至流泪的不同面部表情图组成（图13-3-2）。让患者选择一张最能代表其疼痛的脸谱，这种方法适用于交流困难的患者，如儿童（3~5岁）、老年人、意识不清或不能用言语准确表达的患者。

图13-3-2　面部表情疼痛量表

（四）行为评估

对于手与上肢疼痛的老年人，特别是有认知功能障碍的老年患者，疼痛评价需要更多的耐心和经验。对于认知障碍患者，可以采用中文版晚期老年痴呆症疼痛评估量表（C-PAINAD），见表13-3-1。该量表共有5个与疼痛相关的行为项目（呼吸、负面的声音表达、面部表情、身体语言、可安抚程度），每项评分0~2分，总分最高10分，即表示患者极度痛楚。观察时间约5min，同时记录患者当时的状态，包括无刺激（例如患者只是独自躺卧在床或椅子上）、欢愉（例如当时有亲朋造访、患者正在看电视或医护人员正在和患者打招呼）、不高兴（例如医护人员正在给患者进行清洁护理或移床等，令患者流露出负面及不情愿的表情）。

（五）仪器评估

1. 机械痛敏测定

机械痛敏测定主要用于手与上肢痛阈及耐痛阈的评定，是一种相对客观的评定疼痛的方法，特别适用于骨骼、肌肉系统疼痛的评定，不适用于末梢神经炎、糖尿病、有出血倾向的患者。将压力测痛器的测痛探头或尼龙纤维平

表 13-3-1　中文版晚期老年痴呆症疼痛评估量表（C-PAINAD）

分数 项目	0	1	2	评分
1. 呼吸	正常	偶尔呼吸困难/短时期的换气过度	呼吸困难兼发出吵闹声响/长时期的换气过度/谦恩史妥克士二氏呼吸（Cheyne-Strokes respirations）	
2. 负面的声音表达	没有	偶尔呻吟/低沉的声音，带有负面的语气	重复性的叫嚷/大声呻吟/哭泣	
3. 面部表情	微笑，或无表情	难过/恐惧/皱眉头	愁眉苦脸	
4. 身体语言	轻松	绷紧/紧张步伐/坐立不安	僵硬/紧握拳头/膝盖提起/拉扯或推开/推撞	
5. 可安抚程度	无须安抚	通过分散注意力或触摸、安慰，可安抚患者	通过分散注意力或触摸、安慰也不能安抚患者	
观察时间约 5min			总分：	/10

稳地对准手与上肢的痛点，逐渐施加压力，同时观察患者反应，然后记录诱发第一次疼痛时的最小压力强度（单位：N 或 kg/cm^2），此值为痛阈。继续施加压力至不可耐受时，记录此时的压力强度，此值为耐痛阈，即最高疼痛耐受限度。同时记录所评定区域的体表定位以便对比（图 13-3-3）。

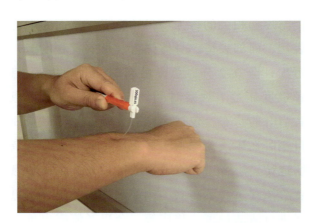

图 13-3-3　Von Frey 纤毛机械刺激测痛

2. 红外热成像

红外热成像是一种非入侵式检测疼痛的手段，利用红外热成像仪准确地捕捉体表各部位红外线辐射量（即表层皮肤温度差异），经计算机处理后用伪色彩将其转换成图像，以推断局部有无病变及病变程度，从而对疾病做出诊断。炎性和伤害性疼痛由于炎症反应，呈高温表现，而神经性疼痛由于交感神经兴奋，导致神经支配区缺血，呈低温表现。红外热成像可协助进行疼痛判断，并区分炎性疼痛和神经性疼痛。在利用红外热成像对手与上肢的疼痛进行评估时应注意健侧与患侧的对比（图 13-3-4）。

3. 定量感觉神经测定

采用机械、激光、电、冷、热等定量强度刺激手与上肢，手与上肢产生疼痛时对应的刺激强度可以间接反映疼痛强度。刺激强度越高，疼痛强度越低。

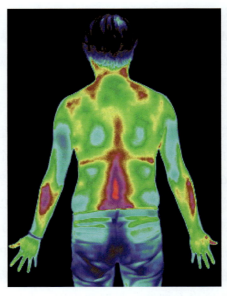

图 13-3-4　红外热成像疼痛评估

4. 激光诱发电位测试

用激光刺激手与上肢皮肤，手与上肢产生痛觉并形成痛觉诱发电位，诱发电位的波幅与潜伏期可反映疼痛的强度等特点。

5. 功能磁共振成像

对手与上肢疼痛患者进行磁共振扫描，通过静息态与任务态下功能磁共振成像的不同表现，反映疼痛的强度、性质、部位等参数。

（吴　文）

第四节　手与上肢疼痛的康复治疗

疼痛是组织损伤或潜在组织损伤引起的不愉快的感觉，是多种疾病的常见共同表现，常伴有内分泌、代谢、免疫或精神心理改变。手与上肢疼痛的康复治疗包括：药物治疗、物理因子治疗、运动疗法、神经根与神经干治疗技术、颈交感神经节阻滞技术、椎管内治疗技术、射频治疗技术、臭氧治疗技术、椎间盘消融技术、神经系统调节技术、促进神经损伤修复技术、心理治疗、中医与针灸治疗等。

一、疼痛的药物治疗

药物治疗是手与上肢疼痛治疗的重要组成部分，大多数疼痛，特别是慢性疼痛，通过药物治疗均能缓解甚至治愈。根据不同需要，可通过口服给药、经皮给药、直肠给药、肌肉注射、静脉给药、椎管内给药、黏膜给药等方式治疗疼痛。

疼痛的产生机制复杂，单一的药物和方法不可能达到充分镇痛、减少药物不良反应的目的。多模式镇痛方案通过联合使用不同作用机制的镇痛药物，能够使镇痛效果协同或相加，而每种药物使用的剂量减少，不良反应减少，是一种极佳的镇痛方法。需要注意的是，不能同时使用两种阿片类药物，也不能同时使用两种非甾体抗炎药。

用于疼痛治疗的药物种类繁多，在临床疼痛治疗中，常用的药物有麻醉性镇痛药、非甾体抗炎镇痛药、抗抑郁药、抗惊厥药与神经安定类药物、局部麻醉药、糖皮质激素等。

二、疼痛的物理因子疗法

应用电、光、声、磁、冷、热等物理因子治疗疾病，是一种治疗疾病和促进功能恢复的常用手段。其主要特点是：①收效迅速，如电疗治疗急性扭挫伤可立刻止痛；②应用广泛，患者易于接受；③副作用少，作为非侵入式治疗方法，没有药物的毒副作用。

（一）冷热疗法

1. 热疗

（1）基本生理效应：温度升高可刺激皮肤的热感受器，降低感觉神经兴奋性以提高痛阈，扩张血管降低局部充血水肿以促进炎症吸收，并增加血流量以增强止痛效果，加速细胞代谢以促进组织修复，减轻肌肉痉挛以减轻疼痛，提高肌肉纤维延展性以增加关节活动度。

（2）各种形式的热疗：①石蜡疗法：石蜡具有较强而持久的热透入作用，可促进血液循环，加速水肿消退，缓解肌肉痉挛，降低肌张力，提高新陈代谢，消除炎症，减轻疼痛。此外，石蜡还可改善皮肤营养，加速上皮生长，有利于皮肤表面溃疡的愈合，促进骨的再生及骨痂形成；石蜡也可以通过与皮肤紧密接触产生机械压迫作用，防止组织内淋巴液和血液渗出，促进渗出物吸收。②红外线：红外线可使深层组织温度升高，血管扩张充血，改善局部组织营养，促进渗出物吸收；加速组织修复及再生；加速炎性产物及代谢产物吸收，增加周围白细胞浸润，增强网状内皮系统吞噬能力，提高人体免疫力，对慢性及浅表性炎症有明显的消炎作用；可降低神经末梢的兴奋性，故有镇痛作用；热对肌肉有松弛作用，可解除肌肉痉挛并增加肌腱延伸性。③热敷：热敷多用于亚急性或慢性外伤性疼痛，可缓解疼痛、减轻肌肉痉挛，常用于电刺激、牵引、关节松动术前，有放松和镇痛作用。

（3）热疗的应用：热疗多用于上肢亚急性或慢性骨骼肌肉疼痛，如风湿痛、关节痛、扭伤、关节强直、慢性关节炎、腱鞘炎、肩关节周围炎及关节松动术等。

（4）热疗注意事项：①手与上肢感觉障碍患者，有烫伤的可能；②局部血液循环不良会使组织散热不佳，有烫伤的危险；③出血或肿瘤患者禁用。

2. 冷疗

冷疗使局部血管收缩，血流减少，组织代谢能力降低，能限制炎症的扩散，减轻炎症反应。常用于运动创伤治疗中。冷疗常与热疗交替用于治疗肩手综合征。

（二）电刺激疗法

电刺激疗法对手与上肢疼痛有一定的治疗效果。常用的电刺激疗法包括经皮神经电刺激（TENS）、干扰电疗法（IFT）、等幅中频电疗法、调制中频电疗法（AMF）。

1. 经皮神经电刺激法

经皮神经电刺激（TENS）被广泛应用于治疗急、慢性疼痛。其以特定的低频脉冲电作用于皮肤，刺激感觉神经而达到镇痛的目的，是治疗慢性疼痛的有效方法之一。

2. 干扰电疗法

干扰电疗法是将两种不同频率（2000~4000Hz）的正弦中频电流交叉地输入人体，在电力线交叉的部位形成干扰场，产生差频变化为2~250Hz的低频调制中频电流。干扰电疗法对于肩关节周围疼痛有较好的治疗效果。

3. 等幅中频电疗法

等幅中频电疗法是用频率1000~2000Hz的等幅正弦电流治疗疼痛的方法。由于这种电流处于音频段，因此又称音频电疗。其临床作用是镇痛、促进局部血液循环、消炎（非特异性）、软化瘢痕、松解粘连等。

4. 调制中频电疗法

应用被低频调制的中频电流治疗手与上肢疼痛时，中频电流的幅度、频率随低频电流的幅度、频率的变化而变化。

（三）生物反馈疗法

生物反馈疗法即将不能感受到的信号放大为能被患者感知的信号，一般是听觉信号或视觉信号。可应用于手与上肢张力性肌痛、痉挛，肌肉再训练、放松性疗法等。

（四）超声波

超声波可使局部组织温度升高，有较好的镇痛、解痉作用；可加速局部血液和淋巴循环，改善组织营养和物质代谢；刺激细胞膜的弥散过程，增强其通透性；加速新陈代谢，提高组织修复再生能力；若联合使用药物，经皮肤透入体内，可加强药物作用。

（五）低能量激光

低能量激光是一种很强的电磁波。它可产生强的电磁波，达到消炎、止痛、止血、镇静和扩张血管的作用；促进红细胞和血红蛋白增加；促进血管生长，加速伤口及溃疡的愈合。

（六）透热疗法

透热疗法是电疗的一种，如短波、超短波、微波等。利用高频电流的作用改善血液循环、消炎消肿，从而缓解手与上肢疼痛。应用规律一般是急性病剂量宜小，慢性病剂量宜大。

（七）磁疗

磁疗可应用于风湿性疾病、运动损伤、骨折延迟愈合、肩手综合征、退化性关节炎等。

三、疼痛的运动疗法

（一）关节松动术

关节松动术主要适用于任何力学因素（非

神经性）导致的手与上肢关节功能障碍，包括：①关节疼痛、肌肉紧张及痉挛；②可逆性关节活动度降低；③进行性关节活动受限；④功能性关节制动。

对于进行性关节活动受限和功能性关节制动，关节松动术的主要作用是维持现有的活动范围，延缓病情发展，预防因活动障碍引起的其他不良影响。

（二）手法治疗

手法治疗是一种无创伤的非药物治疗方法，是疼痛治疗的一种重要且有效的手段。手法治疗在我国经数千年流传，流派众多，手法丰富多样。适用于肩周炎、网球肘等上肢疼痛性疾病。

（三）某些慢性疼痛的运动疗法

慢性疼痛的运动治疗方式很多，多数学者主张以主动运动、耐力运动、渐进抗阻运动和短暂最大收缩练习为主。在选择活动类型时，应考虑患者的年龄、功能和健康状态及其他合并疾病等因素。

四、神经阻滞疗法

（一）概述

神经阻滞疗法是借助低浓度局麻药的作用，阻断疼痛等伤害性刺激向中枢传导，从而打破恶性病理循环以治疗疾病的一种方法。此法既是症状治疗法，又是病因疗法，许多疼痛性或非疼痛性疾病，由此得以治愈。治疗药物常添加肾上腺糖皮质激素，具有明显的消炎、止痛作用，可增强局麻药效果，对于由炎症、水肿引起的神经压迫性疼痛有良好的效果。

（二）星状神经节阻滞

星状神经节属交感神经系统，广泛分布于头、面、颈、上肢和上胸部，支配大脑、心脏等主要器官。因此，星状神经节阻滞在疼痛治疗领域应用最广泛，对中枢神经系统、内分泌系统和免疫系统疾病也有明显的治疗作用（图13-4-1）。星状神经节阻滞治疗手与上肢疼痛的适应证非常广泛，包括以下多种疾病：上肢血液循环障碍病，急性动脉闭塞症，颈肩臂综合征，外伤性颈部综合征，胸廓出口综合征，肩周炎，手术后水肿（乳腺癌术后综合征），肱骨外上髁炎，颈椎病，臂丛综合征，硬皮病，多汗症，冻伤，带状疱疹，反射性交感神经萎缩症，灼痛，残肢痛，幻肢痛。

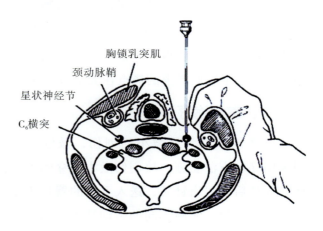

图13-4-1 星状神经节阻滞示意图

（三）臂丛阻滞

臂丛神经由C_5~C_8和T_1神经的前支组成。在颈部，臂丛自前斜角肌与中斜角肌之间走行；在锁骨下部，臂丛包绕锁骨下动脉；内侧束在其内侧，外侧束在其外侧，后束则在其后面，此三束再次汇合成神经干，在第1肋骨上方相互接近，是常见的阻滞部位。臂丛阻滞可采用以下方法：锁骨上法，斜角肌肌间法，腋窝法以及持续臂丛阻滞法。常用于治疗颈肩臂综合征、颈椎病、累及上肢和肩部的癌性疼痛、肿瘤侵及和压迫臂丛引起的疼痛、上肢末梢血液循环障碍引起的疼痛。

（四）颈神经根阻滞

C_5~C_8神经和手与上肢疼痛有关。可用于治疗颈椎病神经根痛、颈椎间盘突出引起的神经根疼痛、Pancoast's综合征（肺尖部位病变引起的肩部和上肢疼痛)、带状疱疹后遗神经痛。

五、痛点局部阻滞

痛点又称扳机点或触发点，常继发于直接外伤和慢性肌肉筋膜劳损，存在于骨骼肌及其筋膜的张力带中。临床上，痛点是患者疼痛、压痛体征或酸痛症状最明显的部位，有时可向周围放射。痛点阻滞可用于手与上肢疼痛治疗，如肩关节痛阻滞点位于肱二头肌短头与喙状肌的起始部位，喙突和关节盂的前方；肩胛下肌腱鞘炎的痛点位于肱骨小结节处；肱二头肌长头肌肌腱炎的痛点在肱二头肌长头通过的结节间沟内；冈上肌肌腱炎的痛点在大结节外侧。

六、微创治疗

"微创"意为最微小的创伤，微创治疗因采用穿刺方法实施，故创伤微小。穿刺到达病变部位后，退出针芯，送入不同的器具或注入不同的药物，实施不同的微创技术。如置入电极可实施射频术，置入刀头可实施等离子髓核成形术，置入旋刀可实施旋切减压术，注入胶原蛋白水解酶或臭氧可实施化学溶盘术。需在影像设备引导下实施各种微创技术（图13-4-2）。

微创治疗具有创伤小、疗效确切、术后恢复快、患者痛苦少等特点。微创技术在手与上肢疼痛治疗中的应用，明显提高了疼痛治疗效果。

微创技术的生物效应和作用特点与疼痛疾病的病变特点有关，结合致痛机制是选择微创技术的基本原则。如脉冲射频，温度不高于42℃时，无热凝毁损作用，只起神经调节作用，是治疗神经功能紊乱疾病如复杂性区域疼痛综合征（CRPS）的最适宜技术，同时复杂性区域疼痛综合征又是脉冲射频的最佳适应证。而连续射频可设定多种温度和持续时间，60℃以上对组织即有热凝毁损作用。可利用这一特点，设定合适的温度、时间，毁损不同的病变组织，如突出的椎间盘髓核组织，使其达到手术切断或切除的效果；又如在激光作用下中心髓核组织发生坏死、汽化，进而压力降低，且外周温度升高，可改善局部循环，抑制交感神经兴奋性，这一作用特点适用于治疗交感型颈椎病。

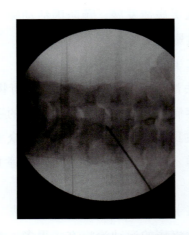

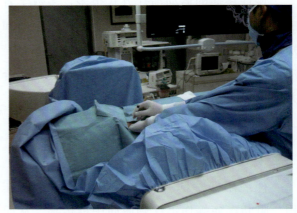

图 13-4-2　颈椎间盘突出射频微创治疗

七、针刀疗法

针刀疗法是根据生物力学观点，集针刺与手术的优点而设计的一种独特治疗方法。目前主要用于治疗手与上肢的软组织损伤、无菌性炎症和某些骨关节疾病。

针刀疗法的治疗原理基于人体存在静态平衡和动态平衡两种状态。前者指人体在静止状态时，其所有组织、器官都有相对稳定的位置关系，以维持人体各部稳定的正常力学状态。后者是指人体在活动状态下，其所有组织、器官在体内有不同的活动方向、范围,以维持各种活动状态下各组织、器官的正常力学状态。患病时,这两种平衡状态发生失调,通过针刀治疗,剥离粘连、松解肌肉痉挛、改善局部循环、促进局部致痛物质代谢,并配合功能锻炼,使静态和动态平衡恢复正常。

针刀疗法的适用范围:

(1) 软组织粘连引起的上肢顽固性痛点。外力损伤、累积性损伤、病理损伤等所引起的粘连及由此产生的疼痛,采用一般治疗方法效果不明显,小针刀剥离粘连后,可使疼痛迅速缓解消除。粘连面积越小,效果越好。

(2) 滑囊炎。滑囊受急慢性损伤后闭锁,囊内压力增高,产生胀痛,胀大的滑囊继而压迫周围组织产生疼痛。这种病变常规方法难以奏效,用小针刀将滑囊切开数孔释放压力,往往可速见疗效。

(3) 各种腱鞘炎或韧带挛缩引起的疼痛,尤其对狭窄性腱鞘炎、腕管综合征等有特效。

(4) 慢性肌肉韧带劳损引起的疼痛。

八、体外冲击波疗法

体外冲击波属于一种特殊形式的声波,具有很高的压强,周期很短,仅 10μs,频率为 16~20MHz,可在三维空间传播,传播速度随压力增加而加快。冲击波能够通过提高痛阈来使疼痛减轻或缓解。冲击波在骨与肌腱内部产生一系列物理效应,从而松解粘连,达到治疗疾病、缓解疼痛的目的。体外冲击波的适应证:肩峰下滑囊炎、肱二头肌长头肌腱炎、钙化性冈上肌腱炎、肱骨内上髁炎、肱骨外上髁炎等。

九、脊髓电刺激术

脊髓电刺激术(spinal cord stimulation, SCS)是指将脊髓刺激器的电极置于硬膜外腔后部,通过电流刺激脊髓后柱的传导束和后角感觉神经元,从而治疗疼痛或其他疾病(图 13-4-3)。脊髓电刺激术的主要理论是闸门控制学说:即脊髓存在控制疼痛信号进入大脑的入口,可通过阻断疼痛信息的传递,进而缓解和阻断疼痛感觉。SCS 适用于慢性顽固性疼痛,如脊髓损伤引起的痛觉过敏、臂丛神经损伤、复杂性区域痛综合征及上肢缺血性疼痛等。

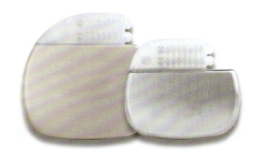

图 13-4-3 脊髓电刺激术

十、中医中药与针灸治疗

中医中药与针灸治疗对手与上肢疼痛有较好的治疗效果,很多中药外敷能明显改善手与上肢疼痛及水肿。针灸对手与上肢疼痛治疗有明确的效果,通过调节痛觉信号的传导、降低肌肉张力、改善血液循环及减轻炎症以达到镇痛的效果。

(吴 文)

第五节 复杂性区域疼痛综合征

复杂性区域疼痛综合征(complex regional pain syndrome, CRPS)是指继发于创伤、医源性损伤或全身性疾病之后出现的以严重顽固性、多变性疼痛,营养不良和功能障碍为特征的临床综合征。手与上肢相对容易发生 CRPS。

一、CRPS 的分型

(一) I 型 CRPS

I 型 CRPS 通常继发于最初的有害刺激,并且不局限于单一的外周神经分布区,经常与刺激条件不相符，伴明显的水肿，皮肤血流改变，异常的发汗行为，感觉异常和/或痛觉过敏。患者的常见主诉是对痛觉过敏和对机械刺激感觉异常，检查时可发现明显的痛觉过敏和振动觉异常。

（二）Ⅱ型CRPS（灼性神经痛）

Ⅱ型CRPS或灼性神经痛以烧灼痛、感觉异常、痛觉过敏为主要症状，常发生在手部某一主要外周神经损伤后。最常见的Ⅱ型CRPS发生于正中神经损伤后，如腕管综合征。

二、CRPS的起始原因

CRPS的典型原因是肢体的创伤性损伤，如扭伤、脱位、骨折、挤压伤、撕裂伤、手术损伤及外周神经损伤。也有报道它发生于医源性损伤过程，如常规静脉穿刺或硬膜外注射甾体激素，甚至肢体制动。损伤的严重性与患者最终症状的强度之间并无联系。CRPS还可伴随其他疾病如糖尿病性神经病变、多发性硬化、脑血管意外、心肌梗死和神经丛的癌性浸润。

由于CRPS具有不同的临床表现且常被误诊，它的真实发病率尚未得知。目前很少有关于CRPS的流行病学分析。不过在长时间工作人群中的高发病率反映了此病与工作中的损伤有一定联系。

三、CRPS的病因和发病机制

CRPS的病因和发病机制尚不明确，目前认为与以下因素有关。

（1）交感神经活性增强。

（2）外周机械和痛觉感受器的致敏。

（3）痛觉传入纤维Aδ纤维和C类纤维敏感化，低阈值Aβ纤维的活性改变。

（4）神经源性炎症。

（5）中枢处理过程的改变。

（6）神经元敏感化的起始和维持。

四、CRPS的临床表现

主要临床症状是感觉、运动、自主神经功能异常三联征，其表现和病程存在极大的差异。常见症状体征包括异常疼痛、感觉过敏、感觉迟钝、皮服颜色改变（色素沉着/脱失）、皮肤干燥粗糙、渗液、水肿、皮温异常、乏力虚弱、震颤、运动障碍、角化过度、指甲异常或易脆等（图13-5-1）。

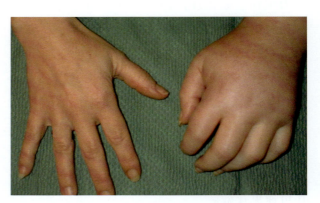

图13-5-1 CRPS的临床表现

（一）感觉功能异常

1. 疼痛

CRPS伴发的疼痛是最突出的症状，甚至可致残。疼痛通常具有持续性和自发性，在生理或心理压力下经常阵发性加重，其严重程度可自轻微不适至难以忍受，通常在夜间最重。疼痛性质可被描述为灼痛、酸痛、撕裂痛、挤压痛、刺痛或刀割样痛。多数患者的疼痛具有多种性质。最初，疼痛可能局限于损伤部位，逐渐表现为不沿单一外周神经分布的非解剖性分布，常被描述为手套样分布。随着时间的推移，疼痛可扩展至整个肢体。也有人报告过以下现象：疼痛扩展范围超出患肢末端而至对侧肢体，有时扩展至同侧肢体或整个躯体的一侧。

2. 感觉改变

感觉改变常表现为感觉过敏，对刺激敏感性增强，患者特征性地保护受累肢体。如果接诊医生企图触碰患病肢体，患者会有意退缩肢体并拒绝任何接触。而且可表现出痛觉过敏（对轻微的疼痛刺激反应增强），例如轻触床单时也出现疼痛。CRPS 患者也会抱怨对受累肢体冷敷（冰块）、振动（音叉）或轻触时会有不愉快或不舒服的感觉，但不是疼痛的感觉。除此之外，还有一种迟发性痛觉过敏，是对刺激的迟发性反应过度和感觉遗留。

（二）运动功能异常

CRPS 患者常出现肌肉僵硬，而且比创伤、手术和其他常见病患者表现得更严重。CRPS 患者通常不能主动发起动作，若不经治疗，肌肉僵硬会随着疾病发展而进一步恶化，同时会导致其他动力学异常症状和体征包括肌肉痉挛、意向性或姿势性震颤、肌力减弱和运动反射亢进等。

（三）自主神经功能异常

CRPS 患者普遍存在自主神经功能紊乱。可表现为血管收缩，导致皮肤苍白、发绀和发凉，或是血管舒张，导致肢端发热、红斑，并常见明显的水肿和出汗异常（多汗或少汗）。随着疾病的发展，逐渐发生营养改变，包括皮肤厚度、光泽的变化，肌肉萎缩，骨质脱钙，指甲增厚变脆，毛发枯燥，毛发和指甲生长速度变慢。

（四）其他

其他临床表现有反应性心理紊乱，如焦虑、抑郁和绝望。

五、CRPS 的评估

对 CRPS 没有特殊的检查和诊断性操作可以选择。下述操作有助于做出正确的评估或制订最终治疗方案。

（1）皮温测量。
（2）红外线热敏成像。
（3）X 线平片。
（4）放射性核素成像（三期放射性核素骨扫描）。
（5）发汗试验。
（6）交感神经阻滞。
（7）末梢感觉定量检查。
（8）肌电图检查 / 神经传导速度测试。

六、CRPS 的诊断标准

（一）Ⅰ型 CRPS 的诊断标准

（1）最初的有害刺激或制动原因。
（2）持续的疼痛、感觉异常或痛觉过敏，疼痛与最初的刺激不相称。
（3）疼痛区有水肿、皮肤血流变化和发汗行为异常。
（4）排除其他能引起此种疼痛和功能异常的疾病。

注意：必须满足第（2）~（4）条标准。

（二）Ⅱ型 CRPS 的诊断标准

（1）神经损伤后表现出持续性疼痛、感觉异常和痛觉过敏，不必局限于受损神经分布区。
（2）疼痛区域可有水肿、皮肤血流变化和发汗行为异常表现。
（3）排除其他能引起此种疼痛和功能异常的疾病。

注意：必须满足第（2）~（3）条标准。

（三）鉴别诊断

CRPS 应与感染、肥厚性瘢痕、神经瘤形成、神经根病变、关节挛缩、中枢神经系统肿瘤、骨髓空洞症等相鉴别。

七、治疗

治疗 CRPS 的方法有很多种，缺乏统一的标准。选择 CRPS 治疗方法时，必须考虑最初的病变部位、症状和体征、疾病的分期和治疗后的风险或受益率。

（一）物理治疗

在治疗过程中，应尽量避免制动。物理治疗包括主动或被动训练、等容或等张运动、控制水肿、缓解压力、有效活动到最大范围、端正姿势、保持氧供、功能和能力重建、神经松解术、经皮神经电刺激、超声刺激、热疗（漩涡、石蜡或辐射热）等。

（二）心理治疗

在治疗前或与其他治疗联用时应对理疗情况进行评估。心理检查也应作为常规评估的一部分。如果需要辅助治疗，心理治疗应作为综合治疗计划的一部分。对由心理因素造成的或治疗时未预料到心理因素作用的疼痛患者，心理治疗实施得晚或未联用此疗法会削弱其他治疗方法的作用。

（三）药物治疗

1. 一线用药

（1）抗惊厥药物

加巴喷丁 900mg，口服，每日三次。

普瑞巴林 300mg，口服，每日两次。

（2）三环类抗抑郁药：阿米替林。

（3）非甾体抗炎药：过敏而有不良反应、消化性溃疡、有肾脏疾病或有出血倾向者禁用。

2. 二线药物

（1）其他抗惊厥药物：奥卡西平 600mg，口服，每 12h 1 次。

（2）短效/长效阿片类药物（仍有争议）。

（3）α-肾上腺素受体阻断药。

（4）皮质醇（短效）。

（5）解痉药。

（6）局部治疗：辣椒素、可乐定、硝酸甘油软膏和二甲亚砜霜。

（四）神经阻滞

尽管交感神经活性增强只是 CRPS 的发病机制之一，但应用局麻药进行选择性交感神经阻滞仍可作为目前主要的治疗方法。

1. 局麻药阻滞

局麻药选择性交感神经阻滞可被用于治疗 CRPS 或预测对交感神经切除术的反应。

2. 星状神经节阻滞

星状神经节阻滞多用于上肢 CRPS 的诊断及其预后的预测。

3. 持续椎旁交感神经阻滞

持续注入局麻药可以长期缓解疼痛，导管可置于任何交感神经处以阻滞节前（如硬膜外）、节后纤维（如臂丛）和交感神经节。

4. 躯体神经阻滞

躯体外周神经阻滞，如臂丛、腰丛和硬膜外阻滞也可用于治疗 CRPS。

5. 局部静脉阻滞

局部静脉阻滞是将局麻药单独或联用其他药物注入因止血带扎住而闭合的静脉系统（交感神经局部静脉阻滞）。药物从静脉血管直接扩散到周围神经而产生麻醉和/或交感神经阻滞作用。

（五）其他

除了上述五大治疗方法外，还有外科交感神经切除术、交感神经射频毁损、脊髓刺激（背角刺激）和外周神经刺激。

（六）推荐的治疗方案

CRPS 的一般治疗方案主要包括 4 个部分：心理疗法、理疗、功能锻炼和镇痛疗法。

（吴　文）

第六节　肩手综合征

肩手综合征（shoulder-hand syndrome，SHS）指脑血管病后并发的以肩部疼痛伴运动障碍及同侧手、腕疼痛和肢体运动障碍为主要表现的综合征，又称反射性交感神经营养不良（reflex sympathetic dystrophy，RSD），是自主神经系统对创伤所做出的异常反应的结果。

SHS 是脑血管病较常见的并发症，一般发生于脑卒中后 15~90d，以患侧上肢疼痛、患手肿胀和皮肤改变、肩关节半脱位及关节活动范围受限为主要临床表现，严重影响了患者偏瘫肢体的康复。如果不予以治疗,将会导致患者永久性的手部畸形与功能的丧失。

一、发病机制

(一) 病因学研究

脑卒中后 SHS 可引起患侧肩关节周围、肩胛带、前臂和手关节的疼痛,继而出现以上关节活动受限和血流动力学改变,晚期出现皮肤和肌肉明显萎缩等表现。其发病机制尚不清楚,有学者提出颈交感神经受刺激学说,认为脑血管病是急剧性病变,其刺激了颈交感神经系统,强化了从病变到颈髓的向心性冲动,在脊髓颈段后角内形成病理反射环路,从而导致 SHS。也有很多学者认为 SHS 与偏瘫后"肩-手泵"机制受损有关。生理"肩-手泵"机制对促进上肢特别是手背部血液回流起至关重要的作用。而脑卒中后偏瘫和继发的肩痛可使上肢运动能力显著下降,导致上肢血液回流机制严重受损,从而引起水肿。水肿在手背部疏松结缔组织表现得最为明显,因此导致运动功能进一步受限。有学者认为意外损伤等原因可致 SHS,也有人认为 SHS 与患侧肢体远端肿胀和肌肉瘫痪所致的静脉、淋巴回流缓慢有关。阻碍静脉回流的腕关节屈曲机制是瘫痪患者出现 SHS 的最基本原因,目前大部分学者倾向于这种观点。这种观点认为多种原因可导致手部水肿(如机械作用可直接发生水肿;继发性外伤可导致水肿;因肌无力而失去泵功能,使水肿不能消除等),继而发生疼痛、关节活动受限,累及交感神经,造成恶性循环,最终使患者腕关节长时间处于强制性掌屈位,严重阻碍手部静脉回流,从而导致 SHS。

(二) 危险因素

SHS 的发生机制尚未完全明确,但相关研究提示 SHS 的危险因素有以下几个方面。

1. 腕关节持续屈曲受压

患者卧床或坐在轮椅上时,未注意到患肢长时间放在体侧,腕关节被动处于屈曲位。由于拮抗肌的张力低下,上肢重量被动传导至腕关节,使腕关节明显屈曲,这与脑卒中患者早期不正确的体位、异常运动模式、上肢体液回流受阻、自主神经系统功能异常以及血管运动和腺体分泌功能紊乱等有关。

2. 上肢水肿或疼痛

治疗师过度牵伸关节以致患肢关节及周围结构损伤。部分患者输液时液体渗漏至手背组织内致使血管壁变薄;或反复输液时,为了使患者能用健侧手在床上进行自我照顾,护士一般取患侧手行静脉输液,加重血管壁供血压力,引起明显水肿。

3. 轻度的手部意外损伤

患者在疏忽或感觉缺失的情况下,容易出现因向患侧摔倒、手被卷入轮椅轮子或接触滚烫的盘子、香烟、热水瓶等导致的手部损伤,这些手部损伤都将导致手部水肿。

二、临床表现

根据临床表现,SHS 分为 3 期。

(一) Ⅰ期

患者出现肩痛和活动受限,同侧手腕及手指出现红、肿、热、痛、血流增加等血管运动性反应,有时出现肩手自发痛等症状。手指呈伸展位,屈曲受限,被动屈曲可引起剧痛(图 13-6-1)。此期可持续 3~6 个月,可治愈或进入Ⅱ期。

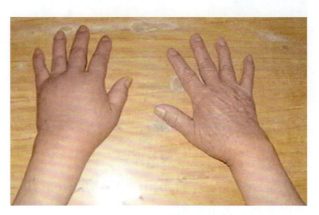

图 13-6-1　Ⅰ期肩手综合征的手部表现

(二) Ⅱ期

肩、手肿胀和自发痛消失，皮肤和手指肌群明显萎缩，手指关节活动受限日益加重（图13-6-2）。此期可持续3~6个月，如治疗不当将进入Ⅲ期。

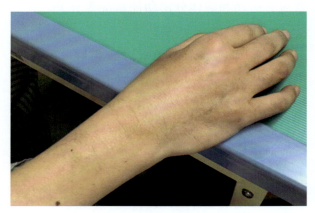

图13-6-2　Ⅱ期肩手综合征的手部表现

(三) Ⅲ期

患者手部皮肤干燥、发凉、肌肉明显萎缩，手指关节严重挛缩，手部损伤不可逆转（图13-6-3）。

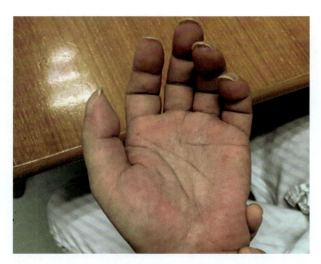

图13-6-3　Ⅲ期肩手综合征的手部表现

三、康复评定

（一）手与上肢形态评定

早期红肿，皮肤光亮；中后期红肿消退，肌肉萎缩，关节挛缩。

（二）痛觉与感觉功能评定

痛觉过敏或超敏，其他感觉功能正常或减退。

（三）运动功能评定

手与上肢肌力减弱，尤以远端肌力减弱较为明显；肩关节半脱位，表现为肩部肌力明显减弱，肩关节活动受限明显，斜方肌与肩胛提肌代替三角肌耸肩。

四、康复治疗

（一）康复训练

1. 良肢位摆放

任何体位都应保证偏瘫侧腕关节处于背伸位，避免腕关节屈曲。

2. 运动疗法

运动疗法包括被动运动疗法和主动运动疗法。

（1）被动运动疗法：即患侧上肢各关节的适度活动训练。对于已经出现肩手综合征且关节活动明显受限的患者，可行关节松动术。注意动作要轻柔。

（2）主动运动疗法：鼓励患者主动运动患手，也可用健手协助患手及患侧上肢活动。仰卧位（坐位）时上举（伸展）患肢和患手，刺激伸肘肌活动，肌肉收缩可产生肌肉泵效应，促进静脉回流。疼痛和水肿时不宜在肘伸展位负重练习。

3. 物理因子治疗

物理因子治疗可加速减轻患者的水肿和疼痛，防止出现肌肉挛缩僵硬。其主要包括：温热磁场治疗、肌电反馈治疗、超短波、半导体激光、低周波、干扰电、经皮神经电刺激等。

4. 神经阻滞

交感神经封闭法和切除术被认为是目前治疗肩手综合征最有效的方法之一。交感神经阻滞方法包括星状神经节阻滞和外周交感神经阻滞，常用药物有0.2%利多卡因和布鲁卡因混合液，胍乙啶、利血平也有良好的疗效。

经交感神经阻滞等非手术治疗效果不佳者可以考虑行交感神经切除术，包括药物性切除（主要是用6%碳酸和75%乙醇促使神经变性，中断交感神经冲动）和手术切除。也可采用脉冲射频功能阻断术或射频热凝切除术。

5. 药物治疗

（1）类固醇激素和非甾体抗炎药物。

（2）钙通道拮抗剂。

（3）兴奋性谷氨酸受体拮抗剂与γ-氨基丁酸受体兴奋剂。

（4）其他，包括抗惊厥药物、神经安定类药物、降钙素等。

6. 针灸与干针治疗

针灸能疏通经络，调理气血，从而减轻患肢水肿和疼痛，是治疗肩手综合征的重要方法之一。临床常根据患者病情的需要，在毫针针刺的基础上，灵活采用温针、电针、火针、穴位注射等方法进行治疗。

五、肩手综合征的预防

脑卒中后肩手综合征严重影响患者的康复，让患者承受了很大的痛苦。目前，临床上处理肩手综合征的关键在于预防，一旦出现要尽早进行治疗。

（吴 文）

第七节 颈椎病

一、概述

颈椎病又称颈椎综合征，是颈椎骨关节炎、增生性颈椎炎、颈神经根综合征、颈椎间盘脱出症的总称，是一种以退行性病理改变为基础的疾病。主要因颈椎长期劳损、骨质增生或椎间盘脱出、韧带增厚等导致颈椎脊髓、神经根或椎动脉受压从而出现一系列的功能障碍。主要表现为颈椎间盘退变及继发性的一系列病理改变，如椎节失稳、松动、髓核突出或脱出、骨刺形成、韧带肥厚和继发的椎管狭窄等，刺激或压迫邻近的神经根、脊髓、椎动脉及颈部交感神经等组织，并引起各种各样的症状和体征。

颈椎位于头颅与胸廓之间，是脊柱中体积最小、活动频率最高的节段。由于不断承受各种负荷、劳损、轻微外伤，逐渐出现退行性病变。颈椎间盘退变最早，会诱发或促进颈椎其他组织退变，成为颈椎病发生发展的基础。

其主要病理改变是：早期为颈椎间盘变性，髓核的含水量减少，纤维环的纤维肿胀、变粗，继而发生玻璃样变性，甚至破裂。当受到头颅的重力和头胸间肌肉牵拉力的作用时，变性的椎间盘可以局限性或广泛性向地向四周隆突，使椎间间隙变窄、关节突重叠、错位，椎间孔的纵径变小。钩椎关节的骨赘可从前向后突入椎间孔压迫神经根引起上肢疼痛，导致颈椎活动功能受限。

二、临床症状

临床中颈椎病单一类型发病较少，往往以两种以上类型同时存在的混合型颈椎病为主，因此颈椎病的临床表现也多种多样。多数患者早期症状较轻，随后逐渐加重，但部分患者早期即有较重的临床表现。引起上肢与手疼痛和功能障碍的颈椎病主要是神经根型颈椎病和脊髓型颈椎病。

三、颈椎的检查

（一）临床检查

1. 压痛点

椎旁或棘突压痛，压痛位置一般与受累节段相一致。

2. 颈椎活动范围

嘱患者做前屈、后伸、侧屈及旋转活动进

行检查。神经根型颈椎病者颈部活动受限比较明显，而椎动脉型颈椎病者在向某一方向活动时可出现眩晕。

3. 椎间孔挤压试验

嘱患者头偏向患侧，检查者左手掌平放于患者头顶部，右手握拳轻轻击左手背，如出现根性痛或麻木则为阳性。神经根症状较重者双手轻压头部即可出现疼痛、麻木表现或症状加剧。

4. 椎间孔分离试验

可采取椎间孔分离试验，患者取坐位，检查者双手托住其头部并向上牵引，如出现上肢疼痛、麻木减轻则为阳性。

5. 神经根牵拉试验

神经根牵拉试验又称臂丛牵拉试验。患者坐位，头转向健侧，检查者一手抵住患者耳后部，一手握住患者手腕向相反方向牵拉，如出现肢体麻木或放射痛即为阳性。

6. 霍夫曼征

检查者一手轻托患者前臂，一手中、示指夹住患者中指，用拇指叩击其中指指甲，若出现四指屈曲反射即为阳性，说明颈部脊髓、神经损伤。

7. 感觉障碍检查

对颈椎病患者做皮肤感觉检查有助于了解病变的程度。根据不同部位出现的感觉障碍可确定病变颈椎的节段。疼痛一般在早期出现，出现麻木表示已进入中期，感觉完全消失则处在病变的后期。

8. 肌力的检查

颈椎病损伤神经根或脊髓者，肌力均会出现下降，若失去神经支配则肌力可为零。根据各肌肉支配的神经不同可判断神经损伤的部位和节段。

（二）辅助检查

1. X线检查

正位片观察有无棘突偏歪、钩椎关节增生、椎间隙狭窄；侧位片观察生理屈度、椎间隙有无狭窄、锥体前后缘有无骨质增生、双边、双凸、双凹征；斜位片观察椎间孔及关节突关节等。

2. CT扫描

对颈椎骨质变化及关节损伤、颈椎椎间盘病变有较好的应用价值。

3. MRI

对骨关节及周围软组织和脊髓都有较高的分辨率，可显示颈椎和椎管的形态。可清晰地显示椎间盘突出髓核的位置、移位方向及大小，从而获得明确诊断。

4. 肌电图检查

由于颈椎病或颈椎间盘突出症均可使神经根长期受压而发生变性，从而失去对所支配肌肉的抑制作用，颈椎病及颈椎间盘突出症的肌电图可有如下表现：上肢肌肉中出现纤维电位，偶尔出现少数束颤位，用力收缩时，呈完全干扰相。若损害神经根的范围较广，则出现失神经支配的肌肉也更多。病变晚期和病程较长的患者在主动收缩时可以出现波数减少和波幅降低。而颈椎间盘突出症往往为单个椎间盘突出，其改变多为一侧上肢，失神经支配的肌肉范围呈明显的节段分布。

四、鉴别诊断

颈肋和前斜角肌综合征、肿瘤、神经痛性肌萎缩、心绞痛、肌腱套综合征及风湿性多肌痛相鉴别。

1. 颈肋和前斜角肌综合征

患者年龄较轻，主要表现为臂丛下干受压的症状，如上肢内侧麻木、小鱼际肌和骨间肌萎缩。因锁骨下动脉常同时受压，故会出现患肢苍白、发凉，桡动脉搏动减弱或消失的症状。Adson试验（头转向患侧，深吸气后暂时憋气，桡动脉搏动减弱或消失）阳性。颈部摄片可明确诊断。

2. 肿瘤

椎管内髓外硬脊膜下肿瘤、椎间孔及其外周的神经纤维瘤和肺尖附近的肿瘤均可引起上肢疼痛。颈椎摄片可能发现椎管内占位病变征象，椎间孔扩大而无颈椎退行性改变，CT或MRI可直接显示肿瘤影像，肺尖附近有肿瘤的患者还伴有霍纳氏综合征（Horner征）。

3. 神经痛性肌萎缩

常累及 C_5 分布区，引起剧烈疼痛、肩部肌肉无力和萎缩。但感觉障碍较轻，症状缓解较快，一般不累及颈部。

4. 心绞痛

患者有冠心病病史，临床表现为上肢与肩颈部放射痛，呈发作性，口服硝酸甘油片等可缓解症状，一般不难鉴别。

5. 肌腱套综合征

主要表现为肩外展无力或外展超过30°后疼痛，肌腱局部有压痛，不同于神经根性疼痛。

6. 风湿性多肌痛

类似臂丛神经痛，但不伴有运动障碍。

五、康复治疗

（一）康复治疗的总体原则

大部分颈椎间盘退变和骨质增生是无法消除的，因此康复治疗的原则是减轻或消除刺激压迫神经、血管的因素，解除肌肉痉挛，消除炎性水肿，改善局部血液循环维持颈椎曲度及其稳定性，以达到减轻症状和体征，尽量恢复颈椎正常生理功能和工作能力的目的。

（二）常用的康复治疗方法

1. 非手术治疗

（1）颈椎牵引：适用于神经根型患者，其他类型患者也可试用。

1）方法：坐位牵引，头前倾约20°，便于操作，且易与其他疗法相配合。仰卧位牵引，适用于年老体弱、眩晕或病情较重者。

2）牵引重量：3~5kg至8~10kg或更多，但以不超过体重的1/4为宜。

3）时间及方式：1~2/d，每次15~30min。通常采用持续牵引法，亦可进行间歇牵引。

（2）按摩推拿：按摩对消除肌肉紧张痉挛、改善血液循环、松解局部硬结作用显著。可采用推摩、揉捏、掖法等手法按摩颈背肩臂等部位，并配合穴位按摩，以舒筋活络，减轻疼痛。尤其适用于有小关节紊乱和颈椎椎节细微错位的患者。除循经取穴推拿外，还可在坐位或仰卧位时进行旋转复位手法。

（3）物理治疗：热疗和冷疗应用较多，包括超短波透热、微波疗法、红外线、白炽灯、神灯照射、石蜡疗法、中药电熨疗法，以及局部热敷、局部冰敷或冰按摩。也可应用超声波疗法、干扰电疗法与音乐电疗法。通过理疗，能够改善患者局部血液循环，放松痉挛肌肉，消除炎性水肿和局部硬结，从而缓解疼痛。

（4）运动疗法：是提高和巩固疗效的重要手段，急性症状减轻后即可开始应用。锻炼内容应包括保持和恢复颈部和肩部活动范围的练习、应用抗阻等长收缩以增强颈部肌肉的练习，以及牵伸颈部肌肉的练习。所有操练均应平稳慢速地进行，并在患者能耐受的情况下逐渐加大动作幅度或所用阻力，以达到锻炼的目的。锻炼可在家中进行，每日1~3次，要长期坚持。

（5）神经阻滞疗法：药物阻滞、星状神经节阻滞。

（6）其他康复措施

1）应用颈部矫形器：围领和颈托可起到制动和保护作用，有助于缓解症状和促进组织修复，是颈椎病的一种辅助治疗措施。其中管状围领较为常用，其将颈椎保持于中立位，头稍前屈，使颈部肌肉得以放松，而且具有保持颈部温暖与减轻头部负荷的作用。通常适用于急性发作期或症状较重而疗效不巩固的患者，但不宜长期戴用，以免发生颈部肌肉萎缩和关节僵硬等不良后果。

2）养成良好的生活习惯：睡眠时枕头过高或过低，长时间伏案工作，长时间仰头工作或仰视，躺在床上看书使颈部长时间屈曲等，都会使颈椎病病情加重，必须予以纠正。同时应注意颈背部保暖，避免疲劳。

2. 微创治疗

射频热凝靶点消融术。

（1）原理：射频仪发出高频射电电流，使靶点组织内离子运动摩擦生热，热凝毁损靶点区域组织、神经，高选择毁损痛觉神经纤维传导支，阻断疼痛信号向上位神经传导，破坏疼痛传导通路。

加热电极尖端周围组织破坏神经组织：由于有髓鞘的触觉纤维Aβ直径较粗（8~14μm），无髓鞘的痛觉纤维Aδ和C直径较细（2~4μm），它们对热的耐受力不同，一般70℃~75℃，1~2min，即可使痛觉纤维失去传入功能，而触觉纤维需更高的温度才会失去传入功能。

（2）射频技术的优点：温度可控，可以产生准确定量的热凝能量；可以根据阻抗判断组织类别；可以应用神经刺激判定穿刺是否到位；穿刺针极细，组织损伤小；微创、安全、简单、易于掌握；无手术瘢痕，可重复治疗。

（3）椎间盘靶点射频热凝的作用：对突出物（病变部位）施以射频热凝使突出物变性、凝固、体积缩小；解除对脊神经的压迫或刺激；神经热疗效应：减轻炎症，消除水肿，营养；封闭纤维环裂缝。

（4）颈椎间盘突出适应证：症状及体征与CT、MRI表现相吻合；颈椎间盘突出所致的脊髓型、神经根型及交感神经型颈椎病，无合并骨性椎管狭窄，无后纵韧带钙化；经保守治疗无效者。

（5）非适应证：椎间盘退变明显，椎间隙在3mm以下；骨性压迫；骨性椎管狭窄；症状迅速进展；有精神疾患的人群。

（6）手术治疗：康复治疗通常以非手术治疗为主，但症状明显的脊髓型患者或病情较重经系统康复治疗无效或反复发作者需考虑手术治疗。

（吴　文）

第八节　颈肩肌筋膜疼痛综合征

由致病因子侵犯颈、肩、背部的纤维组织使之产生损伤及无菌性炎症，引起颈、肩、背部广泛的肌肉疼痛及痉挛等症状，称为颈肩肌筋膜疼痛综合征，又称颈肩肌筋膜炎（myofascitis of the neck）、肌肉风湿病和慢性颈部肌痉挛，好发于人体富含白色纤维组织（如筋膜、腱鞘、肌膜、肌腱、骨膜、皮下组织）的部位，其中肩颈部为好发部位之一。

一、病因与病理

颈、肩、背部软组织在遭受急性损伤未愈或长期慢性劳损后可使肌肉、筋膜、韧带、关节囊、骨膜、脂肪和肌腱等产生不同程度的创伤性无菌性炎症反应，其中以肌腱和筋膜附着处比较多见。因该处软组织多为牵拉应力的集中部位，故易损伤。该部位的软组织具有丰富的神经末梢，受到无菌性炎症的刺激可引起疼痛。

在上呼吸道感染或其他引起发热的炎症病变及身体过度劳累的内部因素，或轻度外伤或气候寒冷和潮湿等外界因素的刺激下，均可诱发或加重无菌性炎症。

由于软组织的无菌性炎症和疼痛，刺激肌肉处于持久性的收缩状态而出现的过度肌紧张，称为肌痉挛。长期的肌痉挛使局部产生代谢障碍，使软组织发生病理改变，造成肌挛缩。长期的肌痉挛与肌挛缩，加重了软组织血液循环障碍与营养障碍，进而局部炎症加重，形成恶性循环，引起颈、肩、背部的广泛持久性疼痛、僵硬感与活动受限，重症可致后头部与上肢疼痛及自主神经功能失调。

二、颈肩肌筋膜疼痛综合征的临床表现

1. 症状

颈、肩、背部广泛的疼痛、酸胀、沉重和麻木感，可向后头部及上臂放射。疼痛呈持续性，晨起加重，活动后减轻。可因感染、疲劳、受凉、潮湿等因素而加重，遇热可减轻，有时出现颈、肩、背部弹响感。

2. 体征

查体可见颈肩背部肌紧张，压痛点常位于颈及上位胸椎棘突、椎旁、斜方肌和菱形肌等。压痛局限，不沿神经走形放射。

3. X线

检查多为阴性结果，实验室检查多在正常范围内。远红外热像图检查可见病变区与非病变区有温度差异。

三、颈肩肌筋膜疼痛综合征的诊断

根据患者长期、慢性仅限于颈肩背部的疼痛症状和颈肩背部肌肉（不累及神经、血管）压痛、肌紧张的体征，以及X线及实验室检查无阳性发现、热像图检查可见局部温度改变等，即可做出诊断。

颈肩肌筋膜疼痛综合征需和以下疾病进行鉴别诊断。

1. 颈椎病

颈椎病一定有颈椎退行性变。

2. 肩周炎

患侧肩关节活动受限，疼痛与压痛限于肩关节周围。

3. 项韧带炎

疼痛与压痛限于颈椎棘突部位，屈颈时疼痛加重。

另外，与本病在病因、病理、症状与体征及治疗原则方面存在许多共同点的疾病还有肩胛肋骨综合征、肩胛带综合征、颈枕神经痛、弹响肩胛、肩胛间区疼痛综合征、肩胛背部神经压迫综合征和肩胛提肌损伤等。

四、颈肩肌筋膜疼痛综合征的治疗

1. 一般治疗

避免过度劳累，调整与纠正日常不良姿势，注意生活规律，积极治疗慢性炎症病灶，避免寒冷、潮湿环境。

2. 物理疗法

可选用超短波、红外线热疗、直线偏光近红外线治疗等。

3. 中医治疗

传统的针灸、推拿、按摩和冷湿敷疗法均有一定的疗效。

4. 中药治疗

采用舒筋活血、祛风散寒类药物，如独活、羌活、防风、荆芥、麻黄、细辛、秦艽、狗脊、五加片等。中成药种类很多，如活络丸、风湿痹痛片等。外用贴敷的各种膏药均可选用。

5. 抗炎镇痛类药物

代表药物为阿司匹林、布洛芬、吲哚美辛等。应避免长期大剂量服用糖皮质激素类药物。

6. 微创疗法

通过针刀疗法，分离切断粘连的纤维组织和筋膜硬结，操作准确者疗效较好。

7. 神经阻滞疗法

（1）痛点局部阻滞疗法：在压痛点注入0.5%利多卡因3~5ml，可酌情加入少量糖皮质激素类药物。约每周1次，3~5次为一个疗程。多数患者疗效较好。

（2）神经阻滞疗法：根据病情不同，可选用星状神经节阻滞、颈丛神经阻滞、肩胛上神经阻滞等。对于个别疼痛症状较重、范围较

广且无明显压痛点者,在诊断无误的前提下,亦可选用硬膜外腔神经阻滞疗法。

8. 手术治疗

对于顽固病例,经长期正规非手术治疗无效者,可选择手术治疗。术式多为软组织松解术。

(吴　文)

第九节　前斜角肌综合征

一、概述

前斜角肌综合征是指各种原因引起前斜角肌水肿、增生、痉挛,导致斜角肌间隙狭窄,卡压臂丛神经以及锁骨下动静脉的一种临床综合征,属于胸廓出口综合征的一种,可引起手与上肢疼痛及功能障碍。该病可能是由于患者长时间处于特定的姿势,致使一部分肌肉过度劳累,而另一部分肌肉相对失用,产生的一种肌肉失衡状态所致。除此之外,前斜角肌综合征还可引起颈部软组织病变,严重时可发展为骨性病变。该病中青年人多见,患者多从事手工劳动或长期伏案工作,女性多于男性,右侧多于左侧。患者肩部肌肉不发达,可呈现下垂肩并伴有萎缩迹象,症状也可随压迫组织的不同而有所差异(图13-9-1)。

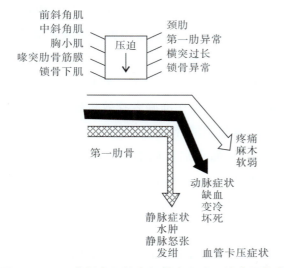

图13-9-1　前斜角肌综合征的病理生理特点及临床表现

二、临床特点

(一)病因与病理

斜角肌可分为前斜角肌、中斜角肌和后斜角肌,各组肌肉均起自颈椎横突前结节。前斜角肌和中斜角肌止于第一肋,后斜角肌止于第二肋。前、中斜角肌与第一肋间的三角间隙称为斜角肌间隙,有锁骨下动静脉及臂丛神经从中穿过。当前斜角肌发生病变、遭受创伤或先天发育异常时,可使这部分肌肉痉挛、肥厚进而导致斜角肌间隙的挤压变形。压迫臂丛神经干时,患者可表现为尺神经支配区域的疼痛和麻木。

(二)临床表现

患者颈臂疼痛麻木、酸胀无力、感觉异常,斜角肌间隙有明显压痛,并向上肢放射。上述症状可反复发作,时重时轻,单侧多见。当患侧产生疼痛症状时,嘱患者向上高举患肢,症状可减轻;向下牵拉患肢时,疼痛症状则明显加重;在颈前可摸到紧张、肥大而硬韧的前斜角肌肌腹,局部有明显压痛,并向患侧上肢放射。

(三)体格检查

患者前臂内侧及环指、小指出现明显的感觉障碍,斜角肌间隙压痛明显,并向上肢放射,可伴有患侧上肢肌力减弱、肌萎缩、腱反射减弱;可在患者颈前部触及因肌紧张而肥大、坚韧的前斜角肌,伴有明显的局部压痛,并向患侧上肢放射。另外,可对患者进行症状激发试验,如斜角肌挤压试验Adsen征。

(四)影像学检查

1. X线检查

行X线检查以排除颈胸椎的畸形,如第7颈椎横突过长等先天畸形。

2. CT检查

CT显示前斜角肌与周围组织界限模糊不清,提示前斜角肌与周围组织存在粘连。另外,肌纤维增生也会导致前斜角肌纤维的局部密度增大。

（五）诊断依据

主要根据病史、临床表现、体格检查以及影像学检查等进行诊断。诊断要点：本病多发于中年女性；有特征性疼痛伴上肢感觉异常或循环异常；患侧前斜角肌有压痛及上肢放射痛；深呼吸试验（Adson征）阳性；前斜角肌肌腹局部浸润阻滞可以缓解疼痛；颈、胸段正侧位片无阳性体征。

三、康复评定

针对患者的疼痛，动、静脉以及臂丛神经的卡压程度进行详细评定。

（一）疼痛评定

采用VAS评分法对患者进行评定。

（二）功能评定

无论采用何种康复治疗方法，都应该客观科学地评定这种方法的实际治疗效果，因此制订比较全面的标准以反映臂丛神经、血管功能十分重要。可通过运动、两点辨别觉、握力、肌萎缩、血管试验及肌电图检测等6项功能指标来综合评定前斜角肌综合征患者的功能状态。

四、康复治疗

常见的康复治疗方法有牵引疗法、等长收缩运动治疗、推拿治疗、臭氧局部注射治疗、电针治疗、注射治疗和臂丛神经阻滞法等。

1. 牵引疗法

采用坐位颈椎前屈牵引，牵引时间为20min，重量6~7kg。

2. 等长收缩运动治疗

等长收缩运动是一种离心-向心复合式收缩运动，可以减轻肌肉痉挛及牵涉痛以达到治疗目的。具体操作：患者取坐位，治疗师站于患者身后，嘱其头部向患侧屈并耸患肩，治疗师双手做与之抵抗运动，持续10s，间歇1min，每次重复以上运动3遍，1/d，5次为1疗程。

3. 推拿治疗

治疗师站于患者身后用双手对其颈、肩、背及胸锁乳突肌进行推拿治疗。推拿治疗同样能够有效地解除前斜角肌痉挛，减轻神经血管受压，并可缓解交感神经受累所引起的一系列症状。

4. 臭氧局部注射治疗

臭氧是一种强氧化剂，局部注射可使炎性纤维化组织和肌筋膜等软组织松解软化。还可抑制前列腺素合成、缓激肽及致痛复合物的释放，并增加拮抗剂或白细胞介素的释放，从而彻底清除局部炎症反应。在前斜角肌中部注射臭氧可以松解卡压的臂丛神经及血管，清除神经介质，从而改善局部微循环。

5. 电针治疗

找准敏感点后，进行常规消毒，用左手固定好敏感点，右手持1.5寸针灸针，在离敏感点约1cm处进针。针尖45°朝向头部方向，沿斜角肌肌束，使针尖到达敏感点下的横突尖部，患者出现酸胀感及沿上肢的放射感后留针。

6. 注射治疗

通过药物注射穴位，使患处疏经活血、通络散结，有效地阻断肌性组织被激惹-痉挛-再激惹的恶性循环，达到治疗目的。

7. 臂丛神经阻滞法

选择前、中斜角肌间沟的较高位进针，找到横突后，回抽无血液、无脑脊液时固定针头，注入消炎止痛药。注射完毕后轻轻揉压肌间沟，使药液迅速扩散。当疼痛减轻时，嘱患者活动患侧颈肩部，医务人员用手法轻轻按摩前中斜角肌。

（吴　文）

第十节　腕管综合征

腕管综合征（carpal tunnel syndrome）是最常见的周围神经卡压性疾病，也是引起手部疼痛的常见疾病。腕管综合征的病理基础是正中神经在腕部的腕管内受卡压。

一、临床表现

腕管综合征的临床表现主要为正中神经受压导致的拇指、示指、中指和环指桡侧麻木、刺痛或烧灼样痛，白天劳动后夜间疼痛可加剧，甚至睡眠中痛醒；局部性疼痛常放射到肘部及肩部；拇指外展肌力差，偶有端物、提物时突然失手。检查：压迫或叩击腕横韧带，背伸腕关节时疼痛加重；病程长者，可有大鱼际肌萎缩，腕部、手掌面、拇指、示指、中指出现麻、痛，或者伴有手动作不灵活、无力等；疼痛夜间或清晨加重，可放射至肘、肩部，白天活动或甩手后减轻；上述部位的感觉减弱或消失，甚至出现手部肌肉萎缩、瘫痪（图13-10-1）。

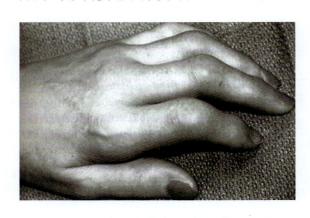

图13-10-1 腕管综合征的手部临床表现

临床上，一部分患者会因长期病变，导致拇指下的"大鱼际"肌肉萎缩，甚至会出现间歇性皮肤发白、发绀；严重者可出现拇指、示指发绀，指尖坏死或萎缩性溃疡，成为不可逆的改变。

腕管综合征好发于30~50岁人群，女性发病率为男性的5倍，双侧发病者占1/3~1/2。由于正中神经受压，拇、示、中指产生疼痛和感觉麻木，初期常表现为指端的感觉功能障碍，常常入睡后数小时出现麻木或烧灼痛而醒来，活动后缓解，检查时可叩击腕部掌侧正中，正中神经支配区出现麻木、疼痛，此即Tinel征阳性。部分患者手腕关节极度屈曲60s后手指感觉异常加重，此为Phalen试验阳性，利用血压计在上臂加压至远端肢体静脉扩张可诱发症状出现。用三根手指按压患者腕管处30s，患者报告拇、示、中指及桡侧半无名指出现麻木、刺痛感，此为Durkan挤压试验阳性。当两项或全部检查结果不正常时，检查结果支持诊断，但单独使用时，可靠性较低。

二、诊断

疑有腕管综合征时应进一步行如下检查以明确诊断。

1. Tinel征

在腕韧带近侧缘处用手指叩击正中神经部位，拇、示、中三指有放射痛者为阳性。

2. 屈腕试验

双肘搁于桌上，前臂与桌面垂直，两腕自然掌屈，此时因正中神经被压在腕横韧带近侧缘，故而可出现疼痛。

3. 可的松试验

在腕管内注射氢化可的松，如疼痛缓解则有助于确诊。

4. 止血带试验

将血压计充气到收缩压以上30~60s即能诱发手指疼痛者为阳性。

5. 伸腕试验

维持腕于过伸位，很快出现疼痛者为阳性。

6. 指压试验

在腕横韧带近侧缘正中神经卡压点用手压迫能诱发患者手指疼痛者即为阳性。

7. 正中神经传导速度

正常时正中神经从近侧腕横纹到拇对掌肌或拇短展肌之间的运动纤维传导时间短于5μs，如长于5μs为异常。腕管综合征因正中神经受损其传导时间可达20μs，传导时间大于8μs则应考虑手术治疗。

三、康复评定

1. 感觉功能评定

正中神经支配区，包括拇指、示指及中指等部位痛觉过敏，或（并）感觉减退，皮肤发凉，皮肤颜色早期发红、后期苍白。

2. 运动功能评定

正中神经支配区，主要包括拇指、示指及中指抓握力量减弱，活动受限。

四、治疗

（一）非手术治疗

腕管综合征非手术治疗方法很多，包括支具制动和皮质类固醇注射等。采用支具制动有助于控制病情发展，缓解症状。将腕关节固定于中立位，可以降低腕管内压力；但最利于手功能发挥的腕关节位置是背伸30°，考虑到中立位不利于手功能发挥，因此一般的建议是白天不固定，晚上用支具将腕关节固定在中立位。口服消炎药和局部注射皮质类固醇药物也是常用方法。

（二）手术治疗

如果保守治疗方案不能缓解患者症状，则要考虑手术治疗。小针刀治疗创伤小，可以避免术后切口不适等问题。

（三）作业治疗

1. 宣教

向患者说明腕管综合征的发病机制、正中神经的基本解剖及哪些日常工作、活动姿势容易压迫正中神经。

2. 关节保护

（1）避免睡觉时手处于过屈、过伸位，建议睡前佩戴护腕。

（2）避免长时间抓握。

（3）避免将手长时间放在平面上，尽量悬空手完成工作。

（4）避免挤压或单手拿重物，采用双手或更大肌肉群来完成任务。

（5）避免振动，如握方向盘。使用防滑硅胶方向盘套，可以减少所需握力。

（6）重复多次短时间放松手腕。

3. 适应性设备

在进行ADL时，可借助工具完成，尽量避免徒手操作。

（吴 文）

第十一节 肩关节周围炎

肩关节周围炎简称肩周炎、冻结肩、粘连性肩关节炎、凝结肩、五十肩等，是由于肩关节周围软组织病变而引起的肩关节疼痛和活动功能障碍。好发于40~60岁人群，女性多于男性（比例为3:1），左肩多于右肩。其特征是肩部疼痛和肩关节活动障碍逐渐加剧，夜间较甚，经数月甚至更长时间，疼痛逐渐消退，功能慢慢恢复，最后自愈，不复发。

一、病因和病理

肩周炎的病因尚不明确，一般认为与下列因素有关：①肩关节以外的疾病（冠心病、肺炎、胆囊炎等）可引起肩部的放射痛，使肩关节活动受限；②因上肢骨折、颈椎病等使上肢固定于身旁过久；③肩关节周围软组织的退变，如肩峰下滑囊炎、冈上肌腱炎、肱二头肌长头腱鞘炎等。肩周炎的病理过程分为三期：早期为凝结期，此期病变主要位于肩关节囊。关节囊紧缩，关节囊下皱褶互相粘连而消失，肱二头肌长头腱与腱鞘间有薄的粘连。以后随着病程加剧，进入冻结期。冻结期除关节囊严重挛缩外，关节周围软组织均受累，退行性变加剧，滑膜充血、肥厚、组织缺乏弹性。喙肱韧带挛缩限制了肱骨头外旋，冈上肌、冈下肌、肩胛下肌挛缩，肱二头肌长头腱鞘炎，使肩关节活动明显受限。7~12个月后炎症逐渐消退，疼痛消失，肩关节活动功能逐渐恢复，称解冻期。

二、临床表现及诊断

（一）症状与体征

该病呈慢性发病，多数无外伤史，少数仅有轻微外伤。主要症状是逐渐加重的肩部疼痛及肩关节活动障碍。疼痛位于肩前外侧，有时可放射至肘、手及肩胛区，但无感觉障碍。夜间疼痛加重，影响睡眠，患侧卧位疼痛加重。持续疼痛可引起肌肉痉挛与肌肉萎缩。肩前、后方，肩峰下，三角肌止点处有压痛，而以肱二头肌长头腱部压痛最明显，当上臂外展、外旋、后伸时疼痛加剧。

（二）X线检查可无明显异常

肩关节造影可见肩关节囊收缩、关节囊下部皱褶消失。肩周炎后期可出现严重的骨质疏松改变，特别是肱骨近端，重者有类似"溶骨性"破坏的表现，但通过病史及局部查体很容易与骨肿瘤鉴别开来。

三、康复评定

（一）疼痛评定（见相关章节）

见本书中相关内容。

（二）运动功能评定

早期肩关节活动仅对内、外旋有轻度影响，检查时应固定肩胛骨，两侧进行比较。晚期上臂处于内旋位，各个方向活动均受限，但以外展、内外旋受限明显，前后方向的活动一般是存在的（图13-11-1）。此时肩部肌肉明显萎缩，有时因并发血管痉挛而发生上肢血液循环障碍，出现前臂及手部肿胀、发凉及手指活动疼痛等症状。

四、治疗

（一）非手术治疗

肩周炎大多数可逐渐好转而痊愈，应使患者明了本病的发病过程与转归，树立战胜疾病的信心。病变早期，上肢应该悬吊制动，每天轻度活动肩关节数次，口服水杨酸制剂或其他消炎止痛类药物。压痛局限者可局部封闭治疗，一周一次，共治疗2~3次。理疗、热敷、推拿、按摩有助于解痉、止痛，有利于增加活动范围。

1. 患者宣教

向患者解释肩周炎的潜在性质及进程发展，有助于减轻患者对疾病的恐惧；告知肩周炎的发生机制（如何纤维化并限制运动），为患者的长期康复做准备；指导制订家庭运动训练计划。

2. 牵伸运动

根据患者的耐受能力，早期阶段在无痛的范围内牵伸1~5s，切忌过度伸展，每天2~3次；后期进行长时间的牵拉并增加每天的活动次数。

3. 皮质类固醇注射

通常情况下，注射皮质类固醇短期和长期的局部麻醉可分别持续30min至6h。关节盂肱部关节内注射皮质类固醇后，即刻运动的增加可归因于减轻疼痛的麻醉效果，从而保护肌肉。

经上述治疗肩关节功能仍无改善者，可在全麻下进行手法松解。方法是一手按住患者肩部，另一手握住患者上臂。先使肱骨头内外旋转，然后慢慢外展肩关节，整个过程可感到肩关节粘连被撕开。手法由轻到重，反复多次，直到肩关节达到正常活动范围。操作手法要轻柔，防止暴力活动而造成肩部骨折与脱位。手法操作完毕后，行关节腔内穿刺，抽出关节内积血，并向关节内注入麻药与激素。术后三角

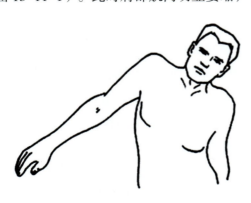

图13-11-1　肩关节周围炎肩部外展受限

巾悬吊上肢，第二天即开始肩部活动练习，持续2~3个月，预后良好。

（二）手术治疗

肩周炎经长期保守治疗无效者应考虑手术治疗，方法主要有肱二头肌长头腱固定或转移术和喙肱韧带切断术两种。

（吴　文）

第十二节　肱骨外上髁炎

肱骨外上髁炎是肱骨外上髁伸肌总腱起点处的慢性损伤性炎症。因网球运动员常发生此种损伤，故俗称"网球肘"。在日常生活中主要是高重复性的运动和工作时过度使用引起的损伤，是康复疼痛门诊中常见的疾病。

一、病因

当被动牵拉前臂伸肌如握拳屈腕时或主动收缩伸肌（如伸腕）时，在肱骨外上髁的伸肌总腱起点产生较大的张力，反复的收缩造成慢性累积性损伤，导致肱骨外上髁肌腱附着处发生撕裂，出血机化形成纤维组织而致病，常见于网球、羽毛球、乒乓球运动员，厨师，家庭妇女等。某些非体力劳动者肌肉软弱无力，即使从事少量的上肢体力活动，如搬提重物等，也可引起肱骨外上髁炎。

二、病理

肱骨外上髁炎的基本病理变化是慢性损伤性炎症、慢性劳损造成组织撕裂、出血后有粘连形成，当粘连被牵扯时导致局部疼痛。此外，当小血管神经束在伸肌总腱处穿过肌腱和筋膜时被卡压，其周围有炎症及瘢痕组织形成，也可产生疼痛。具体的病变部位可有不同表现，如：发生在肱骨外上髁尖部以筋膜炎、骨膜炎为主；发生在肱骨外上髁与桡骨头之间以肌筋膜炎或肱桡关节滑膜炎为主；伸肌腱与肱桡关节之间有炎性滑囊形成也可产生症状。

三、诊断

（1）有长期反复被动牵拉或主动收缩伸肌总腱的病史，如前文所说的特殊职业者，或有突然伸肌总腱剧烈活动的病史。

（2）肘关节外侧疼痛，可向前臂放射，用力握拳、伸腕时加重，如持水瓶、拧毛巾，尤其在屈肘位时症状加重，肘关节伸直时症状减轻。

（3）体检：肱骨外上髁及其附近区域有局限性压痛。伸肌腱牵拉试验（Mill征）阳性。做法：伸肘、前臂旋前、握拳屈腕，肘外侧出现疼痛为阳性，有时疼痛可放射至前臂的中上部。局部皮肤无红肿，肘关节活动正常。

（4）X线检查无骨质异常。

四、治疗

1. 避免引起本病的慢性外伤因素

主要是限制用力握拳伸腕动作，适当休息，如网球、乒乓球和羽毛球运动员要避免反手击球。

2. 适当制动

运动员可应用护肘工具，以减少伸肌总腱处的牵张应力；对症状特别重者，还可用石膏托或其他支具短期固定肘关节，以减少局部受力，充分休息，缓解无菌性炎症。

3. 封闭疗法

用醋酸泼尼松和2%利多卡因的混合液注射到压痛最明显的部位，直达骨膜。若注射部位准确，可起到很好的效果。封闭注射可重复2~3次，每周1次。个别患者注射后1~2d疼痛会加重，可服用止痛剂。缓解本病复发的患者也可重复进行封闭治疗。

4. 物理疗法

如采用热敷、超短波、超声波偏振光照射等进行治疗。

5. 体外冲击波治疗

体外冲击波对肱骨外上髁炎有较好的治疗效果，通过松解局部粘连、改善局部血液循环、消炎及降低痛敏等机制来达到镇痛的目的。3~5d 治疗 1 次，3~5 次为 1 个疗程。

6. 消炎镇痛药物

可酌情选用非甾体抗炎药，短期应用。

7. 手法牵引治疗

患者在全麻后肌肉松弛，术者一手握患者的上臂，另一手握腕部，使肘关节屈曲，前臂旋前，腕关节掌屈，然后在牵拉状态下使肘关节屈伸数次，使肘外侧粘连的瘢痕组织得以松解。此法应用得较少。

8. 小针刀治疗

对于保守治疗无效的患者，小针刀松解肱骨外上髁局部粘连，对于缓解局部疼痛有较好的治疗效果，通常治疗1~2次即可控制局部疼痛。

9. 手术治疗

肱骨外上髁炎多可以通过非手术治疗治愈，一般无须手术治疗。对非手术治疗无效、症状特别严重、病程长、症状顽固者，可考虑手术治疗。手术方法主要有两种：一种为伸肌总腱肌皮微血管神经束切除术或局部筋膜切除术。另一种为环状韧带部分切除术。术后用石膏托屈肘固定 2 周，然后逐渐进行肘部的功能训练。

（吴　文）

本章审稿作者：　王景信　胥方元　梁　英
　　　　　　　　　林奕芳　刘美茜　张　淇
　　　　　　　　　任晶晶　钱佳煜

第十四章 手与上肢其他疾病的评估与治疗

第一节 手局部肌张力障碍性疾病
  一、肌张力障碍概述
  二、病因
  三、类型
第二节 帕金森病的手功能康复
  一、概述
  二、手功能障碍的临床表现
  三、帕金森病的诊断与分期
  四、康复评定
  五、治疗

第一节 手局部肌张力障碍性疾病

一、肌张力障碍概述

  肌张力障碍（dystonia，DT）又可以称肌张力障碍综合征（dystonic syndrome），是主动肌与拮抗肌收缩不协调或过度收缩，引起以肌张力异常动作和姿势为特征的运动障碍综合征，具有不自主性和持续性的特点。

二、病因

  特发性肌张力障碍（idiopathic dystonia）病因不明，可能与遗传有关；继发性肌张力障碍常是基底核、丘脑及脑干网状结构等病变的症候。

三、类型

  常见的手局部肌张力障碍性疾病有书写痉挛（write cramp）和偏身肌张力障碍（hemidystonia，HDT）两种。现就这两种疾病分别叙述如下。

（一）书写痉挛的康复

1. 概述

  书写痉挛（write cramp，WC）是由于长期进行手部精细动作导致的手部肌肉痉挛，表现为以书写功能障碍为主的一种局限型肌张力障碍，常不伴有其他肢体及躯干的功能障碍。书写痉挛的发病年龄在 30~50 岁达到高峰；男女均可患病，发病率接近这一点与其他局限型肌张力障碍中女性发病率高不同。

2. 病因及病理生理机制

  书写痉挛的病因和发病机制目前尚未完全明确。该病好发于长期进行手部精细动作的人。近年的研究结果初步揭示了该疾病的相关机制，其肌张力障碍发生的原因可能是中枢神经的抑制程度不足。

  （1）大脑皮质的改变

  ①影像学的研究：Odergren 在应用正电子发射计算机断层显像（positron emission

tomography，PET）脑灌注成像的研究中发现，在书写痉挛患者中，与书写相关的对侧大脑皮质第一运动区、感觉运动区、运动前区以及辅助运动区激活增加，而对照组正常。胡兴越等运用功能磁共振成像技术研究书写痉挛患者的运动相关皮质，得出与 Odergren 等研究结果一致的结论，即大脑皮质相同区域较对照组激活增加。ChentSt、Nelson 等认为书写痉挛与大脑皮质抑制功能不足有关，大脑皮质抑制功能不足导致了肌张力障碍姿势。Moore 进一步的 fMRI 研究发现，书写痉挛患者相对于正常对照组人员有以下改变：双侧中央后回、右顶上区、右侧小脑以及左侧壳核后部激活减弱；左侧壳核后部与左侧小脑和左侧运动感觉皮质的联系增加；左侧壳核前部与双侧辅助运动区和左侧运动皮质前区的联系亦增加。由此可以推测，与感觉运动功能有关的壳核和支配调节患侧手的小脑区域的激活减弱可能是执行特定任务外周抑制水平较低的基础，而运动感觉区和相关皮质纹状体环路的联系增加提示纹状体可能参与了补偿的过程。

②经颅磁刺激的研究：Nelson 用配对脉冲经颅磁刺激探讨书写痉挛患者在休息时大脑半球间的抑制，发现有 20% 最大随意收缩发生在书写痉挛患者使用患侧手握笔时，这个数据表明，书写痉挛患者出现长期和短期的大脑半球间的抑制下降更多的是在休息时，而不是在患侧手握笔时；同时发现，大脑半球间的抑制异常仅发生在患侧，而不像其他的生理指标比如短时间间隔抑制及皮质静息期会在双侧出现，这说明大脑半球间的抑制在休息时减少可能是对肌张力障碍的一种补偿机制，这样能够使皮质兴奋性更快地达到激活状态，但过度的肌肉收缩将诱导肌张力障碍。

③神经递质的研究：Lew 用磁共振光谱分析发现，抑制性神经递质 γ-氨基丁酸（γ-aminobutyric acid，GABA）水平在纹状体中下降，这也反映了皮质间相互抑制的减少。由此可见，书写痉挛患者的书写障碍可能与基底节向大脑皮质运动区和运动前区的兴奋性输出增多或抑制性输出减少有关，运动皮质去抑制导致主动肌和拮抗肌过度共同收缩，使手部、腕部肌肉出现痉挛状态。

（2）基底节及其环路的作用：基底节通过易化适宜动作的发生、抑制不适宜动作的发生而帮助选择动作，并通过大脑皮质-基底节-丘脑-大脑皮质环路对运动进行调节。在这一环路中，大脑感觉运动皮质的传入纤维投射到尾状核、壳核，其传出纤维通过直接、间接通路到达基底节传出纤维的发出单位（内侧苍白球/黑质网状部），基底节传出纤维主要投射到丘脑（腹外侧核、腹前核），再由此返回到大脑感觉运动皮质，对皮质的运动功能进行调节。胡兴越等用 fMRI 研究发现，书写痉挛患者的壳核明显激活，提示书写痉挛发病可能与壳核功能紊乱相关，壳核功能紊乱可通过影响皮质-基底节-丘脑-皮质环路，引发大脑皮质运动区到脊髓运动区的投射异常。Delmaire 等应用磁共振弥散张量成像（DTI）研究发现，书写痉挛患者在初级运动感觉区和皮质下结构相联系的纤维束中存在有异常的部分各向异性（fractional anisotropy，FA），集中在内囊后肢的后 1/3 部分，主要包括丘脑皮质和皮质纹状体与内囊相毗邻的纤维，这些异常加强了皮质与皮质下通路的作用，提示书写痉挛患者皮质与皮质下区域的运动感觉纤维的解剖结构异常可能与其发病有一定的联系。

（3）丘脑的改变：丘脑腹外侧核主要接受小脑、基底节区纤维传入，并与大脑皮质运动区、运动辅助区和第一感觉区均存在交互双相联系，大脑-纹状体-丘脑-大脑环路和大脑-小脑-丘脑-大脑这两个可能与书写痉挛发病机制有关的回路均在腹外侧核交叉。石长青等认为丘脑腹外侧核发出的不规则的爆发性电活动可能与书写时的肌肉痉挛状态有关。

（4）小脑的作用：近年来一些国外学者的研究认为，小脑功能障碍在书写痉挛的病理生理中可能起到更加重要的作用。小脑通过调节初级运动皮质的感觉运动皮质可塑性而影响感觉运动的适应。Cecile 发现书写痉挛患者在小脑运动感觉皮质有抑制与激活的完全缺失，书写痉挛患者在执行任务时不能像正常人一样有效地摒除先前的习惯。小脑编码功能的改变造成传入信号阻断的改变，这可能导致运动组分从传入信号流中分离以及运动感觉校正功能失调。失去小脑对感觉运动皮质可塑性的调控，将导致不正确的特定适应性动作的建立，比如书写。

综上所述，书写痉挛的发病机制可能与运动相关皮质、基底节、丘脑和小脑功能紊乱有关，其中基底节-丘脑-皮质环路的功能障碍可能是引发肌张力障碍的主要环节，基底节区病变导致感觉运动皮质的过度兴奋或相对过度兴奋，使运动输出增加且不协调。

3. 临床表现

书写痉挛的类型，目前临床上把书写痉挛分成 3 种类型。①痉挛型（肌张力亢进型）：书写时出现肌肉痉挛状态，腕、指伸屈肌不自主收缩，继而出现书写困难、书写缓慢，并伴有疼痛；②麻痹型（肌无力型）：书写时因肌肉力量弱而不能随意支配，出现类似麻痹状而不能握笔；③震颤型（运动亢进型）：书写时出现摇动性震颤，且逐渐增强，精神紧张时更加严重，这种表现是主动肌与拮抗肌紊乱的结果。

4. 治疗

书写痉挛的治疗方法有很多，主要有肉毒毒素注射、内科药物、外科手术、磁（电）刺激、运动训练和制动、感觉功能训练、中药、针灸等。

（1）肉毒毒素注射治疗：肉毒毒素是厌氧性梭状肉毒杆菌产生的一种细菌外毒素，其中因 A 型肉毒毒素毒力强，稳定，易于生产、提纯和精制而最常用于临床治疗。肉毒毒素注射治疗 WC 的关键是鉴别书写时痉挛的肌肉。WC 通常累及肢体远端屈肌肌群，病程较长时可能会累及手腕及手臂的肌肉。虽然 WC 可累及很多肌肉，但在实际注射时，通常选择影响最严重的肌肉，特别是屈肌，常采用多点注射。每点 2.5~5U，总量 50~100U，震颤显著者，适当增加药量。

（2）内科药物治疗：WC 目前尚无特效治疗药物。临床经验提示，抗胆碱类、苯二氮䓬类、巴氯芬等药物有一定的效果。有报道表明，舍曲林对一些伴 WC 的多巴胺反应性肌张力障碍患者也有作用，小剂量多巴胺可以取得很好的疗效。WC 的药物治疗通常效果不佳，仅对部分患者有效。

（3）外科手术治疗：目前书写痉挛的病因和发病机制尚未完全明确。临床研究发现，在药物治疗效果不佳时，采用立体定向手术方法治疗书写痉挛是有效的，且可基本治愈。其外科治疗机制如同其他肌张力障碍一样，通过干预与书写痉挛有关的病理生理反射，从而达到缓解症状的目的。外科治疗方式主要包括深部脑刺激术（deep brain stimulation，DBS）与脑深部神经核团毁损术。

①立体定向手术的适应证：目前一般认为病程在 1 年以上，经过药物或物理以及运动康复训练等治疗无效，且书写痉挛症状严重影响患者工作和生活时，可选择立体定向手术治疗。

②立体定向手术方式的选择：a.DBS。DBS 治疗书写痉挛的靶点主要是苍白球内侧部（globus pallidus internus，GPi），即 GPi-DBS。其临床靶点坐标是：取前后联合间线中

点前 2~3mm，连合间线下 4mm，连合间线旁开 20~22mm 处。国外有研究分析最佳的部位位于 GPi 的腹侧、髓板或腹侧。髓板两侧都植入电极。研究已证实 GPi-DBS 对于肌张力障碍是安全且有效的。最近，丘脑 DBS 治疗书写痉挛取得了优异的治疗效果也已经被报道。在丘脑后下区（posterior subthalamic area, PSA）的 DBS（PSA-DBS）治疗震颤型肌张力障碍的研究中发现，单侧的 PSA-DBS 对于原发性肌张力障碍引起的书写震颤有效。随访 1 年后症状明显改善，无肌张力障碍及疼痛，且无严重的并发症。b. 脑深部神经核团毁损术：脑深部神经核团毁损术治疗书写痉挛的靶点常取丘脑腹外侧核，包括丘脑腹中间核（ventralisintermedius nucleus, Vim）、丘脑腹嘴核（nucleus ventro oralis, Vo）。应用术中微电极以记录不同区域细胞活动的变化及书写时肌电图的变化，确认靶点后行射频热凝术。丘脑腹外侧核毁损术为书写痉挛患者提供了安全有效的方法。蔡晓东对 10 例书写痉挛患者采用微电极记录技术辅助下立体定向 Vim 和 Vo 毁损术，术后患者的书写功能立即恢复正常，其中仅 2 例出现可逆性的感觉异常和构音障碍，无永久性手术并发症，经随访 1~2 年疗效稳定。无复发。石长青对 8 例书写痉挛患者进行了 Vim 毁损术，患者书写功能立即恢复，部分患者复发可能是由于毁损范围不足所致。张宇清等采用立体定向技术对 12 例书写痉挛患者进行丘脑腹外侧核毁损术，术后患者完全治愈。Tairaf 对 100 余例手痉挛患者进行了立体定向 Vo 毁损术，术后患者手痉挛症状立即改善，且无明显并发症。

综上所述，书写痉挛的外科治疗主要包括 DBS 和脑深部神经核团射频热凝术（毁损术）。DBS 选取的靶点为 GPi 或 PSA。脑深部神经核团射频热凝术（毁损术）选取的靶点主要是丘脑腹外侧核的 Vim 和 Vo，其效果肯定。书写痉挛为单侧肢体的局限性肌张力障碍，无须进行双侧的核团毁损。采用立体定向技术能够准确定位毁损靶点，术中应用微电极记录技术能进一步通过电生理来验证靶点，手术后患者症状能迅速改善，有效避免严重并发症的发生。但是，随着 DBS 技术的应用，书写痉挛应用 DBS 治疗的病例数会得到增加，以上两种治疗方法的治疗效果、并发症以及优缺点仍有待进一步的探讨。

5. 康复治疗

书写痉挛是集中于手指、手掌和 / 或前臂的张力障碍，当作精细活动时出现症状，如书写或弹奏乐器，通常的症状包括：对笔或者其他工具的过度抓握，腕屈曲，肘屈，偶尔手指伸直导致手中的物体滑落。治疗的重点是集中解决手指、手掌和上肢的张力障碍。

（1）作业治疗（使用辅具，图 14-1-1）：拿笔书写时，手与上肢肌肉过度收缩而痉挛，纸张常被压坏，患者还会有疼痛感。这种感觉运动的整合障碍可能与传入受阻有关，通过感觉运动训练项目可能会改善症状。有研究表明，使用夹板、进行工具改造、使用加粗的笔等方法可以改善书写痉挛。

使用 Burke-Fahn-Marsden scale（BFMS）对患者进行运动功能的评估。安排两个阶段持续 8 周的康复训练。第一阶段，学会使用放松技术管理身体；第二阶段可考虑佩戴夹板来抑制肌张力障碍，同时每日进行 30min 的写字练习。

张力障碍的姿势可能是握笔的时候有过度的压力，示指和拇指伸展，腕关节屈曲可伴有桡偏，伴有疼痛，前臂或有旋前，手姿势前后变化（图 14-1-2）。

这种方法在持续康复后的 20 周内仍有效，但是对它在更长期的作用并没有研究进行随访和报道。

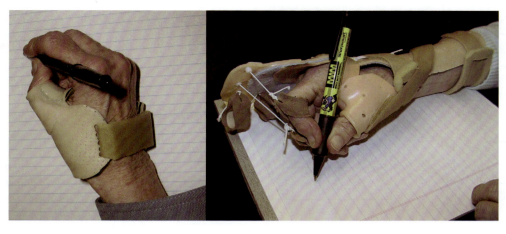

图 14-1-1 辅具下的作业治疗

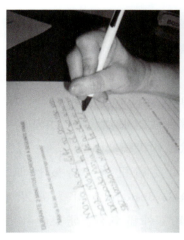 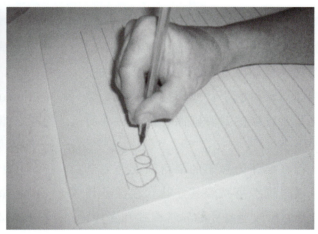

图 14-1-2 左：痉挛姿势的手；右：训练后的写字姿势

（2）使用脑机接口装置（brain-computer interface rehabilitation）：用脑电图记录慢性书写痉挛患者手伸展时抑制双侧感觉运动皮质过多 β 波。结果患者完成两周一次，每次 1h 的培训，持续 5 个月，没有任何不利影响。显著下降的测试频率分量在笔迹中得到确认，目前研究初步表明，脑机接口干预可以反映肌张力障碍患者的皮质兴奋性，同时在患者训练过程中可通过视觉反馈抑制其过度兴奋的神经活动，引起训练后双侧的感觉运动皮质兴奋性降低，从而促进功能恢复（图 14-1-3）。

（3）感觉运动训练（sensorimotor training）：属于行为疗法技术，应用时健侧手固定，患侧手执行任务。健侧手指采用夹板固定，让有张力障碍的患侧手指执行重复的协调训练。对钢琴家、音乐家这类特殊人群，需要让健侧的夹板维持在正常的演奏姿势下。在夹板固定期间，可以让手指轮流参与运动训练，从而防止失用性损伤。在许多情况下，固定一个或两个其他手指可以促进更自由和更独立的运动模式，减少痉挛手指肌肉的不必要收缩。有报道显示，该治疗方案持续治疗 2 个月，可以维持 2 年的疗效。但该实验效果仍需要大数据样本及长期随访来确认。

（4）日常锻炼：首先，在写作的时候，肩膀和手臂参与在这个任务过程中，而不是只关注移动手指。同时，可尝试改变纸张的角度或桌子的高度。如果一些练习导致手部肌张力障碍的症状出现，尝试让其在水里放松以改善，也可以通过瑜伽、有氧运动等来改善。

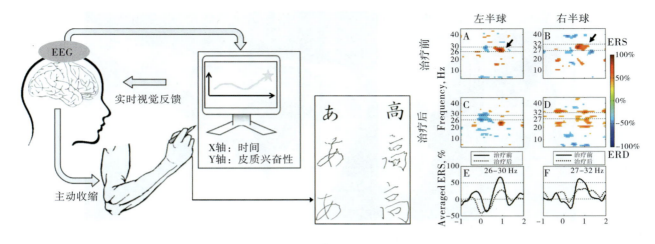

图 14-1-3　基于脑机接口装置的书写痉挛治疗

书写时通过实时视觉反馈抑制皮质的过度兴奋，治疗后患者双侧的感觉运动皮质的兴奋性都有不同程度的下降

当你做重复动作涉及患手或身体其他部位时，不要忽视休息和改变姿势。如在活动时安排 10min 的休息，可躺下让肌肉完全放松。伸展运动也是非常重要的，要确保在执行活动前进行身体伸展。

总之，存在肌张力障碍的手目前无法完全治愈，但是通过训练可减轻其症状。在任务开始前和任务开始后改变身体的异常模式和姿势，并且注意休息有助于改善肌张力障碍。

（5）其他治疗方法：低频（1Hz）重复经颅磁刺激、经皮神经电刺激、运动训练、手部固定、盲文练习、中药针灸治疗等均有一定效果，但临床应用有限。

（二）偏身肌张力障碍

1. 概述

肌张力障碍（dystonia，DT）是神经科临床较常见的一组综合征，主要表现为主动肌与拮抗肌持续性、不随意的异常同步收缩而导致受累部分的身体出现扭曲、重复运动或姿势异常。偏身肌张力障碍（hemidystonia，HDT）是 DT 的一个较少见的类型，约占 DT 的 7%，系指同侧上下肢的肌群受累，多为继发性原因所造成的。它的症状分布在一侧肢体，伴或不伴同侧躯干、面部受累。

2. 病因及病理生理机制

（1）发病原因：特发性肌张力障碍（idiopathic dystonia）病因不明，可能与遗传有关，继发性肌张力障碍常由基底核、丘脑及脑干网状结构等病变引起。

（2）发病机制：特发性肌张力障碍（idiopathic dystonia）可为常染色体显性（30%~40% 外显率）、常染色体隐性或 X 连锁隐性遗传，显性遗传缺损基因 DYT1 已定位于 9 号常染色体长臂 9q32~34，编码 ATP 结合蛋白——扭转蛋白 A（torsin A），可有散发病例。

继发性肌张力障碍是纹状体、丘脑、蓝斑、脑干网状结构等病变所致，如肝豆状核变性、胆红素脑病、神经节苷脂沉积症、苍白球黑质红核色素变性、进行性核上性麻痹、特发性基底核钙化、甲状旁腺功能低下、中毒、脑卒中、脑外伤、脑炎等；另外，药物（左旋多巴、吩噻嗪类、丁酰苯类、甲氧氯普胺）也可诱发。肌张力障碍还可由心理因素引起，特点是易受到暗示影响。

3. 诊断

血电解质、药物、微量元素及生化检查，有助于病因诊断及分类。CT 或 MRI 检查对鉴别诊断有意义。正电子发射断层扫描（PET）或单光子发射断层扫描（SPECT）可显示脑部某些生化代谢情况，对诊断颇有意义。基因分析对确诊某些遗传性肌张力障碍疾病有重要意义。

4. 治疗

（1）一般支持治疗：首先要进行心理治疗，得到家庭及社会的支持，让患者及家属了解疾病的性质，提高患者自我控制能力。功能锻炼对肌张力障碍患者有益。特殊生活技能的训练及使用矫形器械、理疗、体疗等也有一定疗效。物理和支持治疗的意义不仅在于能够缓解一定的临床症状，更重要的是它能够改善患者日常生活的能力。

（2）病因治疗：主要针对继发性肌张力障碍的原发病因，对其长期、根本的治疗最为关键。

（3）药物治疗

①抗胆碱药物：包括苯海索（安坦）、爱普杷嗪、苯甲托品等。主要对局灶性和全身性肌张力障碍有效。常用药物苯海索（安坦），口服剂量为一日 6~8mg，不良反应有困倦、记忆力减退、幻觉和口干。临床研究表明，抗胆碱药物比巴氯芬和氯硝西泮更有效，对精神抑制剂引起的急性肌张力障碍最为有效。对左旋多巴治疗反应不佳者，特别是年轻的局灶性和全身性肌张力障碍患者，可考虑以抗胆碱药物治疗。

②多巴胺能药物（左旋多巴）及多巴胺受体激动剂（包括美多巴、麦角乙脲、溴隐亭等）：左旋多巴及多巴胺受体激动剂等可用于全身性及局灶性肌张力障碍治疗。儿童期发病的全身及局灶性肌张力障碍患者，治疗应首选左旋多巴。多巴胺反应性肌张力障碍（DRD）患者以小剂量左旋多巴治疗可获得明显疗效，且多数患者的神经功能可得到恢复。

③多巴胺耗竭剂：丁苯那嗪对全身性肌张力障碍和面部肌张力障碍患者有效，特别是对其他治疗无效者作用显著，且不良反应较少。

④肌松剂巴氯芬：为 GABA 受体激动剂。有研究表明口服或鞘内注射巴氯芬，对肌张力障碍有效。巴氯芬口服量为一日 30~120mg；巴氯芬鞘内注射泵（ITB）疗法可用于严重的全身性肌张力障碍，尤其是对伴随痉挛和疼痛的患者疗效良好。

⑤抗癫痫类药物：包括苯二氮䓬类、卡马西平、苯妥英钠等，主要对发作性运动性肌张力障碍有效。氯硝西泮对眼睑痉挛和肌阵挛－肌张力障碍患者疗效显著，对阵挛性肌张力障碍可能有效。

⑥肉毒杆菌毒素（BTX）：注射后可引起局部的化学性去神经支配作用，可迅速消除或缓解肌肉痉挛，故成为治疗肌张力障碍的有效手段。对局限性肌张力障碍患者疗效尤其显著。BTX 的治疗有效率为 70%~100%，注射后 2 周症状改善，疗效持续 3~6 个月。可间隔 3 个月注射一次。

（4）外科手术

①脑深部电刺激术（DBS）：近年来 DBS 植入丘脑底核和苍白球腹后内侧核（Gpi）治疗肌张力障碍获得满意疗效。对药物和肉毒毒素注射不能充分改善症状的全身性肌张力障碍患者，DBS 被认为是有效的二线治疗方法，有效率在 80% 左右。DBS 具有可重复性，其不良反应包括电极所引起的感染和硬膜下小血肿等。

②射频毁损丘脑或苍白球立体定向射频消融：是严重和难治性肌张力障碍首选的外科治疗方法，原发性肌张力障碍多采用苍白球毁损术，手术靶点为 Gpi，其长期预后要明显优于丘脑毁损术。丘脑毁损术治疗全身性或局限性肌张力障碍的有效率约为 60%。对于继发性肌张力障碍，任何手术治疗只能部分改善其症状，两种手术方式的预后没有差别。苍白球毁损术不良反应相对较轻，但双侧苍白球毁损可能增

加构音障碍和吞咽困难的风险。丘脑毁损术不良反应大，尤其是双侧丘脑毁损术，约15%的患者出现偏瘫和构音障碍等，且疗效不如苍白球毁损术，目前已不推荐使用。肌张力障碍持续状态是指原发性或继发性肌张力障碍的急性加重，表现为全身性肌张力障碍发作和强直，常伴有延髓肌和通气功能障碍，可发生高热、呼吸窘迫和肾衰竭等，此时患者常需收入ICU，给予通气和循环支持，还可以使用BTX治疗，无效时一般选择外科手术治疗。

（5）康复治疗

①康复治疗最有效的方法之一就是适应任务，尽量避免引发肌张力障碍的运动。这可能涉及作业疗法的使用或使用辅助或调整设备。各种各样的治疗策略可以用来解决每个人的特殊需要。潜在的治疗干预措施包括用夹板固定、做治疗操、手动拉伸、软组织和关节固定、体位训练和支撑、神经肌肉电刺激、运动疗法、活动和环境改造、步态训练等。

②肌张力障碍患者可能在日常生活活动（ADL）上有很多挑战，尤其适合作业疗法。作业治疗师可能需要对患者上肢应用夹板固定来提供一个辅助装置，进行运动抑制训练、精细运动协调训练，或教患者用替代方法来实现日常生活活动。

③最近的研究进一步深入揭示了理疗治疗肌张力障碍的作用。最近的一项研究表明，减轻心理压力，结合运动，有利于减轻帕金森病患者躯干的肌张力障碍。还有研究表明，持续4周的综合康复训练（包括渐进放松、等长肌耐力训练、动态平衡训练、协调训练、躯体感知觉训练等）可以改善患者的生活质量。

④脑刺激（brain stimulation）：是一种脑深部电刺激，将一个电极植入大脑的特定区域，然后连接到一个由电池供电的刺激器，将其植入胸部，医生调节电子脉冲的频率和强度。电极产生的电脉冲刺激传递到大脑区域可减少肌肉收缩。

⑤感觉治疗技术（sensory trick）：是一种感觉刺激的治疗方法，应用于受影响部位或附近部位的组织，可以缓解肌肉的张力异常。感觉刺激某些区域可以帮助患者尝试控制自己肌肉的收缩。以治疗音乐家的偏身肌张力障碍为例，感觉再教育（sensory reeducation）是一种有效的治疗方法。感觉再教育的目的是扭转肌张力障碍的过程，这种技术通常需要一定数量的重复来恢复正确的运动表现。常用的感觉再教育的类型包括：训练皮肤识别不同质地和温度的外界刺激、识别和匹配珠子等小物件、拼字游戏、多米诺骨牌、操作硬币和按钮等。此外，运动想象训练也可以帮助缓解症状，让患者想象自己在正常情况下如何轻松地完成任务，这有助于神经肌肉正向反馈的形成。

⑥镜像反馈治疗（mirror visual feedback，MVF）：将一个特定尺寸的镜子垂直支撑在矩形框的中间，患者把手放在左右两边，让患者注视镜子内健侧手的运动，通过视错觉反馈刺激大脑，就可以调节患侧手的肌张力障碍。治疗需要持续4周，每周5d，每天1h的集中训练。练习的动作包括：①手的打开和握紧；②腕关节屈伸；③前臂的旋前旋后；④手在平面的滑动或者使用相关的三个物体；⑤长时间的手指操作训练。

⑦振动疗法：引起肌肉收缩运动，拉伸肌腱以便增加血流量和血液氧合，从而减轻与神经相关的肌肉紧张造成的疼痛，同时缓解肢体因为重复性运动而导致的劳损。其次，振动锻炼实际上对肌力、肌腱和肌张力没有任何效果，但有研究表明其对增加骨密度方面有一定作用。振动疗法的好处还包括：增加关节活动度，治疗痉挛，有助于激活肌肉功能，促进身体血液与淋巴回流，改善协调性及异常姿势（图14-1-4）。

⑧日常活动锻炼：作业治疗师可以通过评估

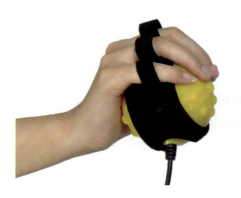
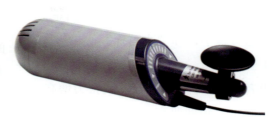

图 14-1-4 振动疗法装置

一个人的日常生活需要，提出建议来改善患者活动的效率和安全性。例如，选择合适的桌椅；将不必要的重物从钱包、背包中取出；如果可能的话，钱包或手袋应该舍弃，使用腰包或者双肩包作为替代，从而减少手部肌张力障碍发生的概率。

（姚黎清）

第二节 帕金森病的手功能康复

一、概述

帕金森病（Parkinson's disease，PD），简称 Parkinson 病，也称为震颤麻痹（paralysis agitans，shaking palsy），是一种常见的中老年人的神经系统变性疾病，以黑质-纹状体通路多巴胺能与胆碱能神经功能平衡失调，导致经典的锥体外系运动障碍为基本特征。帕金森病上肢与手功能障碍的主要表现有：静止性震颤、动作迟缓、肌张力增高、姿势不稳等运动症状以及疼痛、感觉异常等非运动症状。

二、手功能障碍的临床表现

帕金森病的临床表现由核心的运动症状和非运动症状两部分组成。人们常常认为影响帕金森病（PD）患者生活质量的主要因素是 PD 的核心运动症状，包括震颤（tremor）、僵直（rigidity）、运动迟缓（akinesia/bradykinesia）和姿势异常（postural instability），具体表现如下。

（一）震颤

震颤往往是发病最早期的表现，通常从某一侧上肢远端开始，以拇指、示指及中指为主，表现为手指像在搓丸子或数钞票一样的运动。然后逐渐扩展到同侧下肢和对侧肢体，晚期可波及下颌、唇、舌和头部。在发病早期，患者并不太在意震颤，往往是手指或肢体处于某一特殊体位的时候出现，当变换姿势时消失。以后发展为仅于肢体静止时出现，例如在看电视时或者和别人谈话时，肢体突然出现不自主的颤抖，变换位置或运动时颤抖减轻或停止，所以称为静止性震颤，这是帕金森病震颤的最主要的特征。震颤在患者情绪激动或精神紧张时加剧，睡眠中可完全消失。震颤的另一个特点是其节律性，震动的频率是每秒钟 4~7 次。这个特征也可以帮助我们区别其他的疾病，如因舞蹈病、小脑疾患、甲状腺功能亢进等引起的上肢与手功能障碍。

（二）僵直

帕金森病患者的上肢和躯体通常变得很僵硬。病变的早期多自一侧上肢开始。初期感到某一肢体运动不灵活，有僵硬感，并逐渐加重，出现运动迟缓，甚至做一些日常生活的动作都有困难。体检呈齿轮样或铅管样强直。

（三）运动迟缓

在早期，由于上臂肌肉和手指肌的强直，

患者的上肢往往不能做精细的动作，如解、系鞋带，扣纽扣等动作变得比以前缓慢许多，或者根本不能顺利完成。写字也逐渐变得困难，笔迹弯曲，越写越小，称"小写症"。

（四）姿势异常

尽管患者全身肌肉均可受累，肌张力增高，但静止时屈肌张力较伸肌高，故患者出现特殊姿势：头前倾、躯干略屈、上臂内收、肘关节弯曲、腕略伸、指掌关节弯曲而指间关节伸直，拇指对掌。

三、帕金森病的诊断与分期

（一）诊断标准

帕金森病的诊断主要依据国际运动障碍疾病协会帕金森病诊断标准（2015年版）。

（二）分期标准

应用 Hoehn-Yahr（HY）分期量表可对疾病严重程度进行粗略分期。该量表根据PD患者的症状和严重程度将其分为Ⅰ～Ⅴ期。

Ⅰ期，其症状如震颤、肌强直、运动迟缓仅限于一侧肢体，没有明显功能障碍或者有轻度障碍。

Ⅱ期，静止性震颤、肌强直、运动迟缓可以出现在两侧肢体，但是仍能维持正常姿势，并能够从事一般日常生活活动。

Ⅲ期，有一定程度的活动受限，但仍可以从事某些职业的工作，有轻中度的功能障碍，比如起床、翻身、步行、变换方向、系鞋带、书写都有一定的障碍，但仍能不依赖他人独立生活。

Ⅳ期，系鞋带、书写、翻身、步行、起床等障碍比较严重，仅靠自己的能力生活很困难，不能够系鞋带、起床、翻身、进食，但不依赖支撑仍能勉强站立和步行。

Ⅴ期，不能够站立，不依靠帮助则只能勉强在床上或轮椅上生活。

四、康复评定

1. 综合评定

对所有核心运动症状的检查必须按照统一的帕金森病评估量表（UPDRS）中所描述的方法进行。值得注意的是，新版国际运动障碍学会统一帕金森病评定量表（MDS-UPDRS）仅能作为评估病情的手段，不能单纯地通过该量表中各项的分值来界定帕金森病。主要应用MDS-UPDRS第三部分运动功能检查分量表（MDS-UPDRS Ⅲ）相应的条目，对运动迟缓、僵硬、姿势平衡障碍、步态异常和手功能活动障碍等进行评定。

2. 手功能活动障碍评定

（1）上肢运动研究量表（action research arm test，ARAT）：主要用于评估中枢神经损伤后患者上肢与手功能的恢复情况，近年来广泛用于康复研究领域，是一种可靠、有效的上肢功能评估量表。

（2）九孔柱试验（nine-hole peg test，NHPT）：又称精细手动灵巧度，它可以广泛用于人群，此外NHPT是一个相对便宜的测试，可以快速执行。NHPT应与其他上肢功能测试相结合，以便更准确地评估上肢功能。NHPT由一个方形板和9根钉组成。在板的一端是孔，与钉匹配，而在另一端是一个浅圆盘，以储存钉。NHPT的评估方式是要求患者一个接一个地从容器中取出钉，并尽快将其放入板上的孔中。随后患者必须一个接一个地从孔中拆下螺丝钉，并将其替换回容器中。为了练习和记录基线分数，测试应该从健侧上肢开始。评估的手执行测试，未评估的手维持姿势，保持稳定。

（3）明尼苏达手灵巧度评定（Minnesota manual dexterity，MMDT）：MMDT分为放置、翻转2个项目。测量患手依次将60枚棋子从某一位置按一定顺序放到指定位置所花费的时间及将60枚棋子按一定顺序从一面翻至另一面所花费的时间评定手灵巧度，用时越少代表功能恢复越好。主要用于评定患者从不同的距离移动小物体的能力，其对于移动物体和距离均有严格规定，临床上可用于评定手与上肢粗大活动的协调性和灵活性。

（4）普渡手精细运动评定（Purdue pegboard test，PPT）：患者进行患手（30s内使用患手将钢柱插入指定槽内的根数）、双手（30s内双手将钢柱插入指定槽内的根数）、组装（60s内双手按"钢柱—垫圈—套筒—垫圈"的顺序进行组装的套数）评定手小关节精细运动。

3. 日常生活活动能力评定常用量表

（1）改良Barthel指数（modified barthel index，MBI）对基本生活活动（basic activities of daily living，BADL）（如洗漱、洗澡、穿衣、如厕、转移、大小便控制、进食等）进行评定。

（2）功能独立性评定量表（functional independence measure，FIM）对BADL及认知功能进行评定。

（3）常用功能活动问卷（functional activities questionary，FAQ）对工具性生活活动（instrument activities of daily living，IADL），如乘车、购物、烹饪、家务等进行评定。

4. 参与能力和生活质量评定

（1）39项帕金森病生活质量问卷（Parkinson's disease questionnaire，PDQ-39）。

（2）健康状况调查简表（medical outcomes study health survey short form-36 item，SF-36）可进行健康相关生活质量评定。

5. 肌力和肌张力评估

（1）肌力评定是运动功能评定的基本内容，其可以评价神经肌肉系统功能损伤的范围及程度，常用徒手肌力测定法（manual muscle testing，MMT）。在特定的体位下，分别在减重力、抗重力和抗阻力的条件下完成标准动作评定。更细的评级如medical research council分级（MRC分级）及各级肌力占正常肌力的百分比值（Kendall分级）。

（2）目前常用工具为改良Ashworth量表。改良Ashworth量表是在单一速度下操作，其原理与被动关节活动度检查法相似，同时，评定时还需要考虑阻力出现的角度，并要求在1s内完成全关节的被动运动。

6. 其他评估方法

近年来有许多新兴的评估帕金森病的手功能方法，以手与上肢震颤等为主，有电生理评估、光学追踪技术、可穿戴传感装置等。

五、治疗

（一）综合治疗

应该对帕金森病的运动症状和非运动症状采取全面综合的治疗。治疗方法和手段包括药物治疗、手术治疗、运动疗法、心理疏导及照料护理等。药物治疗为首选，且是整个治疗过程中的主要治疗手段；手术治疗（如脑深部电刺激术）则是药物治疗的一种有效补充。目前应用的治疗手段，无论是药物还是手术治疗，只能改善患者的症状，并不能阻止病情的发展，更无法治愈。因此，治疗不仅要立足当前，还需要长期管理，以达到长期获益。

（二）药物治疗原则

目前治疗PD的药物主要有多巴胺替代药物、抗胆碱能药、金刚烷胺、多巴胺受体激动剂、单胺氧化酶抑制剂、儿茶酚-O-甲基转移酶抑制剂等。

（三）康复治疗原则

1. 抑制上肢不正常的运动模式，学会正常的运动模式

帕金森病患者存在不正常的运动模式，治疗应着眼于对患者异常之处进行抑制，通过对简单的上肢日常动作进行大量的重复活动来让患者重新学会正常的运动模式。

2. 充分利用视、听反馈提高患者上肢参与能力

帕金森病患者虽然有运动困难，但能很好地利用视、听反馈来帮助运动，因此在治疗中应充分利用。

3. 让患者积极主动地参与治疗

患者只有主动、积极、全神贯注才能重新学会正常的运动模式，因此必须强调患者有意识地参与。

4. 避免疲劳

疲劳一旦发生，消失很慢。

5. 避免抗阻运动

因抗阻运动引起肌紧张，在患者中不但消失很慢，而且会重现所有症状和引起不愉快的感觉，因此进行抗阻运动时应慎重。

（四）运动治疗

运动治疗是药物治疗的辅助疗法，其主要目的是提高患者上肢与手的功能能力，提高生活质量，并尽量减少并发症。运动治疗对帕金森的康复有着良好的辅助作用，可以有效地改善患者的身体功能，提高患者生活质量。

1. 关节活动范围训练

主要部位是颈、肩、肘、腕、指、髋、膝主动与被动关节活动。

2. 增加肌力的训练

重点是手与上肢相关功能肌肉的力量训练、稳定性训练。

3. 姿势训练

保持躯体直立和四肢的良好姿势，重点是训练平衡和协调功能。

（五）作业治疗

作业治疗主要针对PD患者上肢肌肉僵直、不协调的运动以及认知功能障碍。作业疗法的目的是维持和改善上肢功能，日常生活活动能力和认知功能。作业治疗师通过分析患者功能障碍，如关节活动范围、肌力、上肢功能、日常生活活动能力（如穿衣、个人卫生、购物、工作、开车、书写和娱乐活动等），制订策略，帮助患者保持生活自理、工作和娱乐能力，最大限度提高生活质量，以及分析患者生活环境，必要时对家庭、社区和工作环境进行改造，以提高患者自理能力和活动安全性。

（1）治疗师可运用心理提示、外部提示和认知运动三种策略，训练时强调任务特异性，最好在PD患者活动受限的场合进行训练，或尽可能模拟该场合。运动策略训练方法如下：

1）心理提示策略训练要求患者将注意力有意识地集中于当前任务，以改善其运动表现。如要求患者学会步行时要想着迈大步，转弯时尽量转大弯，写作时写大字。节律性刺激可以促使患者专注于正在进行的活动，根据提示决定运动的"度"，或者引导出正性情绪，更易进行简单和/或双重任务。

2）外部提示策略训练利用视觉、听觉、本体觉或触觉等外部提示，可帮助患者启动运动或促使运动继续进行，有助于改善起步困难和冻结步态。听觉提示可以是节奏感强的进行曲、节拍器或口令等；视觉提示主要为类似斑马线的线条、人行道的瓷砖或地板图案等；本体觉提示通常为振动腕带的有节奏振动。研究显示，简单的外提示（如铃声）可以使帕金森病患者上肢动作（取笔或将笔置于纸旁）更快、更有力、更有效、更稳定，但使患者分心的外提示则对上肢活动有负面影响。

3）认知运动策略训练，又称复杂运动序列训练，是指通过将复杂运动分解成多个简单步骤，让患者集中注意力按顺序逐步完成这些动作，以改善复杂动作的执行困难，尤其是转移能力。通过指导和示范进行针对性训练，鼓励患者在开始运动或完成任务前，通过运动想

象和内心演练来预演这些步骤。

（2）手与上肢功能活动训练重点进行够取、抓握和操控物体训练，提高活动的速度、稳定性、协调性和准确性。如用不同大小、形状、重量和材质的杯子（纸杯和玻璃杯等）喝水，使用各种餐具和扣纽扣等。训练拓展到其他精细功能训练上从而提高患者手指的灵活程度。可以对患者进行描字帖、写毛笔字、使用筷子夹黄豆等作业训练来锻炼书写功能以及日常生活活动能力。

（3）双重任务训练通常为步行的同时进行另一项运动或认知任务训练，如行走时举着一个盛满水的杯子（步行与携带双重任务），或边走边说出以"发"字开头的词语（行走与言语流畅性双重任务）。在疾病早期，PD患者在双重任务中仅有轻微障碍，应鼓励其进行双重任务训练，通过逐渐增加训练难度，提高同时执行双重或若干任务的技能；在中晚期，双重任务常明显影响活动或任务质量，应尽量避免或减少双重任务，使其专注于执行当前的活动或操作任务。

（4）认知功能康复的目的在于提高个体认知水平、代偿认知损害或发展适应性方法，以提高患者生活自理能力。主要方法如下：

1）认知训练主要进行注意力、执行和视空间等功能训练，将训练内容与日常生活工作任务相结合可以更好促进认知功能改善。有目的的康复训练可以改善帕金森病患者的认知功能。

2）认知刺激可让患者参加群体活动和讨论，可提高患者的认知功能和社会功能。

3）运动训练对认知功能有促进作用，如骑脚踏车、在跑步机上跑步和渐进性抗阻训练。将认知训练与运动训练联合进行，对认知功能的改善作用更明显。另外，研究显示，有氧运动可以明显改善帕金森病患者执行功能特别是额叶执行功能，早期进行有氧运动可以有效改善认知功能。

（5）上肢稳定性及姿势平衡控制训练可通过睁闭眼等调整训练难度。对于早期患者，以自我管理和促进积极主动的生活方式为主，鼓励参加体育运动，如太极拳、瑜伽和舞蹈等，适度进行有氧训练、抗阻训练以及双重任务训练。必要时使用助行器甚至轮椅来维持上肢活动的稳定，做好防护。

（六）使用辅具、适应性工具和环境改造

使用辅具、适应性工具和环境改造，可以弥补患者认知和运动方面的困难，减少跌倒次数，提高完成各种操作和任务的质量，使家庭生活更独立、更安全，也可以减轻照护者的负担。帕金森病患者手机器人康复是一个快速发展的应用领域，最近的研究表明这种方法对PD患者是实用且可行的。基于运动的计算机游戏（exergaming）是用于治疗PD患者的新的康复工具。PD患者能够使用exergames，并有运动功能方面的进步，以平衡功能进步较为显著。尽管在PD患者中exergaming是可行的，但其安全性和临床效果仍然不确定，并且可能需要针对PD患者的能力定制不同的电脑游戏。此外，康复辅具的开发十分必要，2016年，Lift Labs专为帕金森病患者研制防抖动的智能勺子（Liftware Spoon），给患者的日常生活活动带来极大便捷。Liftware是一个附带叉、匙、钥匙扣等附件的手持稳定设备。Liftware内置的传感器能检测用户手臂的震颤，然后对手持物件进行稳定处理，帮助有震颤症状的患者饮食和开门（图14-2-1）。

（七）舞蹈治疗

舞蹈治疗是一种无创、简单的治疗方法，能促进步态和认知能力的提高。舞蹈训练有助于改善PD患者的上肢协调性与情绪，提升生活质量。参加舞蹈班对部分轻、中度PD患者有一定的帮助。目前大部分研究都集中在探戈上，研究指出探戈有利于改善PD患者的运动功能，提升其生活质量。此外，应充分考虑舞蹈的安全性，确保安全和适当地实施。

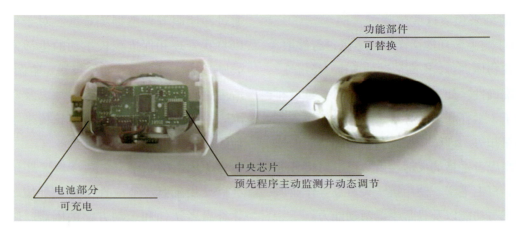

图 14-2-1　防抖动的智能勺子

（八）新型治疗手段

目前有一些新的治疗方法，如运动想象（motor imagery）疗法、运动观察疗法（action observation treatment）、虚拟现实（virtual reality）疗法、康复机器人（rehabilitative robot）及游戏训练（game training）等。运动想象疗法和行为观察疗法是帕金森病患者上肢功能康复过程中具有前景的治疗方法。运动想象疗法通过提高本体感觉改善运动功能；行为观察疗法是基于激活镜像神经元系统的技术，包含观察不同动作及重复所观察到的动作。两种疗法均可以促进帕金森病患者的运动执行功能，通过直接利用内部表征对想象或观察动作进行匹配，因此可以提高帕金森病患者潜在的学习新任务的能力和运动功能的改善。有研究表明，虽然运动想象疗法和行为观察疗法在帕金森病患者康复中的应用有一定的局限性，但是潜力很大。

（九）上肢机器人训练

目前市场上的大部分上肢机器人都针对因中枢神经、周围神经、脊髓、肌肉或骨骼疾病引起的上肢功能障碍或功能受限的患者。PD 患者的手功能障碍有震颤、启动慢、肌肉强直等特点。机器人辅助设备具有为 PD 患者提供运动预备提示和增加运动反馈的作用，并可促进运动技巧的学习。患者坐在一个高度可调节的桌前，肘弯曲呈 90°，把前臂放进臂槽中，抓住柄。包括三种运动方式：动-动（双臂均由机器移动），一臂带动另一臂运动，双臂抗阻运动。运用机器人技术最大的优势就是可以进行高强度训练（图 14-2-2）。

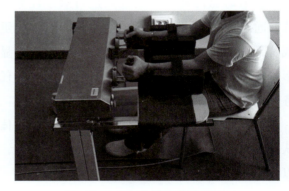

图 14-2-2　上肢机器人训练

（十）康复宣教

对于 PD 患者，家人的日常护理是重中之重，包括排便、排尿、心理、睡眠、防跌倒等护理。针对不同患者制订针对性的个护方案，最大限度提高患者的生活质量。健康教育（包括对疾病的认知、自我管理和认知-行为策略）有利于提高患者的生活质量。如何在家庭、社区中进行进一步开发强化、巩固现存的上肢与手功能，是必须紧密关注的要点。

（姚黎清）

本章审稿作者： 刘骞豪　何志杰　邓盼墨
　　　　　　　　程冰苑　付江红　王晓玲

参考文献

Reference

[1] Kandel ER, Schwartz JH, Jessell TM, et al.Principles of neural science.5th ed.New York: McGraw-Hill Companies, 2013.

[2] Torre LA, Bray F, Siegel RL, et al. Global cancer statistics.CA Cancer J Clin, 2015, 65(2): 87-108.

[3] Shaitelman SF, Cromwell KD, Rasmussen JC, et al. Recent progress in the treatment and prevention of cancer-related lymphedema.CA Cancer J Clin, 2015, 65(3): 252

[4] Dylke ES, Yee J, Ward LC, et al. Normative volume difference between the dominant and nondominant upper limbs in healthy older women. Lymphat Res Biol, 2012, 10(4): 182-188.

[5] Wang H, Shen L, Liu T, et al. Circumference-Based Criteria for Detection of Secondary Arm Lymphedema for Chinese Women. Lymphat Res Biol, 2017, 15（3）: 262-267.

[6] Kamali P, Lin SJ . Lymphedema: Presentation, Diagnosis, and Treatment. Plastic & Reconstructive Surgery, 2016, 137(5): 1654.

[7] Armer JM, Stewart BR. A comparison of four diagnostic criteria for lymphedema in a post-breast cancer population. Lymphat Res Biol, 2005, 3(4): 208-217.

[8] Hayes S, Janda M, Cornish B, et al. Lymphedema secondary to breast cancer: how choice of measure influences diagnosis, prevalence, and identifiable risk factors.Lymphology, 2008, 41(1): 18-28.

[9] Cornish B. Bioimpedance analysis: scientific background. Lymphat Res Biol, 2006, 4(1): 47-50.

[10] 南登崑．康复医学．3版．北京：人民卫生出版社，2004．

[11] 纪树荣．运动疗法技术学．北京：华夏出版社，2004．

[12] 王玉龙，郭铁成，于敏华，等．康复功能评定学．北京：人民卫生出版社，2008．

[13] 卓大宏．中国康复医学．北京：华夏出版社，2003．

[14] 窦祖林．作业治疗学．北京：人民卫生出版社，2008．

[15] 唐朝正，贾杰．经皮电神经刺激在脑卒中后上肢功能障碍中的应用．中国康复理论与实践．2014, 20（4）: 5.

[16] 唐朝正，李春燕，张晓莉，等．低频经皮穴位电刺激对软瘫期脑卒中患者手和上肢功能的影响．中国康复理论与实践，2015, 21（3）: 4.

[17] 薛超，王敏．脑卒中后上肢和手功能的康复治疗研究新进展．中华全科医学，2016, 14（011）: 1932-1935.

[18] 陈文华．软组织贴扎技术临床应用精要．上海：上海浦江教育出版社，2012．

[19] 傅维杰，刘宇，李路．肌内效贴在运动损伤防治中的应用及展望．中国运动医学杂志，2013(3): 255-260.

[20] Vithoulka I, Beneka A, Malliou P, et al. The Effects of Kinesio Taping on Quadriceps Strength During Isokinetic Exercise in Healthy non Athlete Women.Isokinet Exerc Sci, 2010, 18 (1): 1-6.

[21] 姜文君, 史佩佩, 王盛. 肌内效贴在中枢神经系统损伤康复中的应用进展. 中国康复理论与实践, 2014, 11: 1047-1049.

[22] Boyling JD. Grieve's Modern Manual Therapy: The Vertebral Column. 3rd ed. London: Churchill Livingstone, 2005.

[23] Hurtling D, Randolf K. Management of Common Musculoskeletal Disorders: Physical Therapy Principles and Methods. Philadelphia, PA: Lippincott Williams& Wilkins, 2006.

[24] Fidell S.Comments on Mulligan and Shaw's "multimodal signal detection: independent decisions vsintegration".1982, 31(1): 90.

[25] Moutzouri M, Billis E, Strimpakos N, et al.The effects of the Mulligan Sustained Natural Apophyseal Glide (SNAG) mobilisation in the lumbar flexion range of asymptomatic subjects as measured by the Zebris CMS20 3-D motion analysis system.BMC Musculoskelet Disord, 2008, 9: 131.

[26] Mulligan B. Manual Therapy "NAGS", "SNAGS", "MWM's".Wellington, New Zealand: Plane View Service, 1999.

[27] Vicenzino B, Hing W, Rivett D, et al. Mobilisation with movement: the art and thescience. Chatswood: Churchill Livingstone, 2011.

[28] 关玲, 周维金, 瓮长水, 译. Myers TW. 解剖列车: 徒手与动作治疗的肌筋膜经线. 北京: 军事医学科学出版社, 2015.

[29] Myers T. Treatment approaches for three shoulder "tethers". Journal of Bodywork & Movement Therapies, 2007, 11(1): 3-8.

[30] Ezzo J, Manheimer E, McNeely ML, et al. Manual lymphatic drainage for lymphedema following breast cancer treatment. Cochrane Database Syst Rev, 2015, 5: D3475.

[31] Cho Y, Do J, Jung S, et al. Effects of a physical therapy program combined with manual lymphatic drainage on shoulder function, quality of life, lymphedema incidence, and pain in breast cancer patients with axillary web syndrome following axillary dissection. SUPPORTIVE CARE IN CANCER, 2016, 24(5): 2047-2057.

[32] Williams A. Manual lymphatic drainage: exploring the history and evidence base. Br J Community Nurs, 2010, 15(4): S18-S24.

[33] Magermans DJ, Chadwick EK, Veeger HE, et al. Requirements for upper extremity motions during activities of daily living. Clinical Biomechanics, 2005, 20(6): 591-599.

[34] Tyler AE, Karst GM. Timing of muscle activity during reaching while standing: Systematic changes with target distance. Gait & Posture 2004, 20(2): 126-133.

[35] Youdas JW, Arend DB, Exstrom JM, et al. Comparison of muscle activation levels during arm abduction in the plane of the scapula vs. proprioceptive neuromuscular facilitation upper extremity patterns. J Strength Cond Res, 2012, 26(4): 1058-1065.

[36] Hindle KB, Whitcomb TJ, Briggs WO, et al. Proprioceptive Neuromuscular Facilitation (PNF): It's Mechanisms and Effects on Range of Motion and Muscular Function. J Hum Kinet, 2012, 31: 105-113.

[37] Mikolajec KWZMA. Effects of Stretching and Strength Exercises on Speed and Power Abilities in Male Basketball Players. Isokinet Exerc Sci, 2012(20): 1-22.

[38] 王润妹，宋成宪，李舜，等. PNF技术联合拮抗肌针刺对上肢痉挛性偏瘫的疗效. 实用医学杂志, 2012, 28(3): 411-413.

[39] 白蓉，何予工. 电针联合PNF技术治疗老年脑卒中后肩关节半脱位患者的疗效. 中国老年学杂志, 2012, 32(14): 3034-3035.

[40] 曹永武，姚加佳，吴雪莹，等. 上肢PNF训练对颈部不完全性脊髓损伤患者日常生活能力的影响. 按摩与康复医学, 2015(8): 21-22.

[41] Balci NC, Yuruk ZO, Zeybek A, et al. Acute effect of scapular proprioceptive neuromuscular facilitation (PNF) techniques and classic exercises in adhesive capsulitis: a randomized controlled trial. J Phys Ther Sci, 2016, 28(4): 1219-1227.

[42] Hwang WT, Chung SH, Chung MS, et al. Effect of proprioceptive neuromuscular facilitation D2 flexion and breathing exercises on lymphedema without a short stretch compression bandage. J Phys Ther Sci, 2015, 27(10): 3341-3343.

[43] Hwang WT, Jeong YJ, Kim SY, et al. Effects of proprioceptive neuromuscular facilitation stretching and deep-breathing exercises on upper extremity lymphedema in stroke patients. J Phys Ther Sci, 2016, 28(12): 3276-3278.

[44] 徐宁，张金桥，常燕群，等. Rood疗法对重度窒息新生儿神经行为能力的影响. 中国妇幼卫生杂志, 2012, 3(02): 105-106.

[45] 秦达，刘绿敏，冉萍，等. 运用Rood疗法对早期脑卒中患者运动功能恢复的临床研究. 中国医药导报, 2008, (10): 55-56.

[46] 于兑生，恽晓平. 运动疗法与作业疗法. 北京：华夏出版社, 2010.

[47] AOTA. Occupational Therapy Practice Framework: Domain and Process-Fourth Edition. Am J Occup Ther, 2020, 1: 74.

[48] Radomski, Latham CAT. Occupational Therapy for Physical Dysfunction. Baltimore, MD: Lippincott Williams & Wilkins. 2014.

[49] Stone JH. Clinical assessment recommendations. 2nd ed. Chicago: American Association of Hand Therapists, 1992.

[50] 周俊明，黄锦文，劳杰，等. 临床实用手功能康复学. 上海：上海世界图书出版社, 2012.

[51] 吴军，唐丹，李曾慧萍. 烧伤康复治疗学. 北京：人民卫生出版社, 2015.

[52] 陈启明，戴尅戎. 骨关节医学与康复. 北京：人民卫生出版社, 2015.

[53] 纪雪亮，王意，蓝蔚，等. 压力治疗对烧伤后增生性瘢痕的远期影响. 中国康复医学杂志, 2016, 31(5): 521-525.

[54] 谭加，付晋凤. 压力疗法对烧伤患者增生性瘢痕中细胞增殖与凋亡的影响. 中华烧伤杂志,

2013, 29(6): 509-515.

[55] Cecilia WP, Feng BB, Huang L, et al. A histological study on the effect of pressure therapy on the activities of myofibroblasts and keratinocytes in hypertrophic scar tissues after burn.Burns, 2015, 41(5): 1008-1016.

[56] Macintyre L, Baird M. Pressure garments for use in the treatment of hypertrophic scars—a review of the problems associated with their use. Burns, 2006, 32(1): 10-15.

[57] Ault P, Plaza A, Paratz J. Scar massage for hypertrophic burns scarring—A systematic review. Burns, 2017: S0305417917302966.

[58] 张介眉,陈国华.中西医结合卒中单元:脑血管病有效的治疗模式.北京:中国医药科技出版社,2005.

[59] 许健鹏,高文柱.中国传统康复治疗学.北京:华夏出版社,2005.

[60] 周维金,孙启良.瘫痪康复评定手册.北京:人民卫生出版社,2006.

[61] 邓景元.康复科手册.北京:科学出版社,2008.

[62] 卓大宏.中国康复医学.2版.北京:华夏出版社,2003.

[63] 李玲.中医治疗周围神经损伤探讨.中医研究,2014,27(8): 10-12.

[64] Zhang GG, Lee WL, Lao L, et al. The variability of TCM pattern diagnosis and herbal prescription on rheumatoid arthritis patients. Altern Ther Health Med, 2004, 10(1): 58-63.

[65] 路志正,焦树德.实用中医风湿病学.北京:人民卫生出版社,2001.

[66] McCabe C. Mirror visual feedback therapy. A practical approach. J Hand Ther, 2011, 24(2): 170-178.

[67] McCabe CS, Haigh RC, Ring EF, et al. A controlled pilot study of the utility of mirror visual feedback in the treatment of complex regional painsyndrome (type 1). Rheumatology, 2003, 42: 97-101.

[68] 刘洋,李晓捷,汤敬华,等.镜像视觉反馈疗法治疗20例偏瘫型脑性瘫痪儿童上肢功能疗效观察.中国中西医结合儿科学,2013,5(2): 162-164.

[69] Feltham MG, Ledebt A, Bennett SJ, et al. The "mirror box" illusio: effect of visual information on bimanual coordination in children with spastic hemiparetic cerebral palsy. Motor Control, 2010, 14(1): 68-82.

[70] Stone SP, Halligan PW, Greenwood RJ. The incidence of neglect phenomena and related disorders in patients with an acute right or left hemisphere stroke. Age Ageing, 1993, 22: 46-52.

[71] Jeyaraj D, Pandian, Rajni Arora, et al. Mirror Therapy in Unilateral Neglect After Stroke (MUST trial): A randomized controlled trial. Neurology, 2014, 1012-1017.

[72] 张春华,顾莹,刘敏.镜像视频示范训练对脑卒中后执行功能障碍的效果.中国康复理论与实践,2016,22(1): 79-83.

[73] Moseley GL, Parsons TJ, Spence C. Visual distortion of a limb modulates the pain and swelling evoked by movement. Curr Biol, 2008, 18(22): 1047-1048.

[74] Schwerin S, Dewald JP, Haztl M, et al. Ipsilateral versus contralateral cortical motor projections

to a shoulder adductor in chronic hemiparetic stroke: implications for the expression of arm synergies. Exp Brain Res, 2008, 185(3): 509-519.

[75] Waller S, Whitall J, Jenkins T, et al. Sequencing bilateral and unilateral task- oriented training versus task oriented training alone to improve arm function in individuals with chronic stroke. BMC Neurol, 2014, 14(1): 236.

[76] Nojima I, Mima T, Koganemaru S, et al. Human motor plasticity induced by mirror visual feedback. J Neurosci, 2012, 32(4): 1293-1300.

[77] Casile A. Mirror neurons (and beyond) in the macaque brain: an overview of 20 years of research. NeurosciLett, 2013, 540: 3-14.

[78] Nam HU, Huh JS, Yoo JN, et al. Effect of dominant hand paralysis on quality of life in patients with subacute stroke. Ann Rehabil Med, 2014, 38(4): 450-457.

[79] 贾杰. "中枢-外周-中枢"闭环康复——脑卒中后手功能康复新理念. 中国康复医学杂志, 2016(11): 1180-1182.

[80] Hanakawa T, Dimyan MA, Hallett M. Motor planning, imagery, and execution in the distributed motor network: a time-course study with functional MRI. Cereb Cortex, 2008, 18(12): 2775-2788.

[81] Page SJ, Levine P, Leonard A. Mental practice in chronic stroke: results of a randomized, placebo-controlled trial. Stroke, 2007, 38(4): 1293-1297.

[82] 唐朝正, 贾杰. 脑卒中后手功能障碍康复辅助器具的应用研究. 中国康复, 2013, 28(4): 252-254.

[83] 陈关雁, 孔研婷, 邓任华, 等. 脑卒中偏瘫患者早期康复良肢位用具的设计与应用研究. 临床医学工程, 2015, 22(11): 1401-1402.

[84] 胡永玉, 候世珍, 付容, 等. 早期患侧良肢位摆放干预预防重型颅脑损伤患者偏瘫后期并发症的效果. 齐齐哈尔医学院学报, 2015, 36(19): 2935-2936.

[85] Hokstad A, Indredavik B, Bernhardt J, et al. Upright activity within the first week after stroke is associated with better functional outcome and health-related quality of life: a Norwegian multi-site study. J Rehabil Med, 2016, 48(3): 280-286.

[86] Mukaino M, Ohtsuka K, Tsuchiyama K, et al. Feasibility of a simplified, clinically oriented, three-dimensional gait analysis system for the gait evaluation of stroke patients. Prog Rehabil Med, 2016, 1: 20160001.

[87] Merletti R, Parker P. Applications in movement and gait analysis // Hudson DL, Cohen ME. Surface Electromyography: Physiology, Engineering and Applications. IEEE Computer Soc Pr, 2015: 381-401.

[88] Zuo, CT.Long-range plasticity between intact hemispheres after contralateral cervical nerve transfer in humans. J Neurosurg, 2010, 113(1): 133-140.

[89] Hua, XY.Long-term ongoing cortical remodeling after contralateral C-7 nerve transfer. J Neurosurg, 2013, 118(4): 725-729.

[90] Hua, XY.Interhemispheric functional reorganization after cross nerve transfer: via cortical or

subcortical connectivity? Brain Res, 2012, 1471: 93–101.

[91] Wang, M.Sensory restoration in cortical level after a contralateral C7 nerve transfer to an injured arm in rats. Neurosurgery, 2010, 67(1): 136–143; discussion 143.

[92] 顾玉东.臂丛损伤与疾病的诊治.2版.上海：上海医科大学出版社，2001.

[93] Hua, XY.Enhancement of Contralesional Motor Control Promotes Locomotor Recovery after Unilateral Brain Lesion. Sci Rep, 2016, 6: 18784.

[94] Xu, WD.Contralateral C7 nerve root transfer in treatment of cerebral palsy in a child: case report. Microsurgery, 2011, 31(5): 404–408.

[95] Hua, XY.Contralateral peripheral neurotization for hemiplegic upper extremity after central neurologic injury. Neurosurgery, 2015, 76(2): 187–195.

[96] 吴军，唐丹，李曾慧萍.烧伤康复治疗学.北京：人民卫生出版社，2015.

[97] 陈启明，戴尅戎.骨关节医学与康复.北京：人民卫生出版社，2015.

[98] 蒋建辉.手深度烧伤早期功能治疗的临床研究.临床和实验医学杂志，2011, 10(08): 601–602.

[99] 李云青，江兴贵.手深度烧伤早期浅切痂植皮、功能锻炼治疗效果观察.中国临床研究，2012, 25(07).

[100] 尹周清，马凯嘉.手部深度烧伤早期疗效评价及功能康复相关因素分析.医学临床研究，2013, 30(4): 756–758.

[101] Cowan AC, Stegink-Jansen CW. Rehabilitation of hand burn injuries: current updates. Injury, 2013, 44(3): 391–396.

[102] Li-Tsang CWP, Zhang W, Zhang Y. Comprehensive Rehabilitation Management for Children with Burn Injury on Hand. Hand, 2016, 11(1 Suppl): 68S–69S.

[103] Dunpath T, Chetty V, Van DRD. The experience of acute burns of the hand- patients perspectives. Disability & Rehabilitation, 2015, 37(10): 892–898.

[104] Ekblom AG, Laurell T, Arner M. Epidemiology of congenital upper limb anomalies in 562 children born in 1997 to 2007: a total population study from stockholm, sweden. J Hand Surg Am, 2010, 35(11): 1742–1754.

[105] TIAN Wen, YANG Yong. More attention should be paid to the appearance and function in diagnosis and management of congenital hand anomalies. J Chinese Journal of Bone and Joint, 2017, 6(4): 241–243.

[106] Stutz C, Mills J, Wheeler L, et al. Long-term outcomes following radial polydactyly reconstruction. J Hand Surg Am, 2014, 39(8): 1549–1552.

[107] Kozin SH, Zlotolow DA. Common pediatric congenital conditions of the hand.Plast Reconstr Surg, 2015, 136(2): 241e–257e.

[108] Little KJ, Cornwall R. Congenital anomalies of the hand-principles of management. Orthop Clin North Am, 2016, 47(1): 153–168.

[109] Vignes S, Blanchard M, Arrault M, et al. Intensive complete decongestive physiotherapy for cancer-related upper-limb lymphedema: 11 days achieved greater volume reduction than 4.

GYNECOL ONCOL, 2013, 131(1): 127-130.

[110] Mihara M, Hayashi Y. High-accuracy diagnosis and regional classification of lymphedema using indocyanine green fluorescent lymphography after gynecologic cancer treatment. Ann Plast Surg, 2014, 72(2): 204-208.

[111] 段艳芹, 李惠萍. 乳腺癌患者术后上肢淋巴水肿的评估与预防进展. 中华护理杂志, 2010, (11): 1048-1050.

[112] Brorson AKGS. Lymphedema-Presentation, Diagnosis, and Treatment. London: Springer International Publishing, 2015.

[113] Torres LM, Yuste SM, Zapico GA, et al. Effectiveness of early physiotherapy to prevent lymphoedema after surgery for breast cancer: randomised, single blinded, clinical trial. BMJ, 2010, 340: b5396.

[114] Purushotham AD, Upponi S, Klevesath MB, et al. Morbidity after sentinel lymph node biopsy in primary breast cancer: results from a randomized controlled trial. J CLIN ONCOL, 2005, 23(19): 4312-4321.

[115] Rebegea L, Firescu D, Dumitru M, et al. The incidence and risk factors for occurrence of arm lymphedema after treatment of breast cancer. Chirurgia (Bucur), 2015, 110(1): 33-37.

[116] Ezzo J, Manheimer E, McNeely ML, et al. Manual lymphatic drainage for lymphedema following breast cancer treatment. COCHRANE DB SYST REV, 2015(CD0034755).

[117] Stuiver MM, Ten Tusscher MR, Agasi-Idenburg CS, et al. Conservative interventions for preventing clinically detectable upper-limb lymphoedema in patients who are at risk of developing lymphoedema after breast cancer therapy. COCHRANE DB SYST REV, 2015(CD0097652).

[118] Tambour M, Tange B, Christensen R, et al. Effect of physical therapy on breast cancer related lymphedema: protocol for a multicenter, randomized, single-blind, equivalence trial. BMC CANCER, 2014, 14(239).

[119] Huang T, Tseng S, Lin C, et al. Effects of manual lymphatic drainage on breast cancer-related lymphedema: a systematic review and meta-analysis of randomized controlled trials. WORLD J SURG ONCOL, 2013, 11(15).

[120] Kim S. Impact of the Type of Compression Materials on Manual Dexterity of Patients with Breast Cancer-Related Lymphedema (BCRL). J PHYS THER SCI, 2012, 24(10): 969-973.

[121] Shah C, Vicini FA. BREAST CANCER-RELATED ARM LYMPHEDEMA: INCIDENCE RATES, DIAGNOSTIC TECHNIQUES, OPTIMAL MANAGEMENT AND RISK REDUCTION STRATEGIES. INT J RADIAT ONCOL, 2011, 81(4): 907-914.

[122] Moseley AL, Carati CJ, Piller NB. A systematic review of common conservative therapies for arm lymphoedema secondary to breast cancer treatment. ANN ONCOL, 2007, 18(4): 639-646.

[123] 中华医学会神经病学分会帕金森病及运动障碍学组. 中国帕金森病治疗指南. 3版. 药学与临床研究, 2014, 22(4): 1.

[124] Santos-Garcia D, de Ia Fuente-Fernandez R. Impact of non-motor symptoms on health-related and perceived quality of life in Parkinson's disease. J Neurol Sci, 2013, 332: 136-140.

[125] Zhang ZX, Chen H, Chen SD, et al. Chinese culture permeation in the treatment of Parkinson disease: a cross-sectional study in four regions of China. BMC Res Note, 2014, 7: 65.

[126] Chan CS, Gertler TS, Surmeier DJ. Calcium homeostasis, selective vulnerability and Parkinson's disease. Trends Neurosci, 2009, 32: 249-256.

[127] Abbruzzese G, Marchese R, Avanzino L, et al. Rehabilitation for Parkinson's disease: Current outlook and future challenges. Parkinsonism RelatDisord, 2016, 22Suppl 1: S60-S64.

[128] Moisello C, Blanco D, Fontanesi C, et al. TMS enhances retention of a motor skill in Parkinson's disease. Brain Stimul, 2015, 8(2): 224-230.

[129] Reis J, Fritsch B. Modulation of motor performance and motor learning by transcranial direct current stimulation. CurrOpin Neurol, 2011, 24(6): 590-596.

[130] Corcos DM, Robichaud JA, David FJ, et al. A two-year randomized controlled trial of progressive resistance exercise for Parkinson's disease. MovDisord, 2013, 28(9): 1230-1240.

[131] Tomlinson CL, Herd CP, Clarke CE, et al. Physiotherapy for Parkinson's disease: a comparison of techniques. Cochrane Database Syst Rev, 2014, 6: D2815.

[132] Barry G, Galna B, Rochester L. The role of exergaming in Parkinson's disease rehabilitation: a systematic review of the evidence.J NeuroengRehabil, 2014, 11: 33.

[133] Plummer-D'Amato P, Kyvelidou A, Sternad D, et al. Training dual-task walking incommunity-dwelling adults within 1 year of stroke: a protocol for a single-blind randomized controlled trial. BMC Neurology, 2012, 12(129).

[134] Mirelman A, Maidan I, Deutsch JE. Virtual reality and motor imagery: promising tools for assessment and therapy in Parkinson's disease. MovDisord, 2013, 28(11): 1597-1608.

[135] Abbruzzese G, Trompetto C, Mori L, et al. Proprioceptive rehabilitation of upper limb dysfunction in movement disorders: a clinical perspective. Front Hum Neurosci, 2014, 8: 961.

[136] Mirelman A, Rochester L, Reelick M, et al. V-TIME: a treadmill training program augmented by virtual reality to decrease fall risk in older adults: study design of a randomized controlled trial. BMC Neurol, 2013, 13: 15.

[137] Sako W, Morigaki R, Mizobuchi Y, et al. Meige syndrome: Bilateral pallidal deep brain stimulation in primary Meige syndrome.Parkinsonism RelatDisord, 2011, 17(2): 123-125.

[138] Ertelt D, Small S, Solodkin A, et al. Action observation has a positive impact on rehabilitation of motor deficits after stroke.Neuroimage, 2007, 36(2): T164-T173.

[139] Murillo N, Valls-Sole J, Vidal J, et al. Focal vibration in neurorehabilitation. Eur J PhysRehabil Med, 2014, 50(2): 231-242.

[140] Paoloni M, Taveruese E, Fini M, et al. Segmental muscle vibrationmodifies muscle activation during reaching in chronic stroke: A pilotstudy. NeuroRehabilitation, 2014, 35(3): 405-414.

中英文对照
Chinese and English

9孔柱测试（nine-hole-peg test，NHPT）
Fugl-Meyer评分量表（Fugl-Meyer assessment scale，FMA）
McGill疼痛问卷（McGill pain questionnaire，MPQ）
S-W单丝检查（Semmes-Weinstein monofilament test）
Wolf运动功能测试量表（Wolf motor function test，WMFT）

A

凹陷性水肿体征（pitting征）

B

本体感觉神经肌肉易化技术（proprioceptive neuromuscular facilitation，PNF）
臂后表线（superficial back arm line，SBAL）
臂后深线（deep back arm line，DBAL）
臂前表线（superficial front arm line，SFAL）
臂前深线（deep front arm line，DFAL）
表面肌电图（surface electromyography，sEMG）

C

铲形技术（scoop technique）
长效（long lasting）
沉浸感（immersion）
成品压力衣（pressure garment）
初级运动皮质（primary motor cortex，M1）
磁共振波谱（magnetic resonance spectrum，MRS）
磁共振成像（magnetic resonance imaging，MRI）
磁共振弥散张量成像（diffusion tensor imaging，DTI）
促通（facilitation）

D

代偿技术（compensation）
等长收缩后放松（post-isometric relaxation，PIR）
低弹性的绷带（low-stretch bandage）

定位觉（touch localization）

动态关节松动术（mobilization with movement，MWM）

动作观察训练（action observational training，AOT）

F

反射性交感神经营养不良（reflex sympathetic dystrophy，RSD）

分娩性臂丛神经损伤（obstetric brachial plexus palsy，OBPP）

复杂性区域疼痛综合征（complex regional pain syndrome，CRPS）

G

改良 Ashworth 量表（modified Ashworth scale，MAS）

改良 Tardieu 量表（modified Tardieu scale，MTS）

感觉神经传导速度（sensory nerve conduction velocity，SNCV）

感觉神经动作电位（sensory nerve action potentia，SNAP）

感觉运动节律（sensorimotor rhythm，SMR）

感觉再教育（sensory reeducation）

功能磁共振成像（functional magnetic resonance imaging，fMRI）

功能独立性评定（functional independence measure，FIM）

功能性电刺激（functional electrical stimulation，FES）

肱骨内上髁炎（internal humeral epicondylitis）

共同收缩（co-contraction）

共同运动（synergy movement）

骨关节炎（osteoarthritis，OA）

固定圆技术（stationary circle technique）

关节活动度（range of motion，ROM）

关节松动术（mobilization technique）

关节炎（arthritis）

H

混乱运动想象（chaotic motor imagery）

J

肌电图（electromyography，EMG）

肌筋膜（myofascial）

肌肉骨骼超声（musculoskeletal ultrasound）

肌肉能量技术（muscle energy technique，MET）

肌张力障碍（dystonia）

即时变化（instant change）

脊髓损伤（spinal cord injury，SCI）

计算机断层扫描（computed tomography，CT）

加拿大作业表现量表（the Canadian occupational performance measure, COPM）
假肢（prothesis）
肩手综合征（shoulder-hand syndrome, SHS）
腱鞘炎（tenosynovitis）
交互性（interaction）
交互抑制（reciprocal inhibition, RI）
矫形器（orthosis）
接触压力阈值测试（touch/pressure threshold test）
经颅磁刺激（transcranialmagnetic stimulation, TMS）
经颅直流电刺激（transcranial direct current stimulation, tDCS）
经皮神经电刺激（transcutaneous electrical nerve stimulation, TENS）
经皮穴位电刺激（transcutaneous electrical acupoint stimulation, TEAS）
痉挛状态（spasticity）
镜像疗法（mirror therapy）
镜像神经元（mirror neurons, MNs）
镜像视觉反馈疗法（mirror visual feedback）

L

雷诺现象（Raynaud's phenomenon）
类风湿关节炎（rheumatic arthritis, RA）
联合反应（associated reactions）
联合运动（associated movement）
两点辨别觉（two-point discrimination）

M

美国脊髓损伤协会（American Spinal Injury Association, ASIA）
面部表情疼痛量表（Wong-Baker faces pain rating scale, FPRS）
明尼苏达灵活性测试（Minnesota dexterity test, MDT）

N

脑磁图（magnetoencephalography, MEG）
脑电图（electroencephalography, EEG）
脑机接口（brain computer interface, BCI）
脑外伤（traumatic brain injury, TBI）
内侧副韧带（medial collateral ligament, MCL）

P

帕金森病（Parkinson's disease, PD）
普渡钉板测验（Purdue pegboard test）

Q

前哨淋巴结活检(sentinel lymph node dissection,SLND)
强制性诱导运动治疗(constraintinduced movement therapy,CIMT)
全身炎症反应综合征(systemic inflammatory response syndrome,SIRS)

R

人体生物力学(human biomechanics)
认知行为疗法(cognitive behavior therapy,CBT)
任务表现(task performance)
日常生活活动(activities of daily living,ADL)

S

上下肢一体化(upper and lower extremities integration)
上运动神经元综合征(upper motor neuron syndrome,UMNS)
上肢的神经张力检查(upper limb tension test,ULTT)
上肢运动研究量表(action research arm test,ARAT)
深部脑刺激术(deep brain stimulation,DBS)
神经断裂(neurotmesis)
神经生长因子(nerve growth factor,NGF)
神经失用(neurapraxia)
神经营养因子(eurotrophic factor,NTFs)
生活质量(quality of life,QOL)
生物电阻抗(bioimpedance spectroscopy,BIS)
实体辨别觉(stereognosis)
视觉模拟评分量表(visual analogue scale,VAS)
书写痉挛(write cramp,WC)
输入-传出环路(efference-afference loop)
水肿(edema)

T

糖尿病周围神经病变(diabetic peripheral neuropathy,DPN)
体感诱发电位(somatosensory evoked potential,SEP)
徒手肌力评定(manual muscle test,MMT)
徒手淋巴回流手法(manual lymphatic drainage,MLD)
脱敏(desensitization)

W

外侧副韧带(lateral collateral ligament,LCL)
外展(abduction,Ab)

腕管综合征（carpal tunnel syndrome，CTS）
沃勒变性（Wallerian degeneration）

X

习得性失用（learned nonuse）
系统性硬化病（systemic sclerosis，SSc）
箱盒测试（box and block test，BBT）
心肺适能（cardiorespiratory fitness，CRF）
心理旋转试验（mental rotation）
胸廓出口综合征（thoracic outlet syndrome，TOS）
旋转技术（rotary technique）

Y

压力垫（pressure padding）
压送技术（pump technique）
眼电图（electro-oculogram，EOG）
阳性征（positive sign）
阴性征（negative sign）
硬绷带包扎（rigid dressing）
原始反射（primitive reflex）
远指间关节（distal interphalangeal，MIP）
运动功能状态量表（motor status scale，MSS）
运动神经传导速度（motor nerve conduction velocity，MNCV）
运动想象疗法（motor imagery training，MIT）

Z

正电子发射计算机断层显像（positron emission computed tomography，PET）
中枢模式发生器（central pattern generator，CPG）
周围神经（peripheral nerve）
轴突断裂（axonotmesis）
肘管综合征（cubital tunnel syndrome）
自我照顾（self-care）
总主动活动度（total active motion，TAM）
综合淋巴消肿治疗（complete decongestive therapy，CDT）
组织纤维化松解技术（thumb kneading technique）
作业活动（occupational activity）